主编·朱蕾

临床呼吸生理学
（第2版）

CLINICAL
RESPIRATORY PHYSIOLOGY

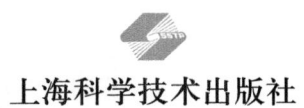

上海科学技术出版社

图书在版编目（CIP）数据

临床呼吸生理学 / 朱蕾主编. -- 2版. -- 上海：上海科学技术出版社，2020.7（2025.4重印）
ISBN 978-7-5478-4930-9

Ⅰ. ①临… Ⅱ. ①朱… Ⅲ. ①人体生理学－呼吸生理学 Ⅳ. ①R332

中国版本图书馆CIP数据核字（2020）第083219号

临床呼吸生理学（第2版）
主编 朱 蕾

上海世纪出版（集团）有限公司
上海科学技术出版社 出版、发行
（上海市闵行区号景路159弄A座9F-10F）
邮政编码 201101　www.sstp.cn
上海新华印刷有限公司印刷
开本 889×1194　1/16　印张 29.5
字数 900千字
2020年1月第1版
2020年7月第2版　2025年4月第4次印刷
ISBN 978-7-5478-4930-9/R·2095
定价：148.00元

本书如有缺页、错装或坏损等严重质量问题，请向印刷厂联系调换

内 容 提 要

《临床呼吸生理学》由复旦大学附属中山医院朱蕾教授主编，是国内系统、权威的临床呼吸生理学专著。本书分4篇，共35章，着重对呼吸生理的基础知识、呼吸生理的应用、不同疾病的呼吸生理变化及呼吸生理的临床评价进行系统阐述，内容包括与呼吸生理相关的物理学知识、呼吸系统的功能解剖、胸肺顺应性、呼吸阻力及动力、呼吸运动及调节、气体交换、气体在血液中的运输和代谢，孕妇、婴幼儿、老年人及高压或低压环境、麻醉和围术期、机械通气等情况下的呼吸生理变化，以及慢性阻塞性肺疾病、支气管哮喘、急性呼吸窘迫综合征、弥漫性实质性肺疾病、肺血管疾病、心力衰竭、肺移植等的呼吸生理学特点、临床诊断要点及处理策略。

本书内容丰富、翔实，图文并茂，指导性强，是呼吸科医师、急诊科医师、重症医学科医师必备的工具书，对高原、航空、航天、航海、运动医学工作者也有重要指导作用，还可作为国内住院医生、呼吸治疗师的培训教材。

编写者名单

主　编

朱　蕾

编写者

（按姓氏拼音排序）

龚　颖	复旦大学附属中山医院
龚琳婧	复旦大学上海医学院
侯丽丽	上海交通大学附属第一人民医院
胡莉娟	复旦大学附属中山医院
计海婴	复旦大学附属中山医院
李　丽	复旦大学附属中山医院
连宁芳	福建医科大学附属第一医院
沈勤军	复旦大学附属中山医院
吴　旭	复旦大学附属中山医院
杨延杰	复旦大学附属中山医院
朱　蕾	复旦大学附属中山医院

序

呼吸生理学是每一名临床医生,特别是从事呼吸病学、重症医学工作者必须掌握的重要学问,当然,它也关系到航天、航空、高原、潜水、运动医学等各个领域。对呼吸生理学仅一知半解的呼吸专业医生,很难成为一名优秀的临床医生,更难有缘于"大家"的称号。我国老一辈的呼吸病学"大家"们,如吴绍清、穆魁津、于润江、李华德等,无一不精通呼吸生理学,并曾在此领域著书立说。

呼吸生理在临床上的重要性仅举几个简单例子就足以说明:临床上备受关注的慢性阻塞性肺疾病(COPD),其定义就是"慢性气流阻塞"导致的肺疾病,而气流阻塞与否、阻塞程度是否可逆,都要依据肺功能测定来判断,也可以说没有临床肺功能检查就无法诊断 COPD;支气管哮喘也同样如此,其诊断、病情判定、治疗有效与否的判断等也都离不开肺功能检查;对于弥漫性肺间质疾病,一氧化碳弥散量(D_LCO)的检测如同用力肺活量(FVC)、第 1 秒用力呼气容积(FEV_1)检测之于 COPD 与哮喘一样不可或缺;更不要说掌握呼吸生理学知识对科学运用机械通气技术的重要性了。

基于上述理由,本人 40 年前去日本留学时学习的重点就是呼吸生理学,1984 年归国后的前 20 余年临床生涯中又将机械通气作为主攻方向与研究重点,10 年前与朱蕾、钮善福教授合著了《临床呼吸生理学》。10 年来相关领域有了较大的变化与发展,非常高兴新一版《临床呼吸生理学》由年富力强的朱蕾教授独立完成。该版在前书基础上进行了修正、补充、调整、提升,可读性与参考价值更强。

朱蕾教授在临床医学领域可以说是一位"高产"作家。非常令人敬佩的是,他克服了常人难以忍受的疾病痛苦,在"写书"这一"费力不讨好"的领域耕耘不止,硕果累累。本书前言中提到《呼吸病学名词》(2018 年,科学出版社出版),此书虽然名为朱教授与我共同主编,但绝大部分实质性工作是朱教授亲手完成的,在此再一次表示感谢。

呼吸病学领域中，与一二十年前相比，大家更为关注的是一些"立竿见影"的技术，而临床呼吸生理学无论是理论知识还是临床应用，都没有受到足够的重视。若长期如此，呼吸病学的整体发展将令人担忧。因此，笔者希望能以本书的出版为契机，重新唤起临床医生对临床呼吸生理学的重视。

刘又宁

中国人民解放军总医院

2020年5月

前　言

呼吸生理学不仅是生理学、病理生理学专业人员和医学生需掌握的基础知识，也是临床医师，特别是从事呼吸病学、危重医学工作的医师必须掌握的重要知识，肺功能监测、机械通气即为呼吸生理学在临床中的具体应用。呼吸生理学影响临床医师对气道、肺、肺血管、呼吸中枢等相关疾病的认识、诊断和治疗，以及外科手术安全性的评估和可能并发症防治对策的制订，并显著影响呼吸相关危重症、外科相关危重症等的综合救治能力。从某种意义上来说，目前在全球肆虐的新型冠状病毒肺炎重症患者的救治即是对呼吸生理学知识的一次大考。呼吸生理学也与运动医学、航天航空医学、高原或潜水医学等领域密切相关，是这些领域发展、提高的基础。

作者2008年与刘又宁教授、钮善福教授共同主编出版《临床呼吸生理学》，取得了较好的反响。10年过去，相关领域取得了一些进展，不少内容有明显变化，有些概念的表达和含义也发生了变化。不仅如此，对与呼吸生理有密切关系的疾病和病理生理状态的阐述也不断变化，比如对以气流受限为核心病理生理改变的慢性阻塞性肺疾病，10余年前肺功能的评估价值被高度重视，但近年来却显著削弱，仅仅用于定性诊断，而病情严重度的评估基本依赖临床表现；再比如小潮气量通气和允许性高碳酸血症被广泛推广应用，而不同疾病及不同阶段的病理生理特点被忽视；价格昂贵的体外膜式氧合、简便的经鼻高流量氧疗等设备，由于应用简单方便，出现了明显的滥用趋势，而对以机械通气为核心的综合治疗的重视程度下降，在某些方面也出现理论知识和实践水平的退化，影响了对医学生和临床医师的培养。缺乏或不重视呼吸生理学知识是上述问题的重要原因之一。鉴于此，对本书进行修订势在必行。

《临床呼吸生理学》（第2版）中，作者参考前书的框架并进行了适当修正、补充和调整。全书分4篇，共35章，将原第三十一章、第三十二章合并为一章，并增加了"毛细血管扩张症"一节;针对目前临床应用和基础理论中争议较大的问题,增加了第四篇"呼吸生理的临床评价",该部分包含两章,其中一章详细阐述了呼吸困难或运动能力与肺功能的关系,另一章介绍肺功能异常及异常程度的诊断,重点阐述定位和定性诊断,并与第二十三章新增加的"呼吸衰竭的定位诊断"相呼应,扩展呼吸生理的广度和深度。对其他章节的内容也进行了优化。本书有两个特点:一是每一章都附有提要,便于读者阅读;二是参考刘又宁教授与笔者主编的《呼吸病学名词》,对主要术语进行了深入浅出的解答。希望本书能为生理学专业人员、临床医务工作者及本科生、研究生,或从事航空、航天、高原作业或深海作业的相关人员提供有益的参考。也希望本书与笔者既往主编的《临床肺功能》《机械通气》《体液代谢的平衡与紊乱》《围术期的管理与监测》《呼吸病学名词》等一起,形成以呼吸生理为基础、以肺功能应用和危重症综合诊治为目标的理论体系,更好地为临床服务。

由于笔者水平所限,书中不足甚至谬误之处在所难免,敬请广大读者批评指正。

朱 蕾

复旦大学附属中山医院

2020年5月

常用术语缩写词英汉对照

ACM	alveolocapillary membrane	肺泡毛细血管膜
AT	anaerobic threshold	无氧阈
BR	breathing reserve	呼吸储备
BT	bronchodilation test	支气管舒张试验
$Ca-C\bar{v}O_2$ 或 $C_{(a-\bar{v})}O_2$	arterio-mixed venous oxygen content difference	动脉-混合静脉血氧含量差
C_{aw}	airway compliance	气道顺应性
CC	closing capacity	闭合容量
C	compliance	顺应性
C_{cw}	chest wall compliance	胸廓顺应性
C_{dyn}	dynamic compliance	动态顺应性
CFV	constant flow ventilation	连续气流通气
C_L	lung compliance	肺顺应性
CaO_2	arterial oxygen content	动脉血氧含量
COPD	chronic obstructive pulmonary disease	慢性阻塞性肺疾病
CPET	cardiopulmonary exercise test	心肺运动试验
C_{rs}	respiratory system compliance	呼吸系统顺应性,胸肺顺应性
C_{sl}	static lung compliance	静态肺顺应性
C_{sp}	specific compliance	比顺应性
C_{st}	static compliance	静态顺应性
CV	closing volume	闭合气容积
D	diffusion rate	气体弥散速率
DI	dyspnea index	呼吸困难指数
D_LCO	diffusion capacity of carbon monoxide in the lung	肺一氧化碳弥散量,一氧化碳弥散量
$D_LCO/V_A(KCO)$	diffusion capacity for carbon monoxide per liter of alveolar volume	每升肺泡容积的一氧化碳弥散量（比弥散量）
D_L	diffusion capacity of the lung	肺弥散量

D_LO_2	diffusion capacity of oxygen in the lung	肺氧弥散量
DPLD	diffuse parenchymal lung disease	弥漫性实质性肺疾病
Ecw	chest wall elastance	胸廓弹性阻力
E	elastance	弹性阻力
EELV	end-expiratory lung volume	呼气末肺容积
EIP	expiratory phase inflection point	呼气相拐点
E_L	lung elastance	肺弹性阻力
EMGdi	diaphragmatic electromyogram	膈肌肌电图
$EQCO_2$	ventilatory equivalent for CO_2	二氧化碳通气当量
EQO_2	ventilatory equivalent for O_2	氧通气当量
Ers	respiratory elastance	呼吸系统弹性阻力,胸肺弹性阻力
ERV	expiratory reserve volume	补呼气容积,补呼气量
F_AO_2	fraction of alveolar oxygen	肺泡气氧浓度
FDC	frequency dependence of dynamic compliance	动态顺应性呈频率依赖性
$F_{\bar{E}}CO_2$	fraction of carbon dioxide in mixed expired gas	混合呼出气二氧化碳浓度
$FEF_{25\%\sim75\%}$	forced expiratory flow$_{25\%\sim75\%}$	呼气中期流量
FEF_{50}	forced expiratory flow at 50% of FVC exhaled	用力呼出50%肺活量的呼气流量
$FetCO_2$	fraction of carbon dioxide in end expired gas	呼气末二氧化碳浓度
FEV_1	forced expiratory volume in first second	第1秒用力呼气容积
FFT	fast Fourier transformation	快速傅立叶转换
FiO_2	fraction of oxygen in inspired gas	吸入气氧浓度
FIVC 或 FVCi	forced inspiratory vital capacity	吸气用力肺活量
FRC	function residual capacity	功能残气量
FRC/TLC	ratio of function residual volume to total lung capacity	功能残气量与肺总量的比值
FVC	forced vital capacity	用力肺活量
Gaw	airway conductance	气道传导率
HFNC	transnasal high flow oxygen therapy	经鼻高流量氧疗
HRR_{max}	maximal heart rate reserve	最大心率储备
IC	inspiratory capacity	深吸气量
I	inertance	惯性阻力
ILD	interstitial lung disease	间质性肺疾病
IOS	impulse oscillometry	脉冲振荡法
IRV	inspiratory reserve volume	补吸气容积,补吸气量
IVPF	iso-volume pressure flow curve	等容积压力-流量曲线
LIP, e	lower inflection point in expiratory phase	呼气相低位拐点
LIP	lower inflection point	低位拐点
LV	liquid ventilation	液体通气
MEFV	maximal expiratory flow-volume curve	最大呼气流量-容积曲线
MEP	maximal expiratory pressure	最大呼气压
MET	metabolic equivalent	代谢当量
MIF_{50}	maximum inspiratory flow at 50% of forced inspiratory vital capacity	用力吸入50%肺活量的吸气流量
MIFV	maximal inspiratory flow-volume curve	最大吸气流量-容积曲线
MIP	maximal inspiratory pressure	最大吸气压

MOP	mouth occlusion pressure	口腔闭合压
MVV	maximal ventilatory volume	最大自主通气量,最大通气量
NPO	noninvasive pulse oximetry	无创脉搏氧饱和度法
PA	alveolar pressure	肺泡内压,肺泡压
P_ACO_2	partial pressure of carbon dioxide in alveolar gas	肺泡气二氧化碳分压
P_AO_2	partial pressure of oxygen in alveolar gas	肺泡气氧分压
PaO_2	partial pressure of oxygen in arterial blood	动脉血氧分压
Pdi_{max}	maximum transdiaphragmatic pressure	最大跨膈压
Pdi	transdiaphragmatic pressure	跨膈压
$P_{\bar{E}}CO_2$	partial pressure of carbon dioxide in mixed expired gas	混合呼出气二氧化碳分压
PEF	peak expiratory flow	最大呼气流量
Pes	esophageal pressure	食管内压,食管压
$PetCO_2$	partial pressure of carbon dioxide in end expired gas	呼气末二氧化碳分压
PHC	permissive hypercapnia	允许性高碳酸血症
PIF	peak inspiratory flow	最大吸气流量
Pin	pulmonary interstitial pressure	肺间质压
PiO_2	pressure of oxygen in inspired gas	吸入气氧分压
PO_2	partial pressure of oxygen	氧分压
PPHN	persistent pulmonary hypertension of the new-born	新生儿持续肺动脉高压症
PS	pulmonary surfactant	肺泡表面活性物质
PTV	pressure target ventilation	定压通气
$P\bar{v}O_2$	partial pressure of oxygen in mixed vein blood	混合静脉血氧分压
PvO_2	partial pressure of oxygen in venous blood	静脉血氧分压
PVR	pulmonary vascular resistance	肺血管阻力,肺循环阻力
Raw	airway resistance	气道阻力
Raw exp	airway resistance at expiratory phase	呼气相气道阻力
Raw ins	airway resistance at inspiratory phase	吸气相气道阻力
RB	rebreathing method	重复呼吸法
RC	time constant	时间常数
R_L	lung resistance	肺阻力
RQ	respiratory quotient	呼吸商
R	respiratory exchange ratio	呼吸气体交换率
Rrs	respiratory viscous resistance	呼吸系统黏性阻力
RV	residual volume	残气容积,残气量
RV/TLC	ratio of residual volume to total lung capacity	残气容积与肺总量的比值
SB	single breath method	单次呼吸法,一口气法
sGaw	specific airway conductance	比气道传导率
SNIP	nasal inspiratory pressure	经鼻吸气压力
SO_2	oxygen saturation	血氧饱和度
sRaw	specific airway resistance	比气道阻力
$TcPO_2$	transcutaneous PO_2	经皮氧分压测定
TEFV	tidal expiratory flow-volume curve	潮气呼气流量-容积曲线
TGI	tracheal gas insufflation	气管内吹气
TLC	total lung capacity	肺总量

Tlim	diaphragmatic muscle endurance time	膈肌耐受时间
TRIO	tracheal insufflation of oxygen	气管内吹氧
TTdi	diaphragmatic tension-time index	膈肌张力时间指数
UIP	upper inflection point	高位拐点
$\dot{V}_A$	alveolar ventilation	肺泡通气量
VCi	inspiratory vital capacity	吸气肺活量
$\dot{V}CO_2$	CO_2 discharge	二氧化碳排出量
VC	vital capacity	肺活量
VD	physiological dead space	生理无效腔
V_{ei}	end-inspiratory volume	吸气末肺容积
VE_{max}	maximal expiratory ventilation	最大运动通气量
VE	minute ventilation volume at rest	每分钟静息通气量,每分通气量
$\dot{V}O_2/kg$	oxygen consumption per kg body weight	每千克体重氧耗量
$\dot{V}O_2/kg$	oxygen uptake per kg body weight	每千克体重摄氧量
$\dot{V}O_{2max}$	maximal oxygen consumption	最大氧耗量
$\dot{V}O_{2max}$	maximal oxygen uptake	最大摄氧量
$\dot{V}/\dot{Q}$	ventilation perfusion ratio	通气血流比例
Vtg	thoracic gas volume	胸内气容积
VT	tidal volume	潮气容积,潮气量

目 录

第一篇 呼吸生理的基础知识 ———— 1

第一章 与呼吸生理有关的物理学知识 / 2
  第一节　基础力学 / 2
  第二节　流体力学 / 3
  第三节　热力学 / 5
  第四节　呼吸的概念及其演变 / 6
  第五节　气体的物理特性 / 6

第二章 呼吸系统的功能解剖 / 9
  第一节　呼吸道的结构特点与功能 / 10
  第二节　肺与肺泡 / 15
  第三节　肺的血液循环 / 16
  第四节　胸廓和胸腔 / 17

第三章 肺的容积 / 19
  第一节　肺容积的基本概念及其临床意义 / 19
  第二节　影响肺容积的生理因素 / 23
  第三节　肺容积参数的综合评价 / 24
  第四节　肺容积的测定方法 / 24
  第五节　特殊肺容积-闭合气容积 / 26

第四章 呼吸系统的弹性阻力与顺应性 / 28
  第一节　呼吸阻力的分类及正常呼吸状态下的阻力特点 / 29
  第二节　呼吸系统顺应性的基础知识 / 33
  第三节　不同状态下的压力-容积曲线 / 41
  第四节　呼吸系统顺应性测定的临床意义 / 46
  第五节　机械通气患者的顺应性测定 / 48

第五章　呼吸系统的非弹性阻力 / 51
　　第一节　非弹性阻力的基本知识 / 51
　　第二节　气道阻力及其影响因素 / 55
　　第三节　黏性阻力的测定及临床意义 / 63
　　第四节　呼吸功 / 66

第六章　肺的通气功能 / 69
　　第一节　静息通气的基本概念及临床意义 / 70
　　第二节　流量-容积曲线 / 76
　　第三节　用力肺活量曲线及相关参数 / 87
　　第四节　支气管舒张试验 / 92
　　第五节　最大自主通气量 / 94
　　第六节　小气道功能 / 96

第七章　气体在肺内的交换 / 100
　　第一节　与气体交换有关的重要概念 / 101
　　第二节　气体交换的基本内容及临床意义 / 103
　　第三节　气体弥散特性及其临床意义 / 107
　　第四节　一氧化碳弥散量测定的理论基础和测定方法 / 110
　　第五节　影响一氧化碳弥散量的生理学和病理学因素 / 115
　　第六节　循环功能对一氧化碳弥散测定结果的影响及其临床意义 / 119
　　第七节　静动脉血分流率的测定及临床意义 / 123
　　第八节　通气血流比例失调的测定及临床意义 / 125

第八章　氧的运输与代谢 / 134
　　第一节　氧分压的梯度分布 / 135
　　第二节　氧在血液中的运输及在组织中的利用 / 138
　　第三节　氧的代谢 / 146
　　第四节　氧的测定 / 150
　　第五节　经皮血氧饱和度的测定和临床应用 / 152
　　第六节　危重症患者氧合效率和组织利用氧能力的基本评价 / 153

第九章　二氧化碳运输与氧和酸碱平衡 / 156
　　第一节　二氧化碳在血液中运输 / 157
　　第二节　非稳定状态下二氧化碳的变化及与氧变化的关系 / 166
　　第三节　高碳酸血症的发生机制及与低氧血症的关系 / 169
　　第四节　二氧化碳与酸碱平衡 / 170
　　第五节　肺肾调节在呼吸性和代谢性酸碱紊乱的作用 / 176
　　第六节　酸碱平衡紊乱 / 180
　　第七节　吸收性碱中毒 / 188
　　第八节　慢性呼吸衰竭患者机械通气后碱血症 / 191
　　第九节　机械通气相关性酸碱平衡紊乱 / 192
　　第十节　酸碱平衡紊乱的评价 / 193
　　第十一节　呼出气二氧化碳分压的测定 / 195

第十章 呼吸调节 / 199
第一节 呼吸中枢和呼吸调节的基本概念 / 200
第二节 呼吸中枢与呼吸调节 / 202
第三节 呼吸中枢的神经递质 / 205
第四节 呼吸调节 / 208
第五节 呼吸的化学性调节 / 211
第六节 呼吸调节的检测 / 217

第十一章 肺的血液循环 / 223
第一节 基本概念 / 223
第二节 肺循环的基本知识 / 225
第三节 肺血流分布与肺血流阻力 / 228
第四节 肺容积与肺循环 / 230
第五节 肺血管舒缩功能的调节 / 232

第十二章 呼吸肌 / 235
第一节 呼吸肌的解剖与生理 / 235
第二节 肺通气的动力 / 238
第三节 呼吸运动单位及其募集 / 239
第四节 呼吸肌疲劳 / 241

第十三章 肺的非呼吸功能 / 245
第一节 肺的防御功能 / 245
第二节 肺的代谢作用 / 247

第二篇 呼吸生理的应用 ———— 251

第十四章 孕期、新生儿和儿童的呼吸生理 / 252
第一节 孕期肺功能 / 252
第二节 胚胎期的呼吸生理变化 / 253
第三节 胎儿出生时呼吸和循环功能的变化 / 254
第四节 新生儿的肺功能 / 255
第五节 儿童肺功能 / 257

第十五章 老年人的呼吸生理 / 258
第一节 老年人呼吸系统的结构变化 / 258
第二节 老年人呼吸生理和防御功能的变化 / 259

第十六章 麻醉对呼吸生理的影响 / 261
第一节 麻醉剂对呼吸调节的影响 / 262
第二节 麻醉状态下呼吸道肌肉收缩方式的变化 / 264
第三节 麻醉状态下肺容积和呼吸力学的变化 / 265
第四节 麻醉对气体交换的影响 / 269
第五节 麻醉对呼吸系统其他方面的影响 / 270

　　　　第六节　麻醉的其他问题 / 271

第十七章　高原和航空的呼吸生理 / 274
　　　　第一节　高原对呼吸生理的影响 / 275
　　　　第二节　航空对呼吸生理的影响 / 283

第十八章　高气压和潜水的呼吸生理 / 286
　　　　第一节　水下高压环境的基本知识 / 287
　　　　第二节　不同的潜水类型对呼吸的影响 / 290
　　　　第三节　减压的生理、病理生理学改变与处理原则 / 292

第十九章　组织缺氧与处理对策 / 296
　　　　第一节　低氧血症和缺氧 / 296
　　　　第二节　高原或外界环境低氧与缺氧 / 297
　　　　第三节　血液性缺氧 / 298
　　　　第四节　一氧化碳中毒 / 300
　　　　第五节　循环性缺氧 / 302
　　　　第六节　组织性缺氧 / 305
　　　　第七节　组织供氧的检测和缺氧的处理对策 / 305

第二十章　氧气疗法 / 308
　　　　第一节　氧气疗法的特点及应用 / 308
　　　　第二节　氧气疗法的工具与要求 / 311
　　　　第三节　无呼吸氧气疗法 / 314
　　　　第四节　气管内吹气 / 315
　　　　第五节　经鼻高流量氧疗 / 317
　　　　第六节　高压氧气疗法 / 319
　　　　第七节　氧气疗法的不良作用与防治 / 320

第二十一章　吸烟和空气污染对呼吸生理的影响 / 322
　　　　第一节　与吸烟和空气污染相关的基本概念 / 322
　　　　第二节　吸烟对呼吸生理的影响 / 325
　　　　第三节　空气污染对呼吸生理的影响 / 328

第二十二章　睡眠呼吸变化与睡眠呼吸紊乱 / 331
　　　　第一节　正常睡眠与呼吸 / 331
　　　　第二节　睡眠呼吸紊乱 / 333
　　　　第三节　睡眠与慢性气道疾病 / 337

第二十三章　呼吸衰竭的病理生理学特点与定位、定性评价 / 339
　　　　第一节　呼吸衰竭的基本知识 / 340
　　　　第二节　不同类型呼吸衰竭的特点和治疗原则 / 344

第二十四章　呼吸器官的引流 / 346
　　　　第一节　气管和人工气道的引流 / 346
　　　　第二节　支气管的引流 / 349
　　　　第三节　肺泡的引流 / 350

第二十五章　围术期的呼吸生理学变化、问题与处理对策 / 352
　　　　第一节　围术期的基本呼吸变化 / 353

第二节 手术后常见的肺部并发症及处理 / 355
第三节 与手术有关的肺功能评价及主要肺功能参数 / 360
第四节 影响围术期肺部并发症的肺外因素 / 361

第二十六章 机械通气对呼吸生理的影响 / 363
第一节 机械通气对气体交换功能的影响 / 363
第二节 机械通气对循环功能的影响 / 366
第三节 机械通气对呼吸肌的影响 / 371
第四节 机械通气对其他呼吸功能的影响 / 372

第三篇 不同疾病的呼吸生理学变化 ——373

第二十七章 慢性阻塞性肺疾病的病理生理学特点与临床诊治 / 374
第一节 慢性阻塞性肺疾病的现代概念和基本知识 / 375
第二节 慢性阻塞性肺疾病现代认识的缺陷与合理评价 / 379
第三节 慢性阻塞性肺疾病患者呼吸生理的变化规律 / 382
第四节 慢性阻塞性肺疾病患者病理生理学变化与临床诊治关系的客观评价 / 385
第五节 慢性阻塞性肺疾病的肺血管病变和肺动脉高压 / 387
第六节 慢性阻塞性肺疾病呼吸衰竭患者的病理生理学特点与治疗的关系 / 388

第二十八章 支气管哮喘的病理生理学特点与临床诊治 / 390
第一节 支气管哮喘的基本病理、病理生理学特点与临床评价 / 391
第二节 支气管哮喘患者的呼吸生理学变化 / 395
第三节 危重支气管哮喘患者肺过度充气的判断、鉴别与处理 / 397
第四节 危重支气管哮喘患者的病理生理学特点与机械通气策略 / 399

第二十九章 急性呼吸窘迫综合征的病理生理学特点与临床诊治 / 401
第一节 急性呼吸窘迫综合征诊断的缺陷 / 402
第二节 急性呼吸窘迫综合征的病因及发病机制 / 402
第三节 急性呼吸窘迫综合征的呼吸生理学特点 / 405
第四节 急性呼吸窘迫综合征患者机械通气治疗的基本原则 / 407

第三十章 弥漫性实质性肺疾病的病理生理学特点与临床诊治 / 408
第一节 弥漫性实质性肺疾病患者的呼吸生理学变化 / 409
第二节 弥漫性实质性肺疾病患者运动时心肺功能的变化 / 411

第三十一章 肺血管病的病理生理学特点与临床诊治 / 413
第一节 肺动脉高压 / 413
第二节 肺血栓栓塞 / 415
第三节 肺毛细血管扩张症 / 417

第三十二章 心力衰竭的病理生理学特点与临床诊治 / 418
第一节 心力衰竭的基本病理生理学改变 / 419
第二节 心源性肺水肿的基本病理生理学特点 / 420
第三节 机械通气的治疗作用 / 422

第四节　机械通气相关性肺水肿 / 423
第五节　慢性左心衰竭患者的生理学变化和处理对策 / 423
第六节　慢性左心衰竭患者的运动心肺功能变化 / 424

第三十三章　肺移植患者的生理学变化与临床评估 / 425
第一节　肺移植的现状 / 425
第二节　肺移植的生理学变化 / 426

第四篇
呼吸生理的临床评价 ————————————————— 429

第三十四章　运动能力与呼吸困难的评价 / 430
第一节　影响健康人运动能力的因素 / 431
第二节　心肺运动试验的特征性反应 / 435
第三节　呼吸困难与慢性阻塞性肺疾病患者的肺功能 / 439

第三十五章　肺功能的定量、定位和定性诊断 / 442
第一节　肺功能诊断与严重程度评估 / 443
第二节　肺功能障碍的定位和定性诊断 / 448

第一篇

呼吸生理的基础知识

第一章
与呼吸生理有关的物理学知识

> **提　要**
>
> 1. 力、功是呼吸运动中的基本概念，气体容积、压强、温度之间的关系遵循一定的规律，一般用理想气体的规律描述呼吸运动中三者之间的关系。
> 2. 流体运动主要分层流和湍流，在呼吸气体、血流运动中两者皆存在。流体运动也遵循一定的规律。
> 3. 功、热量和内能是3个既有明显不同，又有着密切联系的物理量。

新陈代谢是生命的最基本特征，其所需的能量依赖于营养物质在体内的氧化释能，因此机体必须不断地通过呼吸运动从外界摄取氧化过程所需的O_2，同时排出产生的CO_2。呼吸运动的基本特点是一种机械运动，掌握相关物理学知识对理解呼吸生理学和呼吸功能参数的测定原理、测定方法及临床意义具有重要价值。

第一节　基础力学

基础力学研究物体机械运动的基本规律。物理学中许多重要的基本概念，如力、能量、功等都是在力学中首先被提出；呼吸系统中，肺通气、气体转运和肺血液灌注也都因力学改变而发生。

一、力学单位的国际单位制和量纲

应用牛顿定律进行数量计算时，各物理量的单位必须"配套"。相互配套的一组单位称为"单位制"，目前国内外通用国际单位制，简称 SI。SI 力学基本单位包括秒（s）、米（m）和千克（kg）；以 T、L 和 M 分别表示物理量的时间、长度和质量。由物理量 T、L 和 M 幂次组合表示的公式称为物理量的量纲，如速度、力的量纲分别为 $V=L \cdot T^{-1}$、$F=M \cdot L \cdot T^{-2}$。量纲可以用来校核等式，也可以决定同一物理量不同单位之间的换算关系。在呼吸功能的描述中，既采用国际单位，也采用习惯用单位。

二、功

功用来描述力在物体移动过程中的空间效果，定义为力在位移方向上的分量（F）与位移（dl）的乘积，单位为焦耳（J）。以 dA 表示功，则：

$$dA = F \cdot dl$$

单位时间内完成的功称为功率，功率的单位为瓦特（W）。$1\,W = 1\,J \cdot s^{-1}$

三、气体容积、压强和温度的相互关系

气体的物理状态用压强、容积和温度3个物理量来描述。对一定质量的气体而言，若压强、容积和温度3个物理量恒定，则气体处于"稳定状态"；若3个物理量单独或同时变化则引起气体状态的变化；但无论如何变化，三者之间的关系皆遵循一定的规律，称为气体定律。用公式表示时，P_1、V_1、T_1 代表初始状态时气体的压强、容积、绝对温度，P_2、V_2、T_2 代表终末状态时的压强、容积、绝对温度，则有下列气体定律。

（一）玻意耳-马里奥特（Boyle-Mariotte）定律 简称"玻意耳（Boyle）定律"。当温度不变时，一定质

量气体的容积同它的压强成反比,用公式表示为:

$$P_1V_1=P_2V_2$$

该定律说明当温度不变时,一定质量的气体容积(V)与压强(P)的乘积是一恒量(K),用公式表示为:

$$PV=K$$

也说明一定质量气体的压强越大容积越小;反之,压强越小容积越大;或者说气体密度与压强成正比。

(二)查理(Charles)定律 当容积不变时,一定质量气体的压强与绝对温度成正比,用公式表示为:

$$P_1T_2=P_2T_1$$

(三)盖-吕萨克(Gay-Lussac)定律 当气体压强不变时,一定质量气体的容积与绝对温度成正比,用公式表示为:

$$V_1T_2=V_2T_1$$

(四)理想气体方程 该方程是一定质量气体的压强、容积和温度同时变化时的气体定律,是上述3个气体定律的综合。玻意耳定律、查理定律、盖-吕萨克定律分别反映了一定质量的气体在压强、容积和温度3个物理量中的一个量恒定时,其他2个变量之间的变化关系。但自然环境中3个物理量往往同时变化,即一定质量气体的压强、容积的乘积与绝对温度成正比。用公式表示为:

$$P_1V_1T_2=P_2V_2T_1$$

(五)道尔顿(Dalton)定律 又称"分压定律"。各种相互之间不发生化学反应的气体混合后,混合气体的压强是各种气体压强的总和,称为"总压";而各种气体各自产生的压强称为"分压"。当温度不变时,对理想气体而言,混合气体的总压(P)等于各分压之和。用公式表示为:

$$P=P_1+P_2+P_3+\cdots+P_n$$

式中P_1、P_2、P_3、P_n为各组成气体的分压。道尔顿定律的意义在于,明确各气体分压便可以得出混合气体的总压;反之,明确了混合气体的总压和各种气体所占的浓度百分比,也可推算出某一组成气体的分压。用公式表示为:

$$P_{1,2,\cdots,n}=P\times C\%$$

式中$P_{1,2,\cdots,n}$为组成气体的分压;$C\%$为该气体在混合气体中的浓度百分比。

上述公式计算的气体是干燥气体,若计算肺泡气等潮湿气体的各种分压值,则需根据水蒸气分压(W)进行修正,修正公式为:

$$P_{1,2,\cdots,n}=(P-W)\times C\%$$

张力是分压的同义词,主要用于描述溶解在液体中的气体分压。溶解于液体中的气体分子有逃逸的趋势;但若将液体暴露于与其逃逸趋势刚好平衡的混合气体中,则可避免气体净损失,使液相和气相的气体分子相互平衡。液体中的气体张力等于与之平衡的混合气体中该气体的分压。这是测量血液中CO_2分压和O_2分压的基础。

上述定律适合理想气体,但理想气体并不存在。我们平时接触到的气体,如O_2、N_2、空气等,在常温、常压下,其性质近似于理想气体,因此可以按上述气体定律考虑。

第二节 流体力学

流体力学是研究流体运动规律及流体与相邻固体之间相互作用规律的一门科学,常用于研究气体在气道内流动的规律。

一、气流阻力

气体运动符合流体力学原理。气体从高分压区域流向低分压区域,其流动速率是压力差与通道内阻力的函数(详见第五章第二节)。气体的压力差与气流速率之间的精确关系与气流特性、气体本身的性质等有关。

1. *层流与湍流* 气流形态主要分层流和湍流。当气体沿不分支的管道缓慢流动时,流动形式呈无数层的同心圆柱状排列,最外层静止不动而中心部位流动速率最快,其前部呈锥形,称为层流。层流气体的前端锥形特征使流动气体完全充盈一个连接管之前部分气体即已到达管道末端。临床上,吸入气体的层流特征可使低于解剖无效腔的吸入潮气量到达肺泡,产生有效通气,如高频通气。

根据泊肃叶方程式,以层流形式流动的气体,其体积流量(Q)与管道两端的压强差(ΔP)成正比,与气流阻力(R_f)成反比。用公式表示为:

$$Q = \frac{\Delta P}{R_f}$$

进一步可表示为:

$$Q = \frac{\pi r^4 \Delta P}{8 \eta l}$$

式中的 r 和 l 分别代表管道的半径和长度,$R_f = 8\eta l / \pi r^4$,当管道长度、半径及流体的黏度确定时,R_f 是一恒定值。但只有气流为层流时 R_f 才是恒定的;实际气道内的气流情况并非如此,即使在平静呼吸时,在气管、支气管的各分叉处几乎皆有某种程度的湍流。湍流为一种混乱的、滚动的流动形式,前端无峰,所有气体分子以相同的运动速度碰撞管壁的各个部位,故阻力较层流明显增大。一般在较大的气管、支气管分叉处或以较快速度呼吸时,气体流动以湍流为主;在小气道或吸入黏度高的气体时,或呼吸平缓时以层流为主;在较大气道内由于分支较多和管腔逐渐变细,常同时存在层流和湍流的混合形式。直管内的气流形式可通过雷诺数(Reynolds,Re)预计,Re 计算公式如下:

$$Re = \rho v r / \eta$$

式中 ρ 为流体密度,v 为流体速度,r 为管道半径。一般情况下,当 $Re < 2\,000$ 时气流是层流;$Re > 4\,000$ 时是湍流;介于两者之间为混合流。

2. **测定阻力的 2 个常数** 层流和湍流的气流阻力不同,由此得出的公式包括两部分;维持流量所需的压差相当于两种气流的压差之和。

$$压差 = k_1 \times 流量 + k_2 \times (流量)^2$$

k_1 包括层流的全部泊肃叶方程式内的常数因子(包括黏滞性、管径等),而 k_2 则包括湍流的相应公式内的全部常数因子(气体密度、管径等)。Mead 和 Agostoni 总结得出的数值是:

$$压差(cmH_2O) = 2.4 \times 流量 + 0.3 \times (流量)^2,$$
$$1\ cmH_2O = 0.098\ kPa$$

3. **k 和 n 的测定** 上述方程式可以简化为下列形式:

$$压差 = k \times 流量^n$$

气流纯粹是层流时,指数 n 为 1;完全是湍流时 n 为 2,混合流的 n 值介于 1~2。k 是一个共有常数,包括常数 k_1 和 k_2,k 值随着 2 种气流成分变化,因此该方程式不适用于所有不同的气流范围。尽管如此,k 和 n 的大小在临床实践遇到的气流范围内相对恒定,可将人类正常克服气道阻力的压差近似表示如下:

$$压差(cmH_2O) = 2.4 \times 流量^{1.8}$$

4. **流量/压差曲线(线性)** 最好的全面描述气流阻力的方法可能是将压差对流量的关系在线性绘图纸上作图,但这只能用于特定的气道及特定的气体或混合气体,对于显示鼻或呼吸机的阻力特别合适。

5. **流量/压差曲线(对数)** 对数曲线图有两大优点。首先它能显示大范围的流量数据,使同一曲线能够同时显示极低流量和极高流量的变化;其次,许多曲线在当按其对数值绘图时,会变成一直线。在较大流量范围内,斜率常常是恒定的,因此计算很简单,只要进行 2 次实验观察就可以绘出流量/压差特征图。当用对数压力与对数流量绘图时,不论是层流还是湍流,曲线皆为一条直线,前者的斜率为 1,后者的斜率为 2;且斜率与下列公式的指数 n 相同。

$$压差 = k \times 流量^n$$

临床上测定呼吸气流阻力时需同时测定气体流量和相应的压差。一般情况下,气体流量的测定比较容易,可直接在口腔或鼻腔测定;而压差的测定则比较困难,因为口腔或鼻腔的压力(压力为习惯法,实际是压强,下同,不赘述)可直接测定(实际上为 0),但对肺泡内压或胸腔内压的直接或间接测定皆有一定的难度,临床常用测定压力的方法包括阻断法、体容积描记法、脉冲振荡肺功能测定法、机械通气测定法等。

二、流体运动方程

(一) **定常流动(steady flow)** 定常流动是指流体流动时任一固定点的流速、压强和密度等都不随时间变化的流动形式。常用其描述呼吸道气体和肺血流的流动规律。

1. **流线** 为了形象地描述流体的运动,在流体中画出每一点的切线方向与流经该点的流体质点的速度方向相同的一系列曲线。在定常流动中,流线不随时间变化,因此流线就是流体质点的运动轨迹。

2. 流管　在定常流动中,由流线围成的管状区域。实质是一种无形的管道。流线和流管的概念常用于描述呼吸道气体和肺血流的流动规律。

3. 流量　流体在单位时间内通过某横截面的多少,按表示方法分为质量流量、重量流量和体积流量。在描述呼吸气体动力学或血流动力学时一般用体积流量,即单位时间内流过的流体体积大小。

(二) 连续性方程　又称"质量流量守恒定律"。定常流动中,细流管各垂直截面的流量、密度和面积的乘积是一常数,称为质量流量守恒。在流体被描述为理想流体时,其密度不变,则流量和面积的乘积,即容积为一常数,故又称体积-流量守恒定律。

(三) 伯努利(Bernoulli)方程　是理想流体定常流动的动力学方程,是连续性方程的扩展,反映压强和流量的关系。当流体通过一个连续的流体系统时产生动能和跨壁压,跨壁压与流体的流量成反比,即流量增大跨壁压降低,但流体总能量即动能和跨壁压之和不变。

(四) 文丘里(Venturi)效应　流体在直径不同的导管内流动时的表现不同,在最宽处所产生的跨壁压最大而流量最小,动能也最小;在最窄处的跨壁压最小,但流量最大,动能也最大(图1-1)。超过狭窄点,当直径恢复到初始水平时,跨壁压也恢复至初始值。假如最窄处的管腔直径小到一定程度时,恒定流体在该处的跨壁压接近大气压,从而形成一个"真空区",产生吸附作用,其吸附能力可通过伯努利方程计算。

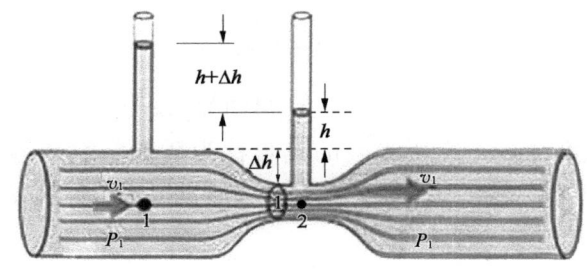

图1-1　文丘里效应示意图

根据文丘里效应,若以 O_2 为气源,通过一狭窄的管道则可从侧口夹带空气,那么空气夹带量受管道狭窄程度及侧口大小的控制。管道越狭窄或侧口越大,夹带的空气量越多。临床上常用的吸氧面罩即根据该原理调节吸氧浓度。

第三节　热力学

热力学是从能量变化的角度研究与热运动有关的各种自然现象的宏观规律。在热力学中,将研究对象称为热力学系统,"做功"和"传热"都可以使热力学系统的状态发生变化。做功和传热虽然部分等效,但两者的本质不相同。做功(机械功)是通过物体作宏观运动完成的,其作用之一是将物体的有规律运动转化为系统内部的无规则运动,即机械能转化为内能。传热是通过分子之间的相互作用完成的,其作用是通过转换系统外物体分子的无规则运动与系统内分子的无规则运动改变系统的内能。功、热量和内能是3个不同的物理量,它们之间既有明显的不同,又有密切的联系,在研究呼吸运动时应用较多。

一、热力学第一定律

1. 概念　一般情况下,系统状态发生变化时做功和传热同时存在。假设一个系统与外界交换能量使其由状态Ⅰ(初态)变为状态Ⅱ(终态),内能由 U_1 变为 U_2,在该过程中系统吸收热量 Q,同时对外做功 A,那么根据能量转化和守恒定律,功、热量和内能之间满足以下关系:

$$Q = U_2 - U_1 + A$$

此为热力学第一定律,是能量守恒与转化定律在热现象领域的特殊形式。

2. 热力学中功的表示方法　假设圆柱形筒内盛有气体,筒内活塞面积为 S、气体压强为 P,则作用在活塞上的力 $(F) = P \times S$。当活塞移动距离 Δl 时,则气体膨胀推动活塞所做的功 $(\Delta A) = F \times \Delta l = P \times S \times \Delta l$。由于增加的气体容积 $(\Delta V) = S \times \Delta l$,所以气体做功量等于气体压强与气体容积变化的乘积,即 $\Delta A = P \times \Delta V$。因此,在临床上呼吸功(WOB)常用压力 (P) 与容积 (V) 的乘积表示,即:

$$WOB = P \times V$$

呼吸功用焦耳每升(J/L)或千克米每升

[(kg·m)/L]表示(1 J=10 kg·m)。呼吸功的大小取决于呼吸运动中各阻力的总和，健康成人安静时呼吸功约为 0.082 J/min，做最大幅度呼吸时可达 40.9 J/min。呼吸频率和潮气量不同时呼吸功消耗的形式有所不同，如呼吸频率增快时克服弹性阻力消耗的功减少，克服气道阻力消耗的功增加。

系统始终不与外界交换热量的过程称为绝热过程。泊松公式表示理想气体在绝热过程中压强和体积的变化关系：

$$PV^{\gamma}=常量$$

其中 $\gamma=Cp/Cv$。一定量的气体在定容过程中温度升高 1 K 所吸收的热量称为质量定容热容，1 mol 气体的质量定容热容称为质量定容摩尔热容，记作 Cv。一定量的气体在定压过程中温度升高 1 K 所吸收的热量称为质量定压热容，1 mol 气体的质量定压热容称为质量定压摩尔热容，记作 Cp。测量功能残气量的体容积描记仪即应用了泊松公式。

二、热力学第二定律

是不同于热力学第一定律的一种规律。热力学第一定律指明能量守恒与转换的数量关系，热力学第二定律则说明并非所有能量守恒的过程都能进行，热现象的自然过程皆具有一定的方向性。

对于一孤立的热力学系统而言，其内部发生的转换总是从高度有序的状态向比较无序的状态进行，这是热力学第二定律的意义。该定律与呼吸生理关系不大，不赘述。

第四节　呼吸的概念及其演变

人们对呼吸概念的理解并不完全相同。通常所说的呼吸主要侧重于呼吸运动，用呼吸频率和幅度描述。对生化学家而言，呼吸更侧重于细胞内物质氧化产生 ATP、CO_2 和水的过程。而就呼吸生理学而言，呼吸包含以下几个相互衔接的环节：机体从外界摄取 O_2 进入肺泡，排出肺泡内 CO_2，即肺通气；肺泡毛细血管内血液中的 CO_2 进入肺泡及肺泡内 O_2 进入肺泡毛细血管内血液，即肺换气；O_2 和 CO_2 在血液中的运输；O_2 进入细胞内，在线粒体中进行氧化供能，产生的 CO_2 则从线粒体转运至血液循环（内呼吸）等。肺通气和肺换气被统称为外呼吸，本书的重点是外呼吸，简称呼吸。

生物实现呼吸的生理结构也存在由低级向高级逐渐进化、完善的过程。低等动物的呼吸过程不同于哺乳动物，其中单细胞生物没有呼吸系统，气体交换通过细胞膜扩散完成；昆虫的呼吸系统与循环系统是分离的，气体经过逐级分支的气管系统进入深部组织，再扩散至周围组织而完成气体交换，不具有肺这一结构；比较高等的动物，由于机体结构复杂，体积较大，必须具备完善的呼吸系统。通常人们将伸向外部的呼吸器官称为鳃，把长向内部的呼吸器官称为肺。鱼类通过鳃呼吸，它们利用对流机制从水中提取含量甚微的 O_2，排出 CO_2。鸟类具有独特的、单向流动的通气系统，气体流经肺部是借助气囊泵的作用，而气囊充盈与排空的动力来自邻近骨骼肌的运动。哺乳类动物（包括人类）的气体更新更为复杂，呼吸系统也更加完善，呼吸过程的实现需要多个系统的参与和密切配合。骨骼肌（呼吸肌）的收缩和舒张为呼吸运动提供动力；呼吸器官（气道、肺）为气体交换提供场所；血液（包括血浆和其中的红细胞）为 O_2 和 CO_2 的运输提供载体；循环系统为气体在体内的运输提供动力；呼吸中枢为呼吸提供控制中心，协调参与呼吸过程的各系统；此外，通过气道平滑肌和血管平滑肌可协助调节肺的通气量和血流量。

第五节　气体的物理特性

地球大气层具有特定的气体成分和压力，由于它们的存在而产生了生命。

一、大气成分的演变

在大气层中，干燥空气的主要气体成分为氮

(78.084%)、氧(20.946%)、氩(0.934%)及二氧化碳(0.035%)等。大气层的气体组成是动态的,经历了亿万年演变而成为目前的状态。地球约诞生于50亿年前,当时的大气层里主要由氢、甲烷、氨和水组成。氧出现于约30亿年前,而在10亿年前大气层的含氧量仅约10%;随着时间推移,氧所占的浓度百分比逐渐增加至目前的近21%。由于地心引力的作用,越近地球核心,大气压越高,在海平面的大气压为760 mmHg。换言之,离地面越近,气体的密度越高。由于地心引力对于各种气体的作用是相同的,所以在不同海拔高度各种气体所占的浓度百分比是不变的。人体呼吸包括2个基本过程:肺通气和肺换气,气体交换通过气体的分子运动实现。气体分子运动具有一些基本特征,也符合一定的运动规律(如前述),该节将简述与呼吸生理有关的气体特性。

二、气体的特性

1. 气体分子的运动 气体分子总是不停地进行着无定向的直线运动,气体分子有质量(m)和运动速度(v),因此具有动能($1/2mv^2$)。因为动能与速度的平方成正比,故加快分子的运动速度能增加动能。气体分子运动时碰撞容器壁(如气管-支气管壁和肺泡壁)形成了压力。压力的大小取决于所有气体分子的平均动能,动能越大碰撞时产生的压力越大。压力还取决于分子的碰撞次数,碰撞次数越多压力亦越大。在容积和温度相同时,分子浓度相同的气体压力相等。减小容积、增加浓度可以增加碰撞次数,从而使压力增加;另一方面,增加温度也增加了分子的动能,压力也相应增加,因此容积与温度直接影响压力。

2. 水蒸气压 水蒸发产生水蒸气,水蒸气压仅与温度有关。只要不超过大气压,水蒸气压就不受大气压的影响。温度越高水蒸气压越大,两者呈指数关系。在0℃时仍有少量的水蒸气压,当温度达到水的沸点时水蒸气压与大气压相等。故在海平面时,水的沸点为100℃,水汽蒸气压为760 mmHg。正常体温下,肺内饱和水蒸气压约为47 mmHg。

3. 呼吸商与呼吸气体交换率 呼吸商(respiratory quotient, RQ)为体内产生的CO_2摩尔数与所消耗O_2摩尔数的比值。各种营养物质在细胞内氧化供能属于内呼吸过程,其氧化时CO_2产生量与耗氧量的比值称为该物质的呼吸商。严格以CO_2和O_2的物质的量(mmol)的比值表示RQ最合适。由于在同一温度和气压条件下容积相等的不同气体,其分子数是相等的,所以通常用容积(mL或L)表示CO_2和O_2的比值。即:

RQ=产生的CO_2摩尔数/消耗的O_2摩尔数
 =产生的CO_2毫升数/消耗的O_2毫升数

相同耗氧量的情况下,糖、脂肪和蛋白质氧化所产生的CO_2量并不相同,三者的RQ也不同。糖的基本分子式含CH_2O,其呼吸商应该等于1,如葡萄糖($C_6H_{12}O_6$)的反应式为:

$$C_6H_{12}O_6 + 6O_2 = 6CO_2 + 6H_2O$$

CO_2产生量与耗氧量的摩尔数相同,故RQ=1。

脂肪氧化需要消耗更多的氧。在脂肪的分子结构中,氧的含量远较碳和氢少,因此,另外提供的氧不仅用来氧化脂肪分子中的碳,还氧化其中的氢,所以脂肪RQ<1。如甘油三油酸酯(triolein)的反应式为:

$$C_{57}H_{104}O_6 + 80O_2 = 57CO_2 + 52H_2O$$

故RQ=57 mol CO_2/80 mol O_2=0.71。

蛋白质的RQ较难计算,因为蛋白质在体内不能被完全氧化,且其氧化分解途径的细节还未完全清楚,所以只能通过蛋白质分子中的碳和氢被氧化时的需氧量和CO_2产生量间接估算,其RQ估算值为0.80。

根据上述测算结果,可认为RQ能比较精确地反映机体中三种营养物质氧化分解的比例。但是,大量以完整机体为对象的实验研究表明,这种看法与实际情况有较大差异。例如,让实验对象在一定时间内只摄取单一营养物质,所测量的RQ也未达到理论计算值。这是因为机体细胞不仅能氧化分解各种营养物质,也可使一种营养物质转变成另一种营养物质。糖在体内转化为脂肪时,呼吸商变大,甚至超过1,这是由于当一部分糖转化为脂肪时,原来糖分子中的氧即有剩余,这些氧可以参与氧化反应,相应地减少了从外界摄取氧的数量,因而RQ变大。反之,如果脂肪转化为糖,RQ也可能低于0.71,这是由于脂肪分子中含氧比例小,当它们转化为糖时需要更多的氧进入分子结构。另外,还有一些其他代谢反应也能影响RQ。

事实上,在日常生活中,营养物质的性质都不是单一的,而是由糖、脂肪和蛋白质混合而成。所以,

RQ 常变动于 0.71～1。人体在特定时间内 RQ 要看哪一种营养物质是当时的主要能量来源。若主要能源是糖类，则 RQ 接近 1；若主要能源是脂肪，则 RQ 接近于 0.71。若患者长期处于病理性饥饿状态，则能源主要来自机体本身的蛋白质和脂肪，RQ 接近于 0.8。在正常情况下，摄取混合食物时，RQ 约为 0.85。

在实践中，人们常将单位时间内机体呼出的 CO_2 量与摄氧量的比值称为呼吸气体交换率(R)。在稳定情况下，R 与 RQ 相等。由于 R 受通气量的影响，过度通气可使 R 与 RQ 比值增大(>1)，因为过度通气可以过多地排出 CO_2，但并不能相应地摄取更多的氧（与氧离曲线的特点有关），故比值增大。剧烈活动时，由于氧供不应求，糖酵解增多，将有大量乳酸进入血液，与碳酸氢盐缓冲系统作用产生大量 CO_2 并排出，R 也将变大；酸中毒也有类似效应，机体中与生物氧化无关的 CO_2 大量排出，R 增大。

（朱 蕾）

第二章
呼吸系统的功能解剖

> **提　要**
>
> 1. 鼻腔分鼻前庭和固有鼻腔，其结构特点和气管、支气管明显不同，可对吸入气进行有效过滤、清洁和充分湿化、温化。
> 2. 咽部包括鼻咽部、口咽部、喉咽部，正常情况下对通气影响不大，但其解剖结构和（或）功能异常时容易发生阻塞性睡眠呼吸暂停低通气综合征（OSAS），也容易影响脉冲振荡肺功能测定的准确度。
> 3. 喉包括声门上区、声门区和声门下区，声门是大气道最狭窄处，是气道阻力产生的主要部位之一。喉还是发音器官，对维持咳嗽效率有重要作用。
> 4. 气道逐级分级，呈倒立树状，称为气管支气管树；气管、支气管壁由黏膜、黏膜下层、外膜组成。随着支气管分级的深入，支气管壁的结构发生显著变化，中央气道和周围气道有明显不同，并影响其功能。
> 5. 小气道的结构和功能特点有明显特殊性，功能测定也有不同要求。
> 6. 气道的终末部分称为呼吸部，包括呼吸性细支气管、肺泡管、肺泡囊，均含有肺泡。
> 7. 终末呼吸单位是气体交换的场所，肺泡之间、细支气管之间有多种不同的通道，发挥侧支通气和稳定肺泡内压的作用。肺泡与肺泡毛细血管膜融合形成极薄的肺泡毛细血管膜，非常适合气体交换。
> 8. 肺泡主要由Ⅰ型和Ⅱ型肺泡上皮细胞组成，两种细胞的结构和功能特点差别巨大；肺间质包括巨噬细胞等多种成分。
> 9. 肺循环的毛细血管包括肺泡毛细血管、肺泡交界毛细血管、肺泡外毛细血管，不同毛细血管的作用有巨大差别。
> 10. 肺的血液循环包括肺循环和支气管循环，前者是肺的功能血管，主要参与气体交换和液体交换，后者是肺的营养血管。两套血液循环系统之间有丰富的吻合支，正常情况下不开放，但在病理状态下（如肺动脉高压）吻合支开放，是发生低氧血症的重要机制。
> 11. 胸廓主要是由骨性结构及其附属组织构成的弹性器官，胸廓扩张、回缩引起的胸腔内压变化导致肺扩张和回缩，从而形成吸气和呼气。
> 12. 纵隔位于两肺之间，有多种结构，不同部位的结构特点不同。

呼吸系统包括五大功能单位：① 呼吸道，也称为气道，是具有弹性、不塌陷的管道，是气体进入肺泡的通道，包括上呼吸道和下呼吸道；随着不断深入肺内，气道逐渐变窄、变短，分支逐渐增多，横截面积逐渐增大。② 肺泡，是呼吸道末梢的气囊，构成呼吸表面。③ 肺循环，是肺动脉和肺静脉及其终末分支在肺泡周围和肺间质形成的密集的毛细血管网。④ 呼吸肌，包括胸肌、腹肌和膈肌，主要是膈肌，是肺通气的源动力。⑤ 呼吸中枢及调节系统，主要位于脑干，在接收到机体的机械性和化学性刺激后发出信号使呼吸增强或减弱，从而保障机体代谢和内环境稳定。本章讲述前3个方面。

第一节 呼吸道的结构特点与功能

呼吸系统包括呼吸器官和调节系统,前者有鼻、咽、喉、气管、支气管、肺实质和胸廓等器官。喉及以上部分称为上呼吸道,喉以下部分称为下呼吸道。从气管到肺泡是连续而反复分支的管道,只有肺泡能完成吸入气与血液之间氧和 CO_2 的交换(即呼吸功能)。自鼻至肺内的终末细支气管称为导气部,无肺泡,不能进行气体交换;自呼吸性细支气管至肺泡称为呼吸部,是气体交换的场所(图 2-1)。呼吸系统主要行使呼吸功能,也有重要的防御功能;鼻腔的嗅黏膜是嗅觉感受器,喉是发音器官,肺还具有内分泌功能及激活和灭活部分生物活性物质等功能。

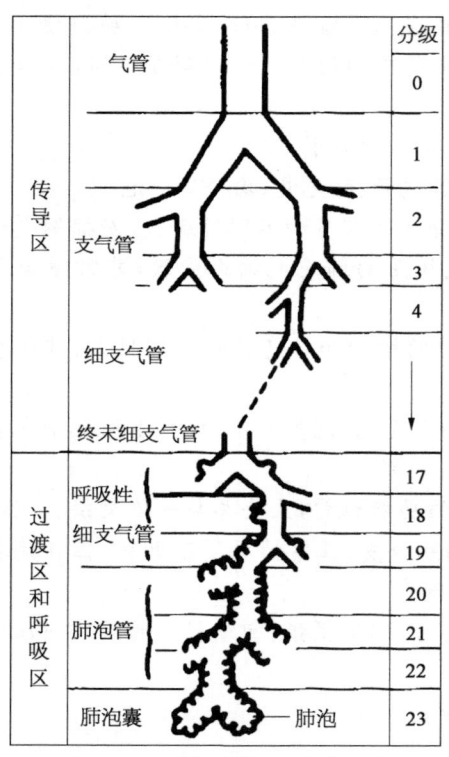

图 2-1 气管-支气管树分级示意图

一、上 呼 吸 道

由鼻、咽、喉组成,是气体进入肺内的门户,还有加温、湿化、净化空气和吞咽、嗅觉及发音等功能。

(一) 鼻(nose) 呼吸系统的大门,由外鼻、鼻腔、鼻窦等组成。

1. **外鼻** 面部的组成部分,与呼吸生理、肺功能无直接关系,不赘述。

2. **鼻腔** 是呼吸系统的重要器官,分为鼻前庭和固有鼻腔2个部分。

(1) 鼻前庭:为前鼻孔与固有鼻腔之间的空腔,表面覆有皮肤与皮下组织,并和软骨紧密连接。鼻前庭内膜上有粗短的鼻毛和皮脂腺,对尘埃和异物有一定的防御和清除作用,对保持呼吸道和人体健康有重要意义。

(2) 固有鼻腔:简称鼻腔,其容积约 20 mL,内有 3 个突出的鼻甲,以位置高低分别称为上鼻甲、中鼻甲和下鼻甲,3 个鼻甲上曲折的黏膜使鼻腔的表面积明显增加,约有 160 cm^2,可使吸入气与鼻黏膜充分接触;鼻腔黏膜以下、中鼻甲游离缘和前后端及接近鼻中隔处黏膜最厚,并有丰富静脉丛构成的海绵状组织,易于扩张和收缩,对调节吸入气体温度和湿度有重要作用。这些解剖特点为鼻腔净化、加温、湿化吸入气创造了有利条件;吸入的冷空气经过上呼吸道后温度接近体温,抵达咽部的气体的相对湿度达 80%。中鼻甲下缘以下部分黏膜为假复层柱状纤毛上皮,纤毛运动主要由前向后朝鼻咽部运动,黏膜中含丰富的黏液腺、浆液腺、混合型腺体和杯状细胞,能产生大量分泌物,使黏膜表面形成一层黏液毯(与气管黏膜相似),随纤毛不断移动。

鼻腔内还有鼻毛,与上述结构能共同作用阻止异物及尘埃吸入;鼻腔内狭窄而凹凸不平的结构特点也使气体进入鼻腔后形成湍流,增加异物或尘埃在鼻腔内的沉降机会,增强鼻腔对气体的净化作用。95%～98% 直径在 15 μm 以上的微粒在鼻腔内沉积,通过喷嚏反射清除。

(3) 固有鼻腔的骨性结构:顶壁呈狭小的拱形,前部为额骨鼻部及鼻骨的背侧面;中部是分隔颅前窝和鼻腔的筛板,筛板极薄,易骨折。底壁宽而平,且前部高、后部低,将鼻腔与口腔隔开。顶、底壁是保持鼻腔和口腔完整性的主要结构。

(4) 喷嚏反射:鼻黏膜受刺激后急剧吸气,然后迅速由鼻孔喷出并发出声音的现象,是人体排出鼻腔内异物、分泌物和病原菌的一种方式。

总之,鼻腔固有的解剖特点是保障人体呼吸道对吸入气进行充分湿化、温化和完成非特异性防御功能的重要基础。

3. 鼻窦　鼻腔周围颅骨中的含气空腔，均开口于鼻腔，若开口引流不畅容易导致鼻窦感染。

测定呼吸生理参数时需用鼻夹夹住鼻翼。在保障鼻腔不漏气的情况下，通过口腔呼吸测定，因此鼻腔的解剖结构特点与肺功能的测定无关。

(二) 咽(pharynx)　咽是呼吸道与消化道的共同通道，上起颅底，下达环状软骨的下缘，相当于第6颈椎和食管的入口平面，成人全长12~14 cm。咽腔分为鼻咽部、口咽部和喉咽部3个部分。

1. 鼻咽部　通过咽鼓管咽口与左、右中耳相连，咽鼓管咽口周围有丰富的淋巴组织，对防治感染有重要作用。

2. 口咽部　呼吸道与消化道的共同入口，分隔气体与食物进入呼吸道与消化道的重要结构是会厌。

3. 喉咽部　会厌软骨上缘水平至环状软骨下缘间的结构，向后为食管，前方为喉。在两侧杓状软骨皱襞的外下方各有一深窝，为梨状窝，该窝前壁黏膜下有喉上神经内支进入喉。

咽部结构和功能异常容易导致气道阻塞，特别是睡眠时，是发生OSAS的常见原因。小儿多出现腺样体肥大、小颌畸形；成人多出现咽部骨骼肌张力下降、局部脂肪增多，顺应性增大。咽部的解剖结构也与肺功能测定，特别是呼吸阻力的测定有关。在脉冲振荡肺功能测定中，颈部位置不正和局部解剖结构异常可导致气流阻力明显增加，导致错误结果。

(三) 喉(larynx)　喉是呼吸与发音的重要器官，位于颈前正中部，咽下方，在成人相当于第3~6颈椎部位。

1. 喉的结构　喉由一组软骨、韧带、喉肌及喉黏膜构成，呈漏斗状，上部呈三角形，开口于喉咽部，并形成咽喉前壁；下部稍呈圆柱形，连接气管。喉包括声门上区、声门区和声门下区3个部分。声门上区与喉咽部相通，呈三角形喉口；向下为声门区，两声带之间的空隙为声门。正常成人声门为一等腰三角形，是喉室中最狭窄的部分，正常情况下也是产生气道阻力的主要部位。声门下区是声带下缘至环状软骨下缘间的喉腔，上部较扁狭，向下逐渐扩大成圆锥形，并移行至气管。

2. 喉的功能

(1) 发音：喉的主要功能是发音，声音通过气流振动声带产生，声带长度变化影响音调高低，通过声带的气流量影响声音大小。

(2) 呼吸的通道：喉是维持呼吸功能的重要器官。声门活动度直接影响通气功能。正常情况下吸气时声门开大、呼气时缩小是导致呼气时气道阻力较吸气时高的原因之一。当喉部病变致声门狭窄、气流不能顺利通过时，可出现严重的吸气和呼气时气流阻塞，表现为典型胸腔外大气道阻塞的肺功能变化。喉底部的环状软骨血供较少，是紧急气管穿刺或气管切开时放置导管的部位。在严重喉痉挛、水肿或痰堵窒息的紧急情况下，为保持气流通畅或排除呼吸道分泌物，可直接于此处穿刺或置管，以利通气、排痰或吸引。

(3) 咳嗽反射：是呼吸道重要的保护机制。咳嗽时首先深吸气，声门关闭，持续约0.2 s后用力呼气，胸腔内压和肺泡内压明显增加；然后声门突然开放，气流喷出。在气管切开或气管插管机械通气患者，由于气囊封闭呼吸道，咳嗽时气流直接从人工气道呼出，不能有效形成气道高压，咳嗽能力显著下降。若停机过程中充分放出气囊内气体，使部分气流从人工气道流出，部分从气管呼出，随声门关闭形成局部瞬间高压，显著改善咳痰能力，提高咳嗽效率。这是患者停机观察时气囊必须放气的理由之一。

不仅声门的开放和关闭影响呼吸道的通畅度，头部位置也可影响气道的弯曲程度和通畅度。正常直立位时，口腔或鼻腔与气管形成大约90°夹角，颈部弯曲时该夹角小于90°，气道阻力明显增加；当颈部充分后仰时，口腔或鼻腔与气管腔之间接近直线，气道阻力明显下降，因此测定气道阻力时必须按质量控制要求选择合适的体位。

二、下 呼 吸 道

由气管、各级支气管组成的管道。根据功能不同又被分为传导区和呼吸区。气管、支气管和细支气管是无气体交换功能的部位(0~17级)，为传导区，呼吸性细支气管、肺泡管和肺泡囊皆含有肺泡(半球状小泡)，能进行气体交换，为呼吸区(17~23级)。实际上这是人为的强行划分，两部分交界处的肺泡很少，习惯上称为过渡区。

(一) 气管　为管状结构，上端起始于环状软骨，通过颈部向下延伸入胸内，在胸骨上、中1/3处或相当于第5、6胸椎之间分叉为左、右支气管。成人气管平均长10~13 cm，直径18~25 mm。气管上部直接邻近其后方的食管；在胸腔内，主动脉弓的压迫使气管略向右偏移。气管由前侧的软骨部和背侧的膜部组成,其中软骨部由16~20个软骨环构成,软骨环呈马蹄形,开口于背面;背面由富含弹性纤维的结缔组织连接,称为膜部,该结构有助于保持气管开放;膜部还含有平滑肌纤维,在吸气、呼气及咳嗽时能通过平滑肌活动,调节管径大小。气管是形成气道阻力的主要部位之一,而气管软骨环的支架作用对流量-容积曲线和时间肺活量曲线的测定具有重要价值(主支气管的作用相同)。

(二) **支气管** 气管分左、右支气管。支气管自纵隔进入肺处称肺门,后者由支气管、血管、神经、淋巴管等组成。支气管壁的结构与气管类似,也由软骨部和膜部构成。

(1) 右支气管:粗短而陡直,平均长1~2.5 cm,与气管中轴延长线间的夹角一般为20°~30°,约于第5胸椎水平经右肺门入右肺。由于右支气管的形态特点,异物坠入的机会较多,吸入性疾病发病率也最高,尤以右下叶多见。但右支气管几乎是气管的自然延伸,管径粗、夹角小,通气好,引流也好,特别是在机械通气患者,若调节适当改善换气功能的效果好,不容易发生感染,即使发生感染也较容易控制。

(2) 左支气管:弯曲、细长,平均长约5 cm,与气管中轴延长线间的夹角一般为40°~50°,约在第5胸椎水平经左肺门进入左肺,因此与右支气管的特点不同,在异常情况下容易通气差、引流差,发生阻塞和感染,特别是手术后的麻醉患者和机械通气患者。

气管、双侧主支气管的不完全性阻塞可出现典型大气道阻塞的肺功能改变,并容易出现明显的临床症状,其中支气管的完全阻塞导致阻塞部位肺功能的完全丧失,出现典型的限制性通气的改变,由于肺通气功能和血流功能同时丧失,低氧血症反而不明显。

(三) **气管-支气管树** 气管通过左、右支气管经肺门进入肺内后反复分支,分别为叶、段、亚段、细支气管、终末支气管、呼吸性支气管、肺泡管、肺泡囊,共23级,成倒立的树状,故称为气管-支气管树。

1. **不同支气管的特点** 如上述,右上支气管粗短,接近垂直分叉,因此机械通气患者容易发生肺不张和感染;右中叶支气管也接近垂直分出,且支气管周围淋巴结较多,易因炎症反应而肿大,导致管腔狭窄、通气不足和引流不畅;左上叶支气管也有类似特点。因此在机械通气患者,右上叶、右中叶、左上叶支气管容易发生通气不畅、通气血流比例失调,从而导致气道阻塞、严重低氧血症和阻塞性肺不张,也容易发生感染;因引流差,一旦发生感染也不容易控制。终末细支气管及以上部分不参与气体交换,为传导气道;呼吸性支气管及以下部分是气体交换的场所,为呼吸区。需强调传导性气道和呼吸性气道的转换并不是全或无的,而是一个渐变的过程,即在传导性气道上逐渐出现肺泡,且数量逐渐增多,最终出现连续、完整肺泡覆盖的呼吸性细支气管。

2. **气管、支气管的组织结构** 两者相同,均由黏膜、黏膜下层和外膜组成。

(1) 黏膜:为假复层柱状纤毛上皮,纤毛上有黏液毯,纤毛摆动将分泌物、异物推向气管,主要发挥清洁气道作用。纤毛上皮之间散在杯状细胞,能分泌黏液。支气管分支越细,杯状细胞数目越少,细支气管黏膜仅为一层纤毛上皮和极少的杯状细胞。在靠近支气管分叉处还可见到大圆形浆细胞,可能具有感受器作用。黏膜上常见纵形皱襞,皱襞厚度主要由支气管平滑肌张力决定。

气管、支气管黏膜还有丰富的咳嗽感受器,尤其是大气道,对排出气道分泌物有重要作用;但刺激过强,也容易发生严重咳嗽,影响生活。周围气道主要通过纤毛摆动排出分泌物,通过咳嗽排出体外。

(2) 黏膜下层:为疏松结缔组织层,紧附于上皮基底膜处有毛细血管网,也有丰富的黏液腺和浆液腺,还有沿黏膜皱襞分布的纵行弹力纤维束,并与黏膜及外膜中的软骨和环形弹力纤维连接。在细支气管,其弹力纤维向外与肺泡的弹力纤维相连。与较大气道的软骨环支架不同,弹力纤维网是维持小气道开放的主要成分;一旦破坏,如肺气肿时容易发生气道陷闭,肺功能测定则表现为低容积时呼气流量显著下降,残气容积(RV)、功能残气量(FRC)增加。

(3) 外膜:大气道(中央气道)外膜由透明软骨和纤维组织构成。气管软骨呈马蹄形,缺口位于背侧,由平滑肌束和结缔组织连接,构成膜壁。平滑肌束以横行肌纤维为主,还有大量斜行和纵行的肌纤维,故平滑肌收缩时,不仅气管管径变小;黏膜外观也呈现纵向皱褶。在4或5级以下的支气管,软骨环由不规则的软骨片替代;随支气管树越向边缘部分,软骨片越小;达细支气管时,壁内已不再有软骨,软骨消失是细支气管的标志。无软骨包绕的细支气管,其外膜平滑肌渐呈纵行排列如螺旋状,故平滑肌收缩时支气管变细变短。细支气管的平滑肌纤维最多，易因外源性和内源性因素的刺激而收缩。支气管外周围绕着疏松结缔组织，并与肺动脉和大静脉周围的结缔组织相连，其中有支气管动静脉、神经、淋巴管、淋巴组织和脂肪组织等。周围支气管管壁的破坏、充血、水肿，平滑肌痉挛等是导致阻塞性通气功能障碍的常见因素。

3. 气管、支气管的上皮细胞

(1) 纤毛上皮细胞(ciliated cell)：呈高柱状，长约 20 μm，宽约 7 μm，基底部约 2 μm。每个细胞有 200 余根纤毛，发自细胞顶部的胞质内，长为 7～10 μm。相邻细胞的纤毛协同摆动，前摆和回摆的用时比例为 1：3，前者是主动的，而后者则是被动的。每秒向前摆动 1 000～1 500 次（相当于摆动频率为 17 Hz），每分钟摆动 20 mm（相当于每小时 1.2 m）。鼻腔黏膜的纤毛向后摆动，气管、支气管向前摆动，推动黏液汇集于咽部后被咳出。由于结构完善，纤毛摆动速度极快，具有强大的清除分泌物的能力。

肺泡和呼吸性细支气管的上皮细胞（纤毛上皮细胞演变为立方细胞）没有纤毛，但表面黏液相连，也可通过传导性气道的纤毛摆动而逐渐排出分泌物；吸入肺泡的颗粒也可被巨噬细胞吞噬清除。

上皮细胞和黏膜下结构具有良好的湿化和温化功能，其中上呼吸道最强大，平静呼吸时进入气管的气体已被充分湿化、温化；运动通气量超过 50 L/min，直径 1 mm 以下的小气道也参与气体湿化、温化。

纤毛对外界刺激的变化甚为敏感，各种有害气体的刺激，病原体感染，机械通气时湿化不良、湿化温度过高或过低等都可使纤毛功能受到影响。

(2) 杯状细胞(goblet cell)：混杂分布在纤毛柱状上皮细胞之间，随支气管分级增加逐渐减少。与黏液腺和浆液腺的分泌物共同调节气道表面的液体层及其分布特点。

(3) 基底细胞(basal cell)：锥形或多角形细胞，位于上皮基底层。细胞核大，位于细胞中央部；细胞质内线粒体少，与附近细胞以桥粒连接。基底细胞分化能力很强，纤毛柱状上皮细胞、杯状细胞均由其分裂补充。

(4) 嗜银细胞(argentaffin cell)：又称肯塔基细胞(Kulchitsky cell)：简称 K 细胞，存在于气管及各级支气管，参与肺循环及支气管平滑肌张力的调节，也是一种化学感受器。

(5) 克拉拉细胞(Clara cell)：呈柱状或立方形，分布于细支气管以下，能合成、分泌肺泡表面活性物质，维持末梢气道的稳定性。

(6) 神经内分泌细胞(neuroendocrine cell)：又称小颗粒细胞(small granule cell)，是具有分泌功能的神经元和散在的内分泌细胞。除内分泌腺外，机体许多器官存在大量散在的内分泌细胞，能分泌激素样物质，参与调节机体生理功能，统称为胺前体摄取及脱羧细胞(APUD)。神经系统许多神经元合成和分泌与 APUD 相同的胺和（或）肽类物质。

神经内分泌细胞多见于细支气管分叉处，是由 15～50 个细胞组成的、呈菱形或卵圆形的细胞群，称为神经上皮小体。细胞内含有 5-羟色胺等物质，具有调节支气管及肺血管口径的作用。小体还是具有内分泌功能的神经感受器，可能受中枢神经调节，是肺内感受氧分压变化的化学感受器。

4. 呼吸道黏膜的特点 ① 大部分上皮细胞有纤毛；② 含有多种分泌细胞。大气道（主要是气管和主支气管）由假复层纤毛柱状上皮覆盖，以纤毛细胞和杯状细胞为主，纤毛细胞与杯状细胞的比例约为 5：1。纤毛细胞含有纤毛；杯状细胞能合成与分泌黏液。还有一些嗜银细胞。黏膜层下有许多浆液腺及黏液腺，其腺管开口于黏膜上皮的游离面。在小气道（远端细支气管），柱状上皮细胞移行为立方上皮细胞，立方上皮细胞没有纤毛（图 2-2）；杯状细胞和黏膜下腺体消失，代之以克拉拉细胞。

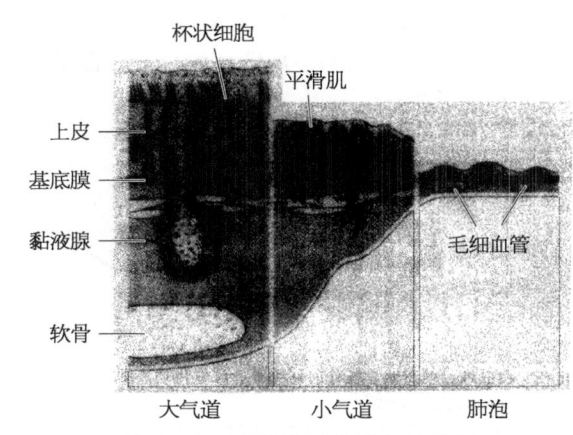

图 2-2 呼吸道结构演变示意图

5. 呼吸道黏膜和黏液纤毛转运系统 在哺乳动物气道，从咽部至终末细支气管存在着黏液纤毛装置(mucociliary apparatus)，包括上皮细胞的纤毛、黏液细胞、黏膜下腺体以及覆盖在上皮表面的液体层。纤毛细胞的功能是将分泌物推向喉部；分泌细胞产生的黏液具有湿化气体和阻挡粉尘入侵等作用。

气道内黏液主要由杯状细胞和黏液下腺分泌,连续铺盖在上皮表面形成黏液毯。吸入气中直径超过 15 μm 的粉尘或颗粒被阻挡在鼻腔;<0.3 μm 的颗粒可悬浮在吸入气中,被重新呼出体外或进入血液循环;直径介于两者之间的颗粒则沉积在不同级气道表面的黏液毯上,随纤毛的运动运输至气管,通过咳嗽反射排出体外。

6. **支气管树结构和功能特点的演变** 支气管树的形态结构自上而下逐渐演变。大气道行走在结缔组织的包膜之中,不直接接受外力牵拉;加之软骨环的支架作用,故在各种生理状态下皆能维持开放。12 级之后的细支气管和呼吸性细支气管脱离结缔组织包膜,行走在肺实质内,直接受到相邻肺泡隔的弹性回位牵拉,因此其口径受肺容积影响较大。肺泡弹性回位是维持小气道开放的主要因素。从主支气管到终末细支气管,管道直径逐级减小,但管道数目成倍增加,因此气道总横截面积逐级增大。在呼吸性支气管以后的各级分支,直径减小不多,但分支后的数目仍然倍增,因而横截面积增大更甚(图 2-3),故气道阻力显著下降。上述结构特点对呼吸气流特征有重要影响,在中央气道和支气管分叉处以湍流为主,在周围气道以层流为主。人体气管至终末细支气管等各级气道直径可用下述公式估算:

$$d_{(x)} = d_0 \times 2^{-x/3}$$

式中 $d_{(x)}$ 为 x 级的气道直径,d_0 为气管(0 级)的直径。假设气管直径为 20 mm,终末细支气管(16 级)的直径为:

$$d_{(16)} = d_0 \times 2^{-16/3} \approx 0.5 \text{(mm)}$$

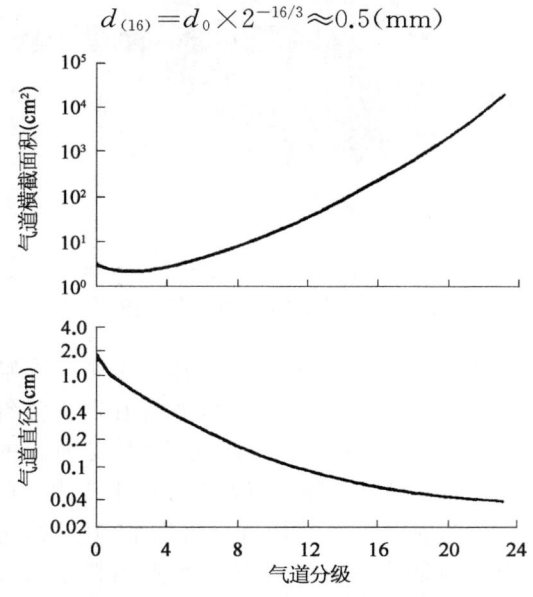

图 2-3 各级气道的平均直径与截面积

随支气管逐渐分支,气道内径变小,总横截面积增大。

(四)小气道

1. **小气道的概念和特点** 是人为概念,指成人直径≤2 mm 的气道,有以下特点:① 管壁菲薄,炎症易波及气道全层及周围组织。② 管腔纤细,易因分泌物、渗出物而阻塞。③ 纤毛明显减少或消失(纤毛上皮细胞演变为立方细胞),微生物、尘埃等易沉积在黏膜上,导致黏膜损伤。④ 总横截面积巨大,一方面使气道阻力减小(小气道阻力仅占总气道阻力的 20% 以下);另一方面可以使气流速度缓慢,以层流为主,有利于吸入气体在肺内均匀分布。⑤ 软骨缺如,平滑肌相对较丰富,在神经-体液因素作用下,通过平滑肌舒缩改变小气道内径,控制进入和呼出肺泡的气流量,有利于通气血流比例的调节。⑥ 小气道结构和内径的维持不仅取决于其自身,更与肺弹力纤维牵拉有关,因此小气道呼吸气流量下降不仅与小气道病变有关,也与肺实质病变有关。

2. **小气道阻力的测定方法** 由于小气道在大气道和肺泡之间,直接测定阻力几乎不可能,一般根据呼吸生理知识间接测定或推断,常用测定方法有以下几种。

(1) 流量-容积曲线:主要是最大呼气流量-容积(MEFV)曲线,通过低容积流量变化的数值和图形判断,该方法简便易行,重复性好,被广泛应用。

(2) 闭合容积曲线和闭合气量测定:该方法非常简单,曾经是测定小气道功能的常用方法之一,但其生理意义不完全清楚、误差较大、重复性差,目前临床应用极少。

(3) 用力呼气中期流量:测定简单,使用简易肺功能仪或单桶肺量计即可测定,临床也较少应用。

(4) 动态顺应性:主要用体容积描记仪测定,比较复杂,较少用,主要用于机械通气患者。

(5) 脉冲振荡肺功能:理论上可测定各部位、各种性质的呼吸阻力,可用多种方法和单位表示,对小气道功能判断有一定价值。该方法原则上可区别小气道自身病变和肺弹性变化导致的小气道功能障碍,但技术上还有待进一步的完善,是将来的发展方向。

强调小气道阻力增大仅反映小气道功能变化,不一定有小气道病变。

三、气道的呼吸部

呼吸性细支气管、肺泡管、肺泡囊均含有肺泡,能进行气体交换,称为呼吸部。

1. 呼吸性细支气管　严格讲是导气部向呼吸部过渡的管道,其起始部内径≤0.5 mm,管壁有肺泡开口而不完整,与终末细支气管相续处的上皮为单层柱状上皮,由纤毛细胞和克拉拉细胞组成,近肺泡开口处为单层立方上皮,与肺泡上皮相续。立方上皮细胞的细胞质内可见多泡体和板层小体,是Ⅱ型肺泡上皮细胞的前身。上皮下方为薄层结缔组织和散在平滑肌束。

2. 肺泡管　每个呼吸性细支气管分枝为2～11个肺泡管,平均内径约为0.1 mm。由于其管壁上密布肺泡开口,因而相邻肺泡囊或肺泡之间呈结节状膨大。管壁上皮为单层立方上皮,上皮下方有薄层结缔组织和少量平滑肌,其中弹性纤维和平滑肌呈螺旋状环绕于肺泡开口处。肺泡管是肺内最后具有平滑肌的管道,肌纤维的舒缩可改变肺泡口径,以调节进出肺泡的气容积。

3. 肺泡囊　一个肺泡管常分支为2～3个肺泡囊。肺泡囊是多个肺泡的共同开口,切面上常呈梅花形,其结构与肺泡管相似,但肺泡开口间无结节状膨大,也不含平滑肌,单层扁平上皮下只有少量结缔组织。

第二节　肺 与 肺 泡

肺是具有弹性的海绵状器官,类似圆锥形。上端称肺尖,下端为肺底,内侧称纵隔面,外侧称肋面。

1. 终末呼吸单位　由呼吸性细支气管及其远端结构组成,每一个终末呼吸单位包括2根呼吸性细支气管,每根再分级3次,最后形成肺泡管、肺泡囊和肺泡。终末呼吸单位是气体交换的唯一场所。

相邻肺泡间的结构为肺泡隔,肺泡隔很薄。每一肺泡有1～2个肺泡孔与相邻肺泡相沟通,称为科赫(Kohn)孔。远端细支气管与邻近肺泡之间也有由上皮细胞覆盖的类似的小交通道,称为兰伯特通道(channel of Lambert);而在2根相邻的终末细支气管间的通道称为马丁通道(channel of Martin),这些通道发挥侧支通气作用,故无论自然平静呼吸、用力呼吸还是正压通气,正常肺泡之间的压力很容易平衡,不容易发生肺泡破裂。

2. 肺泡　为圆形或多边形的薄壁囊泡,平均直径为200～250 μm,可开口于肺泡囊、肺泡管和呼吸性细支气管,成人共有3亿～4亿个肺泡,总面积为70～80 m²。肺泡舒缩变化的面积差别非常大,深呼气时的总面积仅为30 m²,深吸气时可达100 m²。肺泡是肺内唯一能进行气体交换的结构,壁很薄,表面衬以单层上皮。

3. Ⅰ型肺泡上皮细胞　占上皮细胞总数的25.3%,覆盖了97%的肺泡表面积,形态呈扁平型,细胞质薄而宽,成为血-气屏障的主要成分(图2-4)。Ⅰ型肺泡上皮间的连接为绝对不可渗型,因而既能限制肺间质液体和蛋白样物质渗入肺泡腔,也能防止肺泡腔内的流体和其他物质进入间质内。在致病因素作用下,Ⅰ型肺泡上皮容易损伤脱落;但其分化程度高,无增殖能力,受损后主要由Ⅱ型肺泡上皮细胞增殖、分化生成。

4. Ⅱ型肺泡上皮细胞　又称分泌细胞,占细胞总数的绝大部分,但仅覆盖3%的肺泡表面。Ⅱ型肺泡上皮细胞胞体较小,呈立方形,散布于Ⅰ型肺泡上皮细胞之间,突向肺泡腔(图2-4);核圆形,位于细胞中央;胞质着色浅,常有空泡。电镜下可见游离面有较短的微绒毛,尤以细胞周边部为多,细胞质富含线粒体、粗面内质网、游离核蛋白体,高尔基复合体较发达,核上区的细胞质中还可见嗜锇板层小体和多泡体。嗜锇板层小体内含以磷脂酰胆碱为主要成分的表面活性物质(PS)。Ⅱ型肺泡上皮细胞合成、分泌PS的过程为:首先在粗面内质网上合成蛋白质前体,然后在高尔基复合体中糖基化成为糖蛋白,再经多泡体,最终在嗜锇板层小体内与脂质结合形成PS。嗜锇板层小体在微丝作用下渐渐移近游

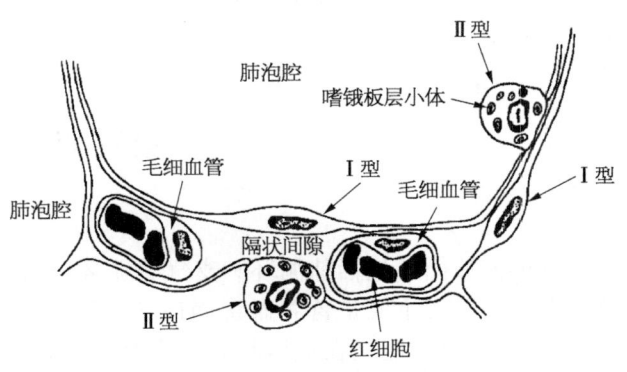

图2-4　肺泡结构示意图

离面,其界膜逐渐与细胞膜合并,从而使 PS 以胞吐方式出胞,在肺泡表面形成一层薄膜。PS 可降低肺泡表面张力,防止肺泡萎陷,稳定肺泡直径。

5. Ⅲ型细胞　呈立方形,表面有短小的微绒毛,故又称为刷状细胞(brush cell)。数量少,含多种细胞器。属于感受器细胞,但功能不完全清楚。

6. 肺泡隔和肺泡毛细血管膜　相邻肺泡间的结构称为肺泡隔。由密集的毛细血管网和薄层结缔组织构成。肺泡毛细血管膜(alveolocapillary membrane, ACM)由肺泡上皮和血管内皮融合形成,包括7层结构:PS 层、上皮表面液体层、肺泡上皮细胞、上皮基底膜、基质层、毛细血管基底膜和毛细血管内皮。毛细血管为连续型,内皮甚薄,厚度仅为 0.1~0.2 μm,相邻内皮细胞间为紧密连接,内皮下基底膜完整。由于毛细血管紧贴肺泡上皮,致使内皮的基底膜多与肺泡上皮的基底膜融合,形成厚 0.1~0.2 μm 的薄膜。少数部位2层基底膜间有少量结缔组织,该结构非常适合气体交换,故也称为血-气屏障。

7. 肺间质　肺泡隔毛细血管网间的结缔组织,含有胶原纤维、网状纤维、弹性纤维,且呈网络状或薄板状排列,作为肺泡和毛细血管的支架。结缔组织中还含有成纤维细胞、巨噬细胞、肥大细胞和浆细胞等。老年人因弹性纤维退化,肺泡回缩能力减弱,易发生肺气肿,表现为 RV、TLC 增大。肺毛细淋巴管不在肺泡隔内,而在细支气管及其血管周围的结缔组织鞘,即小叶间隙(interlobular septa)内。正常情况下肺间质液体沿纤维束流至小叶间的毛细淋巴管,然后经淋巴系统回流至静脉。肺间质水肿早期,细支气管及其相应血管周围的结缔组织鞘变宽,然后间质增宽;随着压力进一步升高,液体进入肺泡。

肺实质(包括肺泡及其间质)病变一般导致肺容积减少、限制性通气功能障碍、换气功能减退和低氧血症。肺弹性功能减退导致肺容积增加和阻塞性通气功能障碍,如 α_1 抗胰蛋白酶缺乏或其他原因所致肺气肿。

8. 肺巨噬细胞　肺巨噬细胞存在于呼吸道、肺泡和肺间质内,其主要作用是清除入侵的细菌、粉尘、衰老的细胞、失活的 PS 等;也是重要的免疫活性细胞,在启动或放大免疫反应中有重要作用。一般认为肺巨噬细胞的寿命为 1~5 周。血液中的单核细胞,进入肺部后,细胞内溶酶增多,胞体变大,吞噬能力增强,而成为肺巨噬细胞。肺泡腔内吞噬异物后的巨噬细胞称为尘细胞,游走至呼吸道后,随黏液一起被清除出体外。

巨噬细胞移向异物后,将异物吸附在细胞膜上;细胞膜对 Na^+ 的通透性增高,细胞膜去极化,导致 Ca^{2+} 内流和细胞内 Ca^{2+} 释放,使细胞质内 Ca^{2+} 浓度增高,引起微丝收缩,细胞变形包绕异物,继而通过入胞或胞饮而将异物吞入细胞质。巨噬细胞的溶酶体含有多种酶,能分解被吞噬的病原体、异物。巨噬细胞还具免疫功能,能产生氧自由基,从而杀伤入侵的病原体。被激活的巨噬细胞还参与炎症反应,能产生多种有活性的代谢产物,其中最主要的有白细胞介素、血管紧张素转换酶、前列腺素、抗蛋白酶等。有些成分,如硅和石棉被巨噬细胞吞噬后,其降解物能破坏溶酶体,释放各种消化酶,导致自身消化,使巨噬细胞死亡。死亡细胞的碎片又可被其他巨噬细胞吞噬,造成更多的巨噬细胞死亡,而死亡的巨噬细胞又可分泌一种类脂性因子,刺激成纤维细胞产生胶原纤维,如此反复进行可导致硅沉着病患者的肺纤维化和矽结节形成。

9. 其他肺泡细胞　肺肥大细胞位于呼吸道内及胸膜下区域,能合成与储存多种生物学活性物质,如肝素、组胺、白三烯、缓激肽、前列腺素、过氧化物、细胞因子、化学趋向物质等。肥大细胞被激活后,这些物质被释放入肺组织,导致炎症反应,吸引其他类型白细胞聚集、活化,使气道与血管平滑肌收缩,激活其他效应细胞。此外,中性粒细胞、嗜酸性粒细胞、单核细胞和淋巴细胞等也参与呼吸系统的防御功能和炎症反应。

第三节　肺的血液循环

肺的血液循环包括肺循环和支气管循环(体循环的分支),后者主要是营养血管,前者位于左右心室之间,其主要功能是在低压状态下将血液从右心室运输到肺微血管进行气体交换,肺循环的独特结构非常适合该功能。肺微循环提供了 50~70 m³ 的巨大气体交换面积,微血管及肺泡壁的气体扩散厚度仅为机体周围组织气血扩散距离的 1/10。肺微循环还具有平衡肺血管内外液体的作用,在肺水肿及炎性渗出等病理过程中具有重要意义,肺血管内皮细胞还有重要的代谢功能。

一、肺循环

主要由肺动脉及其分支、肺静脉及其分支以及连接两者的肺毛细血管网组成,主要参与气体交换和肺内液体交换。肺微循环(pulmonary microcirculation)是指部分肌性肺动脉远端收缩力不太强的微动脉及其相应的毛细血管网、肺微静脉。肺微循环血管的总横截面巨大,血流量相应减慢。肺微循环的毛细血管通常分为3型:肺泡毛细血管(alveolar capillary)、肺泡交界毛细血管(alveolar corner capillary)和肺泡外毛细血管(extra-alveolar capillary)。肺泡毛细血管存在于相邻肺泡壁间并填满肺泡间隔,部分与肺泡上皮融合形成ACM,该部分血管易受肺泡内压变化的影响,当肺泡内压升高超过胸腔内压(肺充气)后血管受压,血流减少;反之,血管扩张血流量增加。该部分血管还受到肺泡表面张力影响,因此肺泡毛细血管的血流状态取决于肺泡内压、血管内压和肺泡表面张力的变化。肺泡交界毛细血管位于3个肺泡的交界处,行走于上皮皱襞中,位于PS薄膜转折处的正下方,从而处于平滑弯曲组织面包绕的空间中,避免了受肺泡内压变化的影响,但血管数量有限,作用也有限。肺泡外毛细血管为包绕于结缔组织鞘中的小血管,基本不受肺泡内压变化的影响,但受肺间质压的影响较大。肺间质压随吸气而减小,因此吸气时肺泡毛细血管内径缩小,肺泡外毛细血管开放,肺泡交界毛细血管无明显变化,肺泡毛细血管血流受阻,血流仍可通过肺泡交界血管和肺泡外血管通道继续从动脉端流向静脉端;由于未进行气体交换,将导致低氧血症,但影响强度并不明确。肺内不同毛细血管在呼吸过程中的不同状态说明肺血管容量和阻力的容积依赖性。

肺泡毛细血管迂回行进于肺泡隔的间质腔中,其内皮主要由细胞质延展的单层内皮细胞组成,这层内皮细胞连续排列形成管壁极薄的血管。血管内皮细胞和紧邻的肺泡上皮细胞均固定于相隔的基底膜上。毛细血管周边约一半的内皮细胞基底膜与肺泡上皮细胞基底膜融合,形成肺泡毛细血管膜,简称薄部。薄部为气体交换提供了巨大的表面积和极短的扩散距离。毛细血管周边的另一半两层基底膜分开形成所谓的厚部,厚部是肺液体和溶质跨毛细血管转运的主要部位。厚部由各种胶原纤维、弹性蛋白和蛋白聚糖等组成。

二、支气管血管系统

支气管血管是肺,主要是肺动脉、气道和胸膜的营养血管,支气管动脉一般起源于主动脉弓远端和胸主动脉腹侧,但其起源部位和数量变异较大。支气管动脉从肺门附近进入肺,通常行走于支气管血管鞘内,支气管动脉的管径明显小于伴行的支气管或肺动脉,发生炎症时可明显扩张。营养气道的支气管血管,其毛细血管丛分布于大小气道壁内,主要功能是为气管至呼吸性细支气管段的气道供血,而呼吸性细支气管及以下部位的血供由肺泡和肺循环完成;支气管静脉和小静脉分布于支气管黏膜固有层和外膜中。支气管静脉与肺静脉之间存在大量的吻合支,在终末细支气管段,支气管小动脉与呼吸性细支气管和肺泡管处的肺泡毛细血管丛广泛吻合。支气管小静脉大部分在肺门附近汇合成支气管静脉,并最终通过奇静脉、半奇静脉或左头臂静脉回流入右心房。正常情况下,两套循环的吻合支不开放,支气管循环的血流量仅占心排出量的1%～2%;但在肺动脉高压患者,吻合支显著开放,导致肺内分流增加,是发生低氧血症的主要机制。

第四节 胸廓和胸腔

胸部是指机体颈部以下、腹部以上的区域。胸廓是由12个胸椎和12对肋骨、1对锁骨和1个胸骨构成的弹性结构。

1. 胸腔(thoracic cavity) 是一封闭腔隙,由胸廓和横膈围成,上界为胸廓上口,与颈部相通;下界借横膈与腹腔分隔,胸腔中部为纵隔,两侧容纳左、右肺。肺随着胸廓运动引起的胸腔内压变化而被动地扩张和收缩,胸廓扩张使空气进入肺内,胸廓回缩时气体被呼出,产生通气或呼吸。胸膜(pleura)是分别覆盖于左右肺脏、胸壁内表面、纵隔侧面和横膈上的奖膜,被覆于肺表面的部分称为脏胸膜(visceral pleura);被覆于胸壁内表面、横膈上面和纵隔侧面的部分称为壁胸膜（parietal pleura），按其覆盖部位又分为 4 个部分：① 肋胸膜（costal pleura）：衬贴于肋骨和肋间肌内面的胸膜，两者之间有胸内筋膜存在，容易剥离。② 膈胸膜（diaphragmatic pleura）：覆盖于膈的上面，与膈紧密粘连，不易剥离。③ 纵隔胸膜（mediastinal pleura）：衬贴在纵隔的两侧面，纵隔胸膜的中部包绕肺根移行于脏胸膜，此移行部在肺根下方，前后两层重叠，连于纵隔外侧面与肺内侧面之间，称肺韧带。④ 胸膜顶（cupula of pleura）：肋胸膜和纵隔胸膜上延至胸廓上口平面以上而形成的穹隆状部分。因为脏胸膜与壁胸膜仅在支气管和肺血管进入肺内处相连续，故在左右两肺周围分别形成一个完全封闭的胸膜腔，胸腔内压较大气压低，故习惯称为胸腔负压。胸膜腔内有一薄层浆液将两层胸膜隔开，可明显减少呼吸时的摩擦。由于胸腔负压和液体的吸附作用，使脏胸膜和壁胸膜紧密贴附在一起，所以胸膜腔实际上是 2 个潜在的腔隙。胸腔内负压能有效保持肺的扩张、回缩，对肺通气起关键作用。

2. 纵隔（mediastinum） 是左右纵隔胸膜间全部器官、结构和结缔组织的总称。前界为胸骨，后界为脊柱胸端，两侧为纵隔胸膜，向上达胸廓上口，向下至横膈。成人纵隔位置略偏左侧。一般以胸骨角平面（平对第 4 胸椎体下缘）将纵隔分为上纵隔和下纵隔，下纵隔又以心包为界分为前纵隔、中纵隔和后纵隔。上纵隔的主要结构有胸腺，左、右头臂静脉，上腔静脉，左、右膈神经，迷走神经，喉返神经，主动脉及其三大分支，食管，气管，胸导管及淋巴结。前纵隔位于胸骨和心包之间，内有胸腺下部、部分纵隔前淋巴结及疏松结缔组织。中纵隔位于前、后纵隔之间，内含心包、心脏和大血管、奇静脉弓、膈神经、心包膈血管及淋巴结。后纵隔位于心包和脊柱之间，内含主支气管、食管、胸主动脉、胸导管、奇静脉、半奇静脉、迷走神经、胸交感干和淋巴结等。

（朱 蕾）

第三章
肺 的 容 积

提 要

1. 肺容积参数包括潮气容积(VT)、补呼气容积(ERV)、补吸气容积(IRV)、深吸气量(IC)、肺活量(VC)、残气容积(RV)、功能残气量(FRC)、肺总量(TLC)、残气容积与肺总量比值(RV/TLC)、功能残气量与肺总量比值(FRC/TLC)。每种参数的生理和病理影响因素不完全相同,都有重要的临床意义,生理影响因素主要是年龄、身高、性别、体重,是决定其正常预计值的主要因素,其中体重的影响与身高有密切关系,需特别注意。容积参数有种族差异,应采用不同的预计值公式;也与环境状态有密切关系,但通过 BTPS 校正,环境因素的影响可以忽略不计。

2. 胸内气容积(Vtg)是 FRC 的别称;呼气末肺容积(EELV)是一种特殊名称,与 FRC 有一定差异。

3. VC、TLC、RV、FRC 及后两者与 TLC 比值的临床意义特别重要,是诊断阻塞性肺疾病、限制性肺疾病的重要参数;各种参数密切相关,联合应用价值更高。IC 是 TLC 与 FRC 的差值,在一定程度上可间接反映呼气末肺容积的大小。VC 有多种概念,常规指呼气肺活量,但也不能忽视其他概念。

4. 传统上通过单筒肺量计直接测定 VT、VC 等参数,现阶段主要用电子流量计测定;而 RV、FRC、TLC 主要通过气体分析仪或体容积描记仪间接测定。

5. 闭合气容积(CV)、闭合容量(CC)是比较特殊的肺容积参数,与 FRC 密切相关,通过闭合容积曲线测定,主要反映气体分布和小气道功能状态,对理解呼吸生理有重要价值。

肺的容积是指肺内含气容积,其大小随胸廓的扩张和回缩而变化。肺容积的周期性变化是实现气体交换的前提,平静呼吸时肺扩张和回缩幅度小,肺容积变化幅度小,气体交换少;深呼吸时肺容积变化大,气体交换量也相应增大。肺结构和功能发生改变时肺容积也相应增大或减小,从而影响肺的气体交换。因此要理解肺的呼吸功能必须首先掌握肺容积的组成、测定方法及其临床意义。

第一节 肺容积的基本概念及其临床意义

一、肺容积的基本概念

根据构成特点,肺容积分为 4 种基础肺容积(basal lung volume)参数和 4 种基础肺容量(basal lung capacity)参数。容积是指安静状态下,一次呼吸出现的呼吸气容积变化,不受时间限制,理论上具有静态解剖学意义。基础肺容积参数彼此互不重叠,包括潮气容积(tidal volume, VT)、补吸气容积(inspiratory reserve volume, IRV)、补呼气容积(expiratory reserve volume, ERV)和残气容积(residual volume, RV);习惯上也分别称为潮气量、补吸气量、补呼气量和残气量。基础肺容量参数由 2 个或 2 个以上的基础肺容积参数组成,包括深吸气量(inspiratory capacity, IC)、肺活量(vital capacity,

VC)、功能残气量(function residual capacity, FRC)和肺总量(total lung capacity, TLC)(图3-1)。若无特别说明,一般称为肺容积,不称为肺容量。临床上也常根据测定方法分为直接测定肺容积(directly measured lung volume)和间接测定肺容积(indirectly measured lung volume),前者可通过肺量计(因为密闭测定,全称为密闭性肺量计,最常用水封式)或流量计(也称为流量式肺量计)直接测定,包括VT、IRV、IC、ERV、VC;后者均含有无法用肺量计直接测定的RV,需通过气体分析法或体容积描记法等间接测定、换算,包括RV、FRC、TLC。具体测定方法详见朱蕾主编《临床肺功能》。

二、常用肺容积参数及其临床意义

1. 潮气容积　静息呼吸时,每次吸入或呼出的气容积,一般测定后者(图3-1)。在安静状态下VT大致是稳定的,正常人为500～600 mL(10 mL/kg),但每间隔一定时间会有一次不由自主的深呼吸,称为叹气,约为VT的2倍。

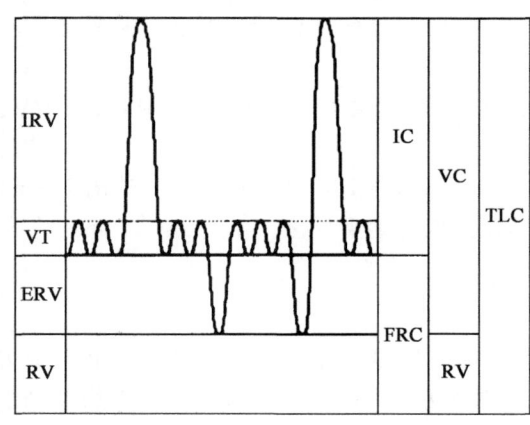

图3-1　肺容积的组成

(1) 影响因素:正常饮食条件下呼吸气体交换率(R)小于1,故吸入气容积大于呼出气容积,但差异较小。在氧耗量突然减小和CO_2排出量突然增加的情况下,如剧烈运动后、刚接受机械通气时,呼气潮气量也可大于吸气潮气量。

(2) 临床意义:在阻塞性通气功能障碍的患者,为降低气流阻力,减少呼吸功,常代偿性采用深慢呼吸形式,VT较大;但在严重阻塞性通气功能障碍患者,不仅气流阻力增加,FRC也显著增加,肺弹性阻力明显增大,且可出现内源性呼气末正压(PEEPi),机体将无法代偿,常出现浅、快呼吸,VT减小,$PaCO_2$升高。在限制性通气功能障碍患者,为克服显著增加的肺弹性阻力,常代偿性采取浅而快的呼吸,VT减小;在急性肺实质病变,如急性间质性肺炎、急性肺水肿、急性呼吸窘迫综合征患者,由于多种机械性感受器、化学性感受器过度兴奋,不仅呼吸频率(RR)显著增快,VT也较大,每分通气量(VE)显著增加,常伴随$PaCO_2$下降。机械通气时VT的设置则应符合呼吸生理的变化。

2. 补吸气容积　平静吸气末用力吸气所能吸入的最大气体容积。较少用。

3. 深吸气量　平静呼气末用力吸气所能吸入的气体容积。IC=VT+IRV,一般占VC的2/3,最大自主通气量(MVV)主要通过IC部分完成。

在大多数限制性通气功能障碍患者,其容积下降主要是IC下降。在轻中度阻塞性通气功能障碍患者,IC变化不明显,多有ERV下降;若出现严重阻塞,IC也将下降,伴随VC的下降。

IC=TLC-FRC,可间接反映呼气末肺容积的变化,且测定简单、方便,故近年来临床上常用IC反映慢性阻塞性肺疾病(COPD)患者的肺过度充气,评价病情的严重程度和治疗效果,与第1秒用力呼气容积(FEV_1)、一秒率(FEV_1/FVC)、一氧化碳弥散量(D_LCO)综合应用可较好地反映COPD患者的实际肺功能状态。

4. 补呼气容积　平静呼气末用力呼气所能呼出的气体容积。在健康人群中,ERV的变异范围较大,尤其与体位有关。如从站立位改为仰卧位时,健康成人ERV可下降600～900 mL。

一般情况下,ERV占VC的1/3;在严重阻塞性肺疾病ERV占VC的比例可显著减小,在部分限制性疾病如肥胖、腹水等也明显减小。精神紧张或配合不佳的患者也可出现呼气基线上移,该比值增大。总体而言,ERV的临床价值不大,较少应用。

5. 肺活量　尽力深吸气后做深呼气,所能呼出的最大气体容积。VC = IC + ERV = VT + IRV + ERV。

(1) 肺活量的意义:VC表示肺最大扩张和最大回缩的幅度,受呼吸肌力、胸肺弹性和气道阻力等因素的综合影响。导致VC下降的疾病大体分5类:① 影响胸廓和横膈活动的肺外疾病,如胸壁、胸腔、纵隔、横膈或膈下疾病,大量腹水或腹部肿块、上腹部手术。② 肺内孤立性病变,如肺内巨大肿块或肺大疱、多发性肺囊肿。③ 肺实质疾病,包括各种肺泡、肺间质疾病。④ 肺部分切除术。⑤ 气流阻塞性肺疾病,气道阻塞或气流受限都会导致阻塞性通气功能障碍,一般对 VC 的影响不大,但若为中重度阻塞则肺回缩受限,即使缓慢呼气,气体也不能全部呼出,将出现 VC 下降,并出现 PEEPi。⑥ 呼吸肌无力,主要见于神经-肌肉疾病或严重 COPD 导致的呼吸肌疲劳。若肌力恢复,VC 可恢复正常。

(2) 肺活量的应用:作为单一参数,VC 具有较高的诊断价值,可较准确地间接反映正常人和限制性肺疾病患者的 TLC,是判断限制性通气功能障碍程度的主要参数,这与阻塞性通气功能障碍患者用 FEV_1/FVC 表示阻塞存在,MVV 或 FEV_1 表示阻塞程度明显不同。在正常或限制性通气功能障碍患者,VC 曲线陡直。在阻塞性通气功能障碍患者,VC 曲线弯曲;阻塞越严重,VC 曲线越弯曲,甚至接近反抛物线(图 3-2)。

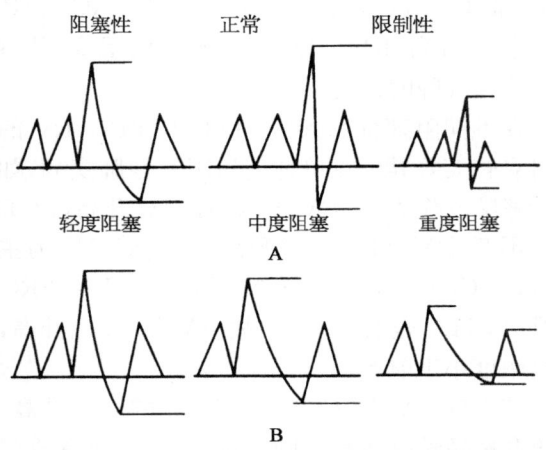

图 3-2 不同通气状态的肺活量曲线示意图

VC 对评价治疗效果也有较高价值。在限制性肺疾病患者,VC 下降说明病情加重;反之则说明治疗有效,病情改善。在 COPD 急性发作期患者,VC 下降说明可能存在呼吸肌疲劳,容易发生呼吸衰竭或导致呼吸衰竭急性加重;治疗后 VC 改善则说明呼吸肌疲劳改善。

(3) 肺活量的其他概念:VC 可分为吸气肺活量及呼气肺活量,上述方法测得的为呼气潮气量,简称肺活量;而尽力深呼气后最大吸气,所吸入的气体容积为吸气肺活量(inspiratory vital capacity,VCi)。在正常人、限制性肺疾病和轻度阻塞性肺疾病患者,两者基本相等;严重阻塞性肺疾病(主要指周围气道阻塞)患者,因呼气阻力多明显增高,呼气肺活量常小于吸气肺活量;在胸腔外大气道阻塞性肺疾病患者,由于吸气阻力增大更明显,VCi 常小于 VC。VC 还可分为一次肺活量(即肺活量)和分期肺活量,前者通过一次完整呼气测定;后者通过深吸气末和平静呼气末的两次深呼气完成。一般情况下,两种方法测定的肺活量也基本相等;但在严重阻塞性肺疾病患者,分期肺活量常大于一次肺活量(图 3-3)。

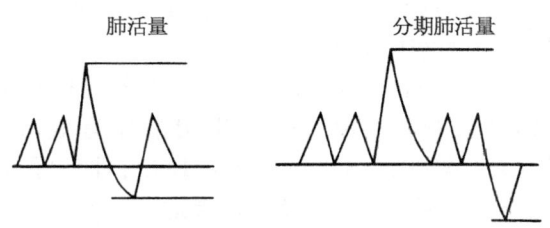

图 3-3 阻塞性通气障碍患者的肺活量和分期肺活量示意图

6. 功能残气量 平静呼吸时,每次呼气末肺内残留的气体容积,成年人比较稳定,老年人略有增大。适当 FRC 有重要意义。

(1) 适当 FRC 是保持 PaO_2、$PaCO_2$ 和 pH 稳定的主要因素:FRC、RV 过大或过小都将对机体产生不利影响。以极端情况说明如下,假如 FRC 降至 0,肺泡气 PO_2 在呼气末将会降至静脉血水平(约 40 mmHg),而吸气时会接近气道气 PO_2(约 149 mmHg,略低于空气的 159 mmHg)水平,PaO_2 随每次呼吸发生较大幅度波动,发生间歇性分流和严重低氧血症;$PaCO_2$ 也出现类似变化,肺泡气 PCO_2 在呼气末将升至静脉血水平(约 46 mmHg),而吸气时会接近气道气 PCO_2(基本为 0,与空气相同),$PaCO_2$ 随每次呼吸发生较大幅度波动。由于 CO_2 解离曲线的特点,将发生严重呼吸性碱中毒(详见第七章第八节)。临床上,FRC 下降主要见于急性呼吸窘迫综合征(ARDS)、重症肺炎和急性肺水肿患者。相反,如果 FRC 过大,则吸入的新鲜气体被其过度稀释,从而减少肺泡毛细血管膜两侧的气体分压差,不利于 O_2 和 CO_2 的交换,发生低氧血症和高碳酸血症,临床上主要见于 COPD 和支气管哮喘患者;若吸入高浓度 O_2 使 N_2 被稀释,尽管通气量不足,但氧分压梯度建立,其交换将顺利进行,因此该类患者的低氧血症比较容易纠正,但降低 $PaCO_2$ 需增加通气量。

(2) FRC 反映呼吸力学的变化:FRC 位置主要取决于胸廓和肺的弹性阻力、气道阻力、呼气时间。FRC 增大表示肺过度充气,主要见于严重阻塞性肺疾病,如支气管哮喘和 COPD。当然,在轻中度气流受限患者,通过代偿性深慢呼吸,FRC 保持不变,取决于胸廓的弹性扩张力和肺的弹性回缩力。不适当机械通气(MV)则主要通过人工气道阻力和呼气时间缩短导致 FRC 增大和肺过度充气,并出现 PEEPi。FRC 降低提示肺容积减少、肺弹性阻力增大,常见于肺炎、肺水肿、肺损伤、肺纤维化。气胸、胸腔积液、胸廓畸形、横膈或膈下疾病也是导致 FRC 减小的常见疾病。

(3) 评估治疗效果:在支气管哮喘和 COPD 患者,若治疗后 FRC 降低,说明治疗有效,即使 FEV_1 无改善。在 ARDS 患者,FRC 可评估呼气末气道正压(PEEP)的设置是否合适。但总体而言,影响 FRC 结果的因素较多,且测定不方便,常用 IC 间接替代 FRC、RV 评价 COPD 的治疗效果,用吸气末肺容积(V_{ei})评价支气管哮喘患者的肺过度充气。

(4) FRC 的换算:IC=TLC−FRC,故 IC 可间接反映 FRC。由于 IC 的测定非常简单、方便,故近年来临床上常替代 FRC 用于反映 COPD 患者的呼气末过度充气,判断病情的严重程度和评估治疗效果,与 FEV_1、FEV_1/FVC、D_LCO 结合应用可较好地反映 COPD 患者的实际肺功能状况(详见第二十七章)。

7. 胸内气容积(thoracic gas volume) 受试者在体容积描记仪的密闭舱内,于 FRC 位置阻断呼吸气流时测定的胸腔内气体容积大小。理论上 Vtg 等于 FRC。事实上,在正常肺和限制性通气功能障碍患者,Vtg 也确实与 FRC 相同;在严重阻塞性通气功能障碍患者,由于气体分布不均匀,用气体分析法(即使是重复呼吸法)测得的 FRC 多小于 Vtg。

8. 残气容积 用力呼气末肺内残存的气体容积,40 岁后随年龄增长,RV 增大。RV 的临床意义与 FRC 相似,但在气流阻塞性肺疾病,其变化幅度常更显著。

9. 肺总量 深吸气末肺内储存的气体总量。TLC 增大反映肺弹性减退,主要见于 COPD 或肺气肿;TLC 正常说明肺弹性正常,见于正常肺和支气管哮喘等单纯气道阻塞性肺疾病患者;TLC 下降则反映肺容积减少和胸廓-肺弹性阻力增大,见于各种肺实质、胸腔、纵隔、横膈和膈下疾病。理论上,TLC 是反映限制性通气功能障碍的最佳参数,但实际上并不尽然。由于影响 TLC 测定结果的因素较多,重复性相对较差,故常以 VC 或 FVC 间接反映正常人或限制性肺疾病患者的 TLC,即 VC(或 FVC)下降,EFV_1/FVC 正常,可诊断为限制性通气功能障碍。

10. 残气容积与肺总量的比值(ratio of residual volume to total lung capacity) 简称残总百分比,是辅助诊断阻塞性通气功能障碍的常用参数。

11. 功能残气量与肺总量比值(ratio of function residual volume to total lung capacity,FRC/TLC) 是反映呼吸力学变化和辅助诊断阻塞性通气功能障碍的常用参数。

(1) RV、FRC 与 RV/TLC、FRC/TLC 升高可反映气流阻塞存在及其程度:一般认为 RV/TLC 排除了个体因素的影响,可较准确地反映阻塞的程度,但实际上并不尽然,例如在部分限制性肺疾病,若 RV 下降比 TLC 更显著(如肥胖或腹水使 RV、FRC 下降更显著)也可出现 RV/TLC 升高,因此用 RV/TLC 判断气流阻塞的程度时需同时结合 RV、FRC 和 TLC 的变化。若出现 RV、FRC 和 RV/TLC 同步升高,RV/TLC 可反映气流阻塞、肺过度充气或肺气肿的程度。

在不同阻塞性肺疾病,TLC 与 FRC、RV 的变化可有较大差异。在单纯气道阻塞性肺疾病,如支气管哮喘发作患者,RV、FRC 常明显升高,但 TLC 基本不变,RV/TLC 显著升高;在气道陷闭为主的疾病,如 COPD,肺弹力纤维破坏,不仅 RV、FRC 显著升高,TLC 也有所增大,故 RV/TLC 也升高,但升高幅度小于前者。

若出现 RV、FRC 和 RV/TLC 的同步升高,且病史和影像学改变符合肺气肿(主要是排除支气管哮喘),RV/TLC 升高可反映肺气肿的严重程度,即 RV/TLC<35%,无肺气肿;RV/TLC 为 36%~45%,轻度肺气肿;RV/TLC 为 46%~55%,中度肺气肿;RV/TLC>56%,重度肺气肿。

(2) FRC/TLC 反映呼吸力学变化:成人 FRC/TLC 比较恒定,随年龄增长仅略有增大(与 RV/TLC 随年龄增长不同),因此可较客观地反映呼吸力学的变化。正常情况下 FRC/TLC 约为 40%,反映肺弹性回缩力与胸廓弹性扩张力的平衡位置,胸廓弹力是吸气的动力,在此位置自主吸气或机械通气可保障最佳的力学关系、最低的跨肺压和切变力、最低的肺循环阻力(PVR)、最小的呼吸做功,并能维持正常的动脉血气水平,是自主呼吸或机械通气末的最佳位置。若 FRC/TLC 达 67%,胸廓将处于弹性零位,若肺容积继续增大,肺和胸廓皆是吸气的阻力,容易诱发呼吸肌疲劳和呼吸衰竭;若达 85%~90%,胸肺的弹性阻力显著增大,肺处于严重过度充气状态,自主吸气或机械通气皆非常困难,常见于危重支气管哮喘,致死率较高。

12. 呼气末肺容积(end-expiratory lung volume,EELV) 呼气结束时的肺容积。与 FRC 的区别是对呼吸形式无要求,可以是自然呼吸或是机械通气;可以是平静呼吸或用力呼吸。平静呼吸的 EELV、机械通气不加 CPAP/PEEP 时的 EELV 即为 FRC。

第二节 影响肺容积的生理因素

一、影响肺容积的生理因素

1. 性别 青春期前男女差异不大,青春期后男性肺的发育超过女性,一般同等身高男性的 VC、TLC 大于女性,RV 无明显差异。女性 VC 下降也较男性出现早。

2. 年龄 肺容积与年龄的关系比较复杂。在成年前,随年龄增长肺容积增大,气道内径增大;青春发育期肺容积明显增大,在 20 岁左右达高峰并稳定一段时间;其后随着年龄增长肺弹性减退,VC 下降;40 岁后 RV 增大,FRC 略增大,TLC 变化不大。

3. 身高 是影响肺容积的最主要因素之一。在性别、年龄相同的情况下,身高较高时肺容积较大,反之则较小,两者呈明显正相关。

4. 体重 也常作为主要影响因素之一,但实际上两者之间缺乏直接关系。因为在正常营养状态下,体重和身高密切相关,一旦考虑身高因素,体重的影响则非常有限。另外,目前因营养过剩导致肥胖或为保持身材(或疾病等情况)导致消瘦的情况皆比较多,但若此时考虑体重的影响,则会出现肥胖患者预计值过高和消瘦患者预计值过低的情况,因此在采用身高的情况下,体重作为预测肺功能的因素不宜过重。

5. 体育锻炼 经常体育锻炼者肌肉发达,收缩力增强,气道阻力变小,VC 增大,RV/TLC 变小,因此计算正常预计值时,特殊锻炼或运动极少的人群皆不宜入选。

6. 昼夜变化 肺活量或用力肺活量等的生理节奏有一定规律性,尽管其变化范围有限。一般早晨 VC 增加,中午最高,夜间最低。因此常规肺功能测定常固定在上午,同样用于疾病随访时,也应选择每天相同时间段。

7. 体位 各种体位对不同肺容积参数的影响不尽相同,主要影响 ERV 和 FRC,RV 变化不大,对其他肺容积参数的影响主要取决于其与 ERV 的关系。站位和坐位为测定肺功能的常规体位,总体上两种体位测定的肺功能差异不大,主要是坐位测定的 ERV 略小。半卧位或平卧位时,腹腔脏器的重力作用导致横膈上移,ERV 和 FRC 明显减小,RV 略有减小,VC 和 TLC 也有所下降。当半卧位或平卧位时,肺血流量增多也使一部分气体被"挤出"肺外,且受检者不能充分用力吸气和呼气,这些也会导致肺容积下降。侧卧位时 FRC 较平卧位时增加(图 3-4)。

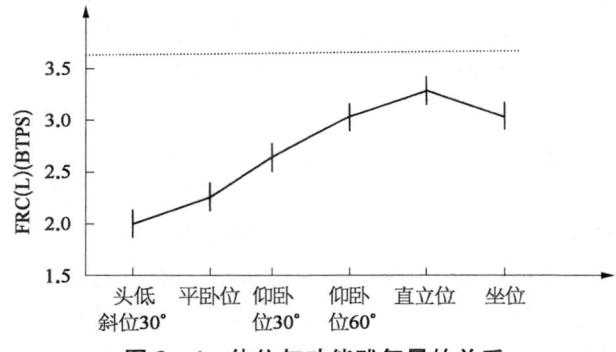

图 3-4 体位与功能残气量的关系

8. 人种 欧美白种人(主要是高加索人种)、黑种人与国内黄种人(主要是蒙古人种)也有明显不同,应采用不同预计值公式。

正常人肺容积的个体变异较大,一般认为其变化超过其正常值下限(LLN)、上限(ULN)或预计值 20% 时为异常。RV、FRC、TLC 过高、过低皆不合适,取正常值双限;但 VC 等参数仅下降为异常,故取其 LLN 或占预计值 80% 为界值。

二、影响肺容积的气候环境因素

温度、湿度、高原等影响肺容积,但因肺功能仪测定结果皆经过生理条件(BTPS)校正,故可以不考虑。

三、肺容积正常值

不同种族有不同的肺容积预计公式,地区影响因素有限,故同一种族可用同一个预计值公式。目前所用常规肺功能仪绝大多数为进口,皆为厂家自行输入的预计公式,不适合国内人群,因此安装设备后应及时更改设计程序,输入本地区的预计公式。至于如何判断各项参数是否正常,仪器会根据预计公式自行计算,并通过打印机自动打印,无须单独计算。因此本书仅采用华东地区预计值公式,不再罗列其他地区的预计公式。简易肺功能仪常无法更改程序,应用时需注意。

第三节 肺容积参数的综合评价

肺容积为静态肺功能参数,适当肺容积是肺通气和换气的基础。肺容积参数主要是指 VC、RV、FRC、TLC、RV/TLC、FRC/TLC,所谓肺容积异常一般是指这些参数的异常。VT、IC、IRV、ERV、IC 是辅助参数,一般不作为肺容积异常的依据;相对而言,IC 间接反映 FRC 的大小,应用较多。

健康人的肺容积参数正常,但肺容积正常的肺功能未必正常。一般轻中度阻塞性通气功能障碍患者的肺容积参数正常;中重度阻塞(主要是周围气道阻塞)患者则可能出现肺容积参数异常,尤其是呼气末容积参数改变;而 TLC 可以升高(肺气肿)或正常(哮喘)。限制性通气功能障碍患者多出现肺容积参数(绝对值)下降,相对值参数:RV/TLC、FRC/TLC 可以升高、正常或下降,主要取决于肺扩张、回缩幅度的差异。混合性通气功能障碍的肺容积参数变化不恒定,因此单一肺容积参数一般不能判断肺功能异常及其类型,需结合其他参数,主要是肺通气功能参数综合判断。肺容积参数非常多,但不一定检查所有参数;若能对几类参数互相印证则可提高评价的准确性,并可能对疾病的部位、性质和程度进行判断。

1. VC VC 是直接测定肺容积参数,几乎所有肺功能仪皆可测定,且该参数的测定要求低,重复性好。VC 异常的标准是 VC 下降(低于 LLN 或预计值的 80%),这与其他间接测定的肺容积参数不同。VC 曲线的形态对诊断通气功能障碍的类型有一定价值。VC 下降程度是判断限制性通气功能障碍程度的主要参数之一。

2. 间接测定肺容积参数 主要指 RV、FRC、TLC。这些参数异常的特点与 VC 不同,其升高或降低皆为异常。一定程度的阻塞性通气功能障碍患者,间接测定参数升高,VC 不变或下降。限制性通气功能障碍时,间接测定参数和 VC 皆下降。混合性通气功能障碍患者 VC 下降,间接测定参数的变化取决于以何种类型的异常为主。

3. 相对值参数 RV/TLC、FRC/TLC 升高或下降皆为异常,RV/TLC、FRC/TLC 升高常见于阻塞性疾病,也见于限制性疾病,需结合上述绝对值参数综合判断。两者下降见于部分限制性肺疾病患者;两者正常见于正常人、轻中度阻塞性通气功能障碍患者。

4. 其他直接测定肺容积参数 价值较小,但有一定辅助诊断价值。

5. 说明 VC 是直接测定参数,准确度高;RV、FRC、TLC 是间接测定参数,影响因素较多。在两者出现矛盾的情况下应以 VC 为准,并积极查找原因。

第四节 肺容积的测定方法

两类肺容积参数的测定方法不同,直接测定肺容积用肺量计测定,早期为单筒肺量计,如平静呼吸时呼出气的容积为潮气量,深吸气再用力呼气所呼出气的容积为肺活量。现阶段,单筒肺量计逐渐淘汰,改用电子流量计(也有其他类型的流量计),测定更简单、方便,因为流量对时间的积分为容积,故习惯上也称流量计为流量型肺量计。间接测定肺容积参数主要通过气体分析法和体容积描记法完成。

一、气体分析法

1. 基本原理 一定量的吸入气体分布于肺内,

其浓度降低,降低幅度与肺容积呈线性关系,因此可通过测定呼出气浓度判断肺容积大小。测定肺容积的常用示踪气体有氮气(N_2)、氦气(He)、甲烷(CH_4),氦气最常用。这些气体的特点是可较迅速、均匀地分布在肺内;并且在血液中的溶解度非常低,通过肺泡毛细血管膜(ACM)的速率非常缓慢(短时间测定接近0),不进行代谢,因此能准确反映肺容积大小,以氦气为例说明如下。

2. 测定方法　目前有2种基本测定方法,即重复呼吸法和单次呼吸法(一口气法),前者测定TLC,后者测定FRC。

(1) 重复呼吸法:FRC可从已知氦气浓度的气体被肺容积稀释的程度计算,即用公式 $C_1V_1 = C_2V_2$(图3-5)。

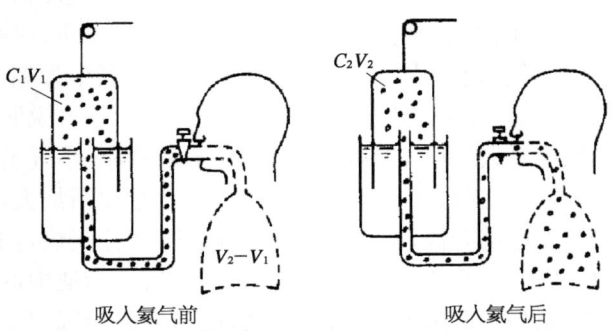

图3-5　重复呼吸法测定功能残气量示意图

测定时,于FRC位使受试者通过一密闭系统重复呼吸某一容器内的含特定浓度的氦气(一般为10%)的混合气体,该容器的容积为V_1、浓度为C_1。在重复呼吸过程中氦气较快分布于肺泡气中,最终肺泡内与容器内的氦气浓度达平衡,此时的氦气浓度为C_2,分布容积为V_2,FRC则为V_2-V_1。FRC越大对容器内氦气的稀释程度越大,平衡后容器内氦气浓度就越低。

(2) 一口气法:受试者在用力呼气末(即RV)快速吸气至TLC,屏气约10 s,吸入气迅速分布至肺泡内并达平衡;然后呼气,达一定时间后,取呼出气,该呼出气是不包括无效腔气的肺泡气,根据氦气浓度可计算出TLC,然后根据直接测定肺容积参数换算为FRC等,该过程实际由计算机自动换算完成。需强调,由于该方法气体平衡时间太短,仅适合于正常人、大部分轻-中度限制性通气功能障碍和部分轻阻塞性通气功能障碍的患者。在严重或较严重阻塞的患者,由于气体来不及进入所有肺泡或不能均匀地分布在所有肺泡,测定值常显著降低,需改用重复呼吸法测定。在肺活量太小的限制性通气功能障碍的患者(或肺活量太小的正常人),由于连接管路无效腔相对较大,氦气也不能有效进入所有肺泡,测定结果也有一定差异,需改用重复呼吸法测定。

二、体容积描记法

体容积描记法,简称体描法(body plethysmograph),用以测定胸内气容积(Vtg),间接反映肺内气体容积。测试前,先向舱内注入一定量的空气,并记录舱内压变化,作为校准。测定时让受试者坐在体描仪的密闭舱内,通过管道系统,经口平静呼吸舱外空气,同时记录舱内压及口腔内压(图3-6)。于FRC位置阻断呼吸气流,气流停止后的口腔内压等于肺内压。此时,让受试者做吸气动作,口腔内压将下降,其变化值(ΔP)可被直接测出;同时胸腔内气容积增加,其增加值(ΔV)将导致舱内空气所占据的容积被压缩,压缩量也为ΔV,密闭舱内压也相应增加ΔP。将FRC位置时的胸内气体容积用V表示,肺内压用大气压P表示(可通过气压表读出),根据Boyle定律可算出ΔV。

$$P \times V = (P - \Delta P)(V + \Delta V)$$
$$P \times V = V(P - \Delta P) + (P - \Delta P)\Delta V$$
$$= PV - V\Delta P + (P - \Delta P)\Delta V$$
$$V = (P - \Delta P)\Delta V / \Delta P$$

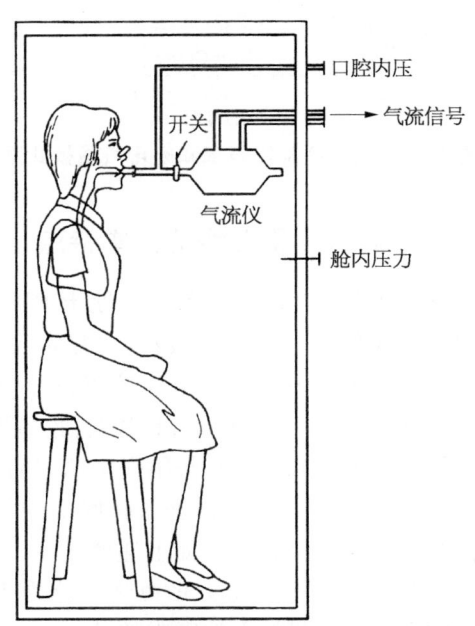

图3-6　体容积描记法测定FRC的示意图

与大气压P相比,ΔP甚小,可忽略不计,$P-\Delta P$可以认为等于P,因此上式可改写为:

$$V = P \times \Delta V / \Delta P$$

因此,只要测得肺内压变化(ΔP)及胸内容积变化(ΔV)即可得出 V。如上所述,V 即为 Vtg,等于 FRC。

三、体容积描记法和气体分析法的异同

在正常肺和轻度限制性通气功能障碍患者,利用体描法测得 Vtg 与用一口气法测得 FRC 基本相同;在部分轻度气流阻塞性肺疾病,两者也基本相同,但在严重阻塞性肺疾病,特别是 COPD 患者,由于常存在严重通气不良的肺区域,即使用重复呼吸法测定,吸入氮气也不易充分进入这些区域,其分布容积小,所以用一口气法或重复呼吸法测得的 FRC 皆小于用体描法测得的 Vtg;但体描法的测定要求更高,更容易出现明显的误差。

第五节 特殊肺容积-闭合气容积

令受试者呼气至 RV,然后吸入纯氧至 TLC,再缓慢地呼气至 RV,将呼出气的容积和氮气浓度分别输入函数记录仪的 X 和 Y 轴,绘制由 TLC 呼气至 RV 过程中氮气浓度变化的曲线,称为闭合容量曲线(图 3-7),是测定闭合气容积和气体分布的基本方法。

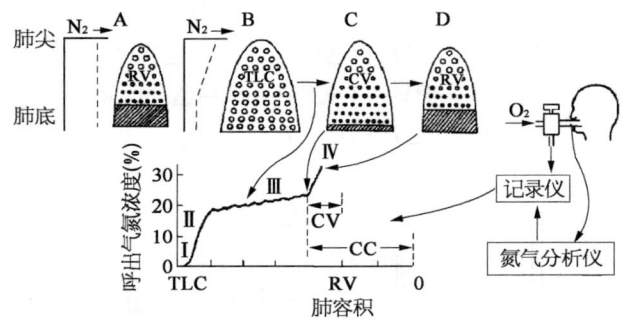

图 3-7 氮浓度Ⅲ相斜率和闭合气量模式图

一、闭合容积曲线的基本特点

1. 肺泡氮气浓度的分布特点 处于 RV 时,因重力影响,肺底部肺泡的容积较小,含氮量少(肺上部、底部肺泡氮浓度基本相同),肺底部的小气道关闭(图 3-7A)。从 RV 吸氧至 TLC,上、底部肺泡同时扩张(图 3-7B),但因膈肌作用强于肋间肌作用,底部肺泡扩张容积比上部大,进入肺底部的氧气多于上部,肺内氮气浓度则自下而上递增。

2. 呼出气中氮气浓度变化曲线 分为Ⅰ、Ⅱ、Ⅲ和Ⅳ 4 相。Ⅰ相为解剖无效腔中的纯氧,氮气浓度为 0。Ⅱ相为无效腔和肺泡混合气,随呼出气中肺泡气的比重增加,氮气浓度快速升高。Ⅲ相为上、下部肺泡的混合呼出气,由于各部位氮浓度差别不大,故氮气浓度缓慢上升,接近一平行直线,亦称平台相。Ⅲ相的斜率反映肺泡气体分布的均一性,如果所有肺泡的通气功能相同,此相为一水平线,Ⅲ相斜率为零;斜率增加,说明肺泡内气体分布不均,斜率越大说明离散度越大。呼气时,随着肺容积不断减小,小气道自下而上逐渐关闭,上部肺泡排气的比重逐渐加大,氮浓度迅速升高,出现Ⅳ相。在气流阻塞性疾病,如 COPD、支气管哮喘,产生慢肺泡,吸氧后慢肺泡中的含氮量高于快肺泡,在Ⅲ相后期,慢肺泡的排气比重增加。由于肺泡充盈与排空的时间常数的离散度加大,所以气流阻塞性疾病的Ⅲ相斜率增加,曲线变陡。

二、闭合容量和闭合气容积

1. 基本概念 闭合容量(closing capacity,CC)是缓慢呼气过程中肺部小气道开始关闭时所测得的肺容积。闭合气容积(closingvolume,CV)为 CC 与 RV 的差值。第Ⅳ相起点至 RV 间的气容积即为 CV。CC 为第Ⅳ相起点至肺容积为 0 之间的容积,即 CC=CV+RV。

2. 临床意义 当小气道轻度病变或肺弹性功能轻度减退时,低容积时小气道的口径明显变小,呼气过程中提前关闭,CC 和 CV 增大;小气道病变越严重或肺弹性功能减退越明显,CC 和 CV 的增加也越明显。因气道关闭受肺容积影响,为排除此因素,常用 CV/VC 或 CC/TLC 判断气道陷闭状况,比值增加提示了小气道过早关闭。健康年轻人 CV/VC 为 5%～10%;30 岁以后随年龄增长而加大;80 岁时可达 30%。因为年轻时的肺弹性好有利于气道开放,随着年龄增长肺弹性减退不利于气道开放,小气道提前关闭,CC 和 CV 增大。气流阻塞性疾病,

包括早期的小气道功能障碍都会导致 CC 和 CV 增大。在生理状态下，小气道闭合与呼气流量有关，不同呼气流量将影响 CV，因此 CV 测定结果的重复性较差，已极少使用；但对理解呼吸生理价值较大，需掌握。随着年龄增长 CC 越接近、甚至超过 FRC；66 岁健康人若处于直立位，CC 等于 FRC。

（朱　蕾　杨延杰　龚　颖）

第四章
呼吸系统的弹性阻力与顺应性

提 要

1. 弹性、黏性、惯性及其相应的阻力是呼吸器官的基本概念，不同部位差别很大。呼吸力学变化遵循一定的变化规律。

2. 健康人呼吸运动时主要克服胸肺弹性阻力和气道黏性阻力（气道阻力），但在吸气、呼气不同时相发挥的作用常有较大差别；在异常情况下，不同部位、不同性质的阻力发挥重要作用。肺、胸廓的力学特点与其结构、功能特点一致。

3. 气道、肺、胸廓等不同位置的压力和作用不同，而跨压或驱动压是呼吸运动或气体流动的直接动力。

4. 顺应性是呼吸力学的基本概念，包括静态顺应性和动态顺应性，不同部位、不同条件下的差别较大；压力-容积曲线反映整体肺顺应性或总顺应性的变化，对指导临床评估和治疗有重要价值。

5. 正常肺或呼吸系统压力-容积曲线呈S形，不同情况下差别较大，包括陡直段、高位平坦段、低位平坦段、高位拐点、低位拐点等重要概念。

6. 肺弹性阻力包括肺泡表面张力和肺的弹性回缩力，正常情况下是吸气的阻力、呼气的动力；在病理情况下其作用特点发生变化。在弹性限度内，弹性纤维、表面活性物质起主要作用，称为肺的延伸性，表现为陡直段；在高容积时胶原纤维、表面张力起主要作用，称为肺的不可延伸性，表现为高位平坦段；在低容积时，表面张力显著增大，小气道-肺泡陷闭，顺应性显著下降，表现为低位平坦段。

7. 正常情况下，肺容积占肺总量的40%时胸廓弹性扩张力和肺弹性回缩力处于平衡状态；肺容积占肺总量的67%时，胸廓处于弹性零位。

8. 吸气相和呼气相压力-容积曲线在不同状态下的特点不同，在理论上和临床应用中有较多误区或原则错误；低容积测定急性呼吸窘迫综合征的呼气相 P-V 曲线能够发现真正呼气相低位拐点。

9. 肺静态顺应性的测定较复杂，且需注意严格的质量控制；动态顺应性测定简单、方便，在一定条件下能反映静态顺应性或小气道功能的变化，临床应用更多，但需注意可比性。

10. 在功能残气量正常、升高、降低的肺疾病，肺静态顺应性、比顺应性、动态顺应性有明显不同；对于机械通气患者，主要测定动态顺应性，对评价疾病特点和指导机械通气治疗有重要价值。

肺通气的动力需克服肺通气的阻力方能实现肺通气。阻力增高是临床上通气障碍的最常见原因。肺通气的阻力大体分两类：弹性阻力（静态阻力）和非弹性阻力（动态阻力），弹性阻力的倒数为顺应性，弹性阻力主要包括肺和胸廓的弹性阻力，是平静呼吸时的主要阻力，约占总阻力的2/3；非弹性阻力，包括黏性阻力和惯性阻力，约占平静呼吸总阻力的1/3，其中又以气道黏性阻力（气道阻力）为主。

第一节 呼吸阻力的分类及正常呼吸状态下的阻力特点

尽管呼吸阻力涉及上述多种类型,但在呼吸运动中,不同阻力的作用差别很大,不同状态下阻力也并非一定发挥阻碍呼吸运动的作用,简述如下。

一、基本概念

1. 弹性(elasticity) 弹性组织在外力作用下变形时,有对抗变形和弹性回位的倾向,称为弹性。呼吸器官的主要特征是弹性,故能保持气道、肺、胸廓在不同呼吸状态下皆处于良好的扩张或回缩状态;在静息、不同运动状态时也能保持良好的协调性。

2. 弹性阻力(elastance, E) 弹性组织对抗变形和弹性回位而产生的阻力。

3. 呼吸系统弹性阻力(respiratory elastance, Ers) 又称"胸肺弹性阻力",是指肺、胸廓和气道总的弹性阻力,是平静呼吸时的主要阻力,约占总呼吸阻力的2/3。

4. 肺弹性阻力(lung elastance, E_L) 肺扩张时的弹性阻力,包括肺泡的弹性回缩力和表面张力,是吸气的阻力、呼气的动力。

5. 表面张力(surface tension) 存在于液气界面,使液体表面积缩小的力。

6. 肺泡表面张力(surface tension of alveoli) 存在于肺泡表面的液气界面,使肺泡缩小的力,是吸气运动的主要弹性阻力之一。

7. 表面活性物质(surfactant) 能使液气界面表面张力减小的物质。

8. 肺泡表面活性物质(pulmonary surfactant, PS) 存在于肺泡表面衬液,主要成分是二棕榈酰卵磷脂(DPPC)的脂蛋白混合物,由肺泡Ⅱ型细胞合成并释放,分子的一端是非极性的脂肪酸,不溶于水;另一端是极性的,易溶于水,形成单分子层分布在液气界面上,并随肺泡张缩而改变其密度。主要作用是降低肺泡表面张力,有利于肺扩张和肺组织液体分布的稳定。

9. 肺表面活性蛋白(pulmonary surfactant protein) 简称"表面活性蛋白(surfactant protein, SP)"。与磷脂结合的蛋白质包括,SP-A、SP-B、SP-C和SP-D 4种基本类型,是维持SP作用的基本成分。

10. 胸廓弹性阻力(chest wall elastance, Ecw) 胸廓扩张时的弹性阻力,其实质是胸廓的弹性回缩力,也受腹腔内压的影响。正常呼吸情况下胸廓处于扩张状态,是呼气的阻力、吸气的动力。健康成人肺容积约占肺总量40%时,胸廓弹性扩张力和肺弹性回缩力平衡;肺容积约占肺总量67%时,胸廓处于弹性零位,超过该位置是吸气的阻力、呼气的动力,容易发生呼吸肌疲劳。

11. 气道弹性阻力(airway elastance) 吸气时气道弹性扩张而产生的阻力。一般很小,可忽略不计。

12. 摩擦阻力(frictional resistance) 又称黏性阻力(viscous resistance)。是2个互相接触的物体将要发生或已经发生相对运动时,在接触面上产生的阻碍相对运动的力。

13. 气道阻力(airway resistance, Raw) 是气体流经气道时气体分子之间和气体与气道壁之间的摩擦阻力,是呼吸系统的主要黏性阻力,也是临床上使用最多的黏性阻力概念。常用阻断法和体描法测定,其中后者是标准测定方法。一般指呼气相阻力。

14. 气道传导率(airway conductance, Gaw) 简称"气导",是气道阻力的倒数。常用于描述气道阻力的变化规律。

15. 比气道阻力(specific airway resistance, sRaw) 是气道阻力与肺容积的比值。由于排除了肺容积对气道阻力的影响,个体差异小;可用于儿童与成人、男性与女性之间的客观比较。

16. 比气道传导率(specific airway conductance, sGaw) 简称"比气导",是气导与肺容积的比值。比气导是一个常数,不受肺容积的影响,个体差异小,能较好地比较气道阻力。

17. 吸气相气道阻力(airway resistance at inspiratory phase, Raw ins) 简称"吸气阻力"。是指吸气气体流经气道时气体分子之间和气体与气道壁之间的摩擦阻力。

18. 呼气相气道阻力(airway resistance at expiratory phase, Raw exp) 简称"呼气阻力",是指呼气气体流经气道时气体分子之间和气体与气道壁之间的摩擦阻力。

19. 气流阻力呈面积依赖性(area dependency of airflow resistance) 在不同情况下，气体流动显示不同特性，在气道横截面积较大的情况下表现为层流，阻力恒定，压力与流量呈线性关系的现象。主要见于周围气道。

20. 气流阻力呈流量依赖性(flow dependency of airflow resistance) 气体流动在管径较细或出现分叉情况下表现为湍流，气流阻力随流量增大而显著增大，压力与流量的变化呈非线性关系的现象，主要见于中央气道和人工气道。

21. 肺组织黏性阻力(lung tissue viscous resistance) 呼吸时肺组织相对位移发生的摩擦阻力。在急性肺实质病变可显著增加。

22. 肺阻力(lung resistance, R_L) 是气道阻力和肺组织黏性阻力之和。临床上常将肺阻力误认为气道阻力，特别是机械通气监测时。

23. 胸廓黏性阻力(chest wall viscous resistance) 是呼吸时胸廓组织相对位移发生的摩擦阻力。一般可忽略不计，但肥胖或水肿患者胸廓黏性阻力增加。

24. 呼吸系统黏性阻力(respiratory viscous resistance, Rrs) 简称呼吸系统阻力或呼吸阻力(respiratory resistance)，是肺阻力与胸廓黏性阻力之和。

临床上不仅容易将 R_L 误认为 Raw，更容易将 Rrs 误认为 Raw，特别是机械通气监测时。临床实际测定的是 R_L 或 Rrs，而不是 Raw。当然由于肺实质、胸廓本身的黏性阻力非常低，一般情况下可用 Rrs 或 R_L 代替 Raw，普通肺功能测定即如此。在出现肺实质或胸廓明显病变的情况下，如肺炎、肺水肿、急性呼吸窘迫综合征(ARDS)、胸腔积液、显著胸膜增厚，肺实质或胸廓的黏性阻力显著升高，Rrs 或 R_L 就不能简化为 Raw。

25. 惯性(inertia) 在外力作用下物体维持原有静止或运动状态的倾向。

26. 惯性阻力(inertial resistance) 物体在起动、变速、换向时因惯性产生的阻止运动的力。

27. 气道惯性阻力(airway inertial resistance) 气流进出气道时，在起动、变速、换向时因气流和气道惯性而产生的阻止气体流动的力。尽管气道壁较厚，密度较高；但其内部为中空的含气管道，总体密度非常低，惯性阻力很小，可忽略不计。

28. 肺惯性阻力(lung inertial resistance) 气流进出肺内时，在起动、变速、换向时因肺实质惯性而产生的阻止气体流动的力。肺是含气器官，密度非常低，惯性阻力很小，可忽略不计。严重肺实质病变时，特别是急性肺实变时，肺内气体显著减少，而实质成分显著增多，惯性阻力明显增大。

29. 胸廓惯性阻力(chest wall inertial resistance) 气流进出气道，在起动、变速、换向时因胸廓的惯性而产生的阻止气体流动的力。尽管胸廓较厚，密度较高，但由于覆盖于含气的肺脏表面，总体密度非常低，惯性阻力很小，可忽略不计。胸壁增厚、胸腔积液时，总体密度增大，惯性阻力也显著增大。

30. 呼吸系统惯性阻力(respiratory inertial resistance) 简称"总惯性阻力"。是气道、肺实质、胸廓三部分的惯性阻力之和。如上述，健康人很小，可忽略不计，胸廓、肺组织严重病变、大量胸腔积液或胸壁增厚、腹内压升高时总惯性阻力增大。

二、呼吸力学基本特性的模拟说明

分析呼吸力学时，应首先认识呼吸系统静态与动态特性，这些特性可用物理学中的运动方程模式表达(图4-1)。在该模式中，具有一定质量(M)的物体，连接着一个弹簧，在外力(F)作用下，欲使物体沿箭头方向向前移动，必先牵拉弹簧。被牵拉的弹簧由于弹性回位而产生的阻力，称为弹性阻力。弹性阻力大小取决于弹簧的弹性系数(K)和弹簧位移的距离(l)；弹性系数越大，位移越大，则弹性阻力越大。在牵动物体时，物体与表面因摩擦而产生摩擦阻力(也称为黏性阻力)。摩擦阻力大小取决于摩擦系数(R)与物体位移的速度($\dot{l}$)；R 和 $\dot{l}$ 越大黏性阻力越大，其中摩擦系数大小与摩擦表面的粗糙程度有关。移动物体在启动与加速时还会克服惯性阻力，惯性阻力大小取决于被移动物体的质量 M(确切说是单位容积的质量，也就是密度)与位移的加速度($\ddot{l}$)，加速度为单位时间内速度的变化率，M 或 $\ddot{l}$ 越大，惯性阻力越大。因而，外力在克服阻力移动物体时，可分解成需克服弹性、黏性(摩擦)、惯性三部分阻力，即：

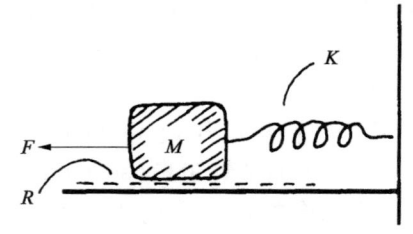

图 4-1 运动方程的模式图

$$F = F_弹 + F_摩 + F_惯$$

此式亦可表示为运动方程(equation of motion),即 $F = K \times l + R \times i + M \times ii$。

上述力学模式也可用于呼吸力学。在呼吸系统中,气体流动通过压力差(P)推动。呼吸系统弹性阻力(弹性系数)习惯用顺应性的倒数($1/C$)表示;呼吸器官(胸廓和肺)位移的距离用肺容积的变化幅度(ΔV)表示。呼吸器官的摩擦阻力主要为气道阻力,以 R 表示;位移速度以呼吸气体流量(F 或 $\dot{V}$)表示;惯性阻力以 I 表示;位移的加速度以气流加速度(σ)表示。因此,在呼吸系统中,运动方程式可以表达为下述公式。

$$P = 1/C \times \Delta V + R \times F + I \times \sigma$$

在呼吸系统中,驱动气体运动的动力 P 也可被分解为克服弹性、黏性(摩擦)、惯性这 3 种阻力的分压力,即:

$$P = P_弹 + P_摩 + P_惯$$

由于空气密度极小(可以粗略认为是 0),而整个呼吸器官(包括肺和胸廓)主要由空气构成(肺几乎是含气器官,故密度可以认为是 0;胸廓尽管是由肌肉、骨骼等组成,密度很高,但覆盖在肺表面,也相当于是中空的,故密度也接近于 0),因此呼吸器官的惯性阻力极小,可以忽略不计,上述公式可分别简化为:

$$P = 1/C \times \Delta V + R \times F$$
$$P = P_弹 + P_摩$$

三、健康人实际呼吸周期中动力与阻力的关系

图 4-2 显示了呼吸周期中胸腔内压、肺泡内压、吸气流量/呼气流量、肺容积的变化,以及相互之间的关系。由于肺泡内压与大气压的差值为气流的驱动压,所以肺泡内压在吸气相低于 0,在呼气相高于 0,而气流量则随肺泡内压的改变而变化,两者变化同步。由于气道阻力和肺弹性阻力的存在,肺容积的变化迟于胸腔内压的变化;气道阻力或肺弹性阻力越大,肺容积变化的延迟时间越长。胸腔内压的变化主要与气道阻力和肺弹性阻力两种成分有关。

1. 克服弹性阻力的压力(图 4-2 中虚线,弹性阻力压) 其大小取决于肺容积,肺容积越大,需要克服弹性阻力的压力越大。

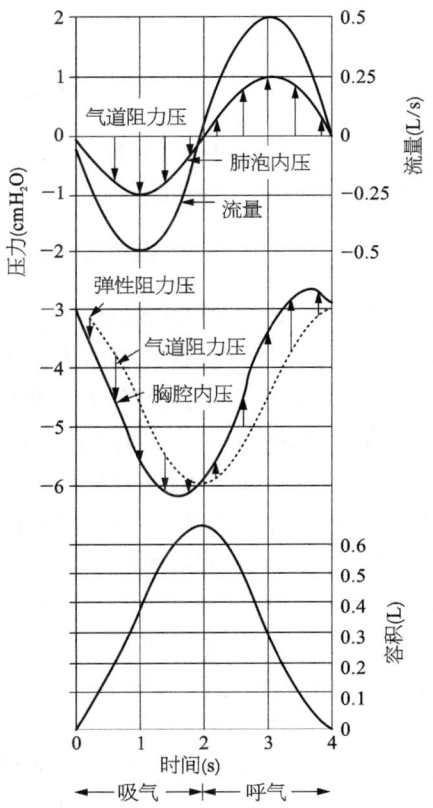

图 4-2 正常人呼吸周期中压力、容积与流量之间的关系

上图为呼、吸气流量随压力变化,吸气时箭头向下为负值;呼气时箭头向上为正值。中图为压力变化,胸腔内压(实线)为弹性阻力压(虚线)与气道阻力压(以箭头表示)之和。下图为肺容积(潮气量)变化

2. 克服气流黏性阻力的压力(图 4-2 中箭头,气道阻力压) 即产生呼吸气流量的驱动压,也就是肺泡内压与大气压的差值(后者为 0),气道阻力越大,需要的压力越大。压力大小也与流量相关,在湍流情况下,流量越高,阻力越大,需要的压力越大。图 4-2 以图解法描述前文公式,即:

$$P = 1/C \times \Delta V + R \times F$$

其中 P 是吸气的动力,公式右边参数代表吸气的阻力,$1/C \times \Delta V$ 为弹性阻力,$R \times F$ 为肺阻力。正常情况下,肺本身的黏性阻力非常小,可认为肺阻力等于气道阻力,这与上述的模拟解释一致,因此呼吸变化是比较典型的力学变化。

四、呼吸阻力的分类

正常人自然呼吸时,各种阻力的来源及其所占比例大体如下。

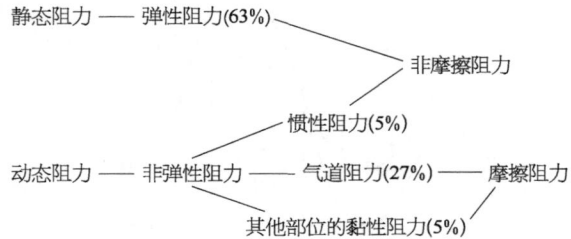

弹性阻力主要来自肺和胸廓的弹性，在气流停止的静止状态下仍然存在，属静态阻力。平静呼吸时，肺和胸廓的弹性阻力大小相当，方向相反。非弹性阻力只有在气流存在或出现气流倾向的情况下存在，因此又称为动态阻力。依阻力是否由摩擦引起又可分为非摩擦阻力和摩擦阻力，非摩擦阻力包括弹性阻力和惯性阻力，惯性阻力所占比例甚小；摩擦阻力包括气道的黏性阻力（标准名称为"气道阻力"）和其他部位黏性阻力，以前者为主，主要来自气体分子之间及气体与气道壁之间的摩擦；后者来自呼吸器官位移产生的摩擦，如肺与胸廓间、肺叶之间、肺泡与周围间质之间的摩擦。气道阻力、惯性阻力和其他部位的黏性阻力只有在气体流动或有流动倾向时才存在，故称为动态阻力。正常人静息呼吸状态下，惯性阻力和其他部位的黏性阻力可以忽略不计，总通气阻力由肺弹性阻力、胸廓弹性阻力和气道阻力3个部分组成。

五、与呼吸运动有关的压力

呼吸运动时，胸腔、肺泡、气道中发生周期性的压力（实质是压强，习惯上称为压力）变化以克服呼吸阻力，产生肺通气。不同压力的特点不同（图4-3），正确理解其意义是进一步掌握呼吸动力学知识的前提。

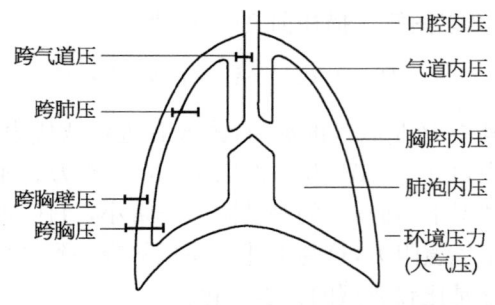

图 4-3 呼吸系统不同压力分布示意图

1. **驱动压**（driving pressure） 克服摩擦阻力而使流体流动的压力差。常用来描述气道内气体和血管内血液的流动情况，也用于描述呼吸机的工作原理。

2. **跨壁压**（transmural pressure） 管壁内外的压强差，是理解胸肺扩张或回缩的基本概念。

3. **胸腔内压**（intrapleural pressure，Ppl） 胸腔内的压强与大气压之差。一般为负值，其大小等于肺泡内压与肺弹性回缩力之差，正常FRC时平均约为-5 mmHg（1 mmHg=0.133 kPa）。胸腔内压增大是其负值缩小或转为正压。胸腔内压直接受呼吸肌活动的影响，吸气时负压增加，呼气时减小。胸腔负压使壁薄的大静脉扩张，有利于静脉血液回流。因重力作用，直立位时胸腔负压从肺尖部到肺底部逐渐降低，肺底部接近于0。受心脏位置相对固定的影响，心包周围的负压要比同水平肺脏周围的负压大。胸腔内压可直接测定，但更常通过测定食管内压的方法间接测定。

4. **胸腔负压**（intrapleural negative pressure） 因静息呼吸时胸腔内压表现为负压，故习惯称为胸腔负压。正常胸腔负压是维持肺扩张状态的基本条件，也是促进静脉血与淋巴液回流的重要因素。胸腔负压增大意味着胸腔内压降低，但绝对值增大。

5. **肺间质压**（pulmonary interstitial pressure，Pin） 肺间质的静水压，即肺间质内压强与大气压的差值。各部位的肺间质压并不相同，从胸膜下向肺门存在一定的压力梯度，但静息呼吸时总体差别不大；心包周围压低于相同平面其他位置的压力。静息状态下肺间质压是负值，随呼吸周期而变化，与胸腔内压相似；但用力呼吸或运动时，两者有明显不同，近胸膜处与胸腔内压接近，近气道处差值较大。

6. **肺间质负压**（pulmonary interstitial negative pressure） 即平时表现为负压的肺间质压。正常肺间质负压是维持肺血管开放的重要条件。

7. **食管内压**（esophageal pressure，Pes） 一般指平稳呼吸状态下，食管中、下1/3交界处的压强与大气压之差。Pes近似等于胸腔内压，检测Pes的变化（ΔPes）可反映胸腔内压的变化。

8. **肺泡压**（alveolar pressure，PA） 又称"肺泡内压（pulmonary alveolar pressure）"。肺泡内压强与大气压的差值，取决于胸腔内压与肺弹性回缩压之差，随呼吸运动呈周期性变化。肺泡压变化是推动呼吸道内气体流动的直接动力。吸气时胸腔负压增大，超过肺弹性回缩压，使肺泡压低于大气压，气体进入肺内，直至肺泡压与大气压相等，气流停止；呼气时则相反。

9. 气道压(airway pressure) 又称"气道内压"。气道内压强与大气压的差值,随呼吸运动呈周期性变化。正常情况下,吸气或呼气末气流停止,从肺泡经各级气道到口、鼻腔各处的压力相等,皆为 0;吸气时压力递减,呼气时则递增。气流阻塞、用力呼吸、机械通气时气道内压的变化幅度增大。

在呼吸运动中,气道内任意 2 点之间的压力差,取决于气道阻力、气流速度(气流量)、气流形态(层流或湍流)等。

10. 气道开口处压力 正常为大气压(0),在测定呼吸阻力和顺应性时常通过阻断气流测定,称为口腔闭合压,此时可反映肺泡内压。

11. 跨胸压(transthoracic pressure) 又称"经胸压"。肺泡与胸廓外大气压之差,是胸廓、肺脏扩张或回缩的总压力。

12. 跨肺压(transpulmonary pressure) 又称"经肺压"。肺泡内压与胸腔内压或肺间质压之差,是肺扩张或回缩的直接动力,其大小主要与肺顺应性有关,肺顺应性降低时跨肺压增大。

13. 跨胸壁压(trans-chest wall pressure) 又称"经胸壁压"。胸腔内压与胸廓外大气压之差,是胸廓扩张或回缩的压力,其大小决定胸廓的顺应性。由于大气压固定地以 0 表示,故跨胸壁压等于胸腔内压。

14. 跨气道压(transairway pressure) 又称"经气道压"。气道内压与胸腔内压或肺间质内压之差,是维持气道开放的压力。跨气道压为 0 的位置称为等压点。

第二节 呼吸系统顺应性的基础知识

呼吸系统的主要特性之一是弹性,顺应性是弹性阻力的倒数,即弹性阻力(E)=1/顺应性(C);反之顺应性为单位压力变化(ΔP)引起的容积变化(ΔV),即 $C = \Delta V/\Delta P$,常用单位是 L/cmH_2O($1\ cmH_2O=0.098\ kPa$)或 L/kPa。临床习惯上用顺应性衡量弹性阻力。因吸气和呼气是 2 个相反的过程,故弹性阻力的作用是相对的,一般情况下,若对吸气是阻力,对呼气则为动力;反之亦然。呼吸系统顺应性的计算主要涉及以下 3 个概念。

肺顺应性(C_L)=肺容积变化(ΔV)/跨肺压变化(ΔP)。

胸廓顺应性(C_{cw})=肺容积变化(ΔV)/跨胸壁压变化(ΔP)。

总顺应性(C_{rs})=肺容积变化(ΔV)/跨胸压变化(ΔP)。

一、基本概念

1. 顺应性(compliance) 外力作用下弹性组织的可扩张性。容易扩张者顺应性大,弹性阻力小;不容易扩张者顺应性小,弹性阻力大。

2. 肺顺应性(lung compliance,C_L) 呼吸运动时,在外力作用下肺的可扩张性。健康成人的肺顺应性约为 $0.2\ L/cmH_2O$。

3. 比顺应性(specific compliance,C_{sp}) 单位肺容积下的顺应性,为肺顺应性(L/kPa 或 L/cmH_2O)与 TLC 或 FRC 的比值。C/FRC 的正常值约为 $0.8\ L/kPa$($0.08\ L/cmH_2O$),因排除了肺容积的影响,可用于不同身高者及成人与儿童之间的比较。

4. 胸廓顺应性(chest wall compliance,C_{cw}) 呼吸运动时,在外力作用下胸廓的可扩张性。因为正常情况下,胸廓和肺脏紧贴在一起,两者同步扩张和回缩,故正常胸廓顺应性与肺相同,也为 $0.2\ L/cmH_2O$;但在出现气胸、胸腔积液、肺不张的情况下,胸廓和肺脏的变化程度不同步,顺应性不同。

5. 呼吸系统顺应性(respiratory system compliance,C_{rs}) 又称"总顺应性"。呼吸运动时在外力作用下胸部(主要包括胸廓、肺、横膈)的可扩张性。计算公式为:$1/C_{rs}=1/C_L+1/C_{cw}$,正常值约为 $0.1\ L/cmH_2O$。

6. 气道顺应性(airway compliance,C_{aw}) 呼吸运动时在外力作用下气道的可扩张性,用单位跨气道压变化引起的气道容积变化表示,一般可忽略不计。

7. 静态顺应性(static compliance,C_{st}) 简称"顺应性"。在呼吸周期中,多次暂时阻断气流时测得的顺应性。

8. 呼吸系统静态顺应性(static compliance of respiratory system) 简称"静态总顺应性"。在呼吸周期中,分阶段呼吸,多次暂时阻断气流时测得的胸肺总顺应性。在较高肺容积或低位肺容积时,肺泡处于过度扩张或陷闭状态,顺应性随容积变化;中间部位的肺容积与压力变化呈线性关系,故用这部分的顺应性表示静态顺应性,标准测定为以 FRC 至 FRC+0.5 L 的容积改变(ΔV)除以相应的压力改变(ΔP)完成。临床上常用静态总顺应性反映静态肺顺应性。

9. 静态肺顺应性(static lung compliance,C_{sl}) 在呼吸周期中,气流暂时阻断时测得的肺顺应性,标准测定为以 FRC 至 FRC+0.5 L 的容积改变(ΔV)除以相应的压力改变(ΔP)完成。

10. 静态胸廓顺应性(static chest wall compliance) 在呼吸周期中,气流暂时阻断时测得的胸廓顺应性,标准测定为以 FRC 至 FRC+0.5 L 的容积改变(ΔV)除以相应的压力改变(ΔP)完成。

11. 动态顺应性(dynamic compliance,C_{dyn}) 呼吸周期中,气流未阻断时测得的顺应性。较静态顺应性测定简单,健康人的 C_{dyn} 与 C_{st} 非常接近且稳定性好,故常用后者代替前者。病理情况下,C_{dyn} 容易受气流阻力的影响,常用于反映小气道功能。

12. 时间常数(time constant,RC) 是气道阻力和肺泡顺应性的乘积,反映了肺泡充气或排空的速度。1 个 RC 约为 0.01 s。正常情况下,肺充气或排空速率皆很快,在 0.03 s 内(3 个 RC)即可完成,称为快肺泡(fast alveoli),是正常肺泡的特点;小气道阻力或肺顺应性增加时,RC 变大,充气或排空的速度变慢,称为慢肺泡(slow alveoli)。

13. 呼吸系统动态顺应性(dynamic compliance of respiratory system) 简称"动态总顺应性(dynamic total compliance)"。呼吸周期中,气流未阻断时测得的胸肺总顺应性。

在健康人或气道阻力正常的患者,动态总顺应性与静态总顺应性接近;但病理情况下容易受气流阻力的影响。受检者以不同 RR 呼吸时,随着 RR 加快,肺泡充盈、排空的时间逐渐减少。由于正常肺单位的 RC 小,当 RR 增加至 60 次/min 时,仍有足够的充盈和排空时间,动态顺应性保持相对稳定,与静态顺应性数值接近,C_{dyn}/C_{st} 在 0.8 以上,从而能够反映正常的肺弹性和小气道功能。该生理现象称为动态顺应性呈非频率依赖性(non-frequency dependence of dynamic compliance,NFDC),简称非频率依赖性。若肺或胸肺总顺应性随 RR 增快而降低,则称为动态顺应性呈频率依赖性(frequency dependence of dynamic compliance,FDC)简称"频率依赖性",常见于小气道病变或肺弹性减退。该类病变产生慢肺泡,在 RR 较低时,气体尚有足够时间进出于慢肺泡,C_{dyn}/C_{st} 比值接近正常。随着 RR 加快气体进出慢肺泡的容积逐渐减少,最终只能进出快肺泡,其 C_{dyn} 降低;快肺泡充盈量增加,活动范围上移到胸肺压力-容积(P-V)曲线的高位平坦段,其 C_{dyn} 也相应减小,故总 C_{dyn} 降低。

14. 肺压力-容积曲线(pressure-volume curve of the lung) 简称"P-V 曲线"。描述肺容积(一般是指 RV 或 FRC 与 TLC 之间的容积)与跨肺压之间相互关系的曲线,反映不同容积水平肺顺应性的变化。曲线的横坐标是跨肺压,纵坐标是肺容积,正常情况下 RV 与 TLC 之间的吸气相曲线呈 S 形,FRC 与 TLC 之间呈反抛物线形,呼气相呈反抛物线形,与吸气相并不完全重合。

典型 S 形曲线的上下各有一折点,与肺泡的过度扩张和开放有关。临床上常通过测定呼吸系统 P-V 曲线反映肺顺应性变化。

15. 呼吸系统压力-容积曲线(pressure-volume curve of the respiratory system) 也简称"P-V 曲线"。描述肺容积(一般是指 RV 或 FRC 与 TLC 之间的容积)与跨胸压(因大气压为 0,实质是肺泡内压)之间相互关系的曲线,反映呼吸系统顺应性的变化,也常用于反映肺顺应性变化。曲线的横坐标是跨胸压(肺泡内压),纵坐标是肺容积,正常情况下 RV 与 TLC 之间的吸气相曲线呈 S 形,FRC 与 TLC 之间呈反抛物线形,呼气相呈反抛物线形,与吸气相不完全重合。

典型 S 形曲线的上下各有一折点,与肺泡的过度扩张和开放有关,是临床上最常用的 P-V 曲线。

16. 胸廓压力-容积曲线(pressure-volume curve of the chest wall) 描述胸廓容积(常用肺容积代替)与跨胸廓压(实质是胸腔内压)之间相互关系的曲线,反映胸廓顺应性的变化。曲线的横坐标是跨胸廓压,纵坐标是肺容积,正常情况下是一条反抛物线,反映胸廓顺应性的变化,临床上不常用。

17. 陡直段(steep part) 在 P-V 曲线上,压力容积呈线性关系的部分,较小的压力变化即可产生较大的容积变化,是常规测定肺顺应性的部位,标准部位介于 FRC 与 FRC+0.5 L 之间;也是自主呼吸和机械通气的适宜部位,在该部位呼吸需要的呼吸功少,不容易发生肺损伤和循环功能障碍。

18. 高位平坦段(upper flat part) 在 P-V 曲线上,超过线性关系的平坦部分,提示肺泡处于过度扩张状态。不能用于常规肺顺应性测定；在该部位自主呼吸容易发生呼吸肌疲劳和呼吸衰竭，机械通气则容易发生肺扩张性损伤和低血压。

19. **低位平坦段**（lower flat part） P-V曲线陡直段以下的平坦部分，提示发生肺泡陷闭。在该段还容易发生微血管扭曲、肺循环阻力增加。不能用于常规肺顺应性的测定；在该部位通气容易发生肺剪切力损伤，低氧血症也不容易纠正，是机械通气需要治疗的部分。

20. **低位拐点**（lower inflection point, LIP） 简称"低拐点"，是P-V曲线低位平坦段与陡直段的交点。超过该点表示吸气顺应性显著改善，是萎陷肺泡的复张点，也是指导呼气末正压（PEEP）选择的重要指标。一般强调使用等于或略高于此点的PEEP可显著改善氧合，减轻或避免肺泡反复塌陷和复张所致的剪切力损伤。

低位平坦段和低位拐点在正常人FRC和TLC之间不会出现，即使是在RV与TLC之间也很少出现。主要见于ARDS，因此常规肺功能测定不显示这2个部分，除非是机械通气患者的床旁测定或动物实验。

21. **高位拐点**（upper inflection point, UIP） 简称"高拐点"，是P-V曲线的高位平坦段与陡直段的交点。超过该点时，大部分肺泡将处于过度扩张状态，顺应性显著下降，容易发生扩张性损伤。正常情况下相当于跨肺压35～50 cmH_2O，占肺总量85%～90%的位置。

22. **气体陷闭**（air trapping） 呼气末气体不能充分呼出，而在肺内异常潴留的病理状态。气体陷闭必然导致内源性PEEP（PEEPi），常在肺气肿或静态肺过度充气的基础上发生。

23. **气体陷闭容积**（air trapping volume） 常规呼气末，充分放松呼气肌或延长呼气时间后所能继续呼出的气体容积。

24. **吸气末肺容积**（end-inspiratory volume, V_{ei}） 是气体陷闭容积与潮气容积之和。反映肺过度充气的程度，是指导危重支气管哮喘患者机械通气的参数。

25. **标准肺容积轨迹**（standard lung volume history） 静态顺应性测定前需3～4次达TLC的深呼吸。因为即使健康人，也常存在部分肺泡开放不充分，会导致顺应性下降，多次深吸气达TLC位置可以使肺泡充分开放，顺应性增加。

26. **滞后现象**（hysteresis） 吸气相和呼气相测得的P-V曲线并不一致，在相同的跨肺压条件下，呼气相肺容积的改变大于吸气相的现象。正常情况下反映肺黏性阻力的存在，病理情况下也与陷闭肺泡的存在有关。

二、典型吸气相的呼吸系统P-V曲线

呈S形，包括3段、2点。

1. **陡直段** 其中间部分陡直，称为陡直段，顺应性最大且稳定，主要取决于弹性纤维的可扩张性，也与表面张力和表面活性物质的综合作用有关，相当于肺容积在正常FRC和UIP之间的位置。在该段范围内，肺容积显著增加，压力仅轻度升高，故决定肺实质能耐受的潮气容积大小，是自主呼吸和机械通气的适宜部位；也是常规测定顺应性的部位。

2. **高位平坦段** 超过陡直段后，肺容积将迅速接近TLC，容积轻度增加，压力显著增大，曲线变得平坦，故称为高位平坦段。该段的顺应性呈指数式减小，弹性阻力呈指数式增加，主要与胶原纤维对弹性纤维的限制有关。不适宜自主呼吸或机械通气。

3. **UIP** 高位平坦段与陡直段的交点，相当于肺容积接近TLC 85%～90%和跨肺压35～50 cmH_2O（大约相当于控制通气时平台压35 cmH_2O）的位置。是自主呼吸和机械通气限制高压和高容积的转折点（一过性肺开放除外）。

（1）UIP的可变性：正常肺单位的功能接近，UIP的压力和容积比较固定。但在气流阻塞性肺疾病或肺实质疾病，由于气道阻塞和肺损伤的不均一性，P-V曲线上可无典型UIP出现。Hickling的数学模型显示，依据P-V曲线的UIP不能准确判断肺的过度扩张。对ARDS患者而言，在机械通气平台压（P_{plat}）>UIP的压力（P_{UIP}）时，部分区域肺的复张仍继续发生，而部分肺区已出现明显的过度扩张，但这部分肺区的过度扩张可被前者掩盖，故P-V曲线上不出现明显UIP，曲线仍接近不典型线性。

在分别测定肺高位区域和低位区域的P-V曲线时，发现高位肺区较早出现UIP，低位肺区则较晚出现UIP或不出现典型UIP，这符合重力依赖性特点；在完整P-V曲线上，典型UIP常不出现。据此可以认为UIP主要反映肺高位区域的过度扩张，且可能被低位区域的继续复张所掩盖；而UIP出现则说明肺的过度扩张状态已经出现。

（2）机械通气高压或容积的确定：根据上述结果，若P-V曲线上出现UIP，应使$P_{plat} \leq P_{UIP}$。

正常肺通气至 UIP 时,大约相当于控制通气时 P_{plat} 为 35 cmH₂O 或平稳自主呼吸为 30 cmH₂O 的水平;超过此值,多数肺泡将出现明显过度充气,因此若 UIP 被掩盖时,则应使控制通气的 $P_{plat} \leqslant 35$ cmH₂O,有稳定自主吸气触发时则应≤30 cmH₂O。

4. 低位平坦段 P-V 曲线的下段曲线较平坦,称为低位平坦段,其顺应性显著降低,与肺容积缩小、小气道和肺泡陷闭(伴随小血管的扭曲变形和低氧性收缩),以及表面张力持续增大(降至一定肺容积时,表面活性物质作用达极限而不再继续增大)有关。在该位置自主呼吸和机械通气时,呼吸做功增多,肺循环阻力增大,切变力显著增大,自主呼吸或机械通气所致肺损伤的机会皆明显增多;容易发生顽固性低氧血症。因此,也应避免在该段自主呼吸或机械通气。

5. 低位拐点 是低位平坦段与陡直段的交点。理论上大量肺泡陷闭导致陷闭肺区出现和 LIP 形成。主要见于 ARDS,也可在用力呼气至 RV 且持续时间较长的患者,持续较长的全身麻醉或药物中毒、应用较大剂量的镇静-肌松剂或麻醉剂过度抑制自主呼吸的患者,有神经-肌肉疾病、呼吸较弱、长期卧床、控制通气的患者中出现。陷闭肺区可导致多种不良后果,如呼气期分流和顽固低氧血症、切变力损伤、局部肺血管收缩和肺循环阻力增加、肺泡引流不畅和顽固性肺感染。

(1) LIP 为一段:理论上 LIP 为陷闭肺泡同时开放点,呼气末压超过 LIP,大量陷闭肺泡开放,上述不良后果自然消除;若低于该点、且持续一定时间,则肺泡重新陷闭而出现陷闭肺区。一般情况下,开放正常肺泡需要的跨肺压(不是平台压)约 20 cmH₂O,故理论上 LIP 是一点,习惯上也称为一点,但实际上由于胸腔负压梯度存在,不同位置肺泡的开放需要的肺泡内压不同,即 LIP 不同,故实际上为一段。在 ARDS 患者,由于肺泡损伤程度不同,需要的跨肺压也不同,一般病变程度越严重需要的跨肺压越大;部分肺泡严重损伤(实变肺区),在肺泡陷闭的基础上有肺泡水肿(相当于一定程度的实变肺泡),需要的跨肺压可明显超过 20 cmH₂O,故在相同胸腔负压条件下 LIP 的变化范围更大,这也是 ARDS 患者可以实施定压通气(高压、低压皆较低,其中 PEEP 约 10 cmH₂O),也可以实施开放性通气(高压、低压皆较高,其中 PEEP 为 20~30 cmH₂O)的理论基础之一。

(2) ARDS 的 LIP 可以不出现:这与接近正常的肺泡在低容积时出现过度扩张有关,与典型 UIP 不出现的机制相似。

6. 两个特殊位置

(1) 功能残气量:正常 FRC 是平静呼气末的肺容积,相当于肺容积占 TLC 40% 的位置,此时胸廓弹性扩张力和肺弹性回缩力处于平衡状态,吸气阻力最小,呼气完全依靠肺弹性回缩力完成,故呼吸做功最小;肺循环阻力(PVR)最低;一般情况下跨肺压和切变力最低,故发生自主呼吸所致肺损伤或机械通气相关肺损伤(VILI)的机会最少,循环功能最好;又能维持正常的动脉血气水平,因此正常 FRC 是自然呼吸末或机械通气末的最佳位置。

1) 正常 FRC:健康成人自然呼吸时,呼气末在正常 FRC 位置,潮气容积位于中间段的低位部分,吸气和呼气曲线非常接近,静态肺顺应性(C_L)约为 0.2 L/cmH₂O。

2) 降低或升高的 FRC:在病理状态或疾病情况下,如肺充血、肺渗出、肺实变、肺纤维化、神经-肌肉疾病、全身麻醉或上腹部手术后,FRC 减少(部分急性期 ARDS 可以出现典型 LIP),切变力和 PVR 显著增大,顺应性显著降低,故不仅呼吸功明显增加,也容易发生肺损伤(包括自主呼吸和机械通气所致肺损伤)和循环功能障碍,此时治疗的目的是适当增大 FRC,在急性、可逆性病变则尽可能恢复至接近正常 FRC。肺过度充气(主要见于 COPD、支气管哮喘)导致 FRC 显著增大,使自主吸气末容积或机械通气的平台压接近或超过 UIP,肺弹性阻力和 PVR 显著增加,呼吸功显著增大,此时应采取措施降低 FRC,并使其尽可能接近正常 FRC 水平。若肺容积不能有效下降,则可适时加用 PEEP 对抗 PEEPi。

(2) 胸廓的弹性零位:肺容积占 TLC 67% 的位置胸廓处于弹性零位,超过该位置不仅肺弹性阻力显著增大,胸廓弹性也表现为吸气阻力,因此应尽可能避免在该位置以上自主呼吸。

三、肺顺应性的基本特点和测定

(一) 肺静态顺应性及相关问题

1. 静态肺 P-V 曲线的基本测定要求 分步吸气(或打气入肺)或分步呼气(或从肺内抽气),每次吸气或呼气后屏气、放松呼吸肌,测定肺容积变化和胸腔内压,然后绘制肺 P-V 曲线。吸气、呼气测定是指在自然呼吸、清醒状态下测定;打气入肺或从肺内抽气是指在机械通气、麻醉状态下测定。上述P-V曲线陡直段的斜率即为肺顺应性。因为测定是在屏气、无呼吸运动、无气体流动的情况下进行的,所以称为静态肺顺应性。肺顺应性的大小与容积和吸气、呼气状态有关,若在吸气状态和呼气状态同步测定胸腔内压(对机械通气患者测定肺泡内压)和肺容积的变化,则有P-V环(图4-4)。

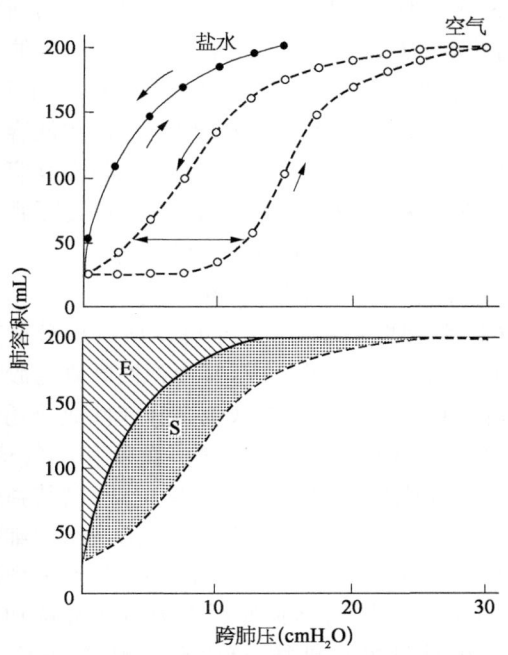

图4-4 肺压力-容积曲线与呼吸功模式图

肺P-V环有明显的滞后现象,滞后程度以充气(吸气)与放气(呼气)时2条曲线之间的最大横距表达(见充、放气曲线间的横线),反复充气后(与肺容积史的作用相同)滞后程度可逐渐减小。若肺内注入生理盐水,气液界面消失,表面张力消除,滞后现象消失(上图)。容积与压力变化的乘积即为呼吸功,包括克服弹性回缩力的功(E)和表面张力的功(S)2个部分;注入生理盐水后气液界面消失,做功只需克服弹性阻力(下图)(Murray JF, The normal lung,1976.)

2. **正常肺顺应性的特点** ① 呼气和吸气曲线不重合,与肺泡表面张力和肺实质黏性有关,因此肺组织也称为黏弹性物体。② 曲线呈S形,中间陡直段的斜率或顺应性最大,主要与弹性纤维的可扩张性有关,相当于肺容积在正常FRC与85% TLC之间的位置;高位平坦段的斜率或顺应性明显变小,与胶原纤维对弹性纤维的限制有关;高位平坦段与陡直段的交点为UIP;低位平坦段的斜率或顺应性小,与肺容积缩小、小气道和肺泡陷闭及表面张力持续增大(在一定肺容积时表面活性物质作用达极限而不再继续增大)有关;低位平坦段与陡直段的交点称为LIP。LIP和低位平坦段仅在FRC以下容积或疾病状态(如ARDS)下出现。

健康人自然呼吸位于中间段,吸气和呼气曲线非常接近,C_L皆约为 0.2 L/cmH_2O。

当肺充血、肺纤维化或肺泡表面活性物质减少时静态肺顺应性减小,弹性阻力增加;肺过度充气超过P-V曲线的UIP时,弹性阻力将急剧增加;发生ARDS的患者,肺容积显著缩小使呼吸运动位于低位平坦段时,不仅弹性阻力增大,剪切力(或切变力)也显著增大,容易发生肺损伤。

3. **肺弹性阻力的来源** 主要包括2个部分:肺泡表面液体层与气体之间的界面形成的表面张力及肺弹性组织的弹性回缩力,前者约占肺弹性阻力的2/3,后者约占1/3。

(1) **肺泡表面张力**:肺泡表面覆盖着薄层液体,与肺泡内气体形成液-气界面。由于液体分子之间的吸引力远大于液体与气体分子之间的吸引力,因而有使球形液体表面尽量缩小的倾向,称表面张力。

1) **表面张力的含义**:物体之间(如太阳与地球、地球与月亮)存在着引力;同样物体分子与分子之间也存在着引力,称分子引力。分子引力的大小取决于分子间距,距离越近引力越大。固体密度最高,分子间距最短,因此分子引力最大;液体密度也较高,虽然分子间距大于固体的分子间距,但幅度有限,仍然有相当大的分子引力;气体密度极小,分子与分子间的距离极大,分子引力几乎不存在。举例说明如下,相同容积条件下水分子的数目是气体的1 390倍,具体计算方法如下。

水(H_2O)的密度为 1 kg/L,摩尔质量为 2+16=18 g/mol,1 L水所含的分子摩尔数(mol)为:

$$1\ 000\ g \div 18\ g/mol = 55.6\ mol$$

相比之下,液体水变为水蒸气,气体密度很低,常压下 1 mol 气体容积为 22.4 L(STPD)。在室温(T)25 ℃时水蒸气压为 23.76 mmHg,1 mol 的气体容积(ATPS)即 V_{ATPS} 为:

$$[(PB-PT_{H_2O})(V_{ATPS})]/(273+T)$$
$$=[760(V_{STPD})]/273$$
$$[(760-23.76)(V_{ATPS})]/(273+25)$$
$$=[760 \times 22.4]/273$$
$$V_{ATPS}=25.2\ L$$

1 mol ÷ 25.2 L = 0.04 mol/L,即室温下每升气体容积仅含 0.04 mol 的分子。

因为每摩尔物质含有相等分子数,所以在每升容积中液体水分子数目为空气中气体分子数目的 55.6/0.04=1 390 倍,所以液体水分子间距显著小于气体分子,其引力明显大于气体分子。

进一步图示(图 4-5)说明如下:在一杯水中,液层内部的水分子受到周围水分子各个方向的引力是均等的,合力为零(图 4-5A);而处于与气体交界面的液体中,水分子受到周围分子的引力不均等(图 4-5B),上方气体分子对表层液体水分子的引力很小,几乎为 0;而水分子四周引力大小相等,方向相反,合力为 0;下方的分子引力明显大于上方与气体分子之间的引力,故合力向下指向液层的深面,形成表面张力。在很薄的液层中(图 4-5C),水分子受其周边分子的引力大,而上、下两面的分子引力非常小,这种薄层水平面内的横向力甚为突出。当液层形成泡状时有一定曲度(图 4-6D),表面液层内的分子间引力形成表面张力;它沿曲面的切线方向拉紧液面,其合力指向液泡中心使液泡缩小,增加液泡内压。在表面张力不变的情况下,合力的大小取决于液面曲度(曲率半径),右侧液泡大则曲率半径小,指向中心的合力亦小;相反,左侧液泡小则曲率半径大,形成的合力亦大。液泡内压[P,单位为 dyn/cm^2。10^5 dyn=1 牛顿(N)]与表面张力(T,单位为 dyn/cm)、液泡半径(r,单位为 cm)的关系可按 Laplace 公式计算:$P=2T/r$。图 4-5D 中左侧液泡产生的 P 为右侧的 2 倍,气体由左侧流向右侧,使左侧小液泡塌陷,右侧大液泡则更扩张。

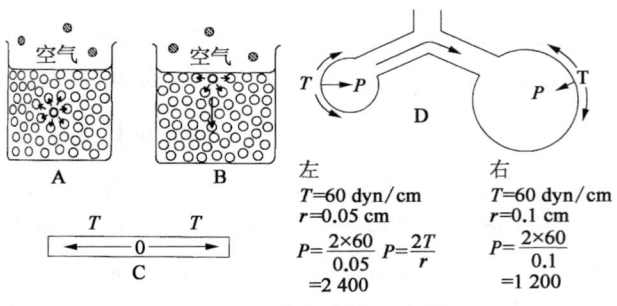

图 4-5 表面张力示意图

表面张力有多种测定方法,比较经典是 Maxwell 框架法。表面张力大小还受温度影响,温度升高表面张力下降。在 20 ℃时测得的几种液体的表面张力(单位 dyn/cm)分别为水 73 dyn/cm、乙醚 17 dyn/cm、乙醇 22 dyn/cm、肥皂液 20 dyn/cm、牛奶 50 dyn/cm、血浆 60 dyn/cm、水银 560 dyn/cm。由于乙醇的表面张力低得多,具有表面活性物质作用,故肺水肿患者吸氧时可以用乙醇湿化。

2) 肺泡表面张力的强度:在肺容积较小时表面张力约占总肺弹性阻力的 2/3;随着肺容积增大,肺弹性回缩力逐步增大,表面张力逐渐减小,这可从下述实验得到验证。向离体猫肺逐步注入空气或生理盐水,同时测定肺容积(V)及跨肺压(P)可描出肺的 P-V 曲线,即肺静态顺应性曲线(图 4-4),图中总面积(E+S)为克服总肺弹性阻力所做的功;其中 E 和 S 分别为克服肺弹性回缩力和表面张力所做的功。肺容积从 50 mL 扩大到 100 mL 时,S 的面积远大于 E 的面积;而从 180 mL 扩大到 200 mL 时,E 大于 S,说明扩张肺克服的弹性阻力,在低容积时以表面张力为主;在中等容积两者相似;在高容积以弹性回缩力为主,因此肺弹性回缩力和表面张力各自所占弹性阻力的比重随肺容积变化。

3) 肺表面活性物质:详见下述。

(2) 肺弹性回缩力:几乎肺内所有成分皆有弹性,均参与弹性阻力的形成,其中弹性纤维与胶原纤维是肺弹性回缩力的重要来源。肺弹性成分还包括网状纤维、组织细胞、上皮细胞、血管和小气道等。因为肺弹性成分主要存在于肺间质,所以其弹性回缩力也主要来自肺间质;血管、小气道及组织细胞参与形成的肺弹性阻力所占比例甚小,但当出现肺部炎症、损伤或水肿时肺弹性回缩力可明显增加。肺气肿时弹性纤维被破坏,弹性阻力减小,RV、FRC 增大。

总之,肺弹性阻力包括肺泡表面张力和肺弹性回缩力,是吸气阻力、呼气动力。当肺泡表面活性物质缺乏或功能下降时吸气阻力增大,肺不易扩张,但呼气加快;当弹力纤维破坏后对吸气影响不大,但限制肺泡气的呼出,FRC 增大,也不利于肺通气,因此弹性阻力必须处于一定的平衡状态。

四、肺表面活性物质

肺表面活性物质(pulmonary surfactant, PS) 1929 年被首次发现,是一种复杂的脂蛋白混合物,主要成分是二棕榈酰卵磷脂(DPPC),由肺泡 II 型细胞合成并释放,分子的一端是非极性的脂肪酸,不溶于水;另一端是极性的,易溶于水。因此 DPPC 分子垂直排列于液-气界面,极性端插入肺泡表面的液体中,非极性端伸入肺泡气中,形成单分子层分布在液-气界面上,并随肺泡的张缩而改变其密度,降低表面张力。正常 PS 不断更新以保持其正常功能。

(一) PS 的组成 PS 是由脂质和蛋白质组成的复合物。成年哺乳动物肺泡腔内 PS 的含量为 10~

15 mg/kg，占肺内 PS 总量的 1/4～1/5，其余储存在 Ⅱ型肺泡细胞（简称Ⅱ型细胞）的板层体内。成人肺内 PS 的总量与成年动物相当，但肺泡腔内仅约 4 mg/kg。天然 PS 约含 80% 的磷脂、10% 的中性脂肪（主要是胆固醇）和 8%～10% 的特异性蛋白质。磷脂中的 50% 是饱和磷脂酰胆碱（DPPC），是降低肺泡表面张力的主要成分，17% 是不饱和磷脂酰胆碱，7% 是磷脂酰甘油（PG），其余是磷脂酰乙醇胺（PE）和磷脂酰肌醇（PI）等。PS 特异性蛋白（pulmonary surfactant protein，SP）有 4 种，SP-A 和 SP-D 是亲水性的大分子蛋白质，与 PS 其他成分的合成、分泌和代谢密切相关；SP-B 和 SP-C 是疏水性的小分子蛋白质，主要调节 PS 单分子磷脂膜的形成，是 PS 磷脂发挥生理作用不可缺少的物质。

（二）PS 的合成与代谢　PS 主要是由Ⅱ型肺泡上皮细胞合成和分泌。有资料显示，人支气管上皮细胞、Clara 细胞也可合成少量 PS。胎儿Ⅱ型肺泡上皮细胞在妊娠 6～7 个月开始分泌 PS，分娩前达高峰。某些早产儿，因Ⅱ型肺泡上皮细胞尚未成熟而缺乏 PS，将发生肺不张和肺泡内透明膜形成，导致 ARDS。PS 在Ⅱ型肺泡上皮细胞的滑面内质网合成，经高尔基体组装后储存在板层小体（LB）内。板层小体成熟后分泌 PS 至肺泡腔，这一过程需 SP-A 的参与，最终 SP-A 与 SP-B、SP-C 协同促进 PS 扩展到肺泡表面形成单分子磷脂膜。电镜观察发现 DPPC 的亲水性碱基浸入肺泡表面液体层内，另一端的疏水性饱和脂肪酸则伸向肺泡腔，呈平行排列。

肺泡 PS 的合成和代谢受诸多因素调节，使之维持在适当水平。类固醇激素、肾上腺素、环磷酸腺苷（cAMP）、雌激素、甲状腺素、表皮生长因子、深吸气等均能刺激 PS 的合成和释放；β 受体阻滞剂、胰岛素、肿瘤坏死因子等均可抑制 PS 的产生。此外，Ⅱ型肺泡细胞自身还能通过释放 SP-A 调节 PS 其他组分的合成、释放和回收利用。

肺泡腔内 PS 半衰期为 15～30 h，其代谢途径是 50% 被Ⅱ型肺泡上皮细胞以原形回收利用，其余大部分被Ⅱ型肺泡上皮细胞和肺泡巨噬细胞摄取分解为合成新 PS 的原料，另有少量由纤毛黏液系统从气道排出体外。

（三）PS 的功能

1. 降低肺泡表面张力　肺泡弹性回缩力有 2 种，一种是肺实质的弹性回缩力，更大的一部分是肺泡气液界面的表面张力。表面张力的存在促使肺泡回缩，在呼气相可导致肺泡萎陷。PS 最主要的生物物理学特性是降低表面张力，从而维持气液界面的稳定性和防止肺泡萎陷。若肺泡内缺乏 PS，由于表面张力的作用，在呼气末发生肺泡萎陷。有效的 PS 必须能在肺泡回缩和膨胀的动态过程中使表面张力降至 10 dyn/cm^2 以下。目前用于临床的 PS 制剂均可达此要求。

2. 保持肺泡相对"干燥"　PS 降低肺泡表面张力，可使间质静水压升高，降低跨毛细血管壁的静水压梯度，最终使肺泡毛细血管（不是肺泡外毛细血管）的平均滤过压 < 0，从而保持肺泡的相对"干燥"（不影响肺泡内液体分子层），防止肺间质、肺泡水肿。PS 还促使肺泡内液体经间质向血管、淋巴管转移，因而能在肺泡内存在液体的情况下改善肺水肿。当用去垢剂（DSDS）灭活肺 PS 后上述作用消失，肺实质含水量增加，将发生肺水肿。因血浆渗透压和毛细血管静水压均无明显变化，故称为高肺泡张力性肺水肿；PS 还是肺毛细血管膜通透性的限速剂，PS 破坏后血浆蛋白进入肺泡，诱发高渗性肺水肿，故 2 种水肿情况常同时存在。

3. 保持肺泡大小的相对稳定　PS 降低表面张力的能力随肺泡内径变化，从而保持大小不同肺泡的稳定。根据 Laplace 定律：球形气液表面的压力差（肺泡内压）与液体表面张力成正比，而与球的半径成反比，即 $P = 2T/R$（P 肺泡内压，T 表面张力，R 肺泡半径）。在不同肺泡中，若 T 恒定，肺泡越小，R 越小，P 越大，即小肺泡内的压力大于大肺泡，压力差的存在使小肺泡内的气体进入与之相连的大肺泡而萎陷，而大肺泡则过度膨胀。但实际上 PS 能通过其在肺泡内分布的浓度调节处于不同半径肺泡的表面张力，当半径小时 PS 薄膜随之压缩，浓度增加，降低表面张力的作用较强；而半径大时 PS 浓度变低，降低表面张力作用较弱，从而使表面张力随肺泡半径变化，不同半径肺泡的回缩力相等，充气均匀，不仅改善肺顺应性，也减少呼吸肌做功。当表面张力达较低水平时可稳定地维持数分钟，以保持肺泡的稳定性，此为滞后作用。

4. 快速扩散和吸附　内源性 PS 由Ⅱ型肺泡上皮细胞的板层小体分泌后，能迅速扩散并吸附在肺泡内的气液界面，形成单分子层，这是磷脂发挥降低表面张力作用的前提。PS 在肺泡内的扩散和吸附尚可保护肺泡细胞、促进肺泡内液体的清除，防止血浆蛋白渗入，阻碍肺水肿形成；但扩散过程必须足够快,以迅速占据肺泡表面并达平衡状态。20世纪60年代有人曾用人工合成的纯DPPC制剂治疗幼儿呼吸窘迫综合征,但未获成功,其原因是该制剂不含PS的其他成分,不能使磷脂迅速扩散和吸附至肺泡表面发挥作用。

5. **重分布现象** PS随呼吸周期而发生重分布现象。呼气末,肺泡压缩使部分PS逸出单分子层;吸气时,PS又可随肺泡的扩张而重新进入单分子层并发挥作用。

6. **其他** PS尚可抑制活化的巨噬细胞和中性粒细胞等产生活性氧,减轻氧化性肺损伤和抑制内毒素激发巨噬细胞释放肿瘤坏死因子-α(TNF-α)、白细胞介素(IL)-1、IL-6等,并可抑制有丝分裂素刺激T、B淋巴细胞的增生和分化,从而调节局部免疫和炎症反应。PS还能够减轻弹性蛋白酶所致的肺损伤并稳定周围小气道,防止小气道塌陷及腔内黏液栓子形成等多重作用。

五、表面张力和表面化学物质的其他问题

上述理论是目前阐述肺泡表面张力和PS作用机制最常用的模型,其核心是将覆盖一层液体的肺泡作为一个气泡来对待,其特点符合Laplace定律,已在临床应用数十年,但一些作者对此提出争议,其主要依据是实际情况要复杂得多,关于该气泡模型理论争论的焦点主要包括以下方面。

(1) 理论上,假设连接肺泡的液体分子层是连续的,相互连接的肺泡的表面张力就不可能不同,而应完全一致。

(2) 在正常37℃体温的状态下,肺泡表面液体层被压缩时,在"干燥"的肺泡表面将形成多层液体层,而不是所谓单分子层,尽管表面活性蛋白可以减轻这种作用。

(3) 肺泡并非完美的仅有一个通道口的球形,而是可变的多形性气泡,肺泡毛细血管凸向肺泡,形成凹陷。

总体上,上述理论能较好地解释呼吸生理现象,指导临床诊治,故仍被广泛应用于临床。

六、胸廓顺应性

胸廓也具有良好的弹性,呼吸运动时也产生弹性阻力。由于正常情况下胸廓弹性是吸气的动力,故胸廓弹性阻力增大而发生通气障碍的情况少见,所以临床意义相对较小。

胸廓处于自然位置时的肺容积相当于TLC的67%(图4-6),此时胸廓毫无变形,不表现出弹性回缩力。肺容积<TLC的67%时,胸廓弹性回缩力向外,是吸气的动力、呼气的阻力;肺容积>TLC 67%时,胸廓弹性回缩力向内,成为吸气的阻力,呼气的动力,所以FRC明显增大时容易发生呼吸肌疲劳。胸廓弹性回缩力的作用随胸廓位置变化;而肺弹力总是吸气的阻力,呼气的动力。

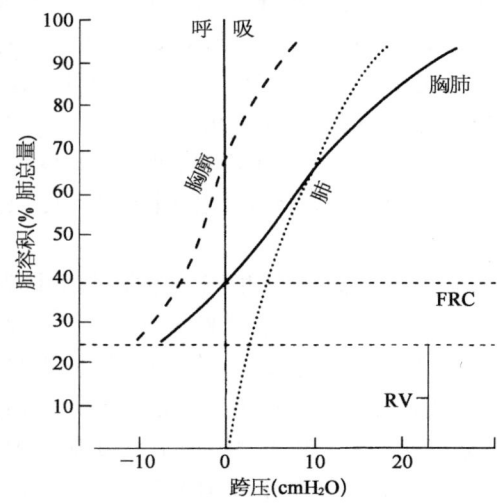

图4-6 不同肺容积时胸廓、肺、总弹性阻力的变化

正常情况下,胸廓和肺脏紧贴在一起,两者同步扩张和回缩,故正常人胸廓顺应性大约也是0.2 L/cmH$_2$O。胸廓顺应性可因肥胖、胸廓畸形、胸膜增厚和腹内占位病变等而降低。在出现气胸、胸腔积液、肺不张的情况下,胸廓和肺脏的变化程度不同步,顺应性不同。

七、肺和胸廓总顺应性

因为肺和胸廓的弹性阻力串联排列,所以总弹性阻力是两者弹性阻力之和,而总顺应性(C_{rs})正好相反,即:

$1/C_{rs} = 1/C_L + 1/C_w$,正常总顺应性约为0.1 L/cmH$_2$O。

八、影响顺应性的其他因素

1. **肺容积** 同样压力条件下,更多气体可以进入肺容积大的受检者,反之亦然,因此肺容积大者顺应性大,肺容积小者顺应性小。但这并不代表肺弹性不同,若将顺应性除以肺容积(一般为FRC或TLC),即用比顺应性(前述)时,则健康人相同,即弹性相同。比顺应性(C/FRC)的正常值

约为 $0.8\ kPa^{-1}(0.08\ cmH_2O^{-1})$。

2. **性别** 男性的顺应性较女性高约40%，同样男性的 TLC 或 FRC 也较女性高约40%，因此比顺应性相同。不同性别之间肺弹性无内在差别，所谓"差别"是由于肺外因素的影响，如男性的吸气肌力量强，胸壁的弹性扩张力较小，顺应性较大。

3. **年龄** 儿童至成人期肺顺应性逐渐增加，肺容积也相应增加。肺弹性纤维网的增加可能是重要因素；另一原因是胸廓与肺脏的不平行生长，胸廓增长较肺快，因此对肺实质的牵拉作用增大。从成人期到老年期，由于肺弹性纤维结构变化，静态肺顺应性增加。由于老年人肺容积（FRC、TLC）倾向于增加，因此用比顺应性能更好地揭示老年人肺弹性的真实变化。总体上，成人和儿童、男性和女性的比顺应性相同，老年人倾向于下降。

4. **身高** 动态、静态肺顺应性均与身高呈明显正相关。肺顺应性有随身高增长而增加的趋势，这与肺泡数量（肺容积）增加有关，而不是单一肺泡弹性的差异，因此不同身高的比顺应性相同。

5. **体位** 肺顺应性在坐位最高，俯卧位次之，仰卧位最低。体位对肺顺应性的影响可从以下几个方面解释：① 直立位时心搏幅度平均仅 0.5 cm，而在仰卧位时较直立位大 3 倍；② 仰卧位时受到纵隔和腹腔内容物的重力压迫作用；③ 体位改变导致肺内血流量的重新分布，仰卧位肺血容量增加。由于肺容积与肺顺应性成比例减少，比顺应性仍保持不变。

6. **滞后现象** 吸气相和呼气相的顺应性有差异。在相同的跨肺压条件下呼气相肺容积改变较吸气相大，这是由于呼气动作发生在吸气动作之后，某些肺泡开放更充分。在正常 RR 和 VT 呼吸的情况下，成人的滞后现象可忽略不计，但当呼吸频率减慢或深呼吸时变化较明显。

7. **肺容积轨迹** 也称为肺容积史。多次深吸气达 TLC，肺顺应性增加，这与部分陷闭肺泡的充分开放有关。在测定静态肺顺应性前应强调肺容积轨迹。在深吸气后进行测定，所需压力较深吸气之前小，可能由于深吸气之前某些肺单位处于闭合状态。由于肺顺应性受滞后现象和肺容积轨迹的影响，因此应在标准状态下测定静态肺顺应性，一般在测定前深吸气至 TLC 3~4 次。

8. **麻醉** 麻醉期间肺弹性回缩压增加，肺顺应性减小，这与麻醉导致的膈肌张力和收缩力下降、FRC 大幅度减少有关。深度麻醉后 FRC 可减少至接近 RV。

9. **运动** 一些报告显示运动较平静状态时肺顺应性明显增加，这与运动后肺泡充分开放有关，与上述肺容积史的机制相似。

总之，肺弹性阻力包括肺泡表面张力和肺的弹性回缩力；正常情况下是吸气的阻力，呼气的动力。当 PS 缺乏或功能下降时，吸气阻力增大，肺不易扩张，但呼气加快。弹性纤维被破坏时，早期对吸气影响较小，但限制肺泡气的呼出；随着 RV、FRC 增大，吸气阻力增大，甚至成为导致呼吸肌疲劳、呼吸困难的主要因素，因此肺弹性阻力必须处于一定的平衡状态。

肺的弹性变化表现为吸气相 P-V 曲线呈 S 形的特点。在弹性限度内，弹性纤维、表面活性物质起主要作用，称为肺的延伸性，表现为陡直段，是自主呼吸和机械通气的合适部位。在高容积时胶原纤维、表面张力起主要作用，此称为肺的不可延伸性，表现为高位平坦段；在低容积时表面张力显著增大，小气道-肺泡陷闭，顺应性显著下降，表现为低位平坦段，应避免在该两段进行自主呼吸或机械通气。胸廓和肺的结构、顺应性的协同是有效完成通气的基本要求，当肺容积占 TLC 的 40% 时，胸廓弹性扩张力和肺弹性回缩力处于平衡状态；而当肺容积占 TLC 的 67% 时，胸廓处于弹性零位。UIP 和 LIP 对指导机械通气时高压和低压的选择有重要价值。

第三节 不同状态下的压力-容积曲线

如上节所述，肺或呼吸系统压力-容积（P-V）曲线主要有 2 个特点：① 曲线呈 S 形；② 呼气相曲线和吸气相曲线并不重合。但事实上并非完全如此，真实的 P-V 曲线更加复杂，取决于其不同的生理和病理状态。

一、吸气相和呼气相 P-V 曲线

（一）完整吸气相和呼气相 P-V 曲线（环） 完整曲线是以下述 4 个方面为前提的：① 离体测定；② 单纯测定肺功能；③ 从肺泡含气容积为 0 开始

测定至 TLC;④ 吸气相和呼气相皆测定。

1. 基本特点 完整吸气相和呼气相 P-V 曲线皆呈 S 形(图 4-7),共有 4 个拐点:吸气支的低位拐点(LIP)和高位拐点(UIP)、呼气支的呼气相拐点(expiratory phase inflection point,EIP)和呼气相低位拐点(LIP in expiratory phase,LIP,e);相应伴随 6 条曲线:吸气相的低位平坦段、陡直段、高位平坦段及呼气相低位平坦段、陡直段、高位平坦段。但临床上或试验动物仅能发现 3 个拐点,多数学者也认为只有 3 个拐点:吸气相 2 个、呼气相 1 个,这与严重欠缺呼吸生理学知识有关,因为常规方法不可能达到或接近上述测定要求。

气相和呼气相的完整曲线仅出现 UIP 和 EIP 2 个拐点,当然也仅有 4 条曲线(图 4-9),主要见于肺外疾病(如神经系统疾病)和气流阻塞性肺疾病;多数肺实质疾病(包括部分 ARDS)亦如此。典型 ARDS 经过适当机械通气治疗消除了 LIP,也仅有两点、两线。

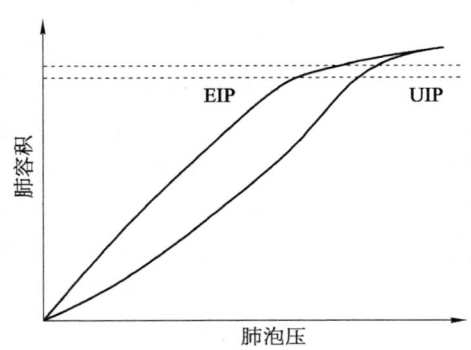

图 4-9 正常肺以 FRC 为零点的基本 P-V 曲线

由 2 个拐点和 4 条曲线组成,EIP 略低于 UIP

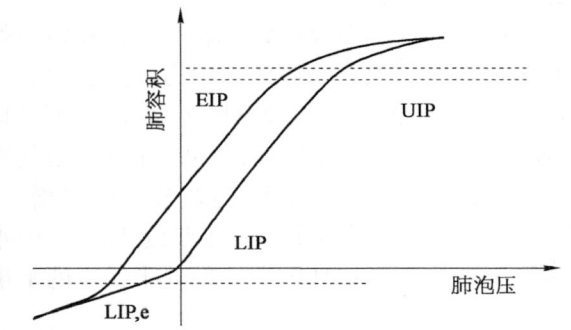

图 4-7 完整吸气相和呼气相 P-V 曲线

由 4 个拐点和 6 条曲线组成;EIP 略低于 UIP;LIP,e 略低于 LIP

2. 测定要求 如上述。

(二)典型 P-V 曲线 无论动物实验还是临床试验,一般要求从 FRC 吸气(或充气)至 TLC,完成吸气相测定;然后,从 TLC 开始呼气(或抽气)至 FRC,此时最多有 3 个拐点、5 条曲线(图 4-8),基本上仅见于典型 ARDS。该曲线是多数学者所描述的曲线,非常容易完成测定。

但无论何种曲线,国内外有关 EIP 的解释多数是错误的。

(四)ARDS 低容积的 P-V 曲线 该曲线需在 FRC 以上的低容积部分测定,可出现 LIP、LIP,e 2 个低位拐点和 4 条曲线(图 4-10)。

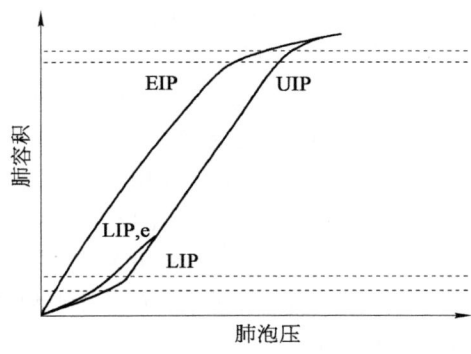

图 4-10 典型 ARDS 以 FRC 为基点 P-V 曲线和低容积 P-V 曲线

低容积 P-V 曲线出现 LIP,e;LIP,e 略低于 LIP;EIP 略低于 UIP

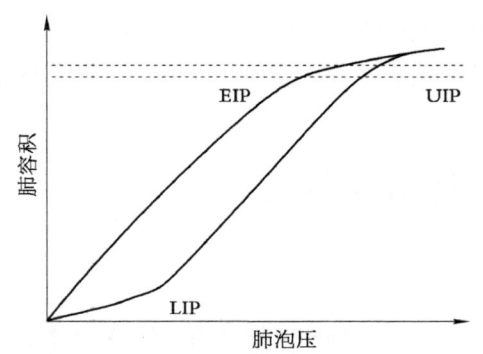

图 4-8 ARDS 以 FRC 为零点的 P-V 曲线

由 3 个拐点和 5 条曲线组成,EIP 略低于 UIP

(三)基本 P-V 曲线 在更多临床情况下,吸

(五)无拐点的 P-V 曲线 见于大多数顺应性测定和机械通气治疗患者。实际上是介于 LIP 和 UIP(LIP,e 和 EIP)之间的陡直段部分(图 4-11)。

二、呼气相 P-V 曲线

(一)吸气相 P-V 曲线阐述和应用中的问题 如本章第二节所述,传统理论认为 LIP 是标志大量陷闭肺泡的开放点,故临床上常以该点或略高于该

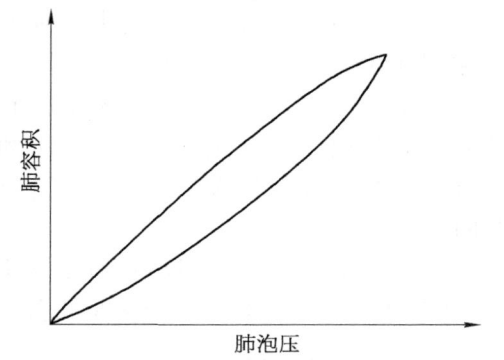

图 4-11　以 FRC 为零点，不超过高位拐点的 P-V 曲线
吸气相和呼气相曲线皆无拐点

点的压力作为选择"最佳 PEEP"的依据；但研究发现适当 PEEP 与 LIP 没有很好的相关性，认为要了解复张肺泡重新陷闭的压力值，呼气相 P-V 曲线能提供更有价值的信息。理论上吸气相压力打开陷闭肺泡或使开放的肺泡进一步扩大，而呼气相压力则防止已开放的肺泡重新陷闭或容积过度缩小。开放肺泡需要较高的压力，但防止肺泡重新陷闭需要更低的压力，故 LIP 应该是打开大部分陷闭肺泡的最低压力；防止陷闭需要的压力要低于 LIP。一般情况下，临床所用通气压力或平台压远超过 LIP，足以打开陷闭肺泡（ARDS 的实变部分除外），而 PEEP（防止陷闭的压力）稍低于 LIP 即可。事实上在大部分情况下，临床所用 PEEP 比实验室测定的 LIP 压力低，但足以有效改善氧合。

Hickling 等利用 ARDS 数学模型显示 LIP 是大量肺泡开始复张的开始，而非复张的结束；在吸气相 P-V 曲线的中间陡直段，肺泡持续复张，只是数量明显减少，甚至超高 UIP 仍有部分肺泡开放，因此用吸气相 P-V 曲线指导通气高压的选择、用呼气相 P-V 曲线指导 PEEP 的选择更合适。

（二）呼气相 P-V 曲线拐点的误区　吸气相 P-V 曲线可反映 ARDS 陷闭肺泡或萎陷肺泡复张的动态过程，而呼气相 P-V 曲线则可反映肺泡重新闭合的动态过程。在 ARDS 患者或实验动物的呼气相，理论上随着肺泡内压降低，病变重的肺泡（实变肺区或实变肺泡）首先大量陷闭，此后病变相对较轻的陷闭肺区或陷闭肺泡依次重新陷闭，因此在呼气相 P-V 曲线上应该表现出不同肺区先后关闭引起的顺应性变化，出现 2 个拐点；但事实上并非如此，无论是临床患者，还是 ARDS 实验动物，皆只有 1 个拐点。

1. **临床试验或动物实验结果**　在 ARDS 实验动物，一般从 TLC 位置开始呼气或抽气，在呼气开始时，随着气道压力降低顺应性有所改善，但仍非常低；继续降低压力，斜率突然增加，顺应性显著改善，该转折点称为 EIP；结合吸气相 P-V 曲线，共出现 3 个拐点，理论上参考 EIP 选择 PEEP 更合理。这是动物实验和临床上经常被多数学者描述或解释的情况，如 Medaff 等成功救治 1 例因链球菌败血症引起 ARDS 的患者，其 PEEP 需达到 25 cmH$_2$O，远远超过吸气相 P-V 曲线的 LIP（16～18 cmH$_2$O）；根据呼气相的 P-V 曲线，其 EIP 的压力约为 25 cmH$_2$O，显示良好的相关性。Hoizapfel 等根据呼气相 P-V 曲线的 EIP 选用 PEEP 后，使静动脉分流率平均减少 88%。

2. **解释中的误区**　理论上 PEEP 代表呼气相的力学特点，而 LIP 代表吸气相的力学特点，因此根据呼气相的 P-V 曲线设定 PEEP 应该更为合理，但实际上并非如此简单。这些试验测定的 EIP 远高于 LIP，而不是低于 LIP，是不合理的。EIP 确实存在，但并不能反映呼气相肺泡的陷闭；上述压力仅是一种生理上的巧合，是肺开放策略的不正规应用而已。

（三）真实的呼气相 P-V 曲线及其合理解释　无论是临床患者、志愿者，还是正常实验动物、ARDS 实验动物，其呼气相 P-V 曲线的真实结果和合理解释如下。

1. **高位平坦段**　一般情况下，在充分吸气或充气至 TLC 后顺应性非常低；呼气或抽气开始后，随着压力降低，顺应性有改善，但非常有限，反映肺仍处于过度扩张状态，为呼气相高位平坦段。

2. **高位拐点**　随着容积继续降低，斜率突然增加，顺应性显著改善，该转折点称为 EIP。EIP 是大量过度扩张肺泡转为正常弹性状态的转折点。

3. **陡直段**　随着肺容积继续降低，肺泡仍处于正常弹性扩张状态，顺应性基本不变，故称为呼气相陡直段，一直持续至正常 FRC 位置。

正常 FRC 是呼气末的最佳位置。Rimensberge 研究了 ARDS 的呼气相 P-V 曲线，发现当肺容积下降至 TLC 的 40% 时肺泡开始陷闭，认为 PEEP 应使呼气末肺容积略大于 TLC 的 40%。该试验结果与上述情况相符。因此以 FRC 为零点测定的吸气相和呼气相 P-V 曲线（仅在第一象限内）应该有 3 个拐点。

4. **低位拐点**　若在正常 FRC 继续抽气，肺容积将下降至正常 FRC 以下，压力下降至一定程度后,跨肺泡压降至 20 cmH₂O 以下,大量肺泡陷闭,顺应性显著降低,该转折点称为呼气相低位拐点(LIP,e)。LIP,e 反映大量已开放的陷闭肺泡重新陷闭。

5. 低位平坦段　继续降低容积,剩余开放肺泡的开放内径缩小,顺应性变化不大,出现低位平坦段。

这是完整 P-V 曲线的真实情况,有 4 个拐点。我们对油酸所致 ARDS 模型犬的研究结果也显示,在 FRC 和 TLC 之间,呼气相 P-V 曲线也只有 1 个拐点 EIP。EIP 反映肺由过度充气向正常弹性状态的转折点,与 LIP,e 无关。这是因为,试验犬处于 ARDS 病变的早期阶段,实变肺区可在高压作用下可充分复张,并维持较长时间的开放状态。呼气相气道压力下降,过度扩张的肺泡恢复至正常弹性扩张状态,两者的交点为 EIP;此后,尽管肺泡内径缩小,但仍保持持续开放状态,故无低位拐点出现,所以 EIP 实质上是呼气相 P-V 曲线的高位拐点。维持肺泡扩张比增大肺泡需要的压力低,故 EIP 的压力低于 UIP(约 35 cmH₂O)、高于 LIP,我们的试验结果与此符合,该压力与上述 Medaff 等报道的结果相似,故推测国外作者报道的所谓呼气相低位拐点可能就是 EIP。但很少有学者继续进行试验,也很难进行试验,但我们合理设置了更简单的方法测定 LIP,e。

(四) 呼气相 P-V 曲线 LIP,e 的测定　我们在上述动物实验中也绘制了部分 ARDS 犬低容积段的吸气相和呼气相 P-V 曲线,同时得到了 LIP 和 LIP,e。基本方法:先用大注射器法记录吸气相 P-V 曲线,注气至一定程度后压力变化幅度开始减小,而顺应性(用曲线斜率表示)开始变大,说明 LIP 已出现,再继续注气一次;然后开始抽气记录呼气相 P-V 曲线和 LIP,e(图 4-10)。此法得出的曲线反映了病变较轻的陷闭肺区的力学特征,其理论依据是:LIP 标志陷闭肺区或大量陷闭肺泡复张的开始;使肺容积略高于 LIP,但远低于 UIP,此时开放的只有陷闭肺区,而无实变肺区。大量病变较轻的陷闭肺泡复张成功后,因持续时间过短,随着肺泡内压的下降,肺泡即重新陷闭,故在呼气相曲线上出现 LIP,e,该点的压力($P_{LIP,e}$)为该肺区的闭合压,必然低于开放压(P_{LIP}),我们的实验结果显示:$P_{LIP,e}$ 为 7~8 cmH₂O,比 P_{LIP} 低约 2 cmH₂O。在此压力之上,陷闭肺区保持开放状态。由于陷闭肺泡的闭合压也存在区域性差异,LIP,e 也为一段范围。将

PEEP 设置在该范围以上,可防止复张肺泡在呼气末重新陷闭,该压力可能是 ARDS 早期实行定压通气的"最佳 PEEP"。我们的实验结果和临床上选择 PEEP 的实际情况也与此相符。由于 LIP,e 和 LIP 的压力非常接近,故实际操作时 LIP 也适用于指导 PEEP 的设置。

目前有多种方法指导 ARDS 患者最佳 PEEP 的设置(不赘述),并无重要价值,更多是概念炒作。

三、静态顺应性测定

静态顺应性的测定方法有多种(前文已有所阐述),但基本原理相似,因为顺应性为单位容积的压力变化幅度,因此只要测定出肺容积变化和相应跨压变化即可测出相应的顺应性变化。肺容积测定比较简单,可用肺量计(目前最常用流量计,也称为流量式肺量计)测定,跨压则需测定 2 个部位的压力,如肺顺应性需测定肺泡内压和胸腔内压,压力测定可用传统水检压计或水银检压计,目前多用压力传感器(图 4-12)。

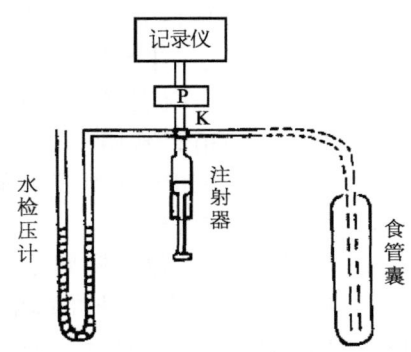

图 4-12　食管内压测定装置示意图
P 为压力换能器,K 为三通开关

(一) 基本要求

1. 总顺应性测定　嘱受试者吸气至 TLC 后分次呼气,在每次呼出一定容积的气体后关闭气道屏气,并放松呼吸肌,同时测定相应的跨胸压,即可计算出总顺应性或绘制 P-V 曲线。一般情况下,测定平静呼吸时潮气量和相应呼气末、吸气末压力(也需要关闭气道屏气,并放松呼吸肌,同时测定相应的跨胸压)的变化来测定顺应性。

屏气时,因气道关闭、气流中止,故口腔内压称为口腔闭合压,等于肺泡内压;跨胸压为肺泡内压减去体表压(大气压),后者为 0,因此所测的口腔内压即为跨胸压。此时的跨胸压反映了总的弹性阻力。由于测定时受试者屏气,并放松呼吸肌,因此测出的

口腔内压又称松弛压(relaxation pressure)。肺容积小于 TLC 的 40% 时,胸廓向外的弹性扩张力大于肺向内的弹性回缩力,因此测得的跨胸压(松弛压)为负值;肺容积处于正常 FRC 时,即约为 TLC 的 40% 时,胸廓弹性扩张力与肺弹性回缩力相等,但方向相反,跨胸压为 0。肺容积大于正常 FRC 后,肺弹性回缩力随容积增大而逐步增大,而胸廓弹性回缩力则逐步减小,跨胸压为正值并逐渐增大;当肺容积为 TLC 的 67% 时,胸廓处于弹性平衡位置,其弹性回缩力为 0,此时跨胸压与肺弹性回缩力(即弹性阻力)相等;肺容积大于 TLC 的 67% 时,胸廓与肺的弹性回缩力都向内,跨胸压明显升高。

2. 胸廓顺应性测定　方法与总顺应性测定相似,测定受试者的食管内压可反映胸腔内压,计算出跨壁压[跨壁压＝胸腔内压(食管内压)－体表压]。肺容积与跨壁压组合成的曲线为胸廓顺应性曲线。

3. 肺顺应性测定　若计算跨肺压(跨肺压＝肺泡内压－胸腔内压),以肺容积与跨肺压组合成的曲线为肺顺应性曲线。也可通过测定平静呼吸时潮气量及呼气末和吸气末的压力变化计算顺应性(与总顺应性的测定要求相同)。

(二)注意事项

1. 保持呼吸肌处于松弛状态　在自然呼吸条件下保持呼吸肌,特别是膈肌的放松比较困难,因为自然呼吸条件下呼吸肌总有一定张力,很难达到完全放松状态,只能尽可能接近。但在机械通气条件下,可通过镇静-肌松剂完全抑制膈肌张力,可较方便地测定 P-V 曲线及相应顺应性。

2. 体位　自然呼吸条件下应取坐位或立位测定,而不能取卧位。因为卧位时腹腔脏器压迫横膈上移,同时限制胸廓活动。机械通气患者需采取仰卧位,但需注意腹部或胸部受压等情况,并注意动态随访时是否具有可比性。

3. 胸腔内压测定　在上述测定中,容积变化非常容易测定,关键是压力,其核心是胸腔内压的测定。由于胸腔内压的直接测定比较困难,而胸内食管壁的顺应性较好,食管内压能较好地反映胸腔内压,因此可用食管内压代替胸腔内压。因食管在纵隔内容易受周围器官压力的影响,特别是心脏及腹腔脏器的压迫,测定时应注意测定部位的准确选择和质量控制。

四、动态顺应性测定

(一)动态顺应性测定的必要性　从本章第一节的介绍和呼吸力学公式: $P = 1/C \times \Delta V + R \times F$ (惯性阻力可忽略不计)可知,肺顺应性是肺的静态特征,故静态测定最合理,但测定静态肺顺应性需要先测定跨肺压,而后者受呼吸肌活动等多种因素的影响,操作不当将影响结果的准确性;由于测定口腔闭合压还要阻断气流,给受检者带来一定的不适感,且也可能影响肺泡内压测定的准确性;总体测定过程较烦琐,实用性较低。动态顺应性的测定简单、方便,可操作性强,在一定程度上能较好地反映静态顺应性,因此临床上常采用动态测定法(不阻断气流)了解肺顺应性。

(二)基本测定要求和测定原理

1. 测定要求　同步测定肺容积和胸腔内压,分别取呼气末与吸气末的数值,计算两者的变化值(图 4-13),即可得出动态肺顺应性。

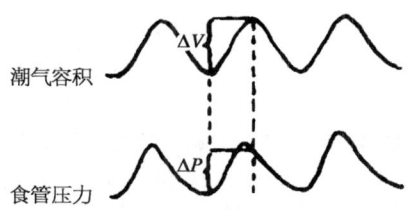

图 4-13　动态肺顺应性测定示意图($C_{Ldyn} = \Delta V/\Delta P$)

2. 基本原理　呼气末和吸气末的气流量皆为 0,因此上式中的气道阻力为 0,此时上述公式可简化为: $\Delta P = 1/C \times \Delta V$。

调整后即为: $C = \Delta V/\Delta P$。

因此尽管不阻断气流,但所测压力变化也可反映肺的静态特征,即静态顺应性的变化。由于该方法是在动态呼吸时直接测定,而不阻断呼吸气流,故称为动态顺应性。图 4-14A 显示了动态肺顺应性的测定方法。

动态顺应性也分为动态总顺应性(C_{rsdyn})、动态肺顺应性(C_{Ldyn})、动态胸廓顺应性(C_{cwdyn})。三者测定的容积变化皆相同,压力随测定要求不同。

3. 不同呼吸频率的动态顺应性　容积变化除以相应的压力变化即可得出不同呼吸器官的动态顺应性。通过改变 RR 可测出不同 RR 时的动态肺或总顺应性(C_{dynRR}),常用 C_{dyn20}、C_{dyn40}、C_{dyn60} 等。健康人动态顺应性基本不随 RR 变化,可较好地反映静态顺应性,称为非频率依赖性;在周围气道阻塞性疾病,由于呼出气流受限随呼吸频率加快而加重,动态顺应性下降,称为频率依赖性,故可反映单纯小气道功能障碍,也可反映各种情况的阻塞及阻塞程度的变化。

无关。如前述，口径≤2 mm 的正常小气道-肺泡单位（简称肺单位）的 RC 约为 0.01 s，其充气或排空皆很快，在 0.03 s 时（3 个 RC）即可完成 97% 的充盈或排空，称为快肺泡。小气道阻力增大或肺实质顺应性增加时，受累肺单位的 RC 变大，充气或排空的速度变慢，称为慢肺泡。检测动态顺应性可评估慢肺泡的存在情况，实质上是测定小气道功能和肺顺应性的综合变化，特别是早期阶段的变化，这也是动态顺应性能够评价小气道功能的主要机制。

2. **正常动态顺应性** 随着 RR 增快，肺泡充盈、排空时间逐渐减少。正常肺单位的 RC 小，当 RR 增加至 60 次/min 时仍有足够的充盈和排空时间，因此 C_{Ldyn} 与 C_{Lst}（或 C_{rsdyn} 与 C_{rsst}）数值接近且稳定，皆均在 0.8 以上，能够反映正常肺的弹性或静态顺应性。因为 C_{dyn} 不受 RR 变化的影响，故称为非频率依赖性。

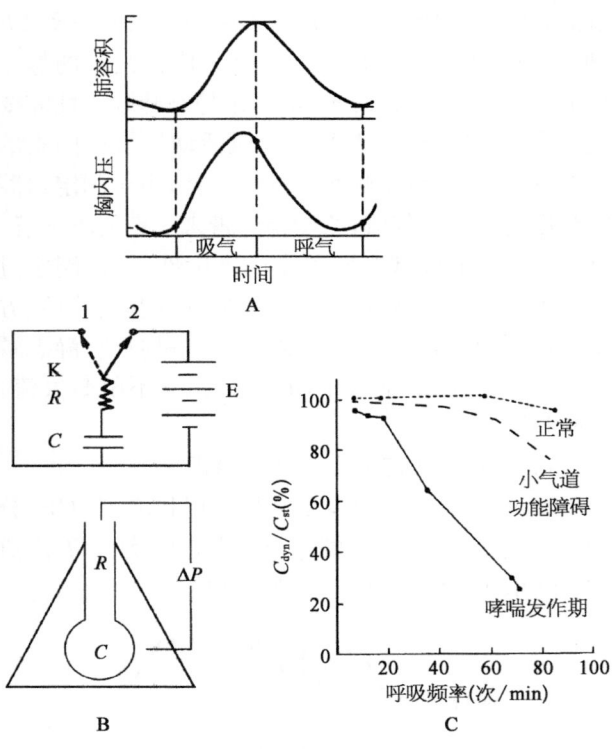

图 4-14 肺动态顺应性测定示意图

A. C_{Ldyn} 为肺容积及跨肺压（肺泡内压与胸腔内压之差）的变化之比。在吸气末与呼气末气流停止，肺泡内压与大气压相等，跨肺压变化=胸腔内压变化，肺容积变化即为潮气容积；B. 上图为电阻（R）、电容（C）串联电路，E 为电源电压，K 为开关（电容在 1 位时放电，2 位时充电）；下图为一个肺单位的模式图，ΔP 为呼吸驱动压，即肺泡压与大气压之差，相当于 E，气道阻力（R）相当于电阻，肺顺应性（C）相当于电容，RC 为时间常数；C. 表示健康人 C_{Ldyn} 呈非呼吸频率依赖性，小气道功能障碍，较低和中等 RR 时，C_{Ldyn} 稳定；高 RR 时下降，呈一定的频率依赖性；支气管哮喘发作期患者的 C_{Ldyn} 随 RR 增加而迅速降低，呈显著的频率依赖性

（三）正确理解动态顺应性的测定原理和价值

1. **时间常数对动态顺应性的影响** 电学中电容充电、放电需要的时间与串联电路中电阻（R）和电容的乘积即 RC（时间常数）有关，与电源电压的高低无关（图 4-14B）；气道与其连接的肺泡呈串联关系，同样使肺泡充气或排空所需的时间与气道阻力（R）和肺顺应性（C）的乘积即 RC（时间常数）有关，而与压力差（口腔压与肺内压或胸腔内压之差）

3. **小气道功能障碍和阻塞性通气功能障碍患者的动态顺应性** 因气道或肺实质病变（肺气肿）产生慢肺泡，在 RR 较低时气流有足够的时间进出慢肺泡，因此整体 C_{Ldyn}/C_{Lst} 接近正常；随着 RR 加快，进出慢肺泡的气体量逐渐减少，最终只能进出于快肺泡，使得吸入气体的分布范围逐渐减小，C_{Ldyn} 降低；同时，由于快肺泡的充盈量增加，其活动范围将上移至 P-V 曲线的高位平坦段，其 C_{dyn} 也相应减小，最终导致整体肺顺应性或胸肺总顺应性随 RR 增快而降低。由于 C_{dyn} 受 RR 影响，故称为频率依赖性。

（1）小气道轻度病变或轻度肺弹性减退时，肺动态顺应性在高 RR 呈频率依赖性，即动态顺应性变化反映小气道功能障碍。

（2）随着小气道或肺弹性的减退，动态顺应性的频率依赖性更明显，其特点是在快 RR 显著下降；中等 RR 也下降，甚至 RR 稍增快即下降，即动态顺应性反映阻塞性通气功能障碍（图 4-14C）。

第四节　呼吸系统顺应性测定的临床意义

常规肺功能测定简单、方便，有明确的标准和质控要求，且测定结果能够反映气道阻力、胸肺顺应性、呼吸肌力量的变化，因此顺应性不是常规肺功能的测定内容，但其对理解呼吸生理学有重要意义。在机械通气患者，常规肺功能测定非常困难，变异度大，而气道阻力和顺应性的测定非常方便，是常规的测定内容。

一、正 常 值

关于肺顺应性的正常测定值，国外学者的报告结果差别较大，本书仅给出大体参考值。

总体上静态肺顺应性（C_{Lst}）的平均正常值约为 $2\,L/kPa(0.2\,L/cmH_2O)$，胸廓顺应性的正常值与肺顺应性相似，也为 $2\,L/kPa(0.2\,L/cmH_2O)$，相应总顺应性为 $1\,L/kPa(0.1\,L/cmH_2O)$。

正常静息呼吸时，动态肺顺应性接近或略小于静态肺顺应性，即使呼吸频率增快至 60 次/min，C_{Ldyn}/C_{Lst} 也保持在 0.8 或 0.75 以上（不同报道有一定差异）。判断频率依赖性的标准通常采用 C_{Ldyn60}/C_{Ldyn20} 和 C_{Ldyn60}/C_{Lst} 两项参数，正常值 ≥ 0.8 或 0.75。

二、顺应性测定的临床意义

顺应性反映呼吸器官的弹性，主要是肺弹性。不同情况下的顺应性变化反映不同的病变特性，其中静态顺应性（包括肺顺应性和总顺应性）测定主要是评价肺实质特性，而动态顺应性测定主要是了解小气道功能（包括早期或轻度小气道病变、肺弹性减退）；胸廓顺应性的测定价值有限，极少应用（前文已阐述）。

由于测定顺应性前首先测定常规肺功能，故本节以 FRC 变化为基础重点分析静态顺应性的变化。动态顺应性有其特殊性，本节仅简述，另有单独章节详述。

（一）FRC 增加的疾病

1. 慢性阻塞性肺疾病（COPD） COPD 患者的静态肺顺应性增加（图 4-15），比顺应性增加；动态顺应性呈频率依赖性下降。

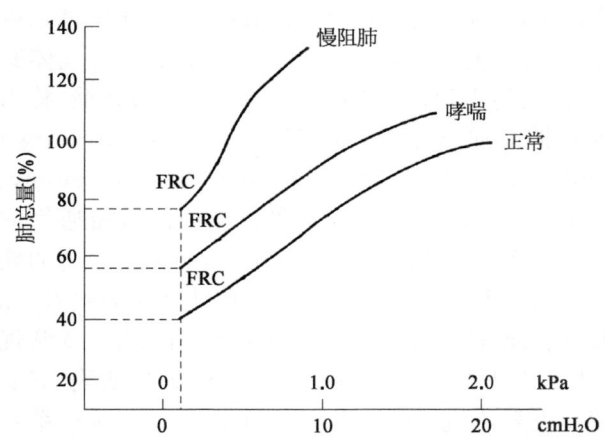

图 4-15 正常人、COPD 和支气管哮喘患者的静态顺应性

（1）静态顺应性和比顺应性增加：如前述，静态顺应性反映肺弹性，而 COPD 患者的主要特性之一是肺弹性回缩力下降，而下降的主要原因是胶原纤维和弹力纤维排列与构成的改变，主要是弹力纤维破坏；其次是肺泡腔容积增大。根据 Laplace 定律：$P=2T/r$，即肺泡内压 P（反映跨胸压，近似反映跨肺压）与肺泡的曲率半径 r 成反比，与表面张力 T 成正比。在 COPD 患者，不仅肺弹力纤维破坏导致静态顺应性增加，增大的肺泡腔也是静态顺应性增加的重要机制。在肺泡表面张力相对恒定的情况下，肺泡内径的明显增大将导致肺泡内压（跨肺压）明显减小，这必然导致静态顺应性增加。上述两种情况的总体后果是肺静态顺应性和比顺应性皆增加，以前者增加更明显。

（2）动态顺应性呈频率依赖性下降：由于肺弹性减退，导致肺单位的顺应性增加；而肺弹性减退使其对支气管，特别是小气道的环状牵曳力减小，相应支气管容易塌陷甚至完全陷闭，特别是用力呼气时；同时气管结构破坏和气道陷闭导致肺单位的气流阻力（R）增大，时间常数（RC）相应增加，出现慢肺泡，快、慢肺泡的存在导致肺动态顺应性（C_{Ldyn}）随 RR 增快而逐渐降低，即出现频率依赖性下降。

（3）肺气肿与肺大疱的鉴别：肺顺应性测定对于鉴别多发性肺大疱和弥漫性肺气肿有一定价值。在肺大疱存在的情况下，正常肺组织的扩张受到限制；同时大疱周围的肺组织处于被压缩状态而导致部分肺单位的功能减弱或丧失，"硬度"相对增加，肺顺应性降低；这与肺气肿患者静态顺应性增加有明显不同。

2. 支气管哮喘 尽管支气管哮喘与 COPD 的病理生理变化有较高的相似性，皆表现为呼气末肺容积增加，但顺应性变化并不相同，其静态顺应性略有增大或正常，比顺应性正常，通常表现为静态 P-V 曲线平行上移（图 4-15）；动态顺应性呈频率依赖性下降（图 4-14C）。

（1）静态 P-V 曲线平行上移：因为支气管哮喘患者主要病理改变是支气管黏膜的充血、水肿和平滑肌的痉挛；气道的基本结构完整，肺实质结构正常，因此理论上静态顺应性正常；但由于肺实质长时间处于扩张状态，肺实质黏性降低，肺泡充分开放，故同样的肺泡内压或跨肺压条件下，肺容积较大，静态顺应性相应增大，P-V 曲线平行上移。

（2）由于弥漫性气道阻塞，FRC 增大，动态顺应性呈频率依赖性下降。

(3) 必须重视的特殊情况

1) 处于控制期的支气管哮喘患者，气道阻力正常，静态顺应性和动态顺应性皆正常。

2) 部分急性发作期的支气管哮喘患者表现为静态肺顺应性降低，但治疗后改善或恢复正常，这与部分小气道因严重充血、水肿或黏液栓塞导致该部分肺单位功能丧失有关。治疗后，痰栓清除，小气道充分开放，肺单位功能恢复，顺应性自然改善。

3) 部分慢性或缓解期的支气管哮喘患者可出现静态顺应性增加，主要是长期病变导致气道重塑和肺实质结构破坏（类似COPD）有关，但这种情况并不常见；较常见的是部分支气管哮喘合并COPD，故静态顺应性的测定对鉴别单纯支气管哮喘或支气管哮喘合并COPD有一定价值。

(二) FRC 减少的疾病

1. 肺实质部分损失　常见于肺切除、肺不张患者。肺容积减少导致静态肺顺应性降低。由于剩余肺的结构和功能正常，比顺应性正常；动态顺应性下降，但呈非频率依赖性。

2. 肺实质病变　如弥漫性肺间质纤维化、各种原因的肺水肿、各种情况的肺组织损伤、肺炎等。由于肺实质弹性增加，气道阻力相对正常，故静态肺顺应性、比顺应性均降低；动态顺应性降低，但呈非频率依赖性。静态P-V曲线的典型改变是TLC下降，中间陡直段明显缩短。

3. 神经-肌肉疾病　主要特征是呼吸肌，特别是膈肌的张力、收缩力下降，在重力作用下，出现肺底部和背部淤血，肺泡萎陷，肺"硬度"相对增大，静态顺应性、比顺应性降低；动态顺应性降低，但呈非频率依赖性。

(三) FRC 正常的疾病　主要分以下几种情况。

1. 周围气流阻塞性疾病的早期或轻症阶段　见上述COPD和支气管哮喘，其基本表现是静态顺应性基本正常，动态顺应性呈频率依赖性下降。

2. 大气道阻塞　肺泡内径、肺实质结构正常，故静态顺应性和比顺应性正常；气道阻力显著增大，RC明显增大，动态顺应性呈频率依赖性下降。

3. 神经-肌肉疾病的早期或轻症阶段　静态和轻体力劳动情况下，肺通气能充分代偿，无肺淤血和肺泡萎陷，静态顺应性、比顺应性、动态顺应性皆正常。

第五节　机械通气患者的顺应性测定

顺应性测定在机械通气患者的应用更为广泛。常规测定总顺应性，而不是肺顺应性；一般测定吸气相顺应性，而不是呼气相顺应性。通过呼吸机相关参数的变化测定呼吸系统的P-V曲线（图4-16），并间接反映肺的P-V曲线；进一步确定LIP和UIP指导机械通气，因此无论是测定方法还是临床意义都有其特殊性，故单独论述。

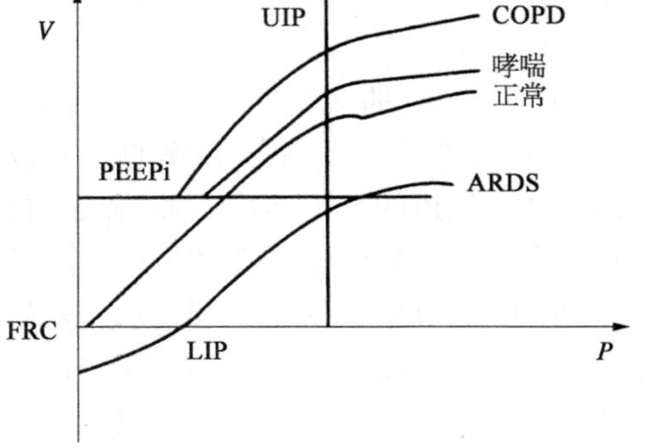

传统机械通气强调改善气体交换和维持正常动脉血气，这在重症气流阻塞性疾病和肺实质疾病患者常需要较高的通气压力和潮气量，容易导致机械通气相关性肺损伤（简称气压伤）和机械通气对循环功能的抑制，特别是前者一旦发生，患者的处理将非常困难，病死率也将明显升高，因此近年来强调在避免或减轻肺损伤和循环抑制的基础上改善气体交换，即使达不到正常动脉血气水平也可以接受，称为肺保护性通气策略，如定压通气（pressure target ventilation, PTV）和允许性高碳酸血症（permissive hypercapnia, PHC）通气。实施保护性机械通气的核心是确定机械通气的高低压力，而高低压力的确定直接取决于LIP和UIP。但在肺外疾病患者，如麻醉、安眠药中毒、神经-肌肉疾病，用低VT或常规VT，则容易发生低位肺泡或肺区的大量萎陷，需要较高吸氧浓度，容易诱发或加重肺感染等一系列问题。

图4-16　不同疾病的P-V曲线特点及LIP和UIP的确定

一、顺应性的测定及 LIP、UIP 的确定

(一) P-V 曲线的测定　有两种基本测定方法。

1. 准静态测定法

(1) 测定要求：① 选择容积控制通气或压力控制通气，一般是前者；不存在自主呼吸，必要时用镇静-肌松剂完全抑制。② 呼气末流量降至 0，无 PEEPi。定容型或定压型通气模式都必须确保较长时间的吸气平台；PEEP 为 0；RR 非常慢，一般为 4～6 次/min。③ VT 足够大，吸气末期呈弯曲、较平坦的曲线（即超过 UIP）。

上述测定实质是动态顺应性测定，但与静态测定的要求非常接近，故也称为准静态顺应性测定。若达不到上述要求，测定的动态顺应性就可能不能反映静态顺应性，甚至动态顺应性本身的可重复性也较差。当然这些曲线能反映其他方面的意义（详见朱蕾主编《机械通气》第五版）。

(2) 上述要求的说明：由于无 PEEPi 和 PEEP，RR 非常慢，存在稳定、足够长的平台时间，可大体排除气体陷闭、气道阻塞因素和机械通气治疗的影响，能基本反映肺顺应性。可用呼吸机直接多次测定 P-V 曲线，确定 UIP 和 LIP。

(3) 现代实际测定：新式呼吸机通过一次呼吸可同时直接测定吸气相和呼气相 P-V 曲线，直接在荧光屏显示，自动显示 C_{rs}、LIP、UIP。需测定多次，取显示最佳的 3 条曲线，C_{rs}、LIP、UIP 为 3 次测定结果的平均值。

(4) 简易测定：在不具备高档呼吸机或不具备完善检测条件时，也可根据压力和 VT 简单测定，即 $C_{rs}=VT/P_{plat}$。

2. 静态测定法　用"大注射器法"，即完全抑制自主呼吸的条件下停用呼吸机，连接压力换能器和记录仪（也可直接连接 U 形水检压计和水银检压计），用大容量注射器通过人工气道直接向肺内注气，每次注气容积相同；同步记录容积和测定肺泡压，根据公式计算 C_{rsst}；也可绘制以 FRC 为基点的静态 P-V 曲线，并确定相应的 LIP 和 UIP。

理论上该方法最精确，但烦琐，与上述动态测定法相比并无特别的优势；事实上合适的大注射器极难获得，临床极少应用，主要用于动物实验。

(二) 根据疾病特点简单推测　在严重气道阻塞性疾病，气道阻力和 PEEPi 对肺泡有一定的正压扩张作用，不存在 LIP。在急性肺渗出性病变，如急性肺损伤或急性肺水肿，多存在肺泡陷闭和 LIP，其水平在前者为 8～12 cmH$_2$O，在后者略低；若进入亚急性期或慢性期或发病即为亚急性或慢性病变，如慢性肺间质纤维化、ARDS 的亚急性期和慢性期，一般不存在 LIP。各种疾病中皆存在 UIP，且大体相似，相当于控制通气时平台压为 35 cmH$_2$O。

(三) UIP 容积的确定　在大部分呼吸系统疾病，UIP 压力的确定比较容易，且价值较大；UIP 容积的价值较小，确定也比较困难，也确实无太大必要。在危重支气管哮喘患者，由于气体呼出严重受限，FRC 逐渐增大，最终气体不能充分呼出，形成气体大量陷闭（图 4-17A）。由于容积增大为主，故 UIP 容积的价值相对较大，可通过"窒息试验"，给予充分的呼气时间，参考吸气末肺容积（V_{ei}）大体估算 UIP 的容积（图 4-17B）。详见第二十八章第三节。

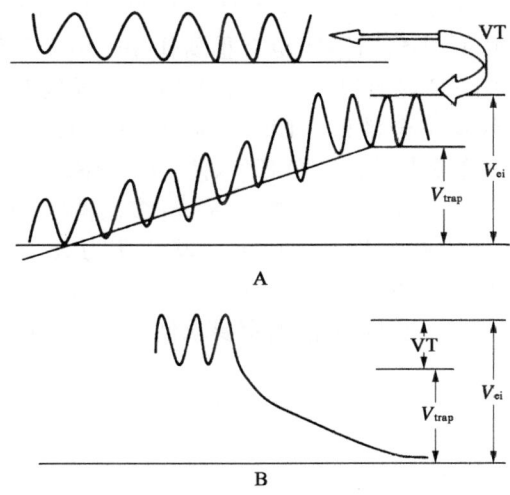

图 4-17　支气管哮喘过度充气的形成机制及高位拐点容积的确定

1. 准备　维持原通气模式和参数，但需镇静-肌松剂或麻醉剂完全抑制患者的自主呼吸；将 FiO$_2$ 调至 100% 数分钟。

2. 测定方法

(1) 在吸气末断开呼吸机，并与单筒肺量计（呼气晚期流量太低，用流量计测定不可靠）连接，便于患者呼出气全部呼入肺量计。

(2) 呼气时间维持 30～60 s。

(3) 计算 V_{ei}　肺量计收集的呼出气容积即为 V_{ei}，本质是 VT 与陷闭气容积（V_{trap}）之和。$V_{ei}=$ 20 mL/kg 大体相当于 UIP 的容积，占 TLC 的 85%～90%。

二、机械通气测定中容易忽视的问题

(一) 严重气流阻塞性疾病　不能准确测定顺

应性,即使充分麻醉和严格控制机械通气条件下也难以完成。

1. 重症COPD

(1) 问题:常用一定水平的PEEPi,在COPD急性加重期更明显。PEEPi的产生机制主要是小气道陷闭,气道阻塞也有重要作用,即使是RR显著减慢、呼气时间延长也多不能完全消除PEEPi,因此肺泡基线压力不是0(气道压基线压力可降至0),用VT/P_{plat}计算将低估顺应性。

(2) 处理对策:按测定要求使患者的呼吸平稳后,在呼气末关闭呼气口,测定PEEPi。连续测定3次,取平均值,则$C_{rsdyn}=VT/(P_{plat}-PEEPi)$。

2. 重症支气管哮喘

(1) 问题:常有较高水平的PEEPi,作者测定的最高值为22 cmH_2O。PEEPi的产生机制主要是气道阻塞,小气道陷闭也有重要作用。由于气体陷闭过多,RR显著减慢(4~6次/min)、呼气时间延长也不能完全消除PEEPi。呼气时间长达30~60 s,甚至更长才能充分呼气,使PEEPi降至0或接近0。这在临床测定中极难完成;多次测定的风险也太大,因此常规测定肺泡的基线压力大于0,用VT/P_{plat}计算将低估顺应性。

(2) 处理对策:按测定要求使患者的呼吸平稳后,在呼气末关闭呼气阀,测定PEEPi。连续测定3次,取平均值,则$C_{rsdyn}=VT/P_{plat}-PEEPi$。

(3) 强调:即使按上述校正公式计算,其准确度也有欠缺,因为无论是COPD还是支气管哮喘,其呼气末的流量也不能充分降至0(达不到动态顺应性测定的基本要求),尤其是后者,因此顺应性测定结果仅供参考。

(二) 常规显示的动态总顺应性多不能反映静态肺顺应性 常规机械通气,即使患者无气流阻塞,也达不到上述要求。例如:① PEEP大于0的情况下,顺应性的计算公式应该是:$C_{rsdyn}=VT/P_{plat}-PEEP$,这需要调整呼吸机参数的设置,因为有些呼吸机参数设置公式为:$C_{rsdyn}=VT/P_{plat}-PEEP$,有些参数设置为:$C_{rsdyn}=VT/P_{plat}$,因此测定顺应性前必须首先检测和调整计算公式。② 在有自主呼吸的条件下,基础肺泡内压将小于0或PEEP,按上述公式计算必然高估顺应性。③ 定容型或定压型模式的参数设置不当,无平台时间(呼吸机参数将根据峰压计算)或平台时间太短(准确的平台压并没有出现),按上述公式计算必然低估顺应性。④ 用压力支持通气(PSV)及其衍生模式或其他自主性模式,吸气末气流不能降至0(达不到动态顺应性测定的基本要求),顺应性的计算结果自然不可靠。

(朱 蕾)

第五章
呼吸系统的非弹性阻力

提　要

1. 气道阻力是主要的非弹性阻力，正常情况下肺和胸廓的黏性阻力和惯性阻力、气道的惯性阻力非常小；但在某些病理状态下，后者可明显增大。

2. 阻力概念的表达经历了一系列演变过程，脉冲振荡法（IOS）的发展丰富了阻力概念，但也产生较多问题。IOS测定的黏性阻力与传统概念相似，但惯性阻力和弹性阻力的概念有明显不同，常用电抗（X）表示，正确理解 X、阻抗（R）有重要价值。

3. 气流形式主要有层流和湍流，雷诺数是决定气流形式的主要因素，层流、湍流有不同的阻力计算公式，后者是导致气道阻力显著增加的主要因素，但在理论和实践上皆容易忽视。

4. 气道阻力主要分布在中央气道，周围气道横截面积显著增大，阻力显著降低。

5. 肺容积对气道阻力有重要影响，气导是气导阻力的倒数，气导与肺容积呈线性关系，比气导排除了肺容积的影响，主要用于个体间的比较。神经、体液因素对气道阻力有重要作用。

6. 气道等压点是重要概念，对理解健康人、不同疾病状态下的气道陷闭、呼吸阻力和呼吸过程有重要意义。

7. 气道阻力和其他黏性阻力的测定方法有阻断法、体容积描记法、食管测压法、强迫振荡法和机械通气测定法，不同方法的应用特点和要求不同。

8. 不同疾病气道阻力的特点不同，临床处理要求也有明显差别。

9. 健康人的呼吸功占总做功量的比例极低，但在病理状态下显著增加，且不同疾病的呼吸功增加形式不同，呼吸形式也随疾病特点变化以尽可能降低呼吸功。

非弹性阻力包括黏性阻力和惯性阻力，约占平静呼吸总阻力的1/3，其中又以气道黏性阻力为主。

第一节　非弹性阻力的基本知识

非弹性阻力包括惯性阻力、黏性阻力。黏性阻力为压力差与流速（流量）之比，惯性阻力为压力差与加速度之比，而弹性阻力则为压力差与容积变化之比。惯性阻力是气流在发动、变速、换向时因气流和组织的惯性产生的阻止运动的因素，包括气道、肺实质、胸廓的惯性阻力3个部分。惯性阻力主要取决于单位容积的质量（密度）、变化的程度（位移）和加速度。正常情况下，气道接近于"刚性管道"，吸气相、呼气相的变化不大，几乎不产生惯性阻力；肺实质为含气组织，而胸廓是包绕肺脏的"中空"结构，密度皆非常低，惯性阻力也非常小。平静呼吸时，呼吸频率（RR）慢、气流速度（$\dot{V}$）或气流量（F）慢，上述组织的位移非常小，惯性阻力可忽略不计，但RR显著加快，如高频通气时明显增加。在肺实质组织或胸廓病变，如ARDS、肺水肿、肺间质纤维化时，肺实质密度显著增高；胸廓异常，如肥胖、胸腔积液、胸膜肥厚等，胸廓的密度显著增大；同时病变的存在常导致呼吸反射性增强、增快，肺实质和胸廓的位移增大，惯性阻力也明显增大,但对呼吸的影响常常被忽视。黏性阻力是呼吸时气体流经呼吸道时气体分子间和气体分子与气道壁之间的摩擦阻力,或呼吸时肺、胸廓相对位移所发生的摩擦阻力,前者称为气道阻力,正常情况下是非弹性阻力的主要成分,占总黏性阻力的80%～90%。虽然正常情况下气道阻力仅占总呼吸阻力的1/3左右,但气道阻力增加却是通气障碍最常见的原因。胸廓和肺的黏性阻力皆不大,但发生严重病变时,特别是急性病变时,如ARDS、急性肺水肿,肺实质黏性阻力显著增大;胸廓异常,如肥胖、胸腔积液,胸廓黏性阻力也明显增大,但与气道阻力相比,黏性阻力对通气功能的影响仍较弱。

一、阻力概念的表达

1966年,Dubois同时提出了体容积描计仪和强迫振荡仪的理论构想,体容积描计仪首先被转化为商业化产品,并制订一整套行业标准,从此体容积描记法(体描法)被公认是测定气道阻力的"金标准";由于受当时科学技术的限制,强迫振荡进展非常缓慢,大体经历3个发展阶段:第一阶段为单频振荡法,获得的信息有限,不能区分不同性质的阻力。第二阶段为多频振荡法,主要是随机振荡和伪随机噪声,如美国森迪斯ROS,它们都是连续频谱的外加激励信号,能很好地反映呼吸阻抗,但由于测试过程漫长,需数十分钟,难以被广泛应用。第三阶段是脉冲振荡法(impulse oscillometry, IOS),它继承了多频振荡中连续频谱的优点,同时显著加快了测试速度,并提供前所未有的丰富内容,逐渐应用于临床。

呼吸阻抗是呼吸时经傅立叶转换的"黏性阻力、弹性阻力和惯性阻力"的总和。黏性阻力主要分布在气道和肺实质,但绝大部分来自大、中气道,用Rz或Rp表示;弹性阻力(elastance, E)主要分布在肺和胸廓,可扩展性的细小支气管也表现为一定程度的弹性阻力,临床上习惯用顺应性(compliance, C; C=1/E)描述E,在图中用Ers表示;惯性阻力(inertance, I)主要存在于大气道和胸廓,用Iz表示(图5-1),但静息呼吸时非常小,可忽略不计。

二、阻力的测定方法

呼吸的黏性阻力=呼吸的压力差/呼吸流量,如电路中的电阻等于电压除以电流,气道阻力等于气管两端的气压差除以该压差产生的气流量,4种常

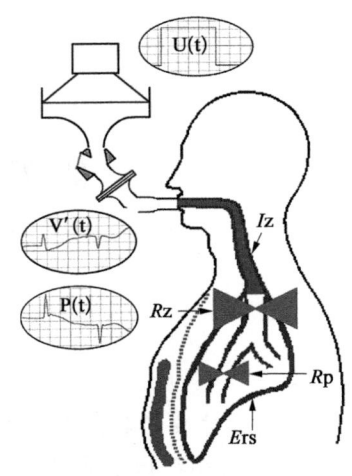

图5-1 呼吸阻力的分布模式图

用的阻力测定方法(阻断法、食管测压法、体容积描记法、IOS)的共同点是都要测量压差和流量。流量测量比较容易实现,而压差的测定则比较困难。3种常规测定阻力的方法都直接或间接地采用测量肺泡内压的方法:"阻断法"用阻断后的口腔闭合压代替阻断前的肺泡内压,仅能测定气道阻力;"食管测压法"则用食管内压代替胸腔内压,可测定肺阻力,结合阻断法可同时测定气道阻力和肺黏性阻力;体描法根据气态方程原理,先阻断呼吸通路,并让受试者保持呼吸动作,通过口腔闭合压(代表肺泡内压)和箱内压变化计算平静呼吸时的胸内气容积(Vtg,本质是FRC),而呼吸压差则由箱内压变化求得。以上这些测定方法的共同特点是:受试者是被测定对象,同时又是测定必需的信号源,这就决定了受试者必须很好地配合才能产生符合要求的测试信号,否则就可能有较大误差,顺应性的测定也有类似的特点。

IOS跳出了上述常规呼吸阻力测定的思路,将信号源与受试对象分离、信号源外置,由振荡器产生外加的压力信号,测量呼吸系统在该压力下的流量改变,从而测得呼吸阻力;流量对时间积分为容积,与压力变化结合,测定顺应性;流量变化的快慢(加速度),与压力变化结合,测定惯性阻力,因此可获得丰富的数据和图形。由于信号源不是受试者,无须用力呼吸配合,只要进行平稳自然呼吸就可取得较好的效果;但若受试者自然呼吸基线上移或下移则皆不能测得准确的阻力。图5-2左图是常规肺功能检查模式图,信号源是受试者,呼吸压差由受试者呼吸产生,由于测量信号源本身(内阻),所以必须让信号源(即受试者)很好地配合测定,才能表现出这些特点;右图为IOS检查图,与常规肺功能测量不

同,将信号源外置,较大程度地排除了受试者配合等因素,所以重复性相对较好。

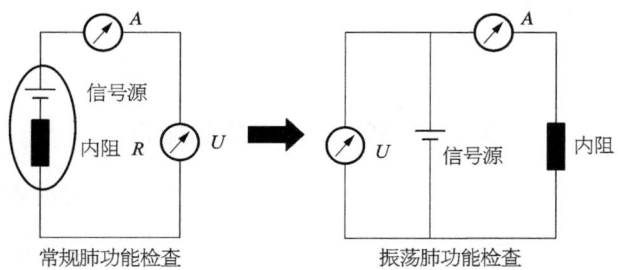

图5-2 不同方法测定呼吸阻力时信号源的特点

外置的IOS信号源一般从口腔给予(图5-3),加到整个呼吸器官上,所以IOS所测的阻力就不仅仅是气道的黏性阻力,而是整个呼吸器官的黏性阻力,即严格意义上呼吸阻抗;而弹性、惯性阻力也是整个呼吸器官的弹性或惯性阻力;然后根据振荡频率的不同区分不同部分的阻力。呼吸器官是由气道(包括大、小气道)、肺实质和胸廓等组成,这些部分反映的呼吸阻力性质不同,例如大气道主要表现为黏性和一定程度的惯性,小气道表现为一定程度的弹性,而肺主要表现为弹性和一定程度的黏性,胸廓主要表现为弹性和一定程度的惯性。

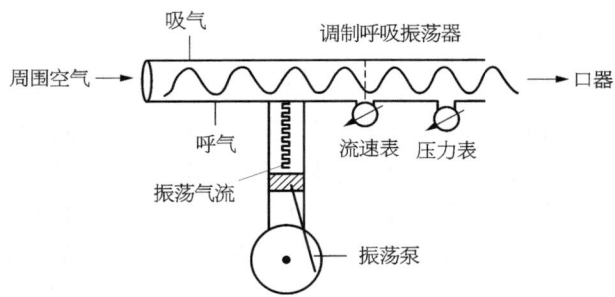

图5-3 脉冲振荡信号产生的模式图

三、阻力的物理性质

3种不同性质的阻力在外加压力信号下有不同的表现。

1. **黏性阻力** 如果呼吸系统的阻力完全由黏性阻力构成,那么外加压力信号后,其流量(流速)的变化总是与压力信号同相位,换言之,流量与压力同步变化,所以流量曲线与压力曲线形态相似,无相位差。黏性阻力这一物理性质与电阻相似,它是能量的消耗部件。由于外加压力信号可以多种多样,流量变化曲线也多种多样,如果用常规时间域(即横坐标是时间)的表示方法,我们就需要用多种不同的压力与流量曲线一一描述,而要全部列举出则几乎是不可能的,所以我们就需要另外的表示方法——频域表示法。频域表示法的原理基于:任何一种曲线,无论其形态多么复杂,都可简单地认为是不同频率的正弦函数代数上的叠加,这样即可用频率作为横坐标,描述每种频率下系统的反应就完全描述了系统的性能。从时域到频域,需要频谱分析技术——快速傅立叶转换(fast Fourier transformation,FFT)。经FFT后呼吸阻力分为2个部分:实部R(阻抗或阻力)和虚部X(电抗),其中实部表示同相位成分,虚部表示不同相位成分(实际上是90°相位差的成分)。如果呼吸系统完全由黏性阻力组成,流量和压力完全同相位,则虚部X是0,而实部R总是存在的,其大小即为黏性阻力的大小。

2. **弹性阻力** 如果呼吸系统阻力完全由弹性阻力构成,那么外加压力信号后流量变化总是与压力变化不一致,有90°的相位差,而且是超前的。弹性阻力的物理性质与电容相似,是能量的储存部件,本身不消耗能量,只是将压力变化转化为容积变化。同样由于时域上描述的困难和不方便,经过FFT后也采用频域表示方法。由于弹性阻力没有同相位成分,代表呼吸阻抗中同相位成分的实部R为0;同样由于弹性阻力产生的流量(流速)超前,代表不同相位的成分的虚部$X<0$(如果以压力信号的开始为时间的零点,那么负数就表示时间上的超前),而且有频率依赖性:当外加压力信号频率比较低时,弹性阻力表现得比较充分,虚部X负值比较大;随着频率增加弹性阻力逐渐变小,最后虚部X趋于0。

3. **惯性阻力** 如果呼吸系统阻力完全是由惯性阻力构成,外加压力信号后,流速变化也与压力变化不一致,与弹性阻力一样也有90°的相位差,不过是滞后的。惯性阻力的物理性质与电感相似,它也是能量的储存部件,经FFT后,在频谱图上,惯性阻力的实部R为0(即无同相位成分);由于惯性阻力流速上的滞后,虚部X总是>0,也有频率依赖性,不过与弹性阻力相反,当外加的压力信号频率比较低时,惯性阻力很小,几乎为0;随着频率增加惯性阻力将逐渐呈现,X也越来越大。

需强调该处X表示的弹性和惯性阻力是经过FFT转换的特殊表示方法,与时间有关,其单位皆为$L/(kPa \cdot s^{-1})$或$L/(cmH_2O \cdot s^{-1})$,与黏性阻力的单位相同,但与传统意义上的弹性或惯性阻力概念、单位明显不同,在更多情况下主要反映周围气道阻力的变化,需正确认识,合理解读。

四、呼吸总阻抗的数学表达

呼吸总阻抗中，3种不同性质的阻力的频谱分布可总结如下特点。所有同相位成分实部 R 完全来自黏性阻力，称为呼吸阻抗或阻抗（习惯上也称为阻力）；不同相位成分虚部 X 是经过 FFT 转换的弹性和惯性阻力的总和，称为电抗；在虚部 X，频率低时主要表现为弹性；随着频率增加，惯性逐渐发挥主要作用。在数学上，呼吸总阻抗是一个复数，用复频域上的有向矢量描述（图5-4）。

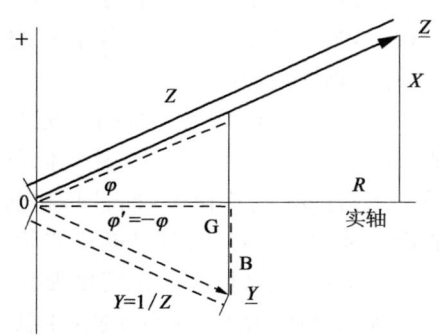

图5-4 呼吸总阻抗在复频域上的有向矢量表达

图5-4水平轴投影是实部 R，垂直轴投影是虚部 X。如果垂直轴上的投影在水平轴的上方，则惯性起主要作用，$X>0$，相位滞后；如果在垂直轴上的投影在水平轴下方，则弹性起主要作用，$X<0$，相位超前，故呼吸阻抗（$Z\mathrm{rs}$）可表达为：

$$Z\mathrm{rs}=R+jX=R+j(-1/\omega c+\omega L)$$
$$\omega=2\pi f,\ f\ \text{为频率}$$

上述情况可简化总结如下：

呼吸阻抗 $Z\mathrm{rs}$ $\xrightarrow{\text{物理性质}}$
$\begin{cases}\text{FFT 后的黏性阻力（主要来自气道和肺实质）}\\ \text{FFT 后的弹性阻力（主要来自周围气道和肺）}\\ \text{FFT 后的惯性阻力（主要来自中央气道和胸廓）}\end{cases}$

3种不同阻力在外加压力信号激励下，其流速变化分别为：

黏性阻力——流速（流量）与压力信号同步，无相位差——FFT 后 $R>0$，$X=0$。

弹性阻力——流速（流量）超前于压力信号——FFT 后 $R=0$，X 从负值到0。

惯性阻力——流速（流量）滞后于压力信号——FFT 后 $R=0$，X 从0到正值。

IOS 正是利用各种阻力物理性质的不同，对呼吸波采用 FFT 技术，得到呼吸总阻抗及各种阻力分布情况。

3种不同性质阻力的矢量之和等于呼吸总阻抗，其数学表达式为：

$$Z\mathrm{rs}=R+jX=R+j(-1/\omega c+\omega L)$$

五、与黏性阻力有关的概念

1. **气道阻力（$R\mathrm{aw}$）** 气道口压（$P\mathrm{ao}$）和肺泡内压（$P\mathrm{al}$）之差与流量（F）的比值，即：

$$R\mathrm{aw}=(P\mathrm{ao}-P\mathrm{al})/F$$

气道阻力可用多种方法直接测定，分吸气相阻力和呼气相阻力，健康人后者略大于前者。在气道陷闭性疾病如 COPD，呼气相阻力显著大于吸气相阻力，一般肺功能检查测定呼气相阻力，机械通气时多测定吸气相阻力。$R\mathrm{aw}$ 是临床上应用最多的黏性阻力概念。

2. **肺阻力（R_L）** $P\mathrm{al}$ 和胸腔内压（$P\mathrm{pl}$）之差与流量（F）的比值，即：

$$R_\mathrm{L}=(P\mathrm{al}-P\mathrm{pl})/F$$

3. **呼吸阻力（$R\mathrm{rs}$）** 气道、肺实质、胸廓总的黏性阻力之和，$P\mathrm{al}$、大气压（0）之差与流量（F）的比值，即：

$$R\mathrm{rs}=P\mathrm{al}/F$$

临床实际测定更多的是呼吸阻力或肺阻力，而不是气道阻力，但误认为气道阻力。由于胸廓黏性阻力、肺组织黏性阻力皆非常低，一般情况下可用 $R\mathrm{rs}$ 或 R_L 代替 $R\mathrm{aw}$；若出现明显肺实质病变，如肺炎、肺水肿、ARDS，肺实质黏性阻力显著升高；而肥胖或合并胸腔积液的患者，胸廓的黏性阻力也显著增大，此时的 $R\mathrm{rs}$、R_L 皆不能代表气道阻力，但对该类患者用 $R\mathrm{rs}$ 更能反映患者的实际情况，对指导临床治疗价值更大，如常规肺功能测定肺活量和通气功能相似的患者，肥胖患者的胸廓黏性阻力和惯性阻力皆显著增大，若手术治疗，则发生并发症的概率明显增大；若进行机械通气则需要的通气压力高。

4. **胸廓的黏性阻力（$R\mathrm{cw}$）** 胸廓组织之间的摩擦阻力在正常情况下非常低，即使胸廓病变的情况下也不大，临床上极少应用。

5. **肺黏性阻力（$R\mathrm{lt}$）** 即肺实质之间的摩擦阻力：$R\mathrm{lt}=R_\mathrm{L}-R\mathrm{aw}$。如上述，正常 $R\mathrm{lt}$ 非常小，可忽略不计。肺黏性阻力的存在使肺表现为黏弹性，其特点为：动态顺应性(C_{dyn})小于静态顺应性(C_{stat})，导致这一现象的主要原因即为黏性阻力的存在；当然肺不同区域的气体分布不均、时间常数不同也使 C_{dyn} 和 C_{stat} 存在一定差异，但健康人的差异有限，几乎可忽略不计，$C_{dyn}/C_{stat} \geqslant 0.8$。在简单测定顺应性时，气流刚消失的顺应性较低（本质为 C_{dyn}），然后逐渐增加，健康人 2~3 s 后稳定不变（即为 C_{stat}）。在机械通气测定时，峰压(P_{peak})到平台压(P_{plat})有一过渡阶段，峰压在下降过程中初始部分陡直，其后弯曲，最后形成平台，陡直部分反映气道阻力的变化，弯曲部分则反映肺黏性阻力和胸廓黏性阻力的变化，两部分交点压力为 P_1（图 5-5）。计算公式：

$$Raw = (P_{peak} - P_1)/F$$

$$Rrs = (P_{peak} - P_{plat})/F$$

6. 呼吸总阻抗(Zrs)　气道、肺实质和胸廓的黏性阻力与"电抗"之和，是 IOS 的特有概念，与 Rrs 近似。

六、与惯性阻力有关的概念

1. 电抗(X)　呼吸阻抗中的弹性阻力和惯性阻力之和。

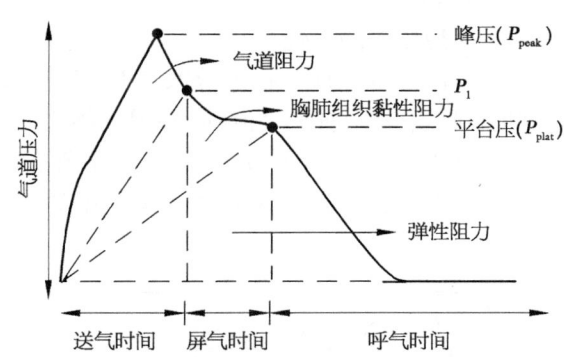

图 5-5　机械通气时呼吸阻力的监测

吸气末屏气，气道压迅速下降，形成 P_1，反映气道阻力；其后在 3~5 s 内缓慢下降形成 P_{plat}，主要反映肺和胸廓黏性阻力，P_{plat} 与肺泡内压（不一定是 PEEP）之差反映弹性阻力

2. 不同振荡频率时的电抗　高频时，如 X_{25}、X_{35} 分别表示振荡频率为 25 Hz 和 35 Hz 的电抗，主要反映经 FFT 后惯性阻力；低频时，如 X_5、X_{10} 分别表示振荡频率为 5 Hz 和 10 Hz 的电抗，主要反映经 FFT 后的弹性阻力，在小气道阻塞的情况下 X_5、X_{10} 负值增大，与频率依赖性肺顺应性的价值相似。

3. 惯性阻力(L)　在 IOS 的结构参数图中，L_z 是上气道惯性阻力(L_u)和胸廓惯性阻力(L_w)之和。

第二节　气道阻力及其影响因素

气道阻力是最主要的黏性阻力，气道阻力增加是导致阻塞性通气功能障碍的主要原因。

一、气　道　阻　力

以单位时间内推动一定容积的气体(F)流经呼吸道所需的压力差（肺泡内压与口腔压之差，P）来表示，正常人每秒推动 1 L 气体进出呼吸道需 1~3 cmH_2O 的压力差，故气道阻力为 1~3 $cmH_2O/(L \cdot s^{-1})$。不同情况下气流阻力及克服阻力所需的气道压不同，其中气流形态影响最大。气流分层流、湍流两种基本形式，正常呼吸时该两种气流形式并存，湍流主要发生于中央气道和气道分叉处；层流则存于周围气道。由于两种气流产生的阻力不同，呼吸力学中常以下式表示呼吸驱动压(P)与其所克服的两种气流阻力(R)之间的关系（图 5-6）。

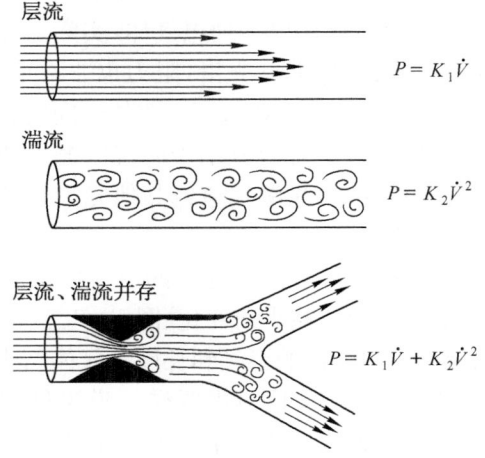

图 5-6　3 种不同的气体流动形态

$$P = K_1 \dot{V} + K_2 \dot{V}^2$$

式中 $\dot{V}$ 为气流速率（流量）；K_1 与 K_2 分别为层

流与湍流的常数。

(一) 典型层流的特性

1. *层流的基本特性*　在无分叉圆形直管中以一系列的"圆锥体"向前平缓流动,各圆柱体之间互相滑动,中央部位流速最大,周边部位流速渐小,气流与管壁的接触部位气流静止不动,流速为 0(图 5-7A)。

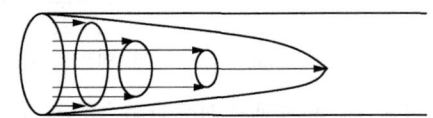

A:理想层流的柱状形态:中心流速最大,周边为0

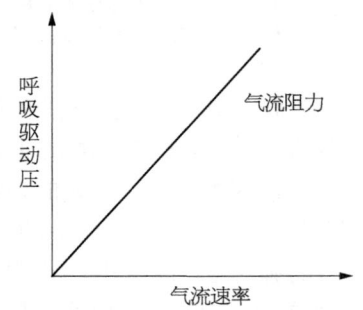

B:层流的阻力恒定,压力和流速呈线性关系

图 5-7　层流的形态特点和阻力

层流的流体力学特点决定了在吸入气容积(潮气量)稍小于管道容积(气道无效腔)时,新鲜气体就能够到达远端的肺泡,即 VT 小于 VD 时可能产生肺泡通气量($\dot{V}_A$),当然在管道末端测定的气体浓度不能真实反映管道中央的气体浓度,故临床测定、评估时要充分考虑这些特点。

理论上,贴壁气流是静止的,管壁和气流之间的摩擦阻力为 0;但这仅限于理想气体,实际上并非完全如此,由于气道壁非常光滑,阻力也非常小,可忽略不计。层流的阻力主要来源于流体之间的相互摩擦,这也是层流摩擦力明显小于湍流摩擦力的原因之一。进一步推论,光滑气道或其他光滑管道壁也基本不影响流体阻力。

2. *层流的阻力*　特定管道的层流阻力是恒定的,不随流速增大或减小而变化(图 5-7B)。

层流阻力由管道的半径和长度及气体黏滞性决定,符合泊肃叶定律,其中主要受管道半径的影响(与半径的 4 次方成反比),半径缩小 1/2,阻力增加 16 倍,所以临床上常通过扩张气道内径降低气道阻力。气体密度对阻力的影响较小,与半径相比几乎可忽略不计,所以尽管氦气密度很低,但对层流阻力的影响非常有限,氦氧混合气主要因通过改善湍流的强度降低阻力而被应用于治疗危重症支气管哮喘患者。

$$P = \dot{V} \times R$$

$$P = \frac{\dot{V} \times 8 \times L \times \eta}{\pi \times r^2}$$

$$R = \frac{8 \times L \times \eta}{\pi \times r^4}$$

其中 r 表示管道半径,L 表示管道长度,η 表示气体黏滞性。

3. *层流阻力的测定*　在流速恒定的情况下通过测定气流两端的压力差即可测定层流阻力(图 5-8);当然也可通过测定气道半径和长度计算气道阻力(见上述公式)。

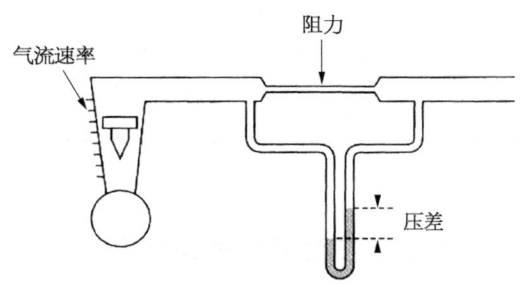

图 5-8　气流阻力的测定原理模式图

(二) 湍流的特点

1. *湍流的产生和基本特点*　湍流发生在高速气流状态下,容易发生在管道的拐角、分叉处或管腔内径的变化处(图 5-9A),气体流动呈不规则性,其阻力变化符合范宁方程。

$$P = \dot{V} \times R;$$

$$P = \frac{\dot{V}^2 \times 摩擦因子 \times L}{4\pi^2 \times r^5}$$

$$R = \frac{\dot{V} \times 摩擦因子 \times L}{4\pi^2 \times r^5},因此:摩擦因子由雷诺数和管壁的光滑度决定。$$

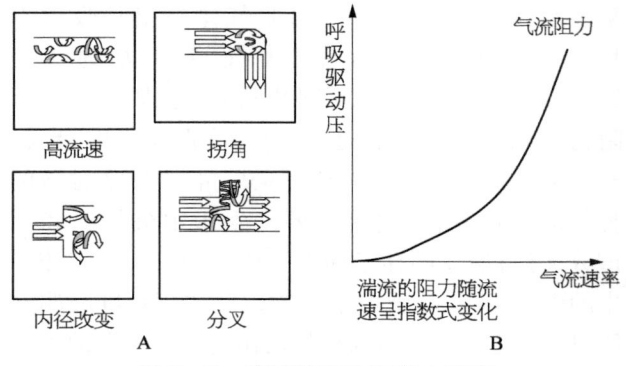

图 5-9　湍流的产生和阻力特定

在阻力较大的管道,湍流的产生不可避免,除非流速非常低。

湍流的流动方式大体呈方形,吸入气容积(潮气量)大于管道容积(气道无效腔)时新鲜气体才会到达远段肺泡,即 VT 必须大于 VD 时才会产生 $\dot{V}_A$;当然湍流的这一特性也可有效地冲洗气道无效腔,在管道末端测定的气体浓度也能真实地反映管道中央的气体浓度。

2. 湍流阻力 不仅来源于流体之间的相互摩擦,也来源于气流与气道壁之间的摩擦,这也是湍流摩擦力较大的原因之一。

湍流的阻力是可变的,随流速增大呈指数式增大,相应的驱动压也显著增大。湍流的阻力与气体的密度成正比,相应驱动压也与密度成正比,故氦氧混合气可改善湍流强度,显著降低湍流的阻力,用于危重支气管哮喘的治疗。湍流的阻力与管径的 5 次方成反比,在流量不变的情况下,半径每缩小 1/2,阻力增加至原来的 32 倍;而同样情况下的层流阻力仅增加 16 倍。

在特定长度的管道(如气管-支气管树)中,上述情况的总体效应是湍流阻力较层流大得多,相应的驱动压也显著增加,患者呼吸功将显著增加,也容易发生呼吸肌疲劳和呼吸衰竭,因此同时改善气流形态和气道内径(两者互相影响)才会显著降低气道阻力,但临床上容易忽视。

3. 湍流阻力的测定 与层流相同,湍流阻力的测定比较简单,但计算方法比较复杂,较常用 3 种方式计算。

(1) 两种系数计算:$P = K_1\dot{V} + K_2\dot{V}^2$,其中 K_1 与 K_2 分别为层流与湍流的常数,在健康成人, $P(\text{kPa}) = 0.24\dot{V} + 0.03\dot{V}^2$。

(2) 指数计算:$P = K\dot{V}^n$,$n=1$ 时表示层流,$n=2$ 时表示湍流,介于两者之间为混合流,正常成人气道阻力的计算公式为:$P(\text{kPa}) = 0.24\dot{V}^{1.3}$,$R = P/VT$。

(3) 图形法:以横坐标为流速(流量)、纵坐标为压力作图(图 5-9B),该法简单、直观,线性代表层流,指数式代表湍流。

(三) 雷诺数 气体在光滑的直管中流动是湍流还是层流由雷诺数(Reynold,Re)决定。

$$\text{雷诺数} = \frac{\text{流速} \times \text{气体的密度} \times \text{管道半径}}{\text{气体的黏滞性}}$$

雷诺数 >4 000 是湍流,<2 000 是层流,介于两者之间为混合流。雷诺数与气体的物理特性和管道半径直接相关,在半径恒定的情况下主要取决于气体的物理特性。表 5-1 显示同样外在条件下,氦氧混合气的雷诺数要小得多,湍流强度显著降低,从而降低哮喘或大气道阻塞患者的气道阻力。

表 5-1 几种临床常用的气体特性

气体	相对空气的黏滞性	相对空气的密度	密度与黏滞性比值
O_2	1.11	1.11	1.00
70%N_2O/30%O_2	0.89	1.41	1.59
80%He/20%O_2	1.05	0.33	0.31

平静呼吸时两种流态同时存在,且差异较大,气道阻力的计算公式仅为评估气道阻力的一种简化方法,可能会有较大误差。

(四) 气道阻力 小气道阻力所占比例很小,绝大部分阻力在第 8 级以上支气管产生。

1. 气道走行与阻力分布 气管-支气管树的形态结构自上而下逐渐改变,较大的气道行走在结缔组织包膜中,不直接接受外力的牵拉,其阻力大小与肺容积变化的关系不大,主要依靠软骨环的支撑维持气道的开放。第 12 级之后的细支气管和呼吸性细支气管脱离结缔组织包膜行走在肺实质内,直接受相邻肺泡隔膜的弹性牵拉,其口径和阻力受肺容积影响。肺弹性回缩是维持小气道开放的主要因素,肺弹性减退将导致小气道阻力显著增加。

2. 气道横截面积与气流形态、气道阻力 从气管开始,气道逐渐分级,一般每 1 支分成 2 支或数支,长度不同,但几乎皆是直的,大的气道一般皆比下一级的分支长;但管道直径逐级减小,管道数目成倍增加,因此总的气道横截面积逐级增大。在呼吸性支气管以后的各级分支,直径减小不多,但分支后的数目仍然倍增,总横截面增大更甚,气道阻力显著降低,并对气流特征有重要影响,基本表现为层流,且流速很慢,故阻力非常低,不超过总气道阻力的 20%(图 5-10)。

与理论描述相比,气道内的气流形态更复杂,一般由不同比例的层流和湍流混合而成。气道内径和气流速度从气管的最大值开始逐级下降,到第 15 级的呼吸性细支气管,气流速率几乎接近 0。

上述因素导致在第 11 级以前气管分支几乎不可能存在单纯的层流。在传导性气道,气道壁的表面特点对湍流的影响较其对层流的影响更明显,如

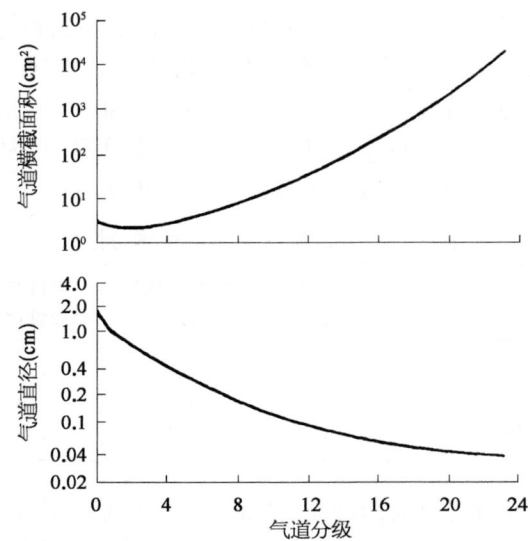

图 5-10 各级气道的平均直径与截面积

在多种气道疾病,气道黏膜充血、水肿、黏液分泌增多,导致气道阻力明显增加;吸入氦气等雷诺数低的气体对降低大、中气道的阻力较小气道显著。

总之,层流与湍流的同时存在导致呼吸周期中的气道阻力是可变的。平静呼吸时气道阻力主要来源于层流,气道直径对阻力变化发挥主要作用;黏滞系数影响阻力,但实际作用有限;气体黏度高,有利于维持层流。在湍流,驱动压成倍增加的情况下气流速度仅增加 0.4 倍(图 5-11);反之维持相同的流量或潮气量需要很高的驱动压,如层流的气流速率为 15 L/min 时驱动压约为 15 cmH$_2$O;而同样流速的湍流,其驱动压明显超过 50 cmH$_2$O,所以气道阻力增加、呼吸困难时,改善通气的手段不是首选提高通气压力或应用糖皮质激素、气道扩张剂,而是首选深慢呼吸等物理措施改善气流形态,使以湍流为主改为以层流为主。低密度气体可明显改善湍流,降低阻力;黏度影响层流,但作用有限,一般可忽略不计。

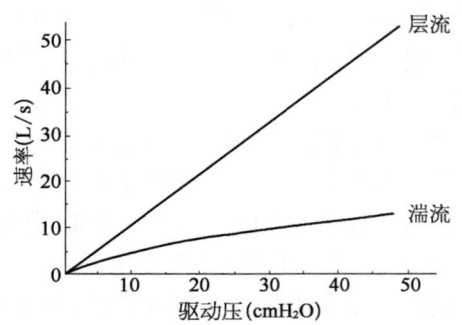

图 5-11 不同气流形态下气流速率(流量)与驱动压的关系

二、影响气道阻力的因素

如前文所述,影响气道阻力的因素主要有机械性因素(气流形态和跨壁压)和影响平滑肌收缩的化学性因素等。

1. 气流的形态 是影响气道阻力的主要因素之一,气体以 2 种基本形式在气道内流动,一种是层流,一种是湍流,但更多情况下是两者的混合成分。根据上述流体力学原理,层流时的气道阻力是常数,压力消耗小;同样流量的湍流,阻力显著增大,随流量增大而呈指数式增加,驱动压消耗显著增大,因此在湍流状态下增加驱动压不是克服气道阻力的有效方式。气流太快和管道不规则容易发生湍流,如气道内有黏液、渗出物或肿瘤、异物或气管黏膜水肿,可用排痰、清除异物、减轻黏膜肿胀等方法减轻湍流,降低阻力。RR 为 30 次/min 时气道阻力为 10 次/min 的 2 倍左右,其主要原因是湍流形成或湍流成分增加,故也可通过减慢 RR 率降低气道阻力。

2. 气道直径 是影响气道阻力的另一主要因素。因气道阻力与气道半径的 4 次方(层流)或 5 次方(湍流)成反比,故与长度相比,在流量恒定的情况下,气道阻力随半径减小以 16 倍(层流)或 32 倍以上(湍流)的程度增加,因此气道狭窄可导致气道阻力显著增大,常见于支气管哮喘发作、喉痉挛、舌根后坠、分泌物阻塞,容易出现严重呼吸困难,常有致命风险。不适当的人工气道或与呼吸机的联结接头可显著增加气道阻力。

3. 气流速度(流量) 气流速度是影响气流形态的重要因素,在层流范围内,气流速度的增加对阻力无明显影响,一旦转为湍流,阻力将呈指数式增加(2 次方)。可通过延长吸气时间、降低吸气流量和选择递减流量波等形式降低气流速度。

4. 肺容积的影响

(1) 肺容积影响气道阻力的结构基础:大气道走行在结缔组织包膜中,不直接接受外力牵拉,其阻力大小与肺容积变化关系不大,主要靠软骨环支撑而能持续开放;12 级之后的细支气管和呼吸性细支气管脱离结缔组织包膜,行走在肺实质内,直接受到相邻肺泡隔膜的弹性牵拉;软骨消失,结构较薄弱,故较易受外力影响。气道内径越小结构越薄软、越容易塌陷;但小气道的结缔组织与肺间质中的弹性纤维等结构互相交织,肺扩张可牵拉小气道的壁外而扩大其内径;吸气时肺扩张也可降低胸腔内压,增大小气道的跨壁压可扩大其内径;呼气时则相反(图 5-12)。

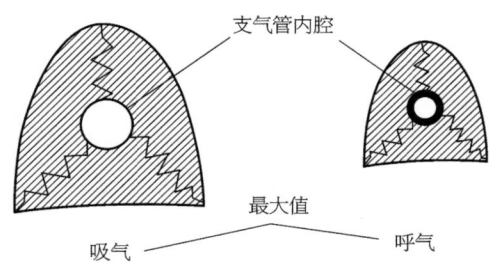

图 5-12 气道内径与肺容积关系模拟图

吸气时气道内径增大,肺总量位置最大;呼气时气道内径缩小,残气位置最小

(2) 气道阻力随肺容积的变化规律:健康人 TLC 的阻力最小,随着肺容积缩小(呼气),气道内径相应缩小,但变化幅度不大,总体上保持相对恒定,故气道阻力轻度增加,但接近 RV,气道被显著挤压,内径显著缩小,阻力迅速增大,因此在呼吸过程中,小气道阻力呈现明显的周期性变化。即使是在主支气管,管径也随肺容积而发生一定程度的变化,例如对犬肺充气从 RV 增至 TLC,支气管内径扩大60%,而长度增加40%。图 5-13 显示气道阻力(阻抗)与肺容积的关系,阻力随容积增加而降低,呈抛物线状;在 TLC 至 FRC 之间气道内径变化不大、气道阻力变化不大,但接近 RV,大量气道趋向陷闭,气道阻力直线上升。

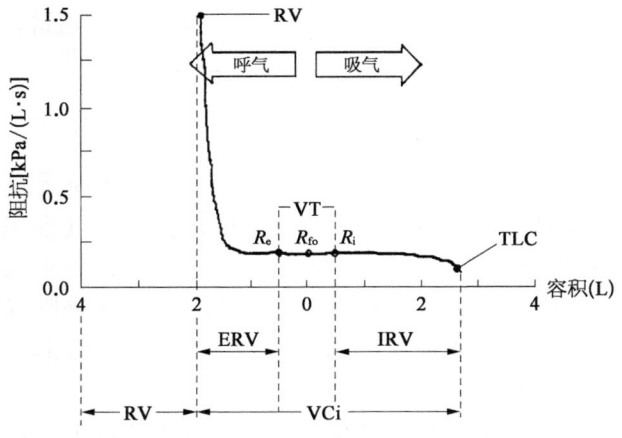

图 5-13 健康人最大深呼气时的阻抗-容积图

R_{fo}:振荡频率为 fo 时的呼吸阻抗,R_e 和 R_i 分别代表平静呼气末和平静吸气末的呼吸阻抗

气道阻力的倒数称为气道的传导率(airway conductance),简称气导(Gaw,单位为 L·s·cmH$_2$O^{-1}),即气导=1/气道阻力。由图 5-14B 可见,气导与肺容积呈线性关系,线性关系有利于实验数据的处理,故常用气导反映气道阻力。

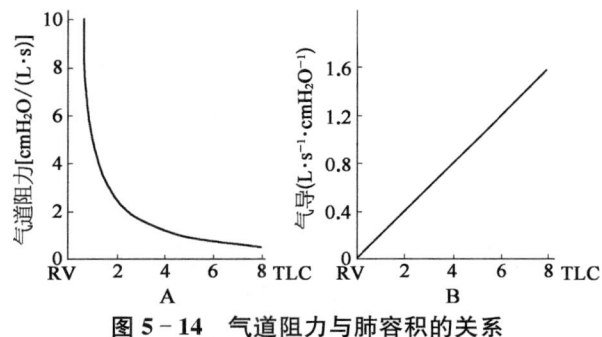

图 5-14 气道阻力与肺容积的关系

A. 气道阻力与肺容积呈反抛物线关系,在 FRC 与 TLC 之间阻力变化不大,接近 RV 时气道阻力显著增大;B. 气导与肺容积呈线性关系

(3) 周围气流阻塞性疾病的变化规律:与健康人相比,阻抗(阻力)-容积曲线形态发生变化,呼气阻抗提前增加。在单纯小气道功能障碍患者,静息小气道充分开放,阻抗正常,吸呼气时相的阻抗也相似;但深呼气时,由于小气道结构改变或弹性牵拉作用减弱,气道内径缩小,呼气阻抗逐渐增加(图 5-15A);随着阻塞加重,静息呼吸阻抗增加;呼气相弹力纤维对小气道的弹性牵拉作用减弱,吸呼气时相的阻抗差距增大,呼气相阻抗增加更为显著(图 5-15B、C、D)。在严重气流阻塞患者,即使气道阻塞有一定的可逆性,传统肺功能测定也常不能显示,但在阻抗-容积曲线往往能显示明显改善(平静呼吸部分改善最明显,图 5-15C),故静息 IOS 测定即可显示。在限制性肺疾病,由于小气道结构、功能多基本正常,呼吸阻抗也常基本正常(图 5-15E)。

5. 身高与年龄的影响 身高与肺容积相关,直接影响气道阻力。身高越高肺容积越大,呼吸道口径也越大。在评估气道阻力时为排除身高(即肺容积)因素,常采用气导与肺容积的比值表示,即比气导(sGaw)表示。比气导=气导/肺容积。

气导与肺容积呈线性关系,比气导则为常数,即比气导不受肺容积影响。比气导的个体差异小,能较好地反映气道阻力。在胚胎期,大气道发育基本成熟;出生时小气道也基本形成;但肺泡则在出生后逐步发育完善,因此新生儿的比气导数值较高,以后逐渐接近成人。老年人因肺弹性减退、气道口径减小、气道阻力增加(图 5-16),比气导减小,因此判断气道阻力时除了计算比气导外,还应当再与同年龄组的正常值对比,以消除因年龄造成的差异。

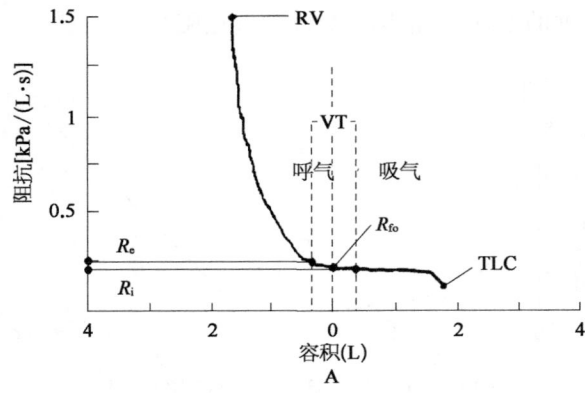

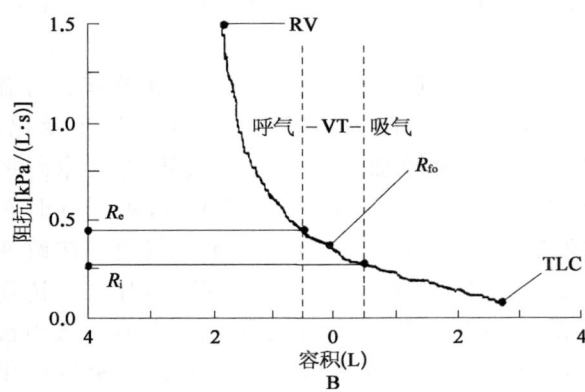

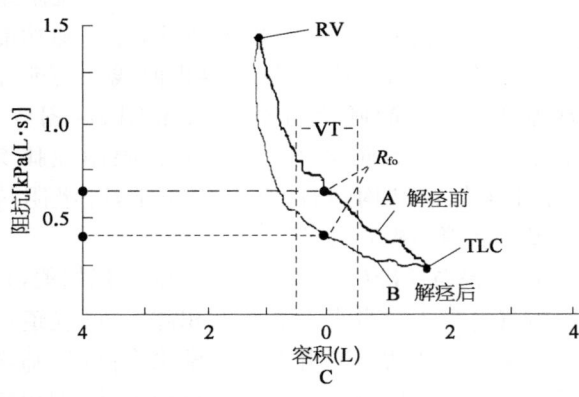

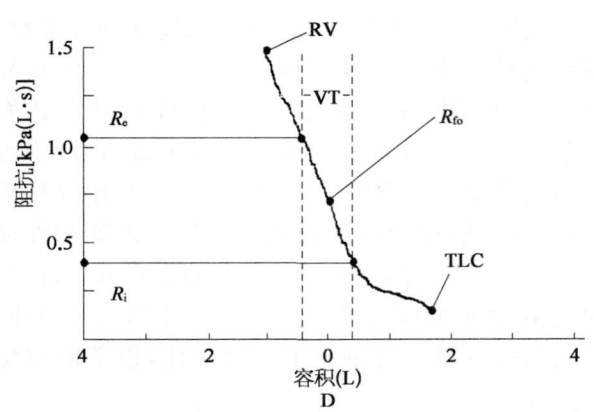

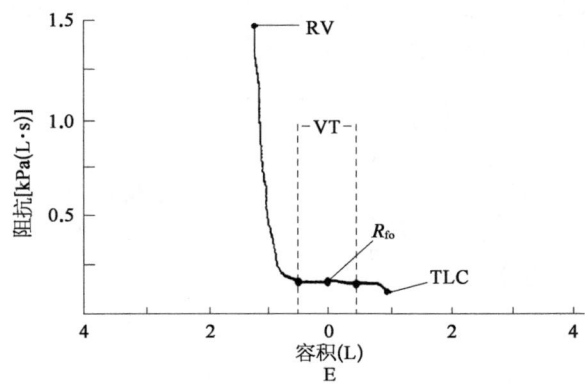

图 5-15 不同程度气流阻塞时的阻抗-容积曲线

A. 小气道功能障碍,静息呼吸阻抗正常,吸、呼气时相似,用力呼气时阻抗逐渐增加;B. 轻度气流阻塞,静息呼吸阻抗增加,呼气时相>吸气时相,用力呼气时阻抗明显增加;C. 中度气流阻塞,静息呼吸阻抗显著增加,呼气时相>吸气时相,用力呼气时阻抗显著增加;有一定的可逆性,吸解痉药后明显改善;静息呼吸部分改善幅度最大;D. 重度气流阻塞,不同肺容积的阻抗皆显著增加;E. 限制性通气功能障碍,呼吸阻抗基本正常,曲线形态正常,VC下降

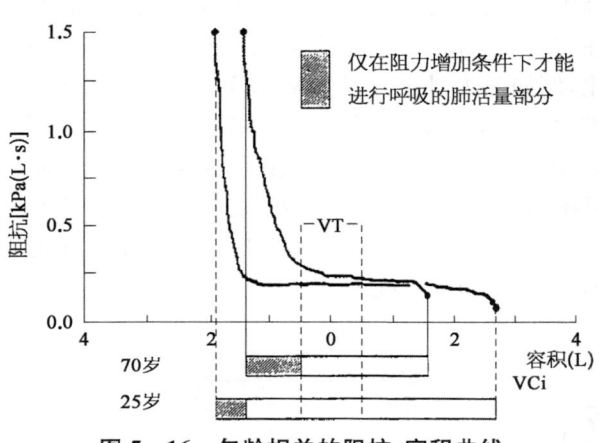

图 5-16 年龄相关的阻抗-容积曲线

青年人呼出气容积达 VC 的 90% 时阻抗才显著增加;70 岁老年人由于肺弹性减退,呼出气容积达 VC 的 60% 时呼吸阻抗即显著增加,因此青年人出现呼吸代偿反应时,补吸气容积(IRV)和补呼气容积(ERV)皆被动用;老年人主要动用 IRV,通气储备能力下降。

6. 气道长度 也是影响气道阻力的因素,但因健康人或患者的变化较小,实际价值有限。

7. 气体的黏滞性 空气和氧气的黏滞性相似,密度也相似,故空气氧气混合气比例的变化对通气阻力影响不大。

8. 气体的密度 如上述,气体密度是影响气流形态的重要因素,空气氧气混合气成分的变化对阻力影响不大,但若用氦气取代氮气,密度显著降低,可避免或显著减弱湍流的强度,降低气流阻力。

三、气道阻力的分布特点

在生理情况下,总气道阻力中约50%来源于鼻与口腔,25%来源于声门,15%来源于气管、主支气管,10级之前的气道占总气道阻力的85%;而10级以后的气道仅占15%(图5-17)。在10级后的各级小气道直径递减不明显,而分支倍增,总横截面呈指数式增大;由于气道由各级分支串联而成,所以通过各级气道的气体流量必然相同,因此气流通过总横截面非常小的大气道时,气体分子的线速度非常快,摩擦阻力很大;而周边小气道,总横截面显著变大,流速缓慢,摩擦阻力非常小。由于小气道占总气道阻力的百分比小,除非存在严重而广泛的功能改变,测定总气道阻力难以查出小气道的功能障碍,因此小气道又称安静区(silent zone)。与口腔相比,鼻腔气路曲折,阻力更大,经鼻呼吸阻力为经口呼吸时的2~3倍,故呼吸困难时患者常张口呼吸。气管插管的导管内径显著缩小,表现为明显的湍流,阻力显著增加;气管切开则避免上呼吸道约75%的阻力,可显著减少呼吸功,缓解呼吸困难。

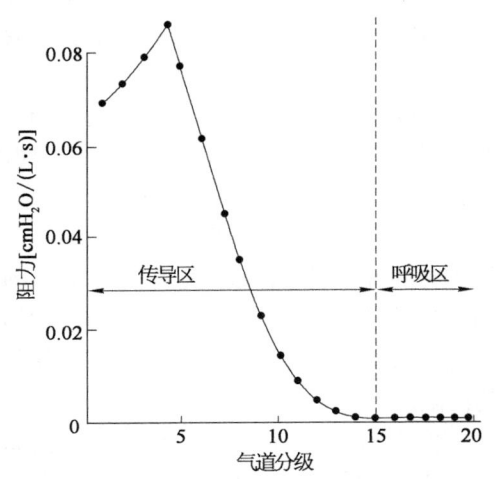

图5-17 气道阻力分布图

四、影响气道管径的因素

气道管径直接和间接通过气流形态影响气道阻力,是导致气道阻力的主要因素,气道管径主要受4个方面因素的影响。

1. **气道内外的压力差** 气道内压高或肺间质压低,气道跨壁压增大,管壁被动扩张,管径增大,阻力变小;反之则阻力增大。若用力呼气,胸腔内压增加,一方面压迫肺泡,增加气道内压,促进气体流动;另一方面也增加肺间质压,压迫气道,总的趋势是肺间质压的增加超过气道内压,对胸内气道起挤压作用,使其口径缩小;越用力呼气,挤压力越大,挤压的气道范围越广,阻力增加越明显。用力呼气时,胸腔内压对气道的压迫称为气道的动态挤压(dynamic compression)作用。

2. **肺实质对气道壁的外向放射状牵引** 小气道的弹力纤维、胶原纤维与肺泡壁的纤维彼此穿插,这些纤维对气道壁发挥牵引作用,以保持没有软骨环支持的细支气管开放。气道壁或肺实质破坏皆可使牵引作用减弱,导致气道阻力增加,常见于肺气肿。

3. **神经-内分泌功能对气道平滑肌的调节** 呼吸道平滑肌受交感、副交感神经(迷走神经)的双重支配,两者均有一定程度的紧张性,以保持气道管径的稳定。副交感神经使气道平滑肌收缩,管径变小;交感神经使平滑肌舒张,管径变大,临床上常用拟肾上腺素能药物或M受体阻滞剂解除支气管痉挛。呼吸道平滑肌的舒缩还受非肾上腺素能非胆碱能(nonadrenergic noncholinergic, NANC)神经释放的递质调节,或作用于接头前受体,调节递质的释放;或作用于接头后,调节对递质的反应或直接改变效应器的反应。总体上在中央气道迷走神经起主要作用,至周边数量减少;交感神经在气管树的分布极其稀疏,但受体丰富,肾上腺素可以起作用,故应用β受体兴奋剂也可明显扩张气道。

(1) 胆碱能作用:呼吸道,特别是气管和支气管受迷走神经支配。沿气道纵轴神经末梢的密度不均匀,越至周边越稀疏,其感受器分布在气道上皮细胞的紧密连接处,感受器接受的刺激通过传入神经传至中枢,其传出的节后纤维释放乙酰胆碱,作用于气道平滑肌的M_3受体使平滑肌收缩,气道口径缩小,阻力增加。乙酰胆碱也可作用于迷走神经传出节后纤维的突触前M_2受体(自身受体, autoreceptor),通过突触前抑制机制减少乙酰胆碱的释放,使气道平滑肌舒张;反之任何因素导致突触前M_2受体减少、缺乏或功能抑制,则乙酰胆碱释放增加而刺激平滑肌收缩,气道阻力增大。通过麻醉动物记录迷走神经的传出冲动,发现传出纤维呈紧张性活动;直接测定气道阻力时,发现切除迷走神经或应用M受体阻断剂后气道阻力降低,提示静息状态下迷走神经传出冲动使平滑肌处于一定的收缩状态,自主神经在健康人气道平滑肌的调节中,副交感神经起主要作用。支气管哮喘患者,应用M受体阻断剂主要扩张中等气道,可与β受体兴奋剂主要扩张外周小气道起协同作用。

(2) 肾上腺素能作用:在人类气道平滑肌上有儿茶酚胺的节后传出纤维,故交感神经对气道平滑肌应有一定的调节作用,但与胆碱能神经相比,其分布极其稀疏,因此其对气道平滑肌和气道口径的调节较弱。但交感神经的节前纤维可以刺激肾上腺髓质释放肾上腺素,后者通过血液循环作用于气道平滑肌的 β_2 受体(与肾上腺素能神经纤维不同,该受体在气道平滑肌的分布较广泛)使气道平滑肌扩张,故交感神经兴奋或临床上用 β_2 受体兴奋剂皆可取得较好的气道扩张效果,且比 M 受体阻断剂的效果迅速、强大。

(3) 非肾上腺素非胆碱能神经(NANC)作用:迷走神经的 NANC 神经元可以释放一些多肽,如速激肽(tachykinin)和小肠血管活性肽(VIP),这两种物质可分别使气道平滑肌收缩和舒张,因此 NANC 可分为兴奋性 NANC 和抑制性 NANC。

4. 内分泌和局部化学因素的影响 如上述较多的全身性(如儿茶酚胺)和局部性化学物质对气道的收缩和舒张发挥作用,还有其他肽类对气道或血管平滑肌的作用相似,这些物质多来源于局部细胞,如嗜酸性粒细胞、肥大细胞、上皮细胞和中性粒细胞等(表 5-2)。

表 5-2 肺组织多肽对气道和血管平滑肌的影响

多肽	气道平滑肌	血管平滑肌
小肠血管活性肽	−	−
组氨酸甲硫氨酸肽/组氨酸异亮氨酸肽	−	−
P 物质	+	−
降钙素基因相关肽	+	−
神经激肽 A 和 B	+	−
神经多肽 Y	+	+
促胃液素肽	+	−
缩胆囊素	+	

+表示收缩,−表示扩张

正常情况下,神经调节发挥最主要作用,内分泌机制有一定作用,局部化学调节的作用有限;但在气道疾病中,局部化学性调节可发挥更重要的作用。

在上述四类调节因素中,前 3 种均随呼吸而发生周期性变化,气道阻力也相应出现周期性变化。吸气时胸腔负压增加,气道跨壁压增大;肺实质对气道壁的外向放射状牵引作用增强;气道平滑肌扩张,

吸气阻力减小;反之则呼气阻力增大。在某些疾病,如肺气肿时,因肺及支气管壁弹性减弱,顺应性增大,呼气时易发生萎陷,呼气阻力明显大于吸气阻力;机械通气时应适当增加吸气和呼气时间比值,延长呼气时间,适当应用 PEEP,以保证充分呼气。

五、气道陷闭

有关小气道的描述中,皆提到小气道的弹性开放与陷闭问题。正常情况下小气道的开放程度主要取决于肺容积,肺容积显著缩小(缓慢用力呼气)可导致小气道陷闭,称为容积依赖性陷闭;而肺容积的快速缩小(快速用力呼气)可导致小气道的大量陷闭(流速依赖性陷闭)。陷闭的主要原因在于小气道的内径特别小,而跨壁压又特别低,甚至出现跨壁压的逆转和负值出现。

1. 等压点与气体陷闭 肺泡驱动压是驱动呼气的主要因素,其为肺泡内压(Palv)与大气压之差,由于大气压为 0,实际驱动压即为 $P\mathrm{alv}$;而 $P\mathrm{alv}$ 等于胸腔内压(Ppl)和胸肺弹性回缩力(Pst)之和,即:

$$P\mathrm{alv} = P\mathrm{pl} + P\mathrm{st}$$

在用力、快速呼气过程中,如测定最大呼气流量-容积(MEFV)曲线时 $P\mathrm{pl}$ 迅速升高,其后逐渐下降;$P\mathrm{st}$ 则逐渐下降。

气道通畅程度和气道跨壁压是维持气道开放和影响呼气阻力的主要因素,取决于下述多种因素:气道和肺实质结构、肺容积、气道内外压力(跨壁压)。气道结构的完整可保持大气道的通畅,气道结构和肺实质的完整则保持小气道的通畅。肺容积大,气道被牵拉扩张,阻力减小;反之气道回缩,阻力增加。气道内压使气道扩张,气道外压力使气道回缩或趋向陷闭。

(1) 等压点:用力呼气时气道阻力导致驱动压从肺泡内压($P\mathrm{alv}$)开始向气道口逐渐下降,即气道内压逐渐下降(图 5-18),以至于从肺泡到口、鼻腔的气道内形成压力梯度,其间必有一点,气道内外压力相等,称为等压点。在等压点位置,跨壁压等于 0。

(2) 等压点的意义:以等压点为界,可将气道分为 2 个部分:等压点至肺泡端称为上游气道(upstream airway)。上游气道内气道内压大于气道外压,即维持一定程度的跨壁压,气道倾向于开放和扩张。等压点至口腔端称为下游气道(downstream airway),下游气道内气道内压小于气道外压,即跨壁压逆转为负值,气道倾向于回缩和萎陷。

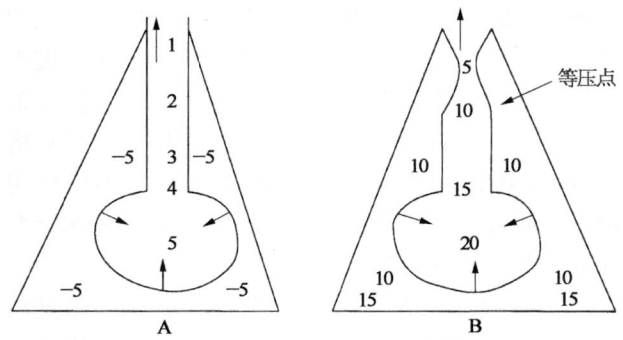

图 5-18 用力呼气时气道内外压力变化模式图
A. 平静呼吸；B. 用力呼吸

(3) 正常等压点：对健康人而言，等压点位置主要决定于肺容积及用力呼气程度和速度；测定 MEFV 时，用力呼气的程度和速度恒定，且处于最大水平，故等压点位置主要决定于肺容积；换言之，在一定肺容积水平某一气道的等压点是不变的，但在整个呼气过程中等压点随着肺容积减少逐渐移动。Macklem 等研究发现从 TLC 开始，呼出气容积占 VC 80%～70% 时，等压点位于肺叶支气管，从此直至占 VC 40% 时等压点逐渐向外周缓慢移动；占 VC 小于 40% 后等压点迅速向上游移动；占 VC 达 25% 时等压点移至细支气管。在气流阻塞性肺疾病，等压点的变化将更显著，且影响更大。

胸腔内压升高，压迫肺泡，驱动压升高，使肺泡内压和气道内压升高，促进气体排出；同时压迫气道，跨壁压缩小，使气道趋向回缩和陷闭，但正常情况下前者作用较后者大；气道结构完整，大气道有气管软骨环支撑，小气道有弹力纤维牵拉，故尽管存在等压点，但仍可避免气道陷闭。平静呼吸时，用力呼气至 FRC 以下时，部分小气道陷闭，产生气体陷闭；随年龄增长，肺弹性减退，陷闭气体量增加。需强调，在 TLC 位置时快速用力呼气或咳嗽初期，气管周围压力可达 5～7 kPa（50～70 cmH$_2$O），也可导致气管塌陷，但仍能保持正常通气。

2. 气体陷闭与闭合气量　闭合容量（closing capacity，CC）是平静呼气过程中肺部小气道开始关闭时所测得的肺容积；闭合气容积（closing volume，CV）为 CC 与 RV 的差值。正常情况下 CV 非常小，正常年轻人 CV/VC 为 0.05～0.1，30 岁以后随年龄增长而增大，80 岁时可达 0.3。

(1) 年龄的影响与变化特点：年轻人肺弹性好，有利于气道开放；随年龄增长，肺弹性减退，不利于气道开放，小气道提前关闭。当发生小气道轻度病变或肺弹性功能轻度减退，低容积时，小气道口径明显变小，呼气过程中提前关闭，CV 增大；小气道病变越严重或肺弹性功能减退越明显，CV 增加也越明显，这主要见于阻塞性肺疾病。在生理状态下，小气道闭合与呼气流量有关，不同呼气流量将影响 CV 的大小。

(2) 慢阻肺的变化规律与处理特点：COPD 患者常通过改善呼吸形式改善气道陷闭，降低 CV。呼吸形式的改变主要包括深慢呼吸和缩唇呼气，前者通过降低流量、降低湍流强度降低气道阻力；降低呼气用力，降低小气道外压力和改善气道的跨壁压；缩唇呼气则通过增加下游气道的压力增加气道的跨壁压，从而对抗和改善气道陷闭，降低 CV。COPD 等阻塞性肺疾病患者还通过增加 RV 和 FRC 改善气体陷闭，因为肺容积增大可导致气道扩张，降低气道阻力。临床治疗上还常通过持续气道正压/呼气末气道正压（CPAP/PEEP）增加下游气道压力，改善跨壁压和降低 CV。

第三节　黏性阻力的测定及临床意义

临床上常用的黏性阻力概念是气道阻力、肺阻力和呼吸阻力，常用的测定方法有阻断法、体容积描记法、食管测压法、强迫振荡法和机械通气测定法等。

胸腔内压与气道口压之差是促使肺扩张与回缩的压力，全部消耗于肺实质和气道的弹性、黏性和惯性阻力上；而肺泡内压与气道口压之差则是驱动气道内气体流动的压力，全部消耗于气道的弹性、黏性和惯性阻力上。在安静呼吸时气流速度平稳，产生的加速度非常小，惯性阻力几乎为 0，可忽略不计，故有公式 $P = 1/C \times \Delta V + R \times \dot{V}$，若弹性阻力为 0 则 $P = R \times \dot{V}$，R（黏性阻力）= P（压力差）/$\dot{V}$（气流速度）。正常情况下，气道容积变化幅度极小，弹性阻力极低，可忽略不计，因此可以认为肺泡内压与气道口压之差仅用于克服气道的黏性阻力（气道阻力）上，气道阻力（Raw）=（肺泡内压－气道口压）/气体流量；胸腔内压与气道口压力之差主要克服于肺的弹性阻力、气道和肺的黏性阻力，如果将消耗于弹性阻力及黏性阻力的压力区别,即可测得肺阻力(R_L)。

一、气道阻力和肺阻力的测定原理

在顺应性测定一节中,阻断呼吸气流时的口腔内压代替肺泡内压,用食管内压代替胸腔内压,而气道口压为0,因此相应的压力差实质就是相应的肺泡内压和食管内压。气道阻力可用简单的阻断法测定;肺阻力一般通过体容积描记仪测定(可同时测定气道阻力)呼吸时的容积、流量及食管内压变化而完成。流量通过流量计测定;容积测定随体描仪种类而不同,容积形体描仪可以直接测定容积,压力型依靠箱内压变化间接测定,流量型以流量对时间的积分计算容积。将测定的压力、容积、流量讯号转变为电讯号,增幅后记录在多导生理记录仪上,可得出图5-19显示的曲线。图中Pst表示跨肺压,是用于克服弹性阻力的部分,可结合潮气量的变化计算顺应性;Pre表示用于克服肺阻力的压力。与气道阻力的测定相似,肺阻力(R_L)为:$R_L = Pre/\dot{V}$,分别计算呼气和吸气相的$Pre/\dot{V}$即得出呼气或吸气时相的肺阻力。通常是在呼气及吸气相各选5个时点,分别计算R_L,再取平均值为最终结果。机械通气测定法的原理与此相似,而强迫振荡法则与此有非常大的不同,详见本章第一节。

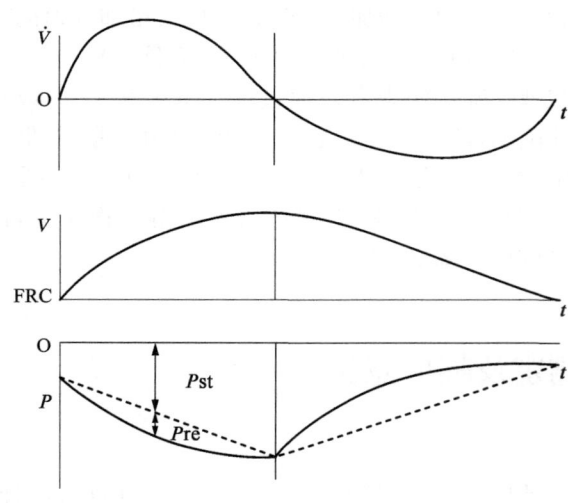

图5-19 肺阻力测定示意图

$\dot{V}$为呼吸流量,V为潮气容积。Pst为跨肺压,是克服肺弹性阻力的部分;Pre是克服黏性阻力的压力

二、气道阻力和肺阻力的测定方法

(一)阻断法 用于单纯测定气道阻力,简单、方便。该方法的关键是确保呼吸肌放松,且肺泡内压与气道开口压平衡,使口腔闭合压(ΔPao或P)

准确反映肺泡内压。阻断时呼吸肌能否完全松弛的可靠确定手段是测定肌电图(EMG),但实际上很难做到。通常认为气道开口处出现压力平台即符合条件,但平台时间长短无确切标准,过短压力难以平衡(与疾病类型有关),过长又影响其随后的顺应性测定。有研究显示阻断时间每增加0.1 s可使顺应性降低0.15 mL/cmH₂O。

1. **阻断法的基本要求** 主要测定仪器有阻断器、压力换能器和记录仪、流速仪(流量计)。测定基本过程为:夹鼻夹,口含咬口,连接上述仪器,平静呼吸时迅速(数十毫秒内)阻断呼吸通道,记录阻断前的流速($\dot{V}$)和阻断后显示的压力(P)(图5-20)。因为阻断时间非常短暂,可以认为流量和压力同步测定,故可计算出气道阻力(Raw)=$P/\dot{V}$。可以分别测定吸气相和呼气相阻力。

2. **阻断法的基本特点** 主要优点是测定简单方便,即可用于常规测定,也可用于临床监测;但在严重气流阻塞或RR过快的患者,因肺泡内压和口腔内压来不及平衡,将导致口腔闭合压低于肺泡内压,从而低估气道阻力;若延长阻断时间,压力可以平衡,但压力和流量将明显不同步,还可能出现用力呼气动作,肌肉不能放松,也不能准确反映气道阻力,体描法能够克服这些缺点(下述)。

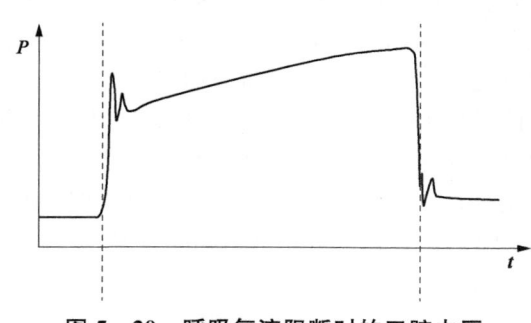

图5-20 呼吸气流阻断时的口腔内压

(二)体容积描计法 体描仪可以像阻断法一样比较简单地测定气道阻力,也可以加用食管气囊导管测定肺阻力和顺应性。

1. **气道阻力的测定** 体描仪测定气道阻力(图5-21B)时不需要阻断气道,根据气道阻力公式:R=肺泡内压/流量,非常容易计算,流量可通过流量计测定,肺泡内压可通过箱内压变化测定,无须像阻断法那样测定口腔闭合压。因为在温度恒定的体描箱内,容积与压力乘积为一恒定值,肺泡内压和容积变化可引起箱内压和容积的等值变化,因此可用箱内压的变化(PB)反映肺泡内压的变化

（图 5-21B），从而保障流量和压力同步测定，避免阻断法测定的缺点，使阻力测定非常准确，因而成为测定气道阻力的"金标准"。

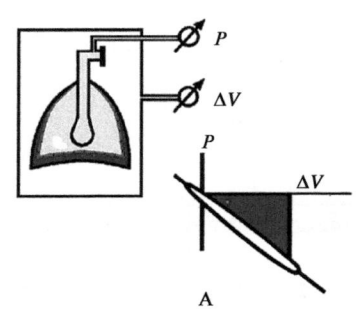

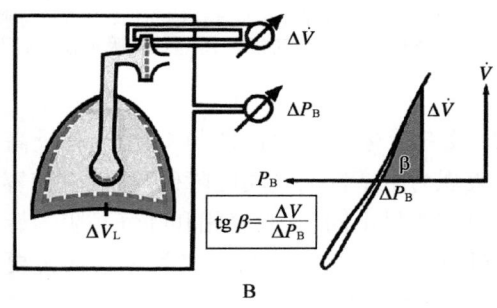

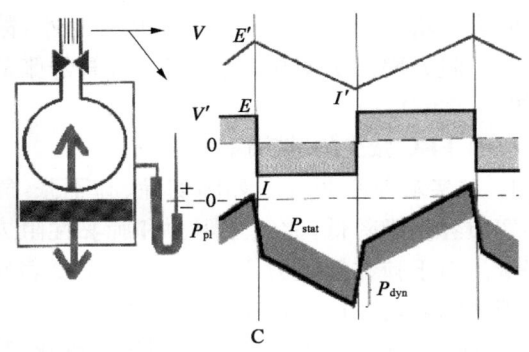

图 5-21 体描仪测定气道阻力、肺阻力和顺应性模式图
A. 体描法测定肺容积模式图；B. 体描法测定气道阻力模式图；C. 体描法测定肺阻力和顺应性模式图

2. 肺阻力测定　比较复杂，除需理解体描仪的原理、掌握相应的操作方法外，能否正确使用食管气囊是测定成败的关键。强调用该方法可以同时测定呼吸器官的黏性阻力和顺应性，未用食管气囊导管时则仅测定气道阻力和总顺应性；用食管气囊导管后可同时测定气道阻力、肺阻力、总顺应性、肺顺应性等（图 5-21C）。实际测定时，习惯用角度的变化反映阻力（图 5-21B）。

（三）**强迫振荡法**　详见上述 IOS 的测定。
（四）**机械通气测定法**　与顺应性测定相同（图 5-5），但必须按测定要求操作，详见顺应性测定部分。机械通气测定时还需注意以下几点：① 一般测定总呼吸阻力（包括气道、肺实质、胸廓），但容易混淆为气道阻力。② 除非是肺实质急性、严重病变，一般总呼吸阻力、肺阻力和气道阻力的差别不大。③ 可同时直接测定气道阻力和呼吸阻力（图 5-20），其中压力可直接显示。流量可以直接设定（最好为方波），也可以计算：流量=潮气量/送气时间（不是吸气时间）。气道阻力=$(P_{peak}-P_1)/F$，呼吸阻力=$(P_{peak}-P_{plat})/F$（图 5-5）。

三、肺黏性阻力的测定

无论上述何种测定方法，若能同时测到肺阻力（R_L）及气道阻力（Raw），则可得到肺黏性阻力（Rlt）=R_L-Raw。

四、其他黏性阻力的测定

其他黏性阻力测定方法临床上少用，主要有胸廓的黏性阻力（Rcw）和呼吸总阻抗（Zrs），主要用 IOS 测定，其中胸廓黏性阻力价值有限，临床应用不多。既往 Rrs、Zrs 应用不多，但随着 IOS 发展，已成为常规测定呼吸系统阻力的方法。

五、临　床　意　义

正常情况下肺黏性阻力只有肺阻力的 1/5 左右，因此 R_L 与 Raw 比较接近，能较好地反映出气道阻力。与 Raw 相比，R_L 的测定技术复杂，且需要插入食管气囊，不易为受检者所接受；但能同时测动态肺顺应性、静态肺顺应性等重要呼吸生理参数，因而仍不失为一项有意义的检查方法。Raw 测定欠方便，较少测定。与 Raw、R_L 相比，Rrs 更易受气流阻力外其他因素的影响，但因 IOS 测定简单，无须受检者的特殊用力配合，也不会带来明显不适，有一定可重复性，能从多种角度分析阻力变化，包括用图形直观显示，临床应用相对较多。本节以 FRC 的变化特点阐述。

（一）**FRC 正常肺疾病**　主要见于中央气道阻塞。除非特别严重的情况，TLC 和 FRC 皆正常，常规测定时吸气相和呼气相的气道阻力增加，但不能区别阻塞的部位；若爆发性用力吸气、呼气能大体区别大气道固定性阻塞（吸、呼气相阻力相似）、胸腔外大气道非固定性阻塞（吸气相明显阻力大于呼气相）、胸腔内非固定性大气道阻塞（吸气相阻力明显小于呼气相）。IOS 测定不仅能显示阻力的增加，还能显示阻塞的部位。

（二）FRC 增加的肺疾病　主要见于 COPD 和支气管哮喘。

1. **COPD**　气道阻力增加，呼气相阻力增加显著高于吸气相，甚至在吸气相阻力变化不大时，呼气相阻力已明显增加，这与 COPD 的病理和病理生理学特点有关。COPD 主要表现为周围气道管壁增厚、破坏、狭窄；肺弹性减退，肺实质对支气管的环状牵拉力减弱，呼气时随胸腔负压、肺间质负压减小而出现塌陷甚至完全陷闭；吸气时在较高胸腔和肺间质负压的作用下仍能保持开放，因此呼气相气道阻力显著增加，而吸气相增加有限，甚至基本正常。用 IOS 测定时可有非常特征的波形图变化（图 5-22B）。

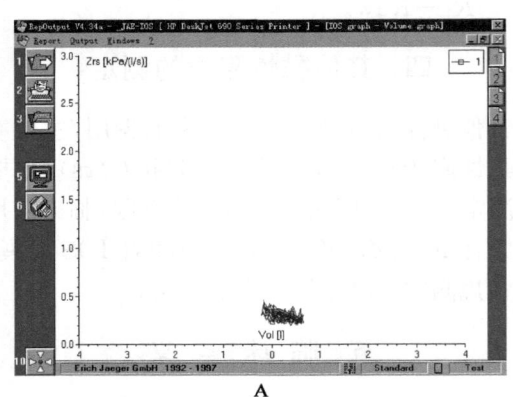

A

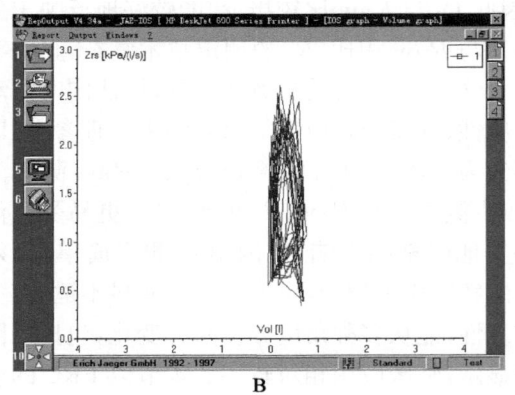

B

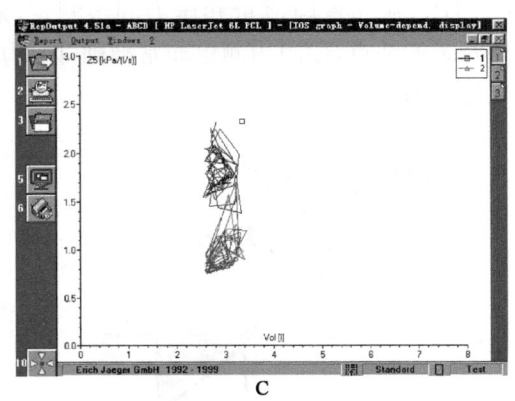

C

图 5-22　不同肺疾病的阻抗-容积图

A. 健康人自然呼吸 $Zrs<0.5\ kPa/(L\cdot s^{-1})$ 呼气相与吸气相接近；B. COPD Zrs 增大，呼气相明显大于吸气相，呈中空团状，提示呼气相小气道陷闭；C. 支气管哮喘 Zrs 明显增大（上图），呼气相大于吸气相，吸解痉药后下降（下图）

2. **支气管哮喘**　发作期与 COPD 有较高相似性，皆表现为阻塞性通气功能障碍，呼气末肺容积增加；但也有明显不同，其吸气相和呼气相阻力皆明显增大，呼气相更显著。因为支气管哮喘的主要病理变化是支气管黏膜充血、水肿，平滑肌痉挛；气道的基本结构仍完整，肺实质结构正常，因此吸气和呼气时的阻力皆增大。由于呼气相气道内径缩小，故呼气相气道阻力增大更明显；且应用支气管舒张剂下降（图 5-22C）。

（三）FRC 减少的肺疾病

1. **肺实质部分损失**　如肺切除、肺不张，气道和肺实质容积皆降低，故气道阻力和肺黏性阻力皆应降低。由于肺黏性阻力原本有限，故主要表现为气道阻力降低，肺阻力和气道阻力接近。

2. **肺实质疾病**　如弥漫性肺间质纤维化、肺水肿、肺损伤、肺炎，非弹性成分明显增加，特别是急性期患者，故肺黏性阻力增加。因气道结构相对正常，故主要表现为气道阻力基本正常，肺阻力增加，肺阻力和气道阻力的差值（肺黏性阻力）增大。

第四节　呼　吸　功

呼吸功是呼吸运动时克服通气阻力所消耗的能量，标准单位是焦耳（J）。正常人平静呼吸时，呼吸肌收缩所做的功均用于吸气（主要克服肺弹性阻力和气道阻力）；呼气时，肺弹性回缩力足以克服通气阻力（主要是气道阻力），无须额外做功。

一、呼吸功的计算

根据物理学定律：功=力×距离；应用于呼

力学上,可用以下公式表达:

呼吸功=胸腔内压变化(ΔP)×肺容积变化(ΔV)(图5-23)。

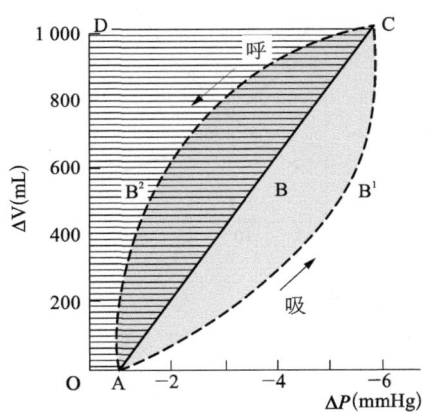

图5-23 呼吸肌对肺做功示意图

在呼吸周期中,吸气肌主要克服肺弹性阻力和气道阻力做功,故呼吸功(W)大体为$W_{弹}$(克服弹性阻力所做的功)与$W_{摩}$(克服气道阻力所做的功)之和。$W_{弹}$为横线覆盖部分(OABCDO区域),其中有相当大部分($ABCB^2A$区域)用于被动呼气时克服气道阻力,实质是肺弹性回位而产生的势能,故所谓呼气功包含在$W_{弹}$内,不是额外做功;从另一方面讲也是呼气时作为热量释放入人体的部分。$W_{摩}$为点状阴影部分(AB^1CBA区域),用于吸气过程中克服气道阻力所做的功。在限制性或阻塞性肺疾病时呼吸功均增加(图5-24);与病理生理特点一致,限制性肺疾病患者克服弹性阻力所做的功增加,阻塞性肺疾病患者克服气道阻力所做的功增加。在阻塞性肺疾病患者,常有呼气肌活动,故有主动做功,其压力、容积乘积的负值

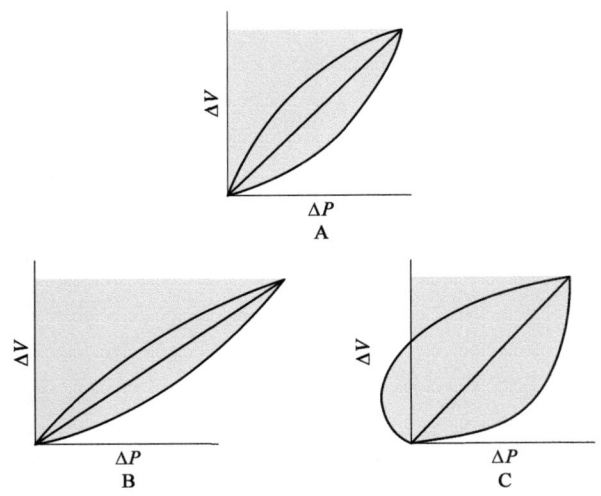

图5-24 不同疾病状态下的呼吸肌做功示意图
A. 正常;B. 限制性肺疾病;C. 阻塞性肺疾病

部分来源于呼气肌做功(图5-24C)。

二、病理状态下的无效功

在存在明显气流阻塞和PEEPi的情况下,吸气初期的压力变化并不能引起肺容积变化,但有呼吸功,故该部分称为无效功(下述);采用上述压力、容积乘积公式容易低估实际做功大小,应采取压力、时间乘积表示,即:呼吸功=胸腔内压变化(ΔP)×吸气时间(Ti)。

三、氧耗量与呼吸功

呼吸功也可用氧耗量($\dot{V}O_2$)表示。健康人平静呼吸的机体总$\dot{V}O_2$为200~300 mL/min,而呼吸肌的$\dot{V}O_2$为0.3~1.8 mL/min,占总$\dot{V}O_2$的5%以下。运动时每分通气量(VE)增大,呼吸肌$\dot{V}O_2$增加,但占总$\dot{V}O_2$的百分比基本不变。发作期哮喘患者平静呼吸时,呼吸肌$\dot{V}O_2$为正常人的4~10倍,其占总$\dot{V}O_2$的百分比常达25%以上。VE增大时呼吸肌$\dot{V}O_2$急剧增加,这是COPD或哮喘患者运动耐受性较差的主要原因之一。

在阻塞性或限制性肺疾病患者,呼吸做功效率减低,即做相同焦耳的功时的氧耗量显著增加,从而使患者活动受限。做功效率可用公式表示:做功效率(%)=有效功/呼吸肌总$\dot{V}O_2$×100%,呼吸肌总$\dot{V}O_2$是呼吸肌用于完成有效功与无效功的$\dot{V}O_2$之和,正常呼吸肌的做功效率为5%~10%。

四、呼吸形式与呼吸功

呼吸功与呼吸形式之间有一定关系,在某一特定$\dot{V}_A$时,人体会不自觉地自动选择合适的RR和VT,以最低呼吸功克服通气阻力,因此当肺弹性阻力增加,如慢性肺间质纤维化时,患者呼吸变浅而快,VT减小,增加的弹性阻力也相应减小,从而使克服弹性阻力增加而消耗的呼吸功得以减少;反之,当气道阻力增加,如支气管阻塞时,呼吸变深而慢,随RR减慢,呼吸气流量减慢,湍流成分减少,层流成分增加,这样就可减少因气道阻力增加而增加的呼吸功;当然气道阻塞导致严重肺过度充气时,肺、胸廓的顺应性都显著下降,又需降低VT,出现浅慢呼吸,$PaCO_2$升高,这也是机体的自我调节和保护机制之一。进一步用图解法(图5-25)阐述呼吸形式和呼吸功的关系则更容易理解。

气道阻力随RR增快而增大,弹性阻力随VT降低而减小。健康人平静呼吸时的最佳RR为16

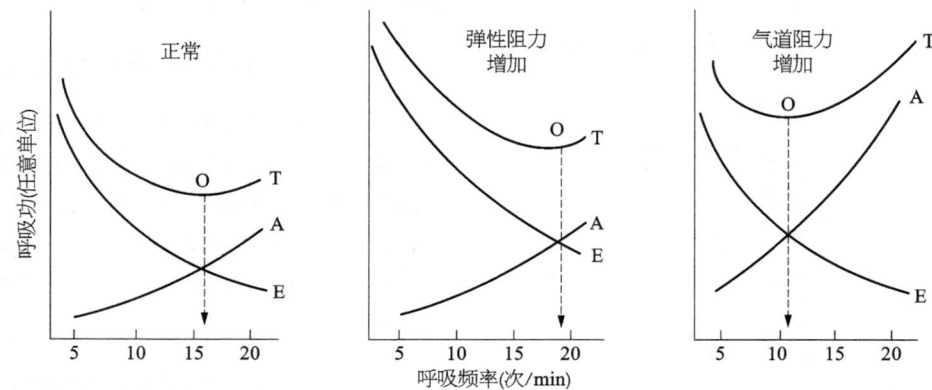

图 5-25 呼吸功和呼吸形式关系示意图

E 为克服弹性阻力的呼吸功曲线,A 为克服气道阻力的呼吸功曲线,T 为总呼吸功曲线,T 为 E 与 A 之和。O 点所对应的横坐标为最佳呼吸频率,该位置的呼吸功最小

次/min,VT 10 mL/kg;若 VE 不变,RR 增快,VT 必然减小,呼吸功增加;若 RR 减慢,VT 必然增大,呼吸功降低。当弹性阻力增加时克服弹性阻力的呼吸功曲线(E)上移,克服气道阻力的呼吸功曲线(A)不变,最佳 RR 右移。当气道阻力增加时曲线 A 上移、曲线 E 不变、最佳 RR 左移。

(朱 蕾 龚 颖 李 丽)

第六章
肺的通气功能

提 要

1. 肺通气的概念主要包括静息通气和用力通气,静息通气的概念有每分通气量(VE)、肺泡通气量($\dot{V}_A$)、无效腔通气量,三者皆有重要临床意义,但临床价值不同。无效腔有解剖无效腔、肺泡无效腔、生理无效腔(VD)等概念,解剖无效腔的测定方法主要有一口气法和波尔公式法;生理无效腔测定方法主要有波尔公式法和CO_2总量计算法。

2. 无效腔与潮气量的比值(VD/VT)反映通气效率,正常VD/VT为0.25~0.35。VD/VT正常、增大、减小皆有重要意义。

3. $\dot{V}_A$是有效通气量,$\dot{V}_A$-$PaCO_2$关系曲线呈反抛物线型,对理解呼吸生理、指导临床诊治有重要价值。根据两者关系曲线特点,$PaCO_2$升高分轻度、中度、重度高碳酸血症,不同阶段的生理特点和临床处理的要求不同。

4. 潮气量(VT)、呼吸频率(RR)的影响因素不同,与病理和病理生理特点密切相关,两者综合评价有更高价值。

5. MV和最大自主通气量(MVV)有密切关系,两者结合能反映通气储备;而RR和VT的关系即呼吸指数(f/VT)则反映通气效率和呼吸肌疲劳,但在不同疾病状态下的价值不同。

6. 健康人表现为节律性以腹式呼吸为主的胸腹同步运动,吸呼气时间比(I∶E)约为1∶2;在疾病状态下呼吸运动形式改变,三凹征的特点和临床意义需正确理解。

7. 流量-容积(F-V)曲线,特别是最大呼气流量-容积曲线(MEFV曲线)和最大吸气流量-容积曲线(MIFV曲线)是最重要的肺功能测定曲线,不同曲线及不同容积的流量参数皆有重要价值,主要用于判断气道阻塞的部位和性质;性别、年龄、身高、体重、昼夜因素、体力锻炼、海拔高度、种族对呼吸流量有重要影响。

8. 传统上用机械流量计测定呼吸流量;目前用电子流量计测定呼吸流量,并同步测定容积(流量对时间的积分为容积),直接显示或打印F-V曲线及不同容积的流量。

9. F-V曲线的形成主要取决于气道通畅程度、肺弹性、胸廓弹性、呼吸肌力量的综合作用,静息呼吸曲线主要是胸肺弹性和气道通畅程度综合作用的结果。MEFV曲线主要取决于肺泡的驱动压和气道的通畅程度,是胸肺弹性、气道通畅程度、吸气和呼气用力程度综合作用的结果,MEFV曲线的用力依赖部分、非用力部分皆与呼气用力有关,只是程度不同,前者与用力关系密切;后者与小气道通畅程度更密切。

10. 肺泡驱动压是肺弹性回缩力和用力呼气共同作用的结果,跨气道压则是气道内外压之差,是气道结构、肺实质对气道弹性牵拉力和用力呼气共同作用的结果;气道等压点是理解通气功能的重要概念,对理解健康人F-V曲线和病理状态下的F-V曲线皆有重要价值。

11. 肌节是理解呼吸肌收缩功能、F-V曲线和通气功能的重要概念,对解释健康人F-V曲线,解释健康人MEFV曲线的形成及理解其用力依赖部分、非用力依赖部分有重要意义。

12. 正确理解大、小气道,大、中、小气道以及中央、外周气道的概念对理解通气有重要价值。气道等压点、胸腔内压和肺间质内压、通气功能参数的用力依赖和非用力依赖的认识上有较多误区。

13. 在不同阻塞程度的周围气道，MEFV曲线有不同变化，伴随不同容积的呼气流量变化，相应引起不同FVC曲线及相应参数（通气功能参数）的变化和肺容积的变化。

14. 单侧支气管不完全阻塞、固定性大气道阻塞、胸腔内和胸腔外非固定性大气道阻塞的呼吸生理变化和F-V曲线变化有较高的特异性。

15. 上气道阻塞、呼吸中枢疾病、周围神经-肌肉疾病、胸廓-肺实质疾病的通气功能变化皆有相应特点；与其他肺功能参数、病史综合评价有重要价值。

16. FVC曲线是最重要的通气功能曲线，与MEFV曲线同步测定；其参数FVC、$FEV_{0.5}$、FEV_1、FEV_3、FEV_6、FEV_7、一秒率（FEV_1/FVC、FEV_1/FEV_6、FEV_1/FEV_7、FEV_1/VC）是最重要的通气功能参数，其生理学含义有相同也有不同；一秒率分母的选择主要依通气功能状态确定，在正常通气功能、限制性通气功能障碍患者，推荐FEV_1/FVC；在阻塞性通气功能障碍患者，推荐FEV_1/FEV_7。FVC、$FEV_1\%$、FEV_1是诊断通气功能的基本参数，但在某些情况下（主要是中、重度阻塞或非特异性通气功能障碍）需增加肺总量（TLC）或功能残气量（FRC）的合理测定。

17. 理论上MVV是评价通气功能的最准确参数，但在不同肺功能状态有不同特点；MVV测定的要求高，影响因素多；MVV与FEV_1有密切的线性正相关关系，可用后者换算，但也丧失一定的准确性，尤其是限制性通气功能障碍患者。

18. 用力呼气中期流量（$FEF_{25\%\sim75\%}$）是重要的通气功能参数。由于变异度大，临床应用价值有限，但对理解呼吸生理有重要价值。

19. 小气道、小气道病变、小气道功能障碍有密切联系，也有巨大差别。小气道功能测定有多种方法，但影响因素多，特异性差，需正确理解、合理评价。

肺的主要功能是进行气体交换，包括通气和换气两个相对独立又密切联系的过程，其中肺通气（pulmonary ventilation）是通气动力克服通气阻力，以吸入外界氧气、排出肺内CO_2的过程。肺通气功能主要涉及静息通气量和用力通气量。

第一节 静息通气的基本概念及临床意义

通气功能涉及静息通气和用力通气，前者反映健康人和不同疾病状态下适当或不适当的呼吸状态，后者则反映通气能力、通气储备和不同生理和病理生理状态下的变化。静息通气是指安静、平稳状态下的通气，主要涉及每分通气量、肺泡通气量、无效腔通气量等概念。

一、每分通气量

1. 每分钟静息通气量（minute ventilation volume at rest, VE） 简称每分通气量，是指基础代谢状态或静息状态下每分钟呼出的气体容积，是VT和RR的乘积，因此测定肺容积时可直接完成VE测定，根据呼吸基线变化可同时完成静息氧耗量（$\dot{V}O_2$）的测定。

2. VE的测定方法 VE测定主要有传统肺量计法和流量计法，此时流量计也称为流量型肺量计，故两种方法通称为肺量计法。前者是经典的测定方法，操作简单、直观，便于理解，后者是目前最常用的方法；前者是在密闭条件下直接收集呼气容积完成测定，后者是通过测定流量间接测定容积（包括现代大型肺功能仪、简易肺功能仪），流量对时间的积分为VT，VT与RR的乘积为VE，因测定过程中无须密闭容器，故也称为开放式通气测定法。

3. 每分吸气通气量（VEi） 指基础代谢状态或静息状态下每分钟吸入的气体容积，是吸气潮气量（VTi）和RR的乘积。由于VT和VTi不同，VE和VEi也不同，常规测定VE。

二、肺泡通气量和无效腔通气量

1. **肺泡通气量** 每分钟静息肺泡通气量简称肺泡通气量(alveolar ventilation, $\dot{V}_A$),是指静息状态下每分钟吸入的气体容积中能到达肺泡进行气体交换的部分或每分钟呼出气体容积中从肺泡内呼出的部分,一般测定后者。

2. **生理无效腔** 正常情况下健康成人的 VE 约为 6 L/min,RR 为 12 次/min,VT 为 500 mL,其中每次呼吸约有 150 mL 气体在气道内不能进行气体交换,该部分气道称为解剖无效腔(anatomical dead space),真正到达肺泡的气体容积仅有 350 mL;进入肺泡的气体也可因局部通气血流比例($\dot{V}/\dot{Q}$)失调等原因而不能有效进行气体交换,称为肺泡无效腔(alveolar dead space),解剖无效腔与肺泡无效腔之和为生理无效腔(physiological dead space, VD)。

3. **无效腔通气量** 呼出肺泡气的气体容积与 RR 的乘积即为 $\dot{V}_A$,生理无效腔容积与 RR 的乘积为无效腔通气量(dead space ventilation)。正常情况下肺泡无效腔接近于零,故解剖无效腔和生理无效腔基本一致且比较固定,生理无效腔显著增加或大于解剖无效腔反映气道-肺实质疾病和气体交换功能异常,临床上一般用 VD、VD/VT 反映肺通气的效率。

三、无效腔

(一) 无效腔的概念与特点 如上述,无效腔有生理无效腔、解剖无效腔与肺泡无效腔之分,生理无效腔为解剖无效腔与肺泡无效腔之和。

1. **解剖无效腔** 鼻、咽、喉、气管至终末细支气管均为气体进出肺的通道,虽然有净化、加温、湿化等作用,但不能进行气体交换,故称为解剖无效腔。解剖无效腔与身高或体重相关,在成人约为 2.2 mL/kg,因此体重 70 kg 的成人约为 150 mL。由于存在解剖无效腔,每次吸入的新鲜空气只部分进入肺泡,同样每次呼出的气体也只有部分来源于肺泡,即 $\dot{V}_A$ < VE。吸气时,首先进入肺泡的是呼气末存留在解剖无效腔内的肺泡气,然后才是新鲜空气;呼气时,首先排出的是吸气末存留在无效腔内的新鲜气体,随后才是肺泡气,因此每次呼气的有效气容积为肺泡气容积,为潮气量与无效腔的差值。

2. **肺泡无效腔** 正常肺泡无效腔很小,接近于 0,因此生理无效腔与解剖无效腔基本相等。在病理情况下,一部分肺泡虽有通气但无血供或血供严重不足,不能有效进行气体交换,为肺泡无效腔。无效腔的存在降低了气体交换的效率,通常用 VD/VT 反映肺通气的效率,比值越高,肺通气效率越低。正常人 VD 为 150 mL,平静呼吸 VT 为 500 mL,VD/VT 约为 0.3(0.25~0.35)。

(二) 解剖无效腔的测定方法 解剖无效腔可根据两种不同原理测定,有一口气法和波尔(Bohr)公式法,其中一口气法比较简便。肺泡无效腔意义重大,但无法直接测定,只能先测得生理无效腔,再减去解剖无效腔推算。

1. **一口气法** 令受试者于残气量(RV)位深吸一口纯氧至总肺容量(TLC),再平静呼气至 RV,并测定呼出气中氮浓度变化(图 6-1)。呼气时,首先排出无效腔的纯氧(第Ⅰ相);继而排出肺泡气(含氮)和无效腔气(不含氮)的混合气,随着肺泡气排出比重增加,氮浓度亦增高(第Ⅱ相);氮浓度达平台时排出的气体均为肺泡气。因为图中第Ⅱ相排出气体为解剖无效腔与肺泡气的混合气,故第Ⅱ相容积的一半加上第Ⅰ相的容积即为解剖无效腔的容积。

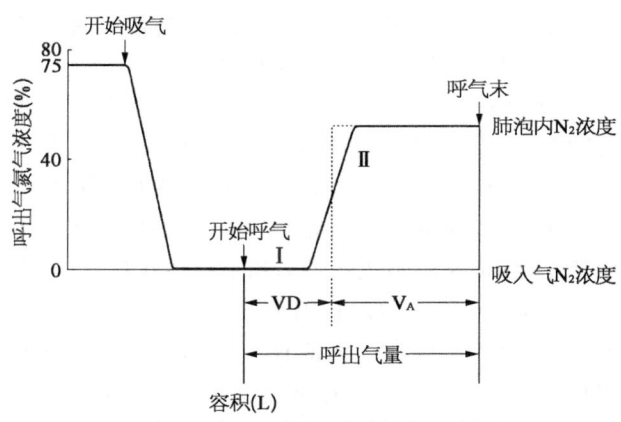

图 6-1 一口气法测定解剖无效腔

VD,解剖无效腔容积;V_A,呼出肺泡气容积。吸入纯氧后,气道口氮浓度迅速由 75% 下降到 0。从开始呼气(箭头所示)到氮气浓度开始上升为第Ⅰ相(氮气浓度为 0),从氮气浓度上升点至平台(稳定肺泡氮浓度)的起点为第Ⅱ相。第Ⅰ相呼出气为解剖无效腔中的纯氧,氮浓度为 0。第Ⅱ相呼出气为解剖无效腔与肺泡的混合呼出气,氮浓度不断上升。若将第Ⅱ相分为虚线左下与右上 2 个面积均等的三角形,由开始呼气至虚线的容积为解剖无效腔,由虚线至呼气末所呼出气容积为肺泡气容积

2. **波尔(Bohr)公式法** 1819 年 Christian Bohr 利用物质守恒定律提出了 VD 的测定方法,其原理为呼出气中所有 CO_2 皆来自肺泡气;换言之,由于受到无效腔的稀释作用,平均呼出气 CO_2 浓度为混合呼出气 CO_2 浓度(F_ECO_2),其值低于肺泡气 CO_2 浓度(F_ACO_2)。无效腔越大,对呼出气 CO_2 的稀释

程度越大，$F_{\bar{E}}CO_2$ 越低，但呼出气的 CO_2 总量与肺泡呼出气 CO_2 总量相等，其中后者等于 F_ACO_2 与肺泡气容积（V_A）的乘积。用公式表示为：

$$F_{\bar{E}}CO_2 \times VT = F_ACO_2 \times V_A$$

因为　$V_A = VT - VD$

所以　$F_{\bar{E}}CO_2 \times VT = F_ACO_2 \times (VT - VD)$

$$VD = VT \times (F_ACO_2 - F_{\bar{E}}CO_2)/F_ACO_2$$

公式右侧分子、分母均乘以"大气压-饱和水蒸气压"，即（PB-47），可将 CO_2 浓度转换成分压，即：

$$VD = VT \times (P_ACO_2 - P_{\bar{E}}CO_2)/P_ACO_2$$

收集全部呼出气，混合均匀后可测得 $P_{\bar{E}}CO_2$，用红外线 CO_2 测定仪或质谱仪等测定仪器可直接测得呼出气 CO_2 分压波形图和呼气末 PCO_2（$PetCO_2$）。正常情况下，至呼气末，解剖无效腔气已充分呼出，呼出气均来自肺泡，故可认为 $PetCO_2$ 等于 P_ACO_2，上式可改写为：

$$VD = VT \times (PetCO_2 - P_{\bar{E}}CO_2)/PetCO_2$$

（三）生理无效腔的测定

基本原理：与解剖无效腔相似，为便于理解其特点和临床意义，从不同角度解释。

（1）波尔（Bohr）公式法：如上述，可测定解剖无效腔，但若受试者有支气管-肺疾病，存在气体分布不均，不同肺区 PCO_2 有较大差异，VD 计算值将有一定偏差，例如某些肺泡因为得不到血液灌流或灌流不足，成为肺泡无效腔，此时用 $PetCO_2$ 估计的 P_ACO_2 将低于实际数值，因为呼气末的正常肺泡气被这部分肺泡无效腔气稀释。1938 年，Enghof 提出用 $PaCO_2$ 替代 P_ACO_2 解决这一问题。由于 CO_2 的交换能力强大，在正常肺组织，肺泡内和周围毛细血管的 PCO_2 可充分达到平衡，所以可把 $PaCO_2$ 看作为所有得到血流灌注的 P_ACO_2，故根据其结果可计算生理无效腔。即：

$$VD = VT \times (PaCO_2 - P_{\bar{E}}CO_2)/PaCO_2$$

或　$VD/VT = (PaCO_2 - P_{\bar{E}}CO_2)/PaCO_2$

（2）CO_2 总量计算法：因为呼气末肺泡气 PCO_2（间接反映肺泡气容积 V_A）和无效腔气 PCO_2（间接反映生理无效腔 VD）不同，因此呼出气 PCO_2 变化可作为 VD 和 V_A 变化的标记气体，根据 VE 和 PCO_2 变化可计算 VD，即：

每分钟呼出气 CO_2 总量=每分钟肺泡呼出气 CO_2 含量+每分钟无效腔呼出气 CO_2 含量，即：

$$RR \times VT \times F_{\bar{E}}CO_2$$
$$= RR \times V_A \times F_ACO_2 + RR \times F_ICO_2 \times VD$$

其中 $F_{\bar{E}}CO_2$ 代表混合呼出气 CO_2 浓度，F_ACO_2 代表肺泡气 CO_2 浓度，约等于 $FaCO_2$，F_ICO_2 代表吸入气 CO_2 浓度，约等于 0，$V_A = VT - VD$，上式可简化为：

$$VT \times F_{\bar{E}}CO_2 = (VT - VD) \times FaCO_2$$
$$VD/VT = (FaCO_2 - F_{\bar{E}}CO_2)/FaCO_2$$

换算为分压则为：

$$VD/VT = (PaCO_2 - P_{\bar{E}}CO_2)/PaCO_2$$

（四）肺泡通气量的测定

VE 不能全面、准确地描述通气状况，从气体交换角度看真正有效的是 $\dot{V}_A$。根据上述方法测定的 VD/VT 及 VT、RR、VE 可计算出 $\dot{V}_A$。$\dot{V}_A = VE \times (1 - VD/VT)$ 或 $\dot{V}_A = (VT - VD) \times RR$。

四、静息通气量测定的临床意义

（一）无效腔的临床意义

1. **正常生理无效腔的意义**　VD 是维持肺泡气容积和动脉血气稳定的重要因素，由于 VD 和 FRC 的存在，每次呼吸只能使肺泡气获得部分更新，从而减轻了肺泡和动脉血气体分压的大幅度波动。例如，某受检者的 FRC 为 2 500 mL，VT 为 500 mL，VD 为 150 mL，在不考虑饱和水蒸气的情况下，每次吸入肺泡的新鲜空气为 350 mL，肺内未经更新的气体容积为 FRC 与 VD 之和，即 2 650 mL，每次呼吸后肺泡气的更新率为 350/2 650=13.2%，因此正常肺泡的气体分压相对稳定。正常 VD/VT 为 0.25～0.35。

2. **生理无效腔变化的原因**

（1）VD 减小的原因：气管-支气管结构是形成解剖无效腔的主要因素，但容积相对固定，即使在气道-肺实质疾病患者，其容积变化也比较小，但例外情况是气管切开或肺部分切除术（肺部分切除的同时伴随部分支气管的切除），解剖无效腔明显减小。

（2）VD 增大的原因：VD 增大是常见临床现象，肺泡无效腔是疾病状态下导致 VD 明显增大的主要因素，主要与周围气道疾病、肺实质疾病、肺血管疾病直接相关。VD 增加反映周围气道和肺实质的气体分布异常和 $\dot{V}/\dot{Q}$ 失调。

3. VD/VT 的价值

(1) VD/VT 增加的因素：VD/VT 增大不仅与解剖无效腔和肺泡无效腔的绝对增加有关，也与呼吸形式直接相关，如 VE 为 6 L/min、RR 为 12 次/min、VT 为 500 mL、VD 为 150 mL，则 $\dot{V}_A = 12 \times (500-150) = 4.2$ (L/min)；若变为浅快呼吸，如 RR 为 20 次/min、VT 为 300 mL，则 VE 保持不变，但 $\dot{V}_A = 20 \times (300-150) = 3$ (L/min)，较深慢呼吸明显下降。

(2) 反映通气效率：与单纯 VD 相比，VD/VT 更有效反映通气效率，数值低通气效率高，数值增加说明通气效率下降。首先无效腔作用使浅快式呼吸不利于肺换气；而适当深慢式呼吸，$\dot{V}_A$ 较大，有利于肺部气体交换。在阻塞性肺疾病患者，更强调采用深慢呼吸形式；但在重症呼吸衰竭患者，过深的呼吸将加大肺容积，使其处在呼吸系统压力-容积（P-V）曲线的高位平坦段，使吸气的弹性阻力增加，吸气功增加，因此在 COPD 和支气管哮喘的严重急性发作期，强调小 VT 通气，必要时采取允许性高碳酸血症（PHC）通气；病情缓解和处于稳定期后则应选择深慢呼吸。

(3) 运动状态下 VD/VT 下降是增加通气储备的重要因素：健康人的通气储备巨大，最大运动通气量（VE$_{max}$）占 MVV 的 60%~70%，实际上通气储备远比单纯通气量变化更强大。以健康人 RR 为 16 次/分，VT 为 500 mL，VD 为 150 mL，VD/VT 为 0.3（正常为 0.25~0.35）为例；随着运动负荷增大，VT 增大，RR 增快，但 VT 增大的幅度超过 RR，以最大 VT 为 3 000 mL 计算，若 VD 不变，VD/VT 约为 0.05；实际上，用力呼吸时 VD 增大，假如增大 2 倍，VD/VT 约为 0.15（正常<0.18），故 VD/VT 降低是增加通气储备的重要因素（详见第三十三章）。

(4) 过大 VD/VT 是危险的：当 VT 明显减小或 FRC、VD 明显增大时，肺泡气的更新效率明显降低。当 VD 增大至≥VT 时，呼吸的新鲜空气只进出于无效腔，虽有肺通气，但无肺泡通气，没有气体交换，对患者而言将是致死性的；当然高频通气、高流量通气或高流量氧疗除外。

(5) VD/VT 可预测呼吸衰竭的发展趋势和指导机械通气：在严重肺疾病，特别是气流阻塞性肺疾病，如 COPD，随访 VD/VT 变化有助于了解病变的动态变化。在呼吸形式稳定的情况下，VD/VT 增大说明阻塞加重，容易发生高碳酸血症，VD/VT>0.6 是机械通气（MV）的指征；反之则说明病情好转。在 MV 患者，检测 VD/VT 还可指导通气参数的选择，预测和指导撤机。

（二）肺泡通气量测定的临床意义

1. $\dot{V}_A$ 反映通气效率　与 VD/VT 的价值相反，见上述。

2. 根据 $\dot{V}_A$-$PaCO_2$ 关系指导通气参数的调节　随着"肺保护性机械通气策略"的逐渐推广，在 MV 治疗 COPD 等导致的慢性呼吸衰竭时，也强调采用小 VT，但小 VT 容易导致高碳酸血症不能纠正、人机对抗，因此如何保持合适 pH（一般>7.25）和人机关系非常重要，这主要涉及 $\dot{V}_A$ 与 $PaCO_2$ 的关系。$\dot{V}_A$-$PaCO_2$ 关系曲线呈反抛物线形，在高 $PaCO_2$ 水平，曲线陡直；在低 $PaCO_2$ 水平则比较平坦（图 6-2）。

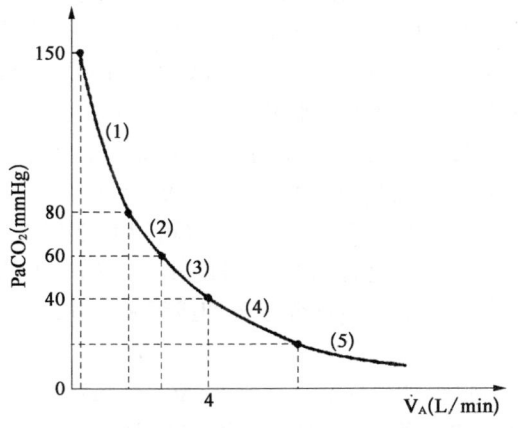

图 6-2　$\dot{V}_A$-$PaCO_2$ 关系曲线模式图

(1) 轻度高碳酸血症：$PaCO_2$<60 mmHg 为轻度高碳酸血症，$\dot{V}_A$-$PaCO_2$ 关系表现为平坦的曲线，$\dot{V}_A$ 轻度增加或降低对 $PaCO_2$ 的影响较小，需较大 $\dot{V}_A$ 或 VT 才能使 $PaCO_2$ 下降，但这将使气道压明显升高，容易导致患者不适和人机对抗；若 VT 适当增加，即使 $PaCO_2$ 暂时无降低，但随着呼吸肌疲劳的恢复，呼吸衰竭也将会逐渐改善，无创正压通气（NPPV）容易满足该需求，因此可作为首选通气方式。

(2) 重度高碳酸血症：$PaCO_2$≥80 mmHg。$\dot{V}_A$-$PaCO_2$ 关系表现为陡直的线性关系，$\dot{V}_A$ 或 VT 轻微增大，$PaCO_2$ 即迅速降至 80 mmHg 以下，即使没有代偿，pH 也大于 7.1，而慢性呼吸衰竭患者多有明显代偿，pH 更高。

重度呼吸衰竭患者多存在较高 PEEPi，FRC 增大至 67% 以上，从 FRC 至 UIP 的肺容积在 1 000 mL 以下，大多仅有 300~400 mL，因此 MV 时应选择小 VT 和适当 PEEP（PEEPi 的 50%~

85%)才能保障适当通气量和较好的人机关系,否则在人工气道患者容易发生人机对抗和气压伤,而在 NPPV 患者则容易导致面罩漏气和胃胀气,这与重度患者 $\dot{V}_A$-$PaCO_2$ 的关系是一致的。

(3) 中度高碳酸血症:60 mmHg≤$PaCO_2$<80 mmHg。对该类患者,缓解呼吸肌疲劳对呼吸衰竭的发展有重要作用,但也应保障适当 VT。$\dot{V}_A$-$PaCO_2$ 关系表现为弯曲的关系曲线,通气量增大,$PaCO_2$ 即下降至平坦段,其后改善速度减慢;而通气量减小,$PaCO_2$ 即上升至陡直段,其后升高速度迅速加快,因此该类患者通气时必须特别注意监护,但临床上容易被忽视。

因此对轻度、中度或重度高碳酸血症患者,首选小 VT、然后逐渐增大皆是合适的。在慢性高碳酸血症患者更应强调小 VT,否则容易导致碱中毒,如我们曾统计 11 例 COPD 伴 $PaCO_2$>100 mmHg 的患者资料,发现 10 例 pH>7.1;若立即采取较大 VT,不仅可能使高压超过 P-V 曲线的高位拐点(UIP),容易发生气压伤或漏气,更容易导致严重碱血症。在患者逐渐接受 MV 后(可以是 NPPV 或人工气道 MV),随着治疗效果的出现,FRC 下降,增加 VT、降低 RR 将符合改善期或缓解期患者深慢呼吸的要求。

与呼吸性酸中毒的治疗相反,若 MV 患者出现 $PaCO_2$ 的显著下降和碱血症,说明 $\dot{V}_A$ 过度增大,需降低 VE;由于此时 $\dot{V}_A$-$PaCO_2$ 关系曲线平坦,轻度 VE 和 $\dot{V}_A$ 下降不会产生明显效果,需大幅度降低,一般降低幅度在 1/2 左右。

(三) 每分通气量测定的临床意义 VE 是 VT 和 RR 的乘积,其临床意义还受呼吸形式等诸多因素的影响,本节从不同角度阐述,以便于理解。

1. 呼吸频率

(1) RR 增快的原因:呼吸是一种自律性呼吸运动,并显著受反射活动的调节,RR 增快主要见于呼吸中枢及其反射的各个环节(包括发挥行为性调节作用的大脑皮质)的器质性或功能性异常。① 感受器兴奋性增强,机械感受器兴奋性增强常见于肺容积显著减小或显著增加、肺淤血、水肿,主要是肺牵张反射、毛细血管 J 反射等发挥作用;化学感受器兴奋性增强见于低氧血症和呼吸性酸中毒、代谢性酸中毒,其中机械性反射主要在病理条件下发挥作用,化学性反射主要在正常人发挥作用。如心源性肺水肿、ARDS,即使 SaO_2 达 100%,呼吸增快、增强继续存在,也就是说"低氧血症是 ARDS、肺水肿患者呼吸增快的原因"说法是不正确的。② 呼吸中枢兴奋性增强,见于颅内疾病、外伤或手术。③ 呼吸肌收缩力减弱,见于神经(脊髓前角病变及相应的运动神经)-肌肉(主要是膈肌)疾病导致的呼吸泵衰竭;肺容积过度增大,胸廓、横膈处于显著的"扩张"状态,使呼吸肌处于不利的收缩位;或长期负荷过重,导致呼吸肌疲劳,结果呼吸驱动力不足,代偿性 RR 加快。④ 大脑皮质或皮质下中枢兴奋性增强,如焦虑、烦躁、疼痛。⑤ 其他,如高热、感染、损伤导致的代谢增强等。

(2) RR 增快指导机械通气:RR>35 次/min 常作为 MV 的生理学指标。如上述,RR 增快由多种原因引起,并不是呼吸衰竭或呼吸肌疲劳的可靠指征。RR 增快作为 MV 指证时,应参考其他症状、体征、动脉血气,并积极查找原发病,推测 RR 增快的可能原因。脊髓-运动神经疾病、重症肌无力或周期性麻痹导致呼吸泵衰竭,若 RR 明显加快,应给予 MV 治疗。COPD 呼吸衰竭患者 RR 增快主要是肺过度充气(牵张反射)所致,气道阻力增加主要导致呼吸加深,低氧血症在呼吸加深、加快中可能有一定作用,部分患者合并焦虑也导致或进一步加快 RR,因此基础治疗是适当抗感染,应用糖皮质激素(激素)、气道扩张剂改善气道阻塞、适当吸氧,避免强行 MV,否则容易导致人机配合不良;若出现明显呼吸肌疲劳的征象,如辅助呼吸肌活动、胸腹矛盾运动、三凹征,患者有明显呼吸困难的症状或 $PaCO_2$ 的进行性升高,则应在上述治疗的基础上给予 MV,以促进呼吸肌疲劳的恢复,减轻肺过度充气,随着呼吸衰竭改善,RR 将自动减慢。ARDS 患者,RR 增快的主要原因是肺容积减小、肺水肿所致,高热和高代谢状态有一定的促进作用,低氧血症的作用有限,给予 MV 并不能显著减慢 RR,因此 RR 一般不作为 MV 的指征;部分患者合并呼吸肌疲劳,合适 MV 可减慢 RR,改善呼吸肌疲劳。

在 MV 患者,通气模式选择不当或通气参数调节不当皆会导致 RR 增快,这在临床上非常常见。若病情好转,呼吸阻力下降或通气模式、参数调节适当,则 RR 减慢。

(3) RR 减慢:RR 明显减慢提示呼吸中枢驱动显著减弱,是病情危重的指征,常见于严重颅脑疾病、药物过量。RR<6~8 次/min 是建立人工气道、MV 的强烈指征。

2. 潮气量

(1) 不同疾病状态的潮气量变化规律:VT 与

RR 变化有一定的相关性。一般病情加重，RR 加快，VT 变小；反之 VT 增大，RR 减慢。若 VT 增大和 RR 加快同时存在则提示急性肺实质损伤或急性肺水肿，常伴随呼吸性碱中毒。VT 增大，RR 不快或增快不明显，即深慢呼吸提示中-重度周边气道阻塞（主要是本体感受器兴奋）；若严重阻塞，肺过度充气，则本体感受器、肺牵张反射等皆过度兴奋，将出现浅快呼吸和呼吸性酸中毒（通气失代偿）。

(2) 根据潮气量指导机械通气：VT 是评价当前肺功能状态的主要参数，也是 MV 的主要参数。VT<5 mL/kg 常作为 MV 上机的指征，而 MV 患者 VT>5 mL/kg 常作为撤机的指征。须强调 MV 前应充分了解疾病的可逆性及肺功能可能的恢复程度。若有较大的恢复程度，应积极 MV；若无改善的可能，强行 MV 可能会导致撤机困难，甚至不能撤机，从而加重社会、家庭的负担及个人生活的痛苦，应慎重选择 MV，特别是应尽量避免人工气道 MV。

MV 时应根据不同疾病及疾病不同阶段的病理生理变化选择 VT 和 RR，如在危重支气管哮喘和重症 ARDS 应选择小 VT，同时前者 RR 应较慢，后者 RR 应较快；若人机不能同步，则需应用镇静-肌松剂或麻醉剂抑制过强的自主呼吸；在肺外疾病导致的呼吸衰竭或 COPD 呼吸衰竭相对稳定时应选择大 VT，慢 RR，即深慢呼吸形式。

3. 潮气量和呼吸频率的综合评估价值　上文阐述 VT 时即涉及 RR，因为两者综合作用是维持合适呼吸做功和 $PaCO_2$ 稳定的基本因素，两者关系与疾病特点也密切相关，原则上在阻塞性肺疾病，为降低湍流强度和气道阻力应采用深、慢呼吸形式和较大 I∶E；若严重阻塞，呼吸系统弹性阻力显著增大，则宜采用浅慢呼吸，实际上难以维持，此时多表现为浅快呼吸和高碳酸血症，需给予呼吸支持，并应用药物抑制自主呼吸。在慢性肺实质疾病，为降低过高的弹性阻力，应采用浅快呼吸、较小 I∶E；但在急性肺实质疾病，由于呼吸驱动过度增强，常表现为深快呼吸（以快为主）、较小 I∶E。中枢性疾病可以是各种呼吸形式，且常出现呼吸不规则，需尽可能采取与健康人类似的呼吸形式。在肺外限制性疾病（如神经-肌肉疾病）导致的呼吸衰竭，为克服膈肌功能减退、重力作用导致的低位肺泡陷闭，需采取大 VT、慢 RR 以保持肺泡充分开放。采用自主通气模式或辅助通气模式时，RR、VT（包括吸气流量形态和大小、送气时间等）或通气压力（包括送气时间等）是判断 MV 是否合适的综合指标，与基础疾病也有直接关系，特别是在自主性通气时，VT 为自主呼吸能力和通气压力综合作用的结果；与气道阻力或顺应性变化也有一定关系，两者综合分析对判断病情变化、指导撤机有重要价值。如采用自主通气模式的气道阻塞性肺疾病患者，若 RR<20 次/min、VT>8 mL/kg 或呼吸变深慢，说明通气形式和通气量合适，病情好转；否则为病情恶化。RR 和 VT 对肺实质疾病的评价和指导价值相对较小。

4. 每分通气量和最大自主通气量的关系

(1) VE：VE 反映静息状态下的通气量，在呼吸中枢功能正常及代谢功能稳定的情况下，其正常值约为 6 L/min，反映正常的通气阻力。在急性气道、肺实质疾病患者或慢性气道、肺实质疾病急性加重患者，通气阻力明显增大，VE 代偿性明显增加（除非危重患者），经过治疗后病情改善，VE 下降；当 VE<10 L/min 时可预测成功撤机。在中枢性疾病患者，常出现 VE 下降，若 VE 明显恢复，说明可撤机观察。

(2) VE 与 MMV：MVV 是反映气道、肺、胸廓阻力及呼吸肌力量的综合指标，正常值范围为 50～250 L/min。MV 与 MVV 的关系可反映呼吸储备情况。MVV/MV 越大通气储备越大，通气能力越强，越不容易发生呼吸衰竭；若估测手术后 MVV/VE 越高，手术的安全性越大；若术后 MVV/VE=3 时，胸部和上腹部手术的安全性小，而中下腹部的安全性大。Lakshiminaryan 等发现 MV<10 L/min、MVV>2×MV 时可 100% 预测撤机成功率；相反预测撤机失败率约为 71%。

5. 呼吸指数（f/VT、RR/VT）　反映通气效率。f/VT 越低，说明以深慢呼吸为主，通气效率越高；反之，以浅快呼吸为主，通气效率越低。f/VT 还可反映呼吸肌疲劳程度，严重呼吸肌疲劳将导致 VT 下降，RR 增快，f/VT 显著升高。一般认为超过 105 需 MV；f/VT<80 提示易于撤机；f/VT 为 80～105 需谨慎撤机，但这仅适合某些呼吸衰竭类型。

f/VT 的特异度较差，影响 RR 和 VT 的因素皆可影响其大小。f/VT 的价值首先与疾病性质有关，在神经-肌肉疾病，RR/VT 与呼吸肌收缩功能直接相关，反映呼吸肌功能或疲劳的特异度较高，临床价值极高。在气道阻塞性肺疾病，典型的呼吸方式应为深慢呼吸；随着气道阻力显著增加，FRC 显著增大，则容易诱发呼吸肌疲劳，从而出现浅快呼吸，因此对判断呼吸肌疲劳和预测撤机也有较高价值。在肺实质疾病，TLC 和 VT 均减小；通过一系列机械性和化学性反射,RR 明显增快,故典型表现为 f/VT 显著升高,对判断呼吸肌疲劳和撤机的价值非常有限;其他任何影响呼吸运动的因素也有类似作用,如焦虑、烦躁(在呼吸系统疾病患者常见),f/VT 可显著升高,对判断病情和决定是否应用呼吸机或撤机无价值。

6. 每分通气量与呼吸运动形式 同等大小 VE,不仅 RR 和 VT 的关系影响通气效率,呼吸运动形式也明显影响通气效率。

(1) 胸式和腹式呼吸运动:可简单观察或采用体外呼吸感应性体容积描记仪监测呼吸运动。健康人胸式、腹式呼吸同步,且以腹式呼吸为主,通气效率高。在绝大部分 COPD 或其他肺疾病患者也仍以腹式呼吸为主;在重症患者,呼吸肌疲劳或胸廓结构变化将导致胸式、腹式呼吸幅度变化,甚至胸腹矛盾运动,通气效率显著下降。MV 后胸腹呼吸运动同步,说明通气模式和参数调节适当,通气效率提高;撤机过程中仍保持同步,说明自主呼吸能力强,有助于预测撤机。

(2) 辅助呼吸肌运动、张口呼吸和三凹征:是呼吸阻力显著增加、通气量(即使 VE 较大)不能满足通气需求或呼吸肌疲劳的指征,也有助于观察通气是否合适和预测撤机。若辅助呼吸肌活动和三凹征消失,则呼吸运动同步,说明通气压力、流量或 VT 合适;否则必须调节。

三凹征(three depressions sign)是指吸气时锁骨上窝、胸骨上窝、肋间隙同时发生凹陷的征象,是胸腔负压显著增大、气体不能迅速进入肺泡的标志。若伴干咳与高调吸气相和(或)呼气相喘鸣,提示为喉、气管与大支气管狭窄;若伴哮鸣音或呼气时间明显延长,则提示存在周围气道阻塞或陷闭;若 RR 明显增快,则提示急性肺实质疾病。

(3) 呼吸节律:对判断呼吸中枢兴奋性有一定价值,健康人和大部分肺疾病患者表现为规律的呼吸形式,但 33% 老年人和 12% 青年人可出现类似陈-施氏呼吸的潮式呼吸(主要是睡眠时);而中重度高碳酸血症患者,陈-施氏呼吸的发生率更高;焦虑患者常有不规则呼吸。

(4) 吸气时间分数(吸气时间/呼吸周期时间,Ti/Ttot):与吸呼气时间比(I:E)的价值相似。正常情况下,呼吸肌在吸气时起作用,而呼气则由吸气肌舒张、肺被动回缩驱动,正常成人 I:E 为 1:2,即 Ti/Ttot 约为 0.3,一般不超过 0.35,若增大至 0.4～0.5 则通气效率显著降低,且容易出现呼吸肌疲劳。

第二节 流量-容积曲线

吸气或呼气流量(F)随肺容积(V)变化的关系曲线称为流量-容积(F-V)曲线,吸气和呼气过程同时测定呈环状,则也称为流量-容积环。临床测定较多的是尽力吸气末用力呼气或尽力呼气末用力吸气时的 F-V 曲线,分别称为最大呼气流量-容积(maximal expiratory flow-volume,MEFV)曲线和最大吸气流量-容积(maximal inspiratory flow-volume,MIFV)曲线(图 6-3),常规测定 MEFV 曲线,高度怀疑大气道阻塞时需加做 MIFV 曲线。MEFV 曲线不仅有特定形状,在不同肺容积也有比较恒定的流量,临床上常采用以下 4 个参数反映气道阻力、胸肺弹性阻力和呼吸肌力的综合变化:最大呼气流量(PEF)和用力呼出 25%、50%、75% 肺活量的呼气流量(FEF_{25}、FEF_{50}、FEF_{75},曾分别称为 $\dot{V}_{75}$、$\dot{V}_{50}$、$\dot{V}_{25}$)。MEFV 曲线的形状和各种参数的大小主要取决于呼气力量、胸肺弹性、肺容积、气道阻力对呼气流量的综合影响,实测 MEFV 曲线及其与预计 MEFV 曲线的比较常用来反映不同类型的通气功能障碍。不同容积的 FEF 的临床意义不同,但与传统习惯表述有较大区别,是常规肺功能检测中变化较大的一部分,但容易被忽视或错误判断。现代 MEFV 的测定皆伴随 FVC 及时间肺活量的同步测定(图 6-3B),因此两者测定的技术要求相同,临床意义也极为相似。

一、基本概念及其临床意义

1. 最大呼气流量-容积(MEFV)曲线 在肺总量(TLC)位置,用最大力量、最快速度呼气至残气量(RV)形成的 F-V 曲线。是评价气流受限、受试者配合程度和完成质量的最常用、最有价值的图形。

在最大吸气末,即 TLC,呼气肌长度最长,收缩力最大,呼气流量也最大,在图形上表现为流量快速升高至峰值;其后随呼吸肌长度线性缩短,收缩力线性减弱,流量也线性下降,即 MEFV 曲线的初始部

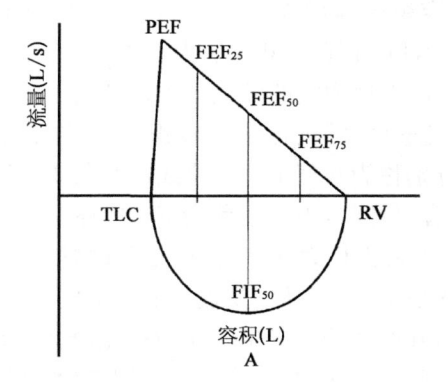

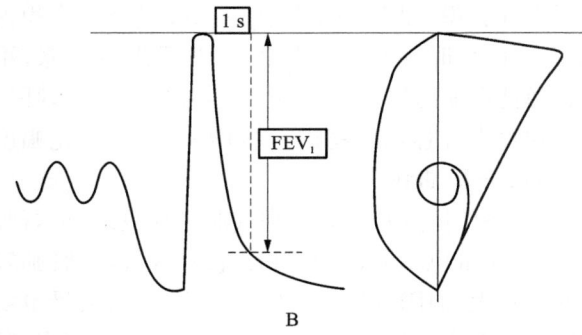

图 6-3 正常 MEFV 曲线及其参数

A. 正常的 MEFV 曲线及其参数的表示方法模式图；B. 现代肺功能仪同步完成 MEFV 曲线和用力肺活量曲线的测定

分受呼气肌力量影响较大，称为用力依赖部分（effort-dependent part）。最大呼气流量-容积曲线的终末部分受呼气肌力量的影响非常小，称为非用力依赖部分（non-effort-dependent part），该部分的呼吸肌长度显著缩短，呼气肌收缩力显著降低，流量大小与小气道的通畅程度更为密切。

2. 潮气呼气流量-容积（tidal expiratory flow-volume，TEFV）曲线 是指静息状态下自然呼吸时，呼出气体流量随肺容积变化的关系曲线。

3. 流量受限指数（limited-flow index） 是指以 RV 为零点，TEFV 曲线和 MEFV 曲线重叠部分容积占潮气量的百分比。在健康人和限制性肺疾病患者，由于气道通畅，自然呼气的呼气流量始终小于用力呼气流量，故 TEFV 曲线始终在 MEFV 曲线内，除零点外，不可能有重叠；轻度气流阻塞时两者也不可能重叠；但在明显气流阻塞的患者，特别是气道陷闭所致者，用力呼气将导致气道陷闭或阻塞迅速加重，用力呼气流量将低于静息呼气流量，即两者有部分容积重叠；重叠部分越大阻塞越严重。流量受限指数对判断气流阻塞及其程度有重要价值。

4. 最大吸气流量-容积（MIFV）曲线 是指在 RV 位置，用最大力量、最快速度吸气至 TLC 所形成的 F-V 曲线。与 MEFV 曲线联合主要用于判断大气道阻塞的部位和性质。

5. 最大吸气流量（peak inspiratory flow，PIF）又称"吸气峰值流量"，是指从 RV 做最大力量、最快速度吸气时产生的最大瞬间吸气流量，是综合反映肺功能状态，主要是吸气能力和大气道功能状态的常用参数。

6. 最大呼气流量（peak expiratory flow，PEF）又称"峰值呼气流量"，是指从 TLC 用最大力量、最快速度呼气所产生的最大瞬间呼气流量，是综合反映通气能力和通气阻力的参数，主要用于呼气肌力的评价和支气管哮喘的动态随访。

7. 用力呼出 25% 肺活量的呼气流量（forced expiratory flow at 25% of FVC exhaled，FEF_{25}）是指用力呼出 25% 肺活量的最大瞬间呼气流量，是反映呼气肌力和肺功能状态的综合指标。

8. 用力呼出 50% 肺活量的呼气流量（forced expiratory flow at 50% of FVC exhaled，FEF_{50}）是指用力呼出 50% 肺活量时的最大瞬间呼气流量，是反映小气道功能的常用参数。

9. 用力呼出 75% 肺活量的呼气流量（forced expiratory flow at 75% of FVC exhaled，FEF_{75}）是指用力呼出 75% 肺活量的最大瞬间呼气流量，是反映小气道功能的常用参数。

10. 用力吸入 50% 肺活量的吸气流量（maximum inspiratory flow at 50% of forced inspiratory vital capacity，MIF_{50}） 是指用力吸入 50% 肺活量的最大瞬间吸气流量，是反映大气道吸气相阻塞和呼气相阻塞的常用参数。

11. 用力呼出 50% 肺活量的呼气流量与吸气流量比值（ratio of maximum expiratory flow at 50% of forced vital capacity to maximum inspiratory flow at 50% of forced inspiratory vital capacity，MEF_{50}/MIF_{50}） 是指用力呼出 50% 肺活量的最大呼气流量与用力吸入 50% 肺活量的最大吸气流量之比。正常情况下，MEF_{50}/MIF_{50} 等于或略小于 1，常用来反映大气道呼气相阻塞和吸气相阻塞的存在和程度。

12. 等容积压力-流量（iso-volume pressure flow，IVPF）曲线 在一定肺容积条件下（一般用占 VC 或 FVC 的一定比例），做最大力量、最快速度呼气，同时记录胸腔内压和最大呼气流量，并以两者分别为横坐标和纵坐标，绘制出一系列压力-流量（P-F）曲线。在高容积部分，流量与用力程度关系大,称为用力依赖性;在低容积部分更主要与气道通畅程度有关,称为非用力依赖性。主要用于阐述 MEFV 曲线的形成机制。

二、测定方法

临床上主要用流量计测定 MEFV 曲线,流量计分两种基本类型:机械流量计、电子流量计。

1. 机械流量计　如国产 LR-80 型流量-容积描记议,测定时被测定者深吸气至 TLC,做最大力量、最快速度呼气,用单筒肺量计显示容积,并用流量仪同步记录流量变化,直接显示 MEFV 曲线;测定结束后用标尺测量出上述不同容积的流量,并与预计值比较,判断其是否正常,此谓直接描记法,该方法的特点是简单、直观,便于测定者和读者理解,缺点是密闭测定肺容积,阻力大;通过人工计算各参数值,费时费力,目前除个别情况外,已基本淘汰。

2. 电子流量计　目前基本用电子流量计测定 MEFV 曲线,流量计安置在简易或复合型肺功能仪的气路上,通过开放的管路同步测定流量和容积(流量对时间的积分为容积)的变化。测定结果可通过计算机储存,经荧光屏显示或经打印机打印,称为间接描记法,是目前最常用的方法,其特点是操作简单、快捷,直接显示测定结果并自动与预计值比较。

三、流量-容积曲线的形成机制

气流形态和大小取决于以下因素:气道的通畅程度、肺弹性、胸廓弹性、呼吸肌力及患者的配合程度。

(一) 静息呼吸的 F-V 曲线　健康人在不同肺容积位置和不同用力程度呼气时,呼气流量不同。

1. FRC 位置　胸廓弹性扩张力和肺弹性回缩力相等,呼吸肌完全处于松弛状态,无呼吸运动,气流量为 0。

2. 平静吸气　吸气肌收缩,胸廓扩张,胸腔负压增大,建立外界与肺泡之间的压力差,产生吸气流量和吸入气容积;流量和容积皆随胸腔负压增大;其后吸气肌收缩力减弱,并逐渐降为 0,胸廓弹性扩张力和胸腔负压变小,肺弹性回缩力增加,吸气流量也逐渐下降至 0,吸入气容积则逐渐达到最大,称为吸气潮气容积(VTi)。

3. 平静呼气　刚开始呼气时,呼吸肌完全处于松弛状态,肺弹性回缩力大于胸廓弹性扩张力,肺回缩,产生逐渐增大的呼气流量和呼出气容积;随着肺容积缩小,肺弹性回缩力下降,呼气流量逐渐减小,呼出气容积继续增大,直至肺容积恢复至 FRC,流量降至 0,呼出气容积达最大,称为呼气潮气容积(VTe),即常规测定的潮气容积(VT)。

因此吸气、呼气流量随容积变化的曲线近似正弦波,分别称为吸气 F-V 曲线和呼气 F-V 曲线;两者组合呈环状,因此也称为 F-V 环。

(二) 最大用力呼气流量-容积曲线　平静呼吸时,吸气是主动的,呼气是被动的。吸气不仅产生吸气流量,其产生的动能也转化为势能,转化为肺弹性回缩力;吸气幅度越大,弹性回缩力越大,呼气流量和呼出气容积(即 VT)也越大。深吸气至肺容积占 TLC 的 67% 时胸廓弹力降为 0,其后继续扩张,不仅肺弹性回缩力增加,胸廓也产生弹性回缩力,呼气流量和呼出气容积都将进一步增加,产生变化幅度更大的 F-V 曲线。

在 FRC 位置呼气时需呼气肌主动收缩,但若呼气缓慢,流量也不大,但若用力、快速呼气,尽管肺容积变化不大,但因呼气肌的驱动作用,呼气流量也明显增大。在高容积用力呼气时,呼气肌收缩更强,呼气流量增加更为显著。在 TLC 位置用力呼气产生典型的 MEFV 曲线,此时流量大小主要取决于肺泡的驱动压和气道的通畅程度。

1. 肺泡驱动压　是产生 MEFV 曲线的基本动力。肺泡驱动压为肺泡内压(Palv)与大气压之差,由于大气压为 0,实际驱动压 = Palv。Palv 取决于胸腔内压(Ppl)和肺弹性回缩力(Pst)的综合作用,即:

$$P\text{alv} = P\text{pl} + P\text{st}$$

在用力呼气初期,Ppl 迅速升高至峰值,Pst 最大,故呼气初期肺泡驱动压最大,呼气流量最高;随着驱动压下降,呼气流量也逐渐下降至 0。

2. 气道通畅程度　是影响 MEFV 曲线的主要因素。气道通畅程度取决于以下多种因素:气道和肺实质的结构、肺容积、气道内外的压力差。气道结构的完整可保持大气道的通畅;气道结构的完整和肺弹力纤维的正常作用则保持小气道通畅。肺容积增大,气道特别是小气道被牵拉扩张,阻力减小;反之则气道回缩,阻力增大。气道内压(呼气时为正压)使气道扩张,气道外压使气道回缩或趋向陷闭。

3. 肺泡、气道内外压变化与等压点　肺泡、气道外的压力是肺间质压(Pin),理论上与 Ppl 相等,但由于肺实质本身的阻力,用力呼气时压力由胸膜周边向中心大气道周围组织传导的过程中逐渐下降,特别是快速用力呼气时,从而产生压力梯度。当然平静呼气时,各部分的压力有足够的时间平衡,在每个平面的肺间质压和胸腔负压基本相等。

(1) 等压点与跨气道压:气道阻力作用使气道内压从肺泡端开始向气道口逐渐下降(图5-18),从而形成压力梯度,其间必有一点,气道内外的压力相等,称为等压点。等压点至肺泡端的部分为上游气道(upstream airway);等压点至口腔端的部分为下游气道(downstream airway)。在上游气道,气道内压大于气道外压,即跨气道压大于0,气道倾向于扩张;在下游气道,气道内压小于气道外压,即跨气道压小于0,气道倾向于回缩。

(2) 等压点的变化规律:对于健康人而言,等压点位置主要取决于肺容积及用力呼气的程度和速度;在测定MEFV时,呼气用力程度和呼气速度恒定,皆处于最大水平,故等压点的位置主要决定于肺容积。换言之,在一定肺容积水平,某一气道的等压点是恒定的;但在整个呼气过程中,随着肺容积减小,等压点逐渐移动。Macklem等研究发现,肺容积占VC的80%~70%时,等压点位于肺叶支气管,从此至肺容积40%VC水平,等压点位于中等气道,且逐渐向外周缓慢移动;当肺容积小于VC的40%水平后继续呼气,等压点迅速向上游移动;达25%VC的肺容积水平时等压点移至细支气管。

(3) 肺泡驱动压与跨气道压:用力呼气时胸腔内压显著升高,不仅压迫肺泡,使肺泡内压(驱动压)和气道内压升高,促进气体排出;同时压迫气道,使跨气道压下降,气道趋向于回缩和陷闭,但正常情况下前者较后者作用大;且因气道结构完整,大气道有气管软骨环支撑,小气道有弹力纤维牵拉,故尽管存在等压点,但仍可避免大气道和绝大部分小气道陷闭。

(4) 用力依赖和非用力依赖:在TLC,大小气道皆处于扩张状态以满足呼气初期对高流量的需求,主要反映用力程度;在较低肺容积,由于气道横截面积巨大,气道内径即可满足较低的呼气流量需要,流量与用力程度的关系较小,主要反映肺弹性和小气道的通畅程度。正常人用力呼气时,胸廓-肺的弹性回缩力大,大小气道通畅,总呼吸阻力不大,流量主要取决于呼吸肌收缩力(图6-4);只是高容积部分与用力关系更大,低容积部分与气道通畅程度关系更大。

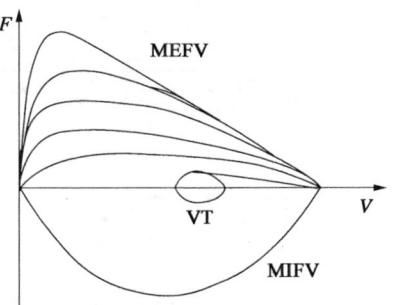

图6-4 不同用力程度的F-V曲线

自上而下用力程度逐渐下降,高容积与用力关系密切相关,称为用力依赖部分;在一定用力程度范围内,低容积曲线重叠,与用力程度关系不大,反映小气道功能;缓慢用力时,低容积流量也下降,说明任何容积的流量皆与呼气用力有关

(5) 健康人MEFV曲线形成的主要机制:如上所述,健康人F-V曲线主要取决于呼吸肌收缩力,需进一步阐述骨骼肌的特性。骨骼肌收缩力与肌肉的初长度成正比。骨骼肌的基本收缩单位是肌节(图6-5,图6-6),肌节的长度决定肌肉长度,肌节长度最长时肌肉长度最长,收缩力最大;肌节长度最短时肌肉长度最短、收缩力等于零。在TLC,呼气肌的长度最长,收缩力最大,呼气流量也最大,F-V曲线表现为流量迅速升高至峰值;其后呼气肌长度线性缩短,收缩力线性减弱,流量线形下降;至RV,呼气肌长度最短,收缩力降至0,流量也降至0,F-V曲线表现为一斜形下降的直线,因此对健康个体而言,MEFV曲线主要反映呼气用力的程度和速度,无论是用力依赖部分还是非用力依赖部分。

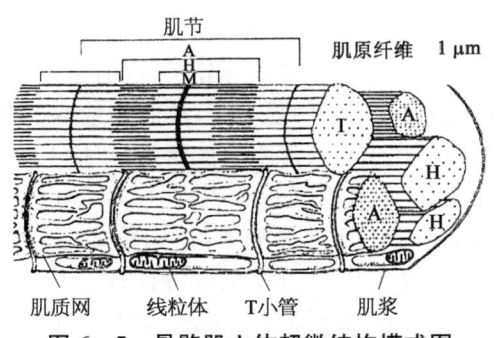

图6-5 骨骼肌立体超微结构模式图

(6) 健康人MEFV曲线的形状:典型表现为上升支陡直形成尖峰,下降支斜形直线下降,接近直角三角形(图6-3);另一表现是下降支略呈凹形下降,这主要见于老年人,主要原因是肺弹性回缩力下降;随着年龄增长,其凹陷的程度逐渐增加(图6-7)。

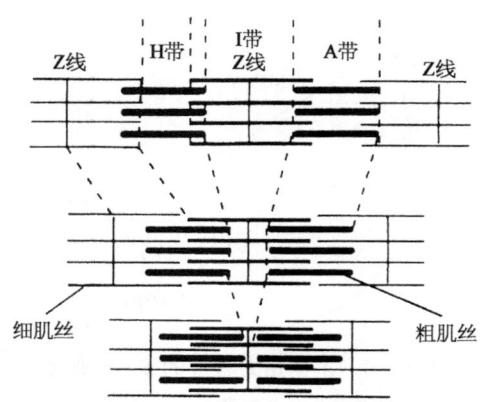

图 6-6　骨骼肌肌节缩短时粗肌丝与细肌丝移位图解

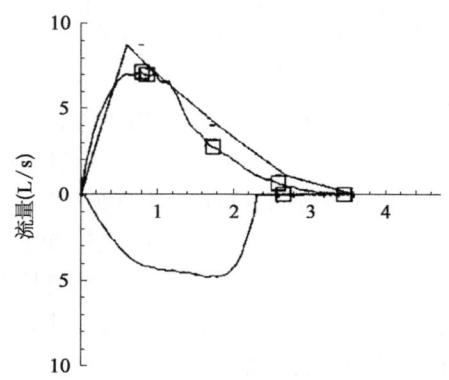

图 6-7　健康人老年人的 MEFV 曲线

老年人肺弹性功能减退，低容积部分略呈凹形改变；PEF 和 FEF_{25} 皆占预计值的 80% 以上，FEF_{50} 和 FEF_{75} 皆占预计值的 80% 以下，FVC 和 FEV_1% 皆正常

（三）最大吸气流量-容积曲线　正常曲线呈饱满的圆钝状，FIF_{50} 与 FEF_{50} 相等或略大于后者（图 6-2A）。在周围气流阻塞性疾病，MEFV 曲线有明显改变；但 MIFV 曲线变化不大，因为随着吸气时胸腔负压的迅速增大，陷闭气道迅速开放，阻塞气道扩张，吸气阻力明显下降，故曲线基本正常或改变不明显。在中央气流阻塞性疾病（包括上呼吸道、胸腔外气管、胸腔内气管和主支气管），胸腔内的气道内径受胸腔内压的影响大，但胸腔外部分是零压（大气压），故 MIFV 曲线呈现特征性变化，且不同部位的变化特点不同，这也是 MIFV 曲线结合 MEFV 曲线主要用于大气道疾病定性和定位诊断的主要原因。

四、影响 MEFV 曲线的生理因素

1. **性别**　在同等年龄、身高情况下，在各个肺容积，男性的最大呼气流量皆较女性高。

2. **年龄**　流量与年龄的关系比较复杂。在幼年，随年龄增长，肺容积增大，气道内径增大，骨骼肌收缩力增强，流量增大；青春发育期明显增大；在 20 岁左右达高峰，并稳定一段较短时间；其后随着年龄增长，骨骼肌收缩力减弱，肺弹性减退，因此不同肺容积的最大呼气流量皆下降。在老年人，肺弹性回缩力常明显下降，故低容积流量下降更显著。

3. **身高**　在性别、年龄相同条件下，身高较高时肺容积较大，参与的呼吸肌数量较多，流量增大，因此流量与身高成正相关。

4. **体重**　也常作为影响流量的主要因素之一，但实际上两者之间缺乏直接关系。因为在正常营养状态下，体重和身高密切相关，一旦考虑进身高因素，体重的影响就比较有限。相反目前因营养过剩、运动过少导致肥胖或为保持身材等原因导致消瘦的情况比较多，反而导致肺容积和通气功能，包括各容积的最大呼气流量下降。

5. **体力劳动或锻炼**　重体力劳动或经常锻炼的人肌肉发达，收缩力增强；肺容积增大，气道阻力减小，从而使各个容积的呼气流量皆增大。

6. **昼夜变化**　流量，特别是 PEF 有明显的昼夜节律和季节变化节律，晨时增加，中午最高，夜间最低；FEF_{50} 和 FEF_{75} 的波动范围较小，介于 1%～30%，因此在比较、判断结果时应将这些时间因素考虑在内，同一受试者应在每天的同一个时间段复查。

7. **海拔高度**　海拔高度增加时呼气峰流量增加，可能与高海拔地区空气密度低、支气管发生扩张等因素有关。

8. **种族**　种族影响流量及相应的通气功能变化，欧美高加索人体格健壮、肌肉发达，其流量较亚洲蒙古人种普遍高。

正常流量预计值选择性别、年龄、身高、体重 4 个参数作为自变量，其中主要是前 3 个参数。

五、临床意义

MEFV 曲线是肺功能测定中的最重要曲线，主要用于评价不同容积流量的大小和准确性，也直接影响同步测定的 FVC 曲线及其参数的大小和准确性；更高层次上对呼吸系统（包括呼吸器官、调节系统、相关器官）的异常进行定位和定性。在特定情况下，结合吸气相曲线及其他参数综合评价可能有更大价值。

（一）大、中、小气道与中央、周围气道

1. **解剖学定义**　管径>2 mm 的 0～6 级气道，包括气管、主支气管、叶支气管、段支气管和 5～6 级支气管为大气道,其基本特点是由气管软骨环支撑,管径粗,横截面积小,气流量大,以湍流为主;管径≤2 mm的气道,包括细支气管和终末细支气管及以远的气道,其主要特点是总横截面积大、阻力低、气流量慢,以层流为主。

2. **肺功能定义**　描述实际肺功能时,气管、主支气管(包括中间段支气管)由完整的气管软骨环支撑,数量少(1支或2支),称为大气道,异常时容易发生严重阻塞,表现为独特的F-V曲线,因此大气道习惯上也被称为中央气道。叶支气管至小气道之间的气道为中等气道,其分支明显增多,软骨环逐渐易形成软骨片,平滑肌对气道内径发挥更重要作用,其功能特点逐渐接近于小气道,故中等气道和小气道一般统称周围气道。

(二)周围气道疾病的MEFV曲线(图6-8)

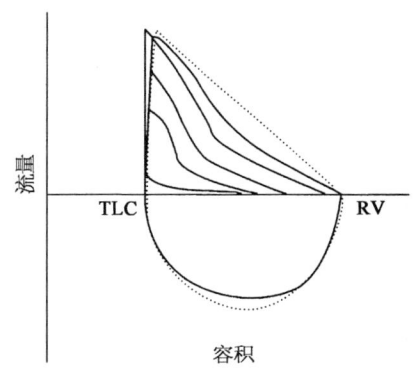

图6-8　周围气道不同程度阻塞的MEFV曲线

从右至左依次代表正常、轻微、轻度、中度、重度、极重度周围气道阻塞的MEFV曲线(气道阻塞程度的划分是相对的,反映阻塞逐渐加重的程度)

1. **小气道功能障碍**　见于小气道轻微病变或肺弹性功能轻微减退。在高容积位置,由于肺实质(主要是弹力纤维)的牵拉作用,小气道处于扩张状态,呼气流量正常;在低容积时,由于小气道结构破坏或肺弹力下降,在呼气产生的气道外压作用下,小气道内径缩小,呼气阻力增加,呼气流量下降。MEFV曲线表现为在低容积部位凹形下降,在数值上表现为FEF_{50}、FEF_{75}下降,PEF、FEF_{25}基本正常。多见于长期吸烟者、COPD前期患者、缓解期支气管哮喘患者,以及其他各种影响小气道功能疾病的早期阶段,也常见于老年人。由于小气道横截面积巨大,阻力非常小,轻微小气道功能减退对呼气完成基本无影响,故常规通气功能参数和肺容积参数皆正常,即FVC、FEV_1%和RV、FRC、TLC等皆正常。

2. **轻度周围气道功能障碍**　多见于小气道的轻度阻塞或肺弹性功能的轻度减退。在高容积位置,气道处于扩张状态,呼气流量正常;随着用力呼气时间延长,肺容积明显下降,破坏的气道结构或肺弹力减退不足以维持气道扩张,气流阻力增加;肺容积越小,气流阻力增加越显著,因此MEFV曲线在相对较高容积时可出现凹形下降,低容积明显下降;在数值上表现为PEF基本正常,FEF_{25}基本正常或轻度下降,FEF_{50}、FEF_{75}明显下降。多伴随通气功能轻微下降(即FEV_1%稍下降,FEV_1基本正常或稍下降);通过呼吸形式代偿(深、慢呼吸),肺容积维持在正常范围。

3. **中度周围气道功能障碍**　见于周围气道(不仅仅是小气道,包括有软骨片的中等气道)中度阻塞或肺弹性功能的中度减退。由于气道结构严重破坏或阻塞,肺弹力显著下降,在TLC位置,气道即处于较轻的阻塞状态;随着肺容积下降,气流阻力明显增大;肺容积下降幅度越大,气流阻力增大越显著,并逐渐出现大量气体陷闭,因此MEFV曲线表现为所有肺容积的呼气流量下降,在较高肺容积位置即出现明显的凹形下降,在低容积时的曲线较平坦;在数值上表现为PEF轻度下降、FEF_{25}明显下降;FEF_{50}和FEF_{75}极度下降。此时多伴随FEV_1、FEV_1%等通气功能参数的轻、中度下降,FEV_3%下降,完成FVC的时间延长。深慢呼吸已不能维持正常的肺容积水平,可出现RV、FRC和RV/TLC的轻度升高,但VC、TLC多基本正常。

4. **重度周围气道功能障碍**　见于周围气道重度阻塞或肺弹性功能的重度减退,由于气道结构严重破坏或阻塞,肺弹力显著下降,在TLC位置多数气道即处于阻塞状态;随着肺容积下降,气流阻力明显增大,并迅速出现大量气道陷闭,因此MEFV曲线在高肺容积位置即出现凹形下降,并迅速变为较平坦的曲线。在数值上表现为PEF、FEF_{25}显著下降,FEF_{50}和FEF_{75}接近于0。伴随FEV_1、FEV_1%等通气功能参数的中、重度下降,FEV_3%和FVC明显下降,并且RV、FRC和RV/TLC、FRC/TLC明显升高,TLC升高(肺弹力纤维严重破坏的患者)或基本正常(气道阻塞为主的患者),VC下降。

若气流阻塞进一步加重,在TLC位置气道处于非常显著的阻塞状态;随着肺容积下降,气流阻力显著增大,并迅速出现大量的气体陷闭,因此MEFV曲线表现为短暂上升的曲线,并快速变为较平坦的曲线;在数值上表现为极小的PEF,FEF_{25}、FEF_{50}和

FEF_{75} 皆接近于 0；FEV_1 重度下降。由于 FVC 下降，$FEV_1\%$ 反而可能有所上升，且与 $FEV_2\%$、$FEV_3\%$ 接近；RV、FRC、RV/TLC 明显升高，VC 明显下降。由于平静呼吸时即存在气道阻塞或陷闭，出现 PEEPi，患者呼吸力量不能克服气流阻力，常出现通气失代偿和高碳酸血症。

5. 几个重要概念

（1）小气道阻塞和小气道陷闭：是解剖学概念。小气道阻塞是指小气道壁、小气道内病变或小气道外压迫导致的小气道内径缩小（图 6-9B），其特点是吸气相和呼气相、高容积和低容积的气流阻力皆增加；但接近呼气末时，肺容积明显减小，小气道回缩，气流阻力增大更明显，故 MEFV 曲线各个容积的流量皆下降，曲线的下降支接近倾斜性下降或呈轻度凹陷型下降，FEF_{50} 和 FEF_{75} 的下降幅度高于 PEF 和 FEF_{25}（图 6-10B），主要见于支气管哮喘（图 6-11B）。小气道陷闭是指小气道结构正常，但牵拉小气道的肺弹力纤维破坏或功能下降，在吸气相，由于胸腔负压增大，小气道充分开放；在呼气相，胸腔负压减小，小气道塌陷（图 6-9A）；肺容积越小，小气道塌陷越明显，主要见于 α 抗胰蛋白酶缺乏导致的肺气肿，故 MEFV 曲线呈典型的凹陷型下降，FEF_{50}、FEF_{75} 下降幅度明显大于 PEF、FEF_{25}（图 6-10A）。绝大部分 COPD 同时存在气道阻塞和陷闭，尤其是中重度患者，故 MEFV 曲线呈凹陷型下降，FEF_{50} 和 FEF_{75} 的下降幅度明显大于 PEF 和 FEF_{25}（图 6-11A）。

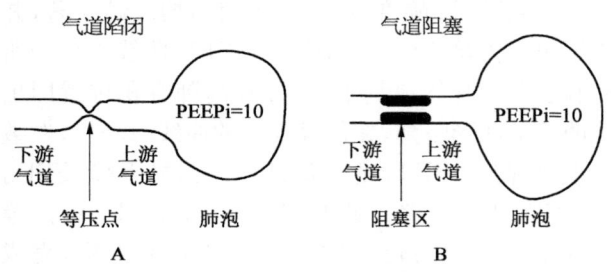

图 6-9 小气道陷闭和阻塞的模式图

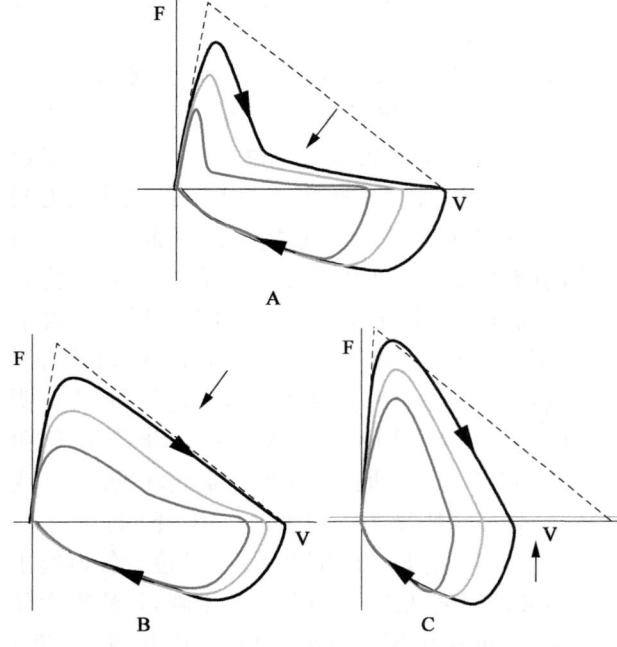

图 6-10 小气道陷闭和阻塞的 MEFV 曲线模式图

A、B、C. 依次为周围气道陷闭、周围气道阻塞、限制性通气的 MEFV 曲线模式图

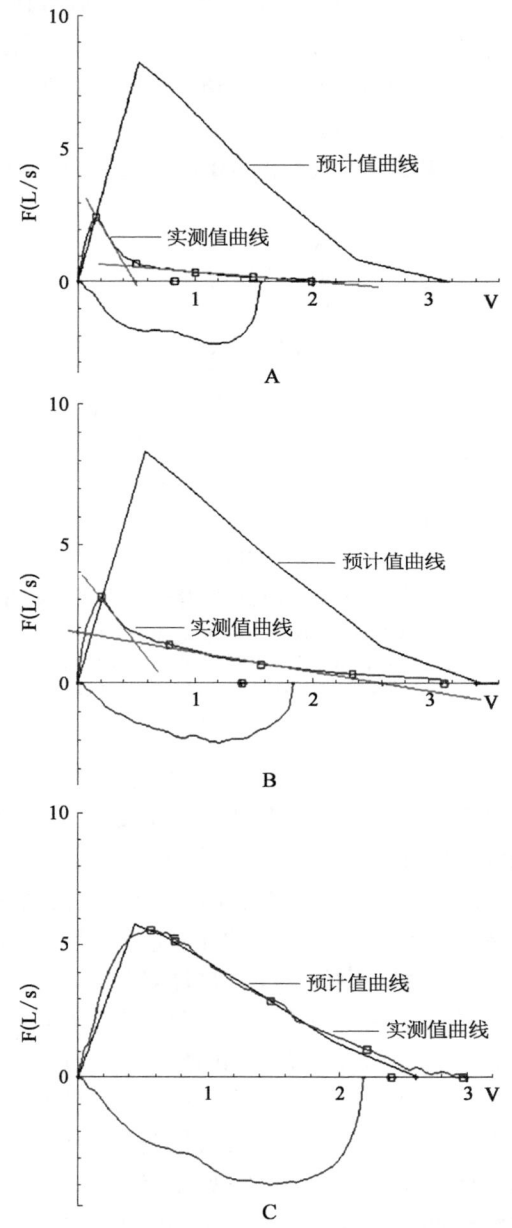

图 6-11 慢性阻塞性肺疾病、支气管哮喘患者和健康人的 MEFV 曲线

A、B、C. 依次为 COPD 的 MEFV 曲线、哮喘的 MEFV 曲线、正常 MEFV 曲线

(2) 潮气呼吸 F-V 曲线（TEFV 曲线）与 MEFV 曲线的重叠性：在开始测定 MEFV 曲线前，需常规完成数次稳定的平静呼吸和相应稳定的 TEFV 曲线。正常情况下，自然呼气无须用力，肺弹性回缩产生呼气流量，其大小自然低于 MEFV 相同容积的流量。若以 RV 为零点进行曲线重叠检验，TEFV 曲线始终在 MEFV 曲线内，两者不可能重叠；限制性通气障碍亦如此。轻度气流阻塞时两者一般也不会重叠；但在明显气流阻塞患者，特别是气道陷闭所致者，用力呼气将导致气道陷闭或阻塞明显加重，自然呼吸时气道处于相对较好的开放状态，故相同肺容积时 MEFV 曲线的流量低于 TEFV 的流量，两者将有部分容积重叠（图 6-12）；重叠部分越大，气流阻塞越严重。重叠部分的容积占潮气量的比值为流量受限指数，对判断气流阻塞及其程度有重要价值。

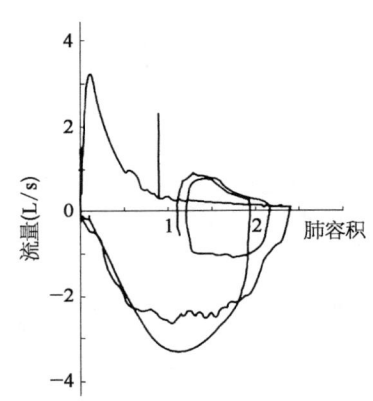

图 6-12　周围气道阻塞患者的 TEFV 曲线与 MEFV 曲线

6. 中等气道阻塞　中等气道的软骨环消失，转为软骨片，故缺乏对气道的支撑作用，主要依靠弹力纤维的牵拉维持气道开放；黏膜和黏膜下结构与小气道接近，因此中等气道与小气道结构和功能特点有一定相似性，两者相关的疾病多同时存在，称为周围气道疾病，但在少部分情况下，中等气道疾病单独存在，且主要为气道壁病变，也可以是气道内或气道外病变。其基本 MEFV 曲线与上述小气道阻塞的变化相似，但因中等气道的横截面积非常小，阻力大，呼气初期即表现为明显阻塞状态，并持续整个呼气过程；出现陷闭的情况较少，故图形表现为各肺容积的流量皆下降，下降支斜率小，且常无明显凹陷，在数值上表现为 PEF、FEF_{25}、FEF_{50}、FEF_{75} 普遍降低（图 6-13），这与小气道阻塞有较大的相似性。支气管哮喘和 COPD 同时累及小气道和中等气道（周围气道），主要表现为上述严重小气道气流阻塞的特征（图 6-11）；单纯中等气道病变主要见于支气管扩张。支气管淀粉样变、支气管内膜结核、支气管肿瘤或纵隔-肺组织占位压迫支气管常同时见于大、中气道。

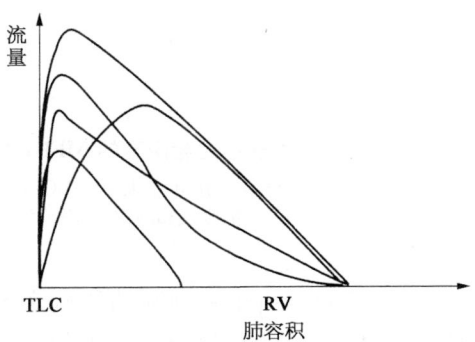

图 6-13　中等气道阻塞、限制性通气、呼气无力的 MEFV 曲线

从右至左依次代表正常、呼气无力、中等气道阻塞、小气道阻塞和限制性通气

（三）大气道疾病的 F-V 曲线　大气道阻塞指口咽下上气道、气管的阻塞，或主支气管的单侧或双侧阻塞。因大气道横截面积非常小，轻微阻塞即可导致流量的显著下降，故呼气和吸气 F-V 环的变化非常显著，且呈现比较特殊的特点。

1. 一侧主支气管不完全阻塞　因健侧支气管阻力正常，呼气时流量迅速上升至较高的峰值，并迅速完成全部呼气，故初始 1/2 部分肺容积的呼气流量较大；病变侧阻力显著增大，气体呼出显著减慢，故终末 1/2 部分肺容积的呼气流量显著降低，呈较平直的曲线，与周围气道阻塞的变化相似。

若加作吸气相曲线，则同样吸气初始部分流量大，吸气后期流量缓慢，与呼气相曲线产生机制和形态相似，呼气和吸气相 F-V 环呈"双蝶形"改变（图 6-14）。因常规肺功能检查仅测定呼气相曲线，故单纯主支气管的不完全阻塞容易误诊为周围气道阻塞。

2. 一侧主支气管完全阻塞　意味着病变侧支气管没有气体流动；健康侧的气流阻力和肺顺应性正常，故表现为典型限制性通气的 MEFV 曲线。

3. 固定性大气道狭窄　大气道狭窄，气道内径不随吸、呼气时相变化，气道阻力恒定，对吸气和呼气相的影响相似。PEF 和最大吸气流量（PIF）恒定，MEFV 和 MIFV 曲线呈对称的梯形，FEF_{50} 和用力吸入 50% 肺活量的吸气流量（FIF_{50}）之比接近或

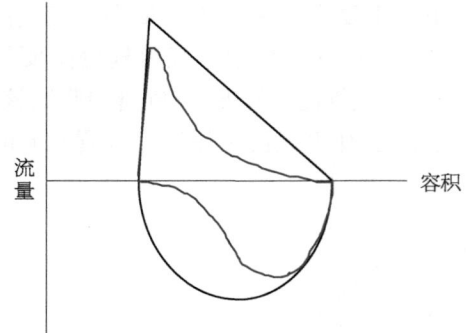

图 6-14　一侧主支气管不完全阻塞的 MEFV 曲线

横坐标实测值与预计值相同,提示 FVC 正常,不存在限制;但呼气相、吸气相的中、末期流量皆明显下降

等于 1(图 6-15A)。由于常规肺功能测定不包括 MIFV 曲线,因此怀疑大气道阻塞时需额外注明加做 MIFV 曲线的测定。总之,结合临床表现和肺功能检查非常容易诊断大气道阻塞;然后根据颈胸部 CT、咽喉镜或气管镜的检查结果进一步确定病变的部位和性质。IOS 对大气道阻塞的诊断也有一定的价值。

4. 胸廓内非固定性大气道阻塞　胸廓内气道阻塞,且阻塞程度随吸、呼气时相变化。吸气时胸腔负压显著增大,气道扩张,气道阻力明显降低;呼气时胸腔负压明显降低,并随之出现较高的正压,气道受压回缩,气道阻力显著增大,因此 MEFV 曲线的峰值明显降低,表现为不是很陡直的平台,PEF 显著下降;而 MIFV 曲线的变化不大,PIF 下降幅度小。FEF_{50}/FIF_{50} 明显小于 1(图 6-15B)。

5. 胸廓外非固定性大气道阻塞　胸廓外气道阻塞,且阻塞程度随吸、呼气时相变化。吸气时胸腔负压和胸腔内气管周围间质负压皆明显增大,但由于吸气气流受阻,胸腔内的气道(上游气道)负压也显著增大;而阻塞部位在胸腔外,其周围压力与大气压相同,为 0;因此上游气管内的负压对阻塞气道产生明显的吸引作用,导致气道回缩,阻力明显增大。呼气时胸腔负压显著降低,并转为较高的正压,使胸腔内上游气道的正压也显著增加,并对阻塞部位产生扩张作用,使气道阻力明显降低,因此 MIFV 曲线的峰值明显下降,表现为不是很陡直的平台,PIF 显著降低;MEFV 曲线的变化不大,PEF 下降幅度要小得多。FEF_{50}/FIF_{50} 明显大于 1(图 6-15C)。

(四) 上气道的稳定性下降　主要机制是咽喉部肌张力下降、局部脂肪增多,睡眠时出现塌陷、阻

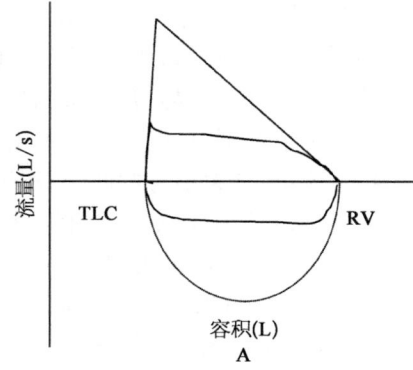

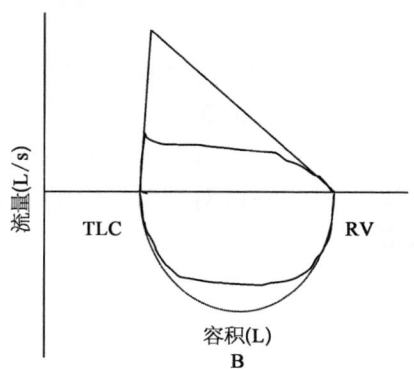

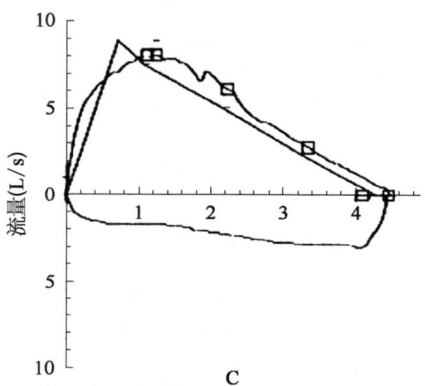

图 6-15　大气道阻塞的 MEFV 曲线和 MIFV 曲线

横坐标实测值与预计值相同提示 FVC 正常,不存在限制;但不同情况下呼气相、吸气相的流量变化有明显特点。A. 大气道固定阻塞;B. 胸廓内大气道非固定阻塞;C. 胸廓外大气道非固定阻塞(该例为声带扩展障碍,常规测定除未出现呼气尖峰外,余皆正常)

塞,主要见于阻塞性睡眠呼吸暂停低通气综合征(OSAS)。由于气道惯性明显增大,用力呼吸动作可能会产生一定高频振动,故可出现锯齿波样曲线(图 6-16)。

(五) 胸廓、肺实质疾病的 MEFV 曲线

1. 疾病类型和肺通气功能特点　大体分为肺内、肺外两种情况,后者主要包括肥胖、胸壁或胸腔疾病、横膈疾病、膈下疾病;后者为肺实质疾病或病理改变,其中巨大肺大疱或多发肺大疱、多发性肺囊

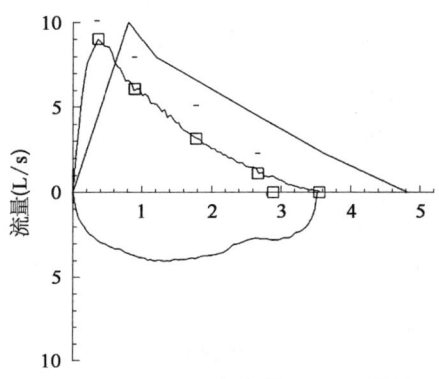

图 6-16 OSAS 患者的 MEFV 曲线

横坐标实测值明显短于预计值,提示 FVC 下降,存在限制通气功能障碍;呼气相流量曲线出现锯齿状改变

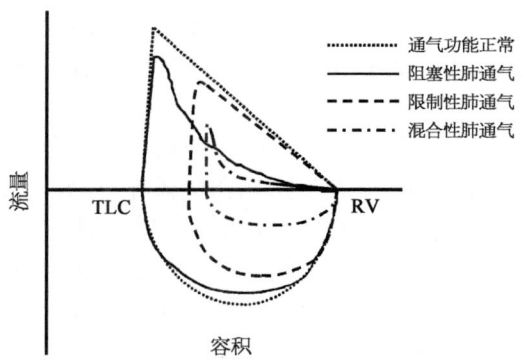

图 6-18 不同类型通气功能障碍 MEFV 曲线的模式图

限制性肺通气:肺容积和流量等比例缩小或提前完成;阻塞性肺通气:FVC 基本正常,高容积流量下降,低容积流量明显下降;混合性肺通气:FVC 下降和低容积凹性改变同时存在

肿等尽管使肺容积增大,但不参与气体交换,容积相对固定,基本不随吸、呼气时相变化,故常规肺功能检查(包括体描仪测定)表现为限制性通气功能障碍。

2. MEFV 曲线 因气道阻力正常或基本正常,呼气流量主要取决于肺容积。因肺容积缩小,吸气肌初长度缩短,吸气肌收缩力和流量皆下降;肺弹性回缩力增大(主要见于肺实质疾病),呼气时间明显缩短或提前完成呼气,因此与正常 MEFV 曲线相比,该类曲线的形态相似或呼气相曲线更陡直(图 6-10C、图 6-13、图 6-17),其中肺实质疾病所致者因肺弹性回缩力增大,曲线将更陡直。若用容积校正,不同肺容积的呼气流量正常或增大;以 RV 为零点,将实测曲线与正常预计曲线相比,则可清晰显示相同容积的流量增大(图 6-17A)。限制性肺疾病的呼气流量接近等比例下降,这与阻塞性和混合性通气功能障碍明显不同(图 6-18)。

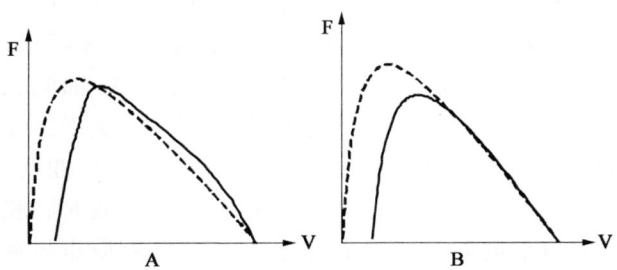

图 6-17 限制性通气功能障碍的 MEFV 曲线模式图

虚线为正常预计值曲线,实线为实测值曲线,同样绝对低容积条件下流量增大(A)或相同(B)。若为配合不良导致的支气管舒张试验假阳性也为类似表现(实线为吸药前曲线,虚线为吸药后曲线)

(六) 呼吸神经-肌肉疾病 各种原因的神经-肌肉疾病(主要是脊髓、膈神经、膈肌)将导致呼吸肌无

力,在高肺容积位置,流量主要与用力有关,而在低容积位置,流量与用力关系较小,因此在高容积时流量显著下降,曲线形态圆钝;在数值上表现为 PEF 和 FEF_{25} 下降;FEF_{50} 和 FEF_{75} 基本正常(图 6-13)。

(七) 呼吸中枢疾病 呼吸中枢异常多见于各种原因的中枢性低通气,因为不影响呼吸肌力,在轻中度患者,肺通气功能基本正常;中重度患者表现为限制性通气功能障碍,MEFV 曲线也呈现典型的限制性肺通气改变,但与肺实质疾病不同的是患者有活动后气急,静息状态下无气急或呼吸窘迫表现,并逐渐出现高碳酸血症。因患者活动少,胸部 CT 检查多表现为肺底部瘀血。呼吸中枢兴奋性检查、颅脑 CT 或 MRI 常为必须检查项目。

(八) 混合性通气功能障碍疾病 常见于气流阻塞和胸廓-肺实质疾病同时存在的情况,故典型表现为肺容积和所有容积的呼气流量皆下降,低容积下降更显著,且出现 MEFV 曲线的凹陷性改变或斜性改变(图 6-18)。

六、容易混淆的基本概念和生理机制

MEFV 曲线涉及呼气力量、胸肺弹性、气道阻力、胸腔内压、肺间质压、肺泡压、气道内压、等压点等多个概念,对其形成机制的解释和解读有较多欠缺甚至是错误的内容,在第四、五章及本章皆有涉猎,本节总结如下。

(一) 用力呼气或吸气时的胸腔内压和肺间质压是否相等?

1. 自然呼吸 MEFV 曲线的变化常用等压点学说解释,必然涉及肺间质压(Pin)和胸腔内压

（Ppl）。一般认为 Pin 和 Ppl 相等，静息状态下皆为负值，其主要作用之一是维持周围气道的开放和扩张。

2. 用力呼吸 用力呼气时两者皆为正压，跨气道压缩小，气道内径缩小，阻碍气体呼出；另一方面，又压迫肺泡，使肺泡内压（Pavl）和驱动压升高，驱动气体呼出，并升高气道内压，使气道扩张。由于气道阻力，从肺泡端开始，气道内压（Paw）逐渐下降，当 Pin=Paw 时即为气道的等压点。等压点和气道结构特点决定气道内径和呼出气流量大小。快速用力呼气时，由于时间非常短暂，在肺实质阻力（健康人主要是弹性阻力，患者常伴随黏性阻力和惯性阻力的增大）的作用下，Ppl 传至气道周围时，其压力逐渐下降，即 Ppl 和 Pin 并不相等，仅在胸腔附近两者相等；但在气道周围两者有较大差异，Pin 可显著大于 Ppl。快速用力吸气时，在肺实质阻力影响下，胸膜边肺间质负压与胸腔负压相等，但气道周围肺间质负压要低得多，两者之间有较大的压力梯度。

(二) 呼气用力对不同肺容积呼气流量是否皆有影响？

1. 习惯说法及其问题 习惯说法是 PEF 和 FEF_{25} 取决于呼气用力，反映大气道通畅程度和呼气用力大小；FEF_{50} 和 FEF_{75} 与呼气用力无关，反映小气道功能。但事实并非如此，如前述，任何容积的流量皆与呼气用力有关，不用力就不可能产生压力差和流量；也皆与气道阻力和肺弹性有关，只是在不同位置，特别是不同疾病状态下，呼气用力、阻力对呼气流量的影响程度不同。

2. 呼气用力对健康人 MEFV 曲线的影响 在健康人，由于大、小气道结构和肺弹性正常，气道-肺实质本身对流量的影响相对固定，故不同肺容积的流量大小皆主要取决于呼气用力（图6-4）。换言之，就个体而言，不仅 PEF 和 FEF_{25} 主要取决于呼气用力，FEF_{50} 和 FEF_{75} 也取决于呼气用力，不用力就不可能呼气至 RV；呼气用力越小，流量越小；缓慢呼气用力时流量接近于 0（图6-4）。

3. 呼气用力对阻塞性肺疾病的影响 在严重阻塞性肺疾病（包括大、中、小气道），所有容积位置的流量皆主要取决于疾病本身，而与呼气用力关系则处于相对次要位置；换言之患者无论如何用力，不同肺容积的流量皆显著下降，甚至接近于零（图6-8）；当然，严重气流阻塞患者适当降低呼气用力，尽管降低高容积的流量，但可能减轻中、低容积的气道的阻塞和陷闭，反而增大流量（图6-12、图6-19）。在中等程度的阻塞性肺疾病患者，在高容积位置气道扩张，流量主要与用力有关；在低容积位置气道阻塞加重或出现陷闭，则流量主要与疾病本身有关。

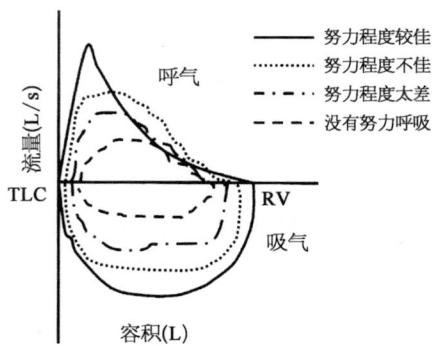

图 6-19 呼气用力程度对气流阻塞患者不同容积呼气流量的影响

在明显气流阻塞患者，适当降低用力，高容积流量下降；但中、低容积时的气道陷闭或阻塞减轻，流量反而增大

(三) 气道等压点取决于肺容积吗？

1. 等压点位置取决于肺容积的说法是不确切的 习惯上认为等压点位置取决于肺容积，即在一定肺容积水平某一气道的等压点是不变的；但在整个呼气过程中，等压点随着肺容积减少逐渐移动。该说法不确切，对于正常人或患者而言，等压点的位置不仅取决于肺容积，也与用力呼气程度和速度直接相关，用力程度大，呼气速度快，等压点出现早；反之则出现晚。在测定 MEFV 曲线时，呼气用力程度和速度最大且恒定，等压点位置取决于肺容积，也就是说在测定 MEFV 曲线的条件下，肺容积大小决定等压点位置。

2. 如何评价等压点的影响因素 如前所述，呼气时胸腔内压升高不仅导致肺泡内压和驱动压升高，驱动气体排出，也降低跨气道压限制气体呼出，但习惯上认为胸腔内压与气道周围压相等，即胸腔内压对肺泡和气道的影响相同，等压点取决于肺弹性回缩力和气道阻力，两者共同影响 MEFV 曲线。但事实上也并非完全如此，如前述，平静呼吸时胸腔内压在肺间质内有充足的时间传导，肺间质压与胸腔内压相似，即胸腔内压对肺泡和气道的影响类似，等压点取决于肺弹性回缩力和气道阻力。用力、快速呼气时，由于呼气时间短，在肺实质阻力的影响下，肺间质压，特别是气道周围肺间质压显著小于胸腔内压；而胸膜下肺间质与胸腔位置非常接近，胸腔内压与肺间质压相同，故等压点也与呼气用力有显著关系,因此解释 F-V 曲线必须充分考虑呼气用力对等压点的影响。

3. **小气道陷闭不一定是小气道流量下降的主要因素** 如前述,导致低容积呼气流量下降的主要机制是小气道病变和肺弹性减退,两者皆可导致呼气阻力升高,流量下降,后者容易发生小气道陷闭,用等压点学说解释比较合适;而前者多不存在明显的气道陷闭,但呼出气流速度减慢,在等压点位置呼出气流量下降更明显,因此等压点学说仅能解释小气道气流受限的部分现象。典型小气道阻塞或陷闭的 MEFV 曲线的形状不同,前者表现为曲线的斜率下降(常见于支气管哮喘),后者表现为凹陷性下降(常见于 COPD,图 6-10A、图 6-11A)。

(四) **呼气用力最大、流量最大的说法是正确的吗?** 在大部分患者中该说法是正确的,但在严重气道陷闭的患者,若用力较小,陷闭气道的数量将显著减少,阻塞程度减轻,故低容积时反而可能出现呼气流量升高(图 6-12、图 6-19)。

第三节 用力肺活量曲线及相关参数

FVC 曲线是常规肺功能测定中最常用的曲线(图 6-20),其参数是最常用的评估通气功能的参数。在肺功能临床应用的早期,用力肺活量曲线用单筒肺量计测定;目前几乎皆用流量计测定,且与 MEFV 曲线测定同步完成(图 6-3B)。

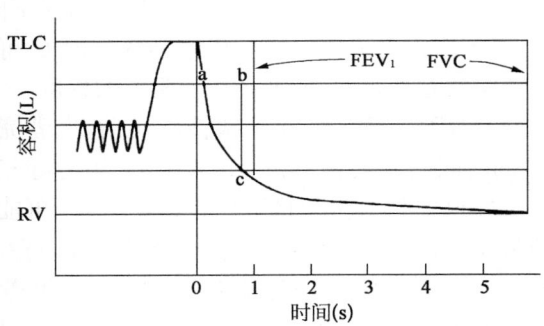

图 6-20 用力肺活量曲线及其参数

一、用力肺活量的测定方法

(一) **测定方法概述** 经典方法是用单筒肺量计测定,呼出气体储存在肺量计内,人工或计算机自动计算出用力肺活量和时间肺活量,此为密闭测定法,也称为直接测定法,其操作规程和要求与肺活量相似,但需快速用力。因肺量计体积大,气路阻力高;有时需人工计算,效率低,人为因素影响大;准确度稍差,故逐渐淘汰。现代测定几乎皆用流量计直接描记流量和相应的容积曲线,并根据时间直接计算出上述各参数的大小(流量对时间的积分为容积),此为开放测定法,因仪器气路的呼吸阻力明显减小,测定的准确度提高,测定结果通过计算机计算和储存,经荧光屏显示或经打印机打印,是目前最常用和最基本的测定方法。

(二) **用力肺活量的标准测定方法** 在 RV 深吸气,然后爆发性呼气完成,大体分 5 个阶段:① 潮气呼吸,均匀平静地呼吸;② 最大呼气,在潮气吸气末,深慢呼气至 RV;③ 最大吸气,从 RV 快速(但不需爆发性用力)深吸气至 TLC;④ 在吸气末短暂屏气;⑤ 用力呼气,爆发性呼气并持续呼气至 RV。

二、常用参数

1. 用力肺活量(forced vital capacity,FVC) 深吸气至 TLC,做最大力、最快速度的呼气所呼出的最大气体容积。在阻塞性通气功能障碍时,FVC 常小于 VC,其中在轻度阻塞患者,有充足的呼气时间,两者多相等;在中重度阻塞患者,用力呼气时常有明显小气道陷闭,FVC 几乎皆小于 VC。

2. 第 0.5 秒用力呼气容积(forced expiratory volume in half second,$FEV_{0.5}$) 指在 TLC 用力呼气 0.5 s 所能呼出的气体容积,是反映小儿通气功能的常用参数。

3. 第 1 秒用力呼气容积(forced expiratory volume in one second,FEV_1) 指在 TLC 用力呼气 1 s 所呼出的气体容积,是判断通气功能障碍类型和损害程度的最常用参数。

4. 3 秒用力呼气容积(forced expiratory volume in three second,FEV_3) 指在 TLC 用力呼气 3 s 所呼出的气体容积。健康人 FEV_3 接近 FVC,目前也常用于反映小气道功能。

5. 6 秒用力呼气容积(forced expiratory volume in six second,FEV_6) 指在 TLC 用力呼气 6 s 所呼出的气体容积,是判断 FVC 完成质量的参数,常取

代 FVC 作为一秒率的参数。在无气流阻塞的情况下,用力呼气多在 6 s 内结束,FEV_6 不能作为评价标准。事实上,该参数缺乏理论依据和实践基础,在轻度阻塞患者还有一定漏诊率,不适合应用。

6. 7秒用力呼气容积(forced expiratory volume in seven second,FEV_7) 指在 TLC 用力呼气 7 s 所呼出的气体容积。我国绝大部分健康人和限制性通气功能障碍患者,呼气时间短于 4~5 s,宜选择出现呼气平台作为呼气结束标准;在阻塞性通气功能障碍患者,呼气时间过长,选择 7 s 作为呼气终止标准是合适的。

7. 一秒率(forced expiratory volume in one second/forced vital capacity,$FEV_1\%$; forced expiratory volume in one second/vital capacity,FEV_1/VC; forced expiratory volume in one second/forced expiratory volume in seven second,FEV_1/FEV_7)是 FEV_1 与 FVC、FEV_1 与 VC 或 FEV_1 与 FEV_7 的比值,一般用 FEV_1/FVC 表示,在阻塞性肺疾病用 FEV_1/FEV_7 表示,不推荐使用 FEV_1/VC 或 FEV_1/FEV_6。是最常用的判断有无气流阻塞的参数。

8. 吸气用力肺活量(forced inspiratory vital capacity,FIVC 或 FVCi) 深呼气至 RV,做最大力、最快速度吸气时所吸入的最大气体容积。健康人 FVCi=FVC;在阻塞性通气功能障碍患者,FVCi 常大于 FVC(胸腔外非固定性大气道阻塞例外)。常规肺功能或通气功能报告无此概念,但实际测定中经常应用,如单次呼吸法测定 D_LCO 和 TLC 时所吸入的肺活量实质是 FVCi;测定最大吸气流量-容积曲线时所用的肺容积也是 FVCi。

三、客观评价相关参数及其意义

1. FVC 与 VC 两者不同,VC 是指受试者深吸气后做一次用力深慢呼气,呼气时间不受限制,属静态肺功能参数;而 FVC 则要求受试者深吸气后,必须做爆发力呼气,受时间限制,是动态肺功能参数。

(1) 正常肺或限制性肺通气患者:由于气道阻力正常,FVC=VC。尽管目前流量计的性能完善,但实际测定肺功能时用力完成 FVC 必然存在一定程度的气体压缩,故在配合良好的情况下,健康人的 FVC 常略低于 VC。

在实际工作中,一般首先测定 VC,然后再测定 FVC。随着受检者熟练度的提高,也经常出现 FVC 稍大于 VC 的情况,此时肺功能报告中的 VC 应该取 FVC 的测定值。但无论出现上述何种情况,两者之间的差异皆应小于 150 mL 或 5%;否则说明有测量误差。

(2) 阻塞性肺疾病:VC 可以正常、基本正常(轻、中度阻塞)或下降(中、重度阻塞),但 FVC 多下降,FVC<VC。若以气道阻塞为主,则 FVC 小于 VC 的幅度不大,如支气管哮喘;若以气道陷闭为主,如 COPD,FVC 常明显小于 VC。

2. FVC 与 FEV_7 健康成人 $FEV_{0.5}\%$ 为 50%~60%,$FEV_1\%$ 为 75%~85%,$FEV_2\%$ 为 90%~95%,$FEV_3\%$ 为 95%~98%,$FEV_6\%$ 为 98%~100%,$FEV_7\%$ 约为 100%,即健康人 7 s 内能呼出的全部 FVC,故一定情况下可将 FEV_7 作为判断 FVC 完成质量的参数。

(1) FEV_1/FVC:在阻塞性肺疾病,给予充足呼气时间,患者可充分呼出气体,FVC 可基本正常或仅轻度下降,但呼气流量减慢,FEV_1/FVC 下降;随着阻塞程度加重,FEV_1/FVC 进一步下降;在严重气流阻塞,患者常难以充分呼气,FVC 也明显下降,FEV_1/FVC 反而可能回升,因此 FEV_1/FVC 可反映气流阻塞存在,但不能准确反映阻塞的程度。

(2) FEV_1/FEV_7:在阻塞性肺疾病,患者完成 FVC 的时间明显延长,可达 10 s 以上;用力呼气时间过长导致胸腔内压和跨肺压持续增大,并可能引起脑缺血、缺氧,患者难以忍受,也容易出现头昏、视物模糊,甚至晕厥等。为避免这些问题,推荐用 FEV_1/FEV_7 作为一秒率反映气流阻塞存在;尽管 $FEV_1/FEV_7 > FEV_1/FVC$,但不影响阻塞性通气功能障碍的诊断,在轻度阻塞患者的漏诊率可忽略不计。

在轻度阻塞性通气功能障碍患者,完成 FVC 可能超过 7 s,FEV_1/FVC 低于正常值,但 FEV_1/FEV_7 可能正常,导致漏诊。我们的研究结果显示该情况极少,可忽略不计;选择 FEV_1/FVC_6 的漏诊率较高,且有统计学差异,故选择 FEV_1/FVC_7 是合适的;当然选择 FEV_1/FVC 也是合适的。

在健康人或限制性通气功能障碍患者,完成 FVC 绝大多数短于 6 s 或 7 s;中重度限制性通气功能障碍或小儿多在 3 s 内完成,不容易完成 6 s 或 7 s 的用力呼气,否则也容易出现脑缺氧等风险,不宜用 FEV_7 或 FEV_6 替代 FVC,仅能用 FEV_1/FVC 反映 $FEV_1\%$。

总之,为保障诊断的准确性和测定的安全性,在气流阻塞患者宜选择 FEV_1/FEV_7 替代 FEV_1/FVC;在其他情况下需常规应用 FEV_1/FVC。

四、FVC 曲线解读规范

FVC 曲线及其相应参数临床应用最常见,故如何合理解读极其重要。

(1) 是否至少获得了 3 次可接受的测定? FVC 和 FEV_1 是否具有可重复性(两次最佳测定的差值≤150 mL)(见朱蕾主编《临床肺功能》)? 若符合则进行正规化分析;若未达到要求要求则需进行更复杂的分析;若仅有可用的曲线,则需要请具有丰富呼吸生理学知识的专家解读(不达标的曲线并非无用曲线)。

(2) 选择的预计值和参考值是否合适,即预计值是根据当地合适人群的年龄、性别、身高、体重、种族(种族差异用不同系数校正是不合适的,必须用自己种族的预计值公式)换算,还是直接应用肺功能仪附带国外公式计算;当然国际交流增多,用当地公式评价的机会增多,但也需合理评价。若确认合适可进行下一步分析。

(3) $FEV_1\%$ 是否低于正常预计值? 若低于预计值,则阻塞性通气功能障碍存在,需进行如下分析。

1) FVC 是否低于正常预计值? 若正常,则为单纯阻塞性通气功能障碍;若低于预计值,则需考虑是否合并限制性通气功能障碍。

2) 若为后者,应测定以 TLC 为核心的肺容积参数(多数需选择重复呼吸法或体容积描记法),以进一步评价和诊断。简单而言,TLC、FRC、RV 增大或不下降,RV/TLC 增大,为单纯阻塞性通气功能障碍;若 TLC、FRC、RV 减小,则合并限制性通气功能障碍。

3) 评价气流阻塞的可逆性,常规选择支气管舒张试验。结合 MEFV 曲线价值更大。

(4) 若 $FEV_1\%$ 不低于正常预计值,需进行如下分析。

1) 若 FVC、FEV_1 正常,提示通气功能正常。

2) 若 FVC、FEV_1 下降,且两者成比例下降或 FEV_1 下降的幅度低于 FVC,则提示限制性通气功能障碍;若 MEFV 曲线有低容积流量的明显下降,需注意非特异性阻塞性通气功能障碍;需测定肺容积(多需选择重复呼吸法或体容积描记法)。

(5) 无论何种判断,皆需考虑是否与病史、体征、胸部影像学的变化一致? 是否需要进一步检查? 是否需要修正诊断? 在通气功能正常的情况下,还需结合病史考虑是否需要进行气道激发试验?

五、用力肺活量曲线测定的临床意义

FVC 曲线的诸多参数是最常用的通气功能参数,临床价值极大。

(一) 影响 FVC 曲线及其参数的影响因素 FVC 是否正常取决于以下因素:① 胸廓的完整性和呼吸肌功能的健全(包括支配呼吸肌的神经功能的正常),② 气管-支气管的通畅,③ 肺实质结构和肺弹性的正常。任何病理情况或疾病影响上述因素均能导致 FVC 及各秒呼气容积异常。

1. **胸廓异常或呼吸肌功能损害** 包括胸廓畸形、胸壁损伤、胸腔积液、胸膜肥厚粘连、气胸、纵隔占位、横膈麻痹、大量腹水或腹部肿块、膈下脓肿或炎症、各种原因致神经-肌肉疾病。

2. **阻塞性肺疾病** 各部位的气道阻塞或气流受限,如大气道阻塞、支气管哮喘、慢性阻塞性肺疾病等。

3. **肺实质疾病** 大体分 3 类:一是肺泡、肺泡毛细血管膜、肺间质疾病,如大叶性肺炎、急性间质性肺炎、急性肺损伤、急性心源性肺水肿、肺泡蛋白沉着症、弥漫性肺泡细胞癌、硅沉着病、慢性肺间质纤维化等。二是肺内孤立性病变,主要有肺内巨大肿块或巨大肺大疱、肺内弥漫性大疱、多发性肺囊肿等。三是肺部分切除术或阻塞性肺不张。

(二) 阻塞性肺疾病的变化特点

1. **周围气道功能疾病** 详见本章第二节 MEFV 曲线。

(1) 单纯小气道功能障碍:MEFV 曲线低容积流量下降。由于小气道横截面积巨大,阻力非常小,对 FVC 曲线和肺容积无明显影响,FVC、FEV_1 和 $FEV_1\%$ 正常。

(2) 周围气道功能轻度下降:其主要病理生理变化是用力呼气中后期呼气流量下降,多出现 FEV_1 和 $FEV_1\%$ 轻度下降。由于有足够时间呼气,FVC 和 $FEV_3\%$ 基本正常。

(3) 周围气道功能中度下降:其主要病理生理改变是用力呼气的整个过程中出现呼气流量普遍下降,低容积下降更显著,多出现 FEV_1 和 $FEV_1\%$ 的中度下降。由于没有足够的时间快速完成呼气,FVC 和 $FEV_3\%$ 轻度下降,FVC<VC。深慢呼吸代

偿常不能维持正常肺容积水平,呼气末容积增大,RV、FRC、RV/TLC、FRC/TLC 轻度升高;能缓慢完成呼气,VC 基本正常。

(4) 周围气道功能重度下降:其主要病理生理改变是用力呼气的整个过程中出现呼气流量的普遍显著下降,FEV_1 和 $FEV_1\%$ 重度下降。由于在 TLC 位置的多数气道即处于明显阻塞状态;随着呼气过程中肺容积下降,将迅速出现大量气体陷闭,故 FVC 和 $FEV_3\%$ 皆明显下降,FVC 明显小于 VC。深慢呼吸不能维持正常肺容积水平,RV、FRC、RV/TLC、FRC/TLC 等容积参数明显升高;VC 下降。

若阻塞进一步加重,呼气时间缩短,FVC 明显下降,$FEV_1\%$ 反而可能回升,$FEV_1\%$、$FEV_2\%$、$FEV_3\%$ 接近,FVC 曲线非常平坦(图 6-21)。常出现出现通气失代偿和高碳酸血症。

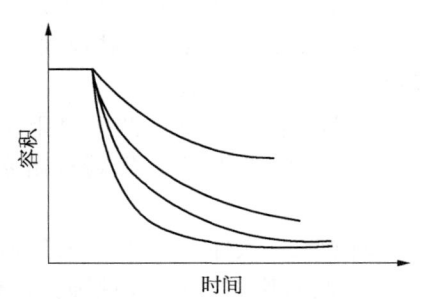

图 6-21 周围气道阻塞程度与用力肺活量的关系模式图
最下一条为正常曲线;上面 3 条自下而上为阻塞逐渐加重的曲线,曲线逐渐缩短、平坦

TLC 是否升高取决于是否存在肺顺应性增大(绝大多数是肺气肿),若增大,TLC 升高;反之正常或基本正常。

2. **中等气道阻塞性疾病** 多与小气道的变化同时存在,如 COPD、支气管哮喘,但也可出现单独异常。因中等气道的横截面积小,阻力大,呼气初期即处于明显的阻塞状态,并持续整个呼气过程,故 FEV_1、$FEV_1\%$ 皆显著下降。

3. **大气道阻塞性疾病** 因大气道横截面积非常小,轻微阻塞即可导致呼气流量的显著下降,出现 MEFV 曲线的特征性改变(详见本章第二节);也较早出现 FEV_1、$FEV_1\%$ 的下降。

(三) **限制性肺疾病** 主要见于肥胖、胸廓、腹腔或胸腔疾病、肺实质疾病。尽管肺大疱、肺囊肿患者的实际肺容积增大,但因病变肺区不参与气体交换,容积相对固定,故也表现为限制性通气功能障碍,即 FVC 下降,$FEV_1\%$ 正常,或时间肺活量提前完成,如 $FEV_2\%$ 或 $FEV_3\%$ 接近或等于 100%,此时多伴随 MEFV 曲线的典型限制性改变和肺容积参数:VC、RV、FRC、TLC 的普遍下降,VC=FVC。

(四) **混合性通气功能障碍** 见于气流阻塞和胸-肺实质疾病同时存在,其特点为存在阻塞性通气功能障碍,即 $FEV_1\%$ 下降,但 FVC 和 VC 下降较单纯阻塞性肺疾病更显著。结合肺容积、气速指数、病史等更有价值。

(五) **单纯呼吸肌无力** 是一种特殊类型的限制性通气功能障碍。在高肺容积的呼气流量主要与用力有关;在低容积位置与呼气用力的关系较小,因此 FVC 基本正常或轻度下降,$FEV_1\%$ pred、$FEV_1\%$ 明显下降;伴随 MEFV 曲线高容积流量的明显下降。

六、通气功能障碍及其类型的判断

各种情况的呼吸系统疾病(包括相应神经-肌肉疾病及密切相关的系统疾病)皆可导致通气功能障碍,但 FVC 可以下降或正常,因此单纯 FVC 的改变缺乏特异性,一般需结合 FVC 曲线的其他参数和肺容积参数确定肺功能异常的类型。

FVC、FEV_1、$FEV_1\%$ 是判断通气功能障碍、异常类型(阻塞性、限制性或混合性)的主要参数;其他参数有重要的辅助诊断价值,在某些情况下是阻塞性通气功能障碍必要参数,简述如下。

1. **通气功能正常** FVC、FEV_1、$FEV_1\%$ 皆正常;同步测定 MEFV 曲线形态、参数正常。若个别参数略超出正常值范围则习惯上称为通气功能基本正常。

2. **限制性通气功能障碍** FVC 下降,$FEV_1\%$ 正常或不下降,或时间肺活量提前完成,如 $FEV_3\%$ 等于 100%;FEV_1 下降或基本正常。FEV_1 与 FVC 基本同步下降或前者下降幅度较低。因为随着肺容积缩小,肺弹性回缩力相对增大,在相同容积下的呼气力量增大,呼气增快;FEV_1 完成加快,其下降幅度自然偏小,在部分患者可基本正常。限制性通气功能障碍多伴随 MEFV 曲线的典型限制性改变和肺容积参数:VC、RV、FRC、TLC 的下降,VC=FVC;在轻度限制性通气障碍,通过 RR 代偿性增快,MVV 也可基本正常。

3. **阻塞性通气功能障碍** 若 FVC 正常,$FEV_1\%$ 下降(推荐其占预计值的百分比<92%)则为阻塞性通气功能障碍,FEV_1 下降或基本正常。随

着阻塞加重，FVC、FEV₁%皆下降，但两者下降幅度不同步，由于呼气流量减慢，FEV₁%下降幅度更大，FEV₁明显下降，但无法与混合性通气功能障碍鉴别，需加做肺容积测定。伴随 MEFV 曲线的典型阻塞性改变（周围气道阻塞、陷闭，大气道不同性质的阻塞有巨大差异，见本章第二节，下同）。在轻度阻塞性通气功能障碍，通过深慢呼吸代偿，肺容积参数：VC、RV、FRC、TLC 无变化；阻塞加重后，RV、FRC 和 RV/TLC 升高，VC 变化不大；严重阻塞时 VC 也下降。

若 FEV₁% 仅在界限值附近；FEV₁ 基本正常，反映小气道参数：$FEF_{25\%\sim75\%}$、FEF_{50}、FEF_{75} 明显下降，也可结合病史诊断阻塞性通气功能障碍。

若 FEV₁% 正常，FVC（或 VC）、FEV₁ 下降，MEFV 曲线低容积有凹形改变，需测定肺容积（重复呼吸法或体描法），若 TLC 正常，也应诊断阻塞性通气障碍，这主要是小气道功能障碍导致的小气道陷闭所致，称为非特异性通气功能障碍，其 MEFV 曲线常呈凹陷性改变（图 6-22），结合病史（特别是胸片或 CT 无限制因素）有助于诊断。无论何种程度的阻塞性通气功能障碍，由于用力呼吸受限，几乎皆出现 MVV 下降，FVC 多小于 VC。

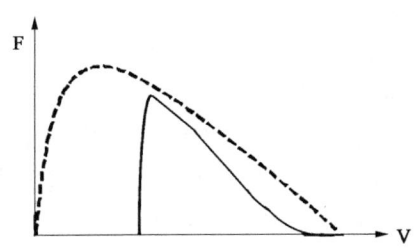

图 6-22　小气道陷闭所致阻塞性（假限制性）通气功能障碍的 MEFV 曲线
虚线为预计值，实线为实测值

4. 混合性通气功能障碍　FVC 曲线及其参数常不能独立完成诊断，需结合肺容积测定（重复呼吸法或体描法）完成，结合病史更有价值。

七、判断通气功能障碍的程度

对不同类型的通气功能障碍，选择的肺功能参数不同，其中阻塞性通气功能障碍用 MVV 占预计值百分比（MVV%pred）或 FEV₁ 占预计值百分比（FEV₁%pred）表示，一般认为<80%为通气功能障碍，其中 60%～79% 为轻度，40%～59% 为中度，<40%为重度；限制性通气功能障碍用 VC%pred 或 FVC%pred 表示，分度法与阻塞性通气障碍相同。当然目前皆主要用简化 FEV₁%pred 判断，标准相同，仍用三级分类法，临床应用简单方便，但也丧失了一定的准确性。

八、指导麻醉、手术和判断疾病预后

FEV₁ 是完成 VT 的主要部分，可直接换算为 MVV；加之测定简单方便，重复性好，故临床应用 FEV₁ 的机会远较 MVV 多，如目前 COPD 和支气管哮喘的诊治规范中皆以 FEV₁ 而不是 MVV 判断阻塞的程度。一般认为 FEV₁>2.0 L 或 FEV₁%pred>50% 对各种手术是安全的。若 FEV₁ 明显下降，但推测术后 FEV₁>0.8 L，手术治疗也有较高的安全性，否则手术风险极大（详见第二十五章）。

FEV₁ 对病情愈后的判断主要是针对 COPD，一般认为<0.8 L 时预后较差。

九、FEV₁ 是判断气道高反应性和可逆性的最常用参数

在气道激发试验中，若 FEV₁ 的变化超过 20% 或 800 mL，提示气道高反应性，有助于支气管哮喘的辅助诊断；若患者 24 h 内 FEV₁ 的变化超过 20% 则有类似价值。在确诊并治疗的哮喘患者，若 FEV₁ 变异度较大，说明治疗效果不满意，需调整治疗方案。

在阻塞性通气功能障碍患者，吸入气道扩张剂或应用糖皮质激素后，若 FEV₁ 的改善率≥12% 且绝对值增加≥200 mL，提示气道阻塞存在可逆性，对支气管哮喘诊断有重要参考价值；反之若达不到上述标准，则有助于 COPD 的诊断，不典型表现需结合其他情况（详见本章第四节）。

十、换算为 MVV

FEV₁ 和 MVV 呈较好的正线性相关关系，因此常用 FEV₁ 换算为 MVV，特别是对 MVV 测定有禁忌证（如张力性肺大疱）或因配合方面的原因（如严重消耗性疾病、老年人不能理解和完成操作要求）不能完成 MVV 测定者。但需强调两点：① 不同国家和地区的换算公式不同，特别是人种差异较大，应选择当地人群的换算公式。② 在正常人和阻塞性通气功能障碍患者，该换算值的准确度较高；在限制性通气功能障碍患者，换算值与实测值常有较大差异，换算值一般偏低。

第四节 支气管舒张试验

痉挛、收缩的气道可自然扩张或经支气管舒张药物治疗后扩张,称为气道阻塞的可逆性(airway obstruction reversibility)。理论上判断气道可逆性的最佳方法是直接测定不同状态下的气道内径,但实际操作困难,故临床上常用肺功能参数的变化反映气道阻塞的可逆性。通过给予支气管舒张剂治疗,观察阻塞气道可逆性的方法,称为支气管舒张试验(bronchodilation test,BT)。临床上多种参数可用于评价 BT,但最常用 FEV_1,若 FEV_1 改善率≥12%且绝对值增加≥200 mL 称为阳性,反之为阴性。但因多种原因出现假阳性或假阴性的情况并不少见,如何突破单纯数据的限制,从生理学角度合理解读是本节的重点。

一、试验结果解读

(一)支气管舒张试验阳性 BT 阳性提示气道阻塞有一定程度可逆性或完全可逆性,应积极给予抗炎药和气道扩张剂治疗。由于中央气道主要依靠气管-支气管软骨环维持,周围气道为单纯的软组织构成,内有丰富平滑肌(部分有软骨片,但基本无支撑作用),故药物作用仅能舒张周围气道。

1. 阻塞性通气功能障碍

(1)周围气道阻塞:用气道舒张剂后,气道平滑肌舒张,必然出现低容积流量(FEF_{50}、FEF_{75})升高和呼出气容积(FVC)增大;FVC 增大,又必然伴随各容积的流量(PEF、FEF_{25}、FEF_{50}、FEF_{75})的普遍升高(图 6-23),若 FEV_1 变化达阳性标准,为真阳性;部分 FVC 较大,FEV_1 绝对值达要求,但变化率略有欠缺,也多为真阳性;部分 FVC 太小,FEV_1 变化率达要求,但绝对值略有欠缺,也多为真阳性。

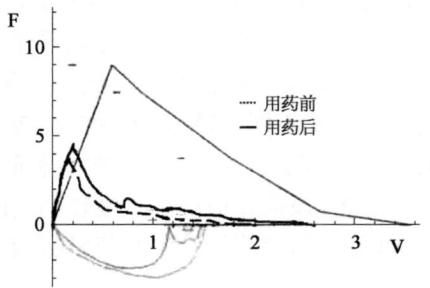

图 6-23 支气管舒张试验阳性的 MEFV 曲线

若达不到上述基本要求,无论单纯 FEV_1 变化或单纯 FVC 变化达阳性标准,多为假阳性(图 6-24);应结合病史评价,并复查或治疗后复查通气功能。其他情况,如肺功能测定达不到质量控制标准而出现的阳性结果,假阳性机会多,需综合评价或复查。

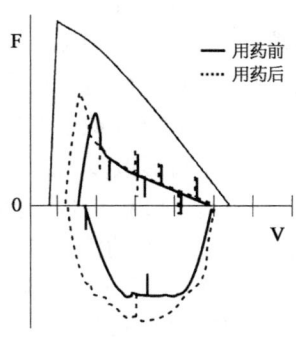

图 6-24 支气管舒张试验假阳性的 MEFV 曲线
低容积流量下降,用药前后重叠

(2)中央气道阻塞:由于软骨环支架存在,不应该产生舒张效应,若达 FEV_1 变化的阳性标准为假阳性;若软骨环破坏,但有明显软组织增生,如淀粉样变,药物通过增厚的软组织达平滑肌的量微乎其微,也不应该阳性,故 FEV_1 变化达阳性标准为假阳性;个别情况下,如黏膜下有平滑肌增生或估计有平滑肌增生,可能有较弱的真阳性结果。

2. 通气功能正常或限制性通气功能障碍 可分下述两种情况。

(1)小气道功能障碍:若 FEV_1 变化达阳性标准,且低容积流量升高,意味着周围气道平滑肌舒张,多为真阳性;反之为假阳性。

(2)无小气道功能障碍:就不存在气道平滑肌的痉挛和用药后的明显舒张,FEV_1 变化达阳性标准,皆为假阳性(图 6-25)。

(二)支气管舒张试验阴性 与阳性相似,也存在真阴性和假阴性;理解真、假阳性的原因和机制,判断和解释真、假阴性并不困难,简述如下。

1. 真阴性 在通气功能正常、限制性通气功能障碍、大气道阻塞患者,舒张试验应该阴性;若 FEV_1 变化达不到阳性标准,舒张前后图形重叠,就应该是真阴性。在周围气道阻塞患者,若确实无明

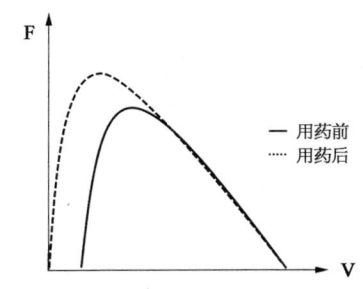

图 6-25 通气功能正常或限制患者舒张试验假阳性 MEFV 曲线

低容积流量无异常,且用药前后重叠

显可逆阻塞因素,FEV_1 变化达不到阳性标准,舒张前后图形重叠,特别是低容积重叠,意味着无气道平滑肌舒张,为真阴性,但做该结论前应排除下述各方面的因素,以免影响治疗方案的制定。

2. 假阴性 有可逆性周围气道阻塞,但 FEV_1 变化达不到阳性标准为假阴性,常见原因如下(指单纯针对吸入气道扩张剂而言)。

(1) 轻度气道平滑肌痉挛者,肺功能接近正常,用药后气道舒张程度较轻,容易出现假阴性。

(2) 黏膜和黏膜下层有明显水肿,即使有明显的支气管平滑肌痉挛,也容易出现假阴性结果。因为气道扩张剂尚未到达平滑肌部位即在水肿的黏膜中被大量代谢,作用自然有限。

(3) 狭窄气道内有较多分泌物或痰栓堵塞,将影响吸入药物在气道内的沉积和作用,出现假阴性结果。

(4) 有明显气道重塑的支气管阻塞患者,即使有明显平滑肌痉挛,也容易出现假阴性结果。

(5) 严重狭窄的气道,气道扩张剂吸入剂量有限,导致假阴性结果。

(6) 缩窄的气道对该种平滑肌舒张剂不敏感。痉挛的平滑肌不一定对所有的支气管扩张剂都敏感,此时应考虑改用不同类型的支气管舒张剂重新检查,如将沙丁胺醇改用异丙托溴铵或长效 β_2 受体激动剂。

(7) 在做试验前数小时内已经充分使用了支气管舒张剂或已充分使用糖皮质激素治疗,药物的作用或后续作用仍持续,气道扩张反应已达到目前的极限,再应用舒张剂的效果自然不佳,出现假阴性。

(8) 药物吸入方法不当,受检者配合不当,致使药物作用不佳,不能有效发生舒张反应,出现假阴性。为保证药物的吸入,在配合不佳的患者可通过储物器吸入或采用射流雾化吸入的方法,或正规治疗后随访。

(9) 使用药物剂量不足,不能有效发挥舒张反应。为明确阻塞支气管的可舒张性,在无明显禁忌证的高危患者,可用较大剂量的支气管舒张剂,如沙丁胺醇 400 μg 吸入。

因此,支气管舒张试验阴性并不表示狭窄支气管一定不可逆或对支气管舒张剂治疗无效,需分析原因,必要时重复检查,或改善用药方法或改用其他试验方法(如泼尼松口服试验)复查,或适当治疗后复查,特别是泼尼松口服试验或正规试验性治疗后肺功能仍无改善,方可认为是气道阻塞不可逆。

3. 支气管舒张试验后阻塞明显加重 即吸入气道扩张剂后,患者肺功能没有改善,反而不断下降,甚至 FEV_1 下降超过 20%,达到激发试验的阳性标准。这是一种特殊情况,但并非罕见。

(1) 存在气道高反应性(间接说明存在可舒张性),药物及其辅助成分的直接刺激或低渗透压、低温、高或低 pH 刺激等诱发气道痉挛。应立即停止药物吸入,给予吸氧、静脉用药(主要是肾上腺素、糖皮质激素)等处理。

(2) 存在气道高反应性(间接说明存在可舒张性),但可能与患者对该气道舒张剂或其辅助成分过敏有关。

无论上述何种情况,若病情较轻,适当治疗后可迅速缓解;若发生严重支气管哮喘发作,需给予以肾上腺素为主的综合治疗。

上述情况皆说明气道存在可舒张性,无须再改用其他药物或方法进行 BT。本次急性气道阻塞缓解后,应给予正规维持治疗(同支气管哮喘);并注意改用药物,避免再次发生过敏反应。

4. 临床应用需注意的其他问题

(1) 支气管哮喘和 COPD 的鉴别:支气管哮喘和 COPD 是临床上最常见的气流阻塞性肺疾病,且临床表现具有一定程度的相似性,尤其是在不典型患者,需 BT 作为鉴别诊断的重要依据,习惯上 BT 阳性诊断为支气管哮喘,BT 阴性诊断为 COPD。事实上,这种看法并不全面。在长期迁延发作的支气管哮喘患者或老年患者,由于气道黏膜水肿、痰液堵塞或气道重构、平滑肌增生等因素,一次吸入药物进行 BT,气道阻塞可能并无明显改善;而在 COPD 患者,虽然气道阻塞的可逆性较少,但并非完全不可逆;事实上达到 BT 阳性标准的 COPD 患者并不在少数,只是后者达最大可逆程度时,$FEV_1/FVC<70\%$。因此,临床上应避免以 BT 结果作为鉴别支

气管哮喘、COPD的唯一或特别重要的标准。

临床上COPD合并哮喘或支气管哮喘合并COPD的情况并不少见，单纯以BT结果进行鉴别并不合适，而应综合分析患者的病史、影像学表现、整体肺功能改变（尤其是MEFV曲线和D_LCO）、治疗反应、治疗后的检查结果等。确实符合，就应做出两者并存的诊断，治疗方案以治疗支气管哮喘为主。

(2) FEV_1>70%预计值的可疑支气管哮喘：对FEV_1>70%的可疑哮喘患者，指南推荐支气管激发试验，但实际上有较大误区。若有高度可疑临床表现，通气功能正常，应选择气道激发试验；但若FEV_1%接近正常预计值低限或低于正常值预计值的92%，MEFV曲线或其他参数提示存在周围气道阻塞，特别是年轻患者，宜做支BT；而不是支气管激发试验，否则容易诱发支气管哮喘发作。FEV_1>70%预计值只是提示患者基础肺功能较好或患者处于较轻的哮喘发作状态，支气管激发试验容易诱发严重哮喘发作。

(3) 指导治疗：若BT阳性，应给予正规气道扩张剂和糖皮质激素治疗，并随访肺功能。若BT阴性，也不是放弃治疗的指征，若无明显导致不可逆气道阻塞的确切病灶（如气管-支气管受压、大气道病变）也应正规治疗，并随访肺功能。COPD患者亦如此，尽管绝大部分BT阴性，正规吸入糖皮质激素＋支气管扩张剂仍可能有一定的疗效。

(4) 评价治疗效果：治疗是否有效不能将FEV_1改善作为唯一标准。若FEV_1改善，说明气道阻塞改善，治疗有效，是继续应用气道扩张剂的指征；若FEV_1未改善，但肺过度充气参数，如FRC或IC改善，说明气体陷闭（主要见于COPD）改善，也是继续应用气道扩张剂的指征；若气道阻塞和气体陷闭皆未改善，但呼吸困难等临床症状明显改善，还是继续应用气道扩张剂的指征。

在BT阳性患者，若治疗后BT仍阳性，提示治疗可能不到位，需检查平时用药情况，必要时强化治疗，并注意随访。

因此BT阳性是应用气道扩张剂的强烈指征，但不能作为唯一标准；随访疗效也不应仅仅选择FEV_1，整体肺功能、运动能力、生活质量改善也是重要标准。

第五节 最大自主通气量

最大自主通气量（maximal ventilatory volume，MVV）是指受检者在1 min内的最大通气量，但实际仅测定15 s或12 s的最大通气量，然后换算为MVV，即MVV=15 s最大VT、最快RR的通气量×4，或MVV=12 s最大VT、最快RR的通气量×5。因为呼吸显著增强、增快必然伴随CO_2的过度排出，以及动脉血和脑脊液pH的显著下降，从而导致呼吸抑制；而碱血症及其伴随的离子钙、离子镁降低将导致一系列不良反应，因此受检者很难坚持、也不宜坚持1 min的最大通气。MVV是肺功能测定中非常有价值的参数，理论上能准确地反映受检者的最大通气能力。

一、MVV测定的注意事项

因MVV测定的要求高，受试者依从性差，故较FVC测定有更多注意事项。

(1) 充分发挥医务人员的作用：测定时医务人员需在旁鼓励，要求受检者尽量最快、最深地呼吸，但如何选用RR应由受检者决定，但可提醒受检者的RR需要更快或更慢一些，呼吸深度更深一些或浅一些。正常人RR为60～120次/min时，所测得MVV的差异甚少。一般测定，RR为60次/min时，正常人每次呼吸的VT约为VC的60%；若RR加快，每次呼吸的容积减小，MVV不变。

(2) 至少有2次可接受的测试，误差应≤8%；若受试者很难完成2次合适测试，取符合要求的一次，并在报告中注明；否则需用FEV_1换算。

(3) 某些气道高反应性患者在努力呼吸过程中可出现咳嗽或气喘，应立即终止测定，并吸入气道扩张剂，且需在报告中说注明。最终MVV报告选择可接受的一次测定；否则需用FEV_1换算。

(4) 最大通气时间应稍长于15 s或12 s，开始数秒部分常不可靠，宜弃去（现代肺功能仪一般多自动设置数秒）。

(5) 一般情况差，有活动性心脏病、自发性气胸病史、张力性肺大疱、高血压控制不良或体力衰弱等患者应考虑免测，改用FEV_1换算。

(6) 测定准确度与受检者的配合程度有密切关

系,若受检者的呼吸动作不够协调或未能尽力,测定结果的误差也可能较大,宜改用 FEV_1 换算。

二、可接受 MVV 的测定规范

综合美国胸科学会(ATS)/欧洲呼吸学会(ERS)2005 版建议,更主要根据呼吸生理的特点和实际情况推荐如下。

(1) 持续、稳定、节律性的呼吸曲线,持续 12 s 以上。

(2) MVV 曲线的 VT 和 RR 应符合呼吸生理学特点。在正常受检者,RR 为 60~120 次/min 时,VT 为 VC 的 50%~60%。在限制性肺疾病患者,RR 偏快,VT 占 VC 的比例偏低。在阻塞性肺疾病患者,RR 偏慢,VT 明显偏低;随呼吸时间延长,VT 逐渐减小(图 6-26)。

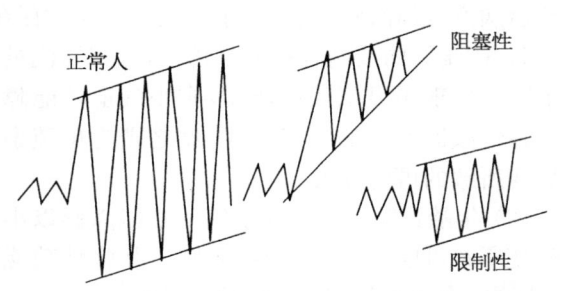

图 6-26 不同肺功能状态的 MVV 曲线

(3) 符合上述两条者称为可接受的 MVV 曲线,应至少获得两条可接受 MVV 曲线。两次可接受曲线要求是描图接近,且计算出的 MVV 结果相差≤8%。

(4) 取最大 MVV。

三、MVV 结果的解读策略

(1) MVV 曲线是否为可接受的曲线?不是,放弃;是,进一步分析。

(2) 是否有两条可接受的 MVV 曲线?若没有,选择最大 MVV,但其可靠度较低,需结合 FVC、FEV_1、FEV_1% 综合判断(见下述);若有,且两者MVV 之差≤8%,可较可靠地进一步分析。

(3) MVV 是否正常(≥预计值的 80%)?若正常,且在预计值的 100% 左右,说明肺通气功能正常,即使仅有一条可接受 MVV 曲线,也可以确定诊断;若仅接近 80%,则可能为通气功能正常、轻度限制性通气功能障碍、轻度阻塞性通气功能障碍,需结合描图以及 FVC(或 VC)、FEV_1、FEV_1% 综合判断。简言之,若后三者皆正常,说明通气功能正常;若 FVC 低于正常预计值、FEV_1% 正常,提示轻度限制性通气功能障碍;若 FVC 正常、FEV_1% 低于正常预计值低限或出现典型阻塞图形改变,提示轻度阻塞性通气功能障碍。

四、根据 FEV_1 换算 MVV

MVV 与 FEV_1 之间存在非常好的正线性相关关系,故临床上习惯用 FEV_1 换算。

1. **换算公式** 不同地区的换算公式不完全相同,但换算结果差别不大,国际应用较多的是:$MVV(L/min) = 35 \times FEV_1(mL)$。

复旦大学附属中山医院的换算公式为:$MVV(L/min) = 0.030\ 2 \times FEV_1(mL) + 10.85$。该公式是通过对上海地区健康人群流行病学调查后得出的,更符合汉族人的情况,推荐应用。

2. **客观分析换算公式** 在肺功能正常受检者,两者的线性关系非常好,可直接换算。在大部分阻塞性肺疾病,两者也有较好的相关性,也可获得较准确的换算值;在严重气流阻塞患者,数次用力呼吸即可导致大量气体陷闭,VT 迅速下降,甚至不能有效完成 12 s 的最大、最快呼吸,此时的换算值常偏大。在限制性肺疾病,患者可通过代偿性呼吸增快,使 MVV 的下降幅度远低于 FVC(或 VC),因此在轻度限制性肺疾病患者,MVV 一般正常,用降低了的 FEV_1 计算出的 MVV 自然偏低;当然在部分肺实质疾病患者,其小气道在纤维组织的牵拉下处于过度扩张状态,且肺弹性回缩力增大,明显提前完成呼气(如在 2 s),其换算值可能与实测值相似,甚至偏高,因此强调在限制性肺疾病用实测值。

五、临 床 意 义

(一) **影响 MVV 的因素** 与影响 FVC 曲线的因素相同,不赘述;但以下情况比较特殊,需注意。

1. **呼吸肌无力** 受检者的 FVC、FEV_1% 可以正常,但由于不能耐受较长时间的通气,MVV 多下降,最大吸气压、最大呼气压测定有助于确定诊断。

2. **配合不良** 在常规肺功能测定中,MVV 的测定难度最大、要求最高,容易出现配合不良和 MVV 测定值下降。

3. **呼吸中枢调节障碍** 受检者的 FVC、FEV_1% 正常,但呼吸节律性下降,完成 MVV 的最佳 RR 和 VT 难以实现,出现 MVV 测定值下降。

(二) **通气功能障碍类型的判断** 各种情况的呼吸系统疾病或相关疾病皆可导致肺通气功能减

退,包括 MVV 下降,因此判断通气功能减退的类型需结合其他肺功能参数,但 MVV 图形能够显示大体的异常类型(图6-23)。在通气功能正常的受检者,VT 的图形陡直且高,RR 适中。在限制性肺疾病患者,图形陡直且短,RR 明显增快。在阻塞性肺疾病患者,随测定时间延长,VT 逐渐降低,呼吸基线迅速上移。

(三)阻塞性通气功能障碍严重程度的判断 MVV 是判断阻塞性通气障碍严重程度的最可靠参数。$60\% \leqslant MVV\%pred < 80\%$ 为轻度通气功能障碍,$40\% \leqslant MVV\%pred < 60\%$ 为中度,$MVV\%pred < 40\%$ 为重度。

(四)不同程度阻塞性通气功能障碍的 MVV 变化 详见本章第三节用力肺活量,不赘述。

第六节 小气道功能

小气道病变曾经是一个非常热门的话题,在肺功能的测定上也设计了许多方法和参数判断小气道功能,并根据小气道功能判断小气道病变。尽管目前该概念的实际临床应用逐渐减少,但仍经常被提及。如前述,小气道功能对理解整个通气过程的呼吸生理变化也有重要价值,简述如下。

一、小气道的概念与特点

小气道是一个人为的概念,它是指成人气道内径$\leqslant 2\ mm$ 以下的气道。详见第二章第一节。

二、小气道功能障碍和小气道病变

是临床上非常容易混淆的概念,但实际上两者有明显不同。

1. 基本概念及含义 小气道病变指小气道本身的病变,可导致小气道阻塞,出现小气道功能功能障碍;若病变加重,将符合阻塞性通气功能障碍。若为肺弹性功能减退,如单纯肺气肿,尽管小气道的结构正常,但由于肺弹力纤维对小气道的牵拉作用减弱,也会出现呼气相小气道陷闭和气流受限,也称为小气道功能障碍,进一步加重也将出现阻塞性通气功能障碍。因此小气道病变可以出现小气道功能障碍,但小气道功能障碍并不一定反映小气道病变;同样小气道病变可以导致单纯小气道功能障碍,也可以出现阻塞性通气功能障碍。由于小气道功能受肺弹性功能和小气道结构的双侧影响,因此只有排除肺弹性功能减退才能认为小气道功能障碍反映小气道病变,故需同时测定小气道功能和肺静态顺应性。需强调狭义的小气道病变仅出现小气道功能障碍。

2. 小气道病变和肺弹性减退的鉴别
(1) MEFV 曲线的变化特点:若 MEFV 曲线显示小气道功能障碍,而静态肺顺应性正常(即肺弹性正常),则考虑小气道病变;若静态肺顺应性下降,则说明小气道功能障碍是肺弹性减退所致,而没有小气道病变,或肺弹性减退与小气道病变同时存在。

若 MEFV 曲线高容积流量正常,低容积流量显著下降或出现明显凹陷性改变,则小气道功能障碍是肺弹性减退所致的可能性大;反之则为单纯小气道病变所致的可能性大。

(2) 年龄:青壮年人的小气道功能障碍以小气道病变所致可能性大;在老年人则以肺弹性功能减退,或同时合并小气道病变的可能性大。

三、反映小气道功能的方法和参数

1. 常用测定方法 最大呼气流量-容积曲线、用力呼气中期流量简便易行,可重复性高,已广泛应用。闭合容积曲线曾经是判断小气道功能的重要方法,但因其生理意义不完全清楚,误差较大,重复性低等原因,在临床上的应用日趋减少。动态顺应性测定、脉冲振荡肺功能测定等是将来的发展方向。

2. 小气道功能参数的意义 一般认为小气道功能障碍有一定特异性,与一般意义上的气流阻塞不同,但事实并非如此,以 MEFV 曲线为例说明如下。

一般认为 FEF_{50} 和 FEF_{75} 反映小气道功能,PEF 和 FEF_{25} 则不能。实际上,在小气道或肺实质的轻微或轻度病变时,仅有 FEF_{50} 和 FEF_{75} 下降,PEF 和 FEF_{25} 无明显变化,此时 FEF_{50} 和 FEF_{75} 反映小气道功能障碍(图6-27B)。在严重小气道病变或肺弹性减退时,不仅 FEF_{50} 和 FEF_{75} 显著下降,也有 PEF 和 FEF_{25} 的明显下降,$FEV_1\%$ 必然下降,正确诊断应该是阻塞性通气功能障碍(图6-27D)。因此,单纯小气道功能障碍是达不到阻塞性通气功能障碍的诊断标准,PEF 和 FEF_{25} 正常或基本正常(排除合并大气道病变、舌根后缀、配合不良或轻度限制性通气功能障碍）的情况下，单纯出现 FEF_{50} 和 FEF_{75} 下降。其他反映小气道功能的参数亦如此。

四、小气道功能的测定

（一）MEFV 曲线 是最常用的测定小气道功能的方法，几乎取代其他传统测定方法。本章已有详细描述，本节仅就几个方面的问题阐述。

小气道功能障碍在 MEFV 曲线主要表现为两个方面：一是数值上表现为 PEF 和 FEF_{25} 基本正常，FEF_{50} 和 FEF_{75} 下降，FVC、FEV_1/FVC、MVV 正常；二是曲线上表现为高容积图形基本正常，低容积出现凹陷性改变（图 6-27B）。比较特殊的情况

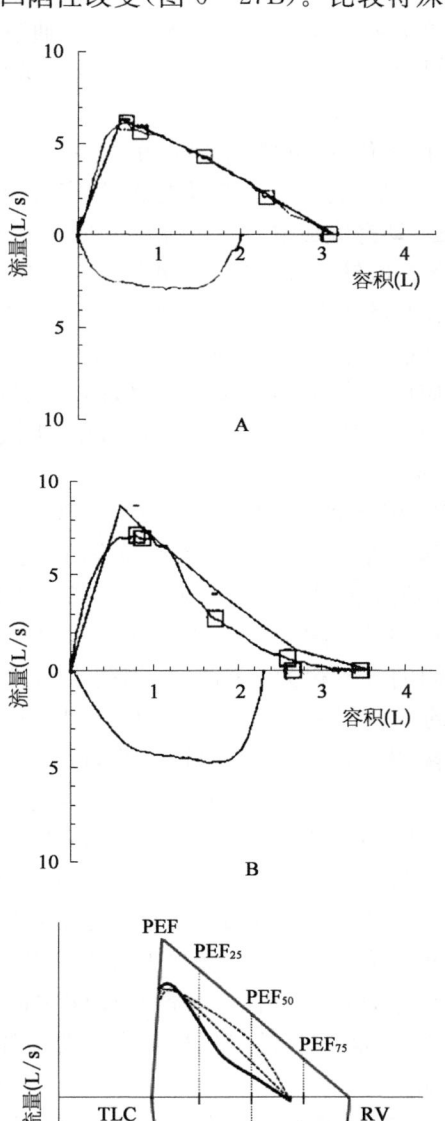

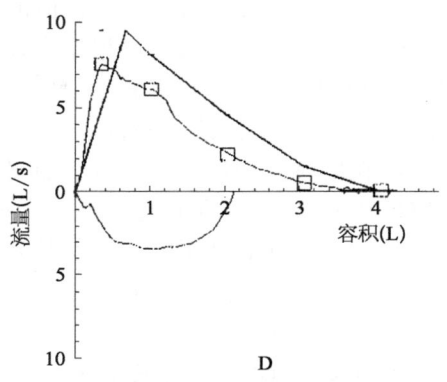

图 6-27 不同周边气道阻塞程度的 MEFV 曲线

A. 正常小气道，实测曲线和预计曲线几乎完全重合，各峰值皆在预计值的 95% 以上，FVC 正常（横坐标）；B. 单纯小气道功能障碍，PEF、FEF_{25} 皆占预计值的 80% 以上，FEF_{50} 和 FEF_{75} 皆占预计值的 80% 以下，FVC、FEV_1% 正常；C. 限制性通气功能障碍，流量普遍下降，若呈凹型下降（粗实线），提示合并小气道功能障碍；D. 阻塞性通气功能障碍：PEF、FEF_{25} 占预计值 80% 以下，FEF_{50} 和 FEF_{75} 占预计值 50% 以下，FVC 正常，FEV_1% 小于预计值的 92%

是在限制性通气功能障碍患者，各容积流量普遍下降，若低容积出现凹陷性下降（图 6-27C），低容积流量的下降幅度远超过高容积，则提示合并小气道功能障碍，但临床价值不大；还有大气道阻塞也可合并小气道功能障碍，价值更小。

（二）用力呼气中期流量（forced expiratory flow$_{25\%\sim75\%}$，$FEF_{25\%\sim75\%}$） 既往称为最大中期呼气流量（maximal midexpiratory flow，MMEF 或 MMF），指 FVC 曲线上，用力呼出气体容积为 25%～75% 之间的平均流量，即把 FVC 四等分，呼气初始 1/4 与用力关系太密切，流量大，不宜掌控，忽略不计；呼气末端 1/4，因肺弹性回缩力明显减弱，支气管内径明显缩小，呼气流量非常低，变异度大，也不予考虑；最后剩下中间 1/2 容积的平均流量即为 $FEF_{25\%\sim75\%}$，其大小等于中间 1/2 的容积/中间 1/2 的时间（图 6-28）。

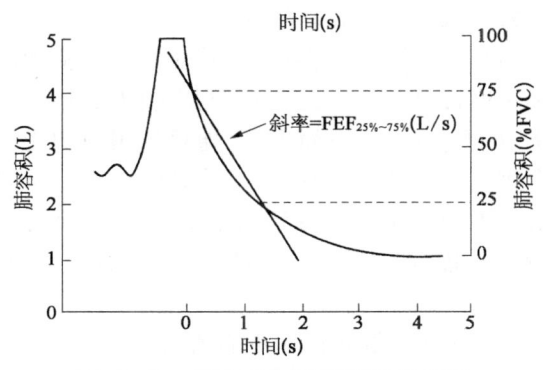

图 6-28 呼气中期流量计算模式图

1. 正常值 常规用实测值占预计值的百分比判断是否正常。为方便理解，也可根据既往测定结果大体估计，在健康青年人，$FEF_{25\%\sim75\%}$ 为 $4\sim5$ L/s；随年龄增长，肺弹性减退，逐渐降低。但总体而言，其变异度大，在健康人，$FEF_{25\%\sim75\%}$ 正常预计值的一个标准差(SD)约为 1 L/s，可达正常平均值的 $1/5\sim1/4$。在统计学正常范围内，$FEF_{25\%\sim75\%}$ 比正常预计值低 50% 并不是少见现象，因此对其临床意义的解读应慎重。

2. 临床意义 $FEF_{25\%\sim75\%}$ 主要取决于 FVC 的非用力依赖部分，即呼气流量随用力程度达一定限度后，尽管继续用力，但流量变化相对固定，因此其大小与大气道和呼气用力的相关性较小，而主要取决于小气道阻力。与 MEFV 曲线的低容积流量有一定相似性，$FEF_{25\%\sim75\%}$ 主要受小气道内径影响，流量下降反映小气道气流阻塞，因此 $FEF_{25\%\sim75\%}$ 较 $FEV_1\%$ 等参数判断气流阻塞的灵敏度高，在单纯小气道功能障碍即可下降。

3. 临床应用的合理评价 $FEF_{25\%\sim75\%}$ 的理论意义较大，但正常值变异度大，只有与 MEFV 曲线有机结合才能合理进行临床评价。

(1) 辅助小气道功能的诊断：灵敏度高，特异度低，必须与 FEF_{50}、FEF_{75}、PEF、FEF_{25} 等结合才有价值。若 $FEF_{25\%\sim75\%}$ 下降，同时 FEF_{50}、FEF_{75} 下降，PEF、FEF_{25} 正常则可诊断为小气道功能障碍；若仅有 $FEF_{25\%\sim75\%}$ 下降，其他参数正常，则不能诊断。

(2) 辅助阻塞性通气功能障碍的诊断：若 FEV_1/FVC 在正常界限水平，$FEF_{25\%\sim75\%}$ 明显下降则有助于阻塞性通气功能障碍的诊断。

(3) 限制性通气功能的辅助诊断：在中、重度限制性通气功能障碍，也常出现 $FEF_{25\%\sim75\%}$ 下降，其主要机制是肺容积显著下降，小气道内径正常；容积下降必然导致小气道总横截面积(尽管小气道内径正常)明显减少，流量自然下降。

(4) 呼气用力的影响：尽管对单一受检者的一次测定而言，$FEF_{25\%\sim75\%}$ 与呼气用力的关系不大，但随 FVC 变化(上述)；而 FVC 随呼气用力和受检者配合程度变化，因此对单一受检者的多次测定和不同受检者的测定而言，$FEF_{25\%\sim75\%}$ 自然受呼气用力影响，这也是 $FEF_{25\%\sim75\%}$ 特异度低的主要机制之一。

(5) 支气管舒张试验的合理评价：$FEF_{25\%\sim75\%}$ 也可评价支气管舒张试验的结果，但与其他参数如 FVC、FEV_1 有明显不同。应用气道扩张剂后，出现 $FEF_{25\%\sim75\%}$ 升高，支气管舒张试验不一定阳性；反之 $FEF_{25\%\sim75\%}$ 降低，支气管舒张试验不一定阴性，评价时必须结合 FVC。用药后，若 FVC 明显改善，高流量的前 1/4 部分将去掉更大容积，而流量明显低的中间 1/2 容积所占比例更大，导致 $FEF_{25\%\sim75\%}$ 下降；反之 FVC 下降将出现 $FEF_{25\%\sim75\%}$ 升高，因此用 $FEF_{25\%\sim75\%}$ 的绝对值评价支气管舒张试验结果并不可靠。故总体而言，$FEF_{25\%\sim75\%}$ 变异度大和高度依赖 FVC 的特点决定了其价值有限。

(6) $FEF_{25\%\sim75\%}$/FVC：可在一定程度上反映小气道与肺容积比值或小气道面积与肺容积的比值，对判断小气道功能和支气管舒张试验结果更有价值。但这需要额外的人工计算(也可以通过设置程序自动计算)，且目前有足够的辅助诊断参数，因此其实际价值并不大。

由于现代肺功能仪测定的内容相当全面，$FEF_{25\%\sim75\%}$ 的变异度大、特异度低，临床已较少用。

(三) 动态顺应性 在单纯小气道功能障碍，如 α_1 抗胰蛋白酶缺乏症早期、早期慢性支气管炎，轻度或部分无症状支气管哮喘，其肺功能测定结果常为肺通气功能正常；静态顺应性正常；低呼吸频率时的动态顺应性正常，但高频率时下降，即表现为频率依赖性。因测定比较烦琐，临床上不常用(机械通气除外)。详见第五章。

(四) 闭合容积曲线 闭合容量(CC)是指平静呼气过程中小气道开始关闭时测得的气体容积。闭合气体容积(CV)为 CC 与 RV 之差。在闭合容积曲线的测定过程中(详见第五章)，第Ⅳ相起点至 RV 间的气容积为 CV，第Ⅳ相起点至肺容积为 0 之间的气容积为 CC，即 CC=CV+RV。在小气道功能障碍患者，小气道内径变小，呼气过程中提前关闭，CC、CV 增大；为排除肺容积对气道关闭的影响，常用 CV/VC 或 CC/TLC 表示，该值增加提示小气道过早关闭。正常青年人 CV/VC 为 5%~10%；30 岁以后，随年龄增长而增大，80 岁时可达 30%。年轻人肺弹性好，有利于气道开放；老年人肺弹性减退，呼气时小气道容易提前关闭。单纯小气道功能障碍患者，尽管肺通气功能正常，但 CC、CV 增大。

(五) 氦-氧流量容积曲线 本章第二节介绍了 MEFV 曲线，若用氦-氧混合气取代空气，测定 MEFV 曲线，称为氦-氧流量容积曲线。因为氦气具有低密度(通过改善湍流而降低大气道阻力)和高黏度(通过增加层流阻力而增加小气道阻力)特性,正常人吸入氦-氧混合气后,用力呼气至 50%VC 前,呼气流量明显增加;其后流量增加速度减慢,直至相等,呼气流量相同的肺容积称为等容积(Viso);最后呼气流量轻微下降。在小气道病变患者,因为用力呼气至 50%VC 时,患者呼气时层流比重显著增加,氦气反而增加气道阻力,出现呼气流量下降。该项目开展甚少,价值有限,不详述。

(朱 蕾 李 丽 龚 颖)

第七章
气体在肺内的交换

提 要

1. 压力(实质是压强)和浓度是气体交换的基本概念,其中分压和分压差是最重要的概念,大气、气道、肺泡、血液、周围组织、细胞器的氧分压和 CO_2 分压有明显差别,动脉血和静脉血也有明显差别。

2. 气体交换涉及静动脉血分流、通气血流比例($\dot{V}/\dot{Q}$)和弥散,分流有解剖分流和功能分流、肺外分流和肺内分流、持续分流和间隙分流等概念。在重力作用小,$\dot{V}/\dot{Q}$ 分布有区域性差异,但在机体调节机制作用下维持相对稳定;$\dot{V}/\dot{Q}$ 失调可导致无效腔样通气和分流样效应,是通气效率下降和发生低氧血症的常见原因。弥散主要是 O_2 和 CO_2 的弥散,正常情况下 O_2 的弥散量是 CO_2 弥散量的 1/2,换气障碍主要导致低氧血症和生理无效腔(VD)增加,通气效率下降。

3. 弥散过程涉及气相弥散、膜相弥散、血相弥散 3 个相对独立又密切联系的过程,对 O_2 和 CO_2 弥散的影响相似。膜相弥散是主要的影响因素,在特殊情况下,血相弥散和气相弥散成为重要影响因素。血红蛋白(Hb)与 O_2 的结合以及红细胞内碳酸酐酶(CA)的作用是影响 O_2 和 CO_2 弥散的重要因素。

4. 气体特性不同,可表现为扩散限制和灌流限制;在病理状态下,气体扩散特性可以变化,正常情况下 O_2 和 CO_2 皆表现为灌流限制,但病理状态下多表现为扩散限制,是导致低氧血症的重要原因。

5. 众多因素影响肺泡和血液之间的气体交换,包括气体特性、分压差。弥散膜面积、厚度变化是弥散功能下降的常见病理因素,而气体分布不均、血流分布不均及其两者不匹配导致的有效弥散膜减少是弥散功能下降的最常见因素,但容易被错误解读。氧弥散和一氧化碳(CO)弥散相似,但在某些情况下有巨大差异。血相弥散障碍是左心功能不全和毛细血管扩张症患者弥散量下降的常见或主要原因。

6. CO 的特性决定了其可较好地反映肺的弥散功能,CO 弥散量(D_LCO)及比弥散量(KCO)能较好地反映肺的换气功能,而不仅仅是弥散功能,弥散的测定方法有单次呼吸法(一口气法)和重复呼吸法,并同步完成肺总量(TLC)和功能残气量(FRC)的测定,两者有不同的测定要求和适应证。影响 CO 和 O_2 弥散量的生理因素和病理因素多数情况下一致,但也有不同;影响单次呼吸法和重复呼吸法测定结果的因素也不完全相同。与通气功能和肺容积的测定相比,影响 D_LCO 测定结果的因素更多。

7. 弥散膜的面积减少或厚度增加是 D_LCO 降低的常见因素,主要见于肺实质疾病;但实际交换面积或有效交换面积(不仅仅是绝对面积)则是更常见的因素,主要见于阻塞性肺疾病、肺血管病,也见于肺实质疾病。不同类型疾病对 D_LCO 和 KCO 的影响不同,有重要的鉴别意义。

8. 在生理学范畴讨论 D_LCO 是以循环功能相对稳定为前提的,无论单次呼吸法还是重复呼吸法,健康人和多数患者的循环功能是稳定的,基本不影响测定结果,但循环功能不稳定或有肺血管疾病时必须慎重解读,正确理解肺血容量、肺血流量(肺血流推进速率)是正确测定、合理解释 D_LCO 的前提。左心功能不全、右心功能不全、肺大血管疾病、肺毛细血管扩张症都引起 D_LCO 下降,但机制不同。

9. 静动脉血分流是 $\dot{V}/\dot{Q}$ 失调的极端情况,静动脉血分流率($\dot{Q}s/\dot{Q}t$)测定简单、方便,有重要意义。

10. $\dot{V}/\dot{Q}$失调是最常见的换气功能异常,包括高$\dot{V}/\dot{Q}$和低$\dot{V}/\dot{Q}$,前者提示无效腔样通气,导致通气效率下降,容易出现呼吸困难;后者提示分流样效应,容易导致低氧血症。$\dot{V}/\dot{Q}$有多种测定方法,肺泡动脉血氧分压差[$P_{(A-a)}O_2$]测定法是最常用的方法,但特异度差,需结合呼吸生理特点综合分析;多种惰性气体测定法是精确的测定方法,可精确显示$\dot{V}/\dot{Q}$分布及无效腔和静动脉分流等极端情况。

肺的主要功能是气体交换,包括通气和换气,本章阐述换气,肺内气体交换的完成有赖于肺各部位气体、血流的均匀分布以及$\dot{V}/\dot{Q}$的匹配和弥散功能良好。任何引起上述环节异常的因素皆可影响肺的气体交换功能。

第一节 与气体交换有关的重要概念

有关气体交换的概念较多,且容易混乱,简述如下。

1. 弥散(diffusion) 气体分子的自由运动。气体分子向各个方向运动,但总体表现为由高分压区向低分压区运动,其净运动量取决于2个区域的分压差。弥散可以发生气相之间,如肺泡囊、肺泡内的运动;液相之间,如血液内的运动;气相与液相之间,如肺泡与肺毛细血管之间。

弥散与总压力差产生的主动运动不同,后者的典型表现是通气,也可称为"团块运动"。潮气量即为"一团气体"从外界进入肺泡或从肺泡呼出体外。

2. 浓度(concentration) 混合物中某物种物质在总量中所占的分量。

3. 气体浓度(gas concentration) 混合物中某种气体的含量百分比。

4. 大气压强(atmospheric pressure) 简称"大气压",是由于地球周围空气本身重量而产生的压强。大气压大小与高度、温度及其他气候和地理条件有关。

5. 标准大气压(standard atmospheric pressure) 气温等于0℃、纬度为45°处海平面的大气压强。一个标准大气压等于760 mmHg(101 325 Pa)。

6. 气体总压(total gas pressure) 简称"总压",是在混合气体或溶解气体的液体中气体分子运动所产生的总压强,是各成分产生的分压之和。

7. 气体分压(partial gas pressure) 简称"分压",是在混合气体或溶解气体的液体中各种气体分子运动产生的张力,各气体分压等于总压乘以各气体的容积百分比。张力是分压的同义词,更适合溶解于液体(如血液)中的气体分压的描述。

8. 吸入气(inspired gas) 经鼻腔、口腔或人工气道等吸入的气体,其进入气道前的气体状态称为吸入气。正常情况下是环境气体,机械通气时则为设定的空氧混合气。正常空气的PO_2约为159 mmHg。

9. 气道气(airway gas) 外界气体进入气道充分湿化、温化后的状态,此时饱和水蒸气压(PH_2O)约为47 mmHg,PO_2较吸入气有所降低,正常约为149 mmHg。

10. 肺泡气(alveolus gas) 肺泡腔内,能够参与气体交换的气体。正常情况下,不同肺区的肺泡气成分恒定。与气道气相比,PCO_2升高,饱和水蒸气压恒定,氧分压、氮分压被稀释而有所降低,其中PO_2约为104 mmHg。

11. 呼气末(end expiration) 呼气即将结束前的阶段。其特点是呼出气流量非常慢,而气体成分和浓度比较恒定,可反映肺泡气的情况。

12. 混合呼出气(mixed expired gas) 一次正常呼吸呼出的全部气体混合均匀后的状态,是各部位肺泡气和传导气道内气体混合均匀后的状态,其中后者基本不含CO_2。

13. 动脉血(arterial blood) 经肺微循环进行气体交换、充分氧合的血液。从肺毛细血管静脉端开始,经肺静脉、左心房、左心室到体循环动脉的血液都是动脉血。理论上健康人上述各部位动脉血的PO_2相等,但由于代谢及少量解剖分流等原因,实际数值是逐渐降低的,其中心脏的解剖分流最大,主动脉和肺静脉之间的 PO_2 差最大;随着年龄增长该差值逐渐增大。

14. 静脉血(venous blood) 体循环血液到达周围组织器官后,氧分子顺压力梯度弥散出毛细血管供组织细胞代谢,导致 PO_2 和 SO_2 迅速降低后的血液。体循环毛细血管静脉端、静脉、右心房、右心室、肺动脉、肺毛细血管动脉端的血液皆为静脉血。由于各器官的血流量和代谢率不同,其静脉血 SO_2 差别较大。

15. 混合静脉血(mixed vein blood) 不同部位体循环回流的静脉血充分混合后的状态。一般是上、下腔静脉血进入右心房,通过右心室的充分搅拌后进入肺动脉的血液,一般认为该部位静脉血已充分混合,故常通过肺动脉导管进入主肺动脉取血作为混合静脉血。

16. 氧分压(partial pressure of oxygen,PO_2) 气体或溶解状态的氧分子运动产生的张力。

17. 大气氧分压(partial pressure of oxygen in atmosphere) 大气中,氧气分子运动产生的张力。大气氧分压随着海拔升高而降低,海平面处大约为 21.3 kPa(159 mmHg),海拔 3 000 m 处降为 17.4 kPa(130 mmHg),因此高原地区容易出现低氧血症和缺氧。

18. 大气氧浓度(fraction of oxygen in atmosphere) 大气中氧气所占的体积百分比,海平面处大约为 20.8%。

19. 海拔高度(altitude above sea level) 某一地点高出平均海水面的垂直距离。国际单位是米(m)。

20. 吸入气氧浓度(fraction of oxygen in inspired gas,FiO_2) 吸入空气、氧气或其他混合气时氧气所占的浓度百分比。

21. 肺泡氧分压(partial pressure of oxygen in alveolar gas,P_AO_2) 肺泡内氧分子运动所产生的张力。随呼吸运动而呈周期性升高和降低,但由于功能残气量的存在,正常情况下波动范围不大,平均约为 104 mmHg。

22. 肺泡气氧浓度(fraction of alveolar oxygen,F_AO_2) 肺泡内氧气容积占总肺泡气容积的百分比。肺泡氧浓度越高,弥散入血的氧气越多;但过高的氧浓度可能引起肺损伤。

23. 动脉血氧分压(partial pressure of oxygen in arterial blood,PaO_2) 动脉血中物理溶解的氧所产生的张力。正常青壮年 PaO_2 为 80~100 mmHg,随年龄增长降低,但正常不低于 70 mmHg。

24. 静脉血氧分压(partial pressure of oxygen in venous blood,PvO_2) 静脉血中物理溶解的氧分子所产生的张力。不同组织器官的静脉血 PO_2 不同。

25. 混合静脉血氧分压(partial pressure of oxygen in mixed vein blood,$P\bar{v}O_2$) 混合静脉血中物理溶解的氧所产生的张力。健康人约为 40 mmHg。

26. 氧分压梯度分布(oxygen partial pressure graded distribution) 海平面大气的 PO_2 最高,约为 159 mmHg,经气道、肺泡、肺泡毛细血管、肺静脉、主动脉、体循环毛细血管,到周围组织、细胞、细胞器,PO_2 逐渐降低的分布状态,其在线粒体中最低,约为 2 mmHg,而肺泡氧分压是氧梯度分布的关键环节。

27. 水蒸气压(water vapor pressure) 水蒸气分子运动产生的张力。水蒸气压仅与温度有关,只要不超过大气压,水蒸气压就不受大气压的影响。温度越高,水蒸气压越大,且后者呈指数递增。在 0 ℃时,有较低的水蒸气压;当温度达水的沸点时,水蒸气压与大气压相等;在海平面时,水的沸点为 100 ℃,水蒸气压为 760 mmHg。

28. 正常饱和水蒸气压(normal saturated water vapor pressure) 正常体温状态(37 ℃)下的饱和水蒸气压,约为 47 mmHg。一般情况下,气道和肺泡的水蒸气压均为正常饱和水蒸气压。

29. 大气二氧化碳分压(partial pressure of carbon dioxide in atmosphere) 大气中 CO_2 分子运动产生的张力。正常状态下可忽略不计。

30. 大气二氧化碳浓度(carbon dioxide concentration in atmosphere) 大气中 CO_2 分子容积占气体总量的容积百分比,正常大气 CO_2 浓度非常低,约占 0.04%。

31. 肺泡气二氧化碳分压(partial pressure of carbon dioxide in alveolar gas,P_ACO_2) 肺泡气 CO_2 分子运动所产生的张力。正常各肺区基本相同,随呼吸运动而呈周期性变化,但幅度变化不大,与动脉血也基本相同,正常情况下用呼气末 CO_2 分压($PetCO_2$)表示。严重气体分布不均时,各肺区出现明显差异,可用 CO_2 波形图表示。

32. 肺泡气二氧化碳浓度(fraction of carbon dioxide in alveolar gas,F_ACO_2) 肺泡气 CO_2 分子

所占的容积百分比。正常情况下常用呼气末 CO_2 浓度（$FetCO_2$）表示。

33. **呼气末二氧化碳分压**（partial pressure of carbon dioxide in end expired gas, $PetCO_2$） 呼气末气体中 CO_2 分子运动产生的张力。常用于反映肺泡气的 PCO_2，正常情况下几乎与 $PaCO_2$ 相等。$PetCO_2$ 测量是无创性的，而且可以连续观察、动态显示、趋势回顾以及波形图记录，在评价肺通气、气管插管状态、呼吸道疾病、循环灌注等方面有重要价值。

34. **呼气末二氧化碳浓度**（fraction of carbon dioxide in end expired gas, $FetCO_2$） 呼气末气体中 CO_2 所占的容积百分比。CO_2 的弥散能力强，且呼气末气体为肺泡气，因此可以用呼气末 CO_2 浓度来反映动脉血 CO_2 浓度，为临床诊断和治疗提供依据。

35. **混合呼出气二氧化碳分压**（partial pressure of carbon dioxide in mixed expired gas, $P_{\bar{E}}CO_2$） 混合呼出气中 CO_2 分子运动产生的张力。由于气道的传导部为吸入的新鲜气体，故混合呼出气 CO_2 分压较动脉血或肺泡内低。通过与 $PaCO_2$ 比较，可反映生理无效腔大小，即 $VD/VT = (PaCO_2 - P_{\bar{E}}CO_2)/PaCO_2$。

36. **混合呼出气二氧化碳浓度**（fraction of carbon dioxide in mixed expired gas, $F_{\bar{E}}CO_2$） 混合呼出气中 CO_2 所占的容积百分比。主要用于代谢功能的测定，$P_{\bar{E}}CO_2 =$（即时的大气压 $-47\ mmHg$）$\times F_{\bar{E}}CO_2$（$47\ mmHg$ 为饱和水蒸气压）。

37. **二氧化碳波形图**（capnogram） 连续测量和描记呼出气 CO_2 分压或浓度实时变化的图形，正常呈矩形，分 4 相。Ⅰ相：代表吸气停止，呼气开始，呼出的气体是来自气道的无效腔气，PCO_2 为 0；Ⅱ相：代表无效腔气和肺泡气的混合过程，CO_2 水平快速升高；Ⅲ相：呼气平台，接近呈水平线，代表含 CO_2 气体的肺泡混合气被持续呼出，其末尾最高点为仪器显示的 $PetCO_2$ 值；Ⅳ相：为吸气下降支。常用于了解气道及通气、血流灌注等情况。

38. **动脉血气体总压**（total pressure of gas in arterial blood） 动脉血中各种溶解气体分子运动产生的张力之和。肺泡气与动脉血进行气体交换后，饱和水蒸气变为液态水，故气体总压比大气和肺泡气略低。正常情况下，动脉血气体总压约为 $760\ mmHg$（大气压）$- 47\ mmHg$（饱和水蒸气压）$= 713\ mmHg$。

第二节　气体交换的基本内容及临床意义

肺内气体交换主要是指肺泡气内的氧（O_2）扩散入血，而血液中的二氧化碳（CO_2）扩散入肺泡，与气体交换有关的内容主要有以下几个方面。

一、静动脉血分流（vein-arterial shunt）

简称"分流"。氧饱和度低的静脉血不经肺泡周围毛细血管或虽经过但未进行气体交换，而直接汇入肺静脉或左心，最终进入体循环的过程，可以表现为肺内或肺外分流。

1. **肺内静动脉血分流** 简称"肺内分流"。肺内部分静脉血不经肺泡周围毛细血管而由支气管静脉和肺内静-动脉交通支汇入肺静脉，或肺内部分静脉血经无通气的肺泡周围毛细血管进入肺静脉的过程。健康人肺内动静脉血分流量极低，可忽略不计。肺内严重病变时，分流率增加，是顽固性低氧血症的主要发生机制之一。

2. **生理性分流** 健康人生理状态下发生的静动脉血分流。主要是心内分流，少部分来源于支气管循环和肺循环吻合支产生的分流。正常约占心排血量的 2%～3%，不超过 5%。

3. **病理性分流** 在疾病状态下发生的静动脉血分流。如肺炎实变、急性呼吸窘迫综合征（ARDS）的肺泡陷闭和实变部分，肺泡无通气，但肺泡周围毛细血管存在血流。

4. **解剖分流** 静脉血不流经肺泡周围毛细血管而通过开放的静动脉之间的交通支（静-动脉短路）直接流入体循环的过程。健康人主要是心内分流。

5. **功能性分流** 在严重通气不足的肺单位，由于肺泡通气量显著减少，而肺泡周围毛细血管血流基本正常或接近正常，导致 $\dot{V}/\dot{Q}$ 显著降低而趋向于 0，从而产生接近静动脉血分流的效应。如此导致的低氧血症，用中、低浓度的氧气疗法很难纠正，但不同于解剖分流，纯氧吸入后可明显改善。严格意义上讲，功能性分流不是真正的分流。

6. 静动脉血分流率（$\dot{Q}s/\dot{Q}t$）　简称分流率，是指每分钟从右心室排出、未经氧合而直接进入左心室的血流量占右心室总排血量的百分数。$\dot{Q}s/\dot{Q}t$明显升高对 ARDS 的诊断和治疗有重要价值。肺实变、肺水肿、肺炎是引起肺内分流的三大主要原因。

7. 持续性分流　吸气相、呼气相持续存在的静动脉血分流。

8. 呼气相间歇性分流　呼气期胸廓回缩，肺泡萎陷时发生的静动脉血分流。吸气期在胸腔负压的作用下，肺泡开放，分流消失。主要见于 ARDS。

由于氧解离曲线和 CO_2 解离曲线的特点不同，氧和 CO_2 在静、动脉血中的分压差的差异较大，故静动脉血分流主要表现为顽固性低氧血症，$PaCO_2$ 多正常或降低（详见本章第六节）。

二、通气血流比例（ventilation perfusion ratio, $\dot{V}/\dot{Q}$）

吸入气经各级支气管，最后抵达由肺泡和肺泡毛细血管构成的肺单位进行气体交换。正常的气体交换，要求吸入气和相应的血液循环均匀地分布到每个肺泡和肺泡毛细血管，即合适的 $\dot{V}/\dot{Q}$。

（一）基本概念

1. $\dot{V}/\dot{Q}$　肺泡通气量和肺血流量的比例。通气和血流的关系是影响气体交换的主要因素。静息状态下，成人肺泡通气量约为 4 L，肺循环血流量约为 5 L，即 $\dot{V}/\dot{Q}$ 为 0.8，以此作为评价肺气体交换效率的标准。

2. $\dot{V}/\dot{Q}$ 失调　$\dot{V}/\dot{Q}$ 明显高于或低于 0.8 的病理状态。是临床上导致换气功能障碍和发生低氧血症的最常见原因。

3. 无效腔样效应（dead space effect）　也称为"无效腔样通气"。在高 $\dot{V}/\dot{Q}$ 部分，肺泡通气量过多，不能充分与周围毛细血管血进行气体交换的病理生理状态，生理无效腔（VD）增加，故尽管 PO_2 高，但通气效率下降，是导致呼吸功增加、呼吸肌疲劳和呼吸困难的常见原因。

4. 静动脉血分流样效应（shunt effect）　简称"分流量样效应"。在低 $\dot{V}/\dot{Q}$ 部分，由于肺泡通气量少，肺动脉内的静脉血不能充分氧合进入肺静脉的病理生理状态，类似静动脉血分流，是导致低氧血症的最常见原因。

（二）健康人的 $\dot{V}/\dot{Q}$ 分布

1. 基本特点　受重力影响，肺内血流分布呈明显的重力依赖性；气体分布也呈一定的重力依赖性，但与血流相比要轻得多（密度巨大差异所致），故健康人不同肺区的 $\dot{V}/\dot{Q}$ 分布不均匀。总体上重力作用使肺内气体和血流分布自上而下存在区域性差异，即上肺部气体分布多，血流分布少；下肺部气体分布少，血流分布多，故上肺部 $\dot{V}/\dot{Q}>0.8$，下肺部 $\dot{V}/\dot{Q}<0.8$，只有中肺部 $\dot{V}/\dot{Q}=0.8$（图 7-1）。

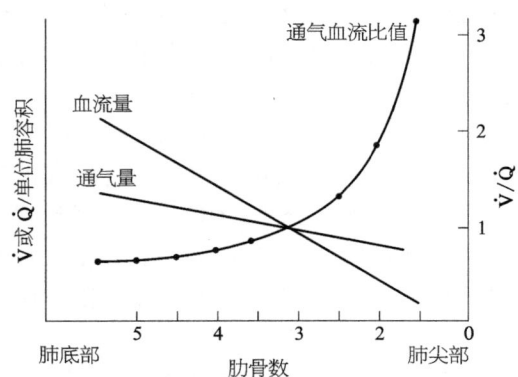

图 7-1　垂直位时肺泡通气量、肺血流量及其比值的区域性差异

肺底部的肺血流量及肺通气量均高于肺尖部，肺血流量梯度变化大于肺泡通气量，$\dot{V}/\dot{Q}$ 自上而下递减

2. 机体的调节及调节机制　虽然肺泡通气量与肺血流量存在区域性差异，但通过机体自身调节，使下肺血流量有所减少，通气量有所增加；而上肺通气量有所减少，血流量有所增加。因为下肺区气体分布少，氧分压低，使肺血管代偿性收缩，下肺血流量有所减少，进入上肺的血流量自然增多；反之，上肺气体分布多，CO_2 分压低，支气管收缩，进入上肺的气体容积有所减少，进入下肺的气体容积自然增多。更重要的是自主呼吸时，由于肩胛部和高位胸廓的活动度较小，上肺通气量减少，而低位胸廓和横膈的活动度较大，下肺通气量增加（正常的膈肌张力和收缩力发挥核心作用），从而使绝大部分肺区的 $\dot{V}/\dot{Q}$ 维持在 0.8 左右。

3. 正常 $\dot{V}/\dot{Q}$ 分布　肺顶部约为 3.3，该区血流量相对较少，只能摄取有限的 O_2；肺泡通气量相对过度，每一个有血流的肺单位都能排出相对较多 CO_2，故 P_AO_2 高，该区呼吸气体交换率（R）可达到 2。中、下肺部的通气量和血流量均明显增加，$\dot{V}/\dot{Q}$ 接近于正常值，具有较高的气体交换效率，R 约为 0.8。在肺底部，$\dot{V}/\dot{Q}$ 减小至 0.63，呈现出相对通气不足，R 小于 0.8（图 7-1）。

$\dot{V}/\dot{Q}$ 相对正常时，肺泡毛细血管静脉血可充分动脉化。正常静脉血 PO_2 为 40 mmHg，PCO_2 为

46 mmHg；动脉血 PO_2 为 100 mmHg，PCO_2 为 40 mmHg。

（三）$\dot{V}/\dot{Q}$ 失调的基本特点 $\dot{V}/\dot{Q}$ 失调包括 $\dot{V}/\dot{Q}$ 增加和 $\dot{V}/\dot{Q}$ 降低两种情况。

1. 低 $\dot{V}/\dot{Q}$ 和分流样效应 由于某些原因，如气道不完全性阻塞、肺泡萎陷等造成局部肺泡通气量不足，但血流灌注相对良好，故 $\dot{V}/\dot{Q}$ 明显低于 0.8。因为肺泡通气量不足，流经肺泡毛细血管的静脉血未能充分进行气体交换而进入体循环，故主要表现为静动脉血分流样效应和低氧血症。

2. 高 $\dot{V}/\dot{Q}$ 和无效腔样效应 由于某些原因，如肺血管痉挛或不完全栓塞（血栓、癌细胞等）造成局部血流灌注量减少，而肺泡通气量相对正常，$\dot{V}/\dot{Q}$ 明显大于 0.8。进入肺泡的气体不能与周围血流充分交换，造成肺泡无效腔和 VD 增加，氧合正常，通气效率下降。VD 越大，通气效率越低，呼吸功增加越明显，也越容易发生呼吸困难。

3. 动脉血气表现 不同情况差别较大

（1）总体 $\dot{V}/\dot{Q}$ 降低：如 VE 减少，呼吸浅快，导致总体 $\dot{V}/\dot{Q}$ 下降，表现为低氧血症和高碳酸血症，实质是 $\dot{V}_A$ 下降。

（2）总体 $\dot{V}/\dot{Q}$ 升高：见于弥漫性肺血管痉挛或栓塞，VE、VD 增大，无效腔通气量增加，通气效率降低，动脉血气正常，在代偿情况下可出现 $PaCO_2$ 下降。但若病情不能缓解或迅速加重，将出现肺动脉高压，肺循环和支气管循环吻合支开放，支气管静脉血未经气体交换直接进入体循环，即发生静动脉血分流和低氧血症，即低氧血症非 $\dot{V}/\dot{Q}$ 失调本身所致。

（3）局部 $\dot{V}/\dot{Q}$ 失调：即通常意义上的 $\dot{V}/\dot{Q}$ 失调。

1）局部高 $\dot{V}/\dot{Q}$：主要见于局部肺血管病，如局部较轻的肺栓塞，VD 增大，动脉血气正常或出现代偿性呼吸增强、增快，VE 明显增大，$PaCO_2$ 下降。主要表现为劳累后呼吸困难。

2）局部低 $\dot{V}/\dot{Q}$：主要见于局部支气管-肺疾病，如异物吸入、痰栓阻塞、肺泡萎陷，局部肺泡通气量下降，肺血流量相对正常，主要表现为低氧血症。

3）常见 $\dot{V}/\dot{Q}$ 失调：不仅是局部性的，且呈不均匀分布，临床最常见，如慢性阻塞性肺疾病（COPD）、支气管哮喘急性发作，VD 增大和低氧血症同时存在；也常有代偿性 VE 增加和 $PaCO_2$ 下降。若无特殊说明，临床上所指 $\dot{V}/\dot{Q}$ 失调即指该情况。

4. $\dot{V}/\dot{Q}$ 失调的调节 机体对 $\dot{V}/\dot{Q}$ 失调有一定的调节能力（健康人生理性调节见上述）。当 $\dot{V}/\dot{Q}$ 增高时，该区域肺泡 PCO_2 降低，PO_2 升高，低碳酸血症将引起局部细支气管收缩，通气量减少，$\dot{V}/\dot{Q}$ 失调改善。$\dot{V}/\dot{Q}$ 降低时，该区域肺泡 PO_2 降低，PCO_2 升高，低氧引起肺毛细血管收缩，使局部肺血流灌注减少，$\dot{V}/\dot{Q}$ 失调改善。

三、弥散（diffusion）

气体分子由高分压向低分压区域转移的过程，称为气体弥散（gas diffusion），简称弥散。在两个相通的容器内，若存在不同分压的多种气体，则气体分子不断转移，其净效应是由高分压区域向低分压区域移动，最终 2 个区域的气体分压趋于相等。此后气体交换虽继续进行，但已达到动态平衡，净转移率为 0，故弥散量＝净转移率/分压差。混合气体中的每一种气体分子都是从其分压（而不是总压）高的部位弥散到分压低的部位，直至动态平衡。

（一）肺内气体弥散 主要是氧和 CO_2 弥散。

1. 氧在肺内的弥散 简称"氧弥散"。吸入氧气进入肺交换区后，从肺泡内扩散至肺泡毛细血管内的红细胞，然后与血红蛋白（Hb）结合的过程。

2. CO_2 在肺内的弥散 简称"CO_2 弥散"。从血浆内和红细胞内碳酸氢根以及血红蛋白氨基上释放的 CO_2 进入肺泡的过程。

3. 弥散量（DL） 分压差为 1 mmHg（或 1 kPa）时，每分钟由肺泡经呼吸膜到达红细胞内与 Hb 结合或由红细胞内经呼吸膜到达肺泡内的气体容积（mL/min）。由于 CO_2 的弥散速率是氧的 20 倍，因此临床所说的弥散功能障碍主要指氧弥散障碍。需强调，尽管 CO_2 的弥散速率是氧的 20 倍，但两者实际弥散量的差别并不是特别大，因为正常肺泡毛细血管膜两侧的氧分压差为 $P_AO_2 - P\bar{v}O_2 =$ 100 mmHg － 40 mmHg ＝ 60 mmHg，而 CO_2 分压差为 $P\bar{v}O_2 - P_ACO_2 =$ 46 mmHg － 40 mmHg ＝ 6 mmHg，即前者是后者的 10 倍，因此正常情况下 CO_2 弥散量为氧的 2 倍。

氧弥散量等于摄氧量（$\dot{V}O_2$）与肺泡和平均肺泡毛细血管氧分压差（$P_AO_2 - mPcO_2$）的比值，即

$$D_LO_2 = \dot{V}O_2 / (P_AO_2 - mPcO_2)$$

（二）气体弥散的过程

1. 气相弥散（gaseous phase diffusion） 吸入气流至肺泡管后，不再是"团流"，实际上处于"静止"

状态,进行扩散运动,并与肺泡内残余气体充分混合。正常肺泡直径平均只有 200 μm,从肺泡管到肺泡周围的扩散距离约为 500 μm,气体扩散在很短的时间内即可达到平衡(<10 ms),故气相扩散不是肺内气体扩散过程的限速因素。在肺气肿患者,由于肺泡壁被破坏,形成肺大泡,气体扩散的距离明显增加,严重者气相扩散达 300 ms,气体弥散量将受影响。

2. 膜相弥散(membrane phase diffusion) 简称"膜弥散"。肺泡毛细血管膜(ACM)又称扩散膜或弥散膜(图 7-2),它包括肺泡表面液体层及液体层的表面活性物质(PS)、肺泡上皮、肺泡上皮基底膜、毛细血管基底膜(两层基底膜实质上是融合在一起)和毛细血管内皮细胞等部分。气体在膜两侧的弥散过程称为膜相弥散,简称"膜弥散"。膜两侧的气体分压差是驱动气体弥散的主要动力,弥散膜和气体特性影响弥散的速度。机体新陈代谢不断消耗氧,排出 CO_2,肺泡气与肺毛细血管血液之间氧分子与 CO_2 分子相互弥散,并不断被肺泡气排出体外或经血液循环运输至周边,从而保障气体交换的持续进行。正常成人肺泡膜的总面积可达 50~100 m^2,而 ACM 厚度约为 0.5 μm(上皮及其基底膜/内皮及其基底膜的厚度皆约为 0.2 μm;液体分子层及其 PS 的厚度随肺泡内径变化,但总体变化程度不大,且厚度有限),非常适合气体分子的扩散。当含氧量低的混合静脉血流经肺泡毛细血管时,肺泡内分压高的氧分子顺分压差跨越扩散膜,由气相进入液相;反之 CO_2 则由液相进入气相。根据 Henry 定律,进入液相的气体量与其分压、溶解度成正比,因此气体分子通过扩散膜的速率受其溶解度影响。膜相扩散是影响弥散量的最主要因素。

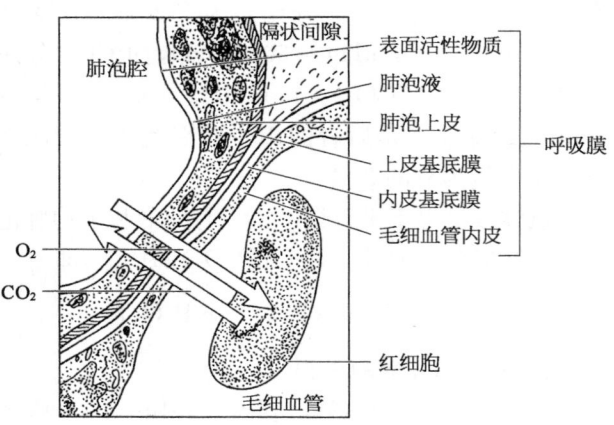

图 7-2 扩散膜示意图

3. 血相弥散(hematic phase diffusion) 氧分子由 ACM 进入血管后,还必须通过血浆、红细胞膜、红细胞胞质,最终与 Hb 结合,变为氧合血红蛋白;在碳酸酐酶(CA)作用下,碳酸氢根迅速释放 CO_2 分子,或 Hb 直接释放 CO_2 分子,扩散至弥散膜,该过程称为血相弥散。由于氧与 Hb 的结合非常迅速,红细胞内游离氧很少,因此肺泡、血浆和红细胞之间的氧分压梯度得以维持,使氧持续不断地从肺泡向红细胞扩散。与氧类似,CA 存在于红细胞内,血浆中无 CA,红细胞内碳酸氢根转化 CO_2 的速度增快 13 000 倍;氧与 Hb 的结合也促进氨基甲酰 Hb 迅速释放 CO_2,故扩散的 CO_2 主要来源于细胞内(包括直接或间接,单纯直接来源于血浆的非常少,详见第八章),且扩散也非常迅速。氧与 Hb 的结合以及 CO_2 的释放皆需要时间,因此血相扩散亦为肺内扩散过程的限速因素之一。

(1) 血浆内的弥散:由于红细胞直径与肺泡毛细血管直径相似(皆为 6~9 μm),部分红细胞与毛细血管内皮紧密贴附,两者的距离可忽略不计;大部分红细胞以变形式通过肺毛细血管中央,与内皮之间的距离平均仅约为 0.35 μm,且由于是液体,与 ACM 相比,血浆对弥散的影响程度要小得多。

(2) 红细胞膜和红细胞内的弥散:与单纯游离 Hb 相比,同样条件下红细胞对氧的弥散能力下降 40%,这主要取决于 3 个因素:一是红细胞包裹 Hb 后,弥散面积明显下降;二是红细胞膜的厚度影响弥散(比较次要的因素);三是气体穿过随红细胞形变而不断变化的细胞质,才能与 Hb 混合,弥散距离增加。红细胞形变能力是影响弥散的重要因素,如血胆固醇升高不仅使红细胞形变能力下降,也使红细胞膜增厚,两者综合作用将降低氧的弥散能力;这一现象也发生在体循环毛细血管,可能对冠心病的发生有一定影响。上述情况最终也使 CO_2 的弥散能力下降。

(3) Hb 氧合与 CO_2 的释放:其中主要是氧与 Hb 的结合,这占据血氧含量的绝大部分。由于氧化学结合的速度非常快,故对弥散的影响非常小;但若出现红细胞数量异常、变形 Hb 或其他异常,将显著影响氧的弥散,如严重贫血、血红蛋白病、一氧化碳(CO)中毒等,氧弥散量皆显著下降;这些因素也使 CO_2 的扩散明显减慢。

(4) 其他因素:血相弥散还受肺血流量等因素的影响,增加有效血流量可以增加 Hb 与氧的结合及 CO_2 的释放,从而加速血相弥散,反之则使血相弥散减慢。若发生肺毛细血管扩张,血相弥散距离增大,弥散量亦将下降。弥漫性肺毛细血管扩张症是临床上极易忽视的低氧血症原因。

(5) 进一步说明:血浆或红细胞内碳酸氢根与氢离子结合形成碳酸,释放出 CO_2,但该过程非常缓慢;红细胞内有 CA,使反应速度增加 13 000 倍,因此与氧的弥散相似,CO_2 的血相弥散也主要是红细胞内的弥散。

第三节 气体弥散特性及其临床意义

肺内气体弥散主要是氧和 CO_2 的弥散,但实际测定 CO 弥散,这主要是由气体弥散特性决定的;当然不同气体弥散的影响因素及其临床意义也有所不同,但理论阐述和临床应用时皆容易混淆。

一、扩散限制和灌流限制

血液流经肺泡毛细血管时,肺泡与血液之间的气体交换通过扩散完成,气体分压差是扩散的动力;随着扩散的持续进行,分压差逐渐减小;当分压差为 0 时,扩散达到动态平衡。不同气体的特征不同,从而影响其扩散过程。

(一) 扩散限制(diffusion limitation)和灌流限制(perfusion limitation)的概念 上述阐述显示气相弥散的影响有限,气体扩散主要受扩散膜和肺血流量(膜相弥散和血相弥散)的双重影响,但不同气体受该两种因素的影响程度可明显不同,部分气体的扩散速率与肺血流量无直接联系,只受扩散膜的影响,称为扩散限制,如 CO 与 Hb 的结合能力非常强大,CO 从肺泡弥散至肺泡毛细血管后,其血管内的分压接近 0,血流量变化几乎不影响其弥散量,可较好反映弥散膜的特性。同样部分气体的扩散速率不受扩散膜的限制,仅受灌流肺泡的血流量影响,称为灌流限制,如一氧化二氮(N_2O)不与 Hb 结合,从肺泡弥散至肺泡毛细血管后,其两侧分压差迅速达到平衡,净弥散消失;若血流量增大,弥散量也相应增大。

(二) 不同气体的扩散特性 安静状态下,血液通过肺泡毛细血管的时间约为 0.75 s,以吸入含适当浓度 CO、N_2O 或 O_2 的气体为例,探讨肺毛细血管内气体分压的变化规律(图 7-3)。

1. CO 的弥散特性 CO 与 Hb 的亲和力极大,当 CO 通过扩散膜进入红细胞后,与 Hb 紧密结合,从而使得血浆 PCO 几乎为 0,到血液离开肺毛细血管时(0.75 s),血液中 PCO 仅略升高,因此扩散膜两侧的分压差可被视为一个衡量,即 ≈ 肺泡 PCO,从

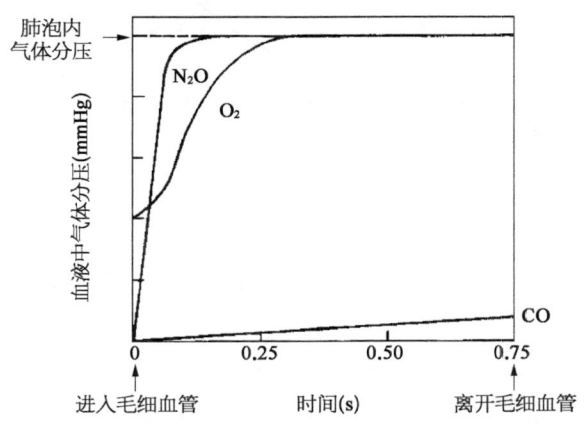

图 7-3 不同气体弥散时在肺泡与肺血流间达到动态平衡的时程

血液流经肺泡毛细血管的全程需 0.75 s,N_2O 与 O_2 的扩散分别于 0.15 s 及 0.3 s 达到动态平衡;CO 在血液离开毛细血管时远未达到平衡,但也仅略升高(Levitzky MG,1995)

而保障血液流经肺泡毛细血管的整个过程中,CO 的扩散速率始终得以维持。显然 CO 扩散速率与肺血流量无直接关联,它仅受扩散膜的限制,故 CO 被称为扩散限制性气体。

2. N_2O 的弥散特性 与 CO 扩散相比,N_2O 扩散特性明显不同。N_2O 被吸入后,首先迅速地从肺泡扩散至血浆,在肺泡毛细血管的起始端,由于存在很大分压差,血浆 PN_2O 迅速上升。由于 N_2O 不与 Hb 结合,扩散 0.15 s 时扩散膜两侧的分压差即已消除,达到了动态平衡;扩散动力丧失,不再有净转移,因此 N_2O 扩散量仅取决于肺血流量,肺血流量越高,带离肺泡的 N_2O 分子数目越多,扩散速率越大,即 N_2O 的扩散速率不受扩散膜特性的影响,仅受灌流肺泡的血流量影响,故 N_2O 被称为灌流限制性气体。

3. O_2 的弥散特性 O_2 的扩散特性介于 CO 和 N_2O 之间。O_2 能与 Hb 结合,但亲和力远不如 CO。血液流经肺泡毛细血管 0.3 s 时,O_2 的扩散已达到动态平衡,不再有净转移,此时 O_2 的扩散同 N_2O,亦为灌流限制。因为灌流限制不能反映呼吸膜

的扩散特性,而扩散限制才能反映膜的扩散特性,所以常用CO弥散量检测呼吸膜的扩散特性,也就是说用CO弥散量反映呼吸膜的特性较O_2更精确。假若发生肺疾病,氧分子的弥散时间延长,超过血流通过肺泡毛细血管的时间,将受弥散膜的影响,即表现为扩散限制(图7-4)。

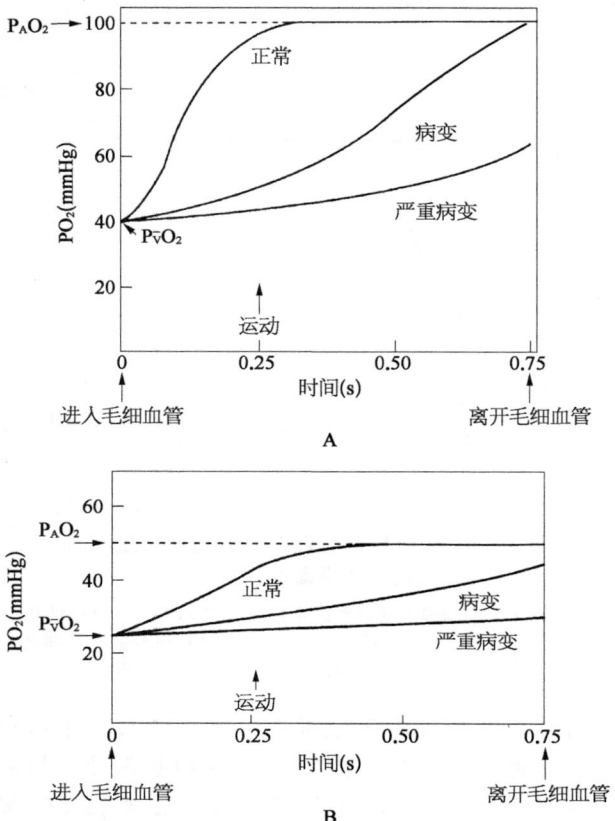

图7-4 肺疾病对氧扩散的影响

A. P_AO_2正常(100 mmHg)的轻度肺疾病患者,血流离开肺泡毛细血管时氧扩散仍能完成,表现为灌流限制;但严重肺疾病患者,血流离开肺泡毛细血管时氧扩散不能完成,转化为扩散限制,导致低氧血症;B. 在正常肺,P_AO_2降低(50 mmHg)时仍为灌流限制,但轻度肺部疾病时氧即呈扩散限制(Levitzky MG,1995)

(三) O_2和CO_2的扩散时程及特征

1. **正常静息扩散** 正常静态状态下血液流经肺泡毛细血管的时间约为0.75 s,O_2从肺泡扩散至毛细血管与Hb结合并达到平衡的时间为0.25~0.3 s,CO_2扩散达到平衡时间约为0.4 s,分别占血流时间的40%与53%,两者皆表现为灌流限制,都有较大的扩散储备能力。

2. **运动或疾病状态下O_2的扩散** O_2的扩散特性可发生变化,由灌流限制转变为扩散限制,O_2的扩散受阻。剧烈运动时,红细胞流经肺泡毛细血管的时间可缩短至0.25 s,但扩散速率也加快,气体

交换仍能维持(详见第三十四章第一节)。在肺疾病患者,扩散膜对气体转移的阻力增加,O_2达到动态平衡的时程延长,容易导致低氧血症。扩散膜的厚度增加、通透性降低或扩散面积减小,均可增加扩散膜的阻力,延长达到平衡的时程。在肺疾病患者,若病变不严重,静息状态下血液仍能达到充分氧合;若血流量加快则可导致氧合障碍,这也是肺疾病患者发生运动性低氧血症的原因之一。在严重肺疾病患者,扩散膜阻力显著增加,静息时肺部血液也不能达到氧饱和,将出现低氧血症。以上讨论的是正常情况下P_AO_2为100 mmHg时的扩散。

3. **低肺泡PO_2时O_2的弥散** PO_2降低时,O_2的扩散特征发生变化(图7-4B)。P_AO_2降至50 mmHg时,由于驱动压(膜两侧的O_2分压差)降低,O_2的扩散速率减慢,大约0.45 s时才能达到动态平衡;在肺疾病患者,扩散膜阻力增大,使静息时O_2扩散的动态平衡时间明显延长,导致低氧血症。肺疾病不仅增加扩散阻力,还常出现通气障碍,将进一步加重低氧血症。

4. **CO_2的弥散** 正常情况下,CO_2为灌流限制性气体,扩散时程与O_2相似(图7-5),扩散驱动压(肺泡毛细血管血流与肺泡之间的分压差)为6 mmHg,而O_2的驱动压为60 mmHg,故CO_2的驱动压只有O_2的1/10。由于CO_2的扩散能力为O_2的20倍,故正常情况下CO_2的弥散量和弥散时间与O_2非常接近,也能在正常时程内达到动态平衡。与O_2转移相似,肺疾病患者的CO_2转移亦可

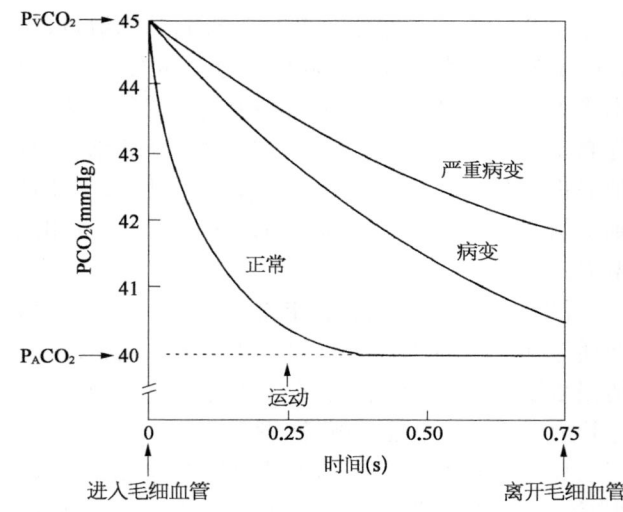

图7-5 肺病变对CO_2扩散的影响

正常静息情况下,CO_2扩散在0.4 s时达到动态平衡,为灌流限制。肺疾病患者,特别是严重患者,CO_2的扩散在血流灌注期间不能达到平衡,而转化为扩散限制(Levitzky MG,1995)

转化为扩散限制,理论上也可出现高碳酸血症,但实际上非常罕见,因为通过代偿性肺通气量增加可以改善,甚至出现过度通气和呼吸性碱中毒。

(四)影响肺内 O_2 和 CO_2 弥散的因素 如上述,肺气体交换是以弥散方式进行,单位时间内气体弥散的容积为气体弥散速率(diffusion rate,D),主要受以下因素的影响。

1. 气体的物理特性 组织或血液内的气体常以分压表示,某种气体分压的高低主要取决于该种气体的溶解度(S),溶解度是单位分压下溶解于单位容积溶液中的气体容积,一般以 1 个大气压、38 ℃、100 mL 液体中溶解的气体毫升数表示。气体的扩散能力与其溶解度成正比,与其相对分子质量(MW)的平方根成反比,即扩散能力可表示为 $S/\sqrt{MW}$,后者称为弥散系数(diffusion coefficient),简写为 K。弥散系数反映气体的物理特性。虽然 CO_2 的相对分子质量(44)大于氧(32),但在体液中的溶解度远高于氧,两者分别为 51.5 和 2.14,所以 CO_2 的弥散系数是氧的 20 倍,同样其弥散能力也是氧的 20 倍。计算如下:

$$(51.5/\sqrt{44})/(2.14/\sqrt{32})\approx 20$$

2. 弥散屏障的厚度和面积 扩散膜厚度增加,气体扩散所需时间延长,弥散量下降,即弥散量与扩散距离(d)成反比。扩散面积(A)增大,单位时间扩散的分子数增加,即弥散量与扩散面积成正比。肺弥散屏障主要为弥散膜,包括肺泡液体分子层及PS、肺泡上皮细胞及其基底膜、肺泡毛细血管内皮及其基底膜,任何因素能使弥散屏障厚度增加或弥散面积减小,均会导致弥散量下降。

单纯就氧弥散而言,血浆、红细胞壁及其细胞质厚度、Hb 表面积及其与氧的结合能力也是影响氧弥散的重要因素,严重贫血或红细胞功能异常的患者可出现氧弥散量的下降;当然红细胞的数量和功能变化也影响 CO_2 弥散。

如前所述,正常情况下,氧扩散的储备能力由其灌流限制特性决定,一般扩散膜的改变不会影响氧扩散,况且肺有巨大的气体交换面积和代偿能力,静息状态下仅动用 20%,因此只有扩散膜变化达到相当程度,由灌流限制转为扩散限制时才能导致低氧血症。

3. 弥散膜两侧的压力差 一般而言,弥散是分子由高浓度区向低浓度区弥散,或由高压力区向低压力的扩散,即膜两侧的浓度差或压力差越大,弥散量越大。该描述实际有问题,弥散可以是同一介质(如肺泡内、血浆内)内的弥散,浓度和压力变化一致,用两者描述有相同意义;但更多情况下是不同介质,如肺泡气与血浆,血浆的气体溶解度明显影响分压,如 CO_2 的溶解度非常高,尽管浓度可能很高,但分压低,将发生反向弥散,用分压表示则不存在这样的问题;氧弥散亦如此,尽管其溶解度比 CO_2 低得多,但同样浓度情况下,也会出现分压差下降,出现反向弥散,因此用分压差而不是浓度差描述弥散是合适的。

4. 肺泡气体扩散距离 正常情况下气相扩散不是肺内气体扩散过程的限速因素,但在肺气肿患者的肺泡壁被破坏,形成气肿泡,气体扩散的距离明显增加,气相弥散可达 300 ms 以上,弥散量将下降。

5. 气体分布 支气管哮喘急性发作以弥漫性周围气道阻塞为主要特征,但不同肺区阻塞程度差别较大,阻塞严重的肺区肺泡通气量显著降低,但肺泡毛细血管血流量相对正常,导致有效弥散膜显著减少,气体弥散量降低,这是支气管哮喘患者 D_LCO 下降和发生低氧血症的主要机制。

6. 气体与血液的接触时间 理论上灌流限制是影响氧弥散能力的主要因素;但正常情况下,红细胞流经肺泡毛细血管的时间为 0.75 s,氧通过 ACM、血浆、红细胞膜及其细胞质、与 Hb 氧合的时间为 0.3~0.35 s,足以完成气体交换,因此临床上单纯因血流加快导致低氧血症异常罕见,但血流加快可加重其他因素导致的低氧血症。CO_2 弥散也有类似特点。

7. 通气血流比例 气体分布和血流分布对弥散的影响主要体现在两者的匹配方面。在血流不存在的情况下(如肺动脉栓塞时其肺弥散膜基本正常),无论通气量多大,皆基本不存在肺泡与血液之间气体扩散;反之,若通气不存在(如支气管急性阻塞时其肺弥散膜正常),单纯血流量存在或增加也不会发生气体弥散,因此总弥散面积和有效弥散面积是不同的概念,在 $\dot{V}/\dot{Q}$ 失调情况下,患者的总弥散面积可以正常,但有效弥散面积减少,这是导致弥散量下降的主要机制。正常气体交换要求吸入气和相应的血流皆均匀分布至每个肺泡及其周围的毛细血管。静息状态下,成人肺泡通气量约为 4 L,肺循环血流量约为 5 L,即 $\dot{V}/\dot{Q}$ 为 0.8,以此作为反映肺气体交换效率的标准。若通气、血流分布均匀,两者的比值等于或接近 0.8,有效弥散面积正常,气体弥散量将正常；若通气、血流分布不均或$\dot{V}/\dot{Q}$失调，有效弥散面积减少，弥散量将下降。

(1) $\dot{V}/\dot{Q}$失调的基本类型：包括$\dot{V}/\dot{Q}$降低和$\dot{V}/\dot{Q}$增加，前者因肺泡通气量不足(有效弥散膜减少)，流经肺泡的静脉血不能充分进行气体交换而进入体循环，出现弥散量下降和低氧血症；后者的通气量相对正常而肺泡毛细血管的血流量减少(也为有效弥散膜减少)，进入肺泡的气体不能与血液充分进行气体交换，导致VD增加和弥散量下降。

(2) $\dot{V}/\dot{Q}$失调的特殊情况：$\dot{V}/\dot{Q}$失调的最常见情况既可以是局部性，但也可以是总体性的，如通气量减少或呼吸浅快，总体$\dot{V}/\dot{Q}$下降，实质是$\dot{V}_A$下降。由于肺泡与毛细血管的氧分压差降低，弥散量下降；弥漫性肺血管痉挛或栓塞，总体$\dot{V}/\dot{Q}$增加，实质是肺血流量不足，有效弥散膜面积减少，弥散量也下降。

$\dot{V}/\dot{Q}$失调是临床上导致D_LO_2和D_LCO下降、VD增大的最常见的因素，但经常被忽视或误判。

8. Hb浓度和性质　由于氧的溶解度非常低，氧在血液中主要与Hb的二价铁离子(Fe^{2+})结合，故Hb浓度和性质不仅是影响组织氧合的主要因素，也是影响氧弥散量的主要因素之一。在没有Hb的情况下，肺泡和肺泡毛细血管的氧分压迅速平衡，弥散也迅速终止；在Hb充足的情况下，弥散入血的氧迅速与Hb结合，从而保持肺泡与毛细血管之间的分压差，氧弥散得以持续进行。Hb浓度越高，氧合的速率越快，氧弥散量越高，否则就越低。同样若疾病导致Hb的Fe^{2+}变为Fe^{3+}，将丧失结合Hb的能力，氧弥散量也将明显下降。

特别说明：实际肺功能测定中，用CO弥散代表氧弥散，且CO与Hb的结合能力是氧与Hb结合能力的210倍，即使Hb有所下降也足以与CO充分结合，所以Hb是影响氧弥散量的主要因素，但一般不是影响CO弥散量的主要因素。

9. 红细胞结构　正常红细胞呈圆盘状，表面积大；其长径为6~9 μm，与肺泡毛细血管相同，保障其巨大的气体交换面积和极短的弥散距离，有助于气体交换的迅速完成。红细胞结构异常将导致氧和CO弥散量下降。

10. 血流量　适当肺血流是维持氧和CO弥散的基本因素。正常情况下，血流量和肺泡通气量匹配，无论静息还是运动时的弥散量皆正常；在气道-肺实质疾病患者，常出现局部肺泡通气量下降，故即使血流量增加，也将出现有效弥散面积减少和弥散量下降(支气管哮喘急性发作的典型表现)；在左心功能不全患者，尽管肺血容量增多，但血流缓慢，弥散迅速达到平衡，弥散量也将下降。

11. 肺泡毛细血管内径　正常为6~9 μm，与红细胞直径接近，在血流速度较快的情况下，红细胞以一定的形变形式通过毛细血管，故毛细血管内径基本不影响弥散量；在弥漫性毛细血管扩张患者，血浆成分明显增多，氧的血相弥散距离显著延长，红细胞也可能以多个细胞滚动的形式通过肺毛细血管，O_2或CO弥散量皆显著下降。

12. 温度　气体扩散的速率与温度成正比。但正常情况下，人体的体温基本恒定，对氧弥散量的影响可忽略不计。

13. 吸烟　是特别容易忽视的因素。吸烟产生的尼古丁和CO代谢完毕至少需要12~24 h，其中后者与Hb结合形成的碳氧血红蛋白(HbCO)将降低测定时CO与Hb的结合速率，使实际测定值有所下降，因此若评估弥散功能至少应戒烟12 h。

14. 种族　弥散功能有种族差异，如同样条件的黑人与白人不同，但机制不明。

第四节　一氧化碳弥散量测定的理论基础和测定方法

CO弥散的传统测定方法主要有单次呼吸法(single breath method，SB)和重复呼吸法(rebreathing method，RB)，前者也称为一口气法。测定仪器主要有传统弥散功能测定仪和现代复合式肺功能仪(同步测定容积，并能完成通气功能的测定)，两者测定CO弥散量的原理和方法类似，主要差异是前者直观，便于理解，但操作复杂，费时费力，已逐渐被淘汰；后者操作简单，但比较抽象，不容易理解，目前绝大多数单位采用该类仪器。

一、CO弥散测定的基本理论

(一) CO弥散测定的基本原理　肺扩散膜两侧的气体弥散速率可用Fick定律表示，即：

$$\dot{V} = K\left(\frac{A}{L}\right) \times (P_1 - P_2)$$

其中 $\dot{V}$ 代表气体弥散速率，K 代表弥散系数，A 代表弥散面积，L 代表弥散膜厚度，$P_1 - P_2$ 代表弥散膜两侧的压力差，因此决定气体弥散速率的驱动力为膜两侧的分压差。在压力差恒定的条件下，气体弥散速率取决于气体、弥散膜的特点，包括：① 弥散系数，取决于气体的相对分子质量、溶解度以及气体与膜的反应；② ACM 的特点，即有效弥散膜的面积和厚度、弥散膜的通透性。

由于肺弥散的特殊性，气体除了通过 ACM（膜相弥散）外，还通过血浆、红细胞膜、与红细胞内 Hb 结合或从红细胞内释放（血相弥散），并在肺泡内有一定的弥散时间（气相弥散，多数可忽略不计），习惯上以肺弥散量（D_L）代替以上几个特征，故上述公式可改写为：

$$\dot{V} = D_L \times (P_1 - P_2)$$

肺的气体弥散主要为 O_2 与 CO_2 的弥散，特别是 O_2 的弥散。$D_L O_2$ 的测定理论上是可能的，但技术难度极大，主要原因是肺泡毛细血管从动脉端到静脉端的氧分压不恒定，且缺乏规律，因此仅用于实验研究，临床上选择 CO 进行 D_L 测定，一般由 $1.23 \times D_L CO$ 换算为 $D_L O_2$。之所以选择 CO 测定是由其一系列的特点决定的。

（二）选择 CO 作为标记气体测定弥散量的理论基础

1. CO 和 Hb 的结合及其对人体的影响 CO 是一种无色、无味、无刺激性的气体，与 Hb 结合能力极强，大量吸入可导致严重组织缺氧，但又不引起呼吸困难的表现，不产生发绀，因此是一种极其危险的气体。

（1）CO 与 Hb 结合及其对机体的影响的基本特点：O_2 与 Hb 结合形成氧合血红蛋白（HbO_2），CO 与 Hb 结合形成 HbCO。尽管空气 O_2 浓度为 20.8%，且与 Hb 的结合能力较强；但 CO 与 Hb 的亲和力是 O_2 的 210 倍，故吸入含 0.1%CO 的气体，达到平衡后血液中将有 50% 的 Hb 与 CO 结合形成 HbCO，相当于严重贫血状态。事实上，生成 50% 的 HbCO 比减少 50% Hb 的后果更严重，因为 CO 不仅减少有效 HbO_2 的含量，而且降低 2,3-二磷酸甘油酸（2,3-DPG）的浓度，使氧离曲线左移，从而降低氧在组织的释放能力，加重机体的代谢障碍。

（2）不同 CO 浓度和吸入时间对 Hb 结合氧能力的影响：CO 与 Hb 的反应达平衡状态后，吸入含 0.1% 的 CO 可占据 50% 的 Hb；吸入 0.2%CO 可占据 66% 的 Hb；而吸入 0.3% 时则占据 75% 的 Hb。测定 $D_L CO$ 时要吸入 0.3% 的 CO，但并不导致缺氧，因为测试时间短暂，其中单次呼吸法大约只有 10 s，CO 容积占肺内气体容积的比例非常低，进行交换的气体容积更少，故 CO 与 Hb 的结合量非常有限，不会导致缺氧。举例说明如下。

假设受检者 $\dot{V}_A$ 为 5 L/min，心排血量为 6 L/min。已知每升血液能携氧 200 mL（即血氧容量为 200 mL/L），同样亦能携带 200 mL CO（即血 CO 量为 200 mL/L），6 L 心排血量所能携带的 CO 容量（动脉血 CO 运输量）为 1 200 mL，即占据 50% Hb 所需要的 CO 容积为 600 mL。吸入含 0.3%CO 的标准气体，每分钟进入肺泡的 CO 容积为 15 mL，因此约需要 40 min 才能使 50%Hb 与 CO 结合。在单次呼吸法测定的 10 s 时间，只有约 2.5 mL 的 CO 进入血液，因此不会引起不良反应；即使采用重复呼吸法，测定时间也仅数分钟，假如平衡时间长达 7 min（氮平衡法测定 FRC 的标准时间，He 及 CO 自动测定时几乎不会达到 7 min），进入血液的 CO 也仅有 105 mL，与 Hb 结合的量也不会超过 10%，因此常规测定 $D_L CO$ 是安全的。

2. CO 作为测定气体的优点 ① 除密度和溶解度与 O_2 有一定差异外，CO 透过 ACM 的特点与 O_2 相似，通过速率也仅略低于 O_2，大约为后者的 80%，能反映氧的弥散状态；② 除大量吸烟者外，血浆 CO 浓度几乎是 0，即肺毛细血管内的 CO 分压（$P_C CO$）是 0，通过测定肺泡 CO 分压（$P_A CO$）即可准确反映 ACM 两侧的 CO 分压差，即膜两侧 CO 分压差 = $P_A CO - P_C CO = P_A CO - 0 = P_A CO$；③ CO 与 Hb 的结合能力是 O_2 的 210 倍，因此生理范围内的 PO_2 和 Hb 浓度对 $D_L CO$ 测定几乎无影响；④ CO 为扩散限制性气体，多数情况下扩散速率与肺血流状态、血流量无明显关系，几乎仅受扩散膜的限制，与 O_2 相比能更好地反映扩散膜的特性。上述因素决定了 CO 是反映扩散膜特性的理想气体，且测定简单、方便。

（三）CO 弥散的过程

1. 理论分析 CO 弥散是指 CO 气体从肺泡内通过 ACM 向红细胞内弥散，并与 Hb 结合的过程，可以认为是 CO 的传导过程。需强调尽管 CO 与 Hb 的结合能力远强于 O_2 与 Hb 的结合能力，但弥散量低于后者，因为测定时，CO 与 O_2 竞争性结合

Hb,即：

$$CO + HbO_2 \rightarrow HbCO + O_2$$

D_LCO是指在单位压力差（mmHg或kPa）、单位时间（min）内弥散或传导的CO容积，即弥散速率，可表示为：$D_LCO=\dot{V}CO/P_ACO$。CO弥散过程或传导过程可分为三部分：CO在肺泡内的传导（D_a）、CO在ACM的传导（D_M）、CO在血浆、红细胞膜及其细胞质的传导以及与Hb的结合，Hb结合CO的容积取决于其与Hb的反应速率（θ）和肺毛细血管的血容量（Vc）。如前所述，气相弥散时间极短，D_a可忽略不计，故D_LCO受后2个阶段影响。

弥散阻力是CO弥散遇到的阻力，可用产生单位弥散量所需要的压力差表示，而单位压力差作用产生的弥散量就是弥散速率，对CO在肺的弥散量而言就是D_LCO。弥散速率是弥散阻力的倒数或弥散阻力是弥散速率的倒数，在2个或多个阻力串联时，总阻力就等于各阻力之和；CO弥散的总阻力就是肺泡内弥散阻力、ACM弥散阻力、血浆和红细胞内结合阻力之和。由于肺泡直径很小，气体密度很低，故肺泡内的气体弥散阻力非常小，可忽略不计，CO总弥散阻力就是ACM阻力、与Hb结合阻力之和。用公式可表示为：

$$1/D_LCO = 1/D_a + 1/D_M + 1/\theta Vc \quad (1)$$

$$1/D_LCO = 1/D_a + 1/D_M + 1/Vc \times 1/\theta \quad (2)$$

简化后可表示为：

$$1/D_LCO = 1/D_M + 1/\theta Vc \quad (3)$$

$$1/D_LCO = 1/D_M + 1/Vc \times 1/\theta \quad (4)$$

因此影响CO弥散的因素包括ACM、有效Hb浓度和血容量。O_2可与Hb竞争性结合，影响CO与Hb的结合速率，但如上述，生理条件下可忽略不计；pH、$PaCO_2$等也可影响Hb的构型，从而影响其与CO的结合，但在生理条件下，两者皆在非常小的范围内波动，故其影响也非常有限，两者皆可忽略不计，因此影响血相弥散量或弥散阻力的主要因素是有效Hb浓度（包括红细胞数量、Hb结构和浓度、铁离子的特点）和血容量。由于血液内的CO浓度几乎为0，且CO和Hb的结合能力巨大，因此在Hb和血容量变化不是非常大的情况下，对D_LCO影响非常有限。

2. 膜弥散 即肺泡毛细血管膜的弥散，由于排除了气相弥散和血相弥散过程，可较准确地反映膜相弥散的特点。

公式（4）也可表示为：

$$1/D_LCO = 1/Vc \times 1/\theta + 1/D_M \quad (5)$$

公式（5）实质为线性方程，可改用函数$y=ax+b$表示，其中横轴x表示$1/\theta$，纵轴y表示$1/D_LCO$，a表示$1/Vc$（斜率），b表示$1/D_M$（截距）（图7-6）。

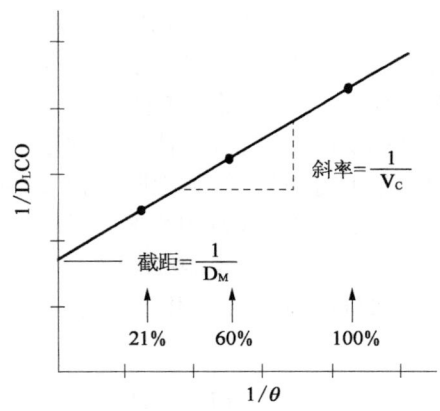

图7-6 膜弥散的测定模式图
21%、60%、100%代表不同的吸入气氧浓度

由于O_2和CO与Hb竞争性结合，故在O_2浓度为0的情况下，CO与Hb的结合速度最快，D_LCO最大，$1/D_LCO$最小，在y轴上，其大小为截距（$1/D_M$）；随着氧浓度升高，CO与Hb的结合速度减慢，θ减小，$1/\theta$增大；D_LCO线性减少，$1/D_LCO$线性增大，可得到斜率$1/Vc$。因此通过改变氧浓度（一般选择21%、60%、100%）可计算出Vc和D_M，测定的D_M排除了血流的影响，可更好地反映肺泡毛细血管膜的功能状态。

3. 血相弥散 如上述，血容量是影响弥散量的限速因素，但在正常生理条件下或较轻的病理条件变化，血流速率、红细胞、Hb等对D_LCO的影响不大。当然红细胞或肺血容量的明显变化也影响D_LCO，但多种教材或专著对这些因素的阐述有较多不足，甚至错误，值得重视。详见本章第六节。

二、CO弥散量的临床测定

CO弥散量测定的主要方法是单次呼吸法和重复呼吸法。

（一）肺弥散的重要概念

1. 肺弥散量（diffusion capacity of the lung，D_L） 简称弥散量，是单位气体分压差（1 mmHg或1 kPa）、单位时间（min）内由肺泡或红细胞内经肺泡毛细血管膜弥散的气体容积（mL）。主要是指O_2

和 CO_2 的弥散量。

2. 肺二氧化碳弥散量（diffusion capacity of carbon dioxide in the lung）　简称 CO_2 弥散量，是单位分压差（1 mmHg 或 1 kPa）、单位时间（min）内由红细胞内经肺泡毛细血管膜到达肺泡内的 CO_2 容积（mL）。

3. 肺氧弥散量（diffusion capacity of oxygen in the lung，D_LO_2）　简称氧弥散量，是单位分压差（1 mmHg 或 1 kPa）、单位时间（min）内由肺泡经肺泡毛细血管膜到达红细胞内、与 Hb 结合的氧气容积（mL）。由于 CO_2 的弥散能力较氧强，故临床上更关注氧弥散量。

4. 肺一氧化碳弥散量（diffusion capacity of carbon monoxide in the lung，D_LCO）　简称 CO 弥散量，是单位分压差（1 mmHg 或 1 kPa）、单位时间（min）内由肺泡经肺泡毛细血管膜到达红细胞内、与 Hb 结合的 CO 容积（mL）。由于测定方便，且氧的弥散特点非常相似，故临床上用 D_LCO 反映氧的弥散能力。一般情况下，$D_LO_2 = 1.23 \times D_LCO$。$D_LCO$ 也受气体分布、血流分布及两者比例的影响，即更多情况下 D_LCO 是反映换气功能或有效弥散膜（不是单纯总弥散膜）的参数。

D_LCO 用公式表示为：$D_LCO = \dot{V}CO/(P_ACO - P_cCO)$。

其中 $\dot{V}CO$ 代表肺摄取 CO 的速率，P_ACO 代表肺泡 CO 分压，P_cCO 代表肺泡毛细血管 CO 分压，正常测定时几乎为 0。

上式可简化为：$D_LCO = \dot{V}CO/P_ACO$。

5. 每升肺泡容积的一氧化碳弥散量（diffusion capacity for carbon monoxide per liter of alveolar volume，D_LCO/V_A）　又称 CO 比弥散量，简称比弥散量（KCO），是 D_LCO 与肺泡气容积（V_A）的比值，即单位肺容积的 CO 弥散量。由于排除了肺容积的影响，对不同个体肺弥散能力的比较更有价值，也就是说健康成人、儿童或不同性别、身高者的 D_LCO 可以不同，但 KCO 接近。气道-肺实质疾病常导致 D_LCO 和 KCO 的同步下降；但在肺内孤立病灶、肺部分切除、肺外疾病患者，由于通气肺组织正常，仅有 D_LCO 下降，KCO 基本正常。

6. CO 弥散量测定　受检者在一定肺容积位置（常规为 TLC 或 FRC）吸入含 0.3% CO、10% He（或 CH_4 等）、21% O_2 及 N_2 平衡的混合气体，达一定要求后呼气；呼气过程中，呼出的水蒸气和 CO_2 被吸收，连续测定 CO 浓度，通过公式计算出 D_LCO。

主要包括单次呼吸法和重复呼吸法。

（1）单次呼吸法：简称一口气法。受检者呼气至 RV，继之快速吸入含 0.3% CO、10% He（或 CH_4 等）、21% O_2 及 N_2 平衡的混合气体，至 TLC，屏气 10 s 后呼气。呼气过程中，呼出的水蒸气和 CO_2 被吸收；正常情况下去掉最初 750 mL 呼出气（一般包括无效腔气、无效腔与肺泡混合气、少部分肺泡气），即为混合均匀的肺泡气，测定 CO 浓度，通过公式计算出 TLC 位置的 D_LCO；同步测定出 TLC。

（2）重复呼吸法：受检者在 FRC 位置平静呼吸储存袋内含 0.3% CO、10% He（或 CH_4 等）、21% O_2 及 N_2 平衡的混合气体。呼气过程中，呼出的水蒸气和 CO_2 被吸收，连续测定 CO 浓度，通过公式计算出 FRC 位置的 D_LCO；同步测定出 FRC。

（二）单次呼吸法测定 CO 弥散量　该法最初由 Krogh 1915 年报道，后由 Forster 与 Olgilvie 予以改进并应用于临床，又称为改良 Krogh 法。

1. 测定方法　该法的测定要点是受检者呼气至 RV，继之迅速吸入含 0.3% CO、10% He（或 CH_4 等）、21% O_2 及 N_2 平衡的混合气体，待吸足气（即达 TLC），屏气 10 s，然后快速呼气。呼气过程中，呼出的水蒸气和 CO_2 被吸收；去掉最初 750 mL 呼出气，即为混合均匀的肺泡气，测定 CO、He 浓度，然后通过公式计算出屏气阶段（即 TLC 位置）的 D_LCO（图 7-7）。

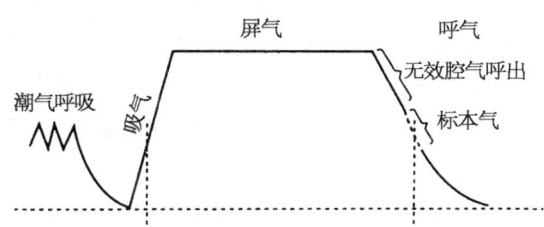

图 7-7　单次呼吸法测定 CO 弥散量示意图

两条虚线之间的时间是用于计算的屏气时间。该图为模式图，为标注方便而将吸气线和呼气线的倾斜度拉大；实际吸气和呼气皆为快速完成，线迹非常陡直

2. 屏气时间的计算　屏气阶段并非仅仅是屏气平台时间，还分别包括吸气和呼气的一部分时间，但该部分时间的选择并非完全一致，目前比较公认的是以吸气时间的前 1/3 与后 2/3 的交界作为屏气开始时间点，呼气采样段的 1/2 中间点作为终止时间点，两点之间的时间是计算时间（图 7-7 竖虚线）。

（三）重复呼吸法测定 CO 弥散量　受检者平静

呼吸储气袋内的标准混合气,在呼吸过程中,整个呼吸通路中 He(或其他示踪气体)逐渐达到平衡状态,此时 He 描记图显示为浓度逐渐下降,并最终呈一直线(提示气体已均匀分布),而 CO 浓度持续下降,测定结束,取终止时的 CO 浓度换算为肺泡气 PCO(图 7-8)。根据公式计算出 D_LCO。

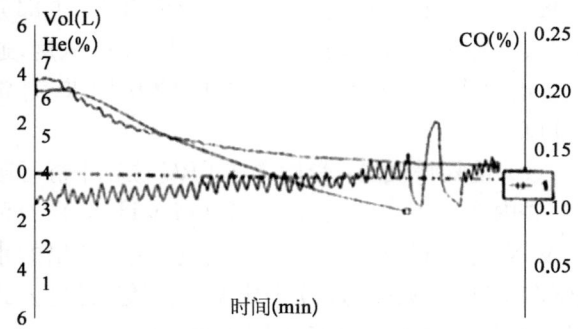

图 7-8 重复呼吸法测定 CO 弥散量实测图

(四)单次呼吸法和重复呼吸法的比较 在早期阶段,2 种测定方法的差异较大,测定仪器和测定的准确度也有较大差异,但现代测定方法发生巨大变化,其主要特点是通过一套仪器和一瓶测试气体(标准气)完成两种方法的测定,仅是某些特点有一定差别。

1. 测定方法的比较

(1)单次呼吸法:基本特点优点是操作高度标准化、直观、重复性好,对适合人群的准确度高,是目前常规的测定方法。缺点是要求受检者快速吸气、屏气、呼气,对配合程度的要求高;也不适合于有下述情况者:明显气短的患者,FVC 明显减小的患者,有明显气流阻塞的患者。虽然屏气测定是非生理性的,但测定结果仍然可以作为判断病情严重程度的良好标准。

(2)重复呼吸法:基本特点在自然呼吸状态下完成测定,因而更符合受检者的生理特点,几乎可适用于各种情况,通气、血流分布以及肺容积变化对测定的影响不灵敏,即单次呼吸法不能完成时可通过重复呼吸法完成,后者也是目前常规测定方法。缺点是缺乏高度标准化的要求,测定结果的精确性和重复性可能稍低;严重气体分布不均时,其准确性也明显下降。

2. 两种方法的结果比较 ① 重复呼吸法测定 FRC 位置的 CO 弥散量(常简称 D_LCOrb),单次呼吸法测定 TLC 位置的 CO 弥散量(简称 D_LCOSB),因而前者的测定值较后者小。② 两种方法的测定值密切相关,如用肺容积加以校正(即 KCO),则两者之间无明显差别,除非有明显气体分布不均或 FVC 过小;一旦有明显气体分布不均或 FVC 过小,必须选择重复呼吸法测定。

三、现代肺功能仪测定 CO 弥散量的特点

早期 CO 弥散测定非常复杂,目前基本淘汰。现代肺功能仪测定 CO 弥散量的方法、原理、计算公式相似(详见朱蕾主编《临床肺功能》)。但有以下特点:① 由单一测定 CO 弥散量的装置改为能同步测定肺容积和 CO 弥散量的复合型仪器(即氦、甲烷等不仅是测定 CO 弥散量的示踪气体,也是测定肺容积的标记气体),还能完成呼吸流量和通气功能的测定(用单一流量计完成呼吸流量、通气功能测定,通过计算机换算完成肺容积测定),因此一台仪器取代了既往的 4~5 台仪器,占用面积大幅度减少;气体浓度分析仪与流量计安装在肺功能仪气路的同一部位,容积和浓度同步测定,测定结果更准确。② 仪器管路的阻力明显降低,测定的准确度提高;测定管路的无效腔减小,适应证增加,特别是单次呼吸法可用于用力肺活量更小(FVC>750 mL 即可)的受检者。③ 标准气和吸入气:传统上需由操作者定期配置标准气,每天配置吸入气并进行气体浓度测定;现代用已配好的、浓度恒定的高压混合气作为标准气和吸入气,能进行长时间应用,因此气体浓度稳定,操作步骤显著减少,人为因素的影响也明显减少。④ 测定仪器的定标由人工改为自动,每天气体浓度的测定也由人工改为自动,人为影响进一步减小。⑤ 测定数值由人工操作、计算改为电脑自动操作、计算,并自动与预计值比较,计算出实测值占预计值的百分比,最后同步将实测值、预计值和实测值占预计值的比例通过荧光屏直接显示和(或)用打印机直接打印。⑥ 单次呼吸法测定时的屏气时间由人工(通过秒表)计时改为计算机自动计时并通过显示屏自动显示;重复呼吸法测定时间的确定也由人工固定设置改为通过电脑自动测定和调节,即连续监测 He(或其他示踪气体)浓度和 CO 浓度,示踪气体浓度达稳定状态时自动终止测定。因此受检者的依从性显著改善,测定效率显著提高,两种测定方法皆更为简单、准确,可根据需要灵活选择,特别是重复呼吸法已成为不适合单次呼吸法测定时的常规方法。

第五节 影响一氧化碳弥散量的生理学和病理学因素

临床所指的肺弥散量是 O_2 和 CO_2 的弥散量,主要是 O_2 弥散量;而肺功能室测定 CO 弥散量,两者的影响因素并不完全相同,甚至在某些情况下有较大差异。若无特别说明,本节指影响 CO 弥散量的因素,且主要是影响单次呼吸法测定结果的因素;若对单次呼吸法和重复呼吸法的影响不同,会给出补充说明。若影响 O_2 弥散量和影响 CO 弥散量的因素不同,也会给出补充说明。

一、测定方法的影响

单次呼吸法在 TLC 位置测定,肺容积固定,只要技术员指导恰当,受检者很容易吸气至 TLC,故容易评价影响因素;重复呼吸法是在 FRC 位置测定,肺容积容易受体位(图 3-4)、紧张、运动、发热等因素的影响(尽管多数情况下影响不大),可以出现 FRC 测定结果的增大或减小,前者导致有效扩散膜面积增大和 D_LCO 升高,后者导致有效扩散膜面积减少和 D_LCO 下降,因此评价影响重复呼吸法的结果必须充分考虑 FRC 是否是静息状态的稳定肺容积。

二、生理影响因素

(一) 基本因素

1. 年龄　与 VC 和通气功能的变化相似,随肺泡容积达高峰,20 岁左右 D_LCO 亦达高峰,并维持一段时间;其后随年龄增大而降低,降低幅度为每年 $0.10\sim0.24$ mL·mmHg^{-1}·min^{-1}($75\sim1.80$ mL·kPa^{-1}·min^{-1});D_LCO/V_A(KCO)也相应降低。降低原因可能主要与有功能的毛细血管床减少或 $\dot{V}/\dot{Q}$ 离散度增大有关。

2. 身高　弥散量与身高呈正相关。身高增加,肺容积增大,肺泡毛细血管膜的面积增加,肺泡通气量、肺毛细血管血容量增多,D_LCO 增大;由于排出肺泡气容积影响,D_LCO/V_A 不变。

3. 体重　一般情况下,D_LCO 与体重存在一定限度呈正相关,但若同时考虑身高因素,则无明显关系。但体重异常变化情况下,如超重时由于 $\dot{V}/\dot{Q}$ 离散度增大,D_LCO 反而有所下降。

4. 性别　年龄相同的情况下,男性的 D_LCO 较女性大,主要与男性肺容积大有关,也与 Hb 浓度高有关(后者主要影响 D_LO_2);但如考虑进身高因素,则 D_LCO 在性别之间并无明显差异。

5. 种族　种族差异是客观存在的,尽管机制不明。

上述影响 D_LCO 的生理因素说明,在排除种族因素的影响后(即不同种族应该用不同的预计值公式),除老年人肺功能减退导致 D_LCO 下降外,其他因素皆通过肺容积影响 D_LCO,肺容积大者,D_LCO 大;反之则小。KCO 排出了肺容积的影响,不同年龄、身高、性别受检者的结果大体相似。

(二) 体位的影响

有报告坐位改卧位后 D_LCO 增加 14%～20%,立位改坐位后增加约 13%,尽管肺容积有所减小,可能主要与肺血流量增加和 $\dot{V}/\dot{Q}$ 改善有关,其中 $\dot{V}/\dot{Q}$ 改善是主要因素。重力对血流分布和气体分布皆有影响,但对前者的影响要大得多(图 7-1),立位时重力影响最大,回心血流量减少,肺血流量亦减少;而气体分布影响较小,故 $\dot{V}/\dot{Q}$ 离散度增大。由立位改为坐位或卧位时重力的影响减弱,重力对回心血流量、气体分布和血流分布的影响减弱,肺血流量增大,$\dot{V}/\dot{Q}$ 改善,D_LCO、KCO 皆增大。故测定 D_LCO 时需注明受检者的体位。正常情况下坐位测定 D_LCO,无须注明。

(三) 其他因素

1. 运动　运动时 D_LCO 增加(D_LO_2 改善更明显,大约是静息时的 2 倍),可能与运动时肺通气和肺血流量皆增加,以及伴随的 $\dot{V}/\dot{Q}$ 分布改善有关。运动时氧耗量增加,为满足代谢需要,肺泡通气量和肺血流量同步增加。通气量增加伴随肺泡扩张幅度增大,肺泡充分开放,气体分布更均匀;而血流量增加伴随开放肺毛细血管的扩张或闭合肺毛细血管的开放,肺毛细血管床增加,$\dot{V}/\dot{Q}$ 分布更加均匀,这些变化不仅限于在 FRC 位置,也出现在 TLC 位置,故重复呼吸法和单次呼吸法测定的 D_LCO 皆增大,KCO 也增大。

2. 血流量　曾有学者认为运动时 D_LCO 增加的主要机制是肺血流量增加所致,如上述,并不确切。试验证实通过静脉输入生理盐水或白蛋白或注射肾上腺素或阿托品等药物,使心排血量增加后

D_LCO基本不受影响。甲状腺功能亢进患者心排血量增加,D_LCO亦基本不受影响,这与CO的特性有关,即CO与Hb的结合非常迅速,轻度肺血容量或血流量的增加对短时间内(单次呼吸法的屏气时间仅为10 s)两者结合的影响不大;再者CO是扩散限制性气体,而非血流灌流限制性气体,故单纯血容量的轻度增加对D_LCO影响非常有限。上述运动时的血流量增加和D_LCO增大是主要伴随气体分布、血流分布以及$\dot{V}/\dot{Q}$分布改善所致(有效弥散膜明显增大),两者有明显不同。单纯通气增加或血流增加的影响皆非常有限。

3. 体温 D_LCO随体温降低而减小。麻醉狗实验说明,体温每降低1℃ D_LCO约减少5%。体温降低可使CO在肺泡膜的溶解度增加,但弥散系数、肺血流量以及肺血管压均降低,因此体温明显降低时D_LCO降低。一般发热可使肺血流量增加,但由于CO的特性,D_LCO的变化不大,除非是体温明显升高。一般临床患者的体温变化幅度有限,对肺通气量和肺血流量及$\dot{V}/\dot{Q}$分布的影响不大,故D_LCO变化不大。

4. Hb Hb是影响氧弥散的主要因素之一。由于CO与Hb的结合能力是氧的210倍,因此Hb的轻度下降对D_LO的影响有限;当然Hb重度下降时,D_LCO也有所降低,并伴随KCO的降低;当然,Hb明显升高,如高原人群也伴随D_LCO和KCO一定程度的升高。

5. 肺泡氧分压 O_2、CO与Hb有竞争性结合作用,P_AO_2高低必然影响D_LCO。由于CO与Hb结合的能力远较O_2强大,故正常人静息状态下P_AO_2在60~600 mmHg范围内,D_LCO无明显变化;但当$P_AO_2<40$ mmHg时D_LCO增加,可能是明显低氧时,O_2竞争性结合Hb的作用显著减弱。长期吸高浓度氧使D_LCO减低,其主要机制氧中毒导致肺损伤。

6. 肺泡CO_2分压(P_ACO_2) 有学者报道9例受试者吸入含7.5% CO_2 10 min后,用单次呼吸法测定的D_LCO增加25%,可能与CO_2兴奋呼吸中枢,肺通气与肺血流量增加及$\dot{V}/\dot{Q}$改善有关。常规测定中,无论P_ACO_2是否正常,由于呼吸中枢相对稳定,对肺通气、血流的影响皆不大,故对D_LCO的影响非常有限。

7. 吸烟 吸烟可使D_LCO减少,机制是吸烟导致血液中PCO升高,测定时肺泡与肺泡毛细血管之间的CO分压差降低,CO的弥散速率减慢,D_LCO下降。吸烟产生入血的CO至少需12~24 h才能代谢完毕,因此若准确判断吸烟患者的弥散功能,至少停止吸烟12 h。

8. 高原 高原环境使D_LCO升高。有学者报道了33名正常人从海平面进入3 658 m高原后的结果。海平面D_LCO测定值(平均数±标准差)为(20.18±0.74)mmHg,到高原后第2、5、10天的测定值分别为(22.49±9.0)mmHg、(22.41±0.91)mmHg、(21.59±0.48)mmHg。同时测定了38名在高原居住1~25个月者的D_LCO值,为(23.71±1.06)mmHg;25名世居高原(至少3代)者的D_LCO测定值为(29.60±1.46)mmHg;16名由高原迁至平原后6个月者的D_LCO测定值为(25.75±1.43)mmHg,仍较平原居民高。以上测定对象均为男性,年龄相似。

高原环境使D_LCO增加的机制可能是肺弥散能力、通气量、红细胞以及肺毛细血管血流量增加等多种因素综合作用的结果。

总体而言,在一定的测定方法,与通气功能、肺容积的测定相比,D_LCO的变异度相对较大,这可能与影响因素较多有关,除操作者和受检者的因素外,还至少涉及2种标准气体(He、CO)的定标、测定。VC、FVC等直接测定肺功能参数(无须换算)的影响因素较少,仅取决于仪器本身和受检者的配合;FRC或TLC的测定则仅增加一种标准气(He、CH_4)的定标、测定。换言之,D_LCO是在通气功能(流量计)、肺容积(加示踪气体)的基础上增加CO(标记气体)完成测定,因此D_LCO的测定方法和质量控制标准必须统一,且严格执行。

(四)经常忽视的影响因素——标准肺容积轨迹 在肺顺应性测定中有一个很重要的概念,即标准肺容积轨迹(standard lung volume history)。该概念是指静态顺应性测定前需3~4次达TLC的深呼吸。因为即使健康人,也存在部分肺泡开放不充分及肺顺应性下降,多次深吸气达TLC位置可以使肺泡充分开放,顺应性增加。同样充分深吸气数次后,随着所有肺泡的充分开放,TLC测定值也有所增大,有效弥散面积增大,$\dot{V}/\dot{Q}$分布也更均匀,D_LCO也相应有所增大,故TLC和D_LCO的测定要求相同(两者同步测定,并同时显示测定结果),且应在VC或VC及FVC的测定后进行。

三、CO弥散量测定的临床意义

各种能影响肺泡毛细血管膜面积、厚度,弥散能力以及 CO 与 Hb 反应的病理因素均能影响 D_LCO。关于 ACM 的面积应特别注意实际交换面积或有效交换面积,而不仅仅是绝对面积。在单纯 $\dot{V}/\dot{Q}$ 失调及其极端情况(如急性支气管阻塞导致的静动脉血分流或肺栓塞导致的无效腔通气),尽管 ACM 的绝对面积、厚度无变化,但参与气体交换的有效面积减小,故 D_LCO 明显降低。事实上临床上导致 D_LCO 降低的最常见因素是 $\dot{V}/\dot{Q}$ 失调;当然个别情况下,单纯肺毛细血管因素(如弥漫性肺毛细血管扩张)或肺泡因素(严重肺气肿)也可能成为影响 D_LCO 的主要因素。病理状态下,绝大多数患者的 D_LCO 降低,少数升高,但解读错误的情况非常多见。还需强调单纯弥散功能障碍极少是临床疾病的唯一的病理生理异常,常同时合并 $\dot{V}/\dot{Q}$ 失调,严重者出现 $\dot{Q}s/\dot{Q}t$ 增加和肺容积的明显异常。

(一)肺实质疾病 肺炎、肺水肿、肺间质病等出现肺泡、肺毛细血管、肺间质的弥漫性或广泛性异常,皆出现 D_LCO 和 KCO 下降,尤其是 KCO 的下降更明显,甚至在影像学改变或肺容积改变抑或是 PaO_2 下降前即可出现。

1. 疾病的基本特点 以肺间质和(或)肺泡病变为基本特点。常见于各种原因的特发性和特异性弥漫性实质性肺疾病;各种原因的肺炎,特别是重症肺炎、ARDS、各种原因的肺水肿(如心源性肺水肿、负压性肺水肿、脑源性肺水肿、高原性肺水肿)、肺泡蛋白沉着症、职业性肺疾病(如肺尘埃沉着病)等。

2. D_LCO 和 KCO 下降的机制

(1)肺泡毛细血管膜病变导致弥散面积减少、弥散厚度增加。由于肺泡损伤,故该原因所致者 KCO 的下降幅度常更大。

(2)肺顺应性下降或肺容积减小:肺实质炎症、水肿、纤维组织增生导致肺顺应性下降,TLC、FRC 下降,吸入的 CO 容积减少,D_LCO 必然下降;由于可能存在较多相对正常的肺结构,故该原因所致者 KCO 的下降幅度常较 D_LCO 轻。

(3)气体分布不均、血流分布不均和 $\dot{V}/\dot{Q}$ 失调:无论是气体或血流分布不均抑或是 $\dot{V}/\dot{Q}$ 降低还是升高,皆会导致肺泡与毛细血管之间的有效交换面积减小,即使 ACM 的总面积和厚度皆正常,也会导致 D_LCO、KCO 下降。多数情况下,$\dot{V}/\dot{Q}$ 失调是导致 D_LCO 和 KCO 下降的主要机制。单次呼吸法测定时,由于气体交换时间短暂,D_LCO 和 KCO 测定值的下降更显著;重复呼吸法测定时,由于吸入气体有较充分的时间进入"全部"有通气的肺泡,并与毛细血管进行气体交换,故 D_LCO 和 KCO 测定值的下降幅度相对较轻。在这种情况下,选择单次呼吸法是不正确的,必须选择重复呼吸法。

3. 弥漫性实质性肺疾病的 CO 弥散 弥漫性实质性肺疾病是导致 CO 弥散量下降的最典型疾病,但认识上有一定误区,是本节阐述的重点。

(1)D_LCO 和 KCO 下降是诊断该类疾病的重要依据,也是评价治疗效果的重要标准。

弥漫性实质性肺疾病(习惯上称为弥漫性间质性肺疾病)主要根据病史、肺功能检查、病理学检查等综合分析、诊断。肺功能检查表现为限制性通气障碍、换气功能障碍和 PaO_2 下降,但 D_LCO 下降远较其他疾病更严重。若治疗有效,D_LCO 和 KCO 恢复,且其改善常先于限制性通气功能障碍和肺部影像学改变。

(2)CO 弥散量下降的机制:最初根据光学显微镜检查结果,认为由于正常肺间质组织被纤维组织或结缔组织替代,ACM 增厚、面积减少所致;但其后的电子显微镜检查又显示了不同的变化。在正常人,部分肺泡上皮与毛细血管内皮紧密相接,且两者基底膜融合在一起,厚度很薄,称为 ACM,是进行气体交换的部分;其余部分的肺泡上皮与毛细血管内皮均存在较多结缔组织,称为间质部,主要是液体交换的场所,不影响肺的气体交换。在弥漫性实质性肺疾病患者,电子显微镜检查显示在多数患者,纤维组织增生主要存在于毛细血管未与肺泡气体交换的间质部分,ACM 部分可能并未增厚,患者的影像学改变非常明显,肺功能表现为典型限制性通气功能障碍,伴较轻程度的 D_LCO 和 KCO 下降,低氧血症也相对较轻。但也有部分患者,肺间质部分的改变不明显,ACM 改变明显,肺功能表现为 D_LCO、KCO 显著下降和严重低氧血症,但影像学改变相对不明显,限制性通气功能障碍的严重程度也较轻。

综合分析,该类疾病 D_LCO、KCO 下降的主要原因是气体分布不均、血流分布不均和 $\dot{V}/\dot{Q}$ 失调。肺泡损伤和肺泡毛细血管床破坏引起 ACM 面积减小,炎症反应和纤维组织增生导致的厚度增加也是重要原因。部分患者肺间质纤维组织增生,使残存的功能良好的肺泡毛细血管移位,从而使肺泡与毛细血管之间的气体交换面积进一步减少。当然在晚期患者,特别是出现蜂窝肺改变时,弥散膜面积减少、厚度增加则可能在 D_LCO 和 KCO 的下降中发挥更主要的作用。

(二)胸腔及胸廓疾病 主要见于以下几类情

况：① 胸廓畸形、胸壁损伤、胸腔积液、胸膜肥厚粘连、气胸、纵隔占位等胸肺疾病，主要导致肺扩张和回缩受限；② 横膈麻痹、大量腹水或腹部肿块，主要导致横膈上移和活动度下降；③ 横膈局部的炎症、损伤，主要影响横膈运动。上述情况可导致肺容积减少和限制性通气功能障碍，肺容积的减少必然导致弥散膜面积减少和 D_LCO 下降，但由于肺实质结构正常或基本正常，KCO 无变化或仅轻度下降，PaO_2 无变化或仅有轻度下降，这是该类病变与肺实质疾病的主要肺功能区别。

在该类疾病，若肺容积显著下降，用单次呼吸法测定时，常不能收集到真正的肺泡气，KCO 也明显下降。这种下降是错误操作的结果，容易对疾病类型和严重程度发生误判，故需用重复呼吸法测定，当然后者测定的 KCO 应该是正常的。

（三）肺内孤立性病灶 主要有肺内巨大肿块或巨大肺大疱、多发性肺大疱、多发性肺囊肿等，表现为肺容积减少和限制性通气功能障碍，但由于病变组织基本不参与气体交换，而非病变肺组织的结构、功能正常，故表现为 D_LCO 下降、KCO 基本正常。

（四）肺部分切除术 若切除范围不大，通过正常肺组织代偿，弥散功能基本正常；若切除范围较大，则必然出现肺容积下降和限制性通气功能障碍，肺容积减少导致弥散膜面积减小和 D_LCO 的下降；剩余肺组织的结构和功能正常，KCO 正常。

（五）阻塞性肺疾病 各部位气道阻塞或气流受限都会导致阻塞性通气功能障碍，但对弥散功能的影响差别较大。

1. **中心气道阻塞** 由于弥散膜的面积、厚度正常，肺容积、D_LCO 和 KCO 皆正常。但在中重度阻塞患者，由于不能迅速完成吸气、呼气，屏气困难，不适合用单次呼吸法测定，而必须选择重复呼吸法。

2. **周围气道阻塞** 主要包括 COPD 和支气管哮喘，两者有相似的肺功能变化，但在某些方面也明显不同。

（1）COPD：主要表现为阻塞性通气功能障碍和换气功能障碍。D_LCO 下降的原因主要有：① 气流阻塞不均匀导致气体分布不均，$\dot{V}/\dot{Q}$ 失调，使有效弥散面积减小；② 肺泡壁破坏及伴随的肺毛细血管床减少导致弥散膜面积绝对减小，其中前者是 D_LCO 下降的主要原因。严重肺气肿的气腔显著扩大，气相弥散距离增大，也是 D_LCO 下降的原因。由于有气体分布不均、肺泡和肺毛细血管的破坏，KCO 明显下降。

轻度或早期 COPD 患者的气体分布相对均匀，肺实质无破坏或破坏较轻，故 D_LCO 和 KCO 多接近正常。

如前述，单次呼吸法测定仅适合于轻度 COPD 患者，而重复呼吸法测定可用于各种阻塞程度的患者，尤其是重度阻塞患者。

（2）支气管哮喘急性发作：支气管哮喘急性发作必然引起肺通气和肺血流量的代偿性增加，特别是肺血流量明显增加；一般无肺实质破坏。肺血流量增加促进 CO 和 Hb 结合的速率，故传统认为 D_LCO 升高，并将其作为支气管哮喘和 COPD 患者肺功能变化的主要区别。但事实并不正确，尽管肺血流量增加，使 CO 和 Hb 结合速率增快，但在心功能和红细胞正常的患者，该因素的作用非常有限；相反，由于严重气体分布不均和 $\dot{V}/\dot{Q}$ 失调，使有效弥散面积显著减小，必然导致 D_LCO 和 KCO 下降以及低氧血症的发生；只是 D_LCO 和 KCO 的下降幅度低于阻塞程度相似的 COPD 患者。

在支气管哮喘缓解期，肺通气功能恢复正常，即使仍有一定程度的阻塞性通气功能障碍，气体分布不均和 $\dot{V}/\dot{Q}$ 失调也明显恢复，D_LCO 和 KCO 基本正常。

在 COPD 缓解期，$\dot{V}/\dot{Q}$ 失调导致的有效弥散面积减小和肺实质结构破坏导致的弥散面积绝对减小仍存在，故 D_LCO 和 KCO 仍降低，因此缓解期 D_LCO 变化才是 COPD 和支气管哮喘的主要区别。

3. **其他原因导致的气道阻塞** 如支气管扩张、职业病等，其 D_LCO 和 KCO 的改变主要取决于是否伴有广泛肺实质破坏或明显 $\dot{V}/\dot{Q}$ 失调导致的有效弥散面积减小，一般皆有所下降。

（六）心血管疾病 在解读上有较多误区，见本章第六节。

（七）贫血 各种原因的贫血理论上都导致 CO 和 Hb 的结合速率减慢和 D_LCO 降低。但由于 CO 与 Hb 的结合能力非常强大，且贫血患者常伴随代偿性血流速率增快，故实际 D_LCO 的变化不大，严重贫血除外。

（八）肺泡出血 导致有效肺泡容积减少和实际弥散距离（肺泡内液体增加必然导致弥散膜增厚）增加，实际弥散能力下降；但临床测定时，吸入肺泡的 CO 可直接与 Hb 迅速结合，而不必通过肺泡毛细血管膜，故 D_LCO 的测定值反而可能有所增加。当然多见于急性出血。

总之，D_LCO 不仅是反映弥散功能的参数，而且是综合反映换气功能的参数，气体分布异常、血流分布异常和 $\dot{V}/\dot{Q}$ 失调及静动脉血分流皆可导致 D_LCO 下降。少数情况下 D_LCO 可以升高。在某些特殊情况下，D_LCO 的测定结果和肺弥散功能状态并不一致。

第六节 循环功能对一氧化碳弥散测定结果的影响及其临床意义

在呼吸生理学范畴讨论 D_LCO 是以循环功能相对稳定为前提的，如单次呼吸法仅约需 10 s 完成 D_LCO 的测定，故可认为以血流量为核心的循环功能对 D_LCO 的影响不大，可以忽略不计。正常人静息状态时肺血流量稳定，$\dot{V}/\dot{Q}$ 为 0.8 左右，循环功能对重复呼吸法的影响也可忽略不计。临床患者特点多变，特别是在心血管疾病、代谢性疾病、血液系统疾病患者，如果仍假设血流量正常而解读肺弥散功能，则难免造成一些误读、误判。

一、循环功能影响 CO 弥散量的生理学分析

D_LCO 是单位时间（min）肺内 CO 的弥散量，而肺毛细血管的血液在心脏连续舒张、收缩的推动下不断地向前移动，因此如何将两者正确联系起来是分析循环功能影响 D_LCO 的关键。在正常心率（HR）为 70 次/min 时，肺毛细血管的血液每分钟被心脏搏动向前推进了 70 次，每次搏动向前推进的血容量就是每搏量（SV），单位时间（min）内向前推进的总容量即肺血流量，而后者等于心排血量（Q），$Q = SV \times HR$。测定 D_LCO 时，与肺泡气进行气体交换的血液总容量（Vb）是肺毛细血管血容量（Vc）和血液推进速率的乘积，即 $Vb = Vc \times Q$（假设肺毛细血管都参与气体交换，则血液推进速率，即单位时间流过的血液就是肺血流量，等于 Q；正常情况下，两者之间存在非常好的线性关系，实际差异也不大，故可以用 Q 代表血液推进速率），而不仅仅是肺毛细血管的血容量。正常生理状态下，由于每分钟心脏推动血液前进的容量，即 Q（大约 5 L/min）远大于静止状态时的肺毛细血管的血容量（静息肺血容量约为 450 mL，其中 70~100 mL 在毛细血管），故即使用单次呼吸法的 10 s 测定肺弥散功能，以每分钟为时间单位计算 D_LCO 也至少需要 8 倍的血容量输送才能完成。因为每分钟推动的毛细血管容量是静息毛细血管血容量的 50 倍，具体计算为：$Q/Vc = 5\ 000\ (mL/min)/100\ (mL) = 50\ min$；由于 1 min = 60 s，则测定 10 s，即 1 min 的 1/6 所推动的毛细血管血容量则是静息毛细血管血容量的 8 倍，即 50(/min) × 1/6 ≈ 8。所以对于 D_LCO 的测定和解读而言，由循环功能决定的血流速率对 D_LCO 的影响远大于肺毛细血管血容量的影响；事实上静息状态下血液通过肺泡毛细血管的时间约为 0.75 s，远比测定时间短得多，因此计算 D_LCO 必须注意血流量的影响。

二、测定弥散功能时的肺血容量和肺血流量

1. **肺血容量与参与 CO 弥散量测定的血容量** 静息 FRC 位置的肺血容量约为 450 mL，约占总血容量的 9%，其中毛细血管血容量为 70~100 mL，绝大部分参与气体交换（肺泡交界毛细血管和肺泡外毛细血管不参与，但所占比例较低）；由于血流速率非常快，故可认为肺动脉内的血液在测定时间内也参与了气体交换；肺静脉内的血液是已经完成气体交换后的动脉血，理论上应排除在参与弥散的血流之外，但由于这部分血液在流出肺的同时，相同容积的体循环静脉血也同时进入肺内，故可认为该部分血液也参与了弥散功能的测定。总之，可大体认为肺血容量是参与气体交换测定时的血容量，虽然有一定误差，但误差有限，且对理解测定机制有帮助；也不影响 D_LCO 的确切计算。

2. **CO 弥散量测定时肺血容量的变化规律** 由于肺组织和肺血管的可扩张性大，故肺血容量的变化范围也较大，用力呼气时，肺血容量减少至约 200 mL；而深吸气时可达 1 000 mL，故理论上用单次呼吸法（在 TLC 位置）测定 D_LCO 时，参与弥散的血容量可能是 1 000 mL，而重复呼吸法（在 FRC 位置）是 450 mL。但事实上并非如此，单次呼吸法测定 D_LCO 时肺血容量的变化可分为以下 4 个阶段。第一阶段是快速呼气至 RV，胸腔迅速转为正压、回心血量急骤减少；同时肺内部分血液被挤出，但由于时间非常短暂，肺血容量减少有限。第二阶段是快

速吸气,肺泡和毛细血管相应扩张,弥散膜面积增大;但由于胸腔负压显著增大,发生限流效应,加之时间短暂,回心血流量和肺血流量增加也非常有限。第三阶段是屏气,此时胸腔和肺间质负压迅速逆转为正压,回心血量再次急骤减少,有部分血液被挤出肺脏,该段时间最长,肺血容量减少最明显。第四阶段是快速呼气,肺血容量变化与第一阶段相似;但由于迅速进入采集呼出气样本的阶段,这部分血容量对测定结果的影响可以忽略。因此肺容积从 FRC 转为 RV,并升至测定位置的 TLC 时肺血容量变化非常有限,并未出现血容量的大幅度增加;加之屏气阶段肺泡正压和肺间质正压的挤压作用,肺毛细血管血容量随测定时间的延长而逐渐减少,血流速率也相应减慢,因此用单次呼吸法测定时血相弥散(包括血容量、血流量、红细胞等方面)对 D_LCO 测定结果的影响较小,这与实际测定情况一致。而用重复呼吸法测定时,肺血容量和肺血流量的特点与自然呼吸一致,血容量变化在某些情况下对 D_LCO 测定结果的影响较大;由于测定时间较长,肺血流量或心排血量变化对 D_LCO 测定结果影响更大。

3. 胸腔负压与左心功能的相互影响及限流效应 深吸气时胸腔负压显著增大对心功能的影响呈现一定的特点,但常被忽视或错误解读。理论和实践皆证实胸腔负压显著增大可出现以下心血管功能的变化。

(1) 左心室后负荷增大:左心室后负荷是左心室射血时的阻力,一般描述为血压(指外周动脉的血压,实质是血管内血流对血管壁的压强与大气压的差值,因大气压以 0 表示,故外周血压实质是血流对血管壁的压强,反映外周血流的阻力)。由于大动脉压受胸腔内压的影响(胸腔内血管血压也是血管内血流对血管壁的压强与大气压的差值,但血流对血管壁的压强与胸腔负压之差,即血管跨壁压是反映血流阻力更可靠的参数),故单纯从血管角度考虑,左心室射血的实际后负荷也比胸腔外的血压高。进一步研究和分析显示,左心室后负荷是左心室内压与胸腔内压之差,包括收缩期和舒张期两部分,因舒张期不产生射血阻力,故正常分析时可表达为收缩期的左心室内压(可较好地反映外周动脉血压)与胸腔内压(正常为负值)之差,称为左心室跨壁压,比外周动脉血压高。健康人静息呼吸时,胸腔负压低且稳定,约为 -5 mmHg,对后负荷的影响可忽略不计,血压与心室内压直接相关,可较好地反映后负荷,这也是临床上习惯称血压为左心室后负荷的主

要理论基础。在呼吸显著增强的情况下,胸腔负压显著增大,左心室跨壁压明显升高,继续用血压代表左心室后负荷是错误的。

(2) 左心室前负荷基本不变:自主呼吸导致的胸腔负压周期性增大是前负荷和肺容量增加的主要动力,但胸腔负压增加前负荷的作用有一定的限度,由于静脉壁菲薄且缺乏弹性支持,故胸腔负压的显著增大会使中心静脉显著扩张、中心静脉压(CVP)下降,甚至变为负压,并在胸腔(高负压)与腹腔(高正压)交界处引起静脉塌陷,静脉回流阻力上升;胸腔负压越大,静脉塌陷越明显,静脉回流阻力越大,达一定程度后回心血量将不再继续增加,称为限流效应(图 7-9)。当然前负荷也相对稳定。

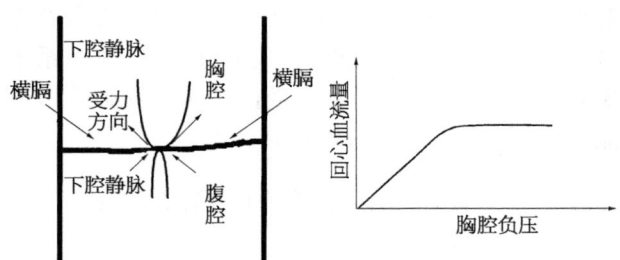

图 7-9 胸腔负压导致的限流效应模式图

根据 Frank-Starling 定律,随着前负荷增大,心排血量增加;若前负荷过高,即左心室舒张期末压超过 15~18 mmHg 时,心肌收缩力和心排血量不再增大。

(3) 健康人的心排血量变化:快速深吸气时胸腔负压显著增大,迅速发生限流效应,前负荷不增加,而后负荷显著增大,心排血量下降。

当然反复快速深呼吸(包括吸气和呼气),如运动时上述效应被部分克服;加之交感神经-肾上腺髓质系统兴奋,心排血量增大,但有一定限度;当然限流效应的存在也使肺血容量能维持在一定水平,避免肺水肿的发生。

(4) 急性左心衰竭患者的心输出量变化:急性左心衰竭患者心功能受损,前负荷处于过高水平,呼吸明显增强时胸腔负压显著增加,发生限流效应,前负荷达一定程度后不再增大,而后负荷显著增大。因此胸腔负压显著增大时,前负荷维持在一定水平,后负荷显著增大(选择性升高后负荷),心排血量下降。

三、正确解读循环功能对 D_LCO 的影响

(一)正常心功能 如上述,无论是单次呼吸法

还是重复呼吸法,影响皆非常有限。

(二) 心血管先天异常

1. **肺动脉瓣狭窄、肺血管畸形或右向左分流的先天性心脏病** 常导致肺血流量减少,使心排血量和CO与Hb的结合速率(θ)减慢,引起D_LCO下降。具体机制见前述。

2. **左向右分流的先天性心脏病** 导致肺血管充血及肺血流量增加,D_LCO常有一定程度的增加。测定结果显示,D_LCO增加与肺血流量及肺动脉楔压增加均呈正相关。肺血管压增加可能使肺上叶毛细血管床扩张,导致正常情况下上肺血流量较通气量少的情况得以改善,$\dot{V}/\dot{Q}$分布更均匀,有效弥散面积增加,这可能是D_LCO增加的主要机制;肺血流量增加可使CO与Hb的结合速率增快,但增加D_LCO的作用有限,具体机制见前述。外科修复术后D_LCO相应下降。

(三) 二尖瓣狭窄

由于血流通过二尖瓣的阻力增加,引起肺毛细血管淤血、扩张,Vc增加,故理论上可增加D_LCO,但实际上D_LCO基本正常或降低,其机制与左心衰竭相似,核心是肺血流速率减慢,详见下述。

(四) 左心衰竭

D_LCO的基本变化是降低而非增加。很多专著和教科书皆错误地描述"左心衰竭患者的D_LCO增加"。解读错误的主要原因是认为患者Vc增加导致CO与Hb的结合增加。事实上尽管血容量增加,但肺血流速率(即血流量或血流推进速率)减慢更显著,而后者才是左心衰竭的核心病理生理学变化,是导致D_LCO下降的主要原因。

1. **D_LCO下降的因素**

(1) 血流速率减慢:患者心排血量降低使肺血流速率(血流量)明显减慢,导致单位时间内通过肺的总血容量降低,θ减慢,D_LCO降低。

(2) 肺毛细血管膜的弥散能力下降:患者肺淤血,肺毛细血管扩张,使血相弥散的距离增大;肺间质水肿,ACM厚度增加,使膜相弥散的距离皆有所增加,故总弥散距离增大;肺泡萎陷、水肿,含气肺容积减少,总弥散面积减小,两者综合作用使D_LCO降低,重症患者可明显降低。

(3) 肺毛细血管静水压升高:使任何由肺毛细血管外向血管内的气体弥散(包括CO弥散)皆受到一定程度的限制,θ有所降低,D_LCO下降。

(4) $\dot{V}/\dot{Q}$失调:肺淤血呈重力依赖性,下肺部或背部淤血重,$\dot{V}/\dot{Q}$降低,使有效弥散面积减少,D_LCO下降。

(5) 细胞损伤:过高的毛细血管内压使毛细血管内皮和肺泡上皮损伤,部分出现Ⅱ型肺泡上皮增生,使弥散膜厚度增加。

2. **D_LCO升高的因素** 主要是肺毛细血管血容量增加。因为心排血量降低,肺淤血,使Vc相应增加,D_LCO增大,但如上述,增大幅度有限。

3. **D_LCO的总体变化** 无论何种程度(包括轻症的单纯肺淤血),导致D_LCO下降的因素远超过升高的因素,故D_LCO下降或正常低限(轻症患者)。

4. **测定时的肺血流量变化及其对D_LCO测定结果的影响**

(1) 单次呼吸法测定时的肺血流量变化:测定初期迅速呼气至RV的过程中,胸腔负压迅速转为正压,回心血量和肺血容量减少;深吸气过程中,胸腔负压显著增大,左心室后负荷显著增加,而前负荷(进入肺循环的血容量)增加有限,结果心排血量下降,肺血流速率减慢,导致肺淤血加重、肺血容量增加;屏气测定过程中(该过程时间最长,对CO弥散速率影响最大),胸腔和肺间质迅速转为正压,回心血量减少,后负荷显著降低,心排血量变化不大或略有增加,但在肺泡和肺间质正压的双重压迫下,肺毛细血管受压、狭窄,较多肺血流被挤出肺脏,肺血流速率减慢,毛细血管静水压明显升高,即上述导致D_LCO降低的因素加重,D_LCO测定值下降。

(2) 重复呼吸法测定时的肺血流量变化:与自然呼吸时的肺血流量变化相同,即导致D_LCO降低的因素继续存在且发挥主要作用,故D_LCO测定值下降,但由于对肺血流量的影响程度轻,其下降幅度较单次呼吸法低。

总之,上述降低D_LCO的效应远强于增加D_LCO的效应,故最终表现为D_LCO下降,且随着病情加重而进一步降低。当然由于CO与Hb的结合能力非常强大,且主要表现为扩散限制性气体,故一般在短时间内(单次呼吸法仅屏气10 s)对轻度左心衰竭患者D_LCO的降低作用有限,测定结果可基本正常。若有明显$\dot{V}/\dot{Q}$失调或肺泡水肿,则D_LCO明显下降。

(五) 右心衰竭

主要病理生理变化是右心室排血量减少和体循环淤血、水肿,前者将导致肺毛细血管血容量减少和血流速率减慢,从而导致D_LCO降低,但降低幅度不明显。

(六) 肺动脉高压

任何原因导致的肺动脉高压皆可使肺血管床减少和有效弥散膜面积减小,D_LCO降低。

(七)肺栓塞 主要表现为栓塞肺区的血流量显著减少或完全终止,故尽管CO能通过ACM,但Vc极少,θ极低(这种变化相当于有效弥散面积显著减小);同时伴随局部毛细血管的缺氧性收缩,弥散膜面积进一步减小,故D_LCO显著下降。在国外文献中,D_LCO下降是肺栓塞诊断的重要依据,但在国内被严重忽视。

(八)肺毛细血管扩张症 是临床上较少见且容易忽视的疾病,部分见于遗传性或先天性,但更多见于后天性,以肝肺综合征最常见,部分原因不明。正常肺毛细血管内径为6~9 μm,与红细胞最大直径接近,在血流速度较快的情况下,红细胞以一定程度的形变通过毛细血管,故毛细血管内径基本不影响弥散量;在弥漫性毛细血管扩张症患者,肺毛细血管内径扩大至数十微米,血相弥散距离显著增大,红细胞也可能以多个细胞滚动的形式通过肺毛细血管,D_LCO显著下降。

四、弥漫性毛细血管扩张症的诊断及影响弥散功能的具体机制

上述肺循环异常大体分为心功能不全、大血管异常和微循环异常三种情况,前两者检查手段多,特异度高,容易被诊断和鉴别诊断,但以肺毛细血管为代表的微循环则需要特殊诊断手段,故本节详述。

(一)诊断方法 主要有以下3种。

1. **心脏声学造影检查** 由于血管扩张,一些原本无法通过的造影剂(如CO_2)形成的气泡可通过肺毛细血管,因此可采用手振生理盐水或CO_2发泡测定,比较公认的操作方法是由外周静脉注入2 mL维生素B_6和2 mL碳酸氢钠混合溶液,维生素B_6所耦合的盐酸与碳酸氢钠混合会产生CO_2,CO_2气泡进入右心后再进入毛细血管网,注射后心脏搏动3~6次,气体即可在左心房显影,同时排除心房水平的分流,后者的左、右心房直接相通,心脏搏动1~2次即出现左心房显影。正常肺毛细血管的内径太细,不允许CO_2通过,也就不会出现左心房显影。该方法属于定性诊断。

2. **核素扫描** 用锝标记的巨凝白蛋白(^{99m}Tc-MAA)肺扫描,其原理与上述相似。正常情况下,直径>20 μm的巨凝白蛋白不能通过毛细血管网;但肺微血管扩张或存在肺静动脉分流时可顺利通过,并沉积于肝、脑、肾组织而显影。静动脉分流容易诊断,排除后者即可诊断肺毛细血管扩张症。该方法属于定量诊断。

3. **肺血管造影** 是一种创伤性诊断技术,表现为肺血管蜘蛛样弥散性扩张,但其显示微血管的能力较差,容易导致假阴性,故更多用于排除性诊断或鉴别诊断;在重症患者也有较高的诊断价值(图31-1)。

(二)D_LCO下降的机制

1. **正常弥散** 正常静息状态下血液经过肺泡毛细血管的时间约为0.75 s,O_2从肺泡扩散至毛细血管与Hb结合并达到平衡的时间为0.25~0.3 s,因此能充分进行CO或氧的交换,不会出现D_LCO下降和低氧血症(图7-10A)。

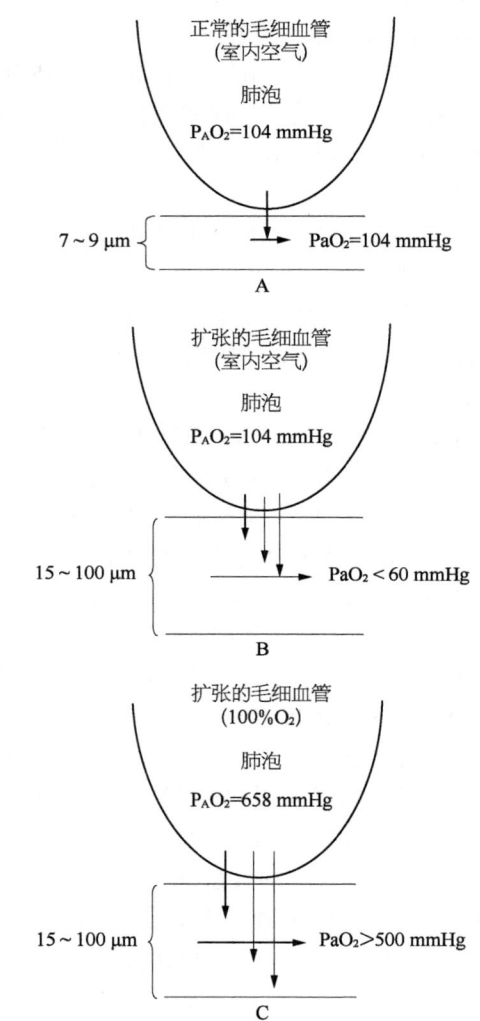

图7-10 肺毛细血管扩张症弥散模式图
A、B、C. 分别为健康人吸室内空气、毛细血管扩张症患者吸室内空气、毛细血管扩张症患者吸纯氧时的情况

2. **毛细血管扩张症的弥散** 扩张的肺毛细血管内径可达15~100 μm,一方面使气体血相弥散距离显著增大,完成充分气体交换所需时间超过血液通过时间,D_LO_2、D_LCO和KCO均明显下降;另一

方面使红细胞以多个细胞滚动的形式通过,流速呈梯度向中央递增,PO_2或PCO梯度向中央递减,O_2或CO与Hb的结合率更低,进一步加重弥散障碍和低氧血症(图7-10B)。CO_2弥散过程与O_2相似,但方向相反,理论上也应发生高碳酸血症,但由于两者解离曲线及动静脉血分压差的特点,代偿性肺通气增加可排出更多CO_2,而不能结合更多O_2,故患者仅出现低氧血症。气体弥散驱动力的决定因素为膜两侧分压差,患者运动时通气量和血流量皆增大,但由于P_AO_2无明显变化;加之血流量增快,血相弥散时间缩短,D_LO_2进一步下降,低氧血症加重,并导致劳力性呼吸困难,且随疾病进展而进行性加重。

3. **高氧浓度吸入时的弥散** 如纯氧吸入,理论上P_AO_2=标准大气压－($PaCO_2$+饱和水蒸气压+肺泡氮分压)=760－40－47－760×2‰(肺泡氮浓度)≈658(mmHg),弥散驱动压显著升高,弥散速度加快,低氧血症自然纠正(图7-10C)。

第七节 静动脉血分流率的测定及临床意义

静动脉血分流(简称分流)是$\dot{V}/\dot{Q}$失调的极端情况,故可通过测定$\dot{V}/\dot{Q}$分布判断,但严重分流的后果和程度与一般$\dot{V}/\dot{Q}$失调有较大差异,且直接测定分流率比较简单,故本节单独描述。

一、静动脉分流率经典测定

1. **基本测定要求** 一般先测定静息呼吸空气时的动脉血气;然后受检者取平卧位,口含橡皮咬口,夹上鼻夹,经单向活瓣呼吸纯氧20 min,然后再抽取动脉血送检。

2. **静动脉分流率的计算** 分流存在使得肺结构在功能上可简化为两部分,一部分是肺泡通气、血流皆均匀的区域(正常区域);另一部分无通气,仅有血流的区域(分流区域)。根据物质守恒定律,动脉血氧运输量($\dot{Q}t \times CaO_2$)为流经正常区域参与气体交换的血氧流量($\dot{Q}c \times CcO_2$)和流经分流区域未参与气体交换的血氧流量($\dot{Q}s \times C\bar{v}O_2$)之和(图7-11)。即:

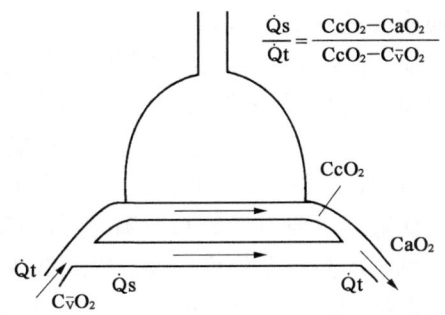

图7-11 动静脉分流率测定原理示意图

$$\dot{Q}t \times CaO_2 = \dot{Q}s \times C\bar{v}O_2 + \dot{Q}c \times CcO_2$$

$$\dot{Q}c = \dot{Q}t - \dot{Q}s$$

$$\dot{Q}t \times CaO_2 = \dot{Q}s \times C\bar{v}O_2 + (\dot{Q}t - \dot{Q}s) \times CcO_2$$

其中$\dot{Q}t$为心排血量,$\dot{Q}s$为分流量,$\dot{Q}c$为正常肺血流量,CaO_2、$C\bar{v}O_2$和CcO_2分别为动脉血、混合静脉血和离开肺的毛细血管的血氧含量。

将公式调整为:

$$\dot{Q}s(CcO_2 - C\bar{v}O_2) = \dot{Q}t(CcO_2 - CaO_2)$$

$$\dot{Q}s/\dot{Q}t = (CcO_2 - CaO_2)/(CcO_2 - C\bar{v}O_2) \times 100\%$$

PaO_2和CaO_2、$P\bar{v}O_2$和$C\bar{v}O_2$很容易通过动脉血和混合静脉血测定和计算,CcO_2可依据P_AO_2及氧离曲线计算,但非常烦琐,故该公式很少用。一般对上述公式进行简化,根据简化公式计算$\dot{Q}s/\dot{Q}t$,简述如下。

氧含量包括物理溶解氧和Hb结合氧2种形式,氧的溶解系数为0.003 1 mL/mmHg,每克Hb结合的氧容积为1.39 mL。则有

$$CcO_2 - CaO_2 = (PcO_2 \times 0.003\,1 + Hb \times 1.39 \times ScO_2) - (PaO_2 \times 0.003\,1 + Hb \times 1.39 \times SaO_2)$$

一般情况下,$P_AO_2 = PcO_2$;吸纯氧、$PaO_2 > 150$ mmHg时,$ScO_2 = SaO_2 = 100\%$,故上式可简化为:

$$CcO_2 - CaO_2 = (P_AO_2 - PaO_2) \times 0.003\,1$$

也可表示为:

$$CcO_2 - CaO_2 = P_{(A-a)}O_2 \times 0.003\,1$$

由于$CcO_2 - C\bar{v}O_2 = (CcO_2 - C\bar{v}O_2) +$

$(CaO_2 - CaO_2)$

上式可调整为：

$$CcO_2 - C\bar{v}O_2 = (CcO_2 - CaO_2) + (CaO_2 - C\bar{v}O_2)$$

其中 $CcO_2 - CaO_2 = (P_AO_2 - PaO_2) \times 0.003\ 1$，$CaO_2 - C\bar{v}O_2$ 为动脉与混合静脉血氧含量差，正常情况下为5，代入上述分流率的计算公式，则有：

$$\dot{Q}s/\dot{Q}t = \frac{P_{(A-a)}O_2 \times 0.003\ 1}{5 + P_{(A-a)}O_2 \times 0.003\ 1}$$

其中 $P_AO_2 = P - (PaCO_2 + 47)$，$P_AO_2$ 为吸纯氧 20 min 后肺泡气氧分压，P 为当时大气压，47 为 37℃时的饱和水蒸气压，$PaCO_2$ 为吸纯氧 20 min 后的 $PaCO_2$。

一般正常情况下动脉与混合静脉血氧含量差为5，而患者随机体代谢率、心血管功能和 PaO_2 的变化而变化，疾病状态下习惯上用3.5。但实际情况要复杂得多，且多数需要测定 $\dot{Q}s/\dot{Q}t$ 的患者的代谢率较高，如 ARDS，因此仍以常数5较合适；当然若用镇静-肌松剂抑制自主呼吸，则机体骨骼肌活动将完全抑制，代谢率显著降低，以3.5更合适。

二、机械通气测定法

该方法要简单得多，只要将机械通气时的呼入气氧分压（PiO_2）调至100%，20 min 后进行动脉血气检测，将测定的 PaO_2 和换算出的 P_AO_2 代入上述公式计算即可。

三、简易测定法

理想状态下，即不存在分流的情况下，吸纯氧后，PaO_2 可下述公式计算。

$$PaO_2 = 当时大气压 - (PaCO_2 + 饱和水蒸气压)$$
$$= 760 - 40 - 47 = 673(mmHg)$$

即正常最高 PaO_2 接近 700 mmHg；每下降 100 mmHg，$\dot{Q}s/\dot{Q}t$ 约增加 5%，即 $PaO_2 = 600$ mmHg 时 $\dot{Q}s/\dot{Q}t$ 约为 5%；$PaO_2 = 500$ mmHg 时 $\dot{Q}s/\dot{Q}t$ 约为 10%，依次类推。

四、分流率的正常值和分流程度的判断

正常 $\dot{Q}s/\dot{Q}t < 5\%$。$PaO_2 > 150$ mmHg 时 Hb 充分氧合，即 $SaO_2 = 100\%$；进一步增加 PiO_2，只能增加物理溶解的氧含量，从而相应地升高 PaO_2（图 7-12，图 7-13），两者呈线性正相关。在有病理性分流的患者，PaO_2 随 PiO_2 增加而升高的幅度减小，$\dot{Q}s/\dot{Q}$ 越大升高幅度越小；当 $\dot{Q}s/\dot{Q}$ 达50%时，吸入纯氧仅能稍许提高 PaO_2（图 7-12，图 7-13），$P_{(A-a)}O_2$ 明显增大。

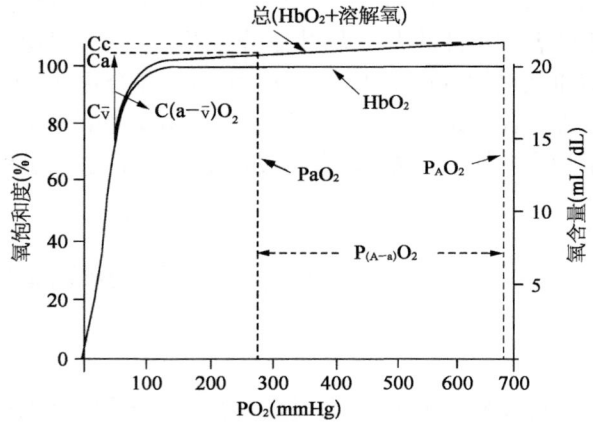

图 7-12 不同血氧分压下血氧饱和度和血氧含量

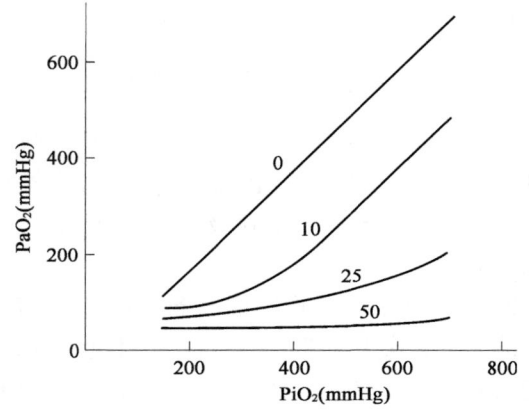

图 7-13 不同 $\dot{Q}s/\dot{Q}t$ 时 PiO_2 和 PaO_2 的关系

五、临床意义

在严重低氧血症患者，$\dot{Q}s/\dot{Q}t$ 的测定不仅能反映肺实质病变的严重程度，在一定程度上也能反映病变的性质，并为临床治疗、疗效判断提供依据。

（一）低氧血症原因的鉴别 一般认为在 $PaCO_2$ 不升高的情况下，低氧血症主要由换气功能障碍引起（阻塞性通气功能障碍也可引起，见本章第八节），而换气功能障碍主要包括 $\dot{V}/\dot{Q}$ 失调、弥散障碍（单纯发生者少见）、动静脉血分流。吸空气或低浓度氧时存在低氧血症的患者，若吸纯氧后 PaO_2 明显升高，$\dot{Q}s/\dot{Q}t$ 正常或接近正常，则低氧血症主要由 $\dot{V}/\dot{Q}$ 失调引起；若 $\dot{Q}s/\dot{Q}t$ 明显增大，则低氧血症主要由动静脉血分流引起，主要见于 ARDS、急性支气管阻塞、重症大叶性肺炎、严重肺水肿等情况。

(二)判断病变程度和提供治疗依据 在上述疾病,若$\dot{Q}s/\dot{Q}t$小,一般认为肺实质损伤程度相对较轻,常规机械通气后低氧血症非常容易改善;否则说明实变区域较大,可能需要采取允许性高碳酸血症(PHC)或肺开放策略或其他辅助通气措施,如体外膜肺(ECMO)。在吸入性肺损伤的患者,若$\dot{Q}s/\dot{Q}t$低,则意味着病变程度可能较轻,可以用较小剂量的糖皮质激素治疗;若$\dot{Q}s/\dot{Q}t$大,则意味着病变可能较严重,需要大剂量糖皮质激素冲击治疗。在心源性肺水肿患者,若$\dot{Q}s/\dot{Q}t$小,则说明肺泡水肿轻,一般药物治疗即可,否则说明肺泡水肿较严重,不仅需要药物治疗,也常需要机械通气治疗。

(三)判断治疗效果 经治疗后,$\dot{Q}s/\dot{Q}t$下降说明病情好转,否则说明病情无改善或恶化。

第八节 通气血流比例失调的测定及临床意义

生理条件下$\dot{V}/\dot{Q}$存在一定程度的区域性差异(图7-1),通过机体代偿,$\dot{V}/\dot{Q}$区域性差异程度有限,基本不影响气体交换。在呼吸系统疾病或其他相关疾病,$\dot{V}/\dot{Q}$失调加重。在气道-肺实质疾病,$\dot{V}/\dot{Q}$失调是最常见的换气功能异常,也是发生低氧血症的最常见原因。$\dot{V}/\dot{Q}$失调的实质是气体和血流分布不匹配(图7-14),包括2种基本情况,一种是$\dot{V}/\dot{Q}$增加,局部血流量绝对或相对减少,通气量绝对或相对增加,表现为VD增加;第二种是$\dot{V}/\dot{Q}$降低,局部通气量相对或绝对减少,血流量绝对或相对增加,导致低氧血症。$\dot{V}/\dot{Q}$失调也常与弥散功能减退和动静脉血分流同时存在,其测定方法常缺乏特异度,故常需进行排除性诊断。

一、测定原理及测定方法

(一)同位素测定法 只要测出吸入气和血流在肺内分布的数值,就能初步了解$\dot{V}/\dot{Q}$的分布状况,且测定简单、方便,如肺动脉栓塞,被堵的区域仍有通气,但血流严重减少或缺如,为高$\dot{V}/\dot{Q}$区域;支气管急性阻塞时,该区域的气体分布显著减少或缺如,但血流存在,为低$\dot{V}/\dot{Q}$区域。但同位素测定法的缺点是分辨率低,仅能检出较大区域的$\dot{V}/\dot{Q}$失调,无法检出小区域内的$\dot{V}/\dot{Q}$失调。

(二)生理无效腔和静动脉血分流测定法 也称为分析气体和血流分布异常的赖利法(Riley method)。$\dot{V}/\dot{Q}$失调的高$\dot{V}/\dot{Q}$部分,存在无效腔样通气,极端情况是形成肺泡无效腔;而低$\dot{V}/\dot{Q}$部分存在分流量效应,极端情况是动静脉血分流,因此测定生理无效腔可以评估高$\dot{V}/\dot{Q}$单位的程度,测定分流率可以评估低$\dot{V}/\dot{Q}$单位的程度,若分流率和生理无效腔均增加,提示$\dot{V}/\dot{Q}$的离散度增加。

1. **测定的理论基础** 具体而言,该法将肺视为一个由3个不同功能部分混合组成的模型:肺泡无效腔肺区、理想通气和血流肺区、静动脉血分流肺区。由$\dot{V}/\dot{Q}$失调引起的PCO_2梯度忽略不计,并假设理想的肺泡气PCO_2等于$PaCO_2$(40 mmHg)。

2. **具体计算** 首先求出理想肺泡气PO_2,然后利用上述数值及呼气末气体分压,计算无效腔通气与肺泡通气之比(见第六章第一节 VD/VT测定)和静脉血分流量与肺血流量之比(见本章第七节$\dot{Q}s/\dot{Q}t$测定),若两者皆出现异常说明$\dot{V}/\dot{Q}$失调。此测定方法非常简单、方便,但仅能判断$\dot{V}/\dot{Q}$失调的存在,不能估计$\dot{V}/\dot{Q}$的离散度。

(三)肺泡动脉血氧分压差[$P_{(A-a)}O_2$] 该法简

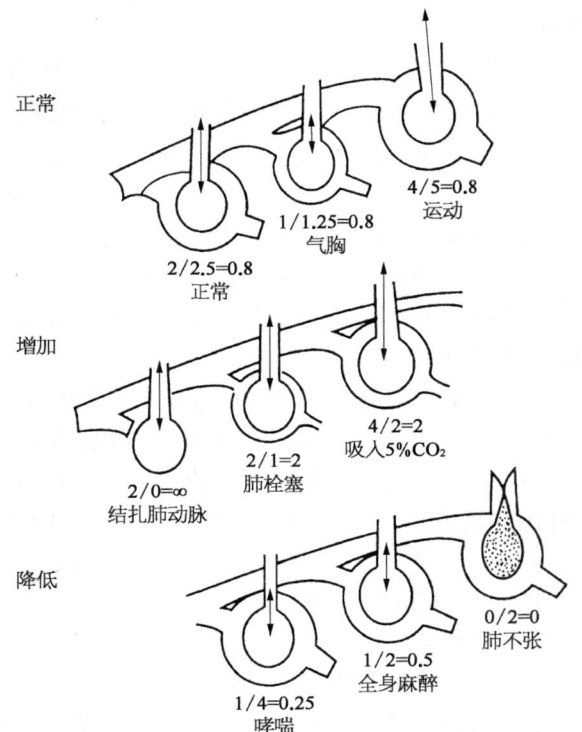

图7-14 不同通气血流比例模式图

单方便,准确度较好,是临床上最常用的测定方法。

1. 测定的理论基础　用 $P_{(A-a)}O_2$ 判断 $\dot{V}/\dot{Q}$ 失调的主要依据如下。

(1) 分布效应(distribution effect):在气体交换过程中,混合肺泡气成分主要受高 $\dot{V}/\dot{Q}$ 肺泡气(呼出气容积多,相应肺毛细血管血流量低)影响;肺静脉血成分主要受低 $\dot{V}/\dot{Q}$ 毛细血管血流(肺毛细血管血流量高,相应肺泡呼出气容积少)影响,即 P_ACO_2 下降(同时伴 $PaCO_2$ 下降)与高 $\dot{V}/\dot{Q}$ 有关;而 PaO_2 降低(同时 $PaCO_2$ 基本正常)与低 $\dot{V}/\dot{Q}$ 有关,因此当 $\dot{V}/\dot{Q}$ 的离散度较大时或当肺内存在着不同 $\dot{V}/\dot{Q}$ 的肺区时,必然导致混合肺泡气(混合呼出气)和体循环动脉血之间的气体分压差。

(2) 解离曲线效应:氧离曲线呈 S 形,在 PO_2 为 80 mmHg(对应 SO_2 约为 97%)以上为非常平坦部分,PO_2 升高几乎不伴随 SO_2 和血氧含量(CO_2)的变化;在 PO_2 为 60 mmHg(对应 SO_2 约为 90%)以下为陡直的线性部分,PO_2 下降必然导致 SO_2 和 CO_2 显著下降;在 PO_2 为 60~80 mmHg 时,PO_2 的变化可导致 SO_2 和 CO_2 的轻度变化,这对氧合和氧解离非常重要。

在正常肺泡,P_AO_2 为 104 mmHg,血液几乎充分氧合,SO_2 约为 99%,SaO_2 和 CaO_2 几乎不会因高 $\dot{V}/\dot{Q}$ 肺区的代偿性通气增强而增加;相反,SaO_2 和 CaO_2 因低 $\dot{V}/\dot{Q}$ 肺区(静脉血 PO_2 约为 40 mmHg,SO_2 约为 75%)明显降低。这两部分血流混合不可避免地导致 SaO_2 和 CaO_2 明显降低,PaO_2 必然下降,$P_{(A-a)}O_2$ 也必然增大。肺泡气、PaO_2 和 $PaCO_2$ 变化机制详见下述。

CO_2 解离曲线呈线性,动、静脉血的 CO_2 分压差非常小,故上述情况可导致 $P_{(A-a)}CO_2$ 增大,但幅度有限(详见下述),故临床上常用 $P_{(A-a)}O_2$ 评价 $\dot{V}/\dot{Q}$ 失调,而极少用 $P_{(A-a)}CO_2$。

2. $P_{(A-a)}O_2$ 的计算　PaO_2 可通过动脉血气分析直接测定和重复呼吸法间接测定;P_AO_2 一般可通过简单换算(肺泡方程式)求得,当然也可通过相对复杂的测定计算,两种方法的主要区别是前者简单,准确度稍差,特别是气体代谢率(呼吸商 RQ)和呼吸气体交换率(R)的差别较大(正常情况下两者相同)时可能有较大误差;后者的测定比较复杂,但准确度高。实际应用时一般用肺泡方程式计算,但因临床和科研上需要精确 P_AO_2 的机会较多,故本节对两种方法皆予以阐述。

(1) 肺泡方程式法:用肺泡气方程式计算 P_AO_2。P_AO_2 低于吸气末气道 PO_2,其差值与从混合静脉血弥散入肺泡的 PCO_2 成正比。正常代谢情况下,CO_2 产生的摩尔数低于 O_2 消耗的摩尔数,RQ、R 皆<1(正常约为 0.8),因此需校正。肺泡方程式为:

$$P_AO_2 = PiO_2 - P_ACO_2 + [FiO_2 + (1-FiO_2)/R]$$

式中 PiO_2 为吸入气氧分压,可直接测定,如用气体分析仪、血气分析仪、肺功能仪;或直接设置,如用呼吸机,P_ACO_2 可用 $PaCO_2$ 代替,故上式可简化为:

$$P_AO_2 = PiO_2 - PaCO_2 + [FiO_2 + (1-FiO_2)/0.8]$$

$$P_{(A-a)}O_2 = P_AO_2 - PaO_2$$

(2) 直接测定法

1) 测定装置:主要包括贮气囊和装有单向活瓣的连接管路(图 7-15)。

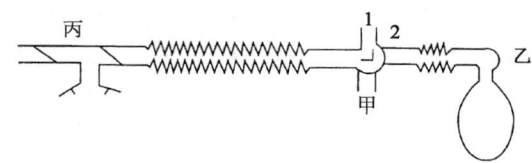

图 7-15　P_AO_2 测定装置简图
甲,四路开关;乙,气囊;丙,单向活瓣和接口

2) 具体测定过程:详见朱蕾主编《临床肺功能》。

3) 分析混合呼出气 CO_2、氧浓度和计算 P_AO_2。

A. $P_{\bar{E}}CO_2$ 测定:用二氧化碳分析仪测定 $F_{\bar{E}}CO_2$,再换算为 $P_{\bar{E}}CO_2$。$P_{\bar{E}}CO_2$=(当时大气压-47)×$F_{\bar{E}}CO_2$。

B. $PaCO_2$ 测定:可用血气分析仪直接测定或用重复呼吸法测定,后者的计算公式为:

$PaCO_2$(mmHg)=(当时大气压-47)×重复呼吸后储气囊的 CO_2 浓度-6。

C. 无效腔容积计算:VD/VT=[($PaCO_2$-$P_{\bar{E}}CO_2/PaCO_2$)-单向活瓣的无效腔容积]/VT。

D. P_AO_2 的计算:肺泡气氧浓度(F_AO_2)=(混合呼出气氧浓度-21×VD/VT)/(1-VD/VT)。

式中 21% 代表空气氧浓度,去掉% 为 21。

P_AO_2=(当时大气压-47)×F_AO_2。

$P_{(A-a)}O_2 = P_AO_2 - PaO_2$。

(3) $P_{(A-a)}O_2$ 正常值及其临床意义

1) 正常值:$P_{(A-a)}O_2$ 一般在吸空气时测定。吸氧时,一定要给出准确 FiO_2 才有价值。吸空气时,

$P_{(A-a)}O_2$ 为 5～20 mmHg，健康青年人<8 mmHg，随年龄增长而升高，60～80 岁可达 20 mmHg。吸纯氧时为 25～65 mmHg。

2) 正确解读及临床意义：$P_{(A-a)}O_2$ 是临床上判断肺摄氧能力（换气功能）和 $\dot{V}/\dot{Q}$ 失调的最常用参数，但缺乏特异性。同时存在低氧血症及高碳酸血症（Ⅱ型呼吸衰竭）患者，若 $P_{(A-a)}O_2$ 正常，说明低氧血症完全由肺泡通气不足引起；若 $P_{(A-a)}O_2$ 增大说明同时存在 $\dot{V}/\dot{Q}$ 失调等换气功能异常。在 $PaCO_2$ 正常的单纯低氧血症（Ⅰ型呼吸衰竭）患者，低氧血症单纯由肺换气功能障碍所致，多见于肺实质疾病；若为阻塞性肺疾病（如 COPD 急性加重或支气管哮喘急性发作），则说明通气充分代偿，各肺区气流阻塞不均匀及其导致 $\dot{V}/\dot{Q}$ 失调是引起低氧血症和 $P_{(A-a)}O_2$ 增大的主要原因。

$P_{(A-a)}O_2$ 受 $\dot{V}/\dot{Q}$ 分布、弥散功能和静动脉血分流的综合影响，因此缺乏特异性，实际应用时应可加用排除性方法，如吸纯氧后 $\dot{Q}s/\dot{Q}t$ 正常，则 $P_{(A-a)}O_2$ 增大主要由 $\dot{V}/\dot{Q}$ 失调和弥散功能下降引起；而弥散功能障碍极少是单纯导致低氧血症和 $P_{(A-a)}O_2$ 增大的原因，因此排除了 $\dot{Q}s/\dot{Q}t$ 增加，可基本考虑存在 $\dot{V}/\dot{Q}$ 失调（弥漫性肺毛细血管膜除外，见本章第六节）；同样若 D_LCO 下降，同时排除了 $\dot{Q}s/\dot{Q}t$ 增加，也应考虑 $\dot{V}/\dot{Q}$ 失调，进一步鉴别需同时进行低氧吸入试验（表 7-1）。一旦上述因素确定，$\dot{V}/\dot{Q}$ 失调程度可根据 $P_{(A-a)}O_2$ 增大的程度判断。当然换气功能障碍的患者多同时存在上述多种情况，可进一步结合疾病特点评价。连续测定 $P_{(A-a)}O_2$ 有助于了解肺部疾病变化，指导机械通气应用，预测撤机。

表 7-1　不同类型换气功能障碍的 $P_{(A-a)}O_2$ 变化

条件	弥散障碍	$\dot{V}/\dot{Q}$ 失调	动静脉血分流
低氧	增大	改善	增大
空气	增大	增大	增大
纯氧	正常	正常	增大

若 $P_{(A-a)}O_2$ 接近于 0 或为负值应考虑为测定误差。

（四）多种惰性气体测定法　多种惰性气体（通常用 6～8 种惰性气体）测定法可对换气功能各方面情况进行综合评价，精确测量肺部静动脉血分流、无效腔通气及不同 $\dot{V}/\dot{Q}$ 肺区的分布情况。

1. 测定原理　不同气体在血液中的溶解度不同。溶解度高的气体容易溶解在血液中，血液通过低 $\dot{V}/\dot{Q}$ 肺区时，该气体大量存留于血液中，通过正常 $\dot{V}/\dot{Q}$ 肺区时也有相当部分存留，只有通过高 $\dot{V}/\dot{Q}$ 肺区才有相对较大部分被呼出。溶解度低的气体在血液通过高 $\dot{V}/\dot{Q}$ 肺区时几乎全部被呼出，通过正常 $\dot{V}/\dot{Q}$ 肺区时大部分被呼出，只有通过极低 $\dot{V}/\dot{Q}$ 肺区或分流肺区时才能存留于血液中。上述特点随不同气体的溶解度而变化，因此可根据血液中多种气体流经肺部时的排出与存留情况准确判断出各种 $\dot{V}/\dot{Q}$ 肺区（包括其极端情况：无效腔通气和静动脉血分流）的分布情况。

2. 测定方法　有多种，比较经典的是 6 种气体测定法。该法是将硫六氟化物（sulfur hexafluoride）、乙烷（ethane）、环丙烷（cyclopropane）、氟烷（halothane）、二乙醚（diethylether）和丙酮（acetone）6 种溶解度逐渐增高的气体，同时溶解于生理盐水中，慢慢地注入手臂静脉后，气体随血流进入肺部；然后用气相层析法分别测定呼出气及动脉血中的各种气体的浓度，同时记录心排血量、每分通气量、动脉血气、中心静脉血气。将各种气体的排出及存留数据通过公式转换，计算通气、血流分布，并作图（图 7-16）。图

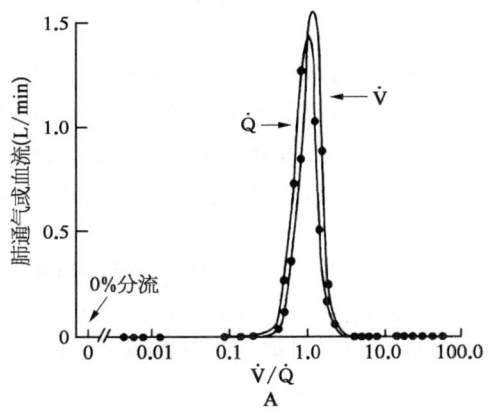

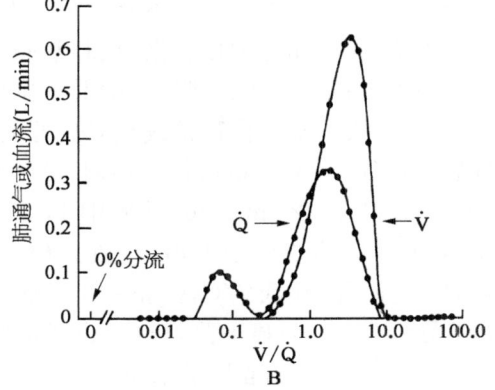

图 7-16　肺通气、血流分布曲线

横轴是 0～100 的 $\dot{V}/\dot{Q}$ 范围，以对数表示；纵轴是肺通气量或肺血流量，均以 L/min 表示。A 和 B 分别为健康人和 COPD 患者的结果

中通气及血流曲线的宽窄程度反映肺泡通气和肺血流量分布的均一性。如果所有肺区$\dot{V}$、$\dot{Q}$皆相同,那么2条曲线皆为垂直线;若$\dot{V}$、$\dot{Q}$完全匹配,则2条垂直线重叠。曲线宽说明$\dot{V}$、$\dot{Q}$离散度大;若$\dot{V}$、$\dot{Q}$的分布部位、高峰不一致,说明存在$\dot{V}/\dot{Q}$失调。图7-16A为1名健康男性青年的$\dot{V}$、$\dot{Q}$分布图,其绝大部分的肺通气和肺血流皆处于$\dot{V}/\dot{Q}$在0.8附近,说明$\dot{V}$、$\dot{Q}$分布均匀,且两者匹配良好。图7-17B为1例COPD患者的$\dot{V}$、$\dot{Q}$分布图,其中有相当一部分血液流经$\dot{V}/\dot{Q}$为0.03~0.3的部分,说明存在一定具有分流样效应的肺区;也有相当一部分通气处于$\dot{V}/\dot{Q}$为2~8的部分,说明同时有较大量无效腔效应的肺区;$\dot{V}$、$\dot{Q}$曲线皆明显变宽,且两者高峰不重叠,说明该患者$\dot{V}/\dot{Q}$的离散度明显增大,且匹配度极差。因此多种惰性气体测定法可精确测定$\dot{V}/\dot{Q}$的总体和局部分布状态,对于研究和理解生理或病理情况下的肺部气体交换具有重要价值。但由于技术难度及实际临床价值的局限,尚难在临床普及,主要用于科学研究。

二、病理情况下$\dot{V}/\dot{Q}$失调的基本效应特点

(一)低$\dot{V}/\dot{Q}$的效应 进入肺泡的气体不能与血液中的气体充分进行交换,造成静动脉血分流样效应,发生低氧血症和$P_{(A-a)}O_2$增大,一般不出现高碳酸血症。本节以肺泡通气量降低,血流量正常为例说明。

1. 对氧交换的影响 混合静脉血的PO_2和SO_2处于氧离曲线的陡直段,分别为40 mmHg和75%,混合静脉血经过低通气的肺区后,由于不能充分获取氧,肺泡毛细血管末端的氧分压(PcO_2)、氧饱和度(ScO_2)和氧含量(CcO_2)不能明显上升。局部病变的机械刺激(如毛细血管淤血、肺水肿、肺容积缩小的刺激)和血液的化学刺激(如低氧血症)使呼吸中枢兴奋,从而使结构正常或相对良好的肺区通气量显著增加,当通气量增加1倍时,其P_AO_2从104 mmHg升高至125 mmHg,其周围PcO_2也相应升高,但因氧离曲线处于平坦段,故ScO_2、CcO_2仅略增加。这两部分(低$\dot{V}/\dot{Q}$区、正常$\dot{V}/\dot{Q}$区)血液混合必然导致SaO_2明显下降,PaO_2也相应降低,因此在存在低$\dot{V}/\dot{Q}$的情况下,即使正常肺或病变较轻的肺组织代偿性过度通气,出现$PaCO_2$降低(见下述),也必然出现PaO_2下降。

2. 对CO_2交换的影响 一般$PaCO_2$正常,其至降低。其机制为:CO_2解离曲线接近线性;静、动脉血的PCO_2差仅为6 mmHg。当出现低$\dot{V}/\dot{Q}$肺区,即使没有代偿,混合静脉血与动脉血混合后$PaCO_2$的变化也非常有限;而局部病变的物理刺激和低氧血症的化学刺激作用将使$\dot{V}/\dot{Q}$正常或增加的肺区通气增强,肺泡气和动脉血的PCO_2下降。因CO_2溶解度非常高,弥散能力为氧的20倍,解离曲线接近线性,因此呼吸增强能呼出更多的CO_2,导致该肺区毛细血管PCO_2显著下降。两部分血液混合后,$PaCO_2$正常,甚至下降。

当然若出现严重、广泛的$\dot{V}/\dot{Q}$失调,$\dot{V}/\dot{Q}$正常或增加的肺泡数量显著下降,不能进行有效代偿,$PaCO_2$必然上升;同样,在通气功能显著减退的患者,也不能有效代偿,$PaCO_2$也相应升高。在慢性呼吸衰竭患者,吸氧导致$PaCO_2$升高的主要机制为$\dot{V}/\dot{Q}$失调。

(二)高$\dot{V}/\dot{Q}$的效应 肺泡与血液之间不能充分进行气体交换,VD增大。主要见于肺血管疾病,特别是肺栓塞患者。在VD增大的情况下,肺通气出现类似血液分流的"空气分流",即一股未经改变或未经明显改变的"空气气流"(湿化的空气气流)和一股已充分进行气体交换的"肺泡气流"在气管内汇合形成混合肺泡气。"空气分流"改变了混合肺泡气的成分,使其接近吸入气,导致肺泡气PO_2升高、PCO_2降低。在$\dot{V}/\dot{Q}$升高的情况下,周围毛细血管PO_2升高(SO_2基本无变化)、PCO_2降低;而$\dot{V}/\dot{Q}$正常部分也已充分进行气体交换,因此PaO_2基本不变或仅略有升高,$PaCO_2$正常或轻度下降,肺泡气和呼出气PCO_2下降。

若$\dot{V}/\dot{Q}$失调或静动脉血分流非常严重或合并较重的基础肺疾病,相对正常肺组织有限,机体不能有效代偿,也会出现CO_2潴留,不一定合并气道疾病。

(三)不均匀肺通气和不均匀肺血流的效应 在理想状态下,$\dot{V}/\dot{Q}$在肺各部位都等于0.8。但如上述,即使是健康人,$\dot{V}/\dot{Q}$正常和异常的肺区也是混合存在的,但因绝大多数肺区的$\dot{V}/\dot{Q}$接近0.8,故动脉血气和肺泡气的PO_2和PCO_2差异不大。在肺部疾病患者,较多肺区的$\dot{V}/\dot{Q}$明显偏离0.8,两种情况的存在将导致低氧血症和$P_{(A-a)}O_2$增大,$PaCO_2$正常或降低,VD增大。在严重$\dot{V}/\dot{Q}$失调或严重基础肺疾病的患者,不仅出现严重低氧血症,也将出现一定程度的高碳酸血症。

三、$\dot{V}/\dot{Q}$失调影响气体交换的实例分析

(一)低$\dot{V}/\dot{Q}$的效应 本例为一理想模型

(图7-17),由正常$\dot{V}/\dot{Q}$(0.8)和通气量降低1/2($\dot{V}/\dot{Q}$=0.4)的2个肺单位组成,且容积相同。

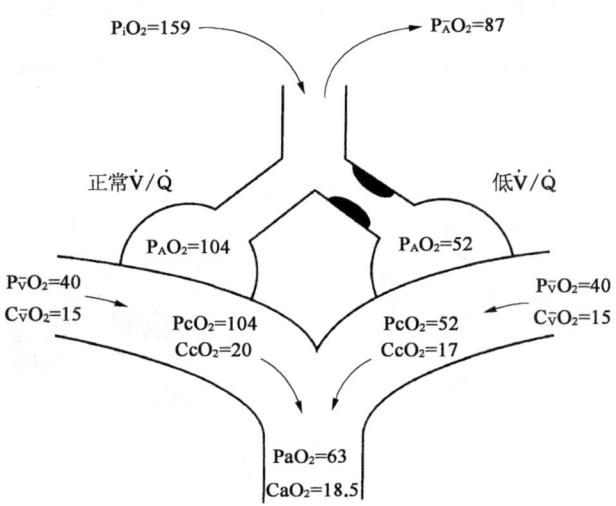

图7-17 正常肺单位与低$\dot{V}/\dot{Q}$肺单位的混合效应

左侧为正常肺单位,右侧为低$\dot{V}/\dot{Q}$肺单位,未出现代偿性变化。PO_2单位为mmHg,氧含量(CO_2)单位是mL/dL;混合后PaO_2与P_AO_2均下降,但后者更甚(参考 Hlastala MP, Berger AJ. Physiology or Respiration. 1996,124)

1. 未发生肺通气和肺血流代偿时的变化

(1)对氧交换的影响:左侧肺单位有正常的肺泡通气和血液灌注,其P_AO_2和PcO_2均为104 mmHg,CcO_2和ScO_2分别为200 mL/L(其中Hb结合氧197 mL/L,物理溶解氧为3 mL/L)和99%。右侧肺单位因气道阻塞,肺泡通气量减少1/2,但血流量正常,因此P_AO_2和PcO_2均下降至52 mmHg,CcO_2和ScO_2则分别下降至170 mL/L和85%。最终CaO_2、SaO_2分别为2个肺单位CcO_2、ScO_2的混合值,因两个肺单位的血流量相等,故最终CaO_2、SaO_2分别是2个肺单位CcO_2、ScO_2的平均值,即:

$$CaO_2 = \frac{200 \text{ mL/L} + 170 \text{ mL/L}}{2} = 185 \text{ mL/L}$$

$$SaO_2 = \frac{99\% + 85\%}{2} = 92\%$$

根据氧离曲线,对应PaO_2为63 mmHg,远低于2个肺单位的PaO_2(分别104 mmHg和52 mmHg)的平均值(78 mmHg),因此低$\dot{V}/\dot{Q}$肺单位将导致PaO_2明显下降。

混合肺泡气的PO_2取决于2个肺单位的通气量,右侧肺单位的通气量为左侧的一半,左右2个肺单位通气量的混合比为2∶1;左右两侧的P_AO_2分别为104 mmHg和52 mmHg,混合后的P_AO_2为:

$$P_AO_2 = \frac{\text{左侧}P_AO_2 \times 2 + \text{右侧}P_AO_2}{3} = 87 \text{(mmHg)}$$

$$P_{(A-a)}O_2 = P_AO_2 - PaO_2$$
$$= 87\text{(mmHg)} - 63\text{(mmHg)}$$
$$= 24\text{(mmHg)}$$

可见正常肺单位与低$\dot{V}/\dot{Q}$肺单位混合后,P_AO_2与PaO_2都下降,但PaO_2下降更显著,$P_{(A-a)}O_2$明显增大。

(2)对CO_2交换的影响:CO_2解离曲线为线性,故可根据CO_2含量间接换算或直接计算PCO_2的混合结果。

正常肺区的$PcCO_2$为40 mmHg,低$\dot{V}/\dot{Q}$肺区的肺泡通气量减少1/2,CO_2的呼出量也减少1/2,$PcCO_2$介于动脉血(40 mmHg)和静脉血(46 mmHg)之间,为43 mmHg,将两部分混合后则为:

$$PaCO_2 = \frac{40 + 43}{2} = 41.5 \text{(mmHg)}$$

混合肺泡气PCO_2取决于这2个肺单位的通气量,右侧肺单位的通气量只有左侧的一半,故左、右肺单位通气量的混合比为2∶1。由于2个肺单位的P_ACO_2分别为40 mmHg、43 mmHg,故混合后的P_ACO_2为:

$$P_ACO_2 = \frac{\text{左侧}40 \times 2 + \text{右侧}43}{3} = 41\text{(mmHg)}$$

肺泡与动脉血之间的CO_2分压差为:

$$P_{(A-a)}CO_2 = 41\text{(mmHg)} - 41.5\text{(mmHg)}$$
$$= -0.5\text{(mmHg)}$$

可见正常肺单位与低$\dot{V}/\dot{Q}$的肺单位混合后,P_ACO_2与$PaCO_2$皆变化不大。

2. 代偿性通气增加对气体交换的影响 如前述,大多数患者代偿性通气量增大,当正常肺区的肺泡通气量增加1倍时,其P_AO_2从104 mmHg升高至125 mmHg(升高幅度为21 mmHg),PcO_2也相应升高至约125 mmHg;PcO_2的上升必然伴随$PcCO_2$、P_ACO_2和$PaCO_2$的同步下降。根据呼吸气体交换率(正常为0.85),P_ACO_2、$PcCO_2$、$PaCO_2$(三者皆相等)的下降幅度皆略低于PcO_2的上升幅度,约为18 mmHg,故最终结果为40 mmHg - 18 mmHg = 22 mmHg。

(1)PaO_2和$P_{(A-a)}O_2$的变化:正常肺单位的氧离曲线处于平坦段,故ScO_2仅略增加至约

100%;而低 $\dot{V}/\dot{Q}$ 肺单位的 ScO_2 仍为 85%,最终 SaO_2 为 2 个肺单位 ScO_2 的混合值。因为 2 个肺单位的血流量相等,故 SaO_2 是 2 个肺单位 ScO_2 的平均值,即:

$$SaO_2 = \frac{100\% + 85\%}{2} = 92.5\%$$

对应的 PaO_2 为 65 mmHg。与未代偿时的 $SaO_2 = 92\%$、$PaO_2 = 63$ mmHg 相比,代偿性通气量增大后的 SaO_2 和 PaO_2 皆基本无变化。

$P_{(A-a)}O_2 = 125$ mmHg $- 65$ mmHg $= 60$ mmHg。与未代偿时相比,代偿性通气量增大后的 $P_{(A-a)}O_2$ 进一步增大。

(2) $PaCO_2$ 和 $P_{(A-a)}CO_2$ 的变化:正常肺单位代偿性通气量增大 1 倍后,P_ACO_2、$PcCO_2$ 皆降至 22 mmHg;低 $\dot{V}/\dot{Q}$ 肺单位的通气量减少 1/2,CO_2 的呼出量减少 1/2,P_ACO_2、$PcCO_2$ 介于动脉血(40 mmHg)和静脉血(46 mmHg)之间,为 43 mmHg。2 个肺单位的血流量相同,混合后的 $PaCO_2$ 是 2 个肺单位 $PcCO_2$ 的平均值,即:

$$PaCO_2 = \frac{22 \text{ mmHg} + 43 \text{ mmHg}}{2} = 32.5 \text{ mmHg}$$

混合肺泡气的 PCO_2 取决于这 2 个肺单位的通气量,左侧肺单位增加至原来的 2 倍;右侧肺单位的通气量只有左侧原来通气量的 1/2,故左、右肺单位通气量的混合比为 2∶0.5,相应 P_ACO_2 分别为 22 mmHg 和 43 mmHg,混合后的 P_ACO_2 为:

$$P_ACO_2 = \frac{\text{左侧 } 22 \times 2 + \text{右侧 } 43 \times 0.5}{2}$$
$$= 33 \text{(mmHg)}$$

肺泡与动脉血的 CO_2 分压差为:

$$P_{(A-a)}CO_2 = 27 - 33 = -6 \text{(mmHg)}$$

可见在呼吸代偿性增强的情况下,正常肺单位与低 $\dot{V}/\dot{Q}$ 肺单位混合后,P_ACO_2 与 $PaCO_2$ 皆降低,$P_{(A-a)}CO_2$ 有所增大。

3. 实际代偿性变化 表现为正常肺单位通气量增加,低 $\dot{V}/\dot{Q}$ 肺单位血流量减少,其结果是低 $\dot{V}/\dot{Q}$ 肺单位(肺血管对低氧尤其是肺泡内低氧更敏感)$\dot{V}/\dot{Q}$ 改善;同时血流更多进入通气量增多的正常肺单位,使气体交换效率提高,故尽管仍出现 P_AO_2、PaO_2 下降和 $P_{(A-a)}O_2$ 增大,但变化幅度减小;$PaCO_2$ 下降和 $P_{(A-a)}CO_2$ 增大的效应也减小。

(二)高 $\dot{V}/\dot{Q}$ 的效应 本例也为一理想模型(图 7-18),有正常 $\dot{V}/\dot{Q}$(0.8)和血流量减少 1/2($\dot{V}/\dot{Q} = 1.25$)的 2 个肺单位组成,且容积相同。

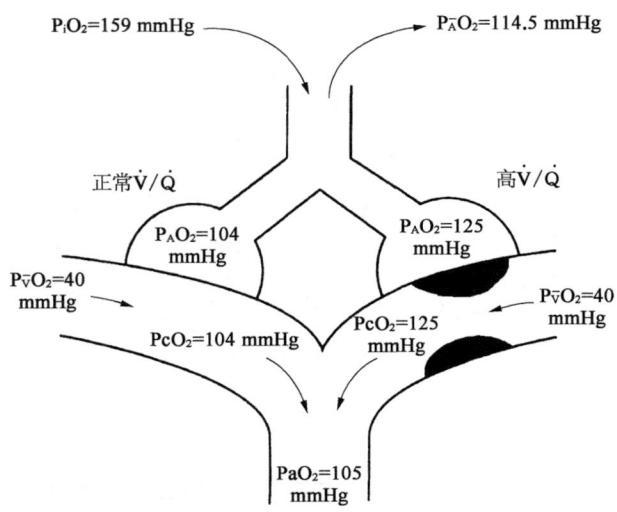

图 7-18 正常肺单位与高 $\dot{V}/\dot{Q}$ 肺单位的混合效应模式图
左侧为正常肺单位,右侧为高 $\dot{V}/\dot{Q}$ 单位

1. 未发生肺通气和肺血流代偿时的变化

(1) 对氧交换的影响:$\dot{V}/\dot{Q}$ 正常和增高的肺单位各占肺结构的 1/2,混合静脉血的 PO_2 和 PCO_2 分别为 40 mmHg 和 46 mmHg,SO_2 为 75%。左侧肺单位有正常肺通气和正常肺血流,其 P_AO_2、PcO_2 皆为 104 mmHg,相应 ScO_2 为 99%。右侧肺单位因血管阻塞,血流量减少 1/2,但通气量正常,气体交换约减少 1/2,P_AO_2 升高,接近气道 PO_2;或者说该肺区通气量相对增加 1 倍,P_AO_2 将从 104 mmHg 增加至 125 mmHg,PcO_2 也相应升高至约 125 mmHg,ScO_2 为 100%。

混合后的 SaO_2 取决于 2 个肺单位的血流量,右侧肺单位血流量为左侧的 1/2,左右两侧的混合比为 2∶1;左右两侧的 ScO_2 分别为 99% 和 100%,故混合后的 SaO_2 为:

$$SaO_2 = \frac{\text{左侧 } 99\% \times 2 + \text{右侧 } 100\%}{3} = 99.3\%$$

SaO_2 的 99.3% 约相当于 PaO_2 105 mmHg。

混合肺泡气的 PO_2 取决于这 2 个单位的通气量。由于两部分通气量相同,左右肺单位通气量混合比为 1∶1,故混合后的 P_AO_2 为两者的平均值,即:

$$P_AO_2 = \frac{104 + 125}{2} = 114.5 \text{(mmHg)}$$

$$P_{(A-a)}O_2 = 114.5 - 105 = 9.5 (mmHg)$$

(2) 对 CO_2 交换的影响：根据肺泡方程式或呼吸气体交换率的特点，高 $\dot{V}/\dot{Q}$ 肺单位的 P_ACO_2 和 $PcCO_2$ 皆相应下降至 22 mmHg（见前述）；正常 $\dot{V}/\dot{Q}$ 肺单位的 P_ACO_2 和 $PcCO_2$ 皆为 40 mmHg。这 2 个肺单位混合后 $PcCO_2$ 的平均值取决于两者的血流量，右侧血流量为左侧的 1/2，左右两侧血流量的混合比为 2：1；故 $PaCO_2$ 为：

$$PaCO_2 = \frac{左侧 40 \times 2 + 右侧 22}{3}$$
$$= 34 (mmHg)$$

混合肺泡气的 PCO_2 取决于这 2 个肺单位的通气量，两者相同，左右两侧的 P_ACO_2 分别为 40 mmHg 和 22 mmHg，混合后的 P_ACO_2 为两者的平均值，即：

$$P_ACO_2 = \frac{40 + 22}{2} = 31 (mmHg)$$
$$P_{(A-a)}CO_2 = 31 - 34 = -3 (mmHg)$$

因此高 $\dot{V}/\dot{Q}$ 肺区与正常肺区混合后的基本变化是：SaO_2 基本不变，PaO_2 略升高，$P_{(A-a)}O_2$ 略增大，$PaCO_2$ 降低，$P_{(A-a)}CO_2$ 略增大。

2. 病变肺通气量代偿性减少对氧和 CO_2 交换的影响　血流量下降导致的低 P_ACO_2 可使病变侧支气管收缩，通气量下降，相应 P_ACO_2 和 $PcCO_2$ 升高，故 $PaCO_2$ 可基本不变；同时 PaO_2 也基本不变。与上述理想模型的变化非常接近。

3. 总体代偿性变化对气体交换的影响　不仅出现上述高 $\dot{V}/\dot{Q}$ 肺区的通气量下降，正常 $\dot{V}/\dot{Q}$ 肺区也出现变化，如急性肺血管病变可刺激相应的感受器（如 J 感受器），使呼吸增快、增强，正常肺区通气量增大，出现 $PaCO_2$ 下降，PaO_2 基本不变；慢性肺血管患者，正常肺区代偿有限或失去代偿能力，与上述变化相同。

4. 实际气体交换的变化　由于肺循环低压、低阻、高容、高灌的特点，轻、中度肺血管病变对临床症状和气体交换的影响有限，但严重肺血管病变时肺循环阻力（PVR）明显升高并出现肺动脉高压，后者又可导致肺内侧支循环（肺循环与支气管循环）的开放，甚至心内房间隔卵圆孔的开放，发生右向左分流，出现低氧血症。这是肺栓塞或重度肺动脉高压导致低氧血症的主要原因。

在重症患者，若高 $\dot{V}/\dot{Q}$ 肺区明显增加（相应正常 $\dot{V}/\dot{Q}$ 肺区明显减少），特别是有基础肺疾病时，将导致 $\dot{V}_A$ 降低，同时出现 $PaCO_2$ 升高和 PaO_2 降低。

（三）高 $\dot{V}/\dot{Q}$ 和低 $\dot{V}/\dot{Q}$ 同时存在的气体交换特点

如上述，在低 $\dot{V}/\dot{Q}$ 肺单位，可出现 P_AO_2、PaO_2 下降和 $P_{(A-a)}O_2$ 明显增大，$PaCO_2$ 基本正常或略升高，伴一定程度的 $P_{(A-a)}CO_2$ 下降；在高 $\dot{V}/\dot{Q}$ 肺单位，PaO_2 略有升高，$P_{(A-a)}O_2$ 基本正常，$PaCO_2$ 稍降低，$P_{(A-a)}CO_2$ 增大。因此总体效应是 P_AO_2 与 PaO_2 下降，$P_{(A-a)}O_2$ 明显增大，$PaCO_2$ 正常或下降，$P_{(A-a)}CO_2$ 稍增大。

四、分布效应（distribution effect）

气体交换过程中，混合肺泡气成分主要受高 $\dot{V}/\dot{Q}$ 肺区影响，而混合肺静脉血成分主要受低 $\dot{V}/\dot{Q}$ 肺区影响，因此当 $\dot{V}/\dot{Q}$ 离散度较大或肺内存在不同 $\dot{V}/\dot{Q}$ 的肺区时，将导致混合肺泡气和体循环动脉血之间产生较大的气体分压差，主要是氧分压差。该现象称为分布效应。

五、$\dot{V}/\dot{Q}$ 分布曲线及其应用

前述是常用的阐述 $\dot{V}/\dot{Q}$ 失调对气体交换影响的方法，另外也可以更直观地用图解法说明。在不同 $\dot{V}/\dot{Q}$ 肺区共存的情况下，PaO_2 和 $PaCO_2$ 的大小不同，两者随 $\dot{V}/\dot{Q}$ 变化的关系曲线称为 $PO_2 - PCO_2$ 关系曲线，该曲线的起点和终点分别相当于 $\dot{V}/\dot{Q}=0$（气体分压为混合静脉血的数值，即 $P_ACO_2 = 46$ mmHg，$P_AO_2 = 40$ mmHg）和 $\dot{V}/\dot{Q}=\infty$（气体分压为气道内的数值，即 $P_AO_2 = 149$ mmHg，$P_ACO_2 = 0$）。当然随着呼吸气体交换率（R）的变化，P_AO_2 和 P_ACO_2 的关系也会发生变化，从而得出不同 $\dot{V}/\dot{Q}$（图 7-19）。

假设肺是由 3 组大小相同的肺单位（图 7-19）组成：① 静动脉血分流肺单位（$\dot{V}/\dot{Q}=0$）；② 正常肺单位（$\dot{V}/\dot{Q}=0.8$）；③ 肺泡无效腔肺单位（$\dot{V}/\dot{Q}=\infty$）。以此为基础分别讨论这 3 组肺单位通气和换气后，肺泡气、动脉血 PO_2 和 PCO_2 的变化特点。

1. 混合肺泡气的氧和 CO_2 分压　由于第一组肺单位只有血流，没有通气，因此混合肺泡气由第二、三组肺单位气体混合而成，肺泡气 PO_2 和 PCO_2（即 A 点）应当处于第二、三组肺单位之间。假设 R 为 0.8，A 点必定落在 R 为 0.8 的气相变化线上，具体部位取决于第二、三组肺单位的通气比例；如果第二组肺单位的通气量大于第三组，那么 A 点就靠近

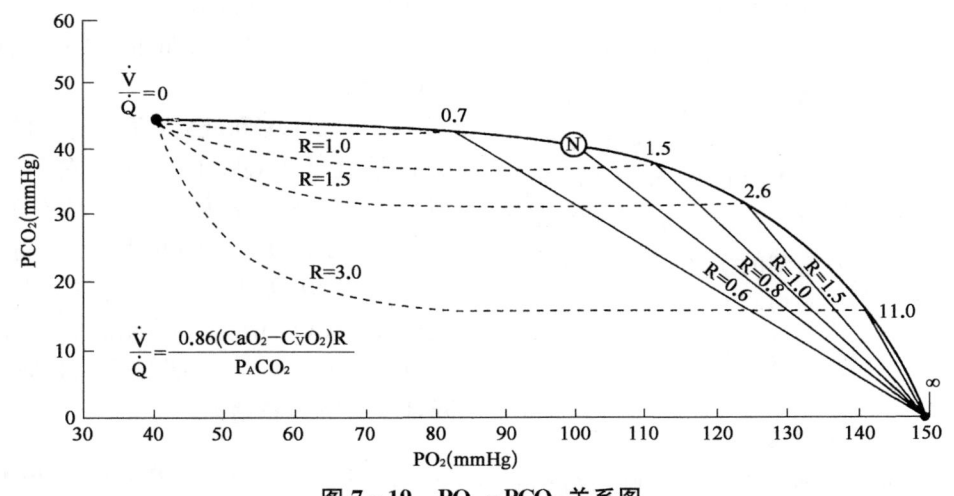

图 7-19　PO_2-PCO_2 关系图

粗实线为 $\dot{V}/\dot{Q}$ 分布曲线，5 条细实线反映不同呼吸气体交换率时的气相（肺泡气）变化，4 条虚线反映不同呼吸气体交换率（R）时的血相（动脉血）变化。在气血平衡状态下，当 R 分别为 0.6、1.0、1.5、3.0 时，$\dot{V}/\dot{Q}$ 分别为 0.7、1.5、2.6、11.0。R 为 0.8 时（见 N 点）为正常肺单位的 $\dot{V}/\dot{Q}$（0.8），对应的 PaO_2 为 100 mmHg、$PaCO_2$ 为 40 mmHg（参考 Slonim NB, Hamilton LH. Respiratory Physiology. 5th ed. 1987, 132）

第二组；反之，则靠近第三组（图 7-20）。因为本例患者第二、三组肺单位的通气量相等，所以 P_AO_2、P_ACO_2 皆为两组的均值。第二组肺单位的 P_AO_2、P_ACO_2 分别为 104 mmHg、40 mmHg，第三组分别为 150 mmHg、0，故混合呼出气的 P_AO_2、P_ACO_2 分别为两组之和的 1/2，即分别为 127 mmHg、20 mmHg。

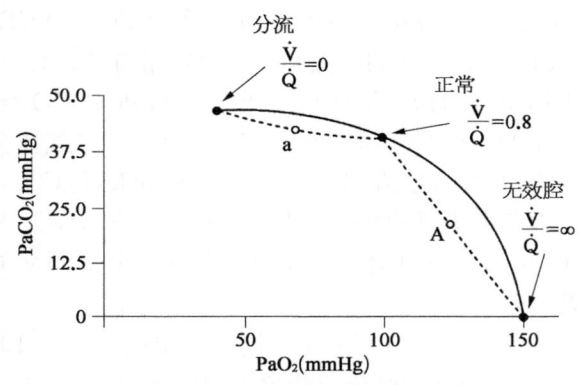

图 7-20　呼吸气体交换率为 0.8 时的 PaO_2-$PaCO_2$ 关系图

a 为血相点，位于 R 为 0.8 的血相关系线上。A 为气相点，位于 R 为 0.8 的气相关系线上（参考 Hlastala MP, Berger AJ. 1996）

2. 混合肺静脉血（体循环动脉血）的氧和 CO_2 分压　第三组肺单位只有通气无血流，故血相气体必然由第一、二组肺单位气体混合而成。因为 R 为 0.8，血相点（即 a 点）必定沿着血相关系曲线，其具体位置与第一、二组肺单位的血流比例有关，靠近血流比例大的肺单位。本例第一、二组的肺血流相等，故混合后的 CaO_2（或 SaO_2）、$CaCO_2$ 皆为该两组肺单位毛细血管测定结果的平均值。第一组肺单位 ScO_2 和第二组肺单位 ScO_2 分别为 75%、99%（分别相当于 PcO_2 为 40 mmHg、104 mmHg），因此混合后的 SaO_2 为 87%；根据氧离曲线，PaO_2 为 56 mmHg，明显低于两组 PcO_2 的平均值（72 mmHg）。CO_2 解离曲线为线性，混合后的 $PaCO_2$ 可根据两组的 $PcCO_2$ 直接计算，而无须根据 $CcCO_2$ 换算。由于第一、二组肺单位的 $PcCO_2$ 分别为 46 mmHg、40 mmHg，故混合后的 $PaCO_2$ 为两组之和的 1/2，即 43 mmHg。

3. 总体混合结果　P_AO_2 = 127 mmHg，P_ACO_2 = 20 mmHg。PaO_2 = 56 mmHg，$PaCO_2$ = 43 mmHg。$P_{(A-a)}O_2$ = 127 mmHg − 56 mmHg = 71 mmHg。$P_{(A-a)}CO_2$ = 20 mmHg − 43 mmHg = −23 mmHg。可见 $\dot{V}/\dot{Q}$ 失调主要导致 PaO_2 明显降低，$PaCO_2$ 基本无变化，$P_{(A-a)}O_2$ 显著增大，$P_{(A-a)}CO_2$ 增大，故临床上常用 $P_{(A-a)}O_2$ 衡量 $\dot{V}/\dot{Q}$ 失调的严重程度。

六、鉴别低氧血症的原因和发生机制

1. 基本原因分析　一般认为在 $PaCO_2$ 不高于正常的情况下，低氧血症主要由肺换气功能障碍引起，而肺换气功能障碍主要包括 $\dot{V}/\dot{Q}$ 失调、弥散障碍、动静脉血分流，其中 $\dot{V}/\dot{Q}$ 失调是导致低氧血症的最常见原因。一般情况下，吸空气存在低氧血症的患者，若吸纯氧后测定的分流率正常或接近正常，则

低氧血症主要由 $\dot{V}/\dot{Q}$ 失调引起，尽管也可能存在弥散功能下降，常见于各种肺实质疾病。在高碳酸血症患者，一般也同时存在 $\dot{V}/\dot{Q}$ 失调，通气量下降和 $\dot{V}/\dot{Q}$ 失调共同导致低氧血症。原则上，通气阻力增加和（或）通气动力下降导致 $\dot{V}_A$ 降低，出现低氧血症和高碳酸血症。由于 R 接近 1（不同专著中该值略有不同，介于 $0.8\sim0.86$，常用 0.8、0.85、0.86），故 $PaCO_2$ 上升幅度和 PaO_2 下降幅度接近，两者之和约为 140 mmHg，$P_{(A-a)}O_2$ 正常，但临床上仅见于突发呼吸衰竭的短时间内；随着时间延长，自主呼吸的代偿作用减弱或消失，必然出现 $\dot{V}/\dot{Q}$ 失调。

2. 阻塞性肺疾病的合理解读 周围阻塞性肺疾病，如 COPD 或支气管哮喘急性发作，气流阻塞不均匀必然导致气体分布不均和 $\dot{V}/\dot{Q}$ 失调，是发生 D_LCO 降低、低氧血症和 $P_{(A-a)}O_2$ 增大的主要原因。由于该类疾病非常常见，临床上发生单纯低氧血症的情况也非常常见，但容易出现解读错误。随着病情加重，将出现 $\dot{V}_A$ 下降，发生低氧血症和高碳酸血症；但 $\dot{V}/\dot{Q}$ 失调继续存在，甚至加重，$PaCO_2$ 上升幅度远低于 PaO_2 下降幅度，因此临床治疗时不仅要增加通气量，也需改善气体分布和 $\dot{V}/\dot{Q}$ 失调，但后者容易忽视或错误解读。

总之，在单纯低氧血症患者，除非存在明显静动脉血分流，$\dot{V}/\dot{Q}$ 失调是导致低氧血症的主要原因，这不仅见于各种肺实质疾病，也常见于各种阻塞性肺疾病。在同时存在高碳酸血症的患者，通气量下降和 $\dot{V}/\dot{Q}$ 失调是导致低氧血症的主要原因。

七、判断病变的严重程度、发展趋势和提供治疗依据

在上述疾病，若 $\dot{V}/\dot{Q}$ 失调程度轻，一般认为肺实质损伤的严重程度相对较轻、病变范围相对局限，或气流阻塞的程度较轻，经低浓度氧疗即可；否则提示肺部损伤的严重程度相对较重、病变范围相对较大，或气流阻塞的程度较重，需要高浓度氧疗，甚至机械通气治疗。若 $\dot{V}/\dot{Q}$ 失调加重，说明病变加重；否则说明病情改善。在机械通气患者，若通气压力和潮气量稳定，而 $\dot{V}/\dot{Q}$ 失调加重，提示潮气量太小或送气流量、时间不合适，需增加潮气量、调整吸气流量和时间；若 $\dot{V}/\dot{Q}$ 改善，说明通气模式和参数的设置合适或比较合适。

（朱 蕾 杨延杰 龚琳婧）

第八章
氧的运输与代谢

提 要

1. 氧分压梯度是维持机体正常代谢的关键因素,其中肺泡气氧分压(P_AO_2)是维持梯度的核心,影响 P_AO_2 的因素主要为吸入气氧浓度(FiO_2)和肺泡通气量($\dot{V}_A$),两者在不同情况下的影响特点不同,对临床治疗有重要影响。

2. 正常血红蛋白(Hb)由 2 条 α 链和 2 条 β 链组成,形成独特的三维结构,其中血红素中的二价亚铁离子(Fe^{2+})与氧结合。Hb 是运输氧的主要物质,物理溶解的氧含量很少,但氧分压(PO_2)发挥关键作用。

3. 血 PO_2 与血氧饱和度(SO_2)代表的含义不同,两者之间的关系表现为 S 形曲线,在不同条件下影响氧在肺的氧合以及在周围组织的释放,影响氧离曲线的因素发挥重要作用,P50 是评价氧离曲线特点的客观指标。

4. Hb 4 条多肽链单体与氧的亲和力非常大,其氧离曲线呈双曲线形,4 条多肽链相互作用形成的多聚体是氧离曲线呈 S 形的根本原因。$PaCO_2$ 升高、pH 下降、温度升高、2,3-二磷酸甘油酸(2,3-DPG)增加使氧离曲线右移,反之左移。上述因素的单一作用、复合作用与组织功能、代谢特点以及肺气体交换特点相适应。影响氧合和氧离曲线的病理因素主要有高铁血红蛋白血症、硫化血红蛋白血症和碳氧血红蛋白血症(CO 中毒),不同病理情况的表现特点有一定差异。

5. 动脉血氧运输量(DaO_2)是较单纯 PaO_2、SaO_2、血氧含量(CaO_2)更重要的参数,涉及 SaO_2、Hb、胶体渗透压、晶体渗透压、体液、心排血量等参数。体内氧的储存量较低,但不同生理和病理生理状态下,氧的储存量,尤其是肺内储存量明显变化。周围组织的氧交换和氧代谢与微循环(周围组织与毛细血管距离、毛细血管血流量、开放毛细血管数量)、内环境、组织代谢率等密切相关。

6. 正常情况下,氧供量和氧耗量有密切关系,涉及氧供依赖和非氧供依赖、氧耗率和氧储备、氧循环当量等概念,与不同器官组织的功能相一致。病理状态下,氧耗-氧供关系发生变化,在急性呼吸窘迫综合征(ARDS)和多脏器功能障碍患者发挥重要作用。

7. 机体主要通过线粒体内有氧代谢供能,在一定条件下无氧代谢供能也发挥重要作用,并产生中间代谢产物-乳酸。有氧代谢和无氧代谢产生的能量差别巨大,发挥作用的特点也有较大差别。糖、脂肪、蛋白质是主要的供能物质,但三者供能特点有较大差异,也可以互相转化,其中糖异生作用、肝糖原的合成和储存有重要作用。机体代谢产生的能量大部分以热能形式散发;部分转化为三磷酸腺苷(ATP),维持机体的正常功能。

8. 临床常用摄氧量或氧耗量反映氧代谢的情况,重要概念有最大氧耗量、每千克体重最大氧耗量、每搏氧耗量、代谢当量、无氧域(AT)等。可以通过血乳酸浓度确定 AT,但更多是通过无创气体分析法测定,涉及的重要概念有氧通气当量、CO_2 通气当量、呼吸气体交换率(R)、每分通气量(VE)、CO_2 排出量等。

9. 机体氧测定主要是动脉血氧测定,最常用动脉血气分析、经皮血氧饱和度检测,经皮血氧分压测定主要用于小儿。胃肠道张力计测定胃局部 pH、PCO_2,可反映组织氧代谢状态,无创测定细胞内氧主要用于科研。经皮动脉血氧饱和度(SpO_2)测定简单方便,临床应用极其广泛,但影响准确度的因素众多,需注意控制。

10. 危重患者的氧测定有一定特殊性,除常规动脉血气及其换算指标外,混合静脉血氧分压($P\bar{v}O_2$)或饱和度($S\bar{v}O_2$)也是常用的参数,综合分析有重要价值。氧代谢的综合评价涉及动脉血气、氧耗量、混合静脉血氧、局部代谢变化、血乳酸、血乳酸清除率等内容,对指导休克和其他危重症患者的治疗有重要价值。

第一节 氧分压的梯度分布

机体通过呼吸维持生命活动,呼吸过程又可分为外呼吸与内呼吸,前者指外界气体在肺部与血液中交换的过程,后者指血液中的气体与组织细胞交换的过程。内外呼吸通过血液循环联系在一起。代谢活动的持续进行导致氧分压在体内形成一定的梯度,其中海平面上大气 PO_2 最高,约为 159 mmHg,在细胞线粒体中最低,约为 2 mmHg(图 8-1);PCO_2 有过程相似、方向相反的梯度分布(图 8-1B)。

一、氧分压梯度分布的基本理论

理论上吸入气中无代谢活动,其氧浓度(FiO_2)、氧分压(PiO_2)与大气压相同,分别为 20.8% 和 159 mmHg,但实际上通过鼻、咽部的加温、湿化,至气管水蒸气处于饱和状态,其压力上升,导致 PO_2 下降。在体温 37 ℃,100 mL 干燥空气经过充分湿化后,大约增加 6 mL 的水蒸气,即气体总容积增加至 106 mL,氧分子数不改变,PO_2 约下降约 6/106(mmHg);气管内饱和水蒸气压(PH_2O)为 47 mmHg,根据玻意耳(Boyle)定律,气道氧分压($PawO_2$)为:

$$PawO_2 = (PB - PH_2O) \times FiO_2$$
$$= (760 - 47) \times 20.8\% = 149 (mmHg),或$$

$$PawO_2 = (PB - PH_2O) \times FiO_2$$
$$= (101.3 - 6.3) \times 20.8\% = 19.9 (kPa)$$

气体进入肺泡后,O_2 通过交换不断地被肺部血流带走,CO_2 则排入肺泡气,导致 PO_2 进一步下降。假如呼吸商(RQ)为 1.0(正常值为 0.7~1.0),产生的 CO_2 分子数与消耗的 O_2 分子数应相等。由于相同气体分子数能产生相同的压力,在其他因素不变的情况下肺泡氧分压(P_AO_2)为:

$$P_AO_2 = PawO_2 - P_ACO_2 = 149 - 40$$
$$= 109 (mmHg)$$

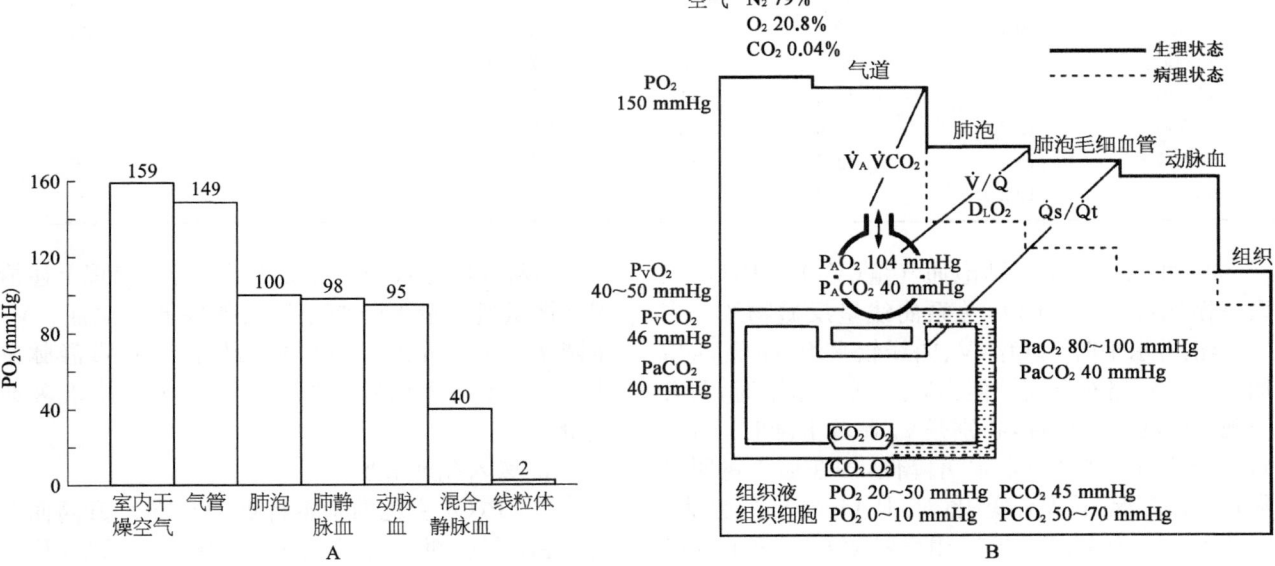

图 8-1 氧分压和二氧化碳分压的梯度分布模式图

通常 RQ<1.0，介于 0.8~0.86，则产生的 CO_2 分子数少于被摄取的 O_2 分子数，因此 P_AO_2<109 mmHg，约为 104 mmHg。

肺泡内气体与肺毛细血管内气体不断进行交换，如果交换完全，肺毛细血管中和肺静脉血 PO_2 应该与 P_AO_2 相同。事实上，这种气体交换只是近乎完全，因此肺静脉血 PO_2 稍低于 P_AO_2，约为 100 mmHg。当血液流经体循环动脉时，PaO_2 为 98 mmHg，其下降机制主要是生理性分流所致。正常人体中大约有 2% 的静脉血（支气管静脉血及冠状静脉血）不经肺循环直接进入体循环，此为生理性分流。混合静脉血 PO_2 约为 40 mmHg，接近组织 PO_2，这是组织代谢消耗氧的结果。代谢旺盛组织的 PO_2 非常低，有利于血液流经组织时释放出 O_2。线粒体是氧化代谢的场所，故 PO_2 最低。在组织毛细血管和线粒体之间 30~40 mmHg 的氧分压差是驱动氧顺利进入线粒体直接动力。

二、影响 P_AO_2 的因素

P_AO_2 是氧梯度分布的关键环节，其影响因素大体分为以下几个方面。

1. 干燥大气压水平　在其他因素恒定的情况下，大气压直接影响 P_AO_2。随海拔高度升高，大气压和 PO_2 皆下降；当海拔升至 19 km 时 P_AO_2 降至 0，此时大气压与饱和水蒸气压相等（表 8-1）。

表 8-1　不同海拔高度的大气压和氧分压

海拔高度		大气压		氧分压		与海平面相当的 FiO₂	达海平面 PO₂ 需要的 FiO₂
英尺	m	kPa	mmHg	kPa	mmHg		
0	0	101.0	760	19.9	149	20.8	20.8
2 000	610	94.3	707	18.4	138	19.4	22.6
4 000	1 220	87.8	659	16.9	127	17.8	24.5
6 000	1 830	81.2	609	15.7	118	16.6	26.5
8 000	2 440	75.2	564	14.4	108	15.1	28.8
10 000	3 050	69.7	523	13.3	100	14.0	31.3
12 000	3 660	64.4	483	12.1	91	12.8	34.2
14 000	4 270	59.5	446	11.1	83	11.6	37.3
16 000	4 880	54.9	412	10.1	76	10.7	40.8
18 000	5 490	50.5	379	9.2	69	9.7	44.8
20 000	6 100	46.5	349	8.4	63	8.8	49.3
22 000	6 710	42.8	321	7.6	57	8.0	54.3
24 000	7 320	39.2	294	6.9	52	7.3	60.3
26 000	7 930	36.0	270	6.3	47	6.6	66.8
28 000	8 540	32.9	247	5.6	42	5.9	74.5
30 000	9 150	30.1	226	4.9	37	5.2	83.2
35 000	10 700	23.7	178	3.7	27	3.8	—
40 000	12 200	18.8	141	2.7	20	2.8	—
45 000	13 700	14.8	111	1.8	13	1.9	—
50 000	15 300	11.6	87	1.1	8	1.1	—
63 000	19 200	6.3	47	0	0	0	—

2. 肺泡通气量　肺泡通气量（$\dot{V}_A$）与 P_AO_2 关系呈抛物线，与 P_ACO_2 关系曲线呈反抛物线。当 $\dot{V}_A$≥正常水平时 P_AO_2-$\dot{V}_A$ 曲线较平坦，随着 $\dot{V}_A$ 增加，P_AO_2 仅略有升高。但当 $\dot{V}_A$<正常水平时，两者表现为较陡直的线性，特别是 $\dot{V}_A$ 显著下降时，$\dot{V}_A$ 轻微下降即可导致 P_AO_2 显著降低，即在通气量明显降低的情况下 $\dot{V}_A$ 变化对 P_AO_2 的影响大。P_ACO_2-$\dot{V}_A$ 关系曲线正好相反，P_AO_2 显著下降必然伴随 P_ACO_2 显著升高（图 8-2）。

各种原因导致的通气功能下降皆可出现上述情况。严重通气量下降会导致致死性低氧血症。$\dot{V}_A$ 下降至一定临界点，P_AO_2 可明显低于正常静脉血水平，因此临床治疗除吸氧外，必须有效改善通气量。

3. 吸入气氧浓度

（1）P_AO_2 变化的基本特点：随 FiO_2 升高而升高，包括通气量明显下降的患者。图 8-3 显示 FiO_2 分别为 21% 和 30% 时，即使存在不同水平的 $\dot{V}_A$ 下降

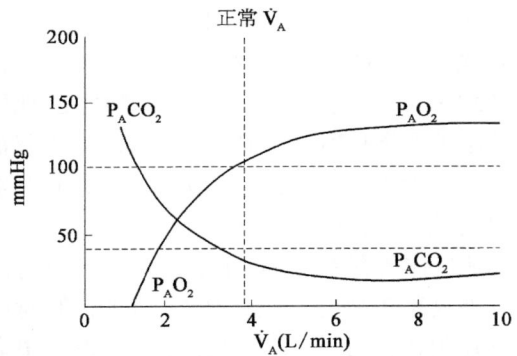

图 8-2 肺泡通气量与 P_AO_2、P_ACO_2 的关系曲线

(除非 $\dot{V}_A$ 极低) 或增加，P_AO_2 几乎皆增加 64 mmHg (8.5 kPa)，这对通气量下降患者的气体交换非常重要 (动脉血变化类似，但前提是不存在换气功能障碍)，如 $\dot{V}_A$ 下降导致 P_AO_2 降至 30 mmHg 时可发生严重后果，但 FiO_2 增加至 30% 时，P_AO_2 将增加至 94 mmHg，与正常水平相同。事实上，在通气量明显下降的情况下，30% 也是普通氧疗增加 FiO_2 的最高水平，进一步增加 FiO_2 不会升高 P_AO_2，此时主要处理方法是增大 $\dot{V}_A$；单纯增加 FiO_2 反而伴随 $PaCO_2$ 升高。这对不同疾病的影响不同，详见第九章。

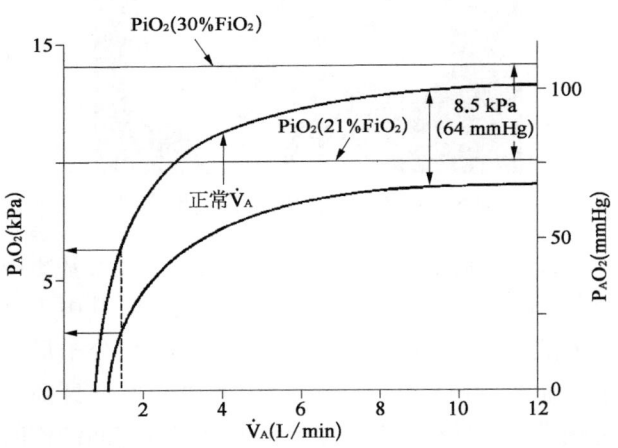

图 8-3 吸入气氧浓度与 P_AO_2 的关系

在一定 $\dot{V}_A$ 变化范围内，提高相同水平 FiO_2，P_AO_2 升高幅度相似

(2) P_AO_2 变化的理论基础：正常情况下，肺泡压是恒定的，与大气压相同，约为 760 mmHg；肺泡气含饱和水蒸气 (H_2O)、CO_2、O_2、N_2，其中 P_AH_2O 是恒定的，为 47 mmHg，P_AO_2 和 P_ACO_2 是可变的，正常值分别为 104 mmHg、40 mmHg，由于 RQ 和 R 是恒定的，接近 1，故在通气量恒定的情况下，两者之和基本稳定，约为 144 mmHg，剩余 P_AN_2 是恒定的，约为 569 mmHg。与饱和水蒸气不同，在吸入气成分变化的情况下，P_AN_2 相应变化；假如 FiO_2 提高 4% (升至 25%)，P_AO_2 上升 4×7.6 mmHg = 30.4 mmHg，达 134.4 mmHg，由于通气量稳定，P_ACO_2 仍为 40 mmHg，P_AN_2 下降至 569 mmHg - 30.4 mmHg = 538.6 mmHg。假如 FiO_2 提高至 30%，P_AO_2 上升 68.4 mmHg，达 172.4 mmHg，由于通气量稳定，P_ACO_2 仍为 40 mmHg，P_AN_2 将下降至 569 mmHg - 68.4 mmHg = 500.6 mmHg。若 $\dot{V}_A$ 下降 1/4，P_AH_2O 仍为 47 mmHg，P_AO_2 下降 1/4，即 26 mmHg，降为 78 mmHg，P_ACO_2 上升至 66 mmHg，两者之和仍为 144 mmHg，P_AN_2 不变，仍为 569 mmHg；假如 FiO_2 提高 4% (至 25%)，P_AO_2 上升 4×7.6 mmHg = 30.4 mmHg，达 108.4 mmHg，由于通气量稳定，P_ACO_2 仍为 66 mmHg，P_AN_2 下降至 569 mmHg - 30.4 mmHg = 538.6 mmHg；假如 FiO_2 提高至 30%，P_AO_2 上升 68.4 mmHg，达 146.4 mmHg，由于通气量稳定，P_ACO_2 仍为 66 mmHg，P_AN_2 下降至 569 mmHg - 68.4 mmHg = 500.6 mmHg。若 $\dot{V}_A$ 下降 1/2，P_AH_2O 仍为 47 mmHg，P_AO_2 下降至 52 mmHg，P_ACO_2 上升至 92 mmHg，两者之和仍为 144 mmHg，P_AN_2 也为 569 mmHg；假如 FiO_2 提高 4% (至 25%)，P_AO_2 上升至 $52 + 4 \times 7.6$ mmHg = 82.4 mmHg，由于通气量稳定，P_ACO_2 仍为 92 mmHg，P_AN_2 下降至 569 mmHg - 30.4 mmHg = 538.6 mmHg；假如 FiO_2 提高至 30%，P_AO_2 上升 68.4 mmHg，达 120.4 mmHg，由于通气量稳定，P_ACO_2 仍为 92 mmHg，P_AN_2 下降至 569 mmHg - 68.4 mmHg = 500.6 mmHg。

总之，在 $\dot{V}_A$ 正常或不同下降幅度的情况下，提高相同水平 FiO_2，P_AO_2 升高幅度基本恒定，如 FiO_2 升高至 25%，P_AO_2 升高约 30 mmHg；FiO_2 升高至 30%，P_AO_2 升高约 65 mmHg。由于 RQ 不同，加之 $\dot{V}_A$ 的轻微变化，P_AO_2 升高幅度可略有差异，如 FiO_2 升高 30%，报道 P_AO_2 升高 64 或 65 mmHg，我们的计算结果则为 68 mmHg。

不仅 $\dot{V}_A$ 对维持合适 PO_2 非常重要，$\dot{V}/\dot{Q}$ 也必须维持在适当水平。正常 $\dot{V}/\dot{Q} = 0.8$。$\dot{V}/\dot{Q} > 0.8$ 时，肺泡通气相对正常或较高，而肺血流量相对减少，使肺泡无效腔增加；$\dot{V}/\dot{Q} < 0.8$ 时，肺血流量相对正常，通气相对减少，静脉血流经肺泡得不到充分的气体交换，导致低氧血症，一般无 CO_2 潴留。其主要治疗措施是提高 FiO_2。静动脉分流导致顽固性低氧血症，若分流率超过 30%，提高 FiO_2 对改善 PaO_2 的作用非常有限。

总之，$\dot{V}_A$下降导致的低氧血症，主要治疗方法是提高FiO_2和增大$\dot{V}_A$，但不同情况下，侧重点不同，轻中度$\dot{V}_A$下降以提高FiO_2为主，中重度以增加$\dot{V}_A$为主。

4. 氧耗量增加　在健康人，氧耗量增加，如运动时，不会影响P_AO_2和PaO_2，因为氧耗量增加必然伴随呼吸系统功能和心血管系统功能的同步增强，以及肌细胞利用氧能力的增强。但在呼吸阻力明显增加、呼吸驱动明显减弱或呼吸衰竭患者，通气量增加不能满足气体交换，必然伴随P_AO_2和PaO_2下降，简言之，在呼吸功能减退患者，氧耗量增加是诱发或加重呼吸衰竭的因素。发热、寒战、抽搐等皆可增加氧耗量。镇静-肌松剂的应用或降温会降低氧耗量，体温下降1℃氧耗量下降约13%。

5. 其他　心排血量突然减少会导致一过性肺血流量减少，R下降，P_AO_2升高；但随之出现周围组织供血量下降和静脉血PO_2下降，PO_2下降的静脉血经肺循环后，R升高，P_AO_2又恢复至正常水平，因此心排血量对P_AO_2的影响可忽略。

其他气体的存在，如全身麻醉终止后，部分麻醉剂可以进入肺泡呼出，导致P_AO_2下降，但时间短暂，P_AO_2很快恢复正常。无氧代谢增强的患者可出现$PaCO_2$和P_ACO_2升高，伴随P_AO_2下降，但酸中毒会导致呼吸迅速增强，通气量增加，故P_AO_2可迅速恢复正常。

第二节　氧在血液中的运输及在组织中的利用

亨利（Henry）定律指出：在某一温度下，气体溶解在液体中的容积与其分压成正比。温度为38℃时，每升血液中氧的溶解度为0.03 mL/mmHg，因此，当PaO_2 100 mmHg时，血液可以溶解氧3 mL/L。正常成人静息心排血量约为5 L/min，故物理溶解氧的运输量为3 mL/L×5 L/min=15 mL/min。一般成人最高心排血量仅为30 L/min，因此物理溶解的氧运输量最高为3 mL/L×30 L/min=90 mL/min。静息时健康人的氧耗量为250 mL/min，显然，单靠物理溶解方式运输氧远不能满足机体的代谢需求，即使是静息状态下，也需以其他形式完成，实质上主要通过血红蛋白氧合完成。

一、血红蛋白

1. 血红蛋白（hemoglobin，Hb）的基本结构　Hb由珠蛋白和血红素组成，相对分子质量为64 000～67 000，平均为64 500。珠蛋白由4条多肽链组成，这些肽链有α、β、γ和δ 4种类型，每条肽链约含140个氨基酸残基。成人Hb由2条α链和2条β链组成，表达式为$\alpha_2\beta_2$（图8-4～图8-6），每条α链和β链各有141和146个氨基酸残基，血红素分别附在第87和92位组氨酸残基上。每条肽链与1个血红素形成1个Hb单体，Hb是由4个单体构成的四聚体。血红素是由4个杂环吡咯形成的原卟啉和1个二价亚铁离子（Fe^{2+}）组成的复合物，亦称亚铁血红素（图8-5）。

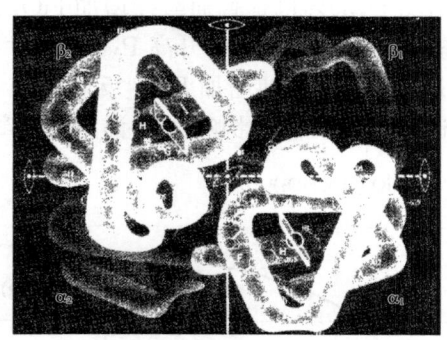

图8-4　血红蛋白的立体结构模型

2. Hb的空间结构和氧合功能　血红素基团中心的Fe^{2+}与多肽链上的2个氨基酸相连，其中1个组氨酸与Fe^{2+}的连接比较疏松，可与O_2分子形成氧合血红蛋白（HbO_2）；珠蛋白或血红素本身都不能携带O_2，只有当两者结合形成特定的空间结构时才能进行氧合（图8-6）。每条肽链有1个血红素，血红素中有1个能与O_2结合的Fe^{2+}，因此1个Hb可以与4个O_2结合，即1 mol Hb能与4 mol的O_2结合（图8-6）。1 mol气体占据的空间为22 400 mL（STPD），1 mol Hb为64 500 g，因此每克Hb能携氧容积为：

$$O_2\left(\frac{mL}{g\,Hb}\right) = 4\,\frac{O_2(mol)}{Hb(mmol)} \times 22\,400\,\frac{O_2(mL)}{O_2(mmol)}$$
$$\times \frac{Hb(mmol)}{64\,500\,g\,Hb}$$
$$= 1.39\left(\frac{mL}{g\,Hb}\right)$$

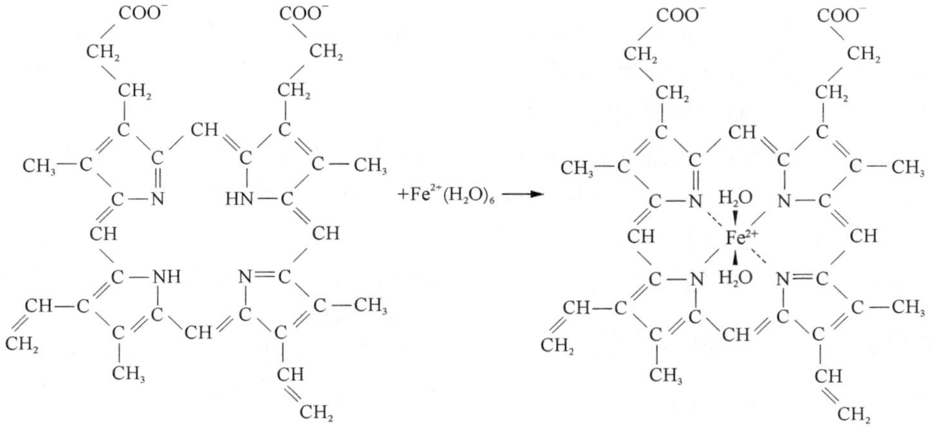

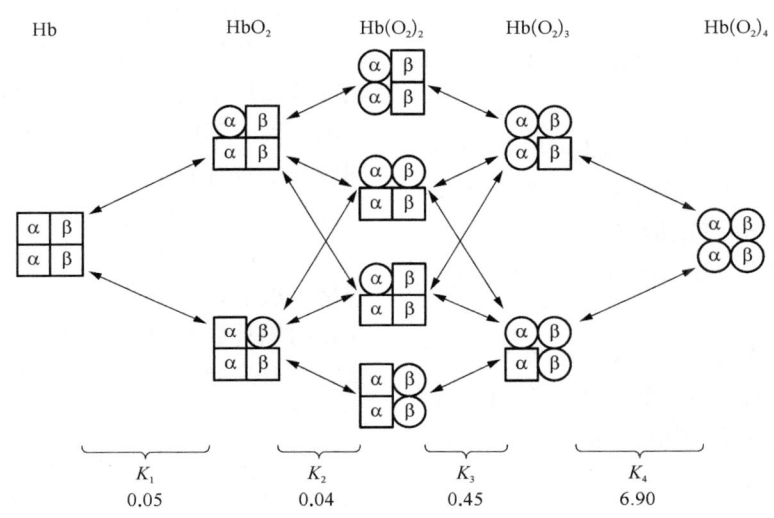

图 8-5 血红素的基本分子式

图 8-6 血红蛋白的化学结构

或 Hb 携氧量 = $(4 \times 22\,400)/64\,500 = 1.39\,(mL/g)$。

二、动脉血氧分压

1. **动脉血气总压与分压** 动脉血气分析是对动脉血中不同类型气体和酸碱物质进行分析的技术过程,常用参数有 3 类:氧合参数、CO_2 分压和酸碱物质。动脉血的气体主要有 O_2、N_2、CO_2,其压力总和为总压。理论上和临床上常认为动脉血气总压与大气压是相同的,但实际上由于饱和水蒸气被血液吸收,动脉血气体总压比肺泡气压或大气压略低,实际结果为大气压-饱和水蒸气压 = 760 mmHg - 47 mmHg = 713 mmHg。血液中各种成分所占的压力称为分压,如氧分压、CO_2 分压等,分压是驱动气体交换的动力。

2. **动脉血氧分压** 氧分压(oxygen partial pressure, PO_2)是气体中氧分子运动或溶解状态的氧分子产生的张力。如上述,机体不同部位 PO_2 不同,其中大气道最高,组织细胞的线粒体最低。青壮年的 PaO_2 正常值为 90~100 mmHg;其后随年龄增长逐渐减低。正常值公式为:卧位 PaO_2(mmHg) = 103.5 - 0.42 × 年龄(岁);坐位 PaO_2(mmHg) = 104.2 - 0.27 × 年龄(岁);年龄 > 70 岁,PaO_2 > 70 mmHg 即为正常。

PaO_2 的正常值范围应为预计值 ± 2 个标准差,PaO_2 低于正常值称为低氧血症,由于根据标准差计算比较烦琐,也无必要如此精确计算,因此各地多根据比较简单的公式计算,复旦大学附属中山医院采用的计算值为 -10 mmHg。需强调肺功能检查报告对 PaO_2 下降的描述与临床有所不同,PaO_2 < 60 mmHg 时在临床上被称为呼吸衰竭,但肺功能检查报告称中度(< 60 mmHg)或重度

（<40 mmHg）低氧血症。

氧气从肺泡弥散到肺泡毛细血管，并由血流携带至左心和动脉系统。PaO_2较P_AO_2为低，其差值$[P_{(A-a)}O_2]$是弥散功能、$\dot{V}/\dot{Q}$和静脉动脉血分流综合作用的结果，正常人主要受静动脉血分流的影响。正常人呼吸空气时$P_{(A-a)}O_2$为5～15 mmHg，在病理情况下可明显增大。合理机械通气可改善$\dot{V}_A$、换气功能，缓解呼吸肌疲劳、降低氧耗量，提高PaO_2。

三、动脉血氧饱和度及其评价

1. 动脉血氧饱和度　氧饱和度（oxygen saturation, SO_2）是血SO_2是Hb与氧结合的程度，即氧合Hb占总Hb的百分比，或Hb结合的氧容积与Hb氧容量之比。以公式表示如下：

$SaO_2 = HbO_2/(HbO_2 + Hb) \times 100\%$，或 $SaO_2 = HbO_2/Hb$ 氧容量$\times 100\%$。

SaO_2正常值为95%～98%。SaO_2与PaO_2直接相关，即PaO_2降低，SaO_2降低；PaO_2增高，SaO_2升高。当PaO_2为150 mmHg时SaO_2为100%，亦称氧饱和，氧饱和时氧与Hb结合的氧容积称为氧容量。

2. 氧离曲线及其特点　尽管SaO_2与PaO_2直接相关，但两者并非线性关系，而是呈S形曲线，称为氧离解曲线（图8-7），简称氧离曲线。氧离曲线可分为平坦段和陡直段两部分。

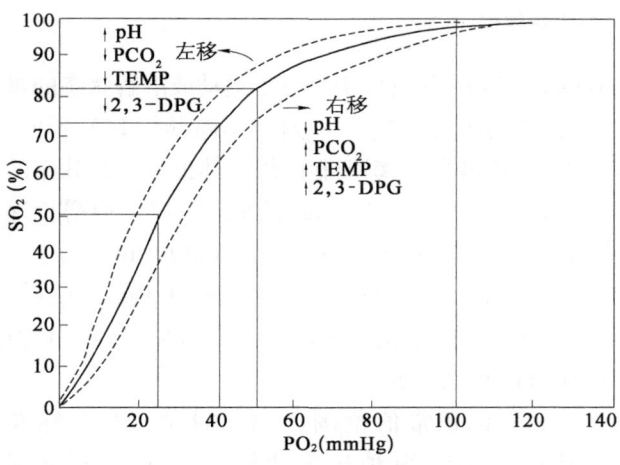

图8-7　氧离曲线及其影响因素

（1）氧离曲线平坦段的特点：PO_2超过60 mmHg后，氧离曲线处于平坦段，PO_2变化引起SO_2的变化较小，如PO_2由60 mmHg上升至100 mmHg（PO_2增加40 mmHg）时SO_2由90%上升到97%，仅升高7%；PO_2达100 mmHg后SO_2已接近100%，PO_2达150 mmHg后SO_2达100%，增加PO_2不能使SO_2进一步上升。

（2）氧离曲线陡直段的特点：PO_2低于60 mmHg，氧离曲线处于陡直段，PO_2的较小变化即引起SO_2大幅度改变，如PO_2由25 mmHg增高至40 mmHg，SO_2增加约25%；反之亦如此。

（3）氧离曲线的价值：有利于血液从肺泡摄取氧和在组织毛细血管中释放氧。肺泡气PO_2处于氧离曲线的平坦段，因此P_AO_2变化引起PaO_2下降时SaO_2可无明显变化。组织细胞PO_2处于氧离曲线的陡直段，有利于氧合血红蛋白的氧解离并向组织供氧。氧离曲线可因各种因素左移或右移，右移后在相同PaO_2下SaO_2较低，有利于血液在组织中释放氧，不利于血液在肺部结合氧；左移则相反。氧离曲线的移位在陡直段的表现更显著，因此主要影响血液在周围组织释放氧，而对肺组织的氧合作用影响不大。不同因素会影响氧离曲线移位并产生不同效应，氧离曲线右移的主要影响因素有$PaCO_2$增高、pH降低、红细胞内2,3-二磷酸甘油酸（2,3-DPG）增加、体温上升等，这将引起氧合血红蛋白更容易释放氧；反之氧离曲线左移，氧合血红蛋白不容易在组织释放氧（详见下述），但容易在肺组织结合氧。碱血症导致代谢障碍原因之一是抑制氧在组织的释放。

（4）P_{50}：血氧饱和度为50%时的氧分压，可反映血红蛋白与氧的亲和力，是反映氧离曲线位置的客观参数。正常人pH为7.40、$PaCO_2$为40 mmHg、体温为37℃时，P_{50}为26.6 mmHg。氧离曲线右移时P_{50}增大，有利于血液在组织中释放氧，但不利于血液在肺部摄取氧；左移时P_{50}减小，效应相反。由此可见P_{50}增高与降低是一对矛盾，需正确处理。一般仍认为P_{50}右移有利于组织氧供和组织代谢，但不同条件下主要矛盾会发生变化，例如，胎儿血从胎盘中摄取氧，其Hb对氧的亲和力需远高于母体Hb（即P_{50}低）；在珠穆朗玛峰上，P_{50}约为19 mmHg，P_{50}降低有助于血液在肺部摄取氧，因为在极度低氧环境中，氧的摄取已转化为矛盾的主要方面。

四、氧离曲线的形成机制

Hb为四聚体，用透析方法可将其4条肽链解离，形成4个单体，单体与氧的亲和力远大于四聚体，此时得到的氧离曲线与肌红蛋白（Mb）的氧离曲线相似，皆呈双曲线形（图8-8）。肌红蛋白存在于肌肉中，结构类似Hb，但为1条多肽链与1个血红素构成的单体,可见氧离曲线的 S 形特征是由 4 条多肽链聚合时相互发生作用形成的。

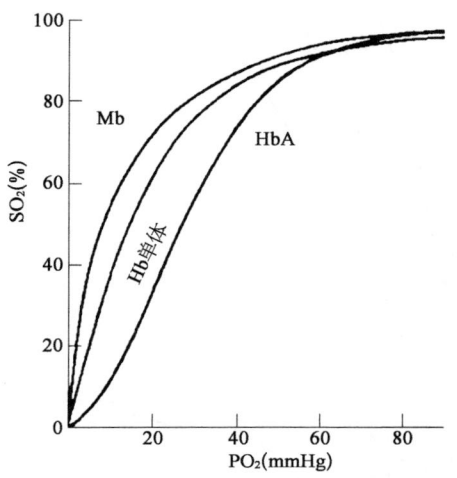

图 8-8 血红蛋白及其单体的氧离曲线

通过 X 线衍射方法研究 Hb 的立体构型,已知 Hb 的每条肽链可分为 8 段(A～H),图 8-4 显示了该多肽链,它们各自屈曲折叠,但又相互连接,形成特定构型。在不同链上或同一链的不同氨基酸残基之间有各种疏松、极性与非极性的化学键,从而形成四级结构。每个血红素基团被包绕在曲折肽链缝隙中(图 8-4)。氧离 Hb 的化学键连接牢固,结构稳定,称为紧张型 Hb(T 型 Hb),氧分子难以进入,对氧的亲和力差。一旦氧分子进入其中的缝隙与血红素氧合后,构型发生改变,使另一个血红素周围的肽链间隙变大,这样就容易接纳氧分子,提高与氧的亲和力;如此循环,一个血红素的氧合促进了下一个血红素的氧合,当第 4 个血红素进行氧合时,其亲和力约为第 1 个的 150 倍。也就是说,氧合 Hb 的肽链间隙极度松散,称为松弛型 Hb(R 型 Hb),与氧的亲和力大。因此由血红素结合氧可引起分子构型变化,增强 Hb 对氧的亲和力,这是 S 形氧离曲线的形成原因。

五、影响氧离曲线的因素及作用机制

本节前一部分已简述氧离曲线的影响因素,现详述如下。

1. PCO$_2$ 和 pH 对氧离曲线的影响 1904 年 Christian Bohr 首次描述了升高 PaCO$_2$ 可以降低 Hb 对 O$_2$ 的亲和力,因此将 PCO$_2$(以后又增加 pH 或 H$^+$)对氧离曲线的效应,称为波尔(Bohr)效应。

血液 PCO$_2$、H$^+$ 升高时,Hb 对氧的亲和力降低,氧离曲线右移;反之血液 PCO$_2$、H$^+$ 降低时,Hb 对氧的亲和力增加,曲线左移,因此改变血液 PCO$_2$、pH 可影响 P$_{50}$。如当血液 PO$_2$ 为 100 mmHg 时,PCO$_2$ 由 40 mmHg 升高至 80 mmHg(图 8-9A)或 pH 由 7.4 降至 7.2(图 8-9B)时,SO$_2$ 的改变有限;而当 PO$_2$ 为 60 mmHg,PCO$_2$ 由 80 mmHg 降至 40 mmHg 时,SO$_2$ 则明显下降,下降程度可达 20% 之多,进一步说明氧离曲线右移对组织供氧有利,而对肺的氧合作用影响不大,也与周围组织及肺组织的实际功能状态一致,即周围组织代谢旺盛,PO$_2$ 低、pH 低、PCO$_2$ 高,有利于氧的释放;肺组织正好相反,特别是 PO$_2$ 在氧离曲线的平坦段,故有利于氧合。现已明确 pH、PCO$_2$ 产生波尔效应的机制不同。pH 升高,H$^+$ 作用于 Hb 肽链羧基端的盐键,使 Hb 结构趋于稳定,由 R 型转为 T 型,从而使氧离曲线右移;PCO$_2$ 升高,除通过 H$^+$ 发挥作用之外还能与 Hb 的 α、β 肽链的氨基末端结合,改变 Hb 构型而使氧离曲线右移。

波尔效应的主要生理意义在于加强输氧效率,在肺部促进氧合,在组织中促进氧解离。在肺部由于排出 CO$_2$,血液中 PCO$_2$ 和 H$^+$ 浓度下降,从而促进氧的摄取;在组织中由于代谢产生了 CO$_2$ 与 H$^+$,从而增加氧的释放。

2. 温度对氧离曲线的影响 如图 8-9C 所示,温度升高可降低 Hb 与氧的亲和力,氧离曲线右移;反之 T 降低,曲线左移。由此可见,当组织代谢率升高时产热增加与其他因素共同影响氧曲线,加速氧供。如肌肉收缩时,不仅局部温度升高;同时 CO$_2$ 产生量增加,酸性代谢产物浓度升高,pH 下降,这些因素都使氧离曲线右移,进而促进肌肉中的血液释放更多的氧,满足代谢需要。由图 8-9C 可见,在低温状态下,Hb 与氧的亲和力增加。20 ℃、PO$_2$ 为 50 mmHg 时 Hb 已处于氧饱和状态;即使 PO$_2$ 为 40 mmHg,SO$_2$ 也在 90% 以上,因此氧的释放极其困难,虽然血液呈红色,氧含量高,但组织仍呈缺氧状态。在进行低温麻醉时患者口唇泛红,但容易发生组织缺氧,需重视。毛细血管中 HbO$_2$ 高亦是冬天户外耳朵、口唇发红的主要原因。

3. 2,3-DPG 对氧离曲线的影响 红细胞内含丰富的磷酸盐,包括 2,3-DPG 和 ATP 等。磷酸盐,尤其是 2,3-DPG 能降低 Hb 对氧的亲和力,使氧离曲线右移(图 8-9D)。

(1)影响氧离曲线的机制:2,3-DPG 是葡萄糖无氧酵解的代谢产物,在红细胞中浓度高达 5 mmol/L,但仅与还原型 Hb 结合,而不能与 HbO$_2$ 结合,其结合比例为 1:1。在 Hb 2 条 β 链之间的

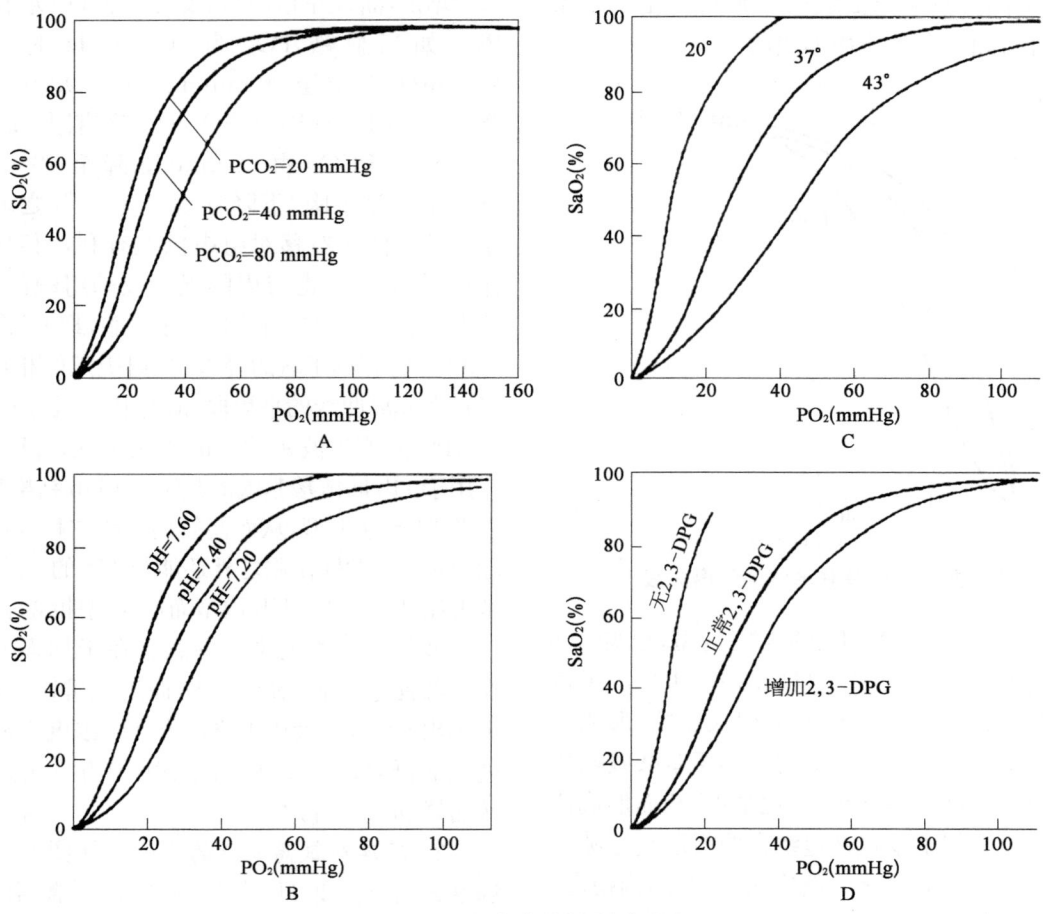

图 8-9 氧离曲线的影响因素

空隙中有许多正电荷，2,3-DPG 带负电荷，因而容易与其结合；但与 2,3-DPG 结合后，Hb 空间构型改变，由 R 型转化成 T 型，从而趋于稳定，降低对氧的亲和力，使氧离曲线右移。红细胞膜对 2,3-DPG 的通透性低，当其在红细胞内大量积聚时可增加细胞内 H^+，进一步促使氧离曲线右移。慢性缺氧、贫血和心功能不全的患者，通过代偿，红细胞内 2,3-DPG 生成增多，使 HbO_2 在组织中可释放出较多的氧，改善组织缺氧。由于氧的释放增加，容易出现肢体末梢发绀。新鲜红细胞中 2,3-DPG 的含量较高，在衰老或保存时间较长的红细胞中浓度显著下降，因此在低氧血症和其他影响组织供氧的患者应尽可能输新鲜血；反之，若短时间内大量输入库存时间较久的血，反而可能加重组织缺氧。

（2）影响 2,3-DPG 含量的因素：2,3-DPG 是葡萄糖无氧酵解的代谢产物，受多种因素调节，但主要受 2 种因素调节，一种是负反馈调节，即 2,3-DPG 浓度升高时可反馈作用于代谢通路而降低其产量，反之亦然；第二种是受血液酸碱度的调节，在血液偏碱的条件下 2,3-DPG 形成增加，反之亦然，这可能主要与碱性环境条件下糖酵解增强有关。

4. PCO_2、pH、2,3-DPG、温度的综合影响 上述因素不仅独立影响氧离曲线，在体内更多是互相作用共同影响氧合和氧的释放，如组织代谢增强时局部 PCO_2、H^+、温度升高，产生协同作用，促进氧的释放。血液碱中毒抑制氧的释放，但碱中毒又刺激红细胞 2,3-DPG 产生增加，从而缓冲碱中毒的影响。CO_2 可与 2,3-DPG 竞争 Hb β 链上的位点，PO_2 降低时 Hb 释放 2,3-DPG，使 CO_2 易与 Hb 结合，有利于组织 CO_2 的运输；PO_2 升高时 O_2 占据了 Hb 的结合点，CO_2 的作用被抑制，从而有利于肺组织的氧合。

5. 影响氧合和氧离曲线的病理因素 主要见于高铁血红蛋白血症、硫化血红蛋白血症和一氧化碳中毒。

（1）基本概念

1) 一氧化碳：是无色、无味、无刺激性的气体，相对分子质量为28。大气中一氧化碳含量甚微,仅约$1.04×10^{-7}$。当吸入气中一氧化碳浓度超过$5×10^{-4}$或$30 mg/m^3$时即可造成一氧化碳中毒;当空气中浓度超过12.5%时有爆炸危险。

2) 碳氧血红蛋白(carboxyhemoglobin, HbCO):是Hb与一氧化碳的结合物。一氧化碳与Hb的亲和力是氧的210倍,故一氧化碳中毒会导致严重缺氧。

3) 一氧化碳中毒(carbon monoxide poisoning):吸入一氧化碳过多或时间过长导致的机体缺氧和一系列病理学改变。

4) 高铁血红蛋白(methemoglobin, MetHb):Hb的氧化物,即原来的Fe^{2+}被氧化成Fe^{3+}。MetHb丧失结合和携带氧的能力,同时Hb中部分Fe^{2+}转化为Fe^{3+}后还可使其他含Fe^{2+}亚基与O_2的亲和力增高,导致氧离曲线左移,加重缺氧。

5) 高铁血红蛋白血症(methemoglobinemia):亚硝酸盐等氧化剂中毒时,MetHb含量增加的病理生理状态,一般增加至20%~50%可导致严重缺氧。血液中不断形成极少量的MetHb,又不断被还原剂还原为Hb,使血液中MetHb仅占1%~2%。高铁血红蛋白血症主要见于食物中毒,也见于药物中毒或血红蛋白病;少部分是先天性因素所致。

6) 硫化血红蛋白(sulfhemoglobin):是Hb的硫化物,同时其Fe^{2+}被氧化成Fe^{3+},故不能携带氧。诱发MetHb的食物或药物也可使Hb转化为硫化血红蛋白,其发生机制是因为肠内形成的大量硫化氢,在含氮化合物或芳香族氨基酸的触媒作用下,使硫化氢作用于Hb而形成;少部分因先天性因素所致。

7) 硫化血红蛋白血症(sulfhemoglobinemia):硫化血红蛋白在血液中升高的病理生理状态。硫化血红蛋白一经形成即不能逆转为Hb,易导致严重缺氧。

(2) 具体作用机制及其特点:MetHb是指Hb中的Fe^{2+}变为Fe^{3+},从而丧失结合氧的能力,氧容量降低;还可使其他含Fe^{2+}亚基与O_2的亲和力增高,导致氧离曲线左移。正常人血液中有少量的MetHb,使Hb结合氧的能力从理论上的每克结合1.39 mL降为实际结合约1.36 mL。硫化血红蛋白的作用机制相似。氧含量显著下降和氧离曲线左移,将导致组织缺氧,需应用还原剂治疗。一氧化碳可与O_2竞争性结合Hb,前者结合形成HbCO。因为一氧化碳与Hb的亲和力是O_2的210倍,所以吸入气含有0.1%的CO,达平衡后血液中50%的Hb将转化为HbCO;减少2,3-DPG含量,使氧离曲线左移,抑制氧在组织的释放。除一般通风、吸氧等措施治疗外,还需积极高压氧治疗,尤其是重症患者。

六、动脉血氧含量

血氧含量(oxygen content, CaO_2)是每100 mL血液所携带氧的毫升数,包括物理溶解氧和与Hb相结合氧两部分。$CaO_2 = 0.003 × PaO_2 (mL) + 1.39 × SaO_2 × Hb (mL)$,其中0.003是氧的溶解系数,即每100 mL血液中每1 mmHg PO_2有0.003 mL物理溶解状态的氧。在生理范围内,溶解氧极少,在PO_2为40 mmHg与100 mmHg时,溶解量分别约占氧含量的0.8%与1.5%,因此通常将与Hb结合的氧容积看作血氧含量。1.39是理论上1 g Hb在SaO_2为100%时所能结合氧的毫升数,但实际上由于变性Hb(主要是Fe^{2+}变为Fe^{3+},丧失结合氧的能力)的存在,实际测得的Hb结合氧的能力约为1.36 mL/g。在CaO_2 20 mL/100 mL血液,以SaO_2为98%、Hb为15 g代入公式,正常动脉血Hb结合的氧容积为19.7 mL/100 mL血液,即CaO_2主要与SaO_2、Hb含量有关,因此改善氧合不仅要改善PO_2及影响氧离曲线的因素,也应改善Hb的量和质。

七、动脉血氧运输量

动脉血氧运输量(DaO_2)和组织供氧是比单纯PaO_2、SaO_2、CaO_2更重要的参数。$CaO_2 = SaO_2 × Hb$,$DaO_2 = CaO_2 × CO$(心排血量),因此维持适当DaO_2的方法是维持适当的SaO_2、适当的Hb和适当的心排血量。实际应用时,上述参数的维持皆有一定限度,其中$PaO_2 = 60$ mmHg(注意氧离曲线及其影响因素)可保持适当的氧合($SaO_2 = 90\%$),低于该界值,氧合水平将显著下降;继续增加PaO_2,氧合水平的增加有限,故强调PaO_2维持在适当高于60 mmHg即可。Hb以90~140 g/L为宜,Hb过低则CaO_2下降,过高则增加血流阻力。在维持适当Hb水平的情况下,$SaO_2 < 90\%$,甚至在80%~85%之间也是相对安全的。

维持足够的血容量也是保障供氧量的基本因素。血容量的维持取决于胶体渗透压、晶体渗透压、液体容积(水容积),其中主要取决于前者。

1. 胶体渗透压 是维持血容量的主要因素,白蛋白是产生血液胶体渗透压的主要成分。创伤、重症感染等严重损伤患者多存在白蛋白迅速而严重的丢失和高分解代谢,故合适的蛋白质补充方法非常重要,疾病急性期不宜补充或大量补充蛋白质、氨基酸,否则会导致大量代谢产物的产生,加重心、肝、肾等脏器的负担;蛋白质在损伤部位大量渗出会加重组织水肿。若确实出现白蛋白明显降低,则应及时补充,一般认为血浆白蛋白≥30 g/L 可随访;低于该水平需补充,可给予 10 g 白蛋白静脉点滴,12 h 1 次或 24 h 1 次;低于 25 g/L 时需积极补充,可每 8 h 1 次,连用 2~3 d 后减量或停用。也可用相当剂量血浆(5 g 白蛋白相当于 100 mL 血浆),但前者可能更优越,因为少量白蛋白多次输入后可逐渐脱水,减轻组织水肿;同时缓慢扩容,改善循环,不明显加重心脏前负荷;改善肾脏的利尿作用。两者联合应用,可改善机体的免疫功能,但需注意补充速度,避免诱发心功能不全。

2. 晶体渗透压 是维持细胞外液的主要因素。在危重病患者,机体通过应激反应和相应脏器功能(主要通过肾小管)的变化尽量保留细胞外液,以维持血容量。参与细胞外液保留的组织还有消化腺、汗腺等,唾液、胰液、肠液、汗等分泌液中钠浓度均降低。由于细胞外液的渗透压与 Na^+ 浓度密切相关,要保持细胞外液容量,必须保留 Na^+。肾素-血管紧张素-醛系统固酮(RASS)和抗利尿激素共同作用,使肾脏具有强大的保 Na^+(伴随 Cl^-、HCO_3^- 的重吸收增加,以维持电中性)和保水能力,因此就机体的应激反应而言,机体排出钠(伴随 Cl^-、HCO_3^-)、水的能力减弱;但创伤本身也存在体液的显性和非显性丢失,导致细胞外液量不足,因此对创伤等临床患者的体液量、分布和性质的评估以及合适的补液治疗非常重要,应特别注意出入液体量、质的平衡,不仅要避免补液不足,也要避免补液过度,并特别注意改善肾脏的血供。

当有低血容量休克时,应迅速给予胶体和等张电解质溶液,且初始输液速度要快,第 1 h 通常大约给予 1 000 mL。然后根据脱水性质(低渗、等渗、高渗)和程度决定补液。各种补液都必须注意电解质、酸碱物质、血糖紊乱的防治。

3. 血压下降的合理评价与处理 血压下降常常是有效循环血容量不足的表现,即使存在严重水肿(水肿多意味着组织间液增多,有效血容量不足可能更严重);随着水肿加重,对循环功能的影响进一步加大,导致恶性循环。此时主要处理手段不是用升压药和利尿剂,而是迅速扩充血容量,且以胶体为主,白蛋白和血浆最好,在暂时不能取得上述药物的情况下,应迅速给予低分子右旋糖酐等人工合成胶体;补充胶体后可适当使用利尿剂。

4. 心排血量的评价 如何确定合适的心排血量有一定难度:一是因为足够的补液量是维持心排血量的基础,但实际应用时又强调降低输液量以减轻肺水肿;二是机械通气患者维持适当氧合常需增加通气压力,而维持适当心排血量又需降低通气压力(理论和实践上皆有较多误区,详见朱蕾主编《机械通气》第五版),为保障氧合与心排血量的适当的平衡,应适当控制输液量和机械通气压力,心排血量维持正常中等水平即可。血容量不足或通气压力较大导致动脉血压下降时应积极补充血容量。

八、血液与组织之间氧的交换

血液经过体循环的毛细血管时与组织之间进行气体交换,其扩散机制与肺内气体交换相同,但净扩散方向相反。气体分压差是血液 O_2 跨过毛细血管进入周围组织、CO_2 由周围组织进入毛细血管的直接动力。

(一) **体内氧的储存** 氧在体内的储存主要取决于肺容积、氧在组织液的溶解度及其与 Hb 等物质结合量。成人体内氧的储存量约为 1 550 mL,其中肺泡内储存 450 mL,Hb 结合 850 mL,肌红蛋白结合 200 mL,仅 50 mL 溶解于组织液中。基础代谢状态下,成人氧耗量约 250 mL/min,故储存的氧容积仅供维持机体代谢 6 min。吸入纯氧时,尽管 Hb 和肌红蛋白结合氧和溶解氧的增加有限,但肺泡内氧储存显著增加,使总储存量可达 4 250 mL,故心脏呼吸骤停、呼吸危重症患者或呼吸衰竭患者高氧吸入有利于延长抢救时间。

(二) **组织中氧交换的特点** 不同组织的代谢率不同,PO_2 和 PCO_2 水平不同;即使同一组织也存在区域性和时间性差异,如毛细血管静脉端的 PO_2 低于动脉端,细胞内 PO_2 低于毛细血管,线粒体 PO_2 最低,接近 0。由于同一组织不同部位的 PO_2 不同,且局部血流又受 PO_2 调节,不同部位毛细血管可出现交替开放。在 O_2 分压差的作用下,毛细血管 O_2 扩散至组织,再扩散至细胞,最后进入线粒体参与有氧氧化。氧化磷酸化的持续进行,导致线粒体内 PO_2 持续处于低水平,从而保障 O_2 分压差的持续存在和 O_2 扩散的持续进行。组织中 PO_2 水平的高低主要取决于以下因素。

1. 微循环

(1) 细胞与毛细血管的距离:距毛细血管越

远,组织细胞的 PO_2 越低。与肺泡和肺泡周围毛细血管的距离(两者融合在一起形成肺泡毛细血管膜,距离非常短)相比,组织细胞与毛细血管的距离则远得多,PO_2 差也大得多。在骨骼肌中,每个毛细血管的供氧半径约为 200 μm,而脑组织则大约为 20 μm,因此骨骼肌细胞内的 O_2 远低于脑组织。

(2) 毛细血管血流量:增加毛细血管的血流量不影响其动脉端的 PO_2,但可增加静脉端的 PO_2,从而增加 O_2 的弥散,提高组织 PO_2。

(3) 开放毛细血管数量:开放数量越多,供血、供氧越充分,组织 PO_2 水平越高。心功能不全、休克患者不仅血管收缩,毛细血管开放的数量也显著减少,容易发生代谢障碍。

2. 组织代谢率 在代谢旺盛的组织,局部氧耗量大,PO_2 低、pH 低、PCO_2 高、温度高,从而增大 O_2 分压差,促进 O_2 弥散;使氧离曲线右移,促进 O_2 的释放。上述因素及其他代谢产物等共同作用,可使局部微血管扩张和毛细血管开放,血流量增加,O_2 弥散增加,从而提高局部 PO_2,以维持组织的高代谢需求。

在机体高代谢情况下,静脉血氧含量将显著降低,静脉血流经分流或低 $\dot{V}/\dot{Q}$ 肺组织后将导致更严重低氧血症,此时应注意降低机体的代谢,如降温、应用镇静剂和肌松剂抑制过强的自主呼吸等;但需控制镇静的强度,尽可能维持一定程度的自主呼吸,这对改善循环功能和组织血供有重要作用。

由于 PO_2 从毛细血管动脉端到静脉端逐渐降低,故动脉端的组织细胞容易获得氧,而静脉端也可获得适当的氧供,但若达到一定临界水平,氧的弥散将终止,出现组织缺氧,此时的 PO_2 称为临界氧分压,主要见于呼吸衰竭、心功能不全、休克等疾病。由于受上述因素影响,不同组织的临界氧分压不同,即使同一组织在不同情况下也可以变化。

最后强调改善组织代谢,除调节上述各种影响氧离曲线的因素外,应特别注意避免碱中毒,否则即使充分供氧也将导致氧释放困难和组织缺氧;保障充足的能量供应,特别是及早发现和处理高血糖,因为危重患者容易发生应激性高血糖或使原有的高血糖加重,导致有氧代谢障碍;维持足够的水溶性维生素和适当的电解质水平,特别是防治低钾和低镁,以保障代谢的正常进行。

总之,PaO_2 和 SaO_2 是动脉血气分析中表示氧合功能的最重要参数,也是临床上考察病情程度和治疗效果的重要参数,但真正影响组织供氧的因素才是最主要的因素,这不仅包括上述 2 个参数,也包括 Hb 的质和量、氧离曲线的特性、适当入水量和血钠浓度、适当白蛋白水平、心功能、微循环、内环境、组织代谢状况等因素,但这些因素容易忽视。

九、人 工 血 液

携氧是血液最重要的功能之一,在严重失血、Hb 结构或功能异常的患者,由于组织缺氧是最主要的危害因素,需要输血治疗。输血必须进行组织配型,血液需要冷藏,而且应用血制品容易获得传染性疾病(如艾滋病、传染性肝炎),因此制造人工血液是一个重要研究方向,目前在临床上应用氟碳化合物(fluorocarbons)的乳剂作为血液代制品。氟碳化合物能与 O_2 可逆结合,其氧容量远高于血浆,在高氧分压环境中携氧量与 Hb 相似。氟碳化合物微粒仅为红细胞的 1/70,有利于氧的分布,促进氧的运输及供应,若能解决工艺等一系列问题,可能有较好的发展前景。

十、氧耗-氧供的依赖关系

1. 氧供求关系的基本概念与临床意义 呼吸和心血管系统共同作用维持组织的氧供,进行有氧代谢;若供氧不足则通过无氧酵解实现。实验证明,氧供量和氧耗量之间存在一定的依赖关系,即在一定范围内,健康人的供氧量下降时氧耗量也相应下降;反之随着供氧量增加氧耗量也相应增加,称为氧供依赖。在一定范围内(超过氧输送临界域时),进一步增大氧供量,氧耗量不再增加,而是保持相对稳定,称为非氧供依赖。

组织氧供可用组织每分钟氧流量,即动脉血氧含量(CaO_2)×组织动脉血流量(Q)表示;氧耗量则可用动静脉血氧含量差($CaO_2 - CvO_2$)×Q 表示。氧耗与氧供的百分比称为氧耗率,可反映组织中氧的储备。数值越小,储备越大。正常 CaO_2 为 200 mL/L,心脏、肝脏的 $CaO_2 - CvO_2$ 分别为 114 mL/L、41 mL/L,其氧耗率分别为 57% 和 20%,即心脏和肝脏分别用去了氧供中 57% 和 20% 的氧,肝脏的氧储备比心脏好。

肝脏的氧储备比心脏好,并不说明心脏的氧耗量大于肝脏,事实上肝脏和心脏的氧耗量分别为 57.4 mL/min 和 28.5 mL/min,前者显著高于后者。因肝脏的血流量为 1 400 mL/min,远大于心脏的 250 mL/min,故肝脏的氧耗率低于心脏。因此评估组织代谢时,除考虑氧耗量外,还有考虑组织的血流量。

血流量与氧耗量的比值称为氧循环当量,可用于反映氧的供求关系。静息状态下,氧循环当量为心排血量与总氧耗量的比值,健康成人约为 5 700(mL/min)÷250(mL/min)=22.8。正常成人 100 mL 动脉血的氧含量为 20 mL,即血流量与氧含量之比为 5,故氧循环当量为 5 时动脉血氧正好被完全利用,静脉血的氧含量为 0。氧循环当量可综合反映氧储备,如上述心脏和肝脏的氧循环当量分别为 8.8(显著低于总体水平)和 24.4(稍高于总体水平),说明与肝脏相比,心脏对氧的利用率高,但氧储备较差。在肾脏和皮肤,氧循环当量分别高达 65.5 和 104.2,而动静脉血氧含量差接近于 0,说明这些脏器的氧代谢率和氧的利用率非常低,氧的储备功能非常高,与其功能一致,如肾脏主要维持高肾小球滤过率,而皮肤则主要调节体温。

2. 病理状态下的氧供求关系　在 ARDS 和多脏器功能衰竭存在氧耗-氧供的关系异常。在 ARDS 患者,上述代偿机制耗竭,在所有氧供水平上都存在氧耗对氧供的绝对性或病理性依赖(图 8-10)。这种现象在肺组织表现为 $\dot{V}/\dot{Q}$ 失调和低氧血症;在肺外器官则表现为毛细血管与组织之间的氧交换障碍和组织缺氧,引起组织损伤。导致组织氧耗-氧供失衡的主要机制是局部代偿机制的耗竭,主要有两种学说,一是血流重新分布,即血流由氧耗量较高的重要脏器向氧耗量较少的骨骼肌等组织分布;二是重要脏器的毛细血管内皮细胞损伤,组织水肿,毛细血管横截面积减少,氧弥散距离增大、弥散面积减少,导致重要脏器缺氧。引起细胞损伤的基本原因是炎症细胞的激活和炎性介质的释放。总体倾向于后一种观点,认为是 ARDS 和多脏器功能衰竭的共同发病机制。由于肺循环血容量大、阻力低,肺毛细血管特别丰富,常成为炎症损伤的首位靶器官。

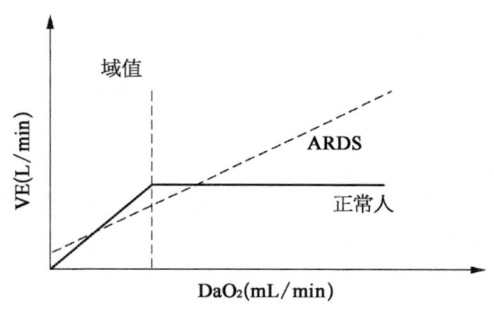

图 8-10　ARDS 患者供氧量和氧耗量的关系模式图

第三节　氧 的 代 谢

机体运动需要能量,能量主要来自细胞线粒体内的氧化反应,即食物中脂肪、蛋白质和碳水化合物在线粒体内的"燃烧",该过程需要氧的参与,如果氧供应充足则"燃烧"充分,称为有氧代谢(aerobic metabolism);如果氧供应不足则"燃烧"不充分,部分能量将来自有氧运动;部分能量在没有氧参与下通过酵解产生,并产生中间产物——乳酸,称为无氧代谢(anaerobic metabolism)。整个过程需要的氧全部来自外界,即通过肺通气将外界的新鲜空气送至肺泡,然后通过换气进入血液,与 Hb 结合形成氧合 Hb;再通过循环系统泵至全身。代谢终产物 CO_2 通过反向回路排出体外。氧的传输过程是在中枢神经系统调节下使心脏和肺脏协调工作,称之为运动心肺偶联。由此可见,氧的代谢和运动能力取决于运动心肺偶联中每一个环节,即通气、换气、心血管功能、血液构成以及所参与运动的肌肉等。本章与第三十四章第一节有明显相似性,也有一定差异,可相互印证。

一、机体能量的来源和去路

(一)机体能量的来源　人体不能直接利用外部的光能、电能、机械能,唯一能利用的是摄入体内的特定物质分子结构中固有的能量。机体经常摄取的营养物质有碳水化合物(糖)、脂肪、蛋白质、无机盐、水与维生素等,其中糖、脂肪和蛋白质不仅是构成机体结构、实现组织自我更新、完成重要生理功能不可缺少的物质,也是机体的主要能量来源,这些能源物质分子结构中的碳氢键蕴藏着化学能,在氧化过程中碳氢键断裂,生成 CO_2 和水,同时释放出所蕴藏的能量。

1. 糖　是机体供能的主要来源。一般而言,约 70% 机体所需的能量是由食物中的糖提供。

(1)葡萄糖的转化与血糖浓度的稳定:糖的消化产物葡萄糖等被吸收后,一部分以糖原形式储存于肝脏和肌肉中。肌糖原是骨骼肌中随时可以动用的储备能源，用来满足骨骼肌在紧急情况下的代谢需要。肝糖原也是一种储备能源，储存量不大，主要作用是维持血糖水平的相对稳定。体内很多组织、细胞也储存糖原，但量很少，必须经常从血液中摄取葡萄糖以满足代谢和各种功能的需要。血液中的葡萄糖主要通过易化扩散的方式进入组织、细胞，所以血液葡萄糖浓度维持一定的水平具有重要意义。血糖浓度太低不利于葡萄糖进入各种组织、细胞；若浓度太高，大量葡萄糖将经过肾脏随尿流失，但更重要的是血糖浓度明显升高多意味着有氧代谢能力下降，导致能量供应不足，发生代谢障碍和器官损伤。肝脏内有一定量的糖原储备，而且在神经-体液机制调节下，肝糖原储备量与血糖浓度保持动态平衡，这具有重要价值，一方面，血糖消耗可以从肝糖原得到补充；另一方面，血糖浓度增高，则又在肝脏中合成糖原并储存。

肝脏还能利用乳酸、丙酮酸、甘油和某些氨基酸等非糖物质合成糖原。机体利用非糖物质合成葡萄糖或糖原，称为糖异生作用。由于肝糖原储存量不大，若得不到补充，将在10余小时内消耗殆尽，所以肝脏的糖异生作用对肝内保持糖原含量有重要意义，特别是在体内糖的消耗大为增加（如剧烈运动）或食物中糖类物质供给不能满足需要（如饥饿）时尤为重要。若摄取并且吸收了大量的糖，远超过机体消耗量，则在体内转变为脂肪并储存。

（2）糖的能量代谢：在体内，随着供氧情况的不同，糖分解供能的途径也发生相应变化。在氧供应充分时，通过三羧酸循环，糖可完全氧化分解成CO_2和水，释放大量的能量，此时1 mol糖产生36 mol的ATP，称为糖的有氧氧化。氧供应不足时，葡萄糖只分解到乳酸阶段，称为糖的无氧酵解，释放的能量很少，1 mol糖产生2 mol ATP，仅为有氧氧化的1/18。生理情况下，绝大多数组织、细胞有足够的氧供应，能够通过有氧氧化供能。糖的无氧酵解释放的能量虽然很少，但缺氧时是人体唯一不需氧的供能途径，例如剧烈运动时骨骼肌的耗氧量大幅度增加，呼吸与循环功能虽在神经-体液调节下也迅速地、大幅度增强，但仍难以满足需要，骨骼肌处于相对缺氧状态，就主要依靠糖的无氧酵解供能。

脑组织消耗能量较多，但生理情况下其所消耗的能量均来自糖的有氧氧化，因而脑组织对缺氧非常敏感。脑组织细胞的糖原储存量极少，代谢消耗的糖主要依靠摄取血糖补充，所以脑功能对血糖水平有较大的依赖性，血糖水平过低可引起严重脑损害。

2. 脂肪　机体中的脂质分为组织脂质和储存脂质两大部分。

（1）脂质的分布及其特点：组织脂质主要是类脂质，是组织、细胞的组成成分，人体饥饿时也不会减少，不能成为能源。储存脂质主要是脂肪，也称中性脂肪或三酰甘油，约占总量的98%。人体不仅有来自食物的外源性脂肪，还有糖和氨基酸在体内转变形成的内源性脂肪。脂肪是体内各种能源物质储存的主要形式。脂肪通常储存于皮下组织、内脏器官周围、胃肠系膜、肌间质等处，且储存量很大，在成年男性一般占体重的10%~20%，女性往往更多；但现代生活方式变化，男性脂肪的储存量常更多。储存的脂肪，在需要时可迅速分解成甘油和脂肪酸，经血液输送至各组织利用。一般而言，机体摄入并吸收过多的能源物质后，在活动量少时脂肪储存增多，体重增加；反之，能源物质供应不足或活动量过大，脂肪储存减少，体重减轻。

（2）脂肪的能量代谢：脂肪氧化时释放的能量多，1 g脂肪氧化释放的能量约为1 g糖或1 g蛋白质在体内氧化时释放能量的2倍，是机体重要的能量来源，在短期饥饿情况下主要由体内脂肪供能。脂肪酸可直接供组织利用，也可在肝内生成丙酮酸供其他组织利用。不但骨骼肌、心肌等可利用脂肪酸和酮体；在饥饿时，脑组织也可利用酮体，所以脂肪也是重要的供能物质，但不能在缺氧条件下供能。

3. 蛋白质　蛋白质主要由氨基酸构成。

（1）蛋白质的代谢和功能：在机体的蛋白质代谢中，主要利用氨基酸进行合成与分解代谢。机体可利用的氨基酸有2个来源：一是食物蛋白质被消化后产生的氨基酸，由小肠吸收入血；二是在机体新陈代谢过程中，组织、细胞内的蛋白质分解产生的氨基酸和经过糖异生的反向作用产生的氨基酸。这两部分氨基酸主要用于合成细胞成分以实现自我更新，也用于合成酶、激素等生物活性物质。氨基酸也可以作为机体的能源物质。

（2）氨基酸的能量代谢：氨基酸在体内经过脱氨基作用或氨基转换作用可分解为非氮成分和氨基，其非氮成分（如丙酮酸）可以氧化供能，而氨基则经过肝脏处理后主要由肾脏排出体外。氨基酸分子在人体内并未全部氧化,所提供的能量也较体外燃烧(全部氧化)时少。生理情况下,人体主要利用体内的糖和脂肪供能,部分氨基酸可转变为肝糖原和储存脂肪。在某些特殊情况下,机体所需能源物质供应不足时,例如长期不能进食,体内的糖原和储存脂肪已大量消耗之后,将依靠组织蛋白质分解产生的氨基酸供能。

(二)机体内能量的去路 各种能源物质在体内氧化时所释放能量的 50% 以上迅速转化为热能;其余不足 50% 是可以做功的"自由能",即 ATP。机体细胞能利用 ATP 所载荷的自由能,完成细胞组成成分、细胞内生物活性物质等的合成(细胞内的化学能)。机体细胞膜和细胞内一些细胞器的膜上存在着的各种离子泵,可利用 ATP 载荷的自由能完成各种离子和其他物质的主动转运,维持膜两侧离子浓度差形成的势能(膜两侧的转运功)。机体的各种内脏器官与血管等的平滑肌、各部分的骨骼肌及心肌,可利用 ATP 载荷的自由能进行收缩和舒张活动,完成多种机械功。总体而言,除骨骼肌运动完成的机械外功外,其余在体内完成的各种化学功、转运功与机械功最后也都转变为热能。例如心肌收缩所产生的势能(动脉血压)与动能(血流速度),均于血液在血管内流动过程中,通过克服血流内、外摩擦阻力而转化为热能释放。

在人体内,热能不能转化为其他形式的能量,因而不能做功;但对人体体温保持相对恒定有重要作用。

二、反映氧代谢的指标

(一)摄氧量(oxygen uptake) 机体单位时间内利用氧的能力。一般用每分钟摄取氧的毫升数或摩尔数表示。氧耗量(oxygen consumption)是指机体单位时间内通过有氧代谢消耗氧的能力。因为机体摄取的氧绝大部分用于消耗,因此测定的摄氧量和氧耗量很难区分,故可认为是一个概念,下同,不再解释。

1. **最大摄氧量(maximal oxygen uptake, $\dot{V}O_{2max}$)** 极量运动时机体在单位时间内利用氧的上限,或机体在单位时间内消耗氧的最大能力。健康人的运动能力由心脏泵血能力和运动组织对氧的摄取能力决定。$\dot{V}O_{2max}$ 是反映人体极量负荷时心肺功能水平的一个主要参数。同义词还有最大摄氧能力(maximal aerobic power)、最大耗氧量。不同个体因体重、身高等有差异,完成同样的功率负荷,其 $\dot{V}O_{2max}$ 也有不同,故常用每千克体重最大摄氧量($\dot{V}O_{2max}/kg$)衡量个体的运动能力并进行客观比较(表 8-2、表 8-3)。

表 8-2 用最大摄氧量评估运动能力

编号	$\dot{V}O_{2max}/kg$ (mL/kg)	运动能力	备注
1	60~80	最高强度的竞技比赛,如马拉松、游泳、划船等	优秀运动员
2	50~59	高强度的娱乐比赛,如爬山、滑雪、足球等	
3	40~49	中等强度的娱乐比赛,如舞蹈、滑水等	
4	25~39	低强度的娱乐比赛,如赛马、高尔夫球等	日常工作胜任
5	20~24	娱乐运动,如走路(7 km/h)、骑车(14 km/h)等	
6	10~19	休闲活动,如走路(5 km/h)、家务劳动等	
7	6~9	少量活动,如坐着或站着干点小活等	

表 8-3 心肺功能障碍的评估标准

编号	$\dot{V}O_{2max}/kg$ (mL/kg)	运动能力	备注
1	16~20	轻度心肺功能障碍	胜任外科手术
2	10~15	中度心肺功能障碍	考虑外科手术
3	6~9	重度心肺功能障碍	慎重外科手术
4	<6	严重心肺功能障碍	手术禁忌证

2. **氧脉搏(oxygen pulse)** 又称每搏氧耗量,是心脏每跳动 1 次周围组织摄取的氧容积或进入肺血液的氧容积。两者分别反映体循环和肺循环的功能,大小基本相等。但临床多测定体循环,故氧脉搏等于心搏出量与动脉-混合静脉血氧含量差的乘积,是反映心功能的良好参数。氧脉搏降低也见于以下疾病:贫血、一氧化碳中毒和低氧血症等。

3. **代谢当量(metabolic equivalent,MET)** 评估能量消耗的参数,1 MET 相当于每分钟、每千克体重 3.5 mL 的氧耗量。常用 MET 衡量心功能和运动强度。

4. **无氧阈(anaerobic threshold,AT)** 机体递增运动负荷强度时,由有氧代谢开始向无氧代谢转变的临界点,AT 正常值大于 $\dot{V}O_{2max}$ 预计值的 40%。随着运动负荷增加,肌肉消耗更多的氧,也产生更多的 CO_2,摄氧量、运动负荷、通气量、CO_2 产生量之间存在线性关系。但达一定水平,无氧代谢迅速增强,通气量和 CO_2 产生量迅速增大,并超出摄氧量与运动负荷的增加,即达到 AT。AT 是判断有氧代谢能力的主要参数之一。$\dot{V}O_{2max}$ 和 AT 可以识别疾病的严重程度,预测最大 CO,客观评价患者的运动能力。在反映组织灌注方面,AT 较 $\dot{V}O_{2max}$ 灵敏,且与用力的关系较小,应用价值更高;$\dot{V}O_{2max}$ 受心血管储备功能及肌肉利用氧能力的影响,代表循环系统输送氧的能力,反映运动能力价值更高。

(二) $\dot{V}O_2$ 与功率(W)之间的关系 常用单位运动负荷引起的 $\dot{V}O_2$ 变化量($\dot{V}O_2/\Delta W$)反映运动负荷增加时氧的利用效率。两者关系也可用氧耗量与做功量的坐标图上的斜率表示。氧运输量不足,肌肉不能获取足够的氧,则斜率低于正常,其正常值为 $(10.3\pm1.0)\ mL\cdot min^{-1}\cdot w^{-1}$。

三、AT 的确定

AT 运用于运动医学,预测运动员的运动耐力、运动能力和成绩等方面,也广泛运用于临床医学。

1. AT 概念的来源 1964 年 Naimark 和 Wasserman 等根据运动中血乳酸的变化,首次提出了 AT 的概念。在负荷递增运动过程中,初始机体能量的供给基本来源于有氧代谢;达一定程度后开始过渡到大量动用无氧供能,伴随血乳酸浓度的显著升高,一般将血乳酸浓度急剧升高的起点对应的强度称为 AT。随着运动负荷强度的增加,无氧酵解过程便逐渐增强,导致肌肉乳酸的积累和代谢性酸中毒。AT 的研究,实际上是对代谢性酸中毒的研究。

1973 年 Wasserman 和 Whipp 等研究了气体代谢参数,即 VE、每分钟 CO_2 排出量($\dot{V}CO_2$)、$\dot{V}O_2$、R 的变化特点,并根据以下 4 项条件确定 85 名正常人的 AT,即① VE 非线性增加;② $\dot{V}O_2$ 非线性增加;③ 潮气末氧浓度增加,但是与之相应的潮气末 CO_2 浓度没有下降;④ 递增负荷运动期间 R 上升的拐点。

上述作者的研究发现降低的 AT 是所有心血管疾病的特征,首先提出氧通气当量($EQO_2=VE/\dot{V}O_2$)和二氧化碳通气当量($EQCO_2=VE/\dot{V}CO_2$)概念。1976 年 Davis 等认为 EQO_2 和 $EQCO_2$ 是确定 AT 的灵敏指标。除采用气体代谢指标确定 AT 外,又提出观察呼出气中氧浓度百分比的变化,并对各项指标相互比较,进一步验证了无创性气体交换法确定 AT 的原理。递增负荷运动中无氧代谢增强导致乳酸浓度增加,乳酸释放入血引起两种作用,一是被缓冲,PCO_2 升高;二是解离出 H^+,两者均刺激化学感受器,呼吸中枢兴奋,产生与运动强度不成比例的更强的通气反应。

1982 年 Caiozzo 和 Davis 等选用 4 种常用指标:VE、$\dot{V}O_2$、R、$VE/\dot{V}O_2$ 确定 AT,并比较其准确度和可靠度,发现 $VE/\dot{V}O_2$ 是确定 AT 的最佳指标,结果显示:① $VE/\dot{V}O_2$ 确定的 AT 与以血乳酸浓度确定的 AT 高度相关($r=0.93$);② 重复相关性最高($r=0.93$);③ $VE/\dot{V}O_2$ 易于从标准通气和无创气体交换过程中测定和推导;④ 展示三相图形;⑤ $VE/\dot{V}O_2$ 利用对偶标准提供更为明确的 AT。

2. 运动过程的基本特点与 AT 的出现 1980 年 Skinner 等报道,在递增运动负荷中血乳酸的变化可分为 3 个阶段:第一阶段较低强度运动,基本是有氧代谢供能;随着运动强度增加,VE、$\dot{V}O_2$、$\dot{V}CO_2$、HR 均呈线性增加,此阶段乳酸浓度稍有增加。第二阶段有氧代谢继续增强,无氧代谢也开始发挥作用,$\dot{V}O_2$ 和 HR 继续直线上升,乳酸浓度升高,H^+ 浓度相应升高,CO_2 产生量增加,兴奋呼吸中枢,使 VE 和 $VE/\dot{V}CO_2$ 增加。第三阶段是无氧代谢发挥重要作用,血乳酸浓度明显升高,H^+ 浓度和 CO_2 产生量显著升高,出现明显的过度通气。此阶段有氧代谢达高峰,并基本处于稳定状态,无氧酵解大幅度参与。

3. 气体交换法评价无氧阈的标准 国内外学者对气体交换法进行了广泛深入的研究,结果表明,在 AT 出现时,气体代谢变化曲线的非线性"转折点"与乳酸"偏离点"高度相关。由于用血乳酸浓度确定 AT 不方便,故选择气体交换法,其综合评价标准:① 递增运动负荷达一定功率后,VE 突然升高的拐点;② 运动达一定功率后,$VE/\dot{V}O_2$ 呈现锐利升高的拐点,同时 $VE/\dot{V}CO_2$ 未见降低;③ 运动达一定功率后,呼出气氧浓度明显变化的拐点;④ 运动达一定功率后,$\dot{V}CO_2$ 突然升高的拐点;⑤ 运动达一定功率后,$\dot{V}O_2$ 与 $\dot{V}CO_2$ 的交点;⑥ 运动达到一定功率后,R 锐利升高的拐点。上述标准可能有一定差异,但相互印证有更高价值。

AT 是反映最大有氧运动能力的参数,与运动耐力有密切关系,是评定机体运动耐力的客观指标。在 AT 以下的功率负荷下运动,人体可长期耐受而不会损害心肺功能,这有助于指导康复训练的运动处方、评估心肺功能。随着运动科学的不断进步,深入研究 AT 的生理变化和机制,将更广泛地应用于各个领域,尤其是慢性心肺疾病、外科手术患者的评估。

现代运动试验仪可以通过评估软件按多种方法自动寻找和校正 AT 点,并在所有图形中标记,还可进行手动微调。

第四节 氧 的 测 定

氧的测定涉及肺、血液系统、组织器官的多个部位,可以直接测定,也可以间接估测,其中最重要的是动脉血氧的测定。

一、动脉血气分析

动脉血气分析的用血量少、操作简单、测定准确、质量自动控制、结果迅速打印,故广泛应用于临床。简易血气分析仪也可放置在监护室或抢救室旁边,随时为临床提供依据。

1. 动脉血的采集 穿刺常用部位有桡动脉、肱动脉或股动脉。采血用塑料或玻璃注射器,事先要检查有无漏气和破损,并用肝素溶液(1 000 U/mL)冲洗,将多余的推出,因为注射器内剩留肝素过多会影响血标本 PO_2 的准确度;血标本量太少也有相似的影响,为减小此误差,抽血量也应适量,以使肝素/血量的比值尽可能最少,这样肝素对 PO_2 的影响可忽略不计。目前更多采用已肝素化的血气分析专用注射器,其优点是操作简单、方便、安全性高,缺点是价格较高。

采血时还应避免气泡进入;若已有气泡进入应迅速将其排出,然后密封尽快送检。样本保存时间应适当控制,保存过长可使 PO_2 降低、PCO_2 升高、pH 降低,若将样本放在冰箱内(0~4 ℃)保存,2 h 内检测不至于影响结果。

有文献报道热敷耳垂 15~20 min 采血行血气分析,其结果与动脉血血气分析结果基本相同。但总体上,影响耳垂血的血气分析影响因素较多,其 PO_2 比 PaO_2 低 3~5 mmHg;其 PCO_2 比 $PaCO_2$ 略高;在病情严重、周围循环较差的患者,耳垂血 PO_2 与 PaO_2 相差更大,主要用于小儿或拒绝采动脉血的患者;新生儿甚至可采取热敷后的足跟血,其测得结果与 PaO_2 接近。

2. 动脉血氧参数 包括 PaO_2、SaO_2、CaO_2、DaO_2 等,但仅 PO_2 是由血气分析仪利用电极法直接测定,其他参数通过相应的公式或函数关系进行换算,其中 SaO_2 根据氧离曲线换算,其他参数不在血气分析仪显示,而是根据需求由临床医生计算或输入相关数值(如 Hb 浓度等)后由计算机自动换算。

3. 氧分压的测定原理 PO_2 是由氧电极测定的,氧电极由一个阴极和一个阳极组成,在阴极还原氧,阳极为阴极反应提供电子,如早期 IL1302 型血气分析仪的阳极为银/氯化银,银被氧化产生电子:$Ag + Cl^- \longrightarrow AgCl + e^-$;电子到达阴极使氧被还原,即:$O_2 + 2H_2O + 4e^- \longrightarrow 4OH^-$,从而产生电流,电流强度与 PO_2 成正比,因此电流强度可反映 PO_2 大小。一般情况下氧电极显示的 PO_2 与实际 PO_2 一致,但 PO_2 过高(如>150 mmHg)时显示的数值往往比实际数值低,需进行校正;进一步升高,即使校正其结果也不准确,此为测定结果的上限。现代动脉血气分析仪多自动校正,直接显示准确的数值;超过测定范围将不显示测定结果。

多年前已出现连续测定 PO_2 的方法,将一根含有极谱氧电极的导线插入动脉内(作为阴极),氧电极以具亲水性、抗凝性和对氧具有渗透性的多聚物包裹。将阳极置于阴极所在动脉附近的皮肤上。在新生儿,导管电极系统已提供了准确、可靠 PaO_2 值,故可连续测定,临床上逐渐应用,但需注意:潜在的电危险,测定时需反复校正,可能损伤动脉壁。

还有其他监测血气的非极谱法技术逐渐应用于临床,一种是根据气体色谱法分离和分析溶解于血的气体;另一种是依靠四极质谱分析仪(quadrupole mass spectrometric analyzer)分析。两种测定系统均用动脉内导管,导管被半透膜制的接头引出,导管起"导线"样作用携带气体到体外,以便进行分离和分析。其中色谱法获得的结果似乎更可重复。还有研究利用光纤技术来直接测定血管内的 SO_2,例如用可屈性光导纤维从周围血管插入肺动脉测定混合静脉血氧饱和度($S\bar{v}O_2$),能反复测定,且反应也比血管内置氧分压电极快,校正后的偏差小,但测定的仪器昂贵,主要用于科研。

二、经皮血氧饱和度测定

血氧计(oximeter)法属无损伤性监测方法,能连续地经皮监测动脉血氧饱和度,称为经皮血氧饱和度(SpO_2)。其测定原理为流动的血红蛋白所传送的光与血液的氧饱和度成比例。通常用红外线光,光传感器安放在耳垂或手指尖端,可同时测量脉搏。一般说来,SO_2 为 65%~100% 时,耳血氧读数(y)与动脉血氧饱和度(x)呈高度直线正相关,有报道相关公式为:$y=0.95x+3.25$ ($r=0.96$),且非常接近。探测反应时间仅需 5~6 s。可连续观察数天而对患者毫无损害,详见下述。

三、经皮氧分压测定

经皮氧分压测定(transcutaneous PO_2,$TcPO_2$)是基于 Gerlack 于 1951 年的观察,即人体表面有定量的氧从皮肤逸出。$TcPO_2$ 测定的基本要求是将氧电极紧贴于皮肤上加温,当局部温度达 43~45 ℃时,局部微循环血管扩张。氧电极使用改进的微型 Clark 电极,当氧通过半透膜进入电极内的电解质溶液时,与水和电子发生作用,生成羟基,即:$O_2+2H_2O+4e^- \longrightarrow 4HO^-$,电子消耗产生电流,电流大小与电子消耗量或氧耗量成正比,由此换算出 PO_2。局部加温加强了氧弥散,可使 $TcPO_2$ 偏高;但也同时增加组织和电极中的氧耗,使 $TcPO_2$ 读数降低,两种作用基本互相抵消,$TcPO_2$ 可大致反映 PaO_2。

$TcPO_2$ 明显受皮肤特性的影响,新生儿和婴幼儿的测定结果较准确、可重复性高,在正常循环状态下,$TcPO_2$ 与 PaO_2 的相关系数(r)可达 0.99;成人的皮肤厚且较粗糙,$TcPO_2$ 变异较大;尽管也与 PaO_2 呈正相关,但 r 较小,为 0.65~0.96,$TcPO_2$ 比 PaO_2 低 10%~20%,甚至更多。影响皮肤特性的其他因素,如种族、皮肤黄染、皮肤水肿、瘢痕、使用血管扩张药、休克等均可影响 $TcPO_2$ 的测定结果,这与影响皮肤血氧饱和度的因素相似,但影响程度更大。另外 $TcPO_2$ 的测定技术也存在些问题,如电极的稳定性差,传感器的反应缓慢,需预热较长时间、达到稳定状态方可读数。电极在皮肤一个部位留置过长(超过 4 h)容易引起灼伤,故连续监测时需将 2~3 个氧电极分别安置于不同皮肤部位交替使用。但每次应用,均需对氧电极重新校正。由于上述诸因素的影响,$TcPO_2$ 仍不能作为常规监测参数。

四、组织氧代谢的测算

可以应用微电极技术测定组织或细胞内的 PO_2。从理论上讲,组织 PO_2 的准确测定可准确反映组织的氧合状态,但实际临床应用价值有限;因为身体各组织 PO_2 的正常值尚未确定,不同组织的 PO_2 差别显著,也没有一个单独组织能有效反映整体氧合状态。有学者以胃肠道张力计(gastrointestinal tonometry)监测胃、肠黏膜 PCO_2、pH 反映组织的氧分压与代谢状态,对判断危重症患者的病情、指导治疗和判断预后有一定价值。

1. **基本原理** 在危重症患者,机体应激反应发挥作用,机体血流重新分布,胃肠道、肾脏、皮肤血管收缩,以保障心、脑等生命器官的血供。与皮肤、肾脏相比,胃肠道代谢旺盛,其黏膜对缺氧更为敏感。缺氧时,无氧代谢增强,组织液 H^+ 浓度增大、pH 下降。动物实验和临床研究均显示:胃肠道黏膜内 pH 与直接测定肝静脉血 pH 呈线性关系,而肝静脉血 pH 可间接反映内脏器官的氧合、代谢情况,故一般认为胃肠道黏膜内 pH 可较好地反映全身组织的氧合和代谢情况;PCO_2 也大体如此。

2. **胃肠道张力计测定** 胃肠道张力计主要由一个可透气的硅橡胶球囊及一条不透气的标本管组成。使用时,经标本管注入生理盐水,使球囊充盈,并与胃、肠黏膜密切接触,约经 90 min,黏膜内 PCO_2 与球囊内生理盐水的 PCO_2 达到平衡,然后抽出已达到平衡的生理盐水用血气分析仪测定其 PCO_2;若同时测定动脉血 HCO_3^-,并根据修订的 Henderson-Hasselbalch 公式即可计算 pH。胃肠道黏膜 pH 测定法本身有较多误差,仅供参考。

五、细胞内氧的测定

细胞是否缺氧与氧化代谢及能量变化有关,人们试图研究无损伤性的、对细胞无损害的方法估算细胞的生物能量,这些技术在动物实验中已广泛研究,似乎有潜在的临床应用价值。该类方法基于下述事实:以适当波长的近红外光照射某器官时,局部产生可描绘细胞色素 C 氧化酶(cytochrome c oxidase)的氧化还原状态的信息;这些信息可根据细胞内氧的利用和消耗来解释,因为氧的利用与电子从细胞色素 C 氧化转运到分子氧的速率直接成比例,故该类方法是将来的发展方向,有可能为合理地评价重要器官如心、脑、肾的氧合情况提供无损伤性检测方法。

第五节 经皮血氧饱和度的测定和临床应用

经皮血氧饱和度测定是非常成熟的技术，临床应用广泛，故本节单独阐述。脉搏血氧饱和度仪（脉氧仪）是基本测定仪器，根据分光光度计比色原理，利用不同组织吸收光线的波长差异设计而成。经皮无创脉搏氧饱和度法（NPO）是一种无创、连续性测定动脉血氧饱和度的方法，一般将 NPO 测得的参数简写为 SpO_2，以示与直接用动脉血测得的 SaO_2 区别。

(一) 基本概念

1. **脉氧仪 (pulse oximeter)** 一种无创性测定脉搏和动脉血氧饱和度的仪器。根据不同组织吸收光线的波长差异，对每次随心搏进入手指和其他血管丰富组织内的搏动性血流进行检测，包括对 Hb 进行光量和容积测定，基本方法包括 2 种：分光光度测定法和容积记录测定法。

2. **无创脉搏氧饱和度法 (noninvasive pulse oximetry，NPO)** 用脉氧仪无创性、连续性监测动脉血氧饱和度的方法，同时显示脉搏次数，常规用于呼吸和循环功能的检测。

3. **经皮动脉血氧饱和度 (percutaneous arterial oxygen saturation)** 用 NPO 测得的血氧饱和度，实际是毛细血管的血氧饱和度，简写为 SpO_2。SpO_2 与 SaO_2 的相关性非常好，数值也非常接近。

(二) 测定方法 NPO 使用方便，不需定标，可随时使用或连续检测。首先根据年龄、体重、不同测定部位选择相应类型的探头。

1. **具体测定方法** 测定前根据成人、儿童分别调定 SpO_2、心率的上、下限和报警响度。测定时将探头固定在毛细血管丰富的部位，如手指、足趾、耳垂、鼻翼、舌、面颊、足背等部位，数秒后会显示心率（HR）和 SpO_2；同时用脉搏信号强度选择具有强搏动信号的部位，一般放置在较大的手指，使光线从指甲透过。在寒冷所致低灌注者，手指探头优于耳探头。

2. **注意事项** 避免与测血压的袖带或动脉穿刺装置放在同一肢体，以免影响测定结果。当探头放置在静脉输液部位和有血管收缩的肢端时，NPO 也可能下降；肢体颤抖及人为摆动也会引起误差，皆应注意避免。

(三) 临床应用 相对于 SaO_2 而言，SpO_2 应用更广泛。

1. **呼吸相关危重症患者的监测** 监测 SpO_2 能及时发现低氧血症及其程度，给予合理氧疗，通过调节吸入气氧浓度（FiO_2）及给氧方式可迅速改善低氧血症；SpO_2 还可帮助确定实施机械通气（MV）的时机；MV 时，SpO_2 监测与其他监测方法结合，对选择通气模式、调整通气参数，并为撤机和拔除气管导管提供参考。在血液透析、支气管镜检查、心律失常电复律等诊疗操作时，监测 SpO_2 可提高操作的安全性。

2. **睡眠时氧合功能的监测** 结合其他监测方法可对不同类型的睡眠呼吸紊乱进行诊断分析，并为临床治疗提供依据。

3. **外科手术和麻醉中的应用**

(1) 术前监测：术前通过 SpO_2 结合肺通气、换气功能检查，可评价慢性呼吸系统疾病、神经-肌肉疾病、肥胖和老年患者等特殊人群对麻醉和手术的耐受性。

(2) 麻醉和手术监测：当全身麻醉患者气管插管时，通气暂停，监测 SpO_2 可及时了解低氧血症的情况。插管成功后，监测 SpO_2 有助于了解导管位置是否合适。全身麻醉过程中 SpO_2 下降常见于下列情况：气管导管滑出、气管导管扭曲、导管回路漏气或吸入 N_2O 浓度过高等；少见情况有肺空气或血栓栓塞、脂肪栓塞、气胸等。高龄患者麻醉时，特别是高位硬膜外阻滞时，即使低浓度麻醉药，仍可发生低氧血症，SpO_2 常下降至 87%～95%。坐位手术时连续监测 SpO_2 有助于预报气栓塞的发生。

(3) 术后早期监测：SpO_2 可判断患者是否需要吸氧和何时能转出监护室。术后患者在转运途中，低氧血症（SpO_2＜90%）的发生率为 24%～61%。SpO_2 下降主要见于肥胖、术前有呼吸系统疾病的患者，也与是否吸氧有关，因此术后转运应常规吸氧。

4. **围产医学中的应用** 与成人和儿童相比，新生儿相对处于低氧状态，PaO_2 常处于氧解离曲线的陡直段。SpO_2 作为氧合参数可评价新生儿气道管理和呼吸复苏的效果。新生儿娩出后屏气、喉痉挛时，SpO_2 下降，面罩吸氧或气管插管 MV 后可使 SpO_2 迅速上升。新生儿 ARDS 治疗时，为避免氧中毒，可利用 SpO_2 的高限报警调节 FiO_2。

5. 循环功能监测　① 血压监测：在血压计袖带放气过程中，可根据 NPO 脉搏波形的重新出现或在慢充气过程中波形的消失测量收缩压。由于 NPO 输出结果为数次计算的平均值，故需经过短暂的计算时间，在袖带收紧时用脉搏消失判断可稍高估收缩压；反之在袖带放松中脉搏波重新出现时判断可低估收缩压。根据以上原理已研制了手指容积描记法连续血压监测仪。② 血容量监测：NPO 的脉搏波动出现快速跳动或呈间断性时应考虑低血容量。NPO 显示的脉搏波形是监测循环状态的良好手段，包括评价侧支循环血流量是否充足、判断移植组织的主要动脉是否开放、检查肠管的存活能力、确定肢体血管分布、监测移植指（趾）或移植物的循环和早期探测桡动脉阻塞等。

6. 野外活动　特别是高原、飞行、潜水，SpO_2 和 HR 有助于了解低氧血症的发生及严重程度，指导处理。

7. 其他　癫痫发作时 SpO_2 平均降低 14.5%，故通过监测可评价癫痫发作时的缺氧程度及其可能对机体的影响；手术中将传感器放置在胃的不同部位，通过了解 SpO_2 的变化确定缺血胃切除的效果；综合分析 SpO_2 和波形可监测心肺复苏措施的效果；以外周血流增加为指征，可评价交感神经阻滞的效果。

（四）影响 SpO_2 测量结果的因素

1. 脉搏的强弱　NPO 是根据动脉搏动产生的吸光度变化测定，故换能器必须放在有搏动性血流通过的部位。任何使搏动性血流减弱的因素，如寒冷刺激、交感神经兴奋、动脉硬化都会减低仪器的测定效能。体外循环停跳期和心脏骤停患者无法检测 SpO_2。静脉血流搏动有时也会产生干扰，常见于右心衰竭、三尖瓣关闭不全和中心静脉压（CVP）升高的患者，将患者的手抬高过头可纠正上述影响，得到正确读数。

2. 血红蛋白的质和量　低 Hb，如贫血、血液过度稀释会影响测定的准确度。成人血液有 4 种 Hb，其中绝大多数是 HbO_2 和 HHb，仅有微量 MetHb 和 COHb。MetHb 吸收的红光多于 HbO_2，且在波长 940 nm 时的吸光度比其他 Hb 强；随着 MetHb 浓度的升高，SpO_2 与 SaO_2 相关性逐渐减弱，SpO_2 读数偏低。COHb 相反，使 SpO_2 读数偏高。新生儿血液中存在胎儿 Hb（HbF），对两种波长的光吸收影响小，对 SpO_2 无明显影响。

3. 血液中的色素成分　亚甲蓝、吲哚花青绿、靛胭酯、荧光素等均可使 SpO_2 下降，其中前两者的下降幅度较大，后两者的影响程度相对较小。一般情况下，体内的染料能够很快重新分布并被肝脏清除，影响时间短暂。

4. 探头放置部位　在 FiO_2 迅速变化的情况下，将探头放在耳垂、鼻部、面颊等靠近心脏的中心部位可更快、更准确地反映 SpO_2 的变化；而放置在手指、足趾等远离心脏的部位则反应较慢、误差稍大。

5. 皮肤和指甲情况　大多数 NPO 对不同肤色人种的准确度相似。在黄疸患者，由于胆红素吸收波长与 NPO 所用波长不同，故 SpO_2 与实际结果的偏差不大；但高胆红素血症时 COHb 增高，可能导致测定结果偏高。指甲对光的吸收是非波动性的，故理论上指甲光泽不影响 SpO_2 读数，但实际上有一定影响，其中蓝、绿、黑色指甲能使 SpO_2 读数偏低。指甲过长、指甲真菌感染也会影响读数。

6. 血流动力学状态　心脏指数、温度、平均动脉压、体循环阻力指数都可能影响 SpO_2 的准确度。在部分低血容量休克患者，末梢血管扩张，组织氧利用障碍，形成一定程度的静动脉血分流，并存在静脉搏动，SpO_2 也可能出现误差；尽管这种误差很小，但有统计学差异，仍需注意。

第六节　危重症患者氧合效率和组织利用氧能力的基本评价

危重症患者是比较特殊的群体，不可能利用上述全部内容评价，本节重点阐述价值相对更高的内容。有关气体交换的内容详见第七章。

一、气体交换效率的监测

1. 肺泡动脉血氧分压差[$P_{(A-a)}O_2$]　主要用于

评价肺气体交换的能力。

(1) 计算：$P_AO_2 = (PB - PH_2O) \times FiO_2 - P_ACO_2/RQ$。其中 P_AO_2 代表肺泡气氧分压，吸空气时正常为 104 mmHg；PB 代表大气压，正常为 760 mmHg；PH_2O 代表饱和水蒸气压，正常为 47 mmHg；P_ACO_2 代表肺泡气 CO_2 分压，一般等于 $PaCO_2$，RQ 代表呼吸商，正常为 0.85。

(2) 意义：健康人存在一定程度的 $\dot{Q}s/\dot{Q}t$，故 FiO_2 越高 $P_{(A-a)}O_2$ 越大；随着年龄增长，$\dot{Q}s/\dot{Q}t$ 增大，$P_{(A-a)}O_2$ 也逐渐增大。正常值为吸空气时 5～20 mmHg，吸纯氧时 25～65 mmHg。

2. 氧合指数（OI，$OI = PaO_2/FiO_2$） PaO_2 随 FiO_2 的增加而增大，故用 PaO_2 评价氧合功能的灵敏度和特异度皆较差，但 OI 在一定程度上降低了 FiO_2 对 PaO_2 的影响，使变化范围减小，特异度和灵敏度升高。OI 的正常值为 430～560 mmHg，理论上最大值为 660 mmHg。由于 OI 的测定和计算方便，已成为衡量氧交换能力最常用的参数，也用于 ARDS 的诊断。

3. PaO_2/P_AO_2 较上述参数更恒定，介于 0.90～0.93，一般 >0.78 为正常。

4. $\dot{Q}s/\dot{Q}t$ 正常值 <5%。由于 $\dot{Q}s/\dot{Q}t$ 在 FiO_2 100% 时测定，最大限度地排出了弥散功能和 $\dot{V}/\dot{Q}$ 失调对 PaO_2 的影响，故能近似反映肺内分流量。$\dot{Q}s/\dot{Q}t$ 可用心导管准确测定，也可根据下述经验公式换算。

$$\dot{Q}s/\dot{Q}t = \frac{P_{(A-a)}O_2 \times 0.0031 \times (1.0)}{5 + P_{(A-a)}O_2 \times 0.0031 \times (1.0)}$$

其中 1.0 表示 FiO_2 为 100%，吸纯氧 20 min 后测定。5 为健康人静息状态下动脉-混合静脉血的氧含量差，其实际结果随机体代谢率和 PaO_2 而变化，在患者习惯上用 3.5，这对 COPD 等慢性呼吸衰竭患者是合适的，但多数需要测定 $\dot{Q}s/\dot{Q}t$ 患者可能并不合适，因为该类患者的代谢率常常是升高的，如 ARDS，因此仍以 5 计算更合适。机械通气时测定 $\dot{Q}s/\dot{Q}t$ 更简单，只要将 FiO_2 调至 100%，20 min 后测定动脉血气，将测得的 PaO_2 和换算的 P_AO_2 代入公式即可。

5. $\dot{Q}s/\dot{Q}t$ 的简易计算 以 700 mmHg（理论值为 660 mmHg）作为吸空气时 PaO_2 的最高值，此时 $\dot{Q}s/\dot{Q}t \approx 0$；$PaO_2$ 降低 100 mmHg，$\dot{Q}s/\dot{Q}t$ 约增加 5%。

6. VD/VT 需测定混合呼出气 PCO_2 ($P_{\bar{E}}CO_2$) 和 $PaCO_2$。根据波尔方程：$VD/VT = (PaCO_2 - P_{\bar{E}}CO_2)/PaCO_2$，正常值为 0.25～0.35。常用于评价通气效率，也可作为撤机指标；人工气道机械通气时，若 VD/VT>0.6，说明肺功能非常差，停机困难。当然临床上也常需测定实际 VD，将上述结果进行换算即可。

其中 OI、$\dot{Q}s/\dot{Q}t$ 和 VD/VT（VD）的测定较方便，能综合评价气体交换的效率，是最常用的 3 个参数，对评估病情严重程度和指导机械通气皆有重要价值。

二、其他氧合功能参数及其临床意义

1. 基本参数 除动脉血气参数外，还常用混合静脉血氧分压（$P\bar{v}O_2$）或氧饱和度（$S\bar{v}O_2$）。PaO_2 和 SaO_2 是反映肺氧合功能的参数；$P\bar{v}O_2$ 或 $S\bar{v}O_2$ 则反映肺氧合功能、循环功能、组织利用氧能力的综合参数，综合分析对判断组织缺氧的环节和原因有重要价值。$PO_2 < 60$ mmHg 时，$P\bar{v}O_2$ 与 $S\bar{v}O_2$ 之间存在良好的线性关系，故实际操作可仅用一个参数。与组织氧合功能有关的参数还有 $\dot{V}O_2$、心排血量（Qt 或 Q）、CaO_2、$C\bar{v}O_2$ 等。根据 Fick 公式：$\dot{V}O_2 = Qt(CaO_2 - C\bar{v}O_2)$，则有 $C\bar{v}O_2 = CaO_2 - \dot{V}O_2/Qt$；$C\bar{v}O_2 = S\bar{v}O_2 \times Hb$，故 $C\bar{v}O_2$ 受 $\dot{V}O_2$、Qt、CaO_2 的综合影响。

2. 正常值 $P\bar{v}O_2$ 和 $S\bar{v}O_2$ 的正常值分别是 36～40 mmHg 和 73%～83%，$CaO_2 - C\bar{v}O_2$ 的正常值为 50～55 mL/L。

3. 临床意义 PaO_2(SaO_2) 和 $P\bar{v}O_2$($S\bar{v}O_2$) 同时下降，$CaO_2 - C\bar{v}O_2$ 正常，为单纯肺氧合功能障碍。PaO_2(SaO_2) 基本正常，$P\bar{v}O_2$($S\bar{v}O_2$) 下降，$CaO_2 - C\bar{v}O_2$ 增大，为周围循环障碍或组织代谢增强。PaO_2(SaO_2) 和 $P\bar{v}O_2$($S\bar{v}O_2$) 同时下降，$CaO_2 - C\bar{v}O_2$ 增大，说明肺氧合功能下降伴心功能不全或周围循环障碍或组织代谢增强。PaO_2(SaO_2) 升高，$P\bar{v}O_2$($S\bar{v}O_2$) 基本不变，$CaO_2 - C\bar{v}O_2$ 不变，说明氧疗、机械通气或液体复苏等治疗使肺氧合功能和循环功能皆明显改善。PaO_2(SaO_2) 稳定，$P\bar{v}O_2$($S\bar{v}O_2$) 增大，$CaO_2 - C\bar{v}O_2$ 下降，提示组织氧耗量降低（如低温、镇静、肌松等）或组织摄氧功能下降（如部分脓毒症、氰化物中毒、硝普钠应用、存在肺外分流）。

三、氧代谢的评价

氧代谢概念的出现改变了休克的评估方式，使休克复苏由既往狭义的血流动力学调整向细胞氧代谢调控的转变。传统的临床监测参数往往不能对组织氧合变化作出敏感反应，经过治疗后的心率、血压等参数也可在组织灌注与氧代谢未改善前趋于稳定，因此同时监测和评估一些全身血流灌注参数和局部组织灌注参数更有价值，前者如 DaO_2、$\dot{V}O_2$、血乳酸浓度、$S\bar{v}O_2$ 或中心静脉血氧饱和度（$ScvO_2$）；后者如胃黏膜 pH（pHi）和 CO_2 张力（$PgCO_2$）。

1. DaO_2、$S\bar{v}O_2$ 可作为休克早期复苏效果评价的良好参数，动态监测价值更大。近年来对后者的研究较多，已提出液体复苏的终点是使 $S\bar{v}O_2>70\%$。由于测定较困难，DaO_2、$S\bar{v}O_2$ 用于指导液体复苏或机械通气受到一定程度的限制。

2. 动脉血乳酸浓度　是反映组织缺氧的高度灵敏的指标，且检测简单、方便，在重症感染或休克患者更具价值。其正常值 $\leqslant 1$ mmol/L，危重症患者 $\leqslant 2$ mmol/L。

任何原因（包括基础病、并发症、机械通气等）的休克和低灌注都将导致有氧代谢障碍，无氧代谢增强，血乳酸堆积，形成高乳酸血症。血乳酸浓度升高常先于休克的其他征象；持续动态监测对休克的早期诊断、评价组织缺氧、指导液体复苏及预后评估皆有重要价值。总体而言，以乳酸清除率的正常化作为复苏终点比传统的血压、尿量、CI、DaO_2 更有优势。

研究结果显示，血乳酸浓度与低血容量休克患者的预后密切相关，高乳酸血症的迅速恢复正常（$<12\sim24$ h）提示预后良好；持续（>48 h）高水平（>4 mmol/L）存在则提示预后不良。

高乳酸血症也可见于应激状态、肝功能不全、碱血症等情况，因此结合临床表现进行动态监测更有价值。非缺氧所致的高乳酸血症，一般 <3 mmol/L，乳酸/丙酮酸 $\leqslant 10:1$；且缓冲系统正常发挥作用，pH 多正常；缺氧所致的高乳酸血症则较严重，且常伴酸血症。

3. 血乳酸清除率（clearance of lactic acid）　是初始动脉血乳酸浓度和观察点动脉血乳酸浓度的差值与初始结果的比值，较单纯血乳酸浓度能更好地反映患者的病情变化和预后。

4. pHi 和 $PgCO_2$　是反映肠道血流灌注情况和病理损害的参数，同时也能够大体反映全身组织的氧合状态，对评价治疗效果也有一定价值。

5. 不同类型参数价值的客观评价　尽管血流动力学指标较氧代谢指标的变化有一定的滞后性和不一致性，但多数情况下两者变化是一致的，故常规仍采用一般情况和血流动力学参数评价循环功能和组织代谢情况。

（朱　蕾　杨延杰）

第九章
二氧化碳运输与氧和酸碱平衡

提　要

1. 体液中的二氧化碳（CO_2）有多种形式和多种概念，如物理溶解 CO_2、化学结合 CO_2、碳酸（H_2CO_3）、碳酸氢根离子（HCO_3^-）、碳酸根离子（CO_3^{2-}）等形式及碳酸酐酶（CA）、霍尔丹效应等重要概念，对理解 CO_2 的转化、转运、酸碱平衡有重要作用。

2. 动脉血气的 CO_2 概念与真实体液 CO_2 概念有一定不同，如实际碳酸氢盐和标准碳酸氢盐、实际碱剩余和标准碱剩余、动脉血 CO_2 分压（$PaCO_2$）等。

3. CO_2 在血液中的运输主要通过红细胞内 HCO_3^-、氨基甲酰血红蛋白（HbNHCOOH）完成，单纯血浆本身的运输能力极其有限；红细胞运输能力强，与红细胞内 CA 催化、氯离子转运、氧合作用（霍尔丹效应）密切相关。

4. CO_2 顺压力梯度从周围细胞向肺泡转运，并呼出体外。很多情况下，CO_2 产生量和排出量（$\dot{V}CO_2$）并不一致，与氧的代谢、转运明显不同。在健康年轻人，$PaCO_2$、呼气末 CO_2（$PetCO_2$）、P_ACO_2 基本相同，但影响后两者的因素众多，需进行合理的生理学分析和评价。在 CO_2 的转运过程中，P_ACO_2 发挥重要作用，其高低受 $\dot{V}CO_2$、肺泡通气量（$\dot{V}_A$）和肺血流量（$\dot{Q}$）等综合影响，大部分情况下主要受 $\dot{V}_A$ 影响。CO_2 溶解度高，在体内的储存量巨大，且大部分以 HCO_3^- 形式存在，对各部位 PCO_2，尤其是 PCO_2 大小及体内转运有重要作用。

5. 在不稳定条件下，如通气不足、通气过度、心排血量变化、心搏骤停或肺血流量显著减少时，各部位 PCO_2 变化，尤其是在肺泡气和呼出气中的变化与其在稳定状态下明显不同，与 PO_2 的变化也明显不同。两者共同作用对气体代谢、转运有重要影响。在呼吸骤停、气道通畅或不通畅、吸氧或非吸氧条件下，肺泡、气道 PO_2 和 PCO_2 变化明显不同，对深入理解临床救治有重要意义。

6. 低温下 CO_2 的运输特点不同，常用 pH 状态假说和 α 状态假说解释，对理解低温环境和低温麻醉有重要意义。

7. $\dot{V}_A$ 下降是高碳酸血症的主要原因，通气血流比例（$\dot{V}/\dot{Q}$）失调和高静动脉血分流率（$\dot{Q}s/\dot{Q}t$）在严重肺功能减退患者中也可导致高碳酸血症，氧耗量增加容易诱发或加重高碳酸血症。代谢性碱中毒也是导致高碳酸血症常见原因。$PaCO_2$ 升高伴低氧血症。

8. CO_2 可转化为 H_2CO_3 和 HCO_3^-，与酸碱平衡有密切关系。酸碱平衡涉及酸、碱，多种酸碱缓冲系统（缓冲对），酸、碱中毒，酸、碱血症等众多概念。酸碱状态一般用 pH 表示，后者为 H^+ 的负对数，即 $-\lg[H^+]$，H^+ 和 pH 关系并非线性，合理理解两者的关系有重要意义。机体酸碱物质主要来源于机体代谢活动，部分来源于食物摄入；酸碱平衡与电解质有密切关系，尤其是与氯转移、钾钠交换和氢钠交换有密切关系。

9. 酸、碱物质皆具有酸碱二重性，部分以酸性为主，部分以碱性为主，且在不同条件下，酸碱特性可以转化；任何酸、碱皆具有相对应的碱或酸，称为共轭碱或共轭酸。

10. 机体缓冲系统分为 3 个缓冲池：血液缓冲池（细胞外液缓冲池）、细胞内液缓冲池、脑脊液缓冲池。三者通过一定的"隔膜"隔开，单独发挥作用；但又相互交换，共同发挥作用，并影响临床表现和治疗。血液有血浆和红细胞内的不变和可变缓冲对，$HCO_3^-/H_2CO_3(CO_2)$是最主要的缓冲对，缓冲作用最大，与其特点有关，其中红细胞(包括CA、氯转移)起决定作用。体细胞的细胞内液缓冲物质以磷酸盐和蛋白质阴离子为主，缓冲能力较血液强大。脑脊液缺乏细胞成分，且存在血-脑脊液屏障，缓冲作用非常弱。细胞膜对固定酸、碱的半透膜作用以及对CO_2的自由通透特性，使体液对呼吸性、代谢性酸碱紊乱的缓冲作用表现出明显不同的特点。

11. $PaCO_2$、pH、PaO_2变化调节呼吸中枢，导致呼吸运动变化，CO_2呼出量随之改变，血液H_2CO_3浓度也发生相应变化，使$[HCO_3^-]/[H_2CO_3]$尽量维持正常，pH维持相对稳定。不同化学刺激或相同化学刺激在不同条件下对呼吸中枢影响的强度不同；疾病状态下，机械性刺激对呼吸调节可能发挥更大作用。肾脏主要通过肾小管对HCO_3^-和H^+调节而发挥作用，作用缓慢、强大、持久。

12. 急性、慢性呼吸性酸中毒，以及急性、慢性呼吸性碱中毒皆是常见的酸碱紊乱，但各种类型的特点有较大差异；代谢性酸中毒、代谢性碱中毒发生原因多样，病理生理特点差别较大，并直接影响患者的临床表现和临床治疗。复合型代谢性酸碱紊乱是重要概念，但各类型划分仅是对某一种或几种酸碱物质的概念化，深度上未能阐明其根本原因和发生机制，广度上也未阐明与原发病的根本联系，需合理评价。电解质紊乱和酸碱紊乱有密切关系，并影响临床特点和临床治疗。临床上吸收性碱中毒常见，但认识上有较多误区；不仅要认识碱中毒的发生机制，更要理解高HCO_3^-血症状态下碱性尿形成受阻、代谢性碱中毒持续存在的机制，掌握治疗原则，避免过度应用盐酸精氨酸。慢性高碳酸血症呼吸衰竭治疗后发生的代谢性碱中毒有独特特点，临床治疗以降低VE为主，主要降低RR。

13. 机械通气(MV)患者容易发生酸碱紊乱，主要与患者病情重、MV调节不当有关，部分情况是治疗需要。

14. 酸碱紊乱评价包括测定结果准确度评价、酸碱度评价和酸碱紊乱类型的诊断。不仅要结合pH、$PaCO_2$、HCO_3^-、标准碱剩余(BE)等分析，还要结合代偿限度、代偿公式和电解质检查结果以及病史综合评价。

15. 呼出气CO_2检测，特别是$PetCO_2$检测常用红外线分析仪，具体有主流型、旁流型检测两种基本类型，各有优缺点。呼出气波形图及$PetCO_2$检测有重要意义，但也有较多问题。

CO_2是氧化代谢的终产物，在体内储存量巨大，按容积换算约为120 L，主要以碳酸氢盐形式存在于脂肪及骨骼中，在血液中约有2 700 mL，肺泡气中约有150 mL。由于CO_2溶解度高，各种储存方式之间转化缓慢，体内CO_2浓度变化缓慢，需较长时间才能达到动态平衡，CO_2排出量($\dot{V}CO_2$)与产生量不一致的情况非常多见(与O_2不同)，如过度通气呼出过多CO_2后，肺泡和血液PCO_2迅速下降，约10 min达到平衡，但脂肪与骨骼中的CO_2浓度并无明显变化，体内各部位CO_2浓度需要20~30 min后才能达到动态平衡；同样CO_2储存量巨大，窒息时$PaCO_2$上升速率缓慢，约为5 mmHg/min，因此窒息对人体的危害主要源于缺氧而不是高PCO_2。CO_2不仅是多种酸碱物质的来源，在酸碱平衡的调节中也通过多种直接或间接途径发挥核心作用，故将该两部分放在一章阐述。

第一节　二氧化碳在血液中运输

血液中的二氧化碳(CO_2)包括血浆CO_2和红细胞内CO_2，具体有血浆和红细胞内物理溶解的CO_2、与血浆蛋白和血红蛋白(Hb)氨基结合的CO_2($ProCO_2$、$HbCO_2$)、碳酸氢根离子(HCO_3^-)、碳酸根离子(CO_3^{2-})和碳酸(H_2CO_3)。

一、基本概念

1. 二氧化碳测量计(capnometer) 根据不同物理原理测定 CO_2 浓度或分压的仪器，包括红外线分析仪、质谱仪、拉曼散色分析仪、声光分光镜和化学 CO_2 指示器等。而常用的 CO_2 测量计是根据红外线吸收光谱的物理原理设计而成，称为红外线分析仪。主要用于 CO_2 吸入及呼出气的检测。

2. 溶解二氧化碳(dissolved carbon dioxide) 又称物理溶解二氧化碳，即体液中溶解的 CO_2 形式，是机体内 CO_2 的运输形式之一，仅占总运输量的 5%，但有重要意义。物理溶解 CO_2 是转化为其他 CO_2 运输形式(如碳酸氢盐)的基础。组织代谢产生的 CO_2 首先以溶解的形式存在，提高 PCO_2，再进行化学结合。在血液和肺泡气进行气体交换的 CO_2 首先是溶解形式，从而降低血液 PCO_2，随后结合状态的 CO_2 再分离为溶解形式补充，因此尽管物理溶解 CO_2 有限，但发挥核心作用。

3. 溶解系数(solubility coefficient) 在一定温度和一个大气压下，一种气体溶解在 1 mL 液体内的容积，衡量气体的溶解能力。CO_2 的溶解系数远高于 O_2。

4. 化学结合二氧化碳(bound carbon dioxide) 是体液中以化学结合形式存在的所有 CO_2 的统称，不是单一的一种物质。血液中 CO_2 以物理溶解和化学结合的 2 种形式存在和运输。体液中化学结合的 CO_2 主要是以碳酸氢盐和氨基甲酰血红蛋白形式存在，还有 H_2CO_3、碳酸盐等形式，前两者约占 CO_2 总量的 95%，其中碳酸氢盐占 88%、氨基甲酰血红蛋白占 7%。

5. 碳酸(H_2CO_3) 一种弱酸，是机体内不同 CO_2 状态之间转换的关键形式。机体代谢产生的 CO_2 溶解后需首先与 H_2O 进行化学反应产生 H_2CO_3，才能转化为碳酸氢盐进行运输和发挥其他作用。同样血液中的碳酸氢盐与 H^+ 结合转化为 H_2CO_3，才能分解为 CO_2 并呼出体外。

6. 氢离子(hydrogen ion H^+) 氢原子失去一个电子形成的 +1 价阳离子。

7. pH H^+ 浓度的负对数，即 $pH = -lg[H^+]$，反映血液的酸碱度，动脉血 pH 的正常值为 7.35~7.45。适当 pH 水平是维持内环境稳定和机体正常代谢功能的基本要求，生命活动可耐受的最大 pH 为 6.8~7.8。

8. 碳酸氢盐(bicarbonate) HCO_3^- 与金属阳离子的化合物，是机体内 CO_2 最主要的储存和运输形式。在不同部位，碳酸氢盐的形式不同，细胞外液中主要是碳酸氢钠，细胞内液中主要是碳酸氢钾。

9. 碳酸盐(carbonate) CO_3^{2-} 与金属阳离子的化合物，也是机体内 CO_2 的一种储存和运输形式。与碳酸氢盐相似，细胞外液中主要是碳酸钠，细胞内液中主要是碳酸钾，但含量皆非常低，一般可忽略不计。

10. 碳酸酐酶(carbonic anhydrase, CA) 催化 $CO_2 + H_2O$、H_2CO_3、$H^+ + HCO_3^-$ 相互转化的辅酶。CA 的存在使转化速度显著增快，对 CO_2 运输、酸碱缓冲、肾脏对酸碱的调节等具有重要作用。

11. 乙酰唑胺(acetazolamide) 一种碳酸酐酶抑制剂。主要用于代谢性碱中毒和眼内高压的治疗，也有一定的利尿作用。

12. 二氧化碳解离曲线(carbon dioxide dissociation curve) 血液 CO_2 浓度与 PCO_2 的关系曲线。在生理范围内，CO_2 在水中(或血浆中)有很高的溶解度，PCO_2 与 CO_2 浓度呈线性关系。

13. 霍尔丹效应(Haldane effect) 由 PO_2 改变引起 CO_2 解离曲线位移的作用。当 Hb 由氧合状态转为氧离解状态时，CO_2 解离曲线左移，Hb 携带 CO_2 的能力提高，对组织产生的 CO_2 的结合和转运有重要作用。

14. 高碳酸血症(hypercapnia) $PaCO_2$ 高于正常水平，即 $PaCO_2 > 45$ mmHg 的病理生理状态。主要见于肺泡通气量($\dot{V}_A$)原发性减退和代偿性代谢性碱中毒。

15. 低碳酸血症(hypocapnia) $PaCO_2$ 低于正常水平，即 $PaCO_2 < 35$ mmHg 的病理生理状态。主要见于 $\dot{V}_A$ 的原发性增大和代偿性代谢性酸中毒。

二、血液的 CO_2

1. $PaCO_2$ 动脉血中溶解 CO_2 产生的张力。组织代谢产生的 CO_2 由静脉血携带至右心，然后通过肺血管，经过气体交换进入肺泡，随呼气排出体外。肺泡气和动脉血 PCO_2 的差值($P_{(A-a)}CO_2$)很小，可忽略不计，因此 $PaCO_2$ 是反映肺通气功能的可靠参数。$PaCO_2$ 正常值为 35~45 mmHg，<35 mmHg 为过度通气，>45 mmHg 为通气不足。有效自主呼吸或机械通气使 $\dot{V}_A$ 增加，$PaCO_2$ 下降。

混合静脉血 CO_2 分压($P\bar{v}CO_2$)一般比 $PaCO_2$ 高 6 cmH_2O，故其平均值为 46 mmHg。

物理溶解的 CO_2 是 CO_2 的运输形式之一,尽管其总量不大,但为转化为其他形式 CO_2 的基础;不仅如此,组织代谢产生的 CO_2 也首先以溶解形式存在,在血液和肺泡内气体交换的 CO_2 也以溶解形式进行。

CO_2 的溶解量 = PCO_2 × 溶解系数,而溶解系数与温度有关(表9-1)。

表9-1 温度与 CO_2 的溶解系数

温度(℃)	溶解系数	
	mmol/(L·kPa)	mmol/(L·mmHg)
40	0.216	0.028 8
39	0.221	0.029 4
38	0.226	0.030 1
37	0.231	0.030 8
36	0.236	0.031 5
35	0.242	0.032 2
25	0.310	0.041 3
15	0.414	0.055 4

正常动脉血温度为38℃,故 CO_2 的溶解量为 40×0.030 1=1.2(mol/L)。

2. 血浆 CO_2 总量(total plasma CO_2 content,TCO_2) 存在于血浆中的任何形式 CO_2 的浓度之和,包括物理溶解的 CO_2、与血浆蛋白质氨基结合的 CO_2、HCO_3^-、CO_3^{2-}、H_2CO_3,其中 H_2CO_3 量仅为溶解状态 CO_2 量的1/800,CO_3^{2-} 的含量也可忽略不计。HCO_3^- 是血浆中 CO_2 运输的主要形式,占95%,TCO_2 的正常值为 23~31 mmol/L,平均值为 27 mmol/L。

在红细胞内,由于胞浆和 Hb 的作用,CO_2 浓度与血浆有一定差异,并导致血液总浓度与两者之和也有一定差异,静脉血与动脉血也有所不同(表9-2、表9-3)。由于资料来源不同,表9-2和表9-3的部分结果略有差异,但不影响评价。

表9-2 血液中各种形式 CO_2 的浓度(mol/L)

成分	动脉血	静脉血
血浆 CO_2		
溶解 CO_2	1.2	1.4
H_2CO_3	0.001 7	0.002
HCO_3^-	24	26
氨基甲酰 CO_2	忽略不计	忽略不计
红细胞内 CO_2		
溶解 CO_2	0.44	0.51
HCO_3^-	5.88	5.92
氨基甲酰血红蛋白	1.1	1.7

表9-3 动脉血浆中各种形式 CO_2 浓度(mmol/L)

成分	浓度
H_2CO_3	0.001 7
CO_3^{2-}	0.03
溶解的 CO_2	1.20
氨基甲酰血浆蛋白	0.17
HCO_3^-	24

H_2CO_3、$H_2CO_3^-$ 和 CO_3^{2-} 是来源于物理溶解的 CO_2 进行的一系列化学反应,即:

$$CO_2 + H_2O \longleftrightarrow H_2CO_3 \longleftrightarrow$$
$$H^+ + HCO_3^- \longleftrightarrow 2H^+ + CO_3^{2-}$$

上述反应在血浆内的速度非常缓慢,约数分钟才能平衡,远不能满足运输 CO_2 的需要。在红细胞内,CA 的存在使上述反应的速度大幅度提高。CA 不仅存在于红细胞内,也存在于胃、肾脏及骨骼肌和心肌细胞内。CA 有 7 种同工酶,红细胞内为 CA Ⅱ,是催化反应速度最快的酶之一,主要催化上述第 1 个和第 2 个反应的进行。氨基甲酰蛋白结合 CO_2 来源于 CO_2 与血浆蛋白、Hb 氨基的结合,即:

$$R-NH_2 + CO_2 \longleftrightarrow R-N(H)-C(=O)-OH \longleftrightarrow$$
$$R-N(H)-C(=O)-O^- + H^+$$

CO_2 与氨基的结合受 pH 影响,在酸性情况下结合量增加,但在血浆内两者的结合量微乎其微;在红细胞内,CO_2 与 Hb 的 α 链、β 链末端的 α 氨基结合,结合量较血浆明显增加,该反应受血 SO_2 的影响,CO_2 与还原型 Hb 的结合量大约是氧合型的 3.5 倍,故动脉和静脉血有较大差异,这与运输组织产生的 CO_2 的作用一致,是霍尔丹效应的一个方面。

3. 实际碳酸氢盐(actual bicarbonate,AB,HCO_3^-) 实际 $PaCO_2$、SaO_2 下人体血浆中所含的 HCO_3^- 浓度。正常值为 22~27 mmol/L,平均值为 24 mmol/L。AB 受呼吸和代谢的双重影响。由于 HCO_3^- 是血液 CO_2 运输的主要形式,而进入血液的 CO_2 主要进入红细胞内,在 CA 作用下,迅速反应生成 H_2CO_3,并进而离解成 H^+ 和 HCO_3^-,所以呼吸变化影响 HCO_3^- 浓度,上述反应产生的 H^+ 被 Hb

缓冲，HCO_3^- 则由红细胞内转移到血浆，为保持电中性，血浆内 Cl^- 移入红细胞，称为氯转移，因此 HCO_3^- 浓度与 PCO_2 有关，随着 PCO_2 增高，血浆 HCO_3^- 浓度也升高，即 AB 受呼吸的影响；HCO_3^- 是血浆缓冲碱，当体内固定酸过多时可通过 HCO_3^- 缓冲使 pH 保持相对稳定，而 HCO_3^- 浓度降低，因此 AB 又受代谢影响，是代谢性酸碱平衡的一个重要参数。肾脏是调节血浆 HCO_3^- 浓度最重要的器官。

4. 标准碳酸盐（standard bicarbonate, SB）　血液在 37 ℃、Hb 充分氧合、PCO_2 为 40 mmHg 的条件下测定的血浆 HCO_3^- 浓度。由于排除了呼吸的影响，SB 是反映代谢性酸碱平衡的参数。正常值与 AB 相同。

5. pH　评价血液酸碱度的参数，$pH = -\lg[H^+]$。正常动脉血 pH 为 7.35~7.45，平均值为 7.40。pH<7.35 为酸血症，>7.45 为碱血症。实际计算时常采用公式：$pH = 6.1 + \lg[HCO_3^-]/[0.03 \times PCO_2]$。

（1）从公式可见，pH 受呼吸和代谢因素的双重影响。$[HCO_3^-]$ 变化必然伴随 PCO_2 的变化，只要 $[HCO_3^-]/0.03 \times PCO_2$ 保持 20:1，pH 即能保持正常。

（2）一般情况下，药物或机械通气治疗是否合适不能以 $PaCO_2$ 是否正常为标准，而以 pH 是否合适（一般为正常值范围）为原则。

（3）若机械通气压力导致肺损伤的发生率显著升高时，pH 可以允许在较低的范围，称为允许性高碳酸血症（PHC）。由于细胞内缓冲能力强大，适当 pH 降低对组织代谢无明显影响。

（4）若有明显颅内高压，可允许 pH 有适当升高，从而使脑血管适当收缩，脑脊液产生减少，降低颅内高压。若有高钾血症等情况，适当升高 pH 也有治疗作用。

（5）无论在何种情况，皆应避免 pH 明显升高，以免加重组织缺氧。

（6）人体血液 pH 能够维持在正常值范围内，主要依赖于血液缓冲系统以及肺和肾脏的调节作用。强酸或强碱经过缓冲系统缓冲后转化为弱酸或弱碱。以碳酸-碳酸氢盐缓冲对为例说明如下：

$$HCl + BHCO_3 \longrightarrow H_2CO_3 + BCl$$
$$H_2CO_3 \longrightarrow CO_2\uparrow + H_2O$$
$$BOH + H_2CO_3 \longrightarrow BHCO_3 + H_2O$$

CA 促进上述反应的迅速进行，缓冲产生的 CO_2 和 HCO_3^- 最终分别经肺和肾排出。

6. 缓冲碱（buffer base, BB）　正常血液中含有等当量的阳离子和阴离子，BB 是血液中具有缓冲能力的阴离子的组合（表 9-4），其中 HCO_3^- 和 Hb 发挥核心作用。

表 9-4　全血缓冲碱的组成比例

成　分	比　例
血浆 HCO_3^-	35%
红细胞 HCO_3^-	18%
氧合和还原 Hb	35%
血浆蛋白	7%
有机、无机磷酸盐	5%

（1）一般认为 HCO_3^- 是最重要的 BB，这与以下因素有关：① 其浓度占全血 BB 的 50% 以上；② 容易进出红细胞膜，并通过红细胞 CA 和氯转移放大其缓冲作用；③ 肾脏具有强大的调节作用，而 HCO_3^- 缓冲 H^+ 后产生的 CO_2 由肺排出，从而明显放大其作用。

（2）当循环血液流经组织时，氧合 Hb 解离氧供组织利用，同时转化为还原 Hb，碱性增强，可缓冲由组织细胞进入血液的 CO_2，因此 Hb 缓冲系统在 CO_2 运输和呼吸性酸碱紊乱的缓冲方面皆有重要作用。贫血患者不仅运输氧的能力下降，且缓冲呼吸性酸中毒、碱中毒的能力明显下降。合并贫血的呼吸衰竭患者，适当输血有多方面的价值，新鲜血的作用更强，但临床上容易忽视。

（3）血浆磷酸盐和蛋白质的摩尔数低且固定，缓冲作用远不如上述 2 种缓冲物质强。

理论上 BB 是反映机体整体碱储备的参数，较上述其他参数对反映缓冲能力更佳，但仍受一些因素的干扰，如血液 pH 和电解质都会影响 BB 的浓度。用标准条件（即 37 ℃、Hb 充分氧合、PCO_2 为 40 mmHg）处理血液所测定的 BB 称之为正常缓冲碱（normal buffer base, NBB），由实际 BB 与 NBB 的差值，即 $\Delta BB = BB - NBB$ 反映机体的碱缓冲能力更有价值，因为 ΔBB 排除了电解质等因素的干扰，因而更合理。

BB 是反映代谢性酸碱平衡的参数，正常值为 46~54 mmol/L。BB 可分为碳酸盐缓冲碱（HCO_3^-）和非碳酸盐缓冲碱（Buf^-），两者的关系如下：

$$CO_2 + H_2O \longleftrightarrow H_2CO_3 \longleftrightarrow H^+ + HCO_3^-$$
$$Buf^- + H^+ \longleftrightarrow HBuf$$

由上述公式可见，当 $PaCO_2$ 升高时，为缓冲 H_2CO_3 消耗了 Buf^-，但 HCO_3^- 的浓度相应增加，BB 不变。

7. **实际碱剩余**（actual base excess，ABE） 将 1 L 全血的 pH 滴定至 7.40 所需的酸或碱的浓度，正常值为 $-3\sim3$ mmol/L。与 AB 意义相似，但因反映血液酸碱物质总的缓冲能力，故可能更有价值。

8. **标准碱剩余**（standard base excess，SBE） 简称碱剩余（base excess，BE）。

(1) 基本概念及临床意义：37 ℃、Hb 充分氧合、PCO_2 为 40 mmHg 的条件下，将 1 L 全血的 pH 滴定到 7.40 所需的酸或碱的浓度，其正常值为 $-3\sim3$ mmol/L。BE 即前述 ΔBB。用酸滴定表示碱过多，用正值表示；用碱滴定表示碱不足，用负值表示。由于除外呼吸因素的影响，BE 被认为是反映代谢性酸碱平衡的参数，与 SB 相似，但因反映血液酸碱物质总的缓冲能力，故可能更确切、更有价值。BE 能反映血液缓冲碱物质绝对量的增减，故指导临床补充酸或碱的剂量时，可能比根据 HCO_3^- 指导更准确。补碱（酸）量=0.6×BE×体重（kg）（0.6 为体液体含量的比值），一般先补充计算值的 1/2～2/3，然后根据血气复查结果决定第 2 次补充量。需注意测定的血液只是细胞外液或总体液的一小部分，而且体外测定的结果也不能完全反映体内整体情况，故应用时必须结合临床。

(2) BE 的概念：有全血 BE（BEb）及细胞外液 BE（BEecf）之分。BEb 直接受 Hb 浓度影响，需用 Hb 浓度进行校正，只要测得 pH 和另一个参数（如 HCO_3^- 或 $PaCO_2$）就能方便地在 Siggaard-Andersen 列线图上读出已经用 Hb 校正的 BE 值。

因为血浆和组织液不断进行交换，从细胞外液角度看，BE 受 Hb 浓度的影响大为减少，此时可认为 Hb 存在于细胞外液中，即细胞外液 Hb，而不是单纯的血液 Hb，用公式表示为：

细胞外液 Hb×细胞外液容量=血液 Hb×血容量

血容量=体重×8%

细胞外液容量=体重×(20%～30%)

细胞外液 Hb = 血液 Hb×体重×8%/
[体重×(20%～30%)]
= 血液 Hb×(0.4～0.3)

以正常 Hb 为 15 g/100 mL 血液为标准，则理论上细胞外液 Hb 为 5～6 g/100 mL，所以一般情况下细胞外液 BE 用 Hb 浓度 5～6 g/100 mL 校正比较合适。与 BEb 受 Hb 浓度变化影响较大相比，Hb 浓度变化，如贫血对 BEecf 的影响非常有限，一般可忽略不计，因此可用细胞外液 Hb 为 5～6 g/100 mL 进行固定校正。上述情况的变化因不同的血气分析仪而有所不同，使用时应参考说明书。一般情况下上述各种 BE 的价值相似，可以同等对待。

三、CO_2 的运输

血液中 CO_2 以物理溶解和化学结合 CO_2 形式运输，化学结合 CO_2 约占 95%，主要是碳酸氢盐和氨基甲酰血红蛋白，分别约占 88% 和 7%；物理溶解 CO_2 较少，仅约占总运输量的 5%。

从组织扩散入血的 CO_2 首先溶解于血浆，一小部分溶解的 CO_2 缓慢地与水结合生成 H_2CO_3，H_2CO_3 又缓慢地解离为 HCO_3^- 和 H^+，H^+ 被血浆缓冲系统缓冲，pH 无明显变化。溶解的 CO_2 也与血浆蛋白的游离氨基反应，生成氨基甲酰血浆蛋白，但数量极少。

血浆化学结合的 CO_2 非常少，运输量有限，主要原因是血浆中缺乏 CA，形成 H_2CO_3 的速度及 H_2CO_3 分解成 HCO_3^- 和 H^+ 的速度非常缓慢；形成的氨基甲酰血浆蛋白极少，且其在动、静脉血中的浓度相同，基本不发挥运输作用。血浆中溶解的 CO_2 绝大部分扩散入红细胞内，在 CA 作用下，化学结合 CO_2 的形成速度明显加快，有利于保障 CO_2 运输。

（一）红细胞内的 CO_2 结合形式

1. **碳酸氢盐** 从组织扩散进入血液的大部分 CO_2，在红细胞内与水反应生成 H_2CO_3，H_2CO_3 又解离成 HCO_3^- 和 H^+，反应极为迅速，H^+ 被 Hb 缓冲。因为红细胞内含高浓度 CA，在其催化下，反应速度增快 13 000 倍，不足 1 s 反应即达平衡。在此反应过程中，红细胞内 HCO_3^- 不断增加，并顺浓度梯度通过红细胞膜扩散进入血浆。理论上红细胞内阴离子的减少可伴随同等数量的阳离子向外扩散，以维持电中性；但红细胞膜不允许阳离子自由通过，小的阴离子容易通过，Cl^- 便由血浆扩散进入红细胞，称为氯离子转移（chloride shift），简称氯转移。更重要的是红细胞膜上有特异的 HCO_3^- - Cl^- 载体，迅速完成跨膜交换，从而保障 HCO_3^- 不会在红细胞内堆积,有利于 HCO_3^- 形成和促进 CO_2 的运输。在红细胞内,HCO_3^- 主要与 K^+ 结合,在血浆中则主要与 Na^+ 结合。CA 的作用和氯转移是红细胞内迅速形成 HCO_3^- 的主要原因,也是红细胞转运 CO_2 的主要机制。Hb 的缓冲作用是加速 HCO_3^- 形成的另一主要机制。

上述反应中产生的 H^+ 大部分和 Hb 结合,其结合位置为 Hb 组氨酸残基的咪唑基团,SO_2 下降促进缓冲反应的进行(详见下述);在肺部,反应向相反方向(产生 CO_2 的方向)进行,PCO_2 下降。因为 P_ACO_2 低于静脉血,血浆中溶解的 CO_2 首先扩散入肺泡,红细胞内的 HCO_3^- 和 H^+ 生成 H_2CO_3,CA 催化 H_2CO_3 分解成 CO_2 和 H_2O,CO_2 从红细胞扩散入血浆,血浆中的 HCO_3^- 便进入红细胞以补充消耗的 HCO_3^-,Cl^- 则转运出红细胞,这样以 HCO_3^- 形式运输的 CO_2,在肺部转变成 CO_2 呼出体外。

2. 氨基甲酰血红蛋白(carbaminohemoglobin) 一部分 CO_2 与 Hb 的氨基结合生成氨基甲酰血红蛋白,这一反应无须酶的催化,且速度快,主要调节因素是氧合作用(详见下述)。在组织内,HbO_2 解离释出 O_2,部分 HbO_2 变成去氧 Hb,与 CO_2 结合生成氨基甲酰血红蛋白。去氧 Hb 酸性较 HbO_2 弱,与 H^+ 结合的能力强,从而促进氨基甲酰血红蛋白的形成,并缓冲 pH 的变化。在肺部,HbO_2 生成增多,促使氨基甲酰血红蛋白解离释放 CO_2 和 H^+,CO_2 随呼吸排出体外,因此氧合作用的调节(霍尔丹效应)有重要意义。虽然以氨基甲酰血红蛋白形式运输的 CO_2 仅约占总运输量的 7%,但在肺排出的 CO_2 中却高达 17.5%,因此也是红细胞转运 CO_2 的主要机制之一。

(二) CO_2 的运输过程 大气中的 CO_2 微乎其微(约占 0.04%),故可认为血液中的 CO_2 皆来源于机体代谢。正常安静状态下,成人每分钟产生 200~250 mL 的 CO_2。CO_2 顺压力梯度从组织细胞进入血液,运输至肺泡毛细血管,其中一部分通过弥散进入肺泡,随呼吸排出体外(大部分溶解在体液中)。CO_2 的运输是在血浆(10%)和红细胞内(90%)进行的,包括物理溶解和化学结合两种形式。

1. CO_2 的物理溶解与化学结合

(1) 物理溶解 CO_2:与 O_2 相似,CO_2 的溶解也遵循亨利(Henry)定律,即取决于 PCO_2 和 CO_2 的溶解度。CO_2 的溶解系数远高于 O_2,约是后者的 20 倍,正常情况下(37 ℃)溶解量约为 0.7 mL/(L·mmHg)(血浆),以物理溶解形式运输的 CO_2 约占总运输量的 10%,其中血浆 5%、红细胞内 5%。

(2) 化学结合 CO_2:主要包括 2 种形式,一是与水结合形成的 H_2CO_3 及其分解产物,占绝大部分;一是与 Hb 的氨基结合形成的氨基甲酰血红蛋白,该部分所占比例不高,但在 CO_2 的运输中有重要作用。

2. CO_2 从组织进入血液的变化过程

(1) 血浆反应:CO_2 从组织进入血液后,组织毛细血管和静脉血 PCO_2 升高。此时红细胞内 PCO_2 较低,CO_2 遂顺压力梯度自血浆弥散进入红细胞,仅小部分 CO_2 存留血浆,其中主要与水合成 H_2CO_3,然后分解为 H^+ 和 HCO_3^-,H^+ 受磷酸盐缓冲系统和蛋白质缓冲系统的缓冲。另外一小部分(<1%)和血浆蛋白(主要是白蛋白)结合形成氨基甲酰血浆蛋白;其在动、静脉血中的含量不变,故实际上并未有效参与 CO_2 的运输过程。

$$CO_2 + H_2O \longrightarrow H_2CO_3 \longrightarrow H^+ + HCO_3^-$$

$$H^+ + Pro^- \longrightarrow HPro$$

$$H^+ + NaHPO_4^- \longrightarrow NaH_2PO_4$$

$$CO_2 + ProNH_2O \longrightarrow ProNHCOOH$$

由于缺乏 CA,H_2CO_3 形成和分解的速度皆非常缓慢,数分钟才能达到平衡;而血流通过毛细血管的速度非常快,不足 1 s,因此单纯血浆的 CO_2 运输量甚微,约占总运输量的 5%。

(2) 红细胞内反应:在红细胞内,由于 CA 的作用,H_2CO_3 合成及解离的速度显著加快(加快 13 000 倍,见上述)。H_2CO_3 解离生成的 H^+ 大部分被 Hb 结合,小部分被磷酸盐缓冲对缓冲。还有一部分 CO_2 直接与 Hb 的氨基结合,形成氨基甲酰血红蛋白;后者产生的 H^+ 通过相同的过程缓冲。

$$CO_2 + H_2O \xrightarrow{CA} H_2CO_3 \xrightarrow{CA} H^+ + HCO_3^-$$

$$HbO_2^- \longrightarrow Hb^- + O_2$$

$$H^+ + Hb^- \longrightarrow HHb$$

$$H^+ + KHPO_4^- \longrightarrow KH_2PO_4$$

(3) Hb 的效应特点:根据波尔(Bohr)效应,血液中 HbO_2 通过组织时,由于低 PO_2、低 pH 和高 PCO_2 使部分氧合 Hb 释放氧,并发生分子构象的改变,碱性增强,结合 H^+ 的能力增加。氧合 Hb 解离出 1 mmol O_2 分子,可结合 0.7 mmol H 离子,相当于 0.7 mmol CO_2 分子产生的 H^+,因此,当 RQ 为 0.7(等于脂肪的 RQ)时,单纯通过红细胞运输即可保持 pH 几乎不变,上述反应可简化为:

$$H_2CO_3 + HbO_2^- \longrightarrow HCO_3^- + HHb + O_2$$

在这一系列反应中,血浆 pH 几乎没有改变,称为等氢反应。但若糖类物质(RQ 为 1.0)摄入过多或刚停止运动后,RQ 或 R 增大,血液 pH 有所下降,这是患者呼吸增快和呼吸困难的原因之一。红细胞内生成的大量 HCO_3^- 弥散入血浆,伴随等摩尔 Cl^- 弥散入红细胞内(氯转移),从而保持上述反应的持续进行。

HbO_2 释放氧后碱性增强,在 $PaCO_2$ 保持 40 mmHg 的正常情况下,若全部 HbO_2 转变为去氧 Hb,理论上 pH 升高约 0.03,相当于 1 L 血液的 BE 升高 3 mmol/L。正常动脉血释放 25% 的氧后转为静脉血,故 pH 可相应升高 0.007 5。实际周围组织代谢后,PCO_2 由动脉血的 40 mmHg 升高至 46 mmHg,若 SO_2 不变,pH 约降低 0.04。PCO_2 升高 6 mmHg 和 SO_2 降低 25% 的综合结果是 pH 下降 0.04−0.007 5=0.032 5。

(4)Hb 结合氢的其他形式:约 1/4 的 CO_2 直接和 Hb 结合形成氨基甲酰血红蛋白,参与 CO_2 的缓冲和运输。HbO_2 释放氧后,其氨基结合 CO_2 的能力增强。

$$HbNH_2O_2 + CO_2 \longrightarrow HbNHCOOH + O_2$$

3. CO_2 在血液的运输　各组织器官经过 CO_2 变化(同时伴随氧变化)的毛细血管血进入静脉,经血液循环进入肺动脉和肺泡毛细血管,与肺泡进行气体交换。

4. 血液流经肺时 CO_2 的排出过程　肺泡 PCO_2 低于静脉血,血浆物理溶解的 CO_2 首先顺压力梯度向肺泡弥散,红细胞内 CO_2 向血浆内扩散,血浆中和红细胞内 PCO_2 下降,H_2CO_3 随之分解为 CO_2 和 H_2O。氨基甲酰血浆蛋白、氨基甲酰血红蛋白直接释放 CO_2。

(1)血浆反应

$$HPr \longrightarrow H^+ + Pro^-$$

$$NaH_2PO_4 \longrightarrow H^+ + NaHPO_4^-$$

$$HCO_3^- + H^+ \longrightarrow H_2CO_3 \longrightarrow CO_2 + H_2O$$

$$ProNHCOOH \longrightarrow CO_2 + ProNH_2O$$

(2)红细胞内反应

$$HHb + CO_2 \longrightarrow HbO_2^- + H^+$$

$$H^+ + HCO_3^- \xrightarrow{CA} H_2CO_3 \xrightarrow{CA} CO_2 + H_2O$$

$$HbNHCOOH + O_2 \longrightarrow HbNH_2O_2 + CO_2$$

由于缺乏 CA,血浆内反应缓慢。在红细胞内,CA 的酶促作用和 Hb 与 O_2 的结合使反应迅速进行,导致红细胞内 HCO_3^- 下降,血浆 HCO_3^- 扩散入红细胞内,再变成 CO_2 排出,同时伴随 Cl^- 由红细胞内转移至血浆(氯转移)。由肺部排出的 CO_2 大部分来源于 HCO_3^-,少部分由氨基甲酰血红蛋白释放;Hb 与 O_2 结合促进氨基甲酰血红蛋白的 CO_2 释放。

四、CO_2 解离曲线及影响因素

1. CO_2 解离曲线　CO_2 在水(或血浆)中有很高的溶解度,血液 CO_2 含量(或浓度)与 PCO_2 的关系曲线为 CO_2 解离曲线。在生理范围内 PCO_2 与 CO_2 含量(或浓度)呈直线关系(图 9-1),因此在 $\dot{V}_A$ 降低的情况下,$PaCO_2$ 的升高速度缓慢,仅为 3~6 mmHg/min,这与 O_2 的迅速变化有巨大差别。

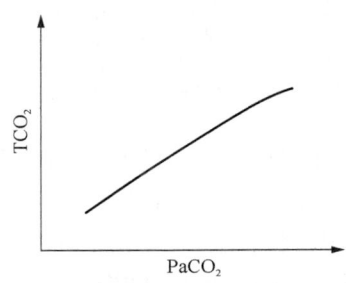

图 9-1　CO_2 解离曲线成线性

2. 霍尔丹效应　当 Hb 由氧合状态转为氧离状态时,CO_2 解离曲线右移,说明在氧离状态下 Hb 携带 CO_2 的能力有所提高。由 PO_2 改变而引起 CO_2 解离曲线位移的作用称为霍尔丹效应。由图 9-2B 可见,SO_2 为 0 时,血液 CO_2 浓度恒定地比 SO_2 为 97.5% 时高约 60 mL/L,这一效应对应于 PCO_2 对氧解离曲线的影响(即波尔效应)。霍尔丹效应亦有重要的生理意义,混合静脉血中 SO_2 为 70%,由图 9-2B 可见,当静脉血流经肺部时,PCO_2 由 46 mmHg 下降至 40 mmHg,因此释放出 CO_2,使 CO_2 浓度下降(图 9-2B SO_2 为 70% 的曲线);同时 PO_2 升高,Hb 与 O_2 结合成 HbO_2,SO_2 达 97.5%,由于霍尔丹效应,CO_2 进一步下降至 a 点,

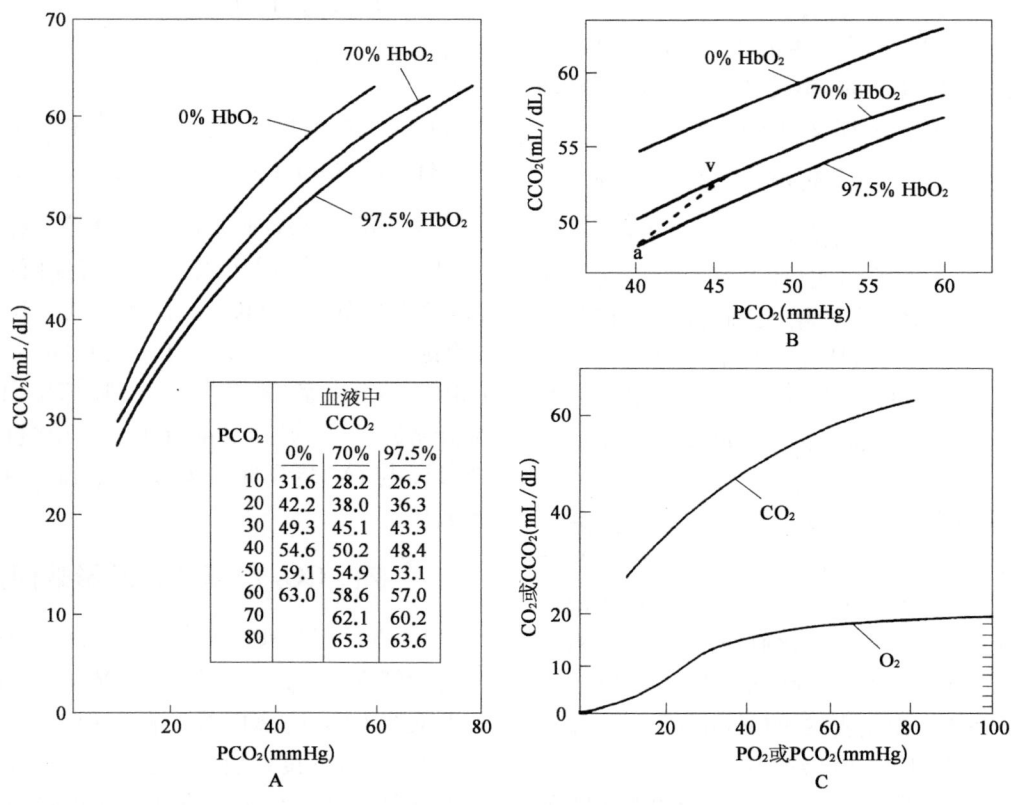

图 9-2 CO_2 解离曲线及其影响因素

A. 血液在不同 SO_2 时 PCO_2 与 CO_2 含量（CCO_2）的关系，图中表格数据分别为这3条曲线在不同 PCO_2 时的读数；B. A 图 PCO_2 为 40～60 mmHg 时经放大后的曲线，其中 v 点为混合静脉血的 PCO_2 与 CCO_2，此时 SO_2 为 70%；a 点为肺毛细血管气体交换后的 PCO_2 与 CCO_2，此时 SO_2 为 97.5%。由 Hb 氧合而引起的 CCO_2 下降约占 CCO_2 下降总量的 1/3；C. 氧离曲线与 CO_2 解离曲线比较，在生理 PCO_2 范围内，CO_2 解离曲线基本呈线性，氧离曲线则呈 S 形（Comroe JH, Physiology of Respiration, 1965）

由此可见，霍尔丹效应导致的 CO_2 释放量占总释放量的 1/3。霍尔丹效应通过两条途径发挥作用，一是形成氨基甲酰化合物；二是形成 HCO_3^-。该两条途径都受 pH、PCO_2、2,3-DPG 浓度的影响。pH 偏低时通过 HCO_3^- 的作用较大；pH 偏高时通过氨基甲酰化合物的作用较大。虽然没有霍尔丹效应的参与，机体仍能排出 CO_2，但动静脉血之间的 PCO_2 差加大，组织 PCO_2 升高，机体的酸碱平衡受到影响。

五、影响 PCO_2 的基本因素

血液和肺泡气等 PCO_2 的高低取决于 CO_2 产生量与排出量之间的平衡。

（一）CO_2 的转运方向和分布特点

1. CO_2 的转运方向和转运动力　组织细胞代谢产生 CO_2 通过体循环进入肺循环，经肺泡毛细血管弥散至肺泡，随呼吸排出，其弥散方向取决于 PCO_2。从线粒体→细胞质→组织间液→静脉血→肺泡→呼出气→周围大气始终存在 CO_2 的压力梯度，保障了 CO_2 的有效转运。

2. CO_2 分布与转运的表示方法　PCO_2 与体液溶解的 CO_2 浓度呈线性关系，用两者皆可表示 CO_2 的分布和转运，一般用 PCO_2 表示，因为前者有以下优势：在相同介质中与 CO_2 浓度呈线性关系，CO_2 转运随压力梯度进行；在液相（如血液、细胞内液）和气相（肺泡气），由于溶解度的影响，同样 PCO_2 的情况下，CO_2 浓度差别巨大；PCO_2 的测定远较浓度的测定方便。上述情况说明在不同介质，分压高低更适用于反映转运方向，浓度不一定合适；当然在同一种介质（如血浆），浓度和分压的价值相同。

3. CO_2 的分布特点　组织细胞内 PCO_2 最高，但所有细胞的 PCO_2 并不相同，甚至差别很大，其中代谢率最低、灌流量最大（特别是两者比例）的组织 CO_2 产生量最少，排出速度最快，PCO_2 最低，如皮肤；反之代谢率高、组织灌流量最小（特别是两者的比例）组织的 PCO_2 最高，如心肌。不同组织静脉血

的 PCO_2 也相应变化。

4. **肺部 CO_2 的转运** 混合静脉血或肺动脉血的 PCO_2 约为 46 mmHg，在与肺泡气平衡后，P_ACO_2 和 $PaCO_2$ 几乎相等。肺泡毛细血管的 CO_2 弥散入肺泡，使 P_ACO_2 在呼气相升高，但在吸气相，吸入空气使肺泡气 CO_2 稀释，P_ACO_2 下降大约 3 mmHg(0.4 kPa)，从而形成吸气相、呼气时相一定程度 P_ACO_2 波动。经气体交换后，肺静脉血 PCO_2 下降，且与肺泡气相似，并随 P_ACO_2 的变化而变化。当然肺静脉血的 PCO_2 也有一定区域差异，这主要取决于 $\dot{V}/\dot{Q}$，在高 $\dot{V}/\dot{Q}$ 肺区 CO_2 交换量大，PCO_2 低；反之在低 $\dot{V}/\dot{Q}$ 肺区 PCO_2 高。理论上，静动脉血分流影响更大，但由于正常 $\dot{Q}s/\dot{Q}t$ 低，不超过 5%，故实际影响不大。混合肺静脉血 PCO_2 是各引流区 PCO_2 的平均值。由于混合速度极快，在数秒内即可达平衡。

(二) 影响 P_ACO_2 的因素 P_ACO_2 取决于从肺泡毛细血管弥散入肺泡及通过肺泡排出的 CO_2 容积($\dot{V}CO_2$)。若不考虑吸入气的 CO_2（实际上非常低，可忽略不计），可用下述公式表示：

$$\text{肺泡 } CO_2 \text{ 浓度} = \dot{V}CO_2 / \dot{V}_A$$

若考虑吸入气 CO_2 浓度，则表示如下：

$$\text{肺泡 } CO_2 \text{ 浓度} = (\text{干燥大气压} \times \text{平均吸入气 } CO_2 \text{ 浓度}) + \dot{V}CO_2 / \dot{V}_A$$

进一步细分则包括下述因素（图 9-3）。

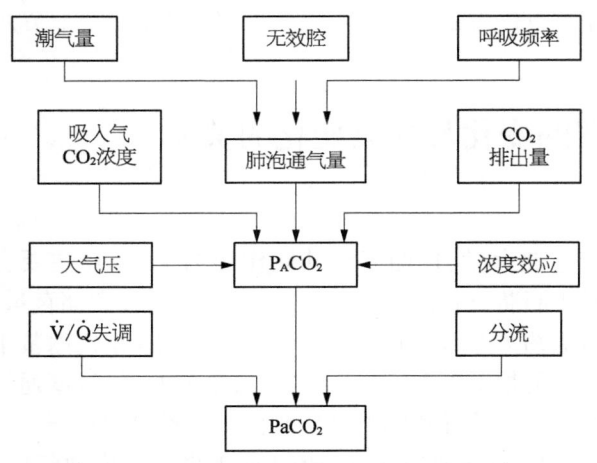

图 9-3 影响肺泡气和动脉血 PCO_2 的因素

1. **干燥大气压** 大气压对 P_ACO_2 的影响非常有限。海平面大气压的正常波动导致的 P_ACO_2 变化不会超过 2 mmHg(0.3 kPa)；但在高原环境，低氧呼吸中枢驱动增强，将导致 $\dot{V}_A$ 增大，P_ACO_2 下降。

2. **平均吸入气 CO_2 浓度（$FiCO_2$）** 在通气量等因素不变的情况下，$FiCO_2$ 增加会升高 P_ACO_2。正常 $FiCO_2$ 基本为 0，P_ACO_2 为 40 mmHg；若 $FiCO_2$ 增加 5.2%（大约相当于 PCO_2 为 40 mmHg），则 P_ACO_2 增大至 80 mmHg。实际上由于 CO_2 可兴奋呼吸中枢，VE 显著增大，P_ACO_2 达不到 80 mmHg。

3. **CO_2 排出量** CO_2 排出量（$\dot{V}CO_2$）和 CO_2 产生量是 2 个不同的概念。CO_2 产生量是指代谢活动如氧的有氧氧化、酸中毒的缓冲等产生的 CO_2 容积，$\dot{V}CO_2$ 是指通过呼吸排出的 CO_2 容积。多数情况下两者一致，但在循环或呼吸突然变化的情况下如单纯呼吸运动增强、代谢无明显变化，也可以有很大不同，$\dot{V}CO_2$ 显著增加，而产生量稳定；反之在突然呼吸减弱或停止（CO_2 由肺内呼出的量突然减少或停止）、突发肺栓塞、心搏骤停或心排血量显著减少（CO_2 弥散减少或终止）的短时间内，$\dot{V}CO_2$ 显著下降，而产生量变化不大。一般情况下 $\dot{V}CO_2$ 增加，P_ACO_2 下降；反之亦然。单纯 CO_2 产生量增加或减少一般不影响 P_ACO_2，在健康人，由于肺的巨大代偿能力，组织代谢产生的 CO_2 可通过 $\dot{V}_A$ 增大排出体外，因此单纯代谢增加不会导致 CO_2 潴留，只有 $\dot{V}_A$ 下降才会导致 P_ACO_2 和 $PaCO_2$ 升高（图 9-4）。在通气功能下降导致 P_ACO_2 升高的情况下，代谢率增加可进一步升高 P_ACO_2。

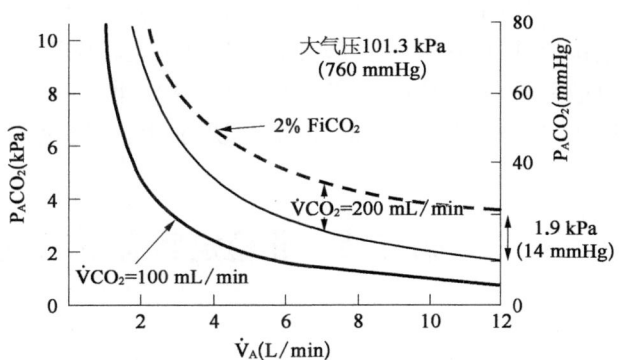

图 9-4 肺泡通气量、吸入气 CO_2 浓度和 CO_2 产生量对 P_ACO_2 的影响

4. **肺泡通气量** 是影响 P_ACO_2 和 $PaCO_2$ 的主要因素（详见第六章第一节和第二十三章第一节）。$\dot{V}_A$、$FiCO_2$ 和 $\dot{V}CO_2$ 综合作用对 P_ACO_2 产生复杂影响（图 9-4）。

与低 $\dot{V}CO_2$ 相比，高 $\dot{V}CO_2$ 需要的 $\dot{V}_A$ 增大，但在不同 $\dot{V}_A$ 水平，P_ACO_2 变化相似；吸入气 CO_2 浓度升高的影响也相似（图 9-4）。

5. 浓度效应　P_ACO_2 可暂时受到额外吸入的惰性气体的影响，称为浓度效应。惰性气体的快速吸入（主要见于吸入气体麻醉剂）可导致肺泡 PCO_2、PO_2 暂时升高。因为惰性气体快速通过肺泡进入肺毛细血管，而仅少量的氮气（氮气溶解度低、弥散量少）从血液弥散入肺泡，导致肺泡内气体容积减少，氧和 CO_2 的浓度（或分压）升高；反之，在撤出麻醉的过程中，大量惰性气体迅速进入肺泡，使肺泡容积一过性增大，导致肺泡 PCO_2、PO_2 暂时下降。

（三）$PetCO_2$、肺泡气与动脉血 CO_2 分压差

$PaCO_2$ 是经气体交换、不同区域肺静脉血混合后的 PCO_2，组织细胞的 CO_2 产生量、$\dot{V}_A$ 和肺血流量（$\dot{Q}$）是影响 $PaCO_2$ 的 3 个基本因素，也与 CO_2 体内储存量等有密切关系。若 $\dot{V}CO_2$ 不变，则 $\dot{V}_A$、$\dot{Q}$ 是 2 个主要因素。血流少、通气多的肺静脉 PCO_2 降低，反之则升高。$PaCO_2$ 反映有血流灌注的肺泡 PCO_2 平均值，其中包括解剖分流。$P_{(a-A)}CO_2$ 受 VD/VT、$\dot{V}/\dot{Q}$、$\dot{Q}s/\dot{Q}t$ 及肺顺应性的综合影响，但由于 CO_2 弥散速度快，$P_{(a-A)}CO_2$ 极小，可忽略不计。

$PetCO_2$ 反映通气肺泡的 PCO_2 平均值，$PetCO_2$ 易被肺泡无效腔气稀释，但正常人肺泡无效腔极小，$PetCO_2 = PaCO_2 = P_ACO_2$。影响 $PetCO_2$ 的因素主要有以下方面。

1. 呼吸相关因素　VD/VT 和 $\dot{Q}s/\dot{Q}t$ 明显变化时影响 $PetCO_2$，见于肺不张、肺实变、ARDS、肺水肿和气胸等；机械通气（MV）时气道压过高、RR 过快、VT 太小及吸呼气时间比（I∶E）过短等；呼吸机故障或回路新鲜气流不足造成 CO_2 重复吸入。$PetCO_2$ 升高还是降低主要取决于上述变化对 P_ACO_2 的影响以及呼气是否充分。

2. 循环因素　肺血流减少、肺血流分布不均或肺血管栓塞时 $\dot{V}/\dot{Q}$ 增大，R 下降，P_ACO_2 升高，$PetCO_2$ 随之升高。体循环改变的影响较小，但严重低血压时 $PetCO_2$ 降低。右向左分流的先天性心脏病患者与正常人相似。

3. 年龄　随着年龄增长，肺泡无效腔增大，$PetCO_2$ 降低，$P_{(a-et)}CO_2$ 增大。

4. 碳酸酐酶抑制剂　如乙酰唑胺使肺泡上皮细胞和血液中的 HCO_3^- 变成 CO_2 延迟，致 $PetCO_2$ 降低，$PaCO_2$ 升高，$P_{(a-A)}CO_2$ 增大。

5. 体位　侧卧位可导致 $\dot{V}/\dot{Q}$ 不均，$PetCO_2$ 下降，$P_{(a-A)}CO_2$ 增大。

6. $\dot{V}/\dot{Q}$ 失调　在高 $\dot{V}/\dot{Q}$ 肺区或无效腔肺区（有通气而血流不足或没有血流），P_ACO_2 显著降低，肺泡混合呼出气 PCO_2 是高 $\dot{V}/\dot{Q}$ 肺区与正常肺区呼出气混合的结果，数值降低；$PaCO_2$ 主要是低 $\dot{V}/\dot{Q}$ 肺区或分流肺区（有血流而通气不足或没有通气）和正常 $\dot{V}/\dot{Q}$ 肺区血流混合的结果，数值较高（详见第七章第八节），故 $PetCO_2$ 低于平均 P_ACO_2 和 $PaCO_2$，而平均 P_ACO_2 又稍低于 $PaCO_2$。高 $\dot{V}/\dot{Q}$ 肺区或无效腔肺区导致的肺泡无效腔越大，$PaCO_2$ 与 $PetCO_2$ 差值越大。在麻醉患者，由于 $\dot{V}/\dot{Q}$ 失调，$PaCO_2$ 与 $PetCO_2$ 的差值可达 5～10 mmHg（0.7～1.3 kPa）。

7. 静动脉分流　总体而言分流主要影响 PaO_2，对肺泡、动脉血 PCO_2 的影响较小，在 $\dot{Q}s/\dot{Q}t$ 为 10% 的情况下，平均肺泡与动脉血 PCO_2 差仅为 0.7 mmHg（0.1 kPa）；$\dot{Q}s/\dot{Q}t$ 为 30% 的情况下，该分压差也仅为 2 mmHg（0.3 kPa）（详见第七章第七节）。

第二节　非稳定状态下二氧化碳的变化及与氧变化的关系

体内 CO_2 主要以碳酸氢盐和 CO_2 分子的形式存在，储存量巨大，以容积换算共约 120 L，超过氧储存容积的 100 倍，故通气变化与代谢变化常不一致，CO_2 的变化速度也较慢，出现通气或代谢变化 10～30 min 各部位才能达到平衡，在不同状态下变化特点也有明显不同。

一、非稳定呼吸状态下的 CO_2 与氧的变化

（一）**基本变化特点**　$PaCO_2$ 变化主要是 $\dot{V}_A$、CO_2 储存量、代谢变化共同作用结果，CO_2 主要存在于脂肪及骨骼中，在血液和肺泡也有较大储存量，血液约为 2 700 mL，肺泡约为 150 mL，在代谢基本稳定的情况下 $PaCO_2$ 主要取决于前两者，过度通气或通气不足导致的 PCO_2 变化特征不同（图 9-5）。

1. 过度通气时的 $PaCO_2$ 变化　过度通气时，$PaCO_2$ 变化主要取决于肺泡和血液的 CO_2 储存量。机体排出过多 CO_2 时，肺泡和血液储存的 CO_2 迅速排出，PCO_2 下降速度较快，如麻醉患者的 $\dot{V}_A$ 从 3.3 L/min 升高至 14 L/min，PCO_2 下降 1/2 所需时

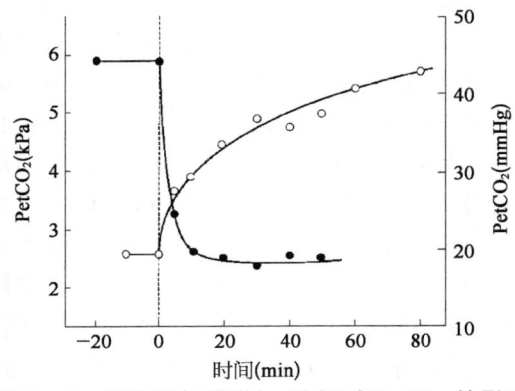

图 9-5 肺泡通气量增加、降低对 PetCO$_2$ 的影响

下降曲线、上升曲线分别表示 $\dot{V}_A$ 从 3.3 L/min 升高至 14 L/min 和从 14 L/min 降低至 3.3 L/min PaCO$_2$ 的变化曲线;横坐标的 0 点表示通气量变化的起始点

间仅约为 3 min(图 9-5),大约 10 min 达到平衡,但脂肪与骨骼中的 CO$_2$ 浓度并无明显变化。

2. **通气不足时的 PaCO$_2$ 变化** 通气不足时,PaCO$_2$ 变化主要取决于 CO$_2$ 的产生量和 CO$_2$ 的溶解量,其变化速度较慢。由于患者测定状态下的 CO$_2$ 产生量多基本恒定或变化不大,CO$_2$ 储存量大、溶解度高,在通气量下降的情况下,大量 CO$_2$ 溶解,PaCO$_2$ 的上升速度慢得多,如 $\dot{V}_A$ 从 14 L/min 降低至 3.3 L/min,PaCO$_2$ 上升 1/2 所需的时间约为 16 min(图 9-5),远比通气过度时 PaCO$_2$ 变化 1/2 所需的时间长,这对窒息患者的治疗有重要意义。窒息时 PaCO$_2$ 上升速度为 3~6 mmHg/min,该升高速度是 CO$_2$ 产生量和 CO$_2$ 缓冲容量综合作用的结果,故窒息对人体的危害主要来源于缺氧而不是高 PCO$_2$。

(二)临床意义 CO$_2$ 的上述变化与 O$_2$ 显著不同。O$_2$ 的体内储存量非常低,PO$_2$ 与通气或代谢的变化多比较一致,且迅速达到平衡,这对临床测定和治疗有重要的指导价值。

1. **通气功能评价** PaO$_2$ 或 SaO$_2$ 下降是 $\dot{V}_A$ 迅速下降的指征,PaCO$_2$ 变化缓慢,判断价值有限;反之在稳定状态下,PaCO$_2$ 正常是 $\dot{V}_A$ 适当的指征,而 PaO$_2$ 受 $\dot{Q}s/\dot{Q}t$、$\dot{V}/\dot{Q}$ 失调、弥散功能减退、FiO$_2$ 等的综合影响,故价值有限。

2. **呼吸气体交换率的变化** 通气量的逐步变化将伴随 R 的变化,正常稳定状态下 CO$_2$ 排出量等于 CO$_2$ 产生量,R 恒定;在非稳定状态下 CO$_2$ 排出量变化超过 CO$_2$ 产生量和氧耗量的变化,R 增大;随着各缓冲池 CO$_2$ 趋向恒定,R 才逐渐恢复至正常水平。

二、不同状态下心排血量变化对 PCO$_2$ 变化的影响

1. **稳定状态下的变化** 正常情况下,通过脑干和化学感受器的完善调节,动脉血、肺泡气和呼气末 PCO$_2$ 极少受心排血量的影响;但在机械通气、麻醉、心肺复苏等条件下,情况有明显不同。

2. **不稳定状态下的变化** 极端情况如心搏骤停时,随血流终止,气体交换停止,R 为 0,肺泡气和呼气末 PCO$_2$ 迅速下降;其他原因导致的心排血量突然下降或肺动脉突然栓塞也会导致 R 明显下降,肺泡气和呼气末 PCO$_2$ 也迅速下降。心排血量下降持续数分钟后,血液(包括动脉、静脉、毛细血管)PCO$_2$ 上升,血流量较大的肺区 CO$_2$ 排出量也相应增加,PetCO$_2$ 也逐渐恢复至正常水平;反之在血流迅速恢复的情况下,R 升高,CO$_2$ 排出量增加,PetCO$_2$ 迅速升高,因此监测 PetCO$_2$ 有助于判断心肺复苏效果,PetCO$_2$ 上升说明心脏按压有效或恢复自主心跳。

三、呼吸停止时 PCO$_2$ 变化与氧的变化

患者在吸空气状态下突然呼吸停止或窒息,若循环功能存在,肺内气体交换将继续进行,肺泡气与静脉血的气体分压迅速达到平衡,若不考虑其他因素,肺泡气 PCO$_2$ 将从 40 mmHg 升高至 46 mmHg;PO$_2$ 从 104 mmHg 降低至 40 mmHg。如果暂不考虑混合静脉血液成分的改变,并假设功能残气量(FRC)恒定,则在正常肺容积下,肺泡气与混合静脉血气的平衡将需要排出 21 mL CO$_2$ 和吸入 230 mL 氧。因为 CO$_2$ 在一次循环时间内即会达到平衡,如此少量的 CO$_2$ 可在 10 s 内完成运转;但运转 230 mL 氧则需要较长时间,在正常状态下约需要 1 min。限制氧弥散时间取决于心排血量和动静脉血的氧含量差。一般情况下,肺泡氧含量约为 450 mL,这些因素共同作用大约可吸收 2/3 的肺泡氧供机体应用。但窒息时的真实变化将随气道畅通情况和环境气体成分的变化而变化。

1. **气道阻塞、吸空气时的肺泡气变化与效应**

(1)肺泡气与肺容积变化:气道阻塞后肺泡气、混合静脉血、动脉血 PCO$_2$ 之间很快达到平衡。由于代谢产生的 CO$_2$ 中 90% 以上在体内储存,故 PCO$_2$ 以 3~6 mmHg/min 的速度缓慢上升;体内氧储备非常有限,P$_A$O$_2$ 迅速下降,并接近混合静脉血 PO$_2$,这必然伴随 PaO$_2$ 下降,后者的不断下降导

致 P_AO_2 进一步下降,动脉和混合静脉血氧含量差持续存在(除非血液循环终止);随着氧吸收量和 CO_2 排出量差值的增大,肺泡内压下降,肺容积降低,最初 1 min 降低速度为 230 mL/min(氧吸收量)－21 mL/min(CO_2 排出量)＝209 mL/min。假如患者在呼吸空气的过程中和正常 FRC 突然窒息,则约在 1.5 min(90 s)后出现明显的肺泡低氧和低氧血症。

(2) 对气体交换的影响:随着上述反应的进行,P_AO_2 迅速下降,气道氧因压力差向肺泡内扩散;而 P_ACO_2 升高,CO_2 借压力差向气道扩散,从而延缓低氧血症和高碳酸血症的发展速度,该反应是单独的弥散过程(习惯上称为弥散呼吸)。由于气道容积有限,且非常长,故实际通气作用有限。

2. 气道通畅、吸空气时肺泡与气道的气体交换

(1) 气道与外界的气体交换及其效应:气道通畅且环境气体为空气时,由于 P_AO_2 下降速度远大于 P_ACO_2 上升速度,肺泡内压下降,外界大气与肺泡之间形成压力差,气道内的新鲜气体向肺泡移动,而等量的环境气体也以"气团移动"或"容积运输"的形式(与正常自然呼吸或常规机械通气的形式相似)吸入气道。如前所述,因为气道-肺泡间存在氧分压差,氧将逐渐弥散至肺泡,氮气浓度则逐渐升高,直到约 2 min(120 s)后出现明显低氧为止,而氮浓度将升至 90%;由于气体通过"气团运动"进入气道,也阻止了 CO_2 排出,CO_2 浓度也将升高至 8% 左右。此时若测量呼吸气体,可发现氧吸入,但无 CO_2 排出,R 是 0。

(2) 处理对策:针对上述问题,一旦发现呼吸骤停,必须使患者头后仰,避免舌根后坠,保持呼吸道通畅,这样可为患者的抢救多提供 1/3 的时间(120 s－90 s＝30 s,30 s/90 s＝1/3)。

习惯上将上述氧气进入血液循环的过程称为"弥散呼吸",但实际上包括了"弥散"和"气团运动"两种形式。

3. 气道通畅、吸氧气时肺泡与气道之间的气体交换 当气道畅通并且环境气体为纯氧(FiO_2 为 100%)时,氧通过"气团运动"被吸入,并补充被肺泡毛细管吸收的氧,肺泡气氮气不会增加,P_AO_2 下降,且与 P_ACO_2 的上升速度相同,也即以 3～6 mmHg/min 的速度下降,因此数 min 时间内,患者不会出现严重缺氧。

(1) 吸纯氧的变化:若患者在呼吸停止前曾吸纯氧,则呼吸刚停止时 P_AO_2 约为 760 mmHg(总压)－40 mmHg(PCO_2)－47 mmHg(PH_2O)－13 mmHg(PN_2)＝660 mmHg,因此理论上患者可在呼吸骤停或"突然窒息"时能安全生存 100 min;此时伴随 $PaCO_2$ 升高,据报道最高达 140 mmHg。

(2) 高流量吸氧:相当于气管内吹氧,即增加驱动氧吸入的动力,也同时促进 CO_2 排出,其结果是在 100 min 左右不仅能维持稳定的氧合,也可使 $PaCO_2$ 维持在稍高于 100 mmHg 的水平。实际上该结果早在 1944—1959 年的动物试验和临床试验中证实,只不过目前设计了新型装置,增加了湿化、温化功能,成为一种新型吸氧方式(称为经鼻高流量氧疗),用于多种形式的呼吸衰竭患者的治疗。同样胸外按压,也可通过"对流"等作用促进 CO_2 排出,延缓高碳酸血症。

四、低温下 CO_2 的运输

研究低温下 CO_2 的运输对临床医生和研究动物(冷血动物和恒温动物)的病理学家皆非常重要。作为临床医生主要关注低温麻醉、低温下的复苏治疗以及野外低温损伤等。有 2 种理论假说解释低温下的 CO_2 运输。

与大部分其他类型的气体相似,随体温下降,CO_2 溶解量增加(详见本章第一节),在同样 PCO_2 条件下,CO_2 溶解量明显增加。同时随着体温下降,H_2O 解离为 H^+、HO^- 的量下降,pH 上升,一般温度下降 1 ℃,pH 上升 0.016,假如 CO_2 产生量和排出量不变,将导致细胞内液、细胞外液代谢性碱中毒,影响机体代谢。不同动物通过以下 1 种或 2 种途径进行代偿和适应。

1. pH 状态假说 上述低温状态引起的 pH 升高,将通过化学感受器引起呼吸中枢兴奋性减弱,VE 下降,$PaCO_2$ 和细胞内 PCO_2 皆上升,缓冲低温引起的 pH 下降,维持 pH 稳定。$PaCO_2$ 上升导致细胞内酸中毒,对维持冷血动物的低温"睡眠"状态可能有重要价值。

2. α 状态假说 低温状态下 pH 变化也符合相应的化学定律。体温下降血液 pH 上升。对蛋白质化学和酸碱紊乱的研究显示,Hb 组氨酸上的 α 咪唑基团对缓冲 pH 变化有重要作用。α 咪唑基团的解离状态对蛋白质功能的维持是必需的,在氨基酸中组氨酸的 pK 非常独特,随温度变化而变化,与水的解离相似,因此体温下降时血液和组织 pH 上升,但 α 咪唑基团的解离状态和 Hb 的功能仍接近正常,从而维持相对正常的代谢功能。多数冷血动物

在一个较大的温度范围内通过α状态维持功能的稳定。

有争议的问题是，在低温麻醉状态下进行心脏手术是通过pH状态假说还是通过α状态假说进行调节。在前一种情况下，从低温患者中抽取的动脉血，在测定$PaCO_2$前需加温至37℃，同时心脏旁路的血液也需要同样的调整以获取数值，和患者的实际状况有一定差异。在pH稳定状态下升高$PaCO_2$，理论上能改善脑组织的血流，也可能相应改善脑组织的功能，但目前尚没有明确的证据证明哪种假说对低温手术更优越，但在非常低的温度下，pH状态假说可能更好。

第三节 高碳酸血症的发生机制及与低氧血症的关系

正常$PaCO_2$取决于$\dot{V}_A$、CO_2产生量或排出量与机体储存量的平衡。正常情况下，尽管CO_2储存量巨大，但相对稳定，故$PaCO_2$变化主要取决于前两者，尤其是$\dot{V}_A$。

一、通气功能下降

通气功能下降导致$\dot{V}_A$下降，是高碳酸血症的最主要原因，同时伴低氧血症。

1. 通气功能下降的原因　引起$\dot{V}_A$下降的原因主要有通气动力减退和通气阻力增加，前者如呼吸中枢兴奋性降低（脑血管意外、药物中毒）、神经-肌肉疾病、电解质紊乱导致的呼吸肌无力，后者有大气道阻塞、周围气道阻塞（如COPD、支气管哮喘急性发作）。

2. $PaCO_2$升高的机制及特点　无论何种情况，最终结果皆是通气动力不能克服通气阻力，导致$\dot{V}_A$下降，$PaCO_2$升高。通气动力减退和通气阻力增加的病理生理变化并不完全一致，前者是VE下降伴随$\dot{V}_A$下降，称为呼吸泵衰竭；后者是VE不下降，甚至增加，但VD增加，导致$\dot{V}_A$下降。$\dot{V}_A$-$PaCO_2$（P_ACO_2）关系曲线呈反抛物线（图6-2），当$\dot{V}_A$>1.5 L/min时，$PaCO_2$-$\dot{V}_A$曲线较平坦，$PaCO_2$仅轻中度升高，一般不超过70 mmH$_2$O。$\dot{V}_A$<1.5 L/min时两者关系表现为陡直的线性，$PaCO_2$多>80 mmH$_2$O，此时$\dot{V}_A$轻微下降即可导致$PaCO_2$显著升高，如从80 mmHg升高至100 mmHg需降低$\dot{V}_A$约400 mL/min，若RR为15次/min时仅需降低VT 25 mL，因此在严重通气功能障碍患者，轻微的病情变化即可导致$PaCO_2$显著升高；反之$\dot{V}_A$适当增加也可导致$PaCO_2$明显下降。而$\dot{V}_A$-PaO_2（P_AO_2）的关系曲线正好相反，$PaCO_2$显著升高必然伴PaO_2显著下降；两者的升降幅度大体相等（主要取决于RQ或R），两者之和基本不变，一般约为140 mmHg或稍低于140 mmHg。

二、换气功能障碍

1. 单纯肺换气功能障碍的原因　主要见于各种严重肺实质疾病，如重症肺炎、ARDS、重症肺水肿，以及胸廓或上腹部手术后等。

阻塞性肺疾病也常伴随肺换气功能障碍，此节不赘述，详见第七章。

2. $PaCO_2$升高的机制及特点　一般情况下，肺换气功能障碍仅导致低氧血症，$PaCO_2$不升高，甚至降低，但重症患者也会出现$PaCO_2$升高，或者说$PaCO_2$升高是严重肺实质病变的标志。肺换气功能障碍导致高碳酸血症的机制包括有效通气容积下降、$\dot{V}/\dot{Q}$失调（高$\dot{V}/\dot{Q}$）或$\dot{Q}s/\dot{Q}t$导致的VD增加，两者皆可导致有效肺泡容积显著减少，机体无法有效代偿，$\dot{V}_A$下降，$PaCO_2$自然升高；代谢增强使CO_2产生量增加，加重CO_2潴留。

三、其他情况的肺通气不足或相对不足

吸入气CO_2浓度升高也可导致高碳酸血症，主要见于周围环境通风不良等情况，临床少见。MV应用不当时也容易发生高碳酸血症，但容易被忽视或不被认识。重症ARDS和支气管哮喘患者MV时，为保护肺实质，有意降低通气量，使$PaCO_2$升高，称为允许性高碳酸血症（PHC）。

四、氧耗量增加

氧耗量增加必然伴随CO_2产生量增加，但通过心肺偶联，健康人可维持动脉血气稳定，甚至$PaCO_2$下降、PaO_2升高；但若呼吸阻力明显增加或通气动力下降，机体代偿有限，则氧耗量增加容易诱发或加重$PaCO_2$升高，伴低氧血症加重。发热、寒

战、抽搐、呼吸困难等是氧耗量增加的常见原因。

五、代谢性碱中毒

发生原因主要是 H^+ 丢失过多或 HCO_3^- 增加过多，后者非常常见，主要见于危重症患者的应激反应，应激反应导致肾小管重吸收 HCO_3^- 增加、排出 K^+ 增多；电解质紊乱导致的碱中毒也较常见，且酸、碱离子与一般电解质离子同时变化导致的碱中毒更常见。碱中毒代偿性抑制呼吸中枢，使呼吸变浅、变慢，VE 下降，$PaCO_2$ 升高，但一般不超过 55 mmHg；同时伴 PaO_2 下降。

总之，$\dot{V}_A$ 下降是发生高碳酸血症的主要原因；$\dot{V}/\dot{Q}$ 失调则是低氧血症的主要原因，$\dot{Q}s/\dot{Q}t$ 增大常导致顽固性低氧血症。严重换气功能减退导致有效肺容积下降，也会发生高碳酸血症；氧耗量增加容易诱发或加重高碳酸血症及低氧血症。代谢性碱中毒是高碳酸血症常见且容易忽视的原因。$PaCO_2$ 升高几乎皆伴随低氧血症。

第四节 二氧化碳与酸碱平衡

CO_2 是糖、脂肪和蛋白质氧化分解的最终产物，与水作用生成 H_2CO_3（酸），H_2CO_3 可变成气态的 CO_2 由肺排出体外，也可分解形成 HCO_3^-（碱），储存于体液或通过肾脏排出体外。H_2CO_3、HCO_3^- 形成缓冲对，并与 Hb、细胞内缓冲系统等相互作用，调节各种酸碱紊乱，因此 CO_2 运输可与酸碱平衡（acid-base balance）一起阐述。

一、基本酸碱概念

1. **酸碱平衡** 在不断变化的内外环境因素作用下，细胞外液 pH 始终维持在 7.35～7.45 的弱碱性范围。酸碱平衡是机体的缓冲系统、肺、肾等共同调节实现的。

2. **酸碱平衡紊乱（acid-base imbalance）** 又称酸碱平衡失调。酸碱物质量变化或分布异常的病理生理状态，通常指血浆中的变化。

3. **酸碱** 狭义上 H^+ 为酸，HO^- 为碱。广义上能产生 H^+ 的物质是酸，能结合 H^+ 的物质是碱。

4. **酸（acid）** 是能释放 H^+ 的物质，机体内主要主要包括挥发性酸（H_2CO_3）和非挥发性酸。体液中的酸性物质主要是细胞内分解代谢过程中的产物。在普通膳食条件下，正常人体内酸性物质的产量超过碱性物质；部分酸性物质直接来源于饮食。

5. **挥发性酸（volatile acid）** 以分子形式溶解于液体，也可以转变为离子形式，伴随 H^+ 形成，但主要是以气体分子形式存在的一类酸性物质。机体内主要是 H_2CO_3。

6. **非挥发性酸（involatile acid）** 又称固定酸（fixed acid），是以离子形式存在的酸，主要通过机体的代谢活动产生，部分经肾脏排出体外，部分通过代谢消耗。

7. **碱（alkali）** 能接受 H^+ 的物质。体液的碱性物质主要通过细胞内分解代谢产生，部分直接来自饮食。在普通膳食条件下，正常人体碱性物质的产量低于酸性物质。

8. **酸血症（acidemia）** 血浆 pH 低于正常值下限或 H^+ 浓度高于正常值上限的病理生理状态。

9. **碱血症（alkalemia）** 血浆 pH 高于正常值上限或 H^+ 浓度低于正常值下限的病理生理状态。

10. **酸中毒（acidosis）** 碱性物质原发性减少或酸性物质原发性增多的病理生理状态。pH 可以异常（未代偿、未充分代偿或无法进一步代偿）或正常（一定范围内的充分代偿）。

11. **碱中毒（alkalosis）** 碱性物质原发性增多或酸性物质原发性减少的病理生理状态。pH 可以异常（未代偿、未充分代偿或无法进一步代偿）或正常（一定范围内的充分代偿）。

12. **氯离子转移（chloride ion transfer）** 简称氯转移，是发生在红细胞内外的氯离子移动，伴随 HCO_3^- 的反向转移，以保持细胞内外的渗透压平衡和细胞内外 2 个区域的电中性。是完成 CO_2 运输的主要步骤之一。

13. **钠泵（sodium pump）** 又称钠-钾依赖式 ATP 酶，是镶嵌在细胞膜磷脂双分子层之间的一种特殊蛋白质，具有 ATP 酶活性。其生理意义主要是：① 建立起一种储能机制，每次动作电位之后保持膜内外钠、钾离子的浓度差正常；② 储备能量用于完成其他生理活动；③ 造成细胞内高钾，有助于与钾有关的代谢活动，也可防止钠离子过多进入细胞内，避免细胞结构和功能破坏。

14. 电中性（electric neutrality） 电荷为 0 的物体或系统。体液作为一个整体而言，其电解质的正负离子平衡，对外不表现带电的属性。

15. 酸碱对（acid-base pair） 酸碱关系可表示为：酸＝H^+＋碱，因此一种酸皆对应一种碱；反之亦然，故称为酸碱对。

16. 缓冲作用（buffer action） 酸碱对缓冲酸性或碱性物质的能力。表现为由于酸碱对的存在，体液中进入大量的酸性或碱性物质后 pH 变化幅度较小。

17. 缓冲系统（buffer system） 又称缓冲对，是具有缓冲作用的酸碱组合。

18. 可变缓冲对（alterable buffer pair） 缓冲作用发生后浓度出现变化的缓冲对，是缓冲酸碱物质的主体。

19. 不变缓冲对（fixed buffer pair） 缓冲作用发生后浓度不出现变化的缓冲对，实际缓冲作用可忽略。

20. 血液缓冲作用（buffer action of blood） 血液缓冲酸性和碱性物质的能力。血液能迅速发挥缓冲作用，是防御酸碱紊乱的第一道防线，红细胞内 CA 存在使 CO_2 和 H_2CO_3、H_2CO_3 和 HCO_3^- 之间的转化速度加快约 13 000 倍；红细胞内的总体缓冲作用比红细胞外强 3～6 倍，绝大部分（约 92%）血液对 H_2CO_3 的缓冲作用是直接或间接通过红细胞实现的。

21. 细胞外液缓冲作用（buffer action of extracellular fluid） 血液和组织间液缓冲酸性和碱性物质的能力。由于毛细血管对电解质离子具有全通透性，组织间液可以放大血液的缓冲能力，故血气分析中不仅有血液碱剩余的概念，也有细胞外液碱剩余的概念。

22. 体细胞缓冲作用（buffer action of somatic cell） 体细胞缓冲酸性和碱性物质的能力。由于体细胞数量众多，有丰富的线粒体及强大的有氧代谢，可迅速调节 K_2HPO_4 与 KH_2PO_4 的比例；细胞器上的质子泵可将 H^+ 泵入细胞器，故细胞内的缓冲作用迅速、强大，一般 15 min 后达 60%，3 h 后达峰值。

23. 脑脊液缓冲作用（buffer action of cerebrospinal fluid） 脑脊液缓冲酸性和碱性物质的能力。脑脊液缺乏足够的缓冲物质，也缺乏细胞及相应的代谢活动，缓冲作用有限；脑脊液和血液之间存在血-脑脊液屏障，H^+ 和 HCO_3^- 出入脑脊液的速度缓慢，但 CO_2 可迅速进出，故血液出现原发性代谢紊乱时脑脊液酸碱度的改变缓慢且有限，而原发性呼吸紊乱则可导致脑脊液酸碱度的显著变化，并直接影响临床表现。

24. 骨骼的缓冲作用（buffer action of skeleton） 骨骼缓冲酸性和碱性物质的能力。主要在持续时间较长的代谢性酸中毒中参与调节作用，此时钙盐分解增多，有利于对 H^+ 的缓冲，这是慢性酸中毒患者发生骨质疏松的原因之一。

二、酸碱的表达与临床意义

酸碱有广义和狭义之分，狭义上 H^+ 为酸，HO^- 为碱；广义上产生 H^+ 的物质是酸，能结合 H^+ 的物质是碱。酸碱状态一般由 H^+ 浓度$[H^+]$的负对数$-\lg[H^+]$，即 pH 表示。

1. H^+ 和 pH 的基本关系 H^+ 反映实际的酸碱变化，pH 反映相对的酸碱变化，pH 与$[H^+]$并非线性关系，因此在某些特殊情况下用 pH 评价酸碱状态要慎重。

2. H^+ 和 pH 的对数换算 根据公式计算是最精确的换算方法，2、3、5 的对数值分别为 0.3、0.5、0.7，这些简单关系对常用的换算有极大帮助，如$[H^+]$为 32 nmol/L 时，$pH=\lg[32\times10^{-9} mol/L]=\lg[2^5\times10^{-9} mol/L]=9-0.3\times5=7.5$；反之，0.3、0.5、0.7 的反对数分别为 2、3、5，由此可将 pH 换算为$[H^+]$。

3. pH 与$[H^+]$的简单换算 因为两者在一定范围内近似呈线性关系，可采用简单的函数公式大体推算。

（1）以 pH 7.4 对应$[H^+]$40 nmol 为标准。当 pH＜7.4，每降低 0.3 个对数单位，换算$[H^+]$时用 40×2，如 pH 为 7.1 对应的$[H^+]=40\times2=80$ nmol/L；pH 6.8 对应的$[H^+]=40\times2\times2=160$ nmol/L。当 pH＞7.4 时，$[H^+]=40\div2$，如 pH 8.0 对应的$[H^+]=40\div2\div2=10$ nmol/L。皆与实际数值非常接近。

（2）pH 与$[H^+]$的关系可近似划分为 3 段。当 pH 在 7.1～7.5 范围内，两者近似直线关系，pH 降低 0.1 $[H^+]$升高 1 nmol/L；pH＜7.1 时，随着 pH 降低，$[H^+]$比 pH 发生更大幅度的变化，或者说$[H^+]$的显著改变仅能导致 pH 轻度变化；pH＞7.5 时，pH 比$[H^+]$发生更大幅度的变化，即$[H^+]$的轻度变化会导致 pH 显著改变。这是机体易耐受酸中毒而不易耐受碱中毒的主要机制。

(3) 为了换算的精确和方便,两者关系的估计也可用"0.8/1.25"法。pH>7.4 和<7.4 时 pH 每变化 0.1,换算因子分别为 0.8 和 1.25 乘以 40。

(4) pH 6.8~7.8 是机体细胞维持生命活动的极限,对应的[H^+]相应为 158~15 nmol/L。

三、酸 碱 平 衡

组织细胞处于合适的[H^+]或 pH 才能完成正常的生理和代谢活动。在生命活动过程中,机体会不断产生酸性代谢产物(如碳酸、乳酸)和碱性产物(如碳酸盐、磷酸盐等),还有相当数量的酸性或碱性物质进入机体,但正常情况下机体酸性与碱性物质总是保持一定的数量和比例,使体液的酸碱度(pH)稳定在一个很小的范围内,称为酸碱平衡。机体不同组织的代谢特点不同,不同组织,尤其是细胞的 pH 不同,但是健康人血液的 pH 总是维持在 7.35~7.45 的狭窄范围内。酸碱物质量的变化或分布异常被称为酸碱紊乱,通常指在血浆中的变化。

(一) 体液的酸性和碱性物质及其来源

1. 基本酸碱物质

(1) 酸性物质:H_2CO_3、磷酸二氢钠钾(Na/KH_2PO_3)、蛋白质(H-Pro)、与 H^+ 结合的血红蛋白(HHb)、乳酸、硫酸等。

(2) 碱性物质:碳酸氢钠/钾(Na/$KHCO_3$)、磷酸氢二钠/钾(Na_2/K_2HPO_3)、蛋白质的钠盐或钾盐(Na/K-Pro)、与钾结合的血红蛋白(KHb)。

2. 酸性物质的来源

(1) 碳酸:由糖、脂肪和蛋白质氧化分解的最终产物 CO_2 衍生而来。CO_2 与水作用生成 H_2CO_3。成年人即使在安静状态下组织细胞产生 CO_2 的数量也是相当可观的,平均每天可有 300~400 L。任何情况导致的代谢增强都可使 CO_2 显著增加。由于 H_2CO_3 可分解为气态的 CO_2 由肺排出体外,所以 H_2CO_3 是挥发性酸。

(2) 其他代谢产物:物质分解代谢过程中也产生一些有机酸如 β 羟丁酸、乙酰乙酸、乳酸、尿酸等。正常情况下这些物质在体内继续被氧化成 CO_2,或进入其他代谢途径。尿酸是嘌呤分解代谢的终产物,随尿液排出体外,但量不多,酸性也很弱。含磷酸根的物质如磷脂、核蛋白等在代谢过程中水解后,可释放出磷酸类物质。含硫的有机物,如含硫氨基酸可产生硫酸类物质。这些酸类的总量虽不及 H_2CO_3 多,但也不像碳酸那样分解为气体由肺呼出,故属于非挥发性酸或固定酸,由肾排出体外。健康人每天从固定酸产生的 H^+ 为 50~90 mmol。

(3) 摄入:即通过饮食直接摄入,包括服用酸性药物。

3. 碱性物质的来源 在代谢过程中也有碱性物质产生,如氨基酸脱氨基生成的氨,但它在肝脏代谢形成尿素,不直接出现于尿液中,肾小管泌氨则用于中和尿液中的酸而保留碱。由食物摄入的碱主要来自蔬菜、水果等,这些物质常含有较多的有机酸及盐。有机酸在体内代谢后余下的钠、钾离子进入体液,导致 HCO_3^- 增加,故这类食物一般被称为碱食物。

(二) 酸碱物质与电解质的关系 酸碱物质也是电解质,其变化也必须遵循电中性原理,与电解质之间还有以下重要关系,对理解酸碱平衡紊乱有重要价值。

1. 氯离子(Cl^-)转移 发生部位在红细胞内外,伴随 HCO_3^- 的反向转移,以保持细胞内外的渗透平衡和细胞内外的电中性,这个过程发生较快。类似的反应也可发生在肾小管,但过程缓慢,称为肾功能代偿。

2. 钾钠转移和氢钠转移 发生在细胞内外,一般情况下 3 个钠离子(Na^+)转移至细胞外伴随 2 个钾离子(K^+)和 1 个 H^+ 转移入细胞内,由钠泵完成,该过程消耗能量。在 K^+ 和 H^+ 变化不平衡的情况下发生氢-钠和钾-钠竞争,即钾和氢的相对比例发生变化,同时转移的总量也发生变化,过程较缓慢。这一反应也可发生在肾小管,但更缓慢,也称为肾功能代偿。

上述 2 个反应涉及 HCO_3^- 和 H^+,故不仅影响电解质平衡,也影响酸碱平衡,或者说上述规律将酸碱紊乱与电解质紊乱结合在一起。

(三) 机体酸碱平衡调节的基本知识 酸碱平衡的调节一般指血液的调节,涉及血液(也包括组织间液)的缓冲作用、肺、肾的调节作用及细胞内液的缓冲等多个方面。

1. 酸、碱的关系与 pH 根据酸碱概念,酸碱的关系可表示为:酸=H^++碱,因此一个酸相应地有一个碱(共轭碱);反之亦然,体液中不同酸碱组合的作用差别较大(表 9-5)。水溶液中 H^+ 解离的程度取决于各种酸的性质,可用解离常数 K 表示,K 的负对数称为 pK,K 值越大,pK 值越小,H^+ 越容易解离,酸性越强(强酸);而与此对应的碱,则与 H^+ 的结合作用越弱(弱碱);反之,弱酸的共轭碱为强碱。

表 9-5 体液中主要酸和碱的酸碱强度比较

	酸		碱		K	pK
强酸	HCl	⇌	$H^+ + Cl^-$	弱碱	约 1×10^7	约 -7
↑	OH_3^+	⇌	$H^+ + H_2O$	↑	约 1×10^2	约 -2
	H_2CO_3	⇌	$H^+ + HCO_3^-$		$1\times 10^{-6.1}$	6.1
	$H_2PO_4^-$	⇌	$H^+ + HPO_3^{2-}$		$1\times 10^{-6.8}$	6.8
	HPr	⇌	$H^+ + Pr^-$	↓	$1\times 10^{-4} \sim 1\times 10^{-10}$	$4 \sim 10$
弱酸	NH_4^+	⇌	$H^+ + NH_3$	强碱	$1\times 10^{-9.3}$	9.3
	NaHO	⇌	$Na^+ + OH^-$		1×10^{-14}	14

Pr 代表蛋白质。蛋白质是酸碱两性电解质,具有数种酸根、碱根,且不同蛋白质的组成、结构差异较大,pK 值有较大范围,其中血红蛋白的 pK 值在 $HHbO_2$ 为 6.6、HHb 为 7.85

水(H_2O)可释放出 H^+ 形成 OH^-(强碱),是弱酸;也可以接受 H^+ 形成 OH_3^+(强酸)而为弱碱。同样 HCO_3^- 可以接受 H^+ 形成 H_2CO_3 是为碱,也可释放 H^+ 而成为 CO_3^{2-},也是酸;其他酸性或碱性物质也如此,这种性质被称为酸碱两重性,但该物质是以酸作用还是以碱作用为主取决于溶液的 pH 与该物质的两个 pK 的关系。

根据上述解离关系,[酸]×K=[H^+]×[碱],或[HA]×K=[H^+]×[A^-]。

$$[H^+] = K \times \frac{[HA]}{[A^-]}$$

$$pH = -\lg[H^+] = -\lg K + -\lg \frac{[HA]}{[A^-]}$$

因此溶液的 pH 由酸和碱的浓度比决定;反之酸和碱的浓度比取决于溶液的 pH。实际上血液中同时存在几组酸碱缓冲对,且存在着共同的[H^+],即 pH 相同,故可用各种缓冲对表示血液的 pH,举例如下。

$$pH = pK + \lg \frac{[HCO_3^-]}{[H_2CO_3]}$$
$$= pK + \lg \frac{[HCO_3^-]}{0.03 \times PCO_2}$$
$$= 6.1 + \lg \frac{24}{1.2} = 7.4$$

碳酸氢盐缓冲系统的 pK 虽以 6.1 为常数,但实际上随 pH 变化有所不同。

$$pH = -7 + \lg \frac{[Cl^-]}{[HCl]} = 7.4,盐酸缓冲系统。$$

$$pH = 6.8 + \lg \frac{[HPO_3^{2-}]}{[H_2PO_4^-]} = 7.4,磷酸盐缓冲系统。$$

$$pH = 9.3 + \lg \frac{[NH_3]}{[NH_4^+]} = 7.4,铵缓冲系统。$$

$$pH = 7.85 + \lg \frac{[Hb^-]}{[HHb]} = 6.6 + \lg \frac{[HbO_2^-]}{[HHbO_2]},$$
Hb 和 HbO_2 缓冲系统。

2. 缓冲作用 根据酸 ⇌ H^+ +碱的平衡关系,任何酸碱组合的平衡溶液中,一个酸相应地有一个碱(共轭碱);反之亦然。当加入强酸后,H^+ 与碱结合,反应将向左进行,即加入的 H^+ 部分呈非离子化,溶液中增加的 H^+ 少于实际加入的 H^+;反之亦然,因此酸碱组合的存在使 pH 变化幅度减小,称为缓冲作用,具有缓冲作用的酸碱组合称为缓冲系统或缓冲对。

pH=pK 时,[酸]=[碱],缓冲系统的缓冲能力最大,否则缓冲能力变小。正常代谢情况下,血液 pH 维持在 7.4 左右,主要与血液中强大的缓冲物质的缓冲作用有关,其主要缓冲对的 pK 皆维持在 7.2~7.6 或其左右(表 9-5)。

3. 机体的缓冲系统 根据缓冲特点可将机体缓冲系统分为 3 个缓冲池:血液缓冲池、细胞内液缓冲池、脑脊液缓冲池。3 个部分通过一定的"隔膜"隔开,相互之间有一定影响,也可以单独发挥作用,其缓冲特点决定不同酸碱紊乱的临床表现和治疗。因为组织间液可与血液迅速交换,可作为血液缓冲池的延伸部分,故临床常用的 BE 有全血 BE(BEb)及细胞外液 BE(BEecf),后者即考虑了组织间液的缓冲作用。机体的其他部位在一定情况下,也可发挥一定的缓冲作用,如骨骼对慢性代谢性酸中毒的缓冲作用。

(1)血液的缓冲系统:包括血浆和细胞(主要是红细胞)两部分,其中前者约占体液量的 5%,占血液量的 55%;后者占血液量的 45%。由于容积较大,缓冲对合理,加之红细胞的调节,使其具有强大的缓冲作用。

1)血浆缓冲对系统

可变缓冲对:$\frac{NaCO_3}{H_2CO_3}$;不变缓冲对:

$\dfrac{Na_2HPO_4}{NaH_2PO_4}$ 和 $\dfrac{Na-Pro}{H-Pro}$。

2) 红细胞缓冲系统

可变缓冲对：$\dfrac{KHCO_3}{H_2CO_3}$、$\dfrac{K-Hb}{H-Hb}$ 和 $\dfrac{K-HbO_2}{H-HbO_2}$；

不变缓冲对：$\dfrac{K_2HPO_4}{KH_2PO_4}$。

在血浆中，$HCO_3^-/H_2CO_3(CO_2)$ 缓冲对是最主要的缓冲对，缓冲作用最大，这与其是可变缓冲对有关；其 pK 接近血液 pH；含量高，约占血浆缓冲物质总量的 90%，血液缓冲物质总量的 35%；红细胞可通过 CA 的作用、Cl^- 转移和氧合或还原 Hb 的缓冲作用显著放大其作用；在慢性化的过程中，肺脏和肾脏的代偿作用（通过排出增加或减少）调节其总量的变化。因此该缓冲对最常用于表示酸碱状态（详见前述）。

3) 组织间液缓冲系统：除缺乏蛋白质和红细胞外，组织间液的成分与血液极其相似，且可与血液迅速自由交换，因此可认为是血液缓冲系统的延伸部分，即组织间液是血液缓冲系统的一部分。但由于缺乏红细胞（包括 Hb 及 CA）的强大作用，加之其比例较低（占体液的 15%），其缓冲作用有限。

4) 血液的缓冲特性：① 上述公式说明了 pH 与 $[NaHCO_3]/[H_2CO_3]$ 的依赖关系，只要 $[NaHCO_3]/[H_2CO_3]$ 维持在 20:1，血浆 pH 可维持在 7.4，如 $[NaHCO_3^-]$ 为 18 mmol/L、$[H_2CO_3]$ 为 0.918 mmol/L，pH 仍为 7.4。② 从 20:1 的比例还可看出，pH 为 7.4 附近时，有较多接收 H^+ 的碱，即对酸的缓冲能力强，这与人体代谢产生的酸远多于碱的生理情况相适应。这也是患者对代谢性酸中毒耐受性较好的原因之一；同样机械通气（MV）过度导致碱中毒时，应迅速降低通气量，否则由于血液对碱的缓冲能力较弱，容易发生缺氧。③ 碳酸氢盐缓冲系统来源于 CO_2 的水合作用，其中 CO_2 通过肺的呼吸作用调节，HCO_3^- 通过肾功能调节，明显放大两者的作用，并使两者的比例和 pH 保持相对恒定；也使 $NaHCO_3/H_2CO_3$ 缓冲对成为血液中最主要的缓冲对；其他缓冲系统则因在体液中的变化速度慢，缓冲作用有限。④ 血液容积占体液的比例高达 8%，缓冲对合理，占体液 15% 的组织间液作为其延伸部分，放大血浆的作用；红细胞容积高，也有较强的缓冲作用；红细胞的调节作用（包括 CA 的催化作用、氯转移）则是维持碳酸氢盐缓冲系统发挥迅速、强大作用的主要因素。红细胞内缓冲能力比红细胞外强 3～6 倍。

(2) 细胞内液缓冲系统：细胞外液 $[H^+]$ 变动必然影响细胞内，特别是大量肌肉细胞成为巨大的酸碱缓冲池。酸中毒时，H^+ 可自细胞外进入细胞内，被细胞内缓冲系统所缓冲，从而减轻细胞外液酸中毒的严重程度；反之也可减轻碱中毒的严重程度。

一般而言，人体体液总的缓冲能力是血液缓冲能力的 6 倍，细胞内缓冲能力最强，血液次之，脑脊液最弱。与血液对酸的缓冲能力更强相似，细胞内液缓冲酸的能力也远超过其对碱的缓冲能力，尤其是对呼吸性酸中毒的缓冲能力最强。

1) 细胞内缓冲系统：在体细胞（不包括红细胞）内，磷酸根离子（严格讲是 $H_2PO_4^-$、HPO_4^{2-}）和蛋白质阴离子（Pr^-）的浓度远比细胞外液高，约为 80 mmol/L + 47 mmol/L = 127 mmol/L，约占阴离子总量的 70%，与钾盐（主要是 K_2HPO_4/K_2HPO_4 缓冲对、KPro/HPro 缓冲对）构成体细胞内的主要缓冲系统，与血液缓冲系统（主要是 $NaHCO_3/H_2CO_3$）有显著不同。由于体细胞数量众多；有丰富的线粒体（红细胞无线粒体）进行有氧代谢，通过 ATP、ADP 之间的转换迅速补充磷酸根离子的消耗；细胞器上的质子泵可将 H^+ 泵入细胞器，迅速降低细胞质中的 H^+，因此在结构正常、功能完好的细胞内，磷酸根离子和蛋白质阴离子是最强大的缓冲物质，对细胞内酸中毒有巨大的缓冲作用。

临床上因肾功能不全导致的代谢性酸中毒，可先后被细胞外、细胞内缓冲系统缓冲；但细胞代谢障碍（多见于危重症患者）导致的细胞内酸中毒更多见，此时细胞内代偿作用有限，需采取改善细胞损伤和供氧的综合治疗措施。

2) 细胞内外酸碱缓冲的相互作用：由于细胞膜的半透膜作用及细胞内外缓冲系统的组成不同，体细胞对不同酸碱紊乱的缓冲强度并不一致。受细胞膜半透膜特性和细胞内缓冲特点的影响，H^+ 和 HCO_3^- 进出细胞的速度非常缓慢，但 CO_2 可迅速自由进出体细胞，故在代谢性酸中毒，细胞内的缓冲作用相对缓慢且弱；在呼吸性酸中毒，只要不存在明显缺氧或其他原因的代谢障碍，细胞内的缓冲作用迅速且强大，一般 15 min 缓冲作用达 60%，3 h 达峰值，这也是发生急性呼吸性酸中毒时，血浆 pH 很低，而患者生命体征仍稳定，并能进行正常代谢活动的主要原因；同时也是现代 MV 时采取允许性高碳酸血症（PHC）策略的主要理论基础。

3) 血液与细胞内液酸碱缓冲的主要异同：血

液缓冲系统的组成和功能特点与体细胞显著不同。血液主要为碳酸氢盐缓冲系统和血红蛋白缓冲系统,细胞内主要为磷酸盐和蛋白质阴离子缓冲系统。血液细胞主要为红细胞,有丰富 CA,可明显放大碳酸氢盐缓冲系统的作用;但红细胞数量少,缺乏线粒体等细胞器结构,代谢能力较弱;体细胞数量巨大,有丰富的线粒体等细胞器,代谢活跃,可迅速补充因缓冲作用减少的酸碱物质。因此尽管 CA 的催化作用和 Hb 的缓冲作用非常强,但总体而言,其缓冲能力比体细胞弱。试验证实,血液中输入的强酸有 42% 被细胞外液缓冲系统缓冲,58% 被细胞内液缓冲系统缓冲。对急性呼吸性酸中毒而言,由于 CO_2 可迅速自由进出细胞,细胞内液的缓冲作用迅速且强大;但体细胞对代谢性酸中毒的缓冲作用较缓慢且较弱,因为 H^+ 需通过 H^+-Na^+ 交换增强,并抑制 K^+-Na^+ 交换而逐渐进入细胞内,故需 2~4 h 才能发挥作用,10 余小时达高峰。

(3) 脑脊液的缓冲系统:相对于血液和细胞缓冲池,脑脊液缓冲池是更封闭的系统,脑脊液和血液之间存在血-脑脊液屏障,H^+ 和 HCO_3^- 移出和进入脑脊液的速度非常缓慢,仅 CO_2 可迅速自由进出脑脊液。脑脊液缺乏有效的缓冲物质(与血液相比仅有类似血浆的成分,比体细胞更差);也缺乏细胞和氧化代谢活动(几乎无细胞成分),故其缓冲能力非常弱,与血液的交换也非常缓慢。需重视的是在呼吸性酸中毒,尽管血液的代偿作用强大,体细胞的代偿作用更强大,若 $PaCO_2$ 迅速升高或迅速下降,容易出现神经-精神症状,并影响呼吸中枢,出现呼吸节律的改变;代谢性酸碱紊乱对脑功能的影响弱且缓慢。

四、固定酸、固定碱的缓冲

(一) 基本缓冲特点

1. 对固定酸的缓冲作用　固定酸进入血液,分别在血浆和红细胞内缓冲。

(1) 血浆缓冲:H^+ 首先进入血浆,与血浆缓冲对的抗酸成分,主要是碳酸/碳酸氢盐缓冲对中的碳酸氢钠作用,生成 H_2CO_3。一部分 H_2CO_3 分解为 CO_2 和 H_2O,而 CO_2 又有一部分于溶解于体液。CO_2 的形成和溶解促进 H_2CO_3 的形成。

$$H^+ + NaHCO_3 \longrightarrow H_2CO_3 + Na^+$$
$$H_2CO_3 \longrightarrow CO_2 + H_2O$$

其他缓冲对系统也承担部分缓冲作用,但由于血浆浓度低,生成物也不如 CO_2 那样迅速地被肺脏排出,故缓冲作用非常有限。

$$H^+ + NaHPO_4^- \longrightarrow NaH_2PO_4$$,后者可通过肾脏排出体外。

$$H^+ + Pr^- \longrightarrow HPr$$,后者的浓度不发生变化,缓冲作用可忽略。

(2) 红细胞内缓冲:H^+ 进入红细胞内,与缓冲对发生作用,主要与血红蛋白缓冲系统和碳酸/碳酸氢盐缓冲系统的碳酸氢钾发生作用,生成相应的弱酸,其中主要是 H_2CO_3。

$$H^+ + Hb^- \longrightarrow HHb$$
$$H^+ + HbO_2^- \longrightarrow HHbO_2$$
$$H^+ + KHCO_3 \xrightarrow{CA} H_2CO_3 + K^+$$
$$H_2CO_3 \xrightarrow{CA} CO_2 + H_2O$$

一部分 H_2CO_3 分解为 CO_2 和 H_2O,CO_2 顺压力梯度进入血浆,同时各有一部分 CO_2 分别溶解于红细胞内液和血浆;CO_2 的形成和溶解促进 H_2CO_3 的形成。由于 CA 的作用,上述反应的速度非常快。上述综合作用的结果使红细胞内碳酸/碳酸氢盐缓冲系统的作用和总体缓冲作用比血浆强大的多。

(3) 体细胞内缓冲:见前述。

因此,通过上述反应,进入机体的强酸被弱酸(H_2CO_3、HHb、$HHbO_2$)取代,血浆 $[H^+]$ 不至于明显升高。机体生成的 H_2CO_3 又可分解成 CO_2,部分溶解于体液,部分通过肺脏迅速排出体外,进一步促进上述缓冲作用。

2. 对固定碱的缓冲作用　碱性物质进入血液后,首先是血浆缓冲对的酸性成分,即弱酸发挥作用。

(1) 血浆缓冲:在血浆碳酸/碳酸氢盐缓冲对中,尽管 H_2CO_3 浓度少,但 CO_2 的来源丰富,仍是起缓冲作用的重要成分。

$$CO_2 + H_2O \longrightarrow H_2CO_3$$
$$OH^- + H_2CO_3 \longrightarrow HCO_3^- + H_2O$$

(2) 红细胞内缓冲:碱性物质进入红细胞后,与红细胞内的缓冲对发生作用,主要是与血红蛋白缓冲系统和碳酸/碳酸氢盐缓冲系统的 H_2CO_3 发生作用。

$$OH^- + HHb \longrightarrow Hb^- + H_2O$$
$$OH^- + HHbO_2 \longrightarrow HbO_2^- + H_2O$$
$$CO_2 + H_2O \xrightarrow{CA} H_2CO_3$$
$$OH^- + H_2CO_3 \longrightarrow HCO_3^- + H_2O$$

由于 CA 的作用,红细胞内碳酸/碳酸氢盐缓冲系统发挥的作用也比血浆迅速、强大得多。

(3) 体细胞内缓冲:主要是蛋白质缓冲系统和磷酸盐缓冲系统也发挥作用,且作用强得多,详见前述。

$$OH^- + HPr \longrightarrow Pr^- + H_2O$$
$$OH^- + H_2PO_4^- \longrightarrow HPO_4^{2-} + H_2O$$

因此,通过上述反应,进入血液的强碱被弱碱(HCO_3^-、HHb^-、$HHbO_2^-$)取代,血浆中 OH^- 浓度不至于明显升高。生成的 H_2O 经肾脏排出体外,但 HCO_3^-、HPO_4^{2-} 仅能通过肾脏缓慢排出,这也是机体不容易耐受碱中毒的原因之一。但与呼吸性碱中毒相比,代谢性碱中毒患者细胞内碱中毒的严重程度多较轻,不容易出现严重的代谢障碍和精神症状。

总之,血液中代谢产生的酸、碱物质的缓冲主要与 H_2CO_3/HCO_3^- 缓冲对有关,更与红细胞内 CA 的催化作用、氯转移和 Hb、HbO_2 的缓冲作用,以及体细胞内缓冲作用有关,因此适当数量和功能的红细胞是必要的,尽管其作用不如对呼吸性酸碱紊乱那样重要。

(二) 骨骼的缓冲作用 在持续时间较长的代谢性酸中毒中参与调节作用,主要是钙盐分解增多,有利于对 H^+ 的缓冲。

$$Ca_3(PO_4)_2 + 4H^+ \longrightarrow 3Ca^{2+} + 2H_2PO_4^-$$

五、小 结

CO_2 主要以化学结合的形式运输,但物理溶解 CO_2 发挥关键作用。体液(血液、组织间液、细胞内液、脑脊液等)的缓冲是调节血液酸碱度的重要因素,体细胞强大的代谢功能、肺通气调节和肾脏的代偿放大体液的调节作用(见本章第五节)。根据缓冲特点可将机体分为三个缓冲池:血液(组织间液是延伸部分)或细胞外液缓冲池、细胞内液缓冲池、脑脊液缓冲池。三部分通过一定的"隔膜"隔开,可单独发挥作用,相互之间也发生交换,共同发挥作用,不同缓冲池的特点决定了不同酸碱紊乱的临床特点和治疗要求。血液缓冲池是维持酸碱平衡的第一道防线,且作用强大;体细胞缓冲池的作用更强大;脑脊液缓冲池的作用则非常弱。一般而言,血液缓冲物质主要是碳酸氢盐缓冲系统,其次是血红蛋白缓冲系统,但总体作用的 92% 直接或间接与红细胞有关,红细胞数量减少或质量异常是酸碱紊乱影响机体功能的重要因素。体细胞的缓冲作用远比血液强,但对不同的酸碱紊乱发挥作用的强度和速度并不一致。若是酸性或碱性物质进入血液,则血液缓冲系统,特别是碳酸/碳酸氢盐、HHb/HbO_2 缓冲系统首先发挥作用,将原来酸性或碱性较强的物质转化为酸性或碱性较弱的物质。若细胞内酸性或碱性物质增多(可来源于细胞外或细胞内),则主要是磷酸盐和蛋白质缓冲系统发挥作用,将原来酸性或碱性较强的物质转化为酸性或碱性较弱的物质;而正常的细胞结构和强大的代谢功能对维持细胞内的缓冲作用至关重要。细胞内、外的酸碱物质可以相互转移,但转移速度取决于其理化特性,CO_2 可自由迅速转移,固定酸或固定碱则转移缓慢。细胞内缓冲是急性呼吸性酸中毒的主要缓冲因素,且缓冲作用迅速而强大,细胞内缓冲、血液缓冲、肾脏代偿皆在慢性呼吸性酸中毒发挥重要作用,最终代偿结果是血液和细胞内 pH 不至于有明显变化。脑脊液缓冲作用最弱且时间缓慢,酸碱离子不容易通过血-脑屏障,但 CO_2 可自由通过,这是原发性呼吸性酸碱紊乱容易发生神经-精神症状的因素之一。若酸性、碱性物质过多,超过机体代偿能力将导致细胞内、外酸碱度的变化,影响机体的代谢和功能。

第五节 肺肾调节在呼吸性和代谢性酸碱紊乱的作用

血液是酸碱紊乱缓冲的第一道屏障,但作用有限,通过呼吸调节和肾功能代偿使血液的代偿作用明显增强。

一、肺通气调节

肺通气的调节作用较迅速,约数小时达高峰。延髓呼吸中枢通过调整呼吸的深度和频率加速或减慢 CO_2 的排出。$PaCO_2$ 升高或 pH 降低,呼吸加深加快,CO_2 排出增多;反之,$PaCO_2$ 降低或 pH 升高,则呼吸变浅变慢,CO_2 排出减少。因此通过呼吸中枢调控血液 H_2CO_3(CO_2)的浓度,使血液中 $[NaHCO_3]/[H_2CO_3]$ 尽可能维持正常,pH 也维持相对稳定。当然$PaCO_2$升高的患者多有呼吸功能（包括呼吸器官和调节系统）显著减退，实际调节作用有限，但临床上经常忽视或错误解读。

（一）呼吸调节的基本环节

1. 运动神经元、呼吸肌或呼吸相关肌群　驱动呼吸肌或呼吸相关肌群的运动神经元位于脊髓的不同节段或脑干的不同部位，支配膈肌的运动神经元在$C_3 \sim C_5$，支配肋间肌的位于$T_1 \sim T_{12}$，支配腹壁肌群的位于$T_4 \sim L_3$。控制气道肌群的运动神经元主要位于脑干疑核和迷走神经核，分别通过舌咽神经和迷走神经支配咽喉部肌群和气管平滑肌。膈肌和肋间外肌、肋间内肌和腹肌（有多块肌群）分别是最重要的吸气肌和呼气肌。最重要的呼吸道肌肉是气管平滑肌和上呼吸道骨骼肌。

2. 呼吸节律和基本调节　呼吸肌节律性收缩形成的呼吸运动改变胸廓和肺的容积，引起通气。除呼吸的自主性节律和脑干调节外，神经系统对呼吸运动的调节可分为两个方面：自主性呼吸调节和行为性呼吸调节，前者主要包括化学性调节和机械性调节。在健康人，化学性调节起决定作用，通过位于延髓呼吸中枢神经元群的节律性或周期性放电发挥调节作用，通过脊髓及相应的末梢神经传导至呼吸肌（主要是吸气肌）完成通气动作，最终通过气体交换使PaO_2、$PaCO_2$维持在适当范围；同样在化学感受区的PO_2及PCO_2也维持在一定范围内。当血液及脑脊液中PO_2、PCO_2变化时，信号上行传至呼吸中枢神经元群，通过调整呼吸运动和气体交换使PaO_2、$PaCO_2$维持在正常值范围，上述调节为自主性调节，也称为非随意呼吸调节。屏气、唱歌、说话时呼吸受大脑皮质调节，即大脑皮质能在一定限度内随意控制呼吸，称为行为性呼吸调节，也称为随意性呼吸调节。清醒时呼吸调节由这两种形式共同完成，两者作用强度的比例取决于人体的状态，总体自主性呼吸调节起决定作用，行为性呼吸调节可随时发挥作用。当由清醒时转为睡眠时，特别是非快动眼（NREM）睡眠时，行为性呼吸调节失去作用，完全依赖于自主性呼吸调节。

3. 影响呼吸中枢调节的因素　主要有化学性和机械性两类。正常情况下，化学性因素（主要是$PaCO_2$、pH和PaO_2）起主要作用（图9-6、图9-7）。在严重气道-肺实质疾病患者，机械性因素（肺牵张反射、呼吸肌本体感受性反射、肺毛细血管旁感受器引起的反射等）可能发挥更主要的影响。

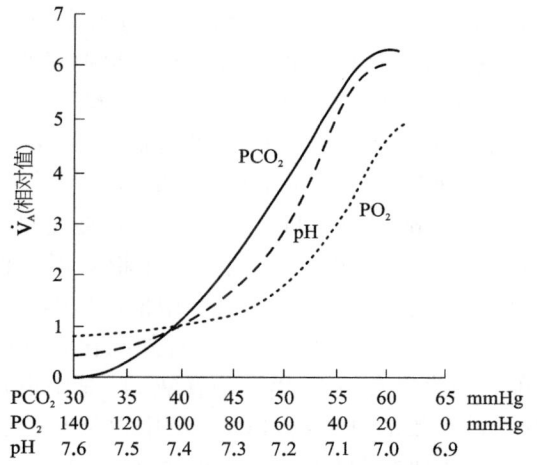

图9-6　$PaCO_2$、PaO_2、pH单一改变对肺泡通气量的影响

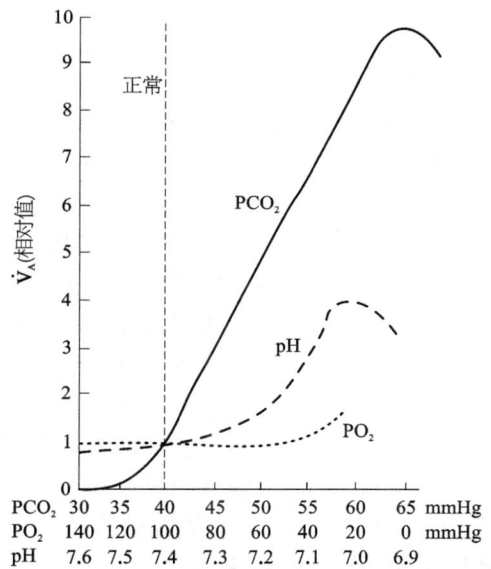

图9-7　$PaCO_2$、PaO_2、pH综合改变对肺泡通气量的影响

（二）呼吸的化学性调节

1. $PaCO_2$　$PaCO_2$变化是健康人调节呼吸中枢的重要因素。$PaCO_2$对呼吸中枢的影响主要通过两条途经实现，一是延髓的中枢化学感受器，该部位对PCO_2的变化（主要通过H^+的变化）非常敏感。$PaCO_2$升高2 mmHg即出现通气增强反应；二是通过外周化学感受器间接影响呼吸中枢的兴奋性，但其敏感性较低，$PaCO_2$升高10 mmHg才会出现通气增强反应。不仅如此，$PaCO_2$通过中枢化学感受器直接兴奋延髓呼吸中枢的作用强度也远超过外周化学感受器，前者作用约占80%，后者约占20%。在下述情况下，外周化学感受器的作用可能起主要作用：① 中枢化学感受器的反应速度减慢，当$PaCO_2$突然升高时，外周化学感受器可能起主要作用；② 中枢化学感受器受抑制时，外周化学感受

器起主要作用。$PaCO_2$ 变化兴奋呼吸中枢的作用有一定限度，当 $PaCO_2$ 明显升高时抑制中枢神经系统，包括呼吸中枢的活动，产生 CO_2 麻醉。CO_2 麻醉出现与否还取决于 $PaCO_2$ 的升高速度，短时间 $PaCO_2$ 迅速升高者更易出现 CO_2 麻醉。

2. 动脉血 pH 或 $[H^+]$　与 $PaCO_2$ 变化对呼吸中枢的影响相似，pH 变化对呼吸中枢的影响也通过中枢和外周化学感受器实现。中枢化学感受器对 pH（或 H^+）变化的敏感性远比对外周化学感受器高，前者约为后者的 25 倍。脑脊液 H^+ 是中枢化学感受器最有效的刺激物，PCO_2 对中枢化学感受器的作用主要通过 H^+ 实现。由于血-脑屏障的作用，血液中的 H^+ 进入脑脊液的速度非常缓慢，故代谢性酸碱紊乱时其调节作用的发挥受到限制；但 CO_2 可自由通过血-脑屏障，故呼吸性酸碱紊乱时中枢感受器可迅速发挥作用。

正常状态下脑脊液与血液的 pH 一致，但因 H^+、HCO_3^- 不易透过血-脑屏障，所以血液发生代谢性酸碱紊乱时，脑脊液出现紊乱的速度和代偿的速度皆较缓慢。CO_2 可自由通过血-脑屏障，呼吸性酸碱紊乱极易出现 HCO_3^-、$PaCO_2$ 变化的不同步的情况，出现明显的脑脊液酸碱紊乱和相应的临床症状，如慢性高碳酸血症患者（常有 HCO_3^- 代偿性升高）MV 治疗后，若通气量过大、$PaCO_2$ 下降速度过快，即使 $PaCO_2$ 仅降至正常，患者仍表现为呼吸抑制，其原因之一就是因为脑脊液仍呈碱性。在 MV 治疗、撤离过程中应充分考虑该因素的影响，否则容易导致脑功能障碍或撤机失败。

3. PaO_2　PaO_2 降低通过外周化学感受器调节呼吸中枢的兴奋性，但对呼吸中枢的直接作用是抑制性的。一般情况下，PaO_2 对呼吸中枢的影响最不敏感，PaO_2 下降至 80 mmHg 以下时才可能出现可被觉察的通气反应增强；下降至 60 mmHg 以下时，才可出现通气反应的明显增强（与呼吸衰竭的诊断标准和临床纠正低氧血症的基本标准一致）。因此正常情况下，PaO_2 对呼吸中枢兴奋性的影响微乎其微。但在慢性 CO_2 潴留的患者，呼吸中枢对 $PaCO_2$ 的变化逐渐适应，低 PaO_2 对呼吸中枢的兴奋性才可能更重要；但疾病状态下也多是次要的，机械性调节可能发挥更重要作用，详见后述。

4. $PaCO_2$、H^+、PaO_2 在调节呼吸中的相互作用　三种因素可单独发挥作用，也可共同发挥作用，但更多情况下多种因素共同发挥作用。图 9-6 显示保持 2 个因素不变而仅改变 1 个因素时的通气效应变化，其中 PaO_2 变化对呼吸增强的影响最弱、最慢，只有当 $PaO_2 < 60$ mmHg 时，才逐渐出现通气反应明显增强。$PaCO_2$ 和 H^+ 则不同，只要稍有升高，通气量就明显增大，高 $PaCO_2$ 的反应尤其明显。但实际情况不可能仅仅是单因素改变，图 9-7 为一种因素改变时其他因素不予控制的情况，其中 $PaCO_2$ 升高、pH 降低时每分通气量的增加幅度较单独 $PaCO_2$ 升高大。pH 降低时通气量增大，使 CO_2 排出量增加，$PaCO_2$ 降低，抵消了一部分 pH 降低的作用；PCO_2 下降也使 pH 升高，结果使通气量增加幅度减弱。PaO_2 降低时通气量增加，呼出较多 CO_2，使 $PaCO_2$ 降低，pH 升高，从而使低氧的刺激作用减弱。当然，若同时出现低氧血症和高碳酸血症，则两者的作用叠加，使通气效应的增加幅度更大。

总之，$PaCO_2$ 升高、pH 降低或 PaO_2 降低，呼吸中枢兴奋，呼吸加深、加快，CO_2 排出量增多，血液 H_2CO_3 浓度降低；反之，$PaCO_2$ 降低、pH 升高或 PaO_2 升高，呼吸变浅、变慢，CO_2 排出量减少，血液 H_2CO_3 浓度增加。因此，呼吸中枢通过对呼吸运动的调控调整血液 H_2CO_3（CO_2）的浓度，使 $[NaHCO_3]/[H_2CO_3]$ 尽可能维持正常，pH 也维持在相对稳定的水平。需强调，不同化学性刺激或相同化学刺激在不同条件下对呼吸中枢影响的强度不同，与上述试验结果可能有较大差异；多数疾病状态情况下，机械性刺激发挥更大的作用，详见后述。

（三）中枢神经的调节　呼吸肌由脊髓前角运动神经元支配，而后者又受呼吸中枢控制，呼吸运动的节律来自呼吸中枢。呼吸中枢位于脑干，由参与启动、调节呼吸运动的细胞群及其连接结构组成，不同部位的神经元群相互协调、制约，共同完成对呼吸运动的调节，其中延髓是呼吸节律的起源部位，脑桥部位的调节可使呼吸节律更完善，脊髓上位神经元是与主要呼吸肌进行神经联系的通路，大脑皮质主要在随意呼吸运动中起作用，详见第十章。

（四）神经反射性调节　与其他神经系统反射活动相同，呼吸的神经反射性调节过程大体包括感受器、传入神经、中枢、传出神经和效应器 5 个部分（详见第十章），发挥复杂的调节作用。

（五）呼吸系统疾病患者真实呼吸调节　呼吸调节的影响因素众多，首先呼吸是自主节律性运动，在健康人，化学性调节发挥重要作用；但在严重气道-肺实质疾病患者，化学性调节的作用往往减弱，如临床上更多见的是 CO_2 麻醉和低 PaO_2 对呼吸无明显刺激作用，此时机械性刺激或其他化学性刺激可能发挥更大的作用。

在慢性高碳酸血症患者,临床上强调低流量吸氧以维持低氧血症对呼吸中枢的兴奋性,又强调$PaO_2 \geq 60$ mmHg 以维持适当氧合,两者实际上相互矛盾,因为 $PaO_2 \geq 60$ mmHg 时,其对呼吸中枢的兴奋作用基本不存在,此时气道-肺实质的力学变化才是兴奋呼吸中枢的主要因素。在支气管哮喘急性发作等急性通气功能障碍患者,将低氧血症作为兴奋呼吸中枢的因素也是错误的,该类患者很容易纠正低氧血症,但呼吸加深、加快照样存在或持续加重,并发生呼吸性碱中毒(详见第十章)。在 ARDS 或肺水肿等换气功能障碍患者,常常将低 PaO_2 作为兴奋呼吸中枢的主要因素也是错误的,因为将 PaO_2 纠正至 60 mmHg 以上,即使 SaO_2 达 100%,呼吸加快、加深照样存在,且存在呼吸性碱中毒;加之应激反应等导致的肾脏重吸收 HCO_3^- 增多、排出 H^+ 减少,又合并代谢性碱中毒(吸收性碱中毒,见本章第七节),仍不能对呼吸产生抑制作用,因此肺容积变化、气道阻力变化和毛细血管张力变化等才是呼吸中枢兴奋的主要因素;只要肺水肿和肺损伤改善,气道阻力降低,呼吸增强、增快才会改善,否则需应用镇静-肌松剂抑制过强的自主呼吸。

二、肾 的 调 节

肾的调节作用缓慢,48~72 h 达高峰。肾脏(主要是肾小管)通过排出过多的酸、碱和(或)回吸收过多的酸、碱维持机体的酸碱平衡,其中主要通过调节血浆 $NaHCO_3$ 浓度维持血液 pH 的相对稳定。当血浆 $NaHCO_3$ 浓度降低时,肾脏代偿性排出酸性物质和重吸收 $NaHCO_3$ 增多,以尽可能恢复血浆 $NaHCO_3$ 的正常水平。血浆 $NaHCO_3$ 浓度升高,则代偿性减少酸性物质的排出和减少 $NaHCO_3$ 的重吸收以尽可能恢复血浆 $NaHCO_3$ 的正常水平。正常膳食条件下,尿液中固定酸的排出量比碱多,尿液 pH 一般在 6.0 左右;在酸碱失衡的情况下,尿液 pH 可降低至 4.4 或升高至 8.0,变动幅度明显增大,可相差 3 个 pH 单位以上,相应[H^+]相差 1 000 倍以上,说明肾脏有强大调节酸碱物质、维持正常血液 pH 的能力。

(一)肾脏的基本调节机制 在肾脏的功能结构中,远曲小管是肾脏调节酸碱平衡的主要部位。原尿的 pH 与血浆相同,但原尿流过远曲小管后,pH 显著下降,说明尿液的酸化过程主要经过远曲小管的泌氢作用实现,并伴随钠的重吸收。

分泌氢、回吸收钠是肾脏调节 pH 最基本的过程,其中 Na^+ 主要以碳酸氢钠形式被重吸收。肾小球滤过的原尿的 pH 与血浆相同,平均 7.4;[$NaHCO_3$]/[H_2CO_3]和[Na_2HPO_4]/[NaH_2PO_4]也与血浆相同,分别为 20∶1 和 4∶1。原尿通过近曲小管流经远曲小管后 pH 下降,若 pH 降低至 4.8,$NaHCO_3$ 几乎全部被重吸收;[Na_2HPO_4]/[NaH_2PO_4]降低为 1∶99,也几乎全部转化。该过程有 H^+ 的排出和 Na^+ 的重吸收。肾小管细胞富含 CA,能催化 CO_2 与 H_2O 迅速生成 H_2CO_3,后者又迅速解离形成 H^+ 和 HCO_3^-,其中 H^+ 被分泌到管腔;而管腔中 $NaHCO_3$ 和 Na_2HPO_4 的 Na^+ 被重吸收至肾小管上皮细胞。分泌一个 H^+,重吸收一个 Na^+,以保持电中性;Na^+ 和肾小管上皮细胞中 HCO_3^- 同时进入血液,补充肾小球滤过的 $NaHCO_3$;Na_2HPO_4 转变成酸性的 NaH_2PO_4 排出体外。

经过远曲小管的氢-钠交换,尿液 pH 最低可降低至 4.4,对比血浆 pH7.4,两者相差 3 个 pH 单位;H^+ 浓度比血浆高 1 000 倍。

(1)远曲小管氢-钠交换过程:可用下列反应式表示。

1)肾小管上皮细胞:$CO_2 + H_2O \xrightarrow{CA} H_2CO_3 \xrightarrow{CA} HCO_3^- + H^+$。

2)H^+ 分泌入肾小管腔,伴随等量 Na^+ 重吸收入肾小管上皮细胞;产生的酸性物质和水分排出体外。

$$H^+ + NaHCO_3 \longrightarrow Na^+ + H_2CO_3 \longrightarrow CO_2 + H_2O$$
$$H^+ + Na_2HPO_4 \longrightarrow Na^+ + NaH_2PO_4$$

3)肾小管上皮细胞内,Na^+ 与 HCO_3^- 结合为 $NaHCO_3$,重吸收入组织间液,然后进入血浆。

$$Na^+ + HCO_3^- \longrightarrow NaHCO_3$$

除碳酸氢盐和磷酸盐外,其他有机酸的钠盐(含量少得多)也以相同的方式进行氢-钠交换,而酸性代谢产物随尿液排出体外。

(2)影响碳酸氢钠重吸收的因素:主要有以下因素:① $PaCO_2$。$PaCO_2$ 升高,CO_2 水化作用增强,重吸收的 HCO_3^- 和 Na^+ 增加;反之,重吸收减少,这是呼吸性酸中毒或碱中毒发生后机体代偿的主要机制之一。② 细胞外液容量。细胞外液容量减少,重吸收 $NaHCO_3$ 增加;反之,重吸收减少,这是机体代偿性恢复血容量或排出过多体液的主要机制之一。③ 血钾浓度。血钾浓度降低，重吸收增加；反之，重吸收减少，主要是钾-钠交换与氢-钠交换相互竞争性抑制的结果。④ 血氯浓度。浓度降低，重吸收增多；反之则减少。⑤ 碳酸酐酶活性。CA活性增加，重吸收增加；反之，重吸收减少。在碱中毒患者，适当应用乙酰唑胺等CA抑制剂，补充钾、氯可较快改善碱血症。

（二）钾-钠交换与氢-钠交换　该机制主要调节 K^+ 的排泄。在特殊的病理状态下对调节血液酸碱度也有一定作用。原尿中的 K^+ 在近曲小管几乎全部被重吸收，而尿液（终尿）中的 K^+ 由远曲小管主动分泌产生。远曲小管分泌的 K^+ 可与管腔中的 Na^+ 交换，即排出 K^+，重吸收 Na^+，称为 $K^+ - Na^+$ 交换。由于 $H^+ - Na^+$ 交换也在远曲小管的上皮细胞进行，与 $K^+ - Na^+$ 交换存在竞争性抑制作用，该作用与普通体细胞内外竞争关系相似。若 H^+ 分泌增多，K^+ 分泌便减少，故 $H^+ - Na^+$ 交换占优势将抑制 $K^+ - Na^+$ 交换，这是酸中毒伴随高钾、碱中毒伴随低钾的原因之一。相反，K^+ 分泌增多，$K^+ - Na^+$ 交换占优势将抑制 $H^+ - Na^+$ 交换，这也是高钾伴随酸中毒、低钾伴随碱中毒的原因之一。

（三）氨的分泌　远曲小管细胞分泌 NH_3，并与管腔中的 H^+ 结合形成 NH_4^+ 排出体外；同时重吸收 Na^+，后者与 HCO_3^- 结合形成 $NaHCO_3$，提高组织间液和血浆中 $NaHCO_3$ 的浓度，这是肾脏排 H^+ 保 Na^+ 的另一种形式。该过程是放大肾脏调节酸碱能力的主要机制。

远曲小管上皮细胞的 NH_3 主要来自血液中的谷氨酰胺，部分由肾小管上皮细胞内氨基酸的氧化脱氨基反应生成。生成的 NH_3 被分泌入管腔与 H^+ 结合形成 NH_4^+，取代了原尿中的 Na^+，生成铵盐排出，而重吸收的 Na^+ 则伴随 HCO_3^- 进入组织间液和血液循环。在 NH_4^+ 的生成过程中，尿液 H^+ 浓度降低，有利于肾小管继续分泌 H^+，重吸收更多的 Na^+。NH_3 的分泌随尿液 pH 变化，尿液酸性越强，NH_4^+ 排出越多；若尿液呈碱性，NH_4^+ 生成便停止。

肾脏排 H^+ 保 Na^+、排 NH_4^+ 保 Na^+ 是其重吸收 $NaHCO_3$、保持体内酸碱平衡的有效措施，其中排 NH_4^+、保 Na^+ 过程显著放大了肾脏的排 H^+ 能力，在酸中毒时尤为突出；反之，在碱中毒情况下上述反应减弱，H^+ 排出减少，$NaHCO_3$ 的重吸收减少。

血浆 $NaHCO_3$ 的正常浓度为 $22 \sim 27$ mmol/L，若其浓度在 $13 \sim 22$ mmol/L 时，原尿中的 $NaHCO_3$ 全部重吸收；若超过 28 mmol/L 时，则重吸收显著减少。

（四）必要的说明　HCO_3^- 不仅以 $NaHCO_3$ 被重吸收，也与其他阳离子如 K^+、Mg^{2+} 结合被重吸收，仅是后者的浓度非常低，一般描述时常被忽略。

与调节 Na^+、K^+ 相似，肾脏调节酸碱的作用缓慢，这也是急性酸中毒或碱中毒时，细胞内、外酸碱度差异巨大的原因之一。尽管肾脏代偿时间缓慢，理论上需 $3 \sim 5$ d 才能达最大代偿水平；但临床上实际达最高代偿水平的时间较短，一般不超过 3 d。因为体细胞代偿后，生成的碱性物质将以比较快的速度向细胞外液转移。因脑脊液缺乏缓冲物质和放大缓冲能力的细胞成分，转移速度又比较缓慢，完全达最大代偿的时间多超过 3 d。

缓冲作用的发挥必然伴随体液三个缓冲池各组分的浓度与比值的变化，肺通过呼吸变化调节 $PaCO_2$，从而间接调节缓冲系统内的 H_2CO_3 浓度；肾通过调节酸、碱的排出量调节血浆内碳酸氢盐等的浓度。肺、肾脏在调节缓冲系统的稳定性上相辅相成，任一功能失调皆会造成或加重酸碱平衡紊乱。

第六节　酸碱平衡紊乱

酸碱平衡紊乱是临床常见问题，发生原因众多，类型复杂，可以是呼吸性或代谢性，可以是单一性或复合性，机体的代偿或调节特点也有差异，临床表现各不相同，治疗方法差别较大，需符合生理学特点。

一、呼吸性酸中毒

$PaCO_2$ 原发性升高的一种病理生理状态，pH 降低或正常。可发生于肺通气、换气功能障碍的任何环节，或数个环节同时发生障碍，但主要发生于通气功能障碍。一般根据发病急缓分为急性和慢性呼吸性酸中毒 2 种类型。

（一）病因和发生机制

1. 通气功能障碍　基本原因有通气动力减退和通气阻力增加，前者有心跳和（或）呼吸骤停、呼吸中枢兴奋性降低（如脑血管意外、药物中毒）、神经肌肉疾病或电解质紊乱导致的呼吸肌无力；后者主要见于周围气道阻塞，如COPD、支气管哮喘，也见于中央气道阻塞。无论任何原因，最终结局是通气动力不足以克服通气阻力，肺泡通气量（$\dot{V}_A$）降低、$PaCO_2$升高、PaO_2下降。

2. **肺换气功能障碍** 主要见于各种严重肺实质或胸廓疾病，如重症肺炎、ARDS、重症肺水肿、慢性肺间质纤维化、重症胸廓畸形、胸部或上腹部手术后等。一般情况下，肺换气功能障碍仅导致低氧血症，$PaCO_2$不升高或降低；只有在严重或终末期才会出现$PaCO_2$升高，或者说$PaCO_2$升高是严重或终末期肺实质疾病的标志。肺换气功能障碍导致呼吸性酸中毒的机制有：有效通气容积下降，$\dot{V}/\dot{Q}$失调导致生理无效腔（VD）增加，$\dot{V}_A$下降，$PaCO_2$升高；代谢增强，氧耗量和CO_2产生量增加，加重$PaCO_2$升高。

3. **其他**

（1）吸入气CO_2浓度增加：主要见于通风不良，周围环境中CO_2浓度升高等情况，但非常少见。

（2）机械通气应用不当：导致每分通气量（VE）下降，或表面VE不下降，但实际输入气道的VE绝对值下降或VE相对值下降，导致$\dot{V}_A$下降，以至于不能有效克服增加的通气阻力，而发生高碳酸血症。临床上非常多见，但容易忽视，详见朱蕾主编《机械通气》第五版。

（3）允许性高碳酸血症：在重症ARDS和支气管哮喘患者，机械通气时为避免肺过度扩张，减轻或避免呼吸机相关肺损伤，"有意"降低潮气量和通气量，必然伴随一定限度的$PaCO_2$升高，称为允许性高碳酸血症（PHC）。

（二）急性呼吸性酸中毒 $PaCO_2$急性升高，机体来不及代偿，pH下降，多有明显的临床表现，尤其是神经系统表现，轻症以兴奋（躁动、话多）为主，重症以抑制（嗜睡、昏睡、昏迷等）为主，部分患者睡眠颠倒；原发病的表现多数更突出。由于体细胞内缓冲系统充分发挥作用，故除非是严重酸中毒，生命体征多稳定。除外界环境条件所致外，急性呼吸性酸中毒必然伴随PaO_2降低，低氧血症的程度及是否合适氧疗往往成为影响疗效的主要因素。

1. **临床表现** 见上述。

2. **代偿特点和动脉血气、电解质离子变化**

（1）代偿特点：单纯急性呼吸性酸中毒，血液（包括红细胞和血浆）的缓冲系统迅速发挥作用，但作用有限，血液pH明显降低；CO_2迅速进入细胞内，体细胞缓冲系统迅速发挥作用，细胞内pH在15 min内恢复60%左右，3 h达最高代偿水平。由于血-脑屏障的存在，CO_2可迅速进出脑脊液，但酸碱离子转移极其缓慢，故脑脊液pH比血浆更低，容易出现明显的神经-精神症状，但多为功能性改变；随着呼吸性酸中毒的纠正，可迅速恢复。若有严重低氧血症，则容易出现多种并发症和器官的器质性损害。

（2）动脉血气变化：$PaCO_2$升高，血液缓冲系统主要是碳酸氢盐缓冲系统和血红蛋白缓冲系统（包括红细胞CA的催化作用）迅速发挥缓冲作用，但代偿程度有限，血浆$[HCO_3^-]$仅升高3~4 mmol/L，pH有所恢复。血液代偿公式：$\Delta[HCO_3^-]$(mmol/L)=$0.07 \times \Delta PaCO_2$(mmHg)$\pm 1.15$，代偿极限$[HCO_3^-]$为30 mmol/L。

理论上，$PaCO_2$升高幅度不会超过150 mmHg，因为吸入空气条件下P_AO_2为104 mmHg，$P\bar{v}CO_2$为46 mmHg，两者之和最高为104 mmHg+46 mmHg=150 mmHg；吸氧条件下肺泡氮气被稀释，$PaCO_2$升高幅度增加，但也难以超过200 mmHg。若$PaCO_2>200$ mmHg，需考虑测量误差。

（3）血浆电解质的变化：酸中毒抑制细胞内外K^+-Na^+交换，血钾浓度升高；HCO_3^-浓度升高，Cl^-转移入红细胞，血Cl^-浓度相应降低，$\Delta[Cl^-]=\Delta[HCO_3^-]$。酸血症还使血浆游离钙和游离镁浓度升高，以及转移性血磷浓度升高。

（4）尿电解质和酸碱度的变化：肾脏在数分数开始发挥代偿作用，表现为泌酸和重吸收HCO_3^-增加，相应排钾减少，排氯增加；随着时间延长，代偿作用加强。但因代偿程度有限，除尿pH显著下降外，其余变化皆不明显。

3. **基本治疗**

（1）治疗原则：保持呼吸道通畅，氧疗，处理原发病和诱发因素，适当应用呼吸兴奋剂；pH<7.2或循环功能不稳定时可小剂量使用碱性药物，但应避免大剂量使用；重症患者需人工气道机械通气（MV）或无创正压通气（NPPV）。

（2）改善通气：CO_2潴留主要是通气不足引起，只有增加$\dot{V}_A$才能有效排出CO_2，常采用呼吸兴奋剂和MV改善通气功能，MV是主要治疗手段；呼吸兴奋剂疗效不确切，长期存在争论，但因使用简单、方便、经济，仍是临床上常规使用的药物。呼兴奋剂刺激中枢或外周化学感受器，通过增强呼吸中枢驱动增加呼吸频率和潮气量；与此同时，氧耗量和CO_2产生量亦相应增加，并与VE呈正相关，因此使用呼吸兴奋剂应掌握好适应证，如服用安眠药过量、中枢性低通气等，呼吸中枢抑制导致VE降低，呼吸兴奋剂的疗效较好；但在慢性阻塞性肺疾病急性加重期（AECOPD）患者，存在通气阻力显著增大、中枢反应性低下或相对低下、呼吸肌疲劳，应用呼吸兴奋剂的利弊得失取决于上述因素的综合作用；在神经肌肉疾病或重症肺炎、肺水肿、ARDS等以神经传导障碍或换气障碍为特点的呼吸衰竭或单纯低氧血症患者，呼吸兴奋剂有弊无益，应列为禁忌证。

（3）使用呼吸兴奋剂的注意事项：应重视减轻胸肺和气道的机械负荷，特别是口咽部的机械负荷，如防止舌根后坠、加强分泌物引流；在有指征的患者或高危患者，应用支气管扩张剂和糖皮质激素降低气道阻力；应用持续气道正压/呼气末气道正压（CPAP/PEEP）对抗气道陷闭和内源性PEEP（PEEPi）、改善肺间质水肿和其他影响胸肺顺应性的因素。若不能有效解决上述问题，需适当增加吸入气氧浓度。

还需强调应充分利用呼吸兴奋剂的神志复苏作用，患者一旦神志转清应立即鼓励其咳嗽、排痰，促进分泌物的排出。

（4）纠正贫血：因红细胞对缓冲呼吸性酸中毒有重要作用，因此明显贫血患者应适当输血。红细胞对其他类型的酸碱紊乱也有一定作用，故严重贫血患者皆应适当输血。

（三）慢性呼吸性酸中毒

1. 临床特点　多有明显的基础疾病，以COPD最多见，常同时存在低氧血症，因发病缓慢，机体各缓冲池的缓冲、离子转移和调节系统（主要是肾脏）的代偿比较充分，故除原发病的表现外，呼吸性酸中毒导致的临床症状不明显或比较轻。部分患者存在营养不良、电解质紊乱、反复感染、多脏器功能减退等情况，并成为影响患者预后的主要因素，因此对呼吸衰竭、诱发因素、并发症的防治等同样重要。

2. 代偿特点和动脉血气、电解质离子变化

（1）代偿特点：细胞内、外缓冲系统皆充分代偿；血液与脑脊液之间的离子转移达平衡状态；肾功能充分代偿，故除非$PaCO_2$显著升高（>80 mmHg），pH下降不明显，甚至在正常值范围。因HCO_3^-重吸收增多，并排出相当的Cl^-，故出现低氯血症，其特点是$\Delta[Cl^-]=\Delta[HCO_3^-]$，这与呼酸合并代碱不同。$HCO_3^-$达最大代偿需48～72 h。血液的代偿公式为$\Delta[HCO_3^-]$(mmol/L)$=0.35\times\Delta PaCO_2$(mmHg)$\pm 5.58$，代偿极限$[HCO_3^-]$为45 mmol/L。

（2）动脉血气变化：$PaCO_2>45$ mmHg；pH在正常值范围或稍低于7.35；AB>SB>正常，BE为正值；存在低氧血症。若为严重高碳酸血症，将超过机体的代偿极限，必然出现pH下降，常见于$PaCO_2>80$ mmHg的患者。

（3）血电解质变化：由于水肿、饮食差、利尿等原因，常出现低钠、低镁血症，血钾浓度可以升高、正常或降低。

（4）尿电解质和酸碱度的变化：肾脏充分代偿，泌酸和重吸收HCO_3^-增加，相应排钾减少，排氯增加，尿pH下降。

3. 治疗原则　保持呼吸道通畅，持续低流量吸氧，处理原发病和诱发因素，适当给予呼吸兴奋剂，一般不宜使用碱性药物纠正酸中毒，多数患者可首选NPPV或经鼻高流量氧疗，严重者给予人工气道MV。

二、呼吸性碱中毒

原发性肺过度通气，导致$PaCO_2$低于正常值范围的病理生理状态。根据发病的急缓，pH可以升高或正常。

（一）原因　可分为急性或慢性，也习惯分为医源性和非医源性，前者多见于MV调节不当；后者多见于急性肺疾病。

1. 肺实质疾病　在轻中度患者，主要表现为肺换气功能障碍和低氧血症，各种机械性或化学性刺激兴奋呼吸中枢，使VE增加，$PaCO_2$下降。

2. 气道阻塞性疾病　在大多数患者，疾病急性加重（如COPD）或急性发作（如支气管哮喘），常有代偿性VE增大，$PaCO_2$下降；伴低氧血症。

3. 高热或急性全身性疾病　如肺外感染、严重创伤等，使代谢率提高，VE增大，$PaCO_2$下降，PaO_2升高。

4. 神经中枢异常　如肝昏迷、中枢神经病变或外伤等刺激呼吸中枢，使VE增大，$PaCO_2$下降，常有呼吸不规则；PaO_2升高或不下降。

5. 手术后患者　由于疼痛、应激反应等容易出现过度通气。$PaCO_2$下降；依手术特点，PaO_2可以升高、正常或降低。

6. 神经精神因素　多发生于精神不稳定、紧

张、焦虑、抑郁及神经质的患者。其特点是胸部检查、肺功能正常皆正常，PaO_2 升高。

7. 机械通气调节不当　传统上主要见于通气参数设置过高，VE 增大，抑制自主呼吸；但更多见于人机配合不良导致 VE 过大。临床常见，但容易忽视。

8. 气道肺疾病与机械通气不当的共同作用临床常见，也容易忽视。

（二）急性呼吸性碱中毒

1. 临床特点　除原发病、呼吸深快或浅快等表现外，因发病急，机体来不及代偿，常有碱血症的表现。

(1) 血浆离子浓度变化的表现：碱血症导致血浆游离钙和游离镁下降，神经-肌肉兴奋性增强，出现手足麻木、肌肉震颤，甚至手足搐搦。因常同时合并转移性低钾血症，也可无上述表现，但低钾血症纠正后出现。

(2) 组织缺氧的表现：主要见于中重度碱血症。碱血症导致氧离曲线左移，氧解离困难，出现组织缺氧，特别是脑组织缺氧表现明显；因 CO_2 转移迅速，细胞内碱中毒明显，容易出现代谢障碍；脑脊液碱中毒更严重，影响中枢神经的兴奋性；脑血管收缩，加重脑组织缺氧。上述因素共同作用可出现躁动、谵妄、癫痫样发作、昏迷等；长时间不缓解将出现不可逆脑损害。心、肝、肾缺氧和代谢障碍，也可出现相应的临床表现。

2. 代偿特点和动脉血气、电解质离子变化

(1) 代偿特点：血液和细胞内缓冲系统的代偿皆有限，pH 升高；脑脊液缓冲能力微弱，与血浆之间的离子转移缓慢，pH 升高更明显。血液代偿公式为：$\Delta[HCO_3^-](mmol/L) = 0.2 \times \Delta PaCO_2(mmHg) \pm 2.5$，代偿极限为 $[HCO_3^-]$ 18 mmol/L。

(2) 动脉血气变化：$PaCO_2 < 35$ mmHg，pH > 7.45，$[HCO_3^-]$(AB) < SB = 正常，BE 正常，PaO_2 可以降低（多见于气道、肺实质疾病）、正常或升高（主要见于肺外疾病）。

(3) 血浆电解质变化：因碱血症，离子钙下降；碱中毒使细胞内外 K^+-Na^+ 交换增强，血钾浓度降低；HCO_3^- 从血浆转移至红细胞内，Cl^- 从红细胞内转移至血浆，故血 $[HCO_3^-]$ 降低，血 $[Cl^-]$ 升高，$\Delta[Cl^-] = \Delta[HCO_3^-]$。

(4) 尿电解质和酸碱度的变化：肾脏代偿在数小时起作用，表现为泌酸减少和排出 HCO_3^- 增加，相应排钾增加、排氯减少，随着时间推移代偿作用加强。但因代偿程度有限，除尿 pH 显著升高外，其余离子浓度的变化不明显。

3. 治疗原则　主要是治疗原发病，随着原发病的纠正，碱中毒自然改善，如医源性呼吸性碱中毒患者应立即减少通气量，适当应用镇静剂或麻醉剂；有精神因素者适当给予镇静剂；对肺水肿患者，应在适当镇静的基础上给予强心、利尿、扩血管或 MV 等治疗；高温者给予降温处理；在原发性肺部疾病患者，除给予药物治疗和吸氧外，重症患者多需给予 MV 治疗，并适当给予镇静剂或麻醉剂。有明显碱血症症状者，可适当给予葡萄糖酸钙静脉注射，适当使用镁离子。

（三）慢性呼吸性碱中毒

1. 临床特点　机体缓冲系统（包括血液、细胞内液、脑脊液）和调节系统（主要是肾脏）充分发挥作用，故无明显碱血症的表现，而以原发病的表现为主。

2. 代偿特点和动脉血气、电解质离子变化

(1) 代偿特点：血液和体细胞缓冲系统充分发挥作用；脑脊液与血浆之间的离子转移达平衡状态；肾功能充分代偿，血 $[HCO_3^-]$ 明显下降，血液代偿公式为 $\Delta[HCO_3^-](mmol/L) = 0.5 \times \Delta PaCO_2(mmHg) \pm 2.5$，48~72 h 达最大代偿水平，代偿极限 $[HCO_3^-]$ 为 12~15 mmol/L。

(2) 动脉血气变化：$PaCO_2 < 35$ mmHg，pH 在正常值上限或稍高于 7.45，$[HCO_3^-] <$ SB，SB 下降，BE 为负值，PaO_2 可以降低（多见于气道肺实质疾病）、正常或升高（多见于肺外疾病）。

(3) 血浆电解质变化：碱中毒使细胞内外 K^+-Na^+ 交换增强，肾脏排钾增加，血钾浓度降低。Cl^- 从红细胞内转移至血浆，HCO_3^- 从血浆转移至红细胞内；肾脏排出 HCO_3^- 增加，重吸收 Cl^- 增加，血 $[HCO_3^-]$ 降低，$[Cl^-]$ 升高，$\Delta[Cl^-] = \Delta[HCO_3^-]$。

(4) 尿酸碱度和电解质浓度的变化：肾脏代偿充分，泌酸和重吸收 HCO_3^- 明显减少，相应排钾增加，排氯减少，因此表现为尿 pH 显著上升，24 h 尿钾排出增加、尿氯排出减少。

3. 治疗原则　因碱血症不明显，以处理原发病及相应的电解质紊乱为主。

三、代谢性酸中毒

原发性固定酸增多（酸性物质产生过多或排出减少）或碱离子（主要是 HCO_3^-）原发性减少导致的病理生理状态。

(一) 原因及特点

1. 酸性物质产生过多

(1) 常见原因：主要见于缺氧和其他代谢障碍疾病。缺氧性损害主要见于各种肺源性（低氧血症）、循环性（休克、心功能不全）、血液性（贫血、异常Hb、CO中毒、高铁血红蛋白血症）和组织性缺氧，结果导致有氧氧化障碍，乳酸产生增多。其他代谢疾病如糖尿病酮症酸中毒、饥饿性酮症酸中毒，导致脂肪代谢障碍，β羟丁酸和乙酰乙酸产生增多；乳酸性酸中毒也可见于双胍类药物治疗糖尿病，以及肝功能障碍等情况。

(2) 基本代偿特点：上述情况导致血液中少见阴离子增多，即AG增多，故习惯上称为高AG性酸中毒。酸性物质增多，血液缓冲系统，主要是碳酸/碳酸氢盐缓冲系统（包括红细胞CA）发挥作用，HCO_3^-继发性减少。由于细胞代谢障碍，细胞内缓冲作用较弱。

2. 酸性物质排出过少

(1) 常见原因：主要见于急、慢性肾功能障碍。

(2) 基本代偿特点：也为高AG性酸中毒。酸性物质在血液增多，血液缓冲系统首先发挥作用，HCO_3^-继发性减少；其后H^+向体细胞内转移，细胞内逐渐发挥强大的缓冲作用。由于血液和体细胞的代谢功能多基本正常，约有42%的H^+被细胞外液缓冲，58%被细胞内液缓冲。若为慢性患者，骨骼也逐渐发挥缓冲作用。

3. 碱性物质丢失增多

(1) 常见原因：主要是HCO_3^-原发性丢失，包括消化道丢失和肾脏丢失。因为除胃液外的消化液多呈碱性，因此大量丢失表现为代谢性酸中毒；肾脏丢失增多主要见于各种类型的肾小管酸中毒或肾功能不全。

(2) 基本代偿特点：首先是血液缓冲系统发挥作用，H^+和HCO_3^-形成H_2CO_3（弱酸）；H^+也可被血红蛋白缓冲系统等缓冲。随后，细胞外H^+向体细胞内转移，细胞内的缓冲物质发挥主要作用。$[HCO_3^-]$降低；Cl^-从红细胞内移出进入血浆，肾脏重吸收Cl^-增多，血$[Cl^-]$升高，故称为高氯性酸中毒。

(二) 临床表现

多有明确而严重的原发病或诱发因素，以原发病为主要表现，缺乏特异性征象；酸中毒容易加重代谢障碍和器官功能损害。相对而言，比较特征性的表现是呼吸加深、加快，称之为酸中毒深大呼吸，主要见于单纯肾功能不全患者。

(三) 代偿特点和动脉血气、电解质离子变化

1. 代偿特点

血液缓冲系统首先代偿，其后细胞内代偿逐渐发挥更强大的作用（代谢障碍性疾病除外）。刺激外周化学感受器，使呼吸加深、加快，排出更多CO_2，$PaCO_2$下降。H^+通过血-脑屏障逐渐进入脑脊液，呼吸代偿进一步增强，可表现为典型酸中毒大呼吸。肾脏代偿逐渐发挥作用（肾功能障碍者除外），逐渐恢复血浆HCO_3^-水平。由于急性重症患者肾脏来不及代偿，肾功能不全患者无法有效代偿，多数情况下肾脏代偿的实际意义不大，呼吸代偿发挥主要调节作用，预计代偿公式为$\Delta PaCO_2(mmHg)=1.5\times[HCO_3^-](mmol/L)\pm2$，12~24 h达最大代偿水平，$PaCO_2$代偿极限为10 mmHg。

2. 动脉血气变化

$[HCO_3^-]$(AB)、SB皆下降，BE为负值。$PaCO_2<35$ mmHg（急性）或正常值下限（慢性），pH<7.35（急性）或在正常值下限（慢性）；具体碱性物质和电解质随上述不同原因而变化。

3. 血电解质变化

酸中毒使细胞内外K^+-Na^+交换减弱，血钾浓度升高；酸中毒导致转移性血磷升高；血氯可以正常或升高，随酸中毒类型变化。

(四) 治疗原则

1. 纠正酸中毒

根据公式计算补碱量。补碱量=0.6×BE×体重(kg)。一般先补充计算值的2/3~1/2，然后根据血气复查的结果决定第2次及其后的补充量。在不同疾病，对酸中毒的处理有较大差异。

(1) 基本原则：代谢性酸中毒多导致代谢障碍和器官功能损害，并使原发病的治疗更加困难，因此在大部分患者应积极处理酸中毒，特别是患低血压、休克、高乳酸血症的患者，应尽可能使pH恢复正常或接近正常水平。

(2) 根据原发病调节：以下情况则以处理原发病和诱发因素为主，如糖尿病酮症酸中毒以胰岛素和补液治疗为主；血容量不足以补液为主。只有在严重酸中毒（一般指pH<7.25）才补碱；否则随着原发病的迅速好转，代谢功能恢复正常，将发生代谢性碱中毒。

2. 治疗原发病

任何类型酸中毒皆应积极寻找和处理原发病及诱发因素。

(五) 电解质紊乱导致的代谢性酸中毒

主要见于原发性高钾血症和高氯血症，导致HCO_3^-向细胞内转移增多，出现转移性酸中毒，但总体较轻；若慢性化，肾脏排出HCO_3^-增多，血浆HCO_3^-浓度下

降更明显,因此治疗核心是纠正电解质紊乱,使用利尿剂促进 K^+ 和 Cl^- 排出,也可口服钾离子交换树脂促进胃肠道的排出;严重者需血液透析。

四、代谢性碱中毒

血浆 $[HCO_3^-]$ 原发性升高的病理生理状态。血浆 pH 升高或正常,常伴随 $PaCO_2$ 代偿性升高。

单纯 $[HCO_3^-]$ 和 $PaCO_2$ 升高不能诊断代谢性碱中毒,因为慢性呼吸性酸中毒也可出现类似的变化,但后者会出现 pH 下降或在正常值下限,因此熟悉 pH 变化和了解病史对代谢性碱中毒的诊断非常重要。

(一)原因及特点 可分为急性或慢性,临床上也常见分为医源性或非医源性,原因有 H^+ 丢失过多或 HCO_3^- 增加过多;电解质紊乱导致的碱中毒更常见。

1. **氢离子自胃液中丢失过多**

(1) 正常胃液的酸碱代谢:正常情况下,胃黏膜壁细胞每产生 1 mmol 的 H^+ 同时产生 1 mmol 的 HCO_3^-,H^+ 进入胃腔与 Cl^- 形成 HCl;HCO_3^- 回流至血液主要形成 $NaHCO_3$。当胃腔 H^+ 进入十二指肠后,刺激碱性的胰液分泌,同样分泌 1 mmol 的 HCO_3^- 也产生 1 mmol 的 H^+ 回流到血液中,从而保持血液的酸碱平衡。另外胃液中 K^+ 的含量也较高,K^+ 与 Cl^- 结合形成 KCl。

(2) 碱中毒的发生机制及特点:在呕吐、胃肠减压等情况下,H^+ 大量丢失,细胞外液 HCO_3^- 浓度升高,导致碱中毒。Cl^- 丢失使血浆 Cl^- 浓度降低,导致 HCO_3^- 从红细胞转移至血浆,进一步加重碱中毒;K^+ 丢失增多使血 K^+ 浓度降低;细胞内外 K^+-Na^+ 交换减弱,H^+-Na^+ 交换增强,H^+ 进入细胞内,血浆 $[HCO_3^-]$ 进一步升高。

2. **H^+ 自肾脏丢失过多**

(1) 醛固酮增多症:使远曲小管分泌 H^+、分泌 K^+ 和重吸收 Na^+ 增多,导致原发性和转移性血浆 HCO_3^- 浓度升高。其他盐皮质激素、糖皮质激素增多或长期应用甘草类药物也产生类似结果,但作用强度较醛固酮弱。

(2) 应用利尿剂:除保钾利尿剂外,其他利尿剂皆可导致肾小管排 K^+ 增多,导致转移性血浆 HCO_3^- 浓度升高;利尿剂使血容量或肾血流量减少,诱发醛固酮分泌增加,导致分泌 H^+、分泌 K^+ 增多,进一步使血浆 HCO_3^- 浓度升高。

(3) 高钙血症:可使肾小管分泌 H^+ 和重吸收 HCO_3^- 增多。

(4) 肾小管疾病:主要见于小儿。

3. **HCO_3^- 补充过多** 主要见于两种情况:HCO_3^- 或其他碱性物质摄入或输入过多,使 pH 升高,现阶段的临床治疗中比较少见;酸中毒患者,补充 HCO_3^-(或其他碱性药物)不当,随着原发病纠正,血液显著增加的有机阴离子被代谢而产生 HCO_3^-,发生碱中毒,如糖尿病乳酸性酸中毒或酮症酸中毒患者容易发生,其中血浆乳酸代谢可表示为:

$$CH_3CHOHOO^- + O_2 \longrightarrow 2CO_2 + 2H_2O + HCO_3^-$$

因此该类酸中毒的纠正特别强调"适度",即在严重酸血症(一般指 pH<7.25)或有循环功能障碍的患者补充碱性药物;即使补充也不一定将 pH 纠正至正常;一旦原发病明显改善或循环功能稳定,应及早停止碱性药物的补充。

4. **血容量不足** 除非严重血容量不足,多数情况下导致吸收性碱中毒,是代谢性碱中毒最常见的类型(见本章第七节)。

5. **电解质紊乱** 主要是低钾血症和低氯血症,不仅可诱发碱中毒,而且是维持碱中毒持续存在或难以缓解(肾小管调节功能显著削弱或丧失)的主要原因(见本章第七节)。

6. **慢性呼吸衰竭机械通气治疗不当** 该类型比较特殊,见本章第八节。

(二)临床特点 除原发病表现外,碱中毒的临床表现主要取决于碱中毒发生的急缓以及合并电解质紊乱等情况。在急性患者,机体来不及代偿,多有明显的临床表现;发病缓慢者,机体缓冲系统和肺充分代偿,临床症状多不明显。

1. **血浆电解质离子紊乱的表现** 碱血症导致细胞外液游离钙和游离镁浓度下降,神经肌肉兴奋性升高,表现为手足麻木、肌肉震颤,甚至手足搐搦;可合并转移性低钾血症,此时多无低钙血症的表现,但低钾血症纠正后容易出现。

2. **神经代谢变化的表现** 碱血症时,神经细胞 γ 氨基丁酸转氨酶活性增强、谷氨酸脱羧酶活性降低,γ 氨基丁酸分解快、合成少,其对中枢神经系统的抑制减弱,容易出现中枢神经兴奋的表现。

3. **组织缺氧的表现** 碱血症可使脑血管收缩、血流量减少;氧离曲线左移,氧解离困难,出现组织缺氧,特别是脑组织缺氧。组织缺氧与电解质离子乱和神经代谢变化异常共同作用，将导致癫痫样发作、谵妄、昏迷等表现，严重者出现不可逆性损害。心、肝、肾组织缺氧，也会出现相应组织损害或代谢障碍的表现。同时合并低钾血症或其他电解质紊乱时容易发生心律失常。

与呼吸性碱中毒相比，HCO_3^-进入细胞内和脑脊液的速度较慢，中枢神经症状相对较轻。

(三) 代偿特点和动脉血气、电解质离子变化

1. 代偿特点 血液缓冲系统首先代偿，细胞内缓冲系统也随之发挥作用，但总体而言，代偿能力较弱。pH升高抑制周围化学感受器，呼吸变浅、变慢，VE下降，$PaCO_2$升高；HCO_3^-逐渐进入脑脊液，抑制中枢化学感受器，呼吸进一步变慢、变浅，VE进一步下降。肾功能正常的患者也逐渐排出更多的碱，但多数情况下肾小管功能障碍是诱发、维持或加重代谢性碱中毒的主要因素，因此肾功能多不能有效代偿或丧失代偿能力，呼吸代偿是主要的调节因素，预计代偿公式为：$\Delta PaCO_2$(mmHg) = 0.9 × $\Delta[HCO_3^-]$(mmol/L) ± 1.5。12~24h达最大代偿水平，$PaCO_2$代偿极限为55 mmHg。

2. 动脉血气变化 AB、SB升高，BE为正值。pH > 7.45(急性)或在正常值上限(慢性)，$PaCO_2$正常(急性)或升高(慢性)。

3. 电解质变化 碱血症导致钙离子和镁离子浓度下降；血磷向细胞内转移，血磷浓度下降；碱中毒使细胞内外$K^+ - Na^+$交换增强，并促进K^+在肾脏的排泄，加重低钾血症；HCO_3^-浓度升高，Cl^-转移至红细胞内，且通过肾小管排出增多，相应血浆Cl^-浓度降低，$\Delta[Cl^-] = \Delta[HCO_3^-]$。由于电解质紊乱是碱中毒的常见诱发或加重因素，因此无论是否代偿，合并低钾血症、低氯血症的机会皆较多。

(四) 治疗

1. 治疗原发病和诱发因素 是根本治疗措施。

2. 纠正电解质紊乱 低钾血症或低氯血症作为主要或部分因素诱发、加重或维持代谢性碱中毒比较常见(见本章第七节)；碱中毒也容易发生低钾血症和低氯血症，因此应积极纠正电解质紊乱，补充K^+和Cl^-，而不是补充酸性物质。对于以低钾血症为主或低钾血症与低氯血症同时存在者以补充KCl为主；以低氯血症为主者则以补充氯化钠为主，适当补充KCl。

3. 有效改善血容量或肾血流量 改善高肾素分泌状态及相应的肾素-血管紧张素-醛固酮系统紊乱，恢复肾小管的正常调节功能。改善肾血流量和纠正电解质紊乱应该成为主要治疗措施。

4. 适当补充酸性药物 对于严重碱中毒患者可给予盐酸精氨酸或稀盐酸静脉点滴，两种物质皆通过补充H^+和Cl^-改善碱血症，前者对改善细胞内碱中毒效果更好，因为有机阳离子精氨酸容易进入细胞内，但由于伴随K^+从细胞内移出，可能会发生高钾血症。在低钾血症导致的碱中毒，细胞内处于酸性状态，补充盐酸精氨酸会进一步加重细胞内酸中毒，反而容易导致代谢功能障碍，应尽可能避免。实际临床治疗时需要补酸的机会非常少，只要合理纠正电解质紊乱和有效血容量不足，绝大多数代谢性碱中毒会逐渐改善。

5. 对症治疗 出现神经肌肉兴奋症状者可给予葡萄糖酸钙静脉注射，硫酸镁静脉点滴，并适当给予镇静剂。

6. 抑制自主呼吸 在无明显禁忌证(如呼吸道分泌物潴留)并密切监测的情况下，应用较强的镇静剂或麻醉剂抑制患者自主呼吸，使$PaCO_2$迅速升高(相当于呼吸代偿)，缓解碱血症。

7. 血液净化 主要用于重度碱血症且有明显临床症状者。

五、复合型酸碱平衡紊乱

(一) 呼吸性酸碱平衡紊乱 只能是单一紊乱，因为不可能同时存在呼吸不足和呼气过度。有学者提出在呼吸性酸中毒肾功能代偿的患者，MV或其他措施治疗后呼吸性酸中毒迅速好转，肾脏又不能及时排出过多的HCO_3^-，可发生相对通气过度，应诊断为呼吸性酸中毒合并呼吸性碱中毒，这是错误的。确切诊断应为呼吸性酸中毒合并代谢性碱中毒，后者是一种特殊类型的代谢性碱中毒，其特点是细胞内和脑脊液碱中毒较重，尤其是后者，容易导致脑细胞功能障碍和损伤，出现精神神经症状。处理方法是迅速降低通气量，详见本章第八节。

(二) 代谢性酸碱平衡紊乱

1. 高氯性酸中毒 诊断的核心在于酸中毒发生的原因是HCO_3^-浓度原发性还是继发性降低。HCO_3^-浓度原发性降低导致Cl^-浓度继发性升高，称为高氯性酸中毒。因为正常情况下，红细胞内外存在着HCO_3^-和Cl^-的等量交换，即氯转移。这不仅可保持细胞内外各分布区的电中性，也是维持CO_2在血液中正常运输的重要保障。在血HCO_3^-浓度降低的情况下，红细胞内Cl^-转移至血浆的量增多。常见于肾脏或其他部位HCO_3^-原发性丢失增多,如肾小管酸中毒、消化液大量丢失等。

2. 高阴离子隙(AG)性酸中毒 实质是酸性阴离子原发性增多,伴随 HCO_3^- 继发性降低,临床最常见。根据电中性原理:

$$[Na^+]+[K^+]+UC(未测定阳离子)=[Cl^-]+[HCO_3^-]+UA(未测定阴离子)$$

$$AG=UA-UC=([Na^+]+[K^+])-([Cl^-]+[HCO_3^-])$$

由于 K^+ 浓度远比其他三种离子浓度低,上式也可简化为:

$$AG=UA-UC=[Na^+]-([Cl^-]+[HCO_3^-])$$

正常情况下 AG 为 6~12 mmol/L。一般认为 AG>16 mmol/L 为高 AG 性酸中毒。理论上 AG 增高可见于上述等式右侧各种离子浓度的变化。

(1) 未测定阴离子浓度增高:是高 AG 酸中毒最常见的原因,且 AG 的升高幅度多较大。常见疾病有缺氧性和非缺氧性代谢障碍,如休克、心功能不全、酮症酸中毒、乳酸性酸中毒、肾功能不全、CO 中毒、严重贫血或 Hb 病等。

(2) 未测定阳离子浓度降低:极少见,因为常规不测定阳离子的浓度极低,一般不会引起 AG 的明显变化。

(3) Na^+、K^+ 浓度增高或 Cl^-、HCO_3^- 浓度下降:较少见。因为 Na^+、K^+ 浓度的增高常伴随 Cl^- 或 HCO_3^- 浓度的同步性增高,反之 Cl^-、HCO_3^- 浓度的降低多伴随 Na^+、K^+ 浓度的同步性降低,但总和不变,故 AG 也不变。

3. 低钾性碱中毒 与 H^+-Na^+ 交换、K^+-Na^+ 交换的竞争作用有关。细胞内外 K^+、Na^+ 分布不同主要与钠泵有关。一般情况下,钠泵作用可使 3 个 Na^+ 进入细胞外伴随 2 个 K^+ 和 1 个 H^+ 进入细胞内,以保持细胞内外两个分布区的电中性。在血 K^+ 浓度降低的情况下出现两种变化:H^+-Na^+ 交换增强,并抑制 K^+-Na^+ 交换;总交换量下降,结果导致细胞外碱中毒、细胞内酸中毒、细胞内 Na^+ 浓度增高。这一过程也发生在肾脏,其结果是 H^+、Na^+ 排出增多,导致高钠尿和酸性尿。总体结果是碱中毒和轻度低钠血症。更主要的是低钾通过其他环节影响碱中毒的发生和维持(见本章第七节)。

4. 高钾性酸中毒 由于钠泵作用和 H^+-Na^+ 交换、K^+-Na^+ 交换的竞争,高钾血症可导致酸中毒和血钠升高,但总体变化幅度较小,其临床后果主要取决于高钾血症本身。

5. 低氯性碱中毒 即 Cl^- 浓度原发性降低所致碱中毒,伴随 HCO_3^- 浓度代偿性升高,且两者的变化幅度相同。低氯血症导致红细胞内的 HCO_3^- 转移至红细胞外增多,发生红细胞外碱中毒(代谢性碱中毒)和红细胞内酸中毒;这一过程发生在肾小管,则导致 HCO_3^- 排出增多,Cl^- 重吸收增加,伴碱性尿。与钾相似,低氯主要通过其他环节影响代谢性碱中毒的发生,在碱中毒的维持中发挥核心作用(见本章第七节)。

6. 原发性离子转移导致的酸碱紊乱 电解质紊乱导致酸碱紊乱的一种类型是某种电解质离子真性减少,从而导致离子转移(参见上述低钾性碱中毒、低氯性碱中毒等);还有一种是电解质离子原发性转移所致,但体内总量不变,称为假性减少。与真性减少的病理生理改变有明显不同,如低钾性周期性麻痹是 K^+-Na^+ 交换的原发性增强,表现为低血钾、高血钠和酸中毒;细胞内钾浓度升高,氢浓度、钠浓度降低,机体总含量不变。

7. 复合型代谢性酸碱紊乱 机体可同时存在多种类型的固定酸和固定碱,而每一种类型又常包括多种成分,因此代谢性酸中毒、碱中毒经常以多种形式同时存在,如低氯性碱中毒合并高 AG 性酸中毒或低钾性碱中毒,称为复合型代谢性酸碱紊乱。AG 的具体成分可差异较大,故高 AG 性酸中毒可进一步划分为酮症酸中毒、乳酸性酸中毒等。因此上述基本酸碱紊乱类型仅仅是对某一种或几种酸碱物质的概念化,在深度上未能阐明其根本原因和发生机制,如高 AG 性酸中毒可以由代谢障碍引起,也可以由肾功能减退引起;在广度上也未能阐明酸碱紊乱与原发病或电解质紊乱的根本联系,实际临床价值有限,如临床处理糖尿病酮症酸中毒或低钾性碱中毒,不可能以补充碱性或酸性物质为主,而必须首先补充胰岛素或钾盐。若代谢性酸中毒和碱中毒同时存在且 pH 正常的情况下,也不可能既补充酸又补充减,只要治疗原发病因(主要是电解质紊乱)即可。临床上常用碱性药物治疗代谢性酸中毒,若单纯套用酸碱紊乱的概念,也可诊断为代谢性酸中毒合并代谢性碱中毒,但毫无意义,故不宜过度追求复合型酸碱紊乱的概念。

(三)呼吸性合并代谢性酸碱紊乱 分两种基本情况,一是通气功能和代谢功能障碍同时或先后发生异常;另一种是某种异常发生后逐渐代偿,经治疗后原发性异常迅速改善,而代偿性增多或减少的酸碱物质不能相应改善,从而出现呼吸性合并代谢性酸碱紊乱。以呼吸性酸中毒合并代谢性碱中毒、呼吸性碱中毒合并代谢性碱中毒、呼吸性酸中毒合并代谢性酸中毒多见,需结合病史综合考虑。无论何种类型的复合型紊乱,其防治原则皆为维持合适pH 的基础上,处理原发病和并发症。

第七节　吸收性碱中毒

吸收性碱中毒非常常见,但临床医生对其认识、评价、处理皆有较大误区,国内教材或主要工具书也有严重错误,故单列一节阐述。与代谢性酸中毒相比,代谢性碱中毒较少受到重视,却是住院患者最常见的酸碱平衡紊乱,约占总病例数的 50%。重症代谢性碱中毒容易导致严重代谢障碍,致死率高,据报道,pH>7.55 时致死率为 41%,pH>7.65 时致死率高达 80%。

根据发生原因,代谢性碱中毒大体可分为三类:碱性物质产生或补充过量、电解质紊乱导致的酸碱离子转移、肾脏重吸收碱性物质过多,可分别称为补充性碱中毒或外源性碱中毒、转移性碱中毒、吸收性碱中毒,当然三种类型并存并不少见。临床比较重视前两种,但严重忽视最后一种,故尽管临床医生积极治疗,但效果不佳。即使是前两种,若处理不及时也将导致后者的发生,明显加重治疗的难度。

一、病因、发生、发展机制

(一)基本病因和发生机制　主要发病因素包括有效血容量不足、应激反应、缺钾、低氯和高碳酸血症等。

1. 有效循环血容量或肾血流量不足

(1) 常见原因:① 细胞外液容量减少,如呕吐、胃肠减压、利尿、多汗等;② 血容量不足,如出血、低蛋白血症、手术、创伤等;③ 肾血流量不足,如心功能不全、严重腹胀、应激反应等。细胞外液容量减少多伴随血容量不足(轻度高渗性脱水除外);血容量不足可以是细胞外液减少的结果,也见于水肿、低蛋白血症等细胞外液增加的患者。细胞外液容量不足或血容量不足皆可导致肾灌注不足;当然细胞外液容量、血容量正常也可出现肾灌注不足,如应激反应将出现肾血流量减少,血流重新分布,最终影响 HCO_3^- 在肾小球的滤过和肾小管的重吸收。

(2) 发生机制:上述各种原因导致肾血流量减少,肾小球滤过率(GFR)下降,肾素-血管紧张素-醛固酮系统(RAAS)兴奋导致肾小球滤过 Na^+ 减少,肾小管重吸收 Na^+ 的能力显著加强,以保持血容量。根据电中性原理,机体在重吸收 Na^+ 的同时必须吸收等量的阴离子或排出等量的阳离子。阴离子主要是 HCO_3^- 及 Cl^-,其他阳离子主要是 H^+ 及 K^+。Cl^- 的分布与 Na^+ 基本一致,故细胞外液减少或血容量不足几乎皆有 Na^+、Cl^- 的丢失;Cl^- 减少将导致 HCO_3^- 随 Na^+ 重吸收增多,该过程主要发生在近端肾小管。GFR 明显下降必然伴随 HCO_3^- 滤过量减少,如果 Na^+ 重吸收不断增加,势必伴随其他阳离子交换排出,其中主要是 H^+、K^+ 的排出,若患者缺钾,则 H^+ 排泄明显增多,相应 HCO_3^- 重吸收增多;而尿液呈酸性,称为反常性酸性尿。

心功能不全患者的肾血流量减少,也必然出现 GFR 下降、RAAS 过度激活,肾小管重吸收 Na^+ 增加,伴随 HCO_3^- 重吸收增多,排 K^+、排 H^+ 增多。该类患者还通过以下机制引起吸收性碱中毒:① 长期使用利尿剂,Na^+、K^+ 的排出必然伴随 Cl^- 的丢失增多,特别是襻利尿剂(如呋塞米)通过增加 Cl^- 的排出而利尿,故 Cl^- 的排出比例比 Na^+ 更高,排出 HCO_3^- 的比例自然降低。② K^+ 丢失增多,Cl^- 随着 K^+ 的排出(保持电中性)也相应增多,刺激肾近曲小管的酸化作用,使 HCO_3^- 重吸收增多。③ 低钾血症导致 H^+ 向细胞内转移增多。上述因素共同作用导致代谢性碱中毒的发生、发展。

2. 应激反应

(1) 常见原因:主要见于手术、创伤、感染等。在疾病初期,机体多处于抑制状态,酸中毒常见;一旦渡过该阶段,将出现明显应激反应和应激后碱中毒。

(2) 发生机制:应激早期,若未发生明显的组织低灌注,血液 pH 倾向于升高,可能有以下几种原因:① 导致应激反应的刺激本身直接造成体液的额外丢失,也可通过呼吸道和皮肤的非显性失水增多,加之进食不多,容易发生细胞外液容量不足,导致 GFR 下降;肾小管重吸收 Na^+、HCO_3^- 增加,排 K^+、排 H^+ 增多。② 应激反应使 RAAS 活性过度增强,肾小管重吸收 Na^+、HCO_3^- 增多,K^+、H^+ 因与 Na^+ 交换而随尿液中排出。③ 输血带入的枸橼酸钠经机体代谢转变为 $NaHCO_3$。④ 胃肠减压使 H^+ 随胃液排出,Cl^- 排出也随之增加;血[HCO_3^-]相应升高。⑤ 临床医生对应激反应认识普遍缺乏或错误,处置不当,更容易发生代谢性碱中毒。应激后酸碱平衡紊乱大多是病因、机体自身调节和不合理治疗的综合结果。

3. 低氯血症　Cl^- 可以通过胃肠道以胃酸形式丢失,也可以是应用袢利尿剂或噻嗪类利尿剂的结果。Cl^- 对吸收性碱中毒的形成和维持有决定性作用。

(1) 直接促进 HCO_3^- 重吸收:正常机体在血浆[HCO_3^-]升高时会排出多余的 HCO_3^-,并产生碱性尿;Cl^- 缺失时,该反应明显减弱或丧失,即肾小管重吸收 HCO_3^- 的能力仍持续增强,从而导致碱中毒持续存在。因为除 HCO_3^- 外,Cl^- 几乎是唯一直接与 Na^+ 同时重吸收的阴离子。血浆[HCO_3^-]升高必然伴随[Cl^-]降低;而 Cl^- 丢失,也必然增强 HCO_3^- 的重吸收,即使无有效血容量减少。

(2) 刺激 RAAS、促进 HCO_3^- 的重吸收:在髓袢升支粗段末端和远端小管近段存在致密斑,其顶端膜上有 $Na^+-K^+-2Cl^-$ 同向转运体,Cl^- 对调节离子转运有重要作用。当到达这些转运体的 Cl^- 减少时,致密斑促进球旁细胞分泌肾素,最终使醛固酮分泌增加,醛固酮通过泌 H^+、泌 K^+、保 Na^+ 作用促进肾小管重吸收 HCO_3^-。

(3) 抑制 $Cl^--HCO_3^-$ 的交换作用:碱血症时,肾脏通过集合管中 B 型闰细胞上的 $Cl^--HCO_3^-$ 交换体分泌过多的 HCO_3^-;而 H^+ 经由细胞膜上的 H^+-ATP 酶返回血液中,以改善碱血症。Cl^- 减少必然伴随提供交换的 Cl^- 不足,肾脏将不能有效排出过多的 HCO_3^-。

4. 缺钾　缺钾对吸收性碱中毒的形成和维持亦有重要作用。缺钾可导致肾小管重吸收全部或绝大部分滤过的 HCO_3^-,即使醛固酮等盐皮质激素不发挥作用;该作用在小鼠和人类皆已被证实。缺钾主要通过以下机制导致吸收性碱中毒的发生和持续存在。

(1) 氢离子转移至细胞内:低钾血症使 H^+-Na^+ 交换增强,导致 H^+ 向细胞(包括肾小管细胞)内转移和细胞内酸中毒,从而增加集合管对 HCO_3^- 的重吸收。

(2) 刺激集合管顶端 H^+-K^+-ATP 酶:此酶活性增强导致 K^+ 重吸收增加、H^+ 分泌增多,H^+ 分泌增加必然伴随 HCO_3^- 重吸收增加。

(3) 刺激肾脏氨的产生:NH_4^+ 于远端肾小管通过谷氨酸盐代谢产生。在此过程中伴有 α 酮戊二酸产生,后者可以代谢为 HCO_3^-,最终进入血液循环。

(4) 减少远端肾单位 Cl^- 的重吸收:缺钾(阳离子)导致肾小管管腔负电荷增加,从而刺激 H^+ 的分泌,H^+ 分泌增加必然伴随细胞外液[HCO_3^-]升高。

(5) 降低 GFR:低钾血症降低 GFR,从而减少肾小球滤过 HCO_3^-。

5. 高碳酸血症　与上述情况有较大差异,见本章第八节。

任何原因导致的肾血流量减少(包括血容量不足、应激反应)、Cl^- 和 K^+ 缺乏皆可使肾小球滤过 HCO_3^- 减少,肾小管重吸收 HCO_3^- 增多,但不同因素的作用机制不完全相同,部分作用机制也未完全阐明,但总体上可以解释临床过程。

(二) 吸收性碱中毒持续存在或加重的机制
代谢性碱中毒发生后,理论上肾脏代偿性排出 HCO_3^- 增多,但事实上并非如此,更多情况下是血[HCO_3^-]持续维持高水平,甚至进一步升高,pH 也持续升高或进一步升高。吸收性碱中毒的发生、维持是密切联系、相互影响的两个阶段,上述发生机制对碱中毒的维持原因有阐述,本部分简单总结。

目前比较公认下述两种机制可以解释低氯、低钾伴高 HCO_3^- 血症状态下,碱性尿形成受阻、代谢性碱中毒持续存在的原因。

1. GFR 下降　当血[HCO_3^-]升高时 GFR 降低,近端肾小管重吸收 HCO_3^- 增多。低钾合并低氯导致 HCO_3^- 重吸收增强已在动物实验中得到证实。在大鼠和犬的实验中,单纯低钾可以降低 GFR,可能由低钾引起血管紧张素 Ⅱ 和血栓素 B_2 增高所致。

2. 肾小管重吸收 HCO_3^- 增多　HCO_3^- 滤过增多的情况下,Cl^- 或 K^+ 的缺乏总体上都会提高肾小管重吸收 HCO_3^- 的能力和酸化能力。肾脏酸化能力的提高表现为近端和远端肾小管泌 H^+ 增多。

对正常或仅轻度降低的 GFR 而言,血浆[HCO_3^-]升高提示肾小管对 HCO_3^- 的重吸收增加,其中肾小管酸化能力提高发挥主要作用。近端肾小管重吸收 HCO_3^- 增多主要是由于肾小管中运输的 HCO_3^- 增多;远端肾小管重吸收 HCO_3^- 增多则是原

发性 H^+ 分泌增加所致，与小管液中 HCO_3^- 的多寡无关。研究证实慢性低钾血症同时上调肾髓质中 H^+-K^+-ATP 酶的 mRNA 和蛋白质表达，伴随肾外髓集合管细胞（OMCD）和内髓集合管细胞（IMCD）泌 H^+ 增多，因此在慢性低钾血症患者，H^+-K^+-ATP 酶对于维持吸收性碱中毒有一定作用。

总体而言，碱中毒通过 GFR 降低和小管酸化能力提高的综合作用来维持的，在不同发生原因中有较大差异，但一般而言前者提高血浆 HCO_3^- 浓度约 40%，后者提高另外的 60%，即肾小管的酸化功能增强发挥更重要的作用。

二、临床治疗

主要包括碱中毒的病因治疗、病理生理过程的药物治疗和补酸治疗。

（一）纠正紊乱的病因和核心病理生理环节 原则上针对不同的原发病纠正碱中毒并不困难，但吸收性碱中毒有一定特殊性，多数情况下单独治疗原发病仍难以纠正碱血症，还必须去除维持 HCO_3^- 持续吸收的因素。因此，治疗原发病因的同时还应补足细胞外液容量，改善肾血流灌注，降低 RAAS 过度增强的活性，纠正低钾、低氯血症。

1. 纠正电解质紊乱和有效血容量不足

（1）纠正低氯血症：对低 Cl^- 有关者补充生理盐水即可，若合并缺钾或血钾在正常值下限水平则首选 KCl。生理盐水中，Na^+、Cl^- 浓度皆为 154 mmol/L。与[Na^+]相比，[Cl^-]远较血液高，即 Cl^- 的补充效率非常高。生理盐水的补充可迅速恢复血容量，使降低的 GFR 恢复正常；Cl^- 的补充可直接引起近端肾小管对 HCO_3^- 的重吸收减少，远端肾小管分泌 H^+ 减少，较快恢复肾小管对 HCO_3^- 的正常重吸收能力，从而纠正碱中毒。

（2）纠正缺钾：对于与缺钾（不仅仅是低钾血症）有关者必须积极补钾，以减少细胞内外离子的异常交换，终止肾小管从尿液中继续排酸，加速纠正碱中毒。首选补充 KCl，可有效发挥 Cl^-、K^+ 的协同作用。

（3）纠正低蛋白血症：白蛋白是维持血浆胶体渗透压和有效血容量的主要因素，故必须纠正低蛋白血症，对于有严重急性组织损伤的患者需纠正白蛋白至 30 g/L；对于其他患者或严重损伤恢复期的患者，需及早纠正至正常水平。

（4）补液：注意胶体、晶体、水（主要是葡萄糖液）的综合平衡；对脱水患者应根据脱水类型补液，以最终达到不仅恢复血容量，还能有效恢复肾血流量（见上述发生机制）。

2. 纠正或改善心功能不全 对心功能不全患者，给予适当治疗可迅速恢复有效血容量和肾血流量，减少利尿剂的应用，有助于较快纠正碱中毒。

3. 纠正肾血流不足、改善过度增强的 RAAS 有效血容量和细胞外液容量的恢复、心功能正常是恢复肾血流量的基础。在此基础上，根据病情适当应用血管紧张素转换酶抑制剂以纠正过度兴奋的 RAAS，恢复肾小管的调节功能，主要用于应激反应明显的危重症患者和严重碱血症患者。

（二）碱血症的药物治疗

1. 药物选择的原则 经过上述治疗，碱血症仍较严重可考虑应用氯化铵、稀盐酸、盐酸精氨酸和乙酰唑胺（或其他 CA 抑制剂）。前三者的不良反应较大，也有较多的问题，因此乙酰唑胺应成为首选。

2. CA 抑制剂的应用 乙酰唑胺为 CA 抑制剂，通过选择性抑制肾近曲小管上皮细胞的 CA 减少 HCO_3^- 和 H^+ 的形成，导致 H^+-Na^+ 交换减弱，可使肾小管对 HCO_3^- 的重吸收率减少 80%，从而纠正碱中毒；该药还有利尿作用，排 K^+、Na^+ 增加，加重低血钾，因此必须适当补 K^+。由于排出了过多 HCO_3^-，Cl^- 吸收相应增加，有助于改善低氯血症，进一步纠正碱中毒。对合并细胞外液增加、血容量降低的患者，如充血性心力衰竭，使用乙酰唑胺可通过增加 HCO_3^- 的排出和利尿而收到双重治疗效果；但该药能抑制血液 CO_2 转变为 H_2CO_3，可能加重 CO_2 潴留，因此在严重通气功能障碍患者或 $PaCO_2$ 较高情况下慎用。一般使用剂量为 0.25 g，每天 1~3 次，连用 1~3 d。

3. 严重碱中毒的补酸治疗 在非常严重的碱血症患者，如血浆[HCO_3^-]45~50 mmol/L、pH>7.65（临床罕见），上述治疗很难在较短时间内明显改善碱血症，故快速补充较大量的盐酸稀释溶液或盐酸精氨酸溶液，以迅速中和过多的 HCO_3^-。盐酸精氨酸主要从周围静脉滴注，由于输入药物的 1/2 中和细胞外液的 HCO_3^-，其余 1/2 被非碳酸盐缓冲系统缓冲，所以补酸量的计算公式为：补酸量 (mmol/L) = ([HCO_3^-]测定值 − [HCO_3^-]正常值) × 体重 (kg) × 0.2 × 2。第一个 24 h 一般可给予计算剂量的 2/3，然后根据动脉血气结果调整。由于精氨酸可导致 K^+ 从细胞内转移至细胞外出现高钾血症，故应密切监测心电图和血钾浓度。10% 盐酸精氨酸溶液的渗透压为 950 mOs mol/L，[Cl⁻] 475 mmol/L，可按上述公式计算所得的补氯量决定精氨酸的使用剂量。有明显低钾血症的患者常合并转移性细胞内酸中毒，而盐酸精氨酸容易通过细胞膜加重细胞内酸中毒，应慎用。

纠正碱中毒的速度不宜过快，也不需要完全纠正至正常。在治疗过程中应经常测定尿电解质，如尿中已有较多氯，则表示补氯量或有效血容量已充足，可停止补充。

（三）其他措施 对于重症患者可给予血液净化调节，或在密切监测下适当抑制自主呼吸，促进 $PaCO_2$ 升高（相当于呼吸代偿）。

第八节　慢性呼吸衰竭患者机械通气后碱血症

该类型的发生机制和临床治疗皆有明显特殊性，故单独论述。慢性高碳酸血症型呼吸衰竭是临床常见问题，轻、中症患者通过综合治疗、经鼻高流量氧疗或无创正压通气（NPPV）治疗多能逐渐好转，部分重症患者需人工气道机械通气（MV）治疗。MV 使用不当容易导致代谢性碱中毒。

一、慢性呼吸性酸中毒的特点

1. 临床表现　多有明显的基础疾病，以 COPD 最多见，同时存在低氧血症，因发病缓慢，机体各缓冲池的缓冲系统和调节系统（主要是肾脏）的代偿比较充分，故除原发病的表现外，呼吸性酸中毒本身导致的临床症状不明显。

2. 机体代偿和动脉血气特点　细胞内液、血液皆充分代偿；脑脊液和血浆之间的离子转移达平衡状态；肾功能充分代偿。血液、脑脊液的[HCO_3^-]皆明显升高，故除非 $PaCO_2$ 显著升高（>80 mmHg）外，pH 多正常或仅轻度下降。因 HCO_3^- 重吸收增多，并排出相应的 Cl^-，故 $\Delta[Cl^-]=\Delta[HCO_3^-]$。

慢性 CO_2 潴留，$PaCO_2=80$ mmHg，肾功能代偿达高峰，HCO_3^- 达 45 mmol/L，pH 可完全正常或接近正常；$PaCO_2$ 继续升高，将超过肾功能的代偿限度，出现 pH 下降和神经精神症状。

二、机械通气过度的特点及处理对策

1. 动脉血气变化

（1）主要变化：$PaCO_2$ 迅速下降，血液 HCO_3^- 不能相应排出，导致代谢性碱中毒，pH 升高。确切讲，若 $PaCO_2$ 未降至正常，pH>7.45，则为呼吸性酸中毒合并代谢性碱中毒；若 $PaCO_2$ 降至正常，则为代谢性碱中毒；若 $PaCO_2$ 降低至 35 mmHg 以下，则为呼吸性碱中毒合并代谢性碱中毒，皆表现为碱血症。

（2）总体变化：$PaCO_2$ 可以升高、正常或低于正常，pH 升高，[HCO_3^-]（AB）、SB、BE 皆明显升高。

2. 缓冲特点与临床症状　$PaCO_2$ 下降越明显，碱血症越严重，临床症状越明显，与一般碱中毒相比，其后果常更严重。因为在 $PaCO_2$ 下降的短时间内细胞内外 pH 相似；随后血液缓冲系统迅速发挥缓冲作用，碱血症好转，但由于细胞膜的半透膜作用和细胞对碱性物质的缓冲能力弱，细胞内 pH 在较长时间内维持较高水平。血液和脑之间存在血-脑屏障和血-脑脊液屏障，通透性更差，离子转移缓慢；加之脑脊液缺乏缓冲物质，其 pH 升高更显著，因此 $PaCO_2$ 快速降低发生的碱血症易导致细胞，特别是脑细胞代谢障碍，更容易出现明显的神经-精神症状，甚至发生不可逆性脑损害。

3. 临床症状的变化特点　主要表现为通气后神志转清，一般情况迅速好转，但短时间内又出现烦躁不安、肢体抖动或抽搐、意识状态恶化。

4. 临床处理中的常见问题　在 $PaCO_2$ 低于正常的情况下，往往采取降低每分通气量（VE）的方法改善碱血症；但 $PaCO_2$ 高于正常，即仍存在呼吸性酸中毒的情况下，往往采取补充盐酸精氨酸和使用镇静剂的方法，而不是降低 VE。即使降低 VE，效果也多不好，因为此时 $PaCO_2$ 与 $\dot{V}_A$ 的关系曲线处于比较平坦的水平，潮气量（VT）或呼吸频率（RR）的轻度下降不会使 $PaCO_2$ 明显升高；相反随着气道引流和气体分布不均匀的改善，$PaCO_2$ 可能进一步下降。

5. 治疗原则　强调预防为主，逐渐增加 VE，使 $PaCO_2$ 缓慢下降，pH 逐渐升高至正常值上限或稍高于 7.45 的水平。一旦发生严重碱血症，无论 $PaCO_2$ 水平如何，皆需迅速将降低 VE 1/3~1/2，以降低 RR 为主。15~30 min 后复查动脉血气，若缓解不明显，则继续降低 VE 1/4~1/3，仍以降低 RR 为主。

第九节　机械通气相关性酸碱平衡紊乱

机械通气（MV）患者多为危重病患者，容易发生酸碱平衡紊乱；适当 MV 通过改善气体交换而改善酸碱平衡紊乱，但应用不当也会加重紊乱或导致新的紊乱。

一、呼吸性酸中毒

MV 的主要目的之一是改善通气，纠正呼吸性酸中毒；但下列情况可能导致或加重呼吸性酸中毒。

1. 通气不当　如通气模式选择和参数调节不合适（特别是现代通气参数的设置更复杂，设置不当的情况更多见）、连接管路漏气等可导致 VE 不足，使呼吸性酸中毒不能改善或加重，临床常见，但容易忽视。需找出具体原因纠正；在暂时不能查出具体原因的情况下，可给予简易呼吸器通气。

2. 治疗目的

（1）维持 pH 的稳定：慢性呼吸性酸中毒患者肾功能充分代偿、[HCO_3^-]升高，若将 $PaCO_2$ 纠正至正常范围必然发生代谢性碱中毒。为维持 pH 正常和内环境稳定，必须控制通气量，逐渐降低 $PaCO_2$。

（2）允许性高碳酸血症：是 MV 的一种策略。对于发生肺损伤的高危患者，如严重 ARDS 和危重支气管哮喘，若维持 $PaCO_2$ 和 pH 正常，就必须用较高的通气压力或潮气量，增加肺损伤的机会。为保护肺组织，必须允许潮气量或通气压力适当下降和一定限度的高碳酸血症，称为 PHC。

（3）维持基础通气量：部分患者静息状态下即存在高碳酸血症和[HCO_3^-]的代偿性升高，若用 MV 强行将 $PaCO_2$ 降低至正常值范围，必然超过通气需求，导致碱血症，抑制呼吸中枢，容易发生呼吸机依赖和撤机困难，因此必须控制通气量，维持适当水平的高碳酸血症，具体标准为等于或略高于本次发病前的 $PaCO_2$；或使患者维持稳定的自主吸气触发，避免长时间的控制通气。

（4）维持电解质浓度相对稳定：呼吸衰竭患者合并复杂电解质紊乱的机会较多，特别是缺钾、缺氯、缺钙、缺镁、缺磷。在酸中毒情况下，上述离子的浓度可能维持适当水平。但 MV 后，随着 pH 恢复正常，将出现钾、镁、钙、磷向细胞内或骨骼转移；继而随尿液排出增多，出现低血钾、低血钙（主要是游离钙）、低血镁、低血磷。若 $PaCO_2$ 过度下降导致碱血症，则电解质紊乱更严重，故容易出现多种问题，包括心律失常、肢体抽搐、血压下降。离子转移和排出增多也不利于上述离子的补充，即补得多、排出多，这是 MV 患者容易合并顽固性电解质紊乱的原因之一。因此在电解质离子浓度降低或接近正常值下限的情况下，必须严格控制 $PaCO_2$ 的下降速度，待血浆电解质离子浓度达正常平均水平以上再纠正 pH 至正常水平。

二、呼吸性碱中毒

呼吸性碱中毒是机械通气患者最常见的酸碱紊乱，主要见于以下情况。

1. 通气量过大　参数设置不当可能导致"预设"或"输出"VE 过大，只要降低 VE 即可，以降低 RR 为主。

2. 人机配合不良　预设 VE 不大，但呼吸机选择、通气模式选择和参数调节不当，导致人机配合不良，患者代偿性呼吸加深、加快，实际 VE 增加，发生呼吸性碱中毒，这是最常见的原因，但容易被忽视。应查找直接原因，可改用压力支持通气（PSV）等自主性模式（并要设置好各参数）或适当使用镇静-肌松剂。

3. 患者因素　患者呼吸驱动显著增强，如 ARDS、肺水肿、支气管哮喘急性发作，MV 不能有效抑制患者的自主呼吸，出现呼吸性碱中毒，一般不需要处理，必要时应用镇静-肌松剂。

4. 治疗目的

（1）改善酸血症：若合并代谢性酸中毒，可通过过度通气，使 $PaCO_2$ 迅速下降，细胞内 $PaCO_2$ 也相应下降，从而减轻酸中毒对机体的影响。

（2）改善人机配合：对人机配合不良者，可通过过度通气导致呼吸性碱中毒，抑制自主呼吸，使患者较快接受、配合 MV。这是初始 MV 或病情波动时的常用方法。

（3）改善脑水肿：$PaCO_2$ 降低将收缩脑血管，减少脑脊液的产生量，降低颅内压，促进神志恢复，主要用于高碳酸血症导致的脑水肿。但对于心跳、呼吸骤停等导致的脑损伤、脑水肿患者，碱中毒可能加重脑细胞缺氧，必须慎重。

三、代谢性碱中毒

慢性呼吸性酸中毒患者,肾功能代偿导致$[HCO_3^-]$升高,MV 后 $PaCO_2$ 迅速下降,而 HCO_3^- 却不能相应排出,导致代谢性碱中毒,比一般碱中毒的后果更严重。因为在 $PaCO_2$ 下降的短时间内,细胞内外 pH 相同,随后红细胞迅速发挥缓冲作用,血浆碱中毒有所好转,细胞内碱中毒也会好转;但与酸中毒相比,细胞对碱中毒的缓冲能力较弱,因此在较长时间内细胞内 pH 维持在较高水平。脑组织存在血-脑屏障和血-脑脊液屏障,通透性更差,而脑脊液本身又缺乏缓冲能力,碱中毒的缓解更缓慢,因此该类碱中毒不仅容易发生严重电解质紊乱,还容易脑功能障碍,必须尽量避免,详见本章第八节。

四、代谢性酸中毒

较少见,主要见于严重低氧血症或合并休克的患者。VE 或通气压力过大导致循环功能抑制进一步加重,组织供氧不足;一旦发生气压伤,抑制作用更强;在人机配合不良患者,氧耗量增加,从而加重供氧不足和酸中毒。需注意 MV 的合理应用和综合治疗。

第十节 酸碱平衡紊乱的评价

酸碱平衡紊乱评价包括测定结果准确度评价、酸碱度评价和酸碱平衡紊乱类型的诊断。为了准确掌握酸碱平衡紊乱的形式,不仅要结合 pH、$PaCO_2$、$[HCO_3^-]$、BE 等动脉血气结果分析,还要结合代偿限度、代偿公式和电解质检查结果及病史等综合评价。

一、测定结果准确度的评价

任何测定都可能发生误差,有的误差后果不严重,有的很严重,酸碱度的误差即属于后者。

1. 根据公式判断 是最基本的判断方式,即参考公式:$[H^+]=(24\times PaCO_2)/[HCO_3^-]$,或 $pH=6.1+\lg([HCO_3^-]/(0.03\times PaCO_2))$。若测定值与计算值一致,说明测定结果准确,否则应复查。其他动脉血气指标的测定结果也可参考,如 $TCO_2>[HCO_3^-]$ 为正常;若结果相反则说明测定结果错误。

2. 结合临床特点判断 除加强动脉血气测定的质量控制外,还应提高临床医生的水平。临床医生结合患者的临床特点、病理生理知识评价尤为重要。

二、酸碱度的评价

根据 pH 判断,必要时换算为$[H^+]$判断。血液 pH<7.35 为酸血症,>7.45 为碱血症。pH 低于或高于正常提示急性酸碱紊乱或慢性酸碱紊乱、机体不能有效代偿或超过机体的代偿限度。

三、酸碱平衡紊乱基本类型的诊断原则

为了准确掌握酸碱平衡紊乱的形式,不仅要根据动脉血气测定结果:pH、$PaCO_2$、AB($[HCO_3^-]$)、SB、BE 分析,同时还要结合原发病、电解质浓度等情况。因为体内原发性酸、碱因素改变后,缓冲机制发挥作用,并影响电解质离子的分布;肺、肾脏代偿也逐渐发挥作用,即呼吸变化可影响代谢性参数变化,代谢性参数变化也会影响呼吸参数变化。若有几种因素同时或先后发生变化,情况将更复杂。因此酸碱紊乱的诊断需结合病史、动脉血气、代偿限度、代偿公式和电解质检查等结果,强调识别和处理始发因素及病理生理过程;本章第五节至第九节的不同碱中毒类型即显示了巨大差异。

四、急性单纯性酸碱平衡紊乱的表示方法

一般采用简单的二项参数法进行判断,如 $PaCO_2$ 和$[HCO_3^-]$、pH 和$[HCO_3^-]$、pH 和 $PaCO_2$ 组合,结合 BB、BE 等参数则判断更可靠(表 9-6);但部分患者,特别是危重症患者常较复杂,需综合分析。

表 9-6 急性单纯性酸碱紊乱的特点

类型	pH	$PaCO_2$	$[HCO_3^-]$	BB	BE
呼酸	降低	升高	略升高	正常	0
呼碱	升高	降低	略降低	正常	0
代酸	降低	正常	降低	降低	负值
代碱	升高	正常	升高	升高	正值

五、慢性代偿性酸碱平衡紊乱

由于同时存在呼吸性参数和代谢性参数(包括

原发性和继发代偿性)的变化,单纯二项参数不能准确判断酸碱平衡紊乱的类型,只能大体参考(表9-7),需结合前述多种因素综合判断,并注意与混合型酸碱平衡紊乱鉴别。

表9-7 慢性酸碱紊乱的特点

类型	pH	$PaCO_2$	$[HCO_3^-]$	BB	BE
呼酸	正常低限或降低	升高	升高	升高	正值
呼碱	正常高限或升高	降低	降低	降低	负值
代酸	正常低限或降低	降低	降低	降低	负值
代碱	正常高限或升高	升高	升高	升高	负值

六、混合型酸碱平衡紊乱

即同时存在呼吸性和代谢性参数变化,并排除继发代偿性变化。有许多作者设计各种图形指导判断,但太复杂,并不实用,本节重点阐述判断和治疗原则。

(一) 判断原则

(1) 同时存在呼吸性和代谢性参数变化。

(2) 超过代偿限度为复合型紊乱。代偿仅能使pH维持在正常值下限,而不可能在正常高限,更不可能超过正常值,否则为混合型紊乱。

(3) 不符合代偿特点或代偿公式的变化,超过代偿范围为复合型紊乱,如慢性呼吸性酸中毒患者,AB 52 mmol/L(超过代偿极限 45 mmol/L)为呼吸性酸中毒合并代谢性碱中毒,而不是单纯慢性呼吸性酸中毒。呼吸性酸中毒合并代谢性酸中毒的特点为pH显著下降,$PaCO_2$ 升高伴AB、BB、BE下降。呼吸性碱中毒合并代谢性碱中毒的特点为pH显著升高,$PaCO_2$ 下降伴AB、BB、BE升高或正常或下降。

需注意呼吸性酸中毒合并代谢性碱中毒可出现类似慢性呼吸性酸中毒或慢性代谢性碱中毒的变化;呼吸性碱中毒合并代谢性酸中毒也可出现类似慢性呼吸性碱中毒或慢性代谢性酸中毒的变化,故需要结合病史综合评价,如慢性呼吸性酸中毒合并代谢性酸中毒可以有pH降低、正常,AB、SB、BB、BE正常,但常有低氧血症、乳酸升高和微循环障碍等变化。

(4) 同时存在导致呼吸性和代谢性参数变化的原发因素。

(5) 注意发病时间是否符合代偿的特点,如代谢性酸中毒患者在1 h内出现$PaCO_2$ 明显下降即不符合呼吸系统的代偿变化,提示同时合并呼吸性碱中毒,还应注意是否有气道、肺实质疾病或肺血管疾病或高热、焦虑等情况。

(6) 注意动态变化,特别是数小时内出现血气分析参数的显著变化时,一般提示存在混合型酸碱平衡紊乱。

(二) 处理原则

(1) 维持适当pH的基础上,处理原发病和诱发因素,避免严重电解质紊乱。

(2) 混合型酸碱平衡紊乱常是肺部或机体其他部位同时或先后出现新问题的标志,容易导致病情的恶化,应积极查找和适当处理。

七、酸碱平衡紊乱的具体分析方法

不同学者的分析思路不同,作者推荐以下方法。

(一) pH<7.35 酸中毒存在。

1. $PaCO_2$>45 mmHg 提示呼吸性酸中毒。

(1) BE=0±3(mmol/L)或 SB 正常,$[HCO_3^-]$ 升高且在急性呼吸性酸中毒的代偿范围内,临床病史符合,则诊断急性呼吸性酸中毒;若有代谢性酸中毒的病史,则诊断为慢性呼吸性酸中毒合并代谢性酸中毒。

(2) BE 和 SB 升高,$[HCO_3^-]$ 升高且在慢性呼吸性酸中毒的代偿范围内,则诊断慢性呼吸性酸中毒。

(3) BE 和 SB 升高,$[HCO_3^-]$ 升高且超过代偿范围或代偿限度则诊断呼吸性酸中毒合并代谢性碱中毒。

2. $[HCO_3^-]$ 或 BE 降低 诊断代谢性酸中毒。

(1) $PaCO_2$ 轻度降低且在代谢性酸中毒的代偿范围内,诊断代谢性酸中毒。

(2) $PaCO_2$ 降低明显并超过其代偿范围,诊断代谢性酸中毒合并呼吸性碱中毒。

(3) $PaCO_2$ 不降低或降低水平未达到代偿范围,诊断急性代谢性酸中毒,呼吸中枢尚未来得及代偿,应在短时间内随访血气分析,并注意病情变化。

(二) pH 正常 可能有酸碱平衡正常、酸中毒、碱中毒、混合型酸碱平衡紊乱等情况。

(1) $PaCO_2$、$[HCO_3^-]$、BE 均正常,为酸碱平衡。

(2) pH 在正常值上限,$PaCO_2$ 降低,SB、BE 降低且$[HCO_3^-]$降低在代偿范围内,诊断为慢性呼吸性碱中毒(代偿性呼吸性碱中毒)。

(3) pH 在正常值下限,$[HCO_3^-]$、BE 降低,$PaCO_2$ 降低且在代偿范围内,诊断为慢性代谢性酸中毒(代偿性代谢性酸中毒)。

(4) $PaCO_2$ 降低,SB、BE 降低,$[HCO_3^-]$ 降低且超过代偿范围,诊断为呼吸性碱中毒合并代谢性酸中毒。结合病史和代偿公式可区分为急性或慢性。

(5) $PaCO_2$ 升高,SB、BE 升高,$[HCO_3^-]$ 升高且超过代偿范围,诊断为呼吸性酸中毒合并代谢性碱中毒。结合病史和代偿公式区分急性或慢性。

(6) 由于混合型酸碱平衡紊乱的变化也可在代偿范围内,并且所谓的代偿范围较大,因此代偿性酸碱平衡紊乱与混合型酸碱平衡紊乱容易混淆,需结合病史分析,并随访动脉血气分析和临床情况的变化。与慢性酸碱平衡紊乱表现为病情趋向稳定不同,混合型酸碱平衡紊乱常常是病情加重或出现并发症的标志。

(三) pH 值>7.45 碱中毒存在。

1. $PaCO_2$ 降低为呼吸性碱中毒。

(1) $[HCO_3^-]$ 降低,SB、BE 正常,为急性呼吸性碱中毒。

(2) SB、BE 降低,$[HCO_3^-]$ 降低,且在慢性呼吸性碱中毒的代偿范围内,则为慢性呼吸性碱中毒(代偿性呼吸性碱中毒)。

(3) SB、BE、$[HCO_3^-]$ 异常降低,为呼吸性碱中毒+代谢性酸中毒。

2. SB、BE 升高为代谢性碱中毒。

(1) $PaCO_2$ 正常,为急性代谢性碱中毒。

(2) $PaCO_2$ 轻度升高,且在代谢性碱中毒的代偿范围内,为慢性代谢性碱中毒。

(3) $PaCO_2$ 明显上升,超过代谢性碱中毒的代偿范围,为代谢性碱中毒+呼吸性酸中毒。

第十一节 呼出气二氧化碳分压的测定

$PetCO_2$ 是重要的呼吸参数,不仅可监测通气功能,还可以反映肺血流和体循环状态,简述如下(详见朱蕾主编《临床肺功能》)。

一、测定原理及方法

1. **基本测定方法** CO_2 监测仪根据不同物理或化学原理测定呼出气 CO_2,包括 $PetCO_2$。CO_2 监测仪有红外线分析仪、质谱仪、拉曼散色分析仪、声光分光镜和化学 CO_2 指示器等,临床常用红外线分析仪。当呼吸气体经过红外线传感器时,红外线光源的光束透过气体样本,并由红外线检测器测定红外线的光束量,因 CO_2 能吸收特殊波长的红外线,必然伴随该部分光束衰减,最后由电子测量系统和微机测量或计算,最终经显示屏显示和打印机打印出 $PetCO_2$、CO_2 波形图和变化趋势图。红外线 CO_2 监测仪的分析反应时间不超过 $300\,\mu s$,在 RR 不太快的情况下,可较准确地测定整个呼吸周期 PCO_2 的变化。红外线 CO_2 监测仪中配有光限制器、游离 CO_2 参考室及温度补偿电路等,使读数稳定,减少干扰因素。

2. **采样管路的选择** 根据气体样本分析方法不同,CO_2 监测仪有旁流型和主流型 2 种,后者的测定腔(管)直接置于气道上,前者的气体通过一根细管被抽吸到测定腔内。有些装置(如比色法 CO_2 监测仪)只能用于主流监测,而其他装置(如质谱仪和拉曼散色分析仪)只能用于旁流监测,红外线分析仪可用于两种监测方式,两者各有优缺点。主流型 CO_2 监测仪几乎可以立即产生 CO_2 波形图,但传感器缺乏保护,在测定过程中容易受损;给气道增加了额外重量,增加了气道移位的可能性;增加了机械无效腔,产生吸入气和呼出气混合;水蒸气容易冷凝在样品腔上而使测定结果不准确,所以测定过程中需经常给传感器加热以避免水蒸气冷凝;不能用于自主呼吸患者。旁流型 CO_2 监测仪解决了主流型传感器的不足,但需从气道内抽吸气体,产生其他问题,如采样管路可以被分泌物或冷凝水阻塞;从气道取样到测定腔需要一定时间,测定结果会延迟。延迟时间长短与采样管路的长度、内径和抽吸速率有关。如果抽吸速率过低或管路过长,会使 PCO_2 图形失真,如容易出现上升支斜坡较主流型大、α 角较钝和平台缺失等。使用旁流型监测时,还要注意将取样部分置于合适位置以避免室内空气或新鲜气流污染采集的样本,降低测定的准确度。

3. **其他注意事项** 使用前常规将采样管与大气同步调零,使基线位于零点;还应定期用标准浓度的 CO_2 气体定标,以保证仪器测定的准确度。水蒸气、分泌物和治疗用气雾液积聚在采样管内,可阻塞采样管。有些仪器能自动清洗,保持采样管的通畅,否则就无法准确测定 $PetCO_2$,甚至水分进入分析室污染传感器,出现错误结果,因此应将采样管放置在高于患者的位置,减少液体流入导管的机会;若导管被水汽阻塞应及时清洗或更换。

二、临 床 意 义

临床上监测 $PetCO_2$ 的价值涉及以下三种情况:① 呼吸和循环功能稳定患者的动脉血和肺泡气 CO_2 分压差[$P_{(a-et)}CO_2$]很小,$PetCO_2$ 可较准确地反映 $PaCO_2$;② 心内直视手术后 $P_{(a-et)}CO_2$ 增大,应同时监测 $PetCO_2$ 和 $PaCO_2$ 作为参考;③ 心肺血流变化较大的危重患者,$P_{(a-et)}CO_2$ 变化较大,很难用 $PetCO_2$ 估测 $PaCO_2$,特别是气流阻塞性肺疾病,只能作为粗略参考。

1. 代谢功能的检测 机体细胞代谢产生 CO_2,故监测每分钟 CO_2 排出量($\dot{V}CO_2$)可评估机体的代谢率,$PetCO_2$ 升高有时是 MV 患者代谢率增加的唯一准确标志。在自主呼吸正常的患者,代谢增加时通气功能相应增强,$PetCO_2$ 并不升高。增加 $\dot{V}CO_2$ 的代谢因素包括:体温升高、寒战、抽搐、儿茶酚胺产生增加、输血或输入 HCO_3^- 过多过快、动脉阻断或止血带的释放、静脉高营养等。恶性高热时,CO_2 产生量显著增加,$PetCO_2$ 可突然升高至正常值的 3~4 倍;经有效治疗后 $PetCO_2$ 首先下降,因此 $PetCO_2$ 对恶性高热的诊断与疗效评价有特殊价值。

2. 循环功能的评价 若通气功能稳定,$PetCO_2$ 降低见于心排血量(CO)突然降低或急性肺栓塞;若 CO 持续降低,随着组织和静脉血 PCO_2 升高,CO_2 向肺转运,$PetCO_2$ 将逐渐升高。心脏或胸腔血管手术操作、肺动脉导管嵌入等也能降低肺血流,出现 CO 降低时的类似变化。呼吸、心跳停止,$PetCO_2$ 急剧降至 0,心肺复苏后逐渐回升,$PetCO_2$ > 8 mmHg(1.33 kPa)提示复苏成功率高。心肺复苏时用 $PetCO_2$ 确定循环功能的出现较心电图、脉搏和血压更准确;但使用大剂量肾上腺素时,$PetCO_2$ 不再是复苏有效的良好标志。

3. 总体呼吸功能的评价 持续对呼出气 PCO_2 无创性评估,同时提供 RR 和 VT。在自主呼吸患者,$PetCO_2$ 高低有助于评估麻醉深度,$PetCO_2$ 波形次数用于判断 RR。MV 时监测 $PetCO_2$ 可减少对血气分析的需求。PCO_2 监测报警(不能显示 PCO_2)提示可能发生气管导管误入食管、呼吸暂停、导管滑脱、导管完全性梗阻、呼吸机功能障碍或采样管阻塞等情况。肺顺应性改变、气管导管部分阻塞、上呼吸道梗阻、面罩放置不合适、导管气囊漏气或部分连接脱落等则使 $PetCO_2$ 实测值降低。气管痉挛或其他原因导致严重气道阻塞时,$PetCO_2$ 测定失败。心肺复苏时,若未出现有效循环,$PetCO_2$ 测定值也不准确。

4. 通气功能的有效评价 心肺功能正常的患者,只要呼吸管理恰当,没有无效腔增大,血流动力学稳定,$PetCO_2$ 能准确地反映 $PaCO_2$。在使用呼吸机或麻醉机通气时,先调节好 VE,然后观察 $PetCO_2$ 变化,可迅速反映患者的通气状态,通过调节 VT 和 RR 保证适当通气,避免通气过度或通气不足。

5. 人工气道位置的判断 在自主呼吸患者,PCO_2 测定能协助盲探经鼻或经口气管插管,在气管导管到达咽部后根据 PCO_2 波形图和(或)PCO_2 峰值能引导气管导管进入声门。PCO_2 测定也能用于确定双腔气管导管位置,指导撤机。

6. 在撤机中的应用 撤机成功的关键取决于患者的整体情况,如 RR、VT、呼吸驱动力、心功能等。连续监测 $PetCO_2$ 可以评价撤机过程中能否维持适当通气量;联合脉氧仪还可减少采集血气的次数。术后患者撤机过程中 $PetCO_2$ 与 $PaCO_2$ 有良好的相关性,无高碳酸血症时,$PetCO_2$ 预测 $PaCO_2$ 的准确度高,误差范围为 −2~2 mmHg,故 $PetCO_2$ 监测主要用于术后患者。无创 PCO_2 描记对高碳酸血症患者价值有限,因为该类患者常存在气体分布不均,故无法准确反映整体肺泡气情况,自然也不能准确反映 $PaCO_2$。

在非手术患者的撤机过程中,患者容易发生呼吸肌疲劳,呼吸急促、辅助呼吸肌活动、胸腹矛盾运动是呼吸肌疲劳的可靠指征,其指示作用比 $PetCO_2$ 升高更灵敏,故不推荐常规使用无创 PCO_2 检测指导撤机。

7. 吸入气中 CO_2 浓度检测 正常情况下吸入气浓度基本为 0;若 >0 考虑重复呼吸存在。若测定呼吸中枢功能,可通过连续测定吸入气浓度,判断吸入气 CO_2 浓度与中枢兴奋性之间的关系。

三、CO_2 波形图检测及其临床意义

(一)正常呼吸周期 CO_2 波形图 正常 CO_2 波形图呈矩形,分以下 4 段(图 9-8)。

1. Ⅰ相 相当于 A、B 段,代表吸气停止、呼气开始,呼出气为来自气管(包括人工气道的气管导管)、支气管的无效腔气,PCO_2 为 0。

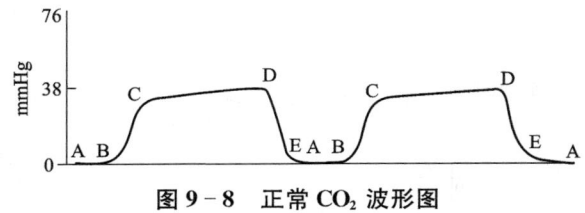

图 9-8 正常 CO_2 波形图

2. Ⅱ相 相当于 B、C 段,曲线呈 S 形上升,代表无效腔气和肺泡气的混合过程。由于肺泡气开始呼出,PCO_2 快速升高。

3. Ⅲ相 呼气平台,接近水平线,相当于 C、D 段,代表含 CO_2 的混合肺泡气被持续呼出,其末尾最高点(D 点)即为 $PetCO_2$ 值。正常情况下 $PetCO_2$ 为 5%~5.5%(35~40 mmHg),略低于 $PaCO_2$。

4. Ⅳ相 为吸气下降支,相当于 D、E 段。

Ⅰ相与Ⅱ相之间的夹角称 α 角,可间接反映 $\dot{V}/\dot{Q}$。α 增大时,上升支斜率减小,提示无效腔增大。

(二) CO_2 波形图分析 波形图内容丰富,主要包括:图形高度为 $PetCO_2$,频率反映 RR,节律反映呼吸中枢功能,基线代表呼气结束后的气道 PCO_2,不同波形改变具有不同意义,简述如下。

1. Ⅰ相变化 基线升高但波形正常见于 CO_2 重复吸入。正常情况下,吸入气 CO_2 浓度几乎为 0,存在重复呼吸时升高(图 9-9),主要见于呼吸回路异常,如钠石灰耗竭、吸气活瓣失灵或被水蒸气、分泌物及灰尘等污染。

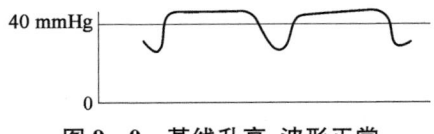

图 9-9 基线升高、波形正常

2. Ⅱ相变化 呼气升支逐渐延长,斜率缩小,吸气可在呼气完成前即开始,$PetCO_2$ 降低(图 9-10),见于呼出气流受阻,如气管导管阻塞、COPD、支气管哮喘发作,对判断阻塞性肺疾病和估计肺通气功能具有一定价值。

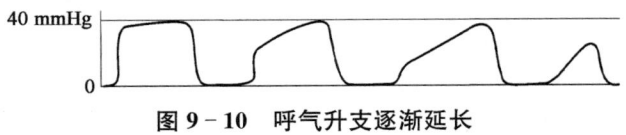

图 9-10 呼气升支逐渐延长

3. Ⅲ相变化 可有多种表现,临床意义复杂,举例如下。

(1) $PetCO_2$ 降低和呼气平台正常(图 9-11):常见于过度通气或无效腔通气增加。通过比较 $PetCO_2$ 和 $PaCO_2$ 可鉴别,若 $PaCO_2$ 降低,提示过度通气;$PaCO_2$ 升高,提示无效腔通气增加。

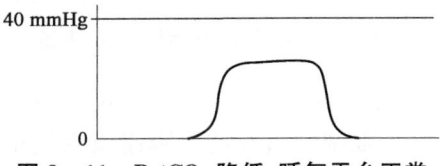

图 9-11 $PetCO_2$ 降低、呼气平台正常

(2) $PetCO_2$ 升高和呼气平台正常(图 9-12):见于通气不足、$\dot{V}CO_2$ 增加,如甲状腺功能亢进危象、恶性高热、突然放松止血带、静脉输注碳酸氢钠过多等。

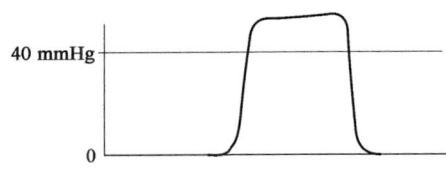

图 9-12 $PetCO_2$ 升高和呼气平台正常

(3) 呼气平台后段降低(图 9-13):见于按压患者胸廓或肺部造成胸廓和肺反弹,提示气道内气体逆向流动。

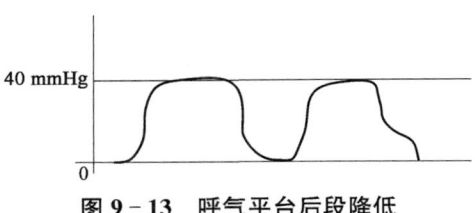

图 9-13 呼气平台后段降低

(4) 呼气平台前段降低(图 9-14) 提示新鲜气流混入,见于呼气活瓣失灵。

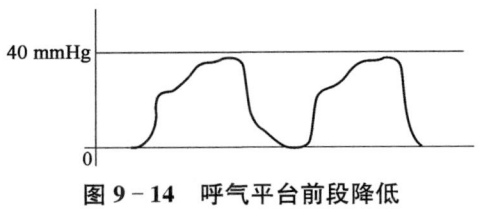

图 9-14 呼气平台前段降低

4. Ⅳ相变化 与Ⅲ相相似,可有多种表现,举例如下。

(1) 心源性振荡样 CO_2 曲线:吸气下降支出现锯齿样波形(图 9-15),由心脏、胸腔大血管收缩和舒张对肺的拍击所致。振荡频率与心电图同时记录的心率一致。众多因素与心源性振荡有关,如 RR 过慢、VT 过低、I:E 缩小、肌肉松弛等;大部分情况下调节呼吸机 RR、流量或 VT 可消除心源性振荡。

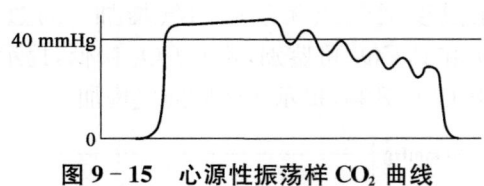

图 9-15　心源性振荡样 CO_2 曲线

（2）下降支斜率增大（图 9-16）：提示吸气流量减慢，见于限制性通气功能障碍或吸气单向活瓣关闭不全。

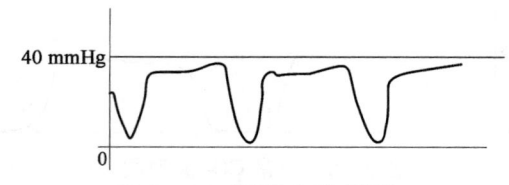

图 9-16　下降支斜率增加

（朱　蕾　龚琳婧）

第十章
呼 吸 调 节

> **提 要**
>
> 1. 呼吸中枢、呼吸神经元、化学调节、自主性呼吸调节、行为性呼吸调节等概念是认识呼吸调节的基础。
>
> 2. 节律性呼吸来源于呼吸中枢的自动节律性活动。呼吸中枢的细胞群广泛分布于大脑皮质、间脑、脑桥、延髓和脊髓等部位,各级部位产生和调节呼吸运动的作用不同,正常呼吸是各部位相互协调、相互制约,以及对各种传入冲动有效整合和整合后输出的结果。呼吸基本节律起源于延髓,形成机制并未完全明确,有起搏器结构(前包钦格复合体)和网络模式(吸气切断机制)两种基本学说。
>
> 3. 在呼吸中枢的神经网络中,突触传递发挥重要作用。突触传递包括化学递质、受体、膜电位及参与反应的第二信使系统等。神经递质通过快突触传递、神经调节、内分泌功能、营养影响等发挥作用。参与呼吸调节的递质种类繁多,其中兴奋性氨基酸、γ氨基丁酸、5-羟色胺、乙酰胆碱等发挥重要作用;其他多种递质也发挥作用。
>
> 4. 大脑皮质对呼吸有重要调节作用,称为行为性呼吸调节,与自主性呼吸调节相互协同、相互制约,完成不同状态下的呼吸运动。
>
> 5. 在呼吸调节中,中枢性调节和化学性调节发挥核心作用,维持正常呼吸过程;神经反射性调节的作用有限,但使呼吸更完善,在疾病状态下可能发挥更重要的作用。气道和肺内有着丰富的神经末梢和感受器,公认的有3种:慢适应感受器(SAR)、快适应感受器(RAR)、C纤维支配的感受器,还有一些功能不清、传入纤维未经明确鉴定的感受器,在不同部位疾病、不同生理和病理状态下发挥不同作用。
>
> 6. 分布、结构和血供特点决定了颈动脉体和主动脉体适合作为化学调节的感受器,尤其是前者。低 PaO_2、高 $PaCO_2$、低 pH 均为外周化学感受器的适宜刺激,不同刺激的特点决定了其效应特点,不同刺激之间的关系也明显影响效应特点。尽管各种刺激的作用机制尚未完全明确,但现有学说能较好地解释呼吸变化。中枢化学感受器的分布、结构和血供特点也与其作用一致,其适宜刺激是低 pH 和高 $PaCO_2$,且主要通过 H^+ 发挥作用。在健康人,化学性调节发挥重要作用,病理状态下非化学性调节可能发挥重要作用。
>
> 7. 低 O_2、高 CO_2 通气应答检测和 0.1 秒口腔闭合压(P0.1)检测能反映呼吸中枢驱动水平,且能反映气体交换障碍对通气应答值的影响。P0.1 较低 O_2 和高 CO_2 通气应答的稳定性好,临床应用的机会更多;两者联合应用价值更高。健康人的通气应答值有较大的个体差异,但作为个体却长期保持不变,在不同气流阻塞性肺疾病、肺实质疾病、中枢性低通气的发生、发展中有重要作用。

第九章对呼吸调节有所涉猎,但范围有限,本章完整阐述。呼吸的基本功能是维持正常水平的 PaO_2、$PaCO_2$ 和 pH,以保障机体的代谢需要,而呼吸功能的实现则依赖于机体对呼吸的完善调节。呼吸调节在酸碱平衡、发音、运动等方面也有重要作用。人体对呼吸调节也非常复杂,涉及呼吸中枢、神经-内分泌、机械因素、化学因素等方面。呼吸是终身不停的节律性活动,其深度和频率随体内、外环境条件的变化而变化,例如劳动或运动时代谢增强,呼吸加深加快,通气量增大,以摄取更多的 O_2、排出更

多的 CO_2，使之与代谢水平相适应。在这个复杂的调节系统中，呼吸中枢执行许多重要功能，包括产生呼吸节律、接受和处理感受器传入的信号，并通过呼吸运动神经元将驱动信息输出到效应器，引起呼吸肌的节律性收缩和调节气道内径，产生适当的通气反应（图10-1）。

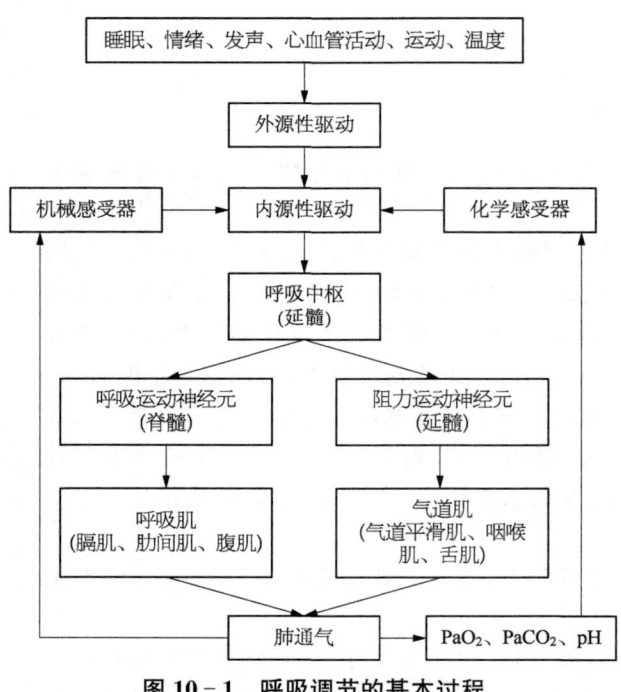

图10-1 呼吸调节的基本过程

驱动呼吸肌的运动神经元位于脊髓不同的节段，其中支配膈肌的位于C3～C5，支配肋间肌的位于T1～T12，支配腹肌的位于T4～L3。控制气道内径的运动神经元主要位于脑干疑核和迷走神经核，分别通过舌咽神经和迷走神经支配咽喉部肌肉和气管平滑肌。膈肌和肋间外肌、肋间内肌和腹肌分别是最重要的吸气肌和呼气肌。最重要的气道肌是气管平滑肌和上气道骨骼肌。呼吸肌节律性收缩、舒张产生呼吸运动，改变胸廓和肺的容积，产生通气；气道肌的舒缩调节气道阻力，影响气体进出肺的速率。神经系统对呼吸运动的调节大体分为自主性呼吸调节和行为性呼吸调节，前者由位于延髓的呼吸中枢神经元群呈节律性或周期性地发放冲动，通过脊髓及末梢神经传导至呼吸肌（主要是吸气肌）完成通气动作，通过气体交换使 PaO_2、$PaCO_2$、pH 维持在适当范围，同样在化学感受区（包括延髓的中枢化学感受区及颈动脉体、主动脉体的外周化学感受器）也维持在一定范围内。当血液及脑脊液中 PO_2、PCO_2、pH 变化时，信号上行传至呼吸中枢神经元群，再通过调节呼吸运动和气体交换使 PaO_2、$PaCO_2$、pH 仍能维持在正常范围，称为自主性呼吸调节，也称为非随意呼吸调节。屏气、唱歌、说话时的呼吸受大脑皮质调节，即大脑皮质能在一定限度内随意控制呼吸，称为行为性呼吸调节或随意性呼吸调节。清醒时呼吸调节由节律性呼吸调节和行为性呼吸调节共同完成，两者的比例取决于人体状态，前者起决定作用，但后者可随时发挥作用。由清醒时转为睡眠时，特别是非快动眼（NREM）睡眠时，呼吸调节发生重大变化，行为性呼吸调节失去作用而完全依赖于自主性呼吸调节。

第一节 呼吸中枢和呼吸调节的基本概念

1. **呼吸中枢**（respiratory center） 中枢神经系统内产生呼吸节律和调节呼吸运动的神经元群，分布在大脑皮质、间脑、脑桥、延髓和脊髓等部位，参与呼吸节律的产生和调节，实现呼吸运动。

2. **基本呼吸中枢**（basic respiratory center） 延髓中产生原始呼吸节律的部位。

3. **呼吸调整中枢**（pneumotaxic center） 位于脑桥上部调整延髓呼吸神经元活动，进而抑制过度吸气的中枢结构。

4. **长吸中枢**（apneustic center） 存在于脑桥中下部兴奋吸气活动的中枢结构，其传出冲动可以延长吸气时间（Ti）、减慢呼吸频率（RR），从而产生更深、更长的吸气动作。长吸中枢可以被来自迷走神经和呼吸调整中枢的活动所抑制。也有学者认为长吸式呼吸仅是一种特殊表现，在结构上并不存在。

5. **初级呼吸中枢**（primary respiratory center） 脊髓中联系高位脑和呼吸肌的中继站及整合某些呼吸反射的部位。

6. **背侧呼吸组**（dorsal respiratory group，DRG） 位于延髓背内侧区，解剖结构上相当于孤束核腹外侧部的神经元群。主要含吸气神经元，其轴突大部分在延髓交叉至对侧下行，少部分在同侧下行，投射到脊髓颈段和胸段，支配膈肌和肋间外肌的运动神经元，调节吸气动作的深度和速度；该区还有少量呼气神经元。

7. 腹侧呼吸组(ventral respiratory group, VRG) 位于延髓腹外侧纵向分布的细胞柱,从尾端到头端相当于后疑核、疑核、面神经后核及邻近区域,含有多种类型的呼吸神经元。主要作用是引起呼气肌收缩,产生主动呼气;还可调节咽喉部辅助呼吸肌、延髓和脊髓内呼吸神经元的活动。

8. 脑桥呼吸组(pontine respiratory group, PRG) 位于脑桥头端,包括臂旁内侧核等结构,存在较多呼气神经元的部分。该部位的主要作用是呼吸调整中枢,控制吸气时程,稳定呼吸类型;还可整合来自外界和内部传入的信息。

9. 前包钦格复合体(pre-Bötzinger complex) 在头段和中段腹侧呼吸组之间,相当于疑核头端平面,存在的一个含各类呼吸性中间神经元的过渡区。其中含有呼气神经元、吸气神经元和跨时相神经元,是呼吸节律起源的关键部位。

10. 呼吸神经元(respiratory neuron) 又称呼吸相关神经元(respiratory related neuron)。节律性放电活动与呼吸周期有固定相位关系的神经元。

11. 吸气神经元(inspiratory neuron) 吸气相放电的神经元。呼吸神经元的自发性放电是相对于呼吸时相而言,其在呼气期基本呈静息状态。

12. 呼气神经元(expiratory neuron) 呼气相放电的神经元,在吸气期基本呈静息状态。

13. 跨时相神经元(phase-spanning neuron) 脑干中与呼吸周期相关的节律性放电神经元,其中部分在吸气相开始放电,至呼气相早期结束,或于呼气相开始放电,至吸气相早期结束。

14. 呼吸运动神经元(respiratory motoneuron) 将神经冲动由中枢传至周围,支配呼吸肌、平滑肌和腺体等的神经元。

15. 化学感受器(chemoreceptor) 感受机体内、外环境化学物质刺激的感受器。在呼吸调节中,指感受 PO_2、PCO_2、H^+ 刺激的感受器,根据部位分为外周和中枢化学感受器。

16. 中枢化学感受器(central chemoreceptor) 延髓中不同于呼吸中枢、但可影响呼吸的化学感受器。位于延髓腹外侧浅表部位,左右对称,分头、中、尾 3 个区。其生理刺激主要是脑脊液和局部细胞外液中的 H^+。

17. 外周化学感受器(peripheral chemoreceptor) 包括颈动脉体、主动脉体及存在于肺动脉、锁骨下动脉等动脉的化学感受器。在 PaO_2 降低、$PaCO_2$ 或 [H^+]升高时受刺激,产生神经冲动,经窦神经和迷走神经传入延髓,反射性地引起呼吸加深、加快和血液循环气体的变化;反之则引起相反的变化。

18. 机械性感受器(mechanoreceptor) 感受机械性刺激的感受器,根据其对刺激适应的快慢分为快适应感受器和慢适应感受器。

19. 快适应感受器(rapidly adapting receptor, RAR) 存在于呼吸道上皮及平滑肌内,恒量刺激时冲动迅速减少的感受器,适于传递快速变化的信息。

20. 慢适应感受器(slowly adapting receptor, SAR) 恒量刺激时,冲动减少不多或减少极其缓慢的感受器。肺扩张反射的感受器位于气管至细支气管的平滑肌内,由有髓 A 类神经纤维支配,属 SAR。

21. C 纤维(C-fiber) 无髓鞘的躯体传入纤维和自主神经的节后纤维。在呼吸系统中,C 纤维分布于肺泡壁与支气管壁,其支配的感受器为化学敏感性感受器。

22. 肺毛细血管旁感受器(juxtapulmonary capillary receptor) 又称肺 J 感受器。位于肺泡壁毛细血管旁的感受器,在肺毛细血管充血、肺泡壁间质积液时受到刺激后产生神经冲动,经迷走神经的 C 纤维传入延髓,引起反射性呼吸暂停,继而出现呼吸浅快、血压降低、心率减慢等。

23. 主动脉体(aortic body) 主动脉弓下方近动脉韧带处的 2~3 个栗粒状小体,是感受 PaO_2、$PaCO_2$、[H^+]变化的化学感受器。

24. 颈动脉体(carotid body) 位于颈内、外动脉分叉处后方的扁椭圆形小体,是感受 PaO_2、$PaCO_2$、[H^+]变化的化学感受器。

25. 呼吸的化学性调节(chemical regulation of respiration) PaO_2、$PaCO_2$、[H^+]变化通过化学感受器影响通气功能的调节方式。

26. 神经递质(neurotransmitter) 由突触前神经元合成并在末梢处释放,经突触间隙扩散,特异性地作用于突触后神经元或效应器细胞上的受体,使信息从突触前传递到突触后的一些化学物质,包括兴奋性神经递质和抑制性神经递质。

27. 突触传递(synaptic transmission) 突触前神经元的信息通过突触,引起突触后神经元活动的过程。

28. 神经反射(nervous reflex) 感受器接受适宜刺激发生兴奋,经传入神经传至神经中枢,经过整合后的指令由传出纤维传达到效应器,产生效应的过程。

29. 反射弧(reflex arc)　完成反射活动的结构,包括感受器、传入神经、神经中枢、传出神经和效应器5个部分。

30. 反馈调节(feedback regulation)　反射弧的效应器产生效应后,效应器输出变量中的部分信息又不断改变中枢或其他环节的活动状态,纠正反射活动中出现的偏差,以实现调节的精确度。有正反馈和负反馈调节两种基本方式。

31. 前馈调节(feed forward regulation)　反射活动中,某些监测装置受到干扰后,可预先发出影响中枢控制系统的信息,以尽早做出适应性反应的调节方式。

32. 随意呼吸(voluntary breathing)　又称行为性呼吸调节。人可有意识地控制呼吸深度和频率,使呼吸运动在一定范围内可以随意完成的现象,如屏气、说话、进食等活动都必须依靠呼吸运动配合,这些活动和呼吸运动的协调都是在大脑皮质的控制和协调下完成。

33. 呼吸肌本体感受性反射(proprioceptive reflex of respiratory muscle)　由呼吸肌本体感受器传入冲动引起的反射性呼吸变化,主要表现呼吸加深,常见于气流阻塞性肺疾病。

34. 肌梭(muscle spindle)　一种感受肌肉长度变化或感受牵拉刺激的特殊梭形感受装置。属于本体感受器,是腱反射和肌紧张的感受器。

35. 适应(adaptation)　当感受器持续接受恒量刺激时,其反应强度随时间推移而减弱的现象,在呼吸反射中常见。

36. 轴突反射(axon reflex)　通过轴突外周部位完成的局部反射。

37. 肺牵张反射(pulmonary stretch reflex)　又称黑-伯反射(Hering-Breuer reflex),是指由肺扩张或萎陷引起的反射性呼吸变化。吸气时,当肺扩张到一定程度时肺牵张感受器兴奋,发放冲动增加,经迷走神经传入纤维到达延髓,使吸气切断机制兴奋,抑制吸气肌收缩而发生呼气;呼气时则相反。起负反馈作用,与脑桥的调整中枢共同调节呼吸的频率和深度。

38. 低氧通气应答(hypoxic ventilatory response)　又称低氧通气反应试验。在其他影响呼吸因素恒定的条件下,单一给予低氧刺激,分别测定不同低氧水平每分通气量(VE)变化的试验。进行性低氧时,PaO_2 与 VE 不呈直线相关,但 SaO_2 与 VE 成直线相关,故常用后者表示低氧通气应答。

39. 高二氧化碳通气应答(hypercapnic ventilatory response)　又称高碳酸血症通气反应试验。在其他影响呼吸的变量恒定的条件下,单一给予高 PCO_2 刺激,分别测定不同 PCO_2 刺激条件下 VE 变化的试验。两者呈直线关系,直线的斜率反映呼吸中枢对 $PaCO_2$ 的敏感性。

40. 0.1秒口腔闭合压(mouth occlusion pressure at 0.1 s after onset of inspiratory effort, P0.1)　受检者预先不知情的情况下突然阻断气道(一般在平静呼气末),在第2次吸气开始后0.1 s所产生的口腔内压,是反映呼吸中枢驱动能力的参数。

第二节　呼吸中枢与呼吸调节

呼吸中枢是指中枢神经系统内产生和调节呼吸运动的神经细胞群。多年来,通过多种技术方法对这些细胞群在中枢神经系统内的分布,以及在呼吸节律产生和调节中的作用进行研究,如早期较为粗糙的切除、横断、破坏、电刺激等方法,后来逐渐发展出成熟的较为精细的微小电毁损、微小电刺激、可逆性冷冻或化学阻滞、选择性化学刺激或毁损、细胞外和细胞内微电极记录、逆行刺激(电刺激轴突,激起神经冲动逆行传导至胞体,在胞体记录)、神经元间电活动的相关分析以及组织化学等方法。上述方法对动物呼吸中枢做了大量实验研究,获得了许多极为珍贵的资料,形成了一些学说或假说。

一、脑干呼吸运动神经元的分类

呼吸神经元(也称为呼吸相关神经元)是指节律性放电活动与呼吸周期有固定相位关系的神经元。根据呼吸神经元放电时程可将呼吸周期分成3个时相:① 吸气相,膈神经放电幅度逐渐增强。② 第一呼气相,又称为被动呼气相或吸气后相。此时相膈神经仍有放电,但放电幅度明显减小,并逐渐衰减至0;吸气肌仍有微弱活动,有利于吸气平稳地转换为呼气。③ 第二呼气相,膈神经放电中止,处于静息状态,在静息呼吸状态发挥作用;用力呼吸时,此相有呼气肌的主动收缩,故又称为主动呼气相。这些呼吸神经元的特点决定了静息和不同运动条件下的呼吸形式。

(一)按神经元投射方式分类 根据投射途径不同,延髓呼吸神经元分两大类:一类是延髓脊髓性呼吸神经元(bulbospinal respiratory neuron)或前呼吸运动神经元(premotor respiratory neuron),其轴突自延髓下行至脊髓,直接支配颈、胸或腹段呼吸运动神经元;另一类是呼吸中间神经元(respiratory interneuron)或延髓本体呼吸神经元(propriobulbar respiratory neuron),投射范围主要在脑干。

(二)按放电类型分类 由于呼吸神经元细胞膜的内在特性,以及接受兴奋性和抑制性传入信息的强度和时程不同,放电类型也不同。根据从细胞外或细胞内记录的节律性放电的相位、形式(增强型、减弱型或平台型)和最高频率出现的时间(早期或晚期),可将延髓呼吸神经元分为 6 种基本类型(图 10-2),共同特点是皆具有节律性去极化和复极化活动,与呼吸节律的形成有关。

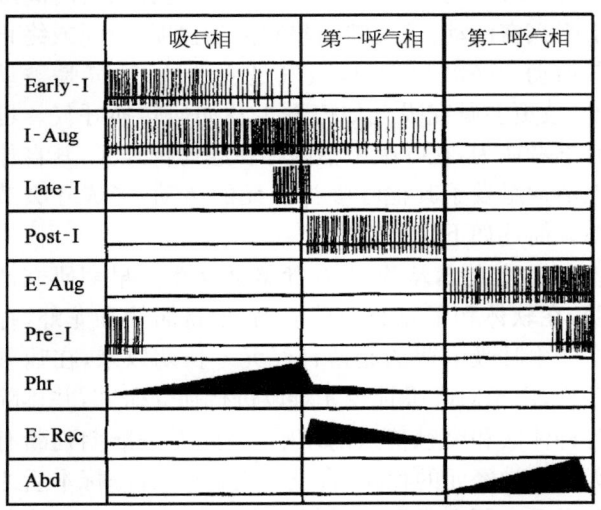

图 10-2 几种典型的呼吸神经元放电模式示意图

1. 早期吸气神经元(Early-I) 在吸气早期出现高频放电,然后放电逐渐衰减,在吸气末完全终止。

2. 增强型吸气神经元(I-Aug) 在吸气早期开始放电,放电频率逐渐增高,在吸气后期达峰值;在呼气早期(第一呼气相,下同)仍然持续放电。

3. 后期吸气神经元(Late-I) 在吸气后期开始放电,时程短;整个时程处于吸气相和第一呼气相的过渡时期,故可能与吸气中止有关。

4. 吸气后神经元(Post-I) 在第一呼气相放电;放电频率先为高频,继之逐渐衰减。

5. 增强型呼气神经元(E-Aug) 在呼气晚期(第二呼气相,下同)放电,频率逐渐增高,末期达峰值。

6. 吸气前神经元(Pre-I) 在第二呼气相晚期开始放电,持续至吸气相早期,系跨相位型。

跨时相放电神经元有两种基本类型:吸气相放电并延续到呼气相者称为吸气-呼气神经元(I/E 神经元);呼气相放电并延续到吸气相者称为呼气-吸气神经元(E/I 神经元)。跨时相(I/E 或 E/I)伴有高频放电的张力性或相位性活动的呼吸神经元主要位于脑桥、中脑、丘脑和下丘脑。

(三)按肺扩张反应分类 延髓吸气神经元可分为 α 和 β 两类,α 吸气神经元放电在肺扩张时被抑制,β 吸气神经元随肺扩张而兴奋。

上述结果主要来自去大脑猫的研究;对其他哺乳类动物如大鼠、兔、小型猪等呼吸神经中枢结构和性质的研究结果大致相似。

二、呼 吸 中 枢

节律性呼吸运动表现为呼吸肌的节律性收缩与舒张。呼吸肌为骨骼肌,本身无自动节律性,受脊髓运动神经元支配;而节律性来源于呼吸中枢的自动节律性活动。中枢神经系统中产生和调节呼吸运动的神经细胞群称为呼吸中枢,这些神经元群广泛分布于大脑皮质、间脑、脑桥、延髓和脊髓等部位,脑的各级部位在产生和调节呼吸运动中的作用不同,正常呼吸有赖于各部位之间的相互协调、相互制约,以及对各种传入冲动的有效整合和整合后的输出。

(一)呼吸中枢的节段分布 按从下往上的顺序大体分为以下几部分。

1. 脊髓 脊髓中支配呼吸肌的运动神经元位于颈段的 $C_3 \sim C_5$(支配膈肌)和胸段和腰段(支配肋间肌和腹肌等)脊髓前角。在延髓和脊髓间横断脊髓,呼吸将停止,故节律性呼吸运动不是脊髓产生的。脊髓为联系高位呼吸中枢和呼吸肌的中继站,以及整合某些呼吸反射的初级中枢。

2. 低位脑干与不同呼吸中枢的分布 低位脑干一般指脑桥和延髓。横切脑干的实验表明,基本呼吸节律产生于低位脑干,呼吸运动形式随脑干横断面变化。在动物中脑和脑桥之间横切,呼吸节律无明显变化;在延髓和脊髓之间横切,呼吸停止,说明呼吸节律产生于低位脑干,高位脑(中位及更高位置)对节律性呼吸的产生并非必需。在脑桥上、中部之间横切,呼吸将变慢、变深;再切断双侧迷走神经,吸气便显著延长,仅偶尔出现短暂的呼气中断,称为长吸式呼吸。该结果显示脑桥中、上部有抑制吸气的中枢结构,称为呼吸调整中枢;来自肺部迷走神经的传入冲动也有抑制吸气的作用,当延髓失去这两个方面的抑制后,吸气活动不能被及时中断,将出现长吸式呼吸。若在脑桥和延髓之间横切,不论迷走神经是否完整,长吸式呼吸消失,表现为喘息样呼吸,呼吸不规则,这表明脑桥中、下部有活化吸气的长吸中枢。延髓能单独产生节律呼吸。研究结果的积累在20世纪二三十年代形成了三级呼吸中枢理论,即脑桥上部呼吸调整中枢、脑桥中下部长吸中枢、延髓呼吸节律基本中枢。后来的研究证实了早期关于延髓呼吸节律基本中枢和脑桥上部呼吸调整中枢的结论,但未能证实脑桥中部存在结构上明确的长吸中枢。

3. 呼吸神经元的分布及其作用　中枢神经系统内有的神经元呈节律性放电,并和呼吸周期直接相关,称为呼吸相关神经元或呼吸神经元。

呼吸神经元有三种基本类型:吸气神经元、呼气神经元和跨时相神经元。在延髓中,这些呼吸神经元分布广泛,互相掺杂,但相对集中,主要位于延髓背侧(孤束核的腹外侧部)和腹侧(疑核、后疑核和面神经后核附近的前包钦格复合体)的两组神经核团,分别称为背侧呼吸组(DRG)和腹侧呼吸组(VRG)。DRG神经元轴突主要交叉至对侧,下行至脊髓颈段,支配膈运动神经元;后疑核呼吸神经元轴突也绝大部分交叉到对侧下行,支配脊髓肋间内、外肌和腹肌的运动神经元,部分纤维也发出侧支支配膈肌的运动神经元;疑核呼吸神经元的轴突由同侧舌咽神经和迷走神经传出,支配咽喉部的辅助呼吸肌。前包钦格复合体主要含呼气神经元,其轴突主要与DRG的吸气神经元形成抑制性突触联系;也有轴突支配脊髓的膈运动神经元。

产生呼吸节律的神经结构相当广泛,不容易因局灶损害而丧失呼吸节律;至于所谓吸气中枢、呼气中枢在结构上则更难划分;但总体而言,在脊髓头段和中段VRG之间,相当于疑核头端平面存在的一个含各类呼吸性中间神经元的过渡区,称为前包钦格复合体,含有呼气神经元、吸气神经元和跨时相神经元,目前认为是呼吸节律起源的关键部位;而脑桥呼吸组(PRG)包括臂旁内侧核等结构,还存在较多呼气神经元,是呼吸调整中枢的所在部位。

4. 高位脑　呼吸还受脑桥以上部位中枢神经系统的影响,如大脑皮质、边缘系统、下丘脑等。大脑皮质可以随意控制呼吸,如说话、唱歌、吞咽等动作,在一定限度内可以随意屏气或加深、加快呼吸,称为行为性呼吸调节;其与自主性呼吸调节系统的下行通路是分开的,但两者之间密切协调,从而有效调节呼吸运动形式。临床上有时可以观察到自主性呼吸和行为性呼吸的分离现象,例如在脊髓前外侧下行的自主呼吸通路受损后,自主节律呼吸严重受损甚至停止,但患者仍可随意呼吸,患者依靠随意呼吸或人工通气可有效维持肺通气;若撤离人工通气,患者入睡后将发生呼吸停止。

(二) 呼吸节律的形成假说　基本呼吸节律呈节律性、周期性变化,产生于延髓,但机制尚未完全阐明。一般认为,呼吸基本节律来自延髓的中枢形式发生器(central pattern generator,CPG),即呼吸神经网络,后者由不同的呼吸神经元组成,吸气和呼气神经元之间依次有序的活动构成了呼吸节律。短轴突中间神经元在某些局部形成神经元回路联系,从而对神经元的兴奋活动产生正反馈或负反馈作用,正反馈可募集更多神经元兴奋,延长兴奋时间或加强兴奋活动;负反馈则限制活动强度、时间或终止其活动。平静呼吸时,吸气是主动的,呼气是被动的,故更多研究吸气如何发生及如何转换呼气。也有学者认为,在呼吸中枢内存在起搏神经元,其自律性活动触发了其他呼吸神经元的活动,形成呼吸节律。简述如下。

1. 起搏器结构-前包钦格复合体　早期研究证明,在软体和甲壳类低等动物,如寄居蟹和龙虾,存在产生呼吸节律的起搏神经元。长期以来,在哺乳动物,由于对呼吸神经元难以进行孤立研究,并排除各种体液和突触传入的影响,因此无法准期判断有无起搏神经元的存在;直至应用脑干-脊髓标本后才取得重大研究进展。对新生大鼠的脑干-脊髓简化标本的研究显示,延髓以上的结构和DRG对维持节律活动并非必要。将标本缩减到700 μm以下而仅保留前包钦格复合体时,节律活动依然存在,即使加用低钙或高镁溶液灌流阻断化学突触传递也不影响节律产生;但用细胞外高钾扰乱神经元兴奋性时,节律活动会终止。前包钦格复合体包含6种基本放电类型的呼吸神经元,但绝大部分是中间神经元,据此Smith等指出延髓前包钦格复合体具有呼吸起搏器特征,是节律发生的核心部位。

2. 网络模式 在离体标本中，孤立的网络在没有突触抑制的情况下，呼吸神经元也能产生节律性活动，但在整体的神经网络中，稳定的周期性呼吸放电通过呼吸神经元的内源、外源兴奋驱动，以及神经元之间的抑制性连接等共同作用而产生。网络模式的要点包括：① 使呼吸神经元去极化必须有一个兴奋性突触网络；② 基于呼吸神经元细胞膜的特性，网络本身具有特殊的切断机制，该机制在适当时候启动以终止神经元活动，抑制性突触活动与生俱来，在呼吸网络中广泛存在，是形成和稳定呼吸节律的神经生理学基础；③ 在网络中，突触反馈作用于呼吸神经元的精细调节，具有有效的动力性能。

网络模式的核心是吸气切断机制（inspiratory off-switch mechanism）。该假说认为在延髓有吸气活动发生器，触发吸气神经元呈斜坡样渐增性放电，产生吸气；而吸气切断机制则使吸气达一定程度后中断，发生呼气。在中枢吸气活动发生器的作用下吸气神经元兴奋，传导至下述部位，产生一系列效应：① 膈肌运动神经元和脊髓吸气肌运动神经元兴奋，引起吸气动作，肺扩张；② 脑桥臂旁内侧核兴奋，加强其活动；③ 吸气切断机制兴奋，呼气发生，肺回缩。

吸气切断机制神经元接受来自吸气神经元、脑桥臂旁内侧核、肺牵张感受器等的冲动，随着吸气活动进行，来自这3个方面的冲动均逐渐增强，三者总和达到一定阈值时吸气切断机制神经元兴奋，发出冲动到中枢吸气活动发生器，以负反馈形式终止其活动，吸气停止而转为呼气。切断迷走神经或损毁脑桥臂旁内侧核，冲动达到阈值所需的时间延长，吸气时间也相应延长，呼吸变慢，因此影响中枢吸气活动发生器、冲动阈值和（或）达阈值所需时间的因素都可影响呼吸的时程和节律。

网络学说是20世纪70年代初由Cohen提出的脑干呼吸神经元连接模式发展而来，比较公认的网络模式由德国生理学家Richter等提出（图10-3）。该模式综合了脑干内呼吸神经元的突触电位、放电类型和呼吸三相位活动的成果，认为早期吸气神经元和吸气后神经元的抑制性功能是形成呼吸节律的关键。早期吸气神经元和吸气后神经元都是延髓的中间神经元，两者交互抑制构成一个基本的振荡网络。这两类神经元与其他类型的吸气和呼气神经元之间都有抑制性突触联系；并且兴奋阈值较低，容易被外源性驱动激活。在吸气后期，当早期吸气神经元活动衰减时，吸气后神经元的抑制被解除，在第一呼气相快速放电，既能防止吸气再触发，也能使增强型吸气神经元的活动延迟到第二呼气相；当吸气后神经元和呼气神经元的抑制性传入冲动减弱时，早期吸气神经元又开始反应性去极化，引起下一次吸气。在吸气相，增强型吸气神经元通过反馈性兴奋环路引起后期吸气神经元兴奋；而时相转换则通过突触抑制引起吸呼气时相活动的快速终止而完成。

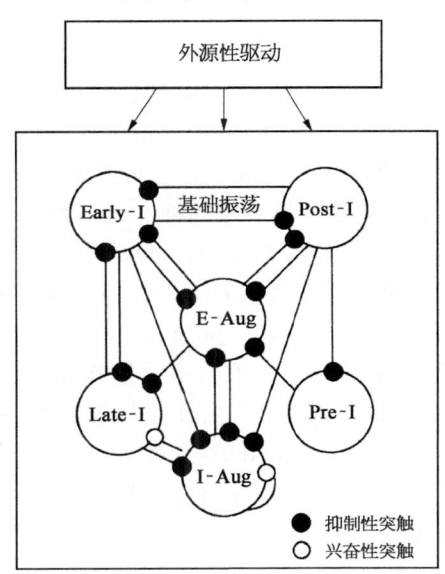

图10-3 呼吸节律形成的网络学说模式图

不同类型的呼吸神经元通过网络中的抑制性突触联系，使其活动的时程得到精确控制；如果抑制性突触联系被减弱，呼吸节律则会紊乱。在振荡网络中，呼气神经元有助于调节呼吸节律。

第三节 呼吸中枢的神经递质

在呼吸中枢的神经网络，神经元群、突触和网络的其他成分是产生和维持呼吸功能的基础，其中突触传递发挥重要作用。突触传递包括化学递质、受体、膜电位以及参与反应的第二信使系统等。有关低位脑干呼吸神经元递质的研究进展巨大，但对高位脑干及以上部位的了解甚少，与呼吸调节有关的递质有以下四种基本作用方式。① 快突触传递：通过配基型离子通道（ligand gated ionic channel）快速发挥作用；②神经调节：通过第二信使系统发挥作用（数十至数百毫秒）；③内分泌功能：递质作用点远离释放的部位；④营养影响：改变靶神经元的表达类型。神经递质的作用复杂，在一个呼吸神经元，每种递质可通过上述一种或多种方式发挥作用，反之在同一神经元中亦常有几种递质共存。与呼吸神经元和呼吸运动神经元有关的递质种类繁多，包括谷氨酸、γ氨基丁酸（γ-aminobutyric acid, GABA）、甘氨酸、5-羟色胺（5-hydroxytryptamine, 5-HT）、儿茶酚胺（catecholamine）、乙酰胆碱（acetylcholine, ACh）、阿片肽、促甲状腺素释放激素、P物质、神经肽Y、缩胆囊素等。与突触前受体有关的递质有谷氨酸、GABA、5-TH、腺苷等。本节就作用比较明确的几种重要神经递质进行介绍。

一、兴奋性氨基酸

兴奋性氨基酸（excitatory amino acid, EAA）是主要兴奋性递质，包括L谷氨酸、L天门冬氨酸、L半胱氨酸、亚硫酰半胱氨酸、L同型半胱氨酸、二肽等。在呼吸调节中，EAA能产生快突触和慢突触传递，前者参与基本呼吸节律的神经元环路活动，后者则有利于整合突触传入信息。EAA作用于两组不同的受体：离子型受体（ionotropic receptor, iGluR）和代谢型受体（metabotropic receptor, mGluR），前者通过配基控制的阳离子通道直接作用；后者通过GTP结合蛋白，激活第二信使系统发挥作用。N-甲基-D-天冬氨酸（NMDA）受体和non-NMDA受体皆为离子型受体；后者又分为AMPA（α-amino-3-hydroxy-5-methyl-4-propionic acid）和KA（kainic acid）受体。

1. EAA与呼吸神经元　EAA广泛分布于脑干呼吸神经元。当EAA受体激活时，呼吸神经元放电频率增高；给予NMDA受体阻断剂后延髓衰减型吸气神经元的放电频率降低，放电时间延长。大鼠脑干-脊髓简化标本的实验显示EAA是中枢下行呼吸驱动的递质，用药物阻断脊髓EAA的重吸收，可增加内源性EAA的释放和膈神经放电。选择性阻断非NMDA受体可消除膈运动神经元和肋间运动神经元的吸气相放电活动；阻断NMDA受体可降低膈运动神经元的兴奋性突触后电位（EPSP）和节律性放电。在延髓脊髓性呼气神经元单突触支配的肋间内运动神经元，微电泳给予非NMDA受体拮抗剂，能减弱局部突触电位。脑干对脊髓运动神经元的下行驱动作用还与突触前受体有关。AP4（L-2-amino-4-phosphonobutyric acid）能激活突触前受体而减少谷氨酸释放。在延髓呼吸神经元给予AP4可减小膈运动神经元的兴奋性突触后电位，并中止呼吸。谷氨酸突触前调制能避免谷氨酸过量释放而引起膈运动神经元的过度活动，防止膈肌疲劳。

2. EAA与呼吸节律　在延髓腹外侧，用细胞内离子电泳或微压方法阻断谷氨酸受体，所有呼吸神经元的放电活动减弱，自主呼吸活动可完全中止，提示EAA对呼吸节律的产生必不可少。新生大鼠脑干-脊髓离体标本的研究显示，节律性放电依赖于延髓非NMDA受体，NMDA受体作用不大。在整体实验中，只要激活NMDA就能产生呼吸节律。如前所述，产生呼吸节律的基本环路位于前包钦格复合体，在此部位注射NMDA受体拮抗剂，能阻断延髓呼吸神经元的活动。在呼吸节律形成的过程中，EAA的作用可能包括：①调节呼吸网络中各神经元群的兴奋时间；②通过反馈性兴奋联接，参与网络的内在活动；③调制起搏神经元膜电位的振荡性变化。

3. EAA与感觉传入通路　EAA与孤束核（NTS）内呼吸神经元的感觉传入信息的处理密切相关。感受器类型主要有压力感受器、外周化学感受器和牵张感受器。这些感受器的神经末梢均含有谷氨酸，切除迷走神经和舌下神经后NTS区谷氨酸浓度下降；刺激传入纤维时浓度增加。肺牵张感受器释放的EAA主要作用于非NMDA受体。在延髓脑片的NTS区域，对传入纤维给予短刺激或注入谷氨酸受体激动剂均能关闭钾通道，增加EPSP的幅度，引起NTS神经元的长时程去极化，该反应可被EAA离子型受体阻断剂抑制。通过多种途径，谷氨酸与代谢型受体结合，调节NTS神经元的突触传递过程。

脊髓水平，无髓鞘C纤维和有髓鞘的背角神经元存在大量谷氨酸和天门冬氨酸。刺激初级传入纤维，在前角运动神经元和背角感觉神经元能引起离子型受体中介的EPSP。阻断非NMDA受体能明显减弱或阻断肋间肌肌梭的传入和肋间运动神经间的局灶性突触电位，提示投射至呼吸运动神经元的Ⅰa传入纤维以谷氨酸为递质。

二、γ氨基丁酸

人中枢神经系统最主要的抑制性神经递质是GABA。GABA受体分$GABA_A$、$GABA_B$、$GABA_C$ 3种亚型，其中$GABA_A$、$GABA_C$受体为离子型受体，兴奋时可增加细胞膜对Cl^-的通透性；$GABA_B$

受体为代谢型受体,通过 G 蛋白激活或抑制细胞的第二信使系统。延髓呼吸神经元具有 $GABA_A$ 和 $GABA_B$ 两种受体。

1. GABA 与呼吸神经元　在脑干和脊髓中,大多数呼吸神经元与 GABA 能传入纤维有关。在膈运动神经元的胞体和树突表面的突触结构内有大量含 GABA 的囊泡;在 DRG 和 VRG 都存在 GABA 能抑制性传入纤维。GABA 能神经元分布广泛,但确认的 GABA 能神经元在面神经后核(retrofacial nucleus),以单突触方式投射到 DRG 吸气神经元或膈运动神经元。在中缝核、结合臂旁核和疑核也有 GABA 能神经元,与延髓 DRG、VRG 及膈运动神经元有广泛联系。

2. $GABA_A$ 受体与呼吸调节　在 DRG 和 VRG,引起前呼吸神经元抑制的机制主要有两种:① $GABA_A$ 受体的激活和细胞膜 Cl^- 通透性增加引起快抑制性突触后电位(IPSP);② 甘氨酸受体的激活,其与配基控制的 Cl^- 孔道(ligand-gated Cl^- ionophore)开放有关。在吸气神经元,$GABA_A$ 受体和甘氨酸受体引起的 IPSP 在空间分布上并不重叠。对 $GABA_A$ 受体敏感的 IPSP 主要在树突的远端,而对甘氨酸敏感的 IPSP 则多位于胞体。动物实验显示在延髓呼吸神经元,用微电泳给予 GABA 或甘氨酸能抑制放电频率和细胞膜电位的变化;经静脉和脑室注射 $GABA_A$ 受体激动剂可抑制呼吸,降低潮气量(V_T),影响呼吸频率(RR)。用 GABA 转移酶抑制剂可增加内源性 GABA,也导致呼吸抑制;应用 $GABA_A$ 受体拮抗剂可兴奋呼吸,说明 $GABA_A$ 受体对呼吸环路有紧张性抑制作用。

3. $GABA_B$ 受体与呼吸调节　在 NTS,呼吸神经元突触前膜上存在大量 $GABA_B$ 受体,但在突触后膜上相对缺乏。激活 $GABA_B$ 受体能开放 G 蛋白依赖性的 Ca^{2+} 不敏感的外向 K^+ 通道。在呼吸环路中,内源性激活的 $GABA_B$ 受体能调节神经递质的释放。在实验猫,小剂量静脉注射 $GABA_B$ 受体激动剂可引起膈运动神经元和肋间运动神经元的去极化,增加放电频率;大剂量注射时,这些神经元释放兴奋性和抑制性递质的能力均受抑制,反应比较复杂。在 DRG 和 VRG,激活 $GABA_B$ 受体还能产生 A 型 K^+ 电流,使细胞膜丧失兴奋性。

三、5-羟色胺

5-HT 是经典的单胺类递质,主要分布于中枢神经系统的中缝核。5-HT 作用复杂,受多方面因素的影响,例如突触后受体的类型、受体激活的强度和时程、5-HT 重摄取机制,以及其他递质系统的状态等。5-HT 突触后受体有四种亚型:① $5-HT_1$ 受体,与腺苷酸环化酶的抑制有关,能开放 K^+ 通道,使神经元胞体或轴突末梢超极化;② $5-HT_2$ 受体,与磷脂酰肌醇的更新相偶联,能关闭 K^+ 通道,引起缓慢去极化;③ $5-HT_3$ 受体,是单胺类递质的独特受体,属离子型(配基型)受体,能促使阴离子通道的开放,产生快突触传递;④ $5-HT_4$ 受体,能刺激腺苷酸环化酶,关闭 K^+ 通道,引起去极化,也可引起另一个突触前末梢开放电压敏感性 Ca^{2+} 通道,增加神经递质的释放。

1. 5-HT 与呼吸神经元　脑干中缝核有大量 5-HT 神经元投射至延髓 VRG 和 DRG 的呼吸神经元,以及膈、肋间和喉等部位的运动神经元。在膈运动神经元的胞体和树突,有许多 5-HT 能突触小体,以远端树突处密度为最高。远端树突也是其他递质传递的共同部位。在不同呼吸神经元,5-HT 能突触小体的密度不一致,在后疑核和肋间吸气运动神经元最高,膈运动神经元次之,DRG 呼吸神经元最低。

5-HT 系统的可塑性大,被认为是神经系统发生活动的基础。5-HT 在易化呼吸运动中有重要作用。动物实验显示 5-HT 能引起大部分跨相呼吸神经元兴奋,但在延髓吸气神经元,只有半数兴奋。5-HT 受体拮抗剂能兴奋大多数延髓呼气神经元,提示 5-HT 对呼气神经元有紧张性抑制作用。其他部位呼吸神经元对 5-HT 的反应基本上与延髓-脊髓性呼吸神经元相似。在疑核,5-HT 能抑制大部分增强型吸气神经元、兴奋大部分衰减型吸气神经元,提示上述效应分别通过 $5-HT_1$ 和 $5-HT_2$ 受体而产生。由于这些反应皆通过第二信使系统,故潜伏期较长。在延髓第二呼气相活动的神经元,$5-HT_1$ 受体激动剂能引起超极化,降低细胞膜传入阻抗,抑制放电活动。单刺激中缝核时,膈神经出现两种不同潜伏期的兴奋性诱发电位。使用 5-HT 拮抗剂,短潜伏期电位不受影响,但长潜伏期电位的兴奋性减弱或完全阻断;重复刺激时,膈神经放电的易化能持续 1h 以上。在膈运动神经元,5-HT 可与 $5-HT_2$ 受体结合,并通过第二信使系统关闭 K^+ 通道,产生易化;5-HT 对延髓前呼吸神经元下行性轴突末梢具有突触前抑制作用,减少谷氨酸的释放,减弱中枢吸气驱动电位。这些易化和抑制效应的总体表现为增加膈运动神经元的兴奋性以及与吸气有关的动作电位。

2. 5-HT 与通气功能　用化学或电刺激外周化学感受器,通气反应增强,但表现形式不同,一是短时程增强(short-term potentiation),即通气量快速增大;二是长时程易化(long-term facilitation),即刺激结束后通气量仍然持续升高。长时程易化与脑干中缝核神经元活动和 5-HT 有关,可被 5-TH 酶抑制剂或 5-HT 能神经毒等削弱或阻断。睡眠时呼吸不稳定易造成低氧血症和高碳酸血症,而长时程易化可稳定呼吸。在睡眠时,尤其是在快动眼时相(REM),中缝核 5-HT 神经元的放电频率低;低氧和近觉醒状态能激活这些神经元,通过长时程易化增加呼吸运动神经元的兴奋性,以防止喉肌和呼吸肌张力下降导致的气道堵塞和窒息。5-HT 也与脊髓胸段背根切除时通气功能恢复有关系。在动物实验,切除脊髓 $T_2 \sim T_{12}$ 背根初期,轻度运动即可造成严重呼吸困难;但随着时间推移,通气功能逐渐恢复。免疫组化研究显示,切除背根后,胸段脊髓的前角和背角中与 5-HT 有反应性的神经末梢大量增加,说明 5-HT 参与中枢下行性呼吸驱动作用,与运动神经元兴奋性的恢复有关。

四、乙酰胆碱

ACh 与呼吸运动密切相关。在呼吸中枢,胆碱能受体包括烟碱样受体(nicotinic receptor,N 受体)和毒蕈碱样受体(muscarinic receptor,M 受体),后者又分为 M_1、M_2、M_3 3 种亚型。M_1 和 M_3 受体与膈神经活动、CO_2 通气反应有关,M_2 受体主要与心血管调节有关。ACh 释放和合成的抑制剂、伪递质及 M_1 和 M_2 受体的阻断剂都能抑制呼吸运动;反之 ACh、ACh 前身物质或 ACh 释放剂则能刺激呼吸活动。M 受体被激活时,时间和电压依赖性钾电流受抑制,在呼吸周期中膜电位的节律性变化减弱。在低位脑干,控制气管平滑肌张力和喉部骨骼肌张力的脑运动神经元与吸气神经元具有同步放电活动,也与 N 受体的活动有关。在延髓腹侧面的中枢化学感受器部位,应用 N 或 M 受体激动剂能增加 VT 和 VE。

五、儿茶酚胺

在延髓,儿茶酚胺背侧组 A_2 和 G 位于 DRG 的内侧;腹外侧组 A_1 和 C_1 与 VRG 相重叠。VRG 的延髓脊髓性呼吸神经元并不是儿茶酚胺能神经元,但具有肾上腺能受体。延髓的儿茶酚胺能神经元参与呼吸调节,并与其他神经活性物质相互作用。用单胺氧化酶抑制剂增加脑内儿茶酚胺含量,RR 和 VT 均明显增加;反之用利血平降低脑内儿茶酚胺,VT 减少。高原导致的低氧状态,在 NTS 内,去甲肾上腺素的降解受抑制,儿茶酚胺能神经元的酪氨酸羟化酶的 mRNA 表达增加,说明儿茶酚胺能神经元与呼吸信号的传递有关。儿茶酚胺虽能兴奋呼吸,但并非产生呼吸节律的必需物质。

六、阿片肽

许多神经肽,如阿片肽(opioid peptide)在呼吸网络外合成,但在网络内释放,对呼吸运动发挥调节作用。阿片受体有 μ、β、δ 等亚型。内源性阿片肽能激活各种阿片受体,但亲和力不同。中枢注射或脑室内注射 β 内啡肽、脑啡肽或其他的阿片肽,均能抑制呼吸。在 DRG 和 VRG 部位分别具有高密度的 μ 受体和 δ 受体,激活这 2 种阿片受体也能引起呼吸抑制,其中前者抑制 VT,后者抑制 RR。

阿片受体阻断剂纳洛酮(naloxone)对各种受体亚型都有阻断效应,但脑内给予纳洛酮是否产生刺激作用与内源性阿片肽的水平有关。健康人在安静、清醒状态下,纳洛酮并不能增强呼吸;但发生呼吸性酸中毒后,纳洛酮能改善通气。在中枢性睡眠呼吸暂停低通气综合征患者,纳洛酮能减少呼吸暂停的频率,提示该病的发生可能与内源性阿片肽有关。在许多情况下,阿片肽能抑制呼吸神经元的放电,在具有紧张性放电(背景放电)的神经元中,对相位性放电的抑制比背景放电的抑制更显著,从而减弱呼吸周期中放电频率的相位差别;纳洛酮能逆转上述现象。阿片肽还与谷氨酸的作用互相制约,后者的呼吸兴奋作用能被前者抑制,协同调节呼吸运动。

第四节　呼吸调节

呼吸调节的主要目的是稳定供氧,排出 CO_2,协助稳定酸碱平衡。呼吸调节主要通过呼吸中枢、体液化学变化和神经反射等途径实现。

一、呼吸中枢调节

1. **基本调节**　呼吸肌由脊髓(颈髓、胸髓、腰髓)运动神经元支配,而后者又受到呼吸中枢控制。在呼吸中枢,位于不同部位的神经元群相互协调、相互制约,完成对呼吸运动的调节,其中延髓是呼吸节律的起源点,脑桥可使呼吸节律更完善,脊髓上位神经元是与呼吸肌进行神经联系的通路,大脑皮质主要在随意呼吸中发挥作用,详见上述。

2. **高位中枢的调节** 呼吸运动受随意(行为性)和非随意(自主性)两个解剖和功能不同的中枢系统的调节。自主性呼吸受非随意系统(主要是皮质下低位脑干呼吸中枢)的控制;与呼吸有关的非通气功能(行为功能),如说话、唱歌、姿势和屏气等受随意系统(大脑皮质)的控制。呼吸的随意和非随意控制有时会发生冲突,引起不恰当的呼吸行为和不良后果,如吞咽时吸气可能发生胃胀气。随意呼吸由皮质运动区启动,通过皮质延髓脊髓束或皮质红核脊髓束下行至脊髓。大脑皮质对呼吸运动的控制作用很强,在意识控制下作最强呼吸时,如意识控制完成的最大自主通气量(MVV)远较极量运动或吸入 CO_2 引起的最大通气量(VE_{max})高得多,VE_{max} 仅占 MVV 的 60%~70%,详见第十二章。随意呼吸虽然主要受大脑皮质控制,但也受其他传入信息影响,如剧烈运动使通气明显增强时很难用正常语调说话。大脑皮质的不同部位对呼吸运动有不同的效应,如电刺激扣带回、额叶腹侧面、岛区和颞极等部位能抑制呼吸,而刺激梨状叶则兴奋呼吸。皮质下行通路还能通过边缘系统激活喉部肌肉和膈肌。某些中枢疾病累及随意下行系统后,随意性呼吸运动消失,但自主性呼吸运动依然存在。大脑皮质与皮质下边缘系统用呼吸肌表达情感时经常起协调作用。在大脑皮质下的神经结构,如海马、基底神经节、杏仁核、丘脑和下丘脑等,都能记录到与呼吸有关的放电活动。虽然这些部位不参与呼吸节律的形成,但对呼吸反应有不同程度的影响。小脑与运动系统关系密切,无疑会影响呼吸,但重要性尚不明确。

二、神经反射性调节

与一般反射相似,呼吸的神经反射性调节也包括 5 个基本环节:感受器、传入神经、呼吸中枢、传出神经、效应器;但呼吸反射种类繁多,相互之间、与中枢调节、化学性调节之间相互影响,使呼吸运动能有效满足不同情况的需要。

(一)基本评价 一般情况下,呼吸的中枢性调节和化学性(PaO_2、$PaCO_2$、H^+)调节发挥核心作用,从而维持正常呼吸过程。正常情况下,神经反射性调节的作用有限,如心肺联合移植后肺内呼吸感受器的相应传入神经被破坏,仍能维持正常呼吸运动;但神经反射性调节使呼吸更完善,能有效适应更多情况;在疾病状态下可能发挥更重要作用。

呼吸神经反射的感受器位于机体的多个部位,大体分为肺内和肺外,肺内感受器发挥更重要作用。

感受器接受的各种信息经传入神经传至呼吸中枢,呼吸中枢综合并调整各种信息后发出冲动,经传出神经刺激效应器官完成呼吸运动。呼吸的效应器官众多,可以是吸气肌或呼气肌(影响肺通气),也可以是上气道和声带骨骼肌或气管-支气管平滑肌(影响气道阻力)、肺血管平滑肌(影响肺血流)、呼吸道腺体(影响气道分泌)。而效应器官的活性增强后,又通过负反馈抑制呼吸中枢冲动发放;反之亦然,从而保障适当的通气反应,避免了过强或过弱的通气反应。感受器有中枢和外周之分,包括化学性和机械性受体。呼吸运动的反射性调节非常复杂,本节仅论述几种常见情况。

(二)呼吸器官感受器的分类 气道和肺内有丰富的神经末梢,其传入纤维主要位于迷走神经。交感传入纤维分布稀疏,受刺激后产生的反应微弱,功能不详,故仅讨论迷走神经的传入纤维。依据不同标准可对感受器及其传入纤维进行如下分类。

1. **解剖学分类** 大体可分为鼻、咽和喉部感受器,大、中、小气道内感受器,肺毛细血管旁感受器等。

2. **组织形态学分类** 传入纤维可分成有髓鞘和无髓鞘纤维,前者直径大,后者直径小。

3. **感受性质分类** 感受器可分为化学性和机械性两大类。化学性刺激包括来自体外的化学物质、体内产生的化学物质(主要是氧、H^+ 和 CO_2);机械性刺激包括压力、容积、流量等。

4. **生理学分类** 根据动作电位特点,传入神经纤维可分成 A 纤维(有髓鞘)和 C 纤维(无髓鞘)。肺的传入纤维中,有髓鞘的 A 纤维传导快,常支配机械性感受器,能感受有节律性的快信号,如气道内压变化;无髓鞘的 C 纤维传导慢,常支配化学性感受器,能感受持续、缓慢的刺激信号,如化学递质的浓度。

5. **刺激适应的快慢分类** 对于机械性感受器,根据其对刺激适应的快慢可分为快适应感受器(rapidly adapting receptor, RAR)和慢适应感受器(slowly adapting receptor, SAR)。当感受器持续接受恒量刺激时,其反应强度随时间延长而减弱,该过程称为适应。恒量刺激时冲动迅速减少者称为RAR,冲动减少不多或减少极为缓慢者称为SAR。

目前公认的肺部感受器有三种：SAR、RAR、C纤维(C fiber)支配的感受器。还有一些功能不清、传入纤维未经明确鉴定的感受器。

(三) 反射性调节　气道、肺泡壁和肺血管以及呼吸机等均含有各种类型的感受器,能感受局部机械性和化学性的变化。感受器兴奋可引起各种反射,包括保护性反射(如喷嚏反射、咳嗽反射,不赘述)和呼吸调节性反射。

1. 气道-肺实质感受器的反射调节

(1) SAR

1) 概况：SAR 位于气道平滑肌内,为机械性感受器,有髓鞘 A 纤维支配,传导速度为 15~70 m/s。SAR 的传入冲动随呼吸运动呈周期性变化。肺扩张时,气道管壁受到牵拉,SAR 兴奋;冲动频率随跨肺压增加而增高,且对刺激的适应很慢。因为肺牵张是慢适应感受器的适宜刺激,故也称为肺牵张感受器。肺扩张或缩小引起呼吸频率和幅度的反射性变化称为肺牵张反射,前者称为肺扩张反射,其结果是使吸气受到限制,生理意义在于协助中止吸气,使吸气不致过深、过长;后者称为肺缩反射,平静呼吸时意义不大,但对阻止呼气过深和肺不张有一定作用。

2) 具体过程：当吸气肺扩张时气道随之扩张,SAR 受刺激而兴奋,其冲动沿迷走神经纤维传入延髓与脑桥的呼吸中枢,抑制吸气神经元活性,使吸气终止转为呼气,吸气时间缩短;在呼气早期,受体还具有相当的活性,使呼气时间延长,直到肺容积降至一定程度时其活性才完全消失;同时伴有气道扩张、心率加快和血管收缩。

3) 作用特点：肺牵张反射具有明显的种属差异。在麻醉状态下,反射效应以兔和大鼠最强,猫、犬次之,人最弱。在麻醉状态下,记录人迷走神经电位发现,平静呼吸时牵张感受器的传入冲动并不亚于其他动物,但在正常 VT 范围中,肺充气引起的牵张反射效应很弱,只有当 VT>1 000 mL 时才出现明显的反射效应。这说明人呼吸中枢对 SAR 传入信号的阈值很高。

4) 临床意义：当肺顺应性降低如弥漫性肺间质疾病,吸气时肺牵张受体受到强烈刺激,故呼吸变快、变浅;当气道阻力增高如 COPD 时,该受体受到抑制,使吸气时间延长,呼吸变深、变慢(本体反射发挥更重要的作用,见下述),以上的呼吸形式均有利于降低呼吸功,是机体对疾病的一种适应或代偿方式。

(2) RAR：位于气道上皮及平滑肌内,为有髓鞘的 A 纤维支配,为机械性感受器,但亦对多种化学物质敏感,故也称为化学敏感性感受器。RAR 的传导速度为 12~50 m/s。RAR 在隆突区域最密集,刺激该处常引起咳嗽反射,因而该处的 RAR 又被称为咳嗽感受器。因 RAR 在刺激性的物理与化学因素(如尘埃颗粒、刺激性气体、组胺等)作用下发生兴奋,又称作刺激性感受器(irritant receptor)。平静呼吸时,RAR 发放冲动的频率低且不规则,并多见于肺充气时相。与 SAR 不同,RAR 的最适刺激是肺顺应性降低,而不是跨肺压升高,即不是牵张。从肺部抽气时 RAR 发放冲动增加。刺激 RAR 可引起深吸气和气道内腺体分泌。严格讲,RAR 涉及多种反射。

(3) C 纤维支配的感受器：位于肺泡壁与支气管壁,其支配的感受器为化学敏感性感受器,位于肺泡壁感受器邻近毛细血管,故取名为肺毛细血管旁感受器(J 感受器)。C 纤维实质为迷走神经的无髓鞘纤维,传导速度为 0.5~2.3 m/s。平静呼吸时,尽管 C 纤维对多种外来刺激及体内产生的化学物质敏感,但冲动少而无规律。按血供来源可将 C 纤维分为肺 C 纤维和支气管 C 纤维。由于药物进入肺循环能刺激肺 C 纤维,故认为其感受器位于肺毛细血管旁。肺充血或肺水肿时,肺 C 纤维的冲动增加,因此其可能感受肺毛细血管旁的静水压。向右心房注入辣椒素(capsaicin),能刺激 C 纤维,引起一系列反射效应,表现为呼吸暂停,继而变浅、变快,并伴有心动过缓和血压下降。除此之外,C 纤维兴奋还能增加气道分泌物增加、平滑肌收缩,降低骨骼肌张力等。

由于肺部病变时释放的多种介质,如缓激肽、组胺、前列腺素、神经肽等,能刺激 C 纤维产生反射活动,故认为 C 纤维与肺部的病理生理改变有关。C 纤维还可能与呼吸困难的感觉有关。实验研究还显示,C 纤维神经末梢含有多种神经介质,受刺激后释放;有些 C 纤维末梢受刺激后,其冲动到达轴突后能逆向扩散至其他外周分支,引起局部反射,即轴突反射。轴突反射还可能在肺部病变中起重要作用,如肺部病变可释放介质,刺激 C 纤维而引起轴突反射,导致神经末梢进一步释放介质和进一步刺激 C 纤维。如此正反馈,放大刺激信号,加强反射作用,同时亦可加速病理过程。

(4) 其他肺部感受器和传入纤维：肺内还有许多不能归属上述类别的感受器和相应的传入纤维，而许多病理生理变化也不能用上述反射解释或完全解释。如重症肺炎、肺水肿、ARDS 等急性肺实质疾病患者常有过度通气和 $PaCO_2$ 下降。绝大部分教材或专著皆认为是低氧血症所致，但事实上在纠正低氧血症后，过度通气仍持续存在，除与上述反射活动有关外，还可能有其他机制参与。采用局部刺激法，向肺实质直接注入刺激性物质，证明存在迷走传入纤维，兴奋时能够刺激呼吸活动，表现为膈神经冲动的频率、幅度及其上升支的斜率均增加，称为兴奋性肺反射；切除迷走神经后兴奋性肺反射消失。向肺内注入炎性介质，如缓激肽等亦能引起兴奋性肺反射。在产生兴奋性肺反射时，呼吸周期中吸气相所占比例增加，呼气相所占比例减小。

2. 呼吸肌本体感受器反射　呼吸肌中的肌梭是本体感受器，接受肌纤维的牵拉刺激，反射性地引起呼吸运动增强。

(1) 呼吸肌本体感受器的分布：人膈肌缺乏本体感受器，但存在于肋间肌，其数量依次为肋间外肌外侧部＞肋间内肌肋间部＞肋间内肌胸骨部；上部肋间肌＞下部肋间肌。

(2) 本体感受器的作用：肌梭是肌肉的牵张感受器，梭内肌纤维与普通肌纤维分别由脊髓前角的 γ 和 α 运动神经元支配。肌肉被动拉长时肌梭感受器受到牵拉而兴奋，Ⅰa 传入冲动通过脊髓背根到达前角与 α 运动神经元形成单突触联系，引起肌肉收缩；γ 运动神经元纤维传出冲动可引起梭内肌纤维收缩，牵拉肌梭感受器，再通过 Ⅰa 传入而兴奋 α 运动神经元使肌肉收缩。一般认为，来自呼吸中枢的下行信号同时到达脊髓的 α 和 γ 运动神经元，但到达 α 运动神经元的信号不足以引起肌肉收缩，需要 γ 运动神经元的易化。吸气阻力在一定范围内增加时，通过肺通气增加仍能满足机体需求，这与呼吸肌中的肌梭发动的反射有关。

(3) 临床意义：支气管哮喘急性发作、COPD 急性加重导致气道阻力增大、内源性 PEEP（PEEPi）形成，呼吸肌负荷明显增加，本体感受器兴奋，传入冲动随之增加，呼吸运动增强（深慢呼吸），通气量增大或不下降；$PaCO_2$ 不升高或下降。其他气道阻塞性肺疾病也可能发生类似变化。

3. 其他系统传入冲动的调节作用　主要包括心血管系统和运动系统。呼吸与循环系统关系密切，在反射过程中两者亦常常相互影响。运动时通过呼吸加强可有效地保障机体氧供，运动系统中的肌肉、肌腱和关节等存在传入神经，受刺激后其传入信息能影响呼吸运动。其他各系统对呼吸运动也有一定影响，不赘述。

第五节　呼吸的化学性调节

化学感觉器可分为中枢性和周围性两大类。中枢性化学感受器在延髓表面的腹外侧，对 PCO_2 和 H^+ 敏感，周围化学感受器主要包括颈动脉体和主动脉体，主要感受低氧刺激，对 PCO_2 和 H^+ 也有较高的敏感性。

一、化学调节的基本解释及问题

健康机体的 $PaCO_2$ 相当稳定，静息时保持在 35~45 mmHg 的狭窄范围内；运动时仍能保持非常精确的调节，但具体调节机制仍不完全清楚，最初人们认为运动时颈动脉体和主动脉体的化学感受器起主要调节作用，但运动时 $PaCO_2$ 并不升高，不能刺激外周化学感受器。虽然运动初期的 $PaCO_2$ 周期性波动加大，能增加对化学感受器的动态刺激，但随着运动时呼吸频率的增加，$PaCO_2$ 的波动幅度减弱，对化学感受器的动态刺激作用减弱。运动时静脉 PCO_2 升高，而动脉血几乎不变，故推测在体循环的静脉端与肺动脉之间存在着 CO_2 的感受器，能感知静脉血 PCO_2，通过反射性调节维持 $PaCO_2$ 不变。实验研究证明，鸟类肺部存在对 PCO_2 非常敏感的传入纤维，PCO_2 升高可以抑制纤维，产生呼吸兴奋效应；但哺乳动物并没有该类纤维，在生理范围内的 $PaCO_2$ 波动并不影响 SAR 的发放频率，况且人 SAR 对刺激的反射作用很弱，因此 SAR 并不参与 $PaCO_2$ 的自稳调节。因为肺通气与肺血流量关系密切，故有学者提出增加肺通气的刺激因素是血液循环中的 CO_2 流量，而不是 PCO_2，但也未获得证实。事实上，从本章和第九章第五节的阐述可知，呼吸调节极其复杂，许多尚未清楚，其中呼吸中枢自身调节是核心，化学性调节有重要作用，尤其是正常呼吸调节。

二、外周化学感受器

(一) 外周化学感受器的结构特征

1. **分布和结构特点** 人最主要的外周化学感受器是颈动脉体,其他哺乳动物也相似。成人颈动脉体呈卵圆形,大小约 6.5 mm³,位于颈总动脉分叉处,由颈内动脉或颈外动脉发出的小球动脉供血。外周化学感受器还有主动脉体,位于主动脉弓,常为一对,由冠状动脉的分支供血。在肺动脉、锁骨下动脉等也常有类似的散在结构,亦为化学感受器。哺乳动物的外周动脉化学感受器主要由Ⅰ型和Ⅱ型两类细胞组成,这些细胞聚集成群,与附近小动脉共同形成基本功能单位。在不同种类的动物,外周化学感受器中的两类细胞的聚集方式不尽相同,有的松散,有的致密。在人类,细胞聚集甚密,结构明显。Ⅰ型细胞可能是真正的化学感受细胞,其形态为球形,故又称为球细胞,内含致密核泡和清澈核泡。这些核泡分布在与感觉神经末梢接触的部位,致密核泡主要含有儿茶酚胺,还有阿片肽;清澈核泡含有ACh。Ⅰ型细胞内还有其他许多神经调节物,如5-HT、P物质、心房钠尿肽、缩胆囊素等。Ⅱ型细胞呈胶质样,无颗粒状结构,包绕着Ⅰ型细胞,故又称为鞘细胞。一个Ⅱ型细胞包绕数个Ⅰ型细胞,Ⅱ型细胞的功能不完全清楚,可能起支持作用。颈动脉体的感觉传入纤维在窦神经中,经舌咽神经上行;主动脉体的传入纤维则行走于迷走神经。这些传入纤维包括有髓鞘及无髓鞘2种,主要投射到延髓的孤束核和疑核。

2. **血供特点** 外周感受器的血供非常丰富,颈动脉体重约 2 mg,其血流量可达 0.04 mL/min,相当于每克 20 mL/min,远超过脑组织和肾组织的单位重量的血流量(其每克组织分别为 0.54 mL/min 和 4.2 mL/min)。虽然颈动脉体的代谢率很高,但由于血供非常丰富,动静脉血的氧分压差$[P_{(a-v)}O_2]$甚微,整个颈动脉体的 PO_2 皆可维持在约 90 mmHg。当 $PaO_2 < 60$ mmHg 时氧离曲线处于陡直段,而颈动脉体的氧耗量相对恒定,其 $P_{(a-v)}O_2$ 仍非常小,PvO_2 仍接近 PaO_2,因此在不同 PaO_2 水平,供氧量足以维持感受器精确感受 PaO_2 的变化。

(二) 外周化学感受器的适宜刺激
低 PaO_2、高 $PaCO_2$、低 pH 均为外周化学感受器的适宜刺激。

1. **低氧血症** 低 PaO_2 是颈动脉体最有效的刺激,记录神经单纤维的动作电位发现颈动脉体的传入冲动发放频率与 PaO_2 呈函数关系,表现为双曲线形。当 $PaCO_2$ 为 40 mmHg、$PaO_2 > 100$ mmHg 时,传入冲动表现为低水平的紧张性活动(图 10-4A 的中间曲线);维持 $PaCO_2$ 不变,逐步降低 PaO_2,冲动发放频率随之增加;当 $PaO_2 < 60$ mmHg 时发放频率明显上升(这与临床表现、治疗要求一致);当 $PaO_2 < 40$ mmHg 时发放频率大幅度上升。颈动脉体对低氧反应的阈值远低于其他组织,从而能保障机体在其他组织发生缺氧之前即可通过增加通气量而改善氧供。用相同 PO_2、不同氧含量的溶液对孤立的颈动脉体进行灌流,发现氧通过低 PO_2 变化而不是氧含量变化刺激化学感受器。由于外周化学感受器对血氧含量变化不敏感,故在贫血或 CO 中毒患者中尽管血氧含量明显下降,但 PaO_2 仍然正常,不会刺激外周化学感受器而增加通气量和出现呼吸困难。

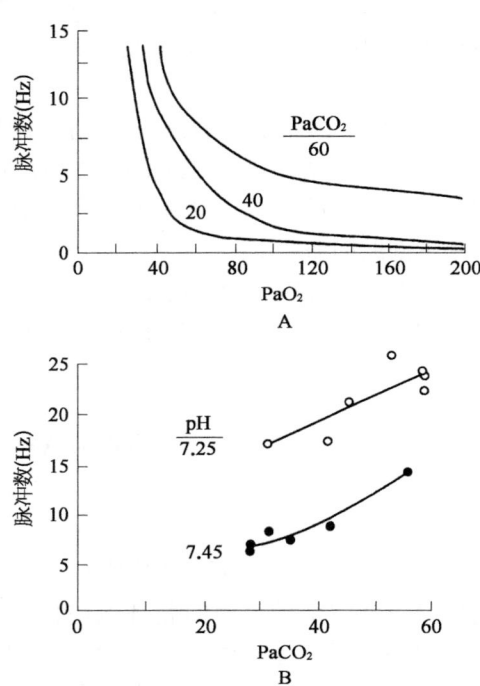

图 10-4 颈动脉体对血气变化的反应曲线

A. 自下而上 3 条曲线分别代表 $PaCO_2$ 为 20、40、60 mmHg 时的传入纤维电活动变化,显示 $PaCO_2$ 和 PaO_2 共同作用对兴奋性的影响;B. 两条曲线分别代表 pH 为 7.45、7.25 时传入纤维电活动变化,显示 pH 和 $PaCO_2$ 共同作用对兴奋性的影响

2. **高碳酸血症** 颈动脉体对 $PaCO_2$ 的变化也很敏感,其传入冲动与 $PaCO_2$ 呈线性关系(图 10-4B),冲动频率随 $PaCO_2$ 升高而增加。

3. **低氧血症和高碳酸血症的协同作用** 在颈动脉体,同一根传入单纤维往往不仅能接受低氧刺激,还能接受高 $PaCO_2$ 刺激,因此两种刺激能够共同影响化学感受器的传入冲动。当 $PaCO_2$ 为 20 mmHg、PaO_2 为 60 mmHg 时传入冲动无明显的变化(图 10-4A 最下方曲线);只有当 PaO_2 进一步下降,感受器才开始兴奋。$PaCO_2$ 升高,反应曲线上移;在不同 PaO_2 水平,传入冲动发放频率均增加(图 10-4A 最上方曲线),低 PaO_2 和高 $PaCO_2$ 对颈动脉体的兴奋作用是协同的。

4. 氢离子浓度升高　增加[H^+]亦能刺激颈动脉体化学感受器。用高[H^+]溶液灌流颈动脉体可增加感受器的冲动发放频率。在保持 $PaCO_2$ 恒定并酸化动脉血液时,颈动脉体传入冲动增加(图 10-4B)。在稳定状态下,$PaCO_2$ 对化学感受器的刺激作用取决于细胞内[H^+],而不是 CO_2 分子;但当血液 pH 相等时 $PaCO_2$ 引起的反应较 H^+ 强,其核心原因是 CO_2 为脂溶性,容易扩散入化学感受细胞,使细胞内[H^+]增高。血液 pH 发生变化时感受器细胞内[H^+]的变化幅度较小,且变化速度也慢得多。

5. 结构特点与效应　外周化学感受器对上述 3 种适宜刺激的反应很快,这与感受细胞的特性和局部组织的状态有关。如上述,颈动脉体血流量非常大,对低氧感受相当迅速;其感受器存在丰富的碳酸酐酶(CA),能催化 CO_2 与水生成 H_2CO_3,并迅速解离出 H^+,从而刺激感受器细胞兴奋,这是外周化学感受器发生反应的基础。外周化学感受器不仅对适宜刺激有反应,也对刺激量的变化速率起反应,即感受器具有动态敏感性。换言之,对于平均值相同的 $PaCO_2$,波动性刺激产生的效应大于恒量刺激。由于感受器细胞的快反应特性,在呼吸周期中,颈动脉体传入冲动与血气变化同步;运动时血气的周期性波动明显加大,对化学感受器的动态刺激加大,有助于维持运动通气量的增加。

主动脉体与颈动脉体功能相似,但作用较弱。在双侧颈动脉体被摘除的患者中,静息时肺通气没有明显变化,也不随低氧血症加大,说明主动脉体的功能相当弱。

(三)外周化学感受器的传感机制　用微电极穿刺方法对球细胞及与其相接的神经末梢进行膜电位研究,显示适宜刺激都能使化学感受器细胞的膜电位发生变化,释放多巴胺(DA);而相应传入神经发放冲动增加。可见外周化学感受器的传感过程是通过两级装置完成,神经末梢本身并不是感受细胞。

1. 低氧刺激机制　严重低氧血症导致缺氧时机体所有细胞都会发生反应,主要表现为能量代谢、基因转录和蛋白质表达发生非特异性反应。外周化学感受器细胞对低氧刺激的反应不同,为特异性反应。不仅如此,外周化学感受器细胞对氧变化极其敏感,能检测出生理范围内 PaO_2 的变化,参与机体的自稳调节。颈动脉体低氧刺激反应机制的解释有以下两种主要学说。

(1) 细胞膜学说:该学说认为化学感受器细胞膜上存在着外向性 K^+ 电流(外向性 K^+ 电流是绝大多数细胞产生静息电位和发生动作电位的基础),这是感受低氧的关键。在兔颈动脉体的离体标本中,当低氧达一定水平时,化学感受器细胞开始释放 DA,其释放量与低氧程度成正比,与化学感受器的传入冲动亦成正比。采用膜片钳技术证明,化学感受器细胞是可兴奋性细胞,细胞膜具有电压依赖性 K^+、Na^+ 和 Ca^{2+} 通道。低氧能可逆性地抑制外向性 K^+ 电流,还能增加细胞内的环磷酸腺苷(cAMP)浓度;外源性 cAMP 也能抑制外向性 K^+ 电流。细胞膜学说认为低氧及低氧导致的 cAMP 浓度升高,通过抑制外向性 K^+ 电流而引起去极化,进而使电压依赖性 Na^+ 通道、Ca^{2+} 通道开放,使 Ca^{2+} 内流,细胞内 Ca^{2+} 浓度升高,引起 DA 释放(图 10-5A)。

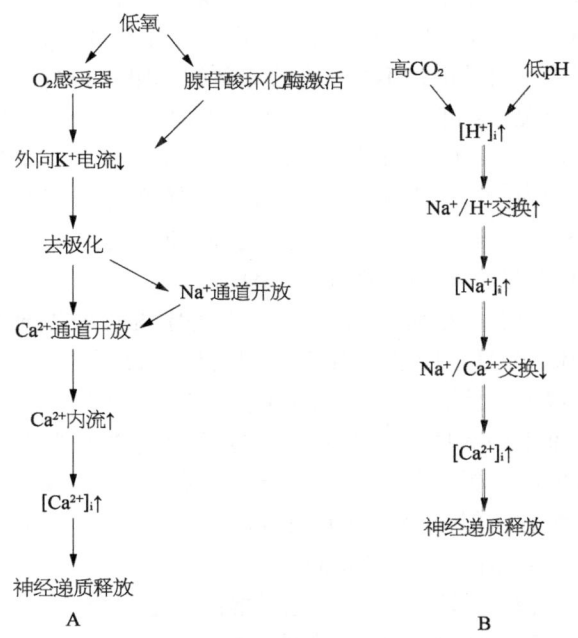

图 10-5　颈动脉体化学感受器作用机制示意图

(2) 代谢学说:该学说认为低氧通过影响化学感受器细胞内的代谢过程而触发感受器兴奋。细胞代谢的阻断剂,如氰化物等都是强烈的外周化学感受器刺激剂,能阻断细胞内的呼吸链,降低 ATP 浓度。实验结果显示,化学感受细胞的 ATP 浓度降低时，DA释放量和感受器的传入冲动随之增加，故有学者提出[ATP]/[ADP]可能是化学感受器的刺激信号；还有学者提出线粒体是感受低氧的关键结构，无须其他感氧装置。比较化学感受细胞与非化学感受细胞（如肾上腺嗜铬细胞和感觉神经细胞）线粒体的氧化还原状态和电化学电位，发现PaO_2正常时两者之间并无差异，但低氧时不同。当PaO_2为60 mmHg时，化学感受细胞的线粒体常处于还原状态，电化学电位明显下降；而在非化学感受细胞，只有当PaO_2下降至10 mmHg时才有上述反应，这与实验研究结果和临床现象有较大差异。

总体而言，代谢仅可能是发生细胞膜电位变化的一个环节，细胞膜假说可能更接近真实情况。

2. 酸性刺激机制 采用低pH的弱酸溶液或含有等[H^+]的高CO_2溶液灌流孤立的颈动脉体，均能引起DA释放和传入神经冲动增强。由于上述刺激均能引起细胞质酸化，而DA阻断剂能抑制化学感受器的反应，因此在低pH和高PCO_2刺激时，感受器能感知的真正刺激信号是细胞内H^+。虽然细胞内[H^+]增加能通过类似Bohr效应机制作用于氧感受器抑制外向性K^+电流，但低pH和高PCO_2能同时减小Na^+、K^+和Ca^{2+}电流，且程度相当，说明H^+对于离子通道的作用并无特异性，因而不能用对外向性K^+电流的抑制解释膜去极化。正常情况下细胞外[Na^+]高于细胞内，Na^+内流可以促进Na^+-Ca^{2+}交换，从而使Ca^{2+}排出细胞。增加细胞内[H^+]能通过Na^+-H^+交换而增加细胞内[Na^+]，抑制Na^+-Ca^{2+}交换，使细胞内[Ca^{2+}]增加，引起DA释放（图10-5B）。

虽有大量研究结果支持，但各学说皆缺乏充足的依据，且不能解释改变细胞内代谢过程引起DA释放的具体步骤。甚至还有学者认为窦神经的传入纤维末梢本身就是化学感受器，其传感过程并非通过两级装置，而是通过类似味蕾的传感过程，仅为一级装置。但至少就目前而言，对上述基本过程的解释是合适的，也是必要的。

（四）影响外周化学感受器的其他因素

1. 血流量 化学感受器传入冲动受颈动脉血流量的影响，血流量大幅度减少也能刺激感受器。颈动脉与其他动脉同样对于血流量具有自动调节功能。例如猫颈动脉血压由100 mmHg升高至150 mmHg时，颈动脉体血流量变化不大；但当血压下降至60 mmHg以下时，随着交感缩血管物质活性的明显加强，局部血管收缩，将发生局部血流缓慢，单位时间内流经颈动脉体化学感受器的氧摩尔数下降，加之代谢旺盛，局部PO_2下降，并激活感受器，使传入冲动增加。

2. 自主神经 在颈动脉体的窦神经中，除了传入神经外，还含有交感与副交感神经的传出纤维。交感传出冲动可提高化学感受器的敏感性，其作用类似于颈动脉窦的压力感受器；副交感传出纤维的生理作用不清楚。

3. 药物 许多药物能影响外周化学感受器的活动，如细胞色素氧化酶的抑制剂氰化物能导致细胞中毒性缺氧，是外周化学感受器的强烈刺激剂。ACh和尼古丁也有兴奋作用。洛贝林也能刺激化学感受器，是临床上常用的呼吸兴奋剂。

三、中枢化学感受器

（一）中枢化学感受器的结构特征

1. 位置和基本结构特点 中枢化学感受器位于延髓的腹外侧表面，其结构特殊，神经胶质呈海绵状，神经元密集；血管分支穿插其间，交织成网。电镜检查显示，血管周围包绕着大量轴突和树突，形成兴奋型和抑制型突触联系。中枢化学感受器位于延髓两侧，呈对称分布，分为头端（R）区和尾端（C）区，两区功能不同。R区的位置相当于第7～10对脑神经根部位。冷冻R区能降低膈神经放电频率；冷冻C区则常增加放电频率、降低放电幅度。在R区和C区之间是中间区（I区）。I区无化学感受特性，局部应用酸性溶液不能刺激呼吸变化；但破坏该区后刺激R区和C区均不再引起通气反应，因此I区也是中枢化学感受器的重要结构，可能是R区和C区的中继站。

2. 分布和作用特点 延髓化学感受细胞位于脑组织的浅表层。局部电刺激能引起最大呼吸效应的部位均处于表层下200 μm左右。延髓中枢化学感受器位于与呼吸中枢DRG相同的水平，位置相邻，但在解剖定位和功能上均不相同。在麻醉状态或睡眠时，高CO_2通气反应受到抑制，但低O_2通气反应不变，提示CO_2并不直接兴奋吸气神经元。

（二）中枢化学感受器的适宜刺激 低氧不是中枢化学感受器的适宜刺激；相反严重低氧对呼吸中枢有直接抑制作用。在外周化学感受器缺如时，呼吸中枢的活动与低氧程度成反比。与外周化学感受器相同，低pH和高PCO_2是中枢化学感受器的适宜刺激。

作用特点：由于中枢化学感受器直接浸浴在脑

组织液中,因此各种化学成分都必须先进入脑组织液后才能产生作用。脑组织液与脑脊液、脑组织血供的关系密切,因此任何能影响脑脊液或脑血流中化学成分的因素都能影响脑组织液中的化学成分,进而影响肺通气。脑组织液的 $PaCO_2$ 与 $[H^+]$ 呈平行关系。

(1) $PaCO_2$ 的作用特点:CO_2 脂溶性高,容易透过血-脑屏障(blood-brain barrer),在碳酸酐酶催化下迅速形成 H_2CO_3,并解离为 H^+ 和 HCO_3^-,使中枢化学感受器细胞及其周围的 $[H^+]$ 增加,后者刺激感受器,使呼吸增强(图 10-6)。当过度通气使 $PaCO_2$ 降低时,脑脊液 CO_2 弥散入血液,上述反应向相反方向进行,中枢化学感受器细胞及周围 $[H^+]$ 降低,呼吸受抑制。

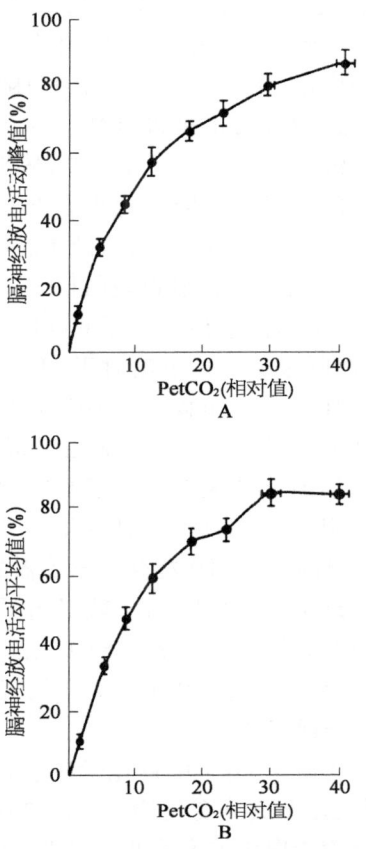

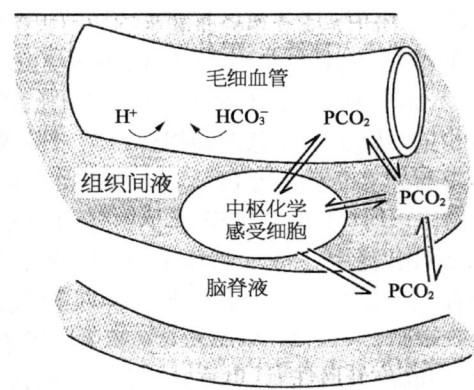

图 10-6 $PaCO_2$ 对中枢化学感受器细胞的作用机制模拟图

由于通气反应与脑内 $PaCO_2$ 在时程上有密切的依从关系,且 $PaCO_2$ 对呼吸中枢的兴奋作用受血流量的影响,故中枢化学感受器可能位于脑循环的静脉端。

在整体动物实验,研究中枢化学感受器时需阻断外周化学感受器兴奋的传入。在切断外周化学感受器传入神经的麻醉动物,$PaCO_2$ 低于一定水平(阈值)时,吸气神经元的相位性放电活动消失;当 $PaCO_2$ 超过阈值时,吸气神经元的节律性活动恢复。膈神经放电与 $PaCO_2$ 呈正相关(图 10-7);但当 $PaCO_2 > 100\ mmHg$,由于 CO_2 对呼吸神经元的兴奋作用消失,膈神经放电不再增加,反而下降,称为 CO_2 麻醉。当 CO_2 刺激中枢化学感受器时,支配上呼吸道肌肉的颅神经和支配呼吸辅助肌的神经电活动增强,与膈神经电活动基本相似。

图 10-7 呼气末 PCO_2 与膈神经电活动的关系

(2) pH 的作用特点:H^+ 为水溶性分子,不容易通过血-脑屏障,故尽管 H^+ 对感受器的刺激作用强大,但血液 $[H^+]$ 升高时,脑脊液 $[H^+]$ 的升高速度非常缓慢,对中枢化学感受器的刺激效应有限。

在延髓腹侧面有 H^+ 敏感性神经元,局部应用 ACh 和尼古丁,将神经元的放电频率增加,呼吸运动加强;而应用阿托品和神经节阻断剂六烃季胺则能阻断 H^+ 引起的呼吸兴奋效应。这表明 M 受体和 N 受体参与中枢化学感受器的作用,谷氨酸、GABA、缓激肽和 5-HT 等也可能参与中枢化学感受器的作用。

(三) 中枢化学感受器的传感机制　中枢化学感受器没有非常明确的固定结构,而是散在的神经元群,且实验中也很难鉴定感受细胞的传入神经元,因此对于中枢化学感受器的研究远迟于外周化学感受器,对其传感机制的了解也较少,争论也很大。比较一致的看法是,$PaCO_2$ 与 pH 都通过改变感受器细胞的 $[H^+]$ 而引起兴奋。实验研究证明,如果维持灌流液的 pH 不变,单纯升高 $PaCO_2$ 引起的通气反应明显减弱,说明中枢化学感受器的有效刺激是 $[H^+]$,而不是 PCO_2。有学者认为跨细胞膜的内向

H^+ 电流是引起中枢化学感受器兴奋的关键步骤，内向性 H^+ 电流可以造成细胞膜去极化，外向 H^+ 电流则引起超极化。吸入 CO_2 时，由于细胞内的缓冲能力迅速、强大（15 min 酸碱度恢复 60%，3 h 可达最大值），而细胞外液的缓冲能力差，故细胞外液的游离 $[H^+]$ 高于细胞内，因此能造成 H^+ 内流，引起感受器细胞去极化和细胞兴奋。缺氧时细胞无氧酵解增强，乳酸生成增加，细胞内 $[H^+]$ 升高，产生外向 H^+ 电流，使细胞超极化，从而抑制化学感受器细胞，进而抑制呼吸运动。虽然对于 H^+ 电流本身是否能影响动作电位有争议，但细胞内 $[H^+]$ 的变化完全可能触发递质释放，引起细胞兴奋。H^+ 通过改变中枢化学感受器内的某些关键蛋白的构象而触发一系列细胞过程，发生兴奋性变化。

（四）脑脊液 pH 对中枢化学感受器的影响 早在 1905 年，Hatdan 和 Priestly 就提出了 CO_2 通气反应是通过对脑组织的酸化实现的。之后的实验研究证明，通气量与脑脊液中 pH 的变化密切相关，降低 pH 能增强通气效应。

1. **作用特点** 由于中枢化学感受器浸浴在脑脊液中，因此化学成分变化直接影响中枢化学感受器。脑脊液蛋白质浓度远低于血液，几乎为 0；细胞数量非常少，也几乎为 0；血-脑脊液屏障对带有电荷的 H^+ 和 HCO_3^- 的通透性甚差。因此与血液相比，脑脊液对酸碱物质的缓冲作用非常弱，故代谢性酸中毒患者脑脊液 pH 的变化速率慢且有限，增加通气量的作用弱且有限；呼吸性酸中毒患者脑脊液 pH 的变化则远比血液明显，高 PCO_2 刺激信号的作用强大、迅速，有利于刺激中枢化学感受器，增加通气。

2. **作用机制** 正常脑脊液的平均 $[HCO_3^-]$ 和 PCO_2 分别为 24 mmol/L 和 47 mmHg，根据 pH 公式可得 pH=7.33。机体对脑脊液 pH 的调控是通过调节 $[HCO_3^-]$ 生成实现的。吸入 CO_2 后，$PaCO_2$ 迅速上升，血液 CO_2 进入脑脊液，其 pH 下降，$[H^+]$ 增高。由于脑脊液中缺乏缓冲物质，当 $[H^+]$ 成倍增加时 $[HCO_3^-]$ 几乎不变，pH 明显下降，刺激中枢化学感受器，增加肺通气。CO_2 进入脑脊液的同时进入脑细胞，在 CA 作用下，CO_2 迅速与水生成 H_2CO_3，并解离出大量 HCO_3^- 和 H^+。由于细胞内含有大量磷酸根缓冲对和蛋白质缓冲对，迅速发挥强大的缓冲作用，脑细胞内 $[HCO_3^-]$ 增高，造成细胞内外 $[HCO_3^-]$ 梯度，通过细胞膜上各种转换机制，细胞内外 $[HCO_3^-]$ 能趋于平衡；通过被动转运，血液、脑脊液之间 $[HCO_3^-]$ 也趋于平衡，最终实现血液缓冲池、细胞内液（脑细胞内液）、脑脊液之间的平衡。由于转移过程需时较长，可达数小时至数十小时，故通气量增加可维持较长时间。当脑细胞外液及脑脊液 $[HCO_3^-]$ 升高后，pH 将恢复至正常值或接近正常值，高 $PaCO_2$ 对中枢化学感受器的刺激作用将明显减弱，这也是慢性呼吸性酸中毒患者对高 $PaCO_2$ 刺激不敏感的主要原因。在代谢性酸中毒患者，呼吸增强使 CO_2 排出增多，$PaCO_2$ 和 $[H^+]$ 下降，脑脊液也相应下降，对中枢化学感受器产生抑制作用，能部分抵消 $[H^+]$ 对外周化学感受器的兴奋作用。

（五）客观评价低氧血症的调节 在慢性高碳酸血症患者，临床上强调低流量吸氧以维持低氧血症对呼吸中枢的兴奋性，同时又强调 $PaO_2 \geq$ 60 mmHg 以上以维持适当的氧合（$SaO_2 \geq 90\%$），这实际上是矛盾和错误的。如上述，PaO_2 在 60 mmHg 以上时（其他因素稳定），其对呼吸中枢的作用基本不变，此时气道-肺实质的机械变化（如牵张反射、本体反射、毛细血管 J 反射等）才是兴奋呼吸中枢的主要因素。在急性肺损伤或肺水肿等换气功能障碍的患者，常将低 PaO_2 作为呼吸中枢兴奋的主要因素，实际上也是错误的，即使将 PaO_2 纠正至 80 mmHg，甚至 100 mmHg 以上，呼吸加快、加强照样存在，且常存在呼吸性碱中毒，此时气道-肺组织的机械变化也是导致上述情况的主要因素。只用肺水肿和肺损伤改善，呼吸增强才会改善，否则需应用镇静-肌松剂抑制过强的自主呼吸。

四、化学感受器的刺激及反应特点总结

$PaCO_2$ 升高、pH 降低、PaO_2 降低，呼吸中枢兴奋，呼吸加深、加快，机体摄氧量增加，CO_2 排出量增多；反之，$PaCO_2$ 降低、pH 升高、PaO_2 升高，呼吸变浅、变慢，摄氧量和 CO_2 排出量减少，血液 H_2CO_3 浓度升高。因此，通过呼吸中枢对呼吸运动的控制调节血液 H_2CO_3（或 CO_2）浓度，使血液 $[NaHCO_3]/[H_2CO_3]$ 尽量维持在正常范围，pH 也保持相对稳定；同时通过调控摄氧量以尽可能满足机体的代谢需要。在临床患者，由于不同化学性刺激或相同化学刺激在不同条件下对呼吸中枢影响的敏感性、强度、时间不同，与上述试验结果可能有较大的差异。在正常状态下，化学调节协助呼吸中枢调节发挥更重要的作用；而在疾病状态下，化学调节的作用多明显减弱，其他呼吸器官感受器引起的神经反射性调节可能发挥更重要的作用。

第六节 呼吸调节的检测

呼吸调节机制任何环节发生异常皆会导致以通气量变化为主要特征的呼吸调节变化。本节主要针对临床需求,介绍并评价通气应答、0.1秒口腔闭合压(P0.1)的测定及其在相关疾病中的临床意义。

一、通气应答检测

正常通气功能使 PaO_2、$PaCO_2$ 和 pH 维持相对稳定,而后者变化又可通过化学感受器影响通气功能,即呼吸的化学性调节,以适应机体的代谢需要。

通气应答一般是指低 O_2 及高 CO_2 通气应答,两者皆要求控制其他因素不变,在分别出现 PaO_2 下降、$PaCO_2$ 上升时,定量检测 VE 变化,评价化学性调节功能,即用 VE 变化幅度表示其对低 O_2 和高 CO_2 刺激的化学感受性。

(一)通气应答检查原理 低 O_2 刺激通过外周化学感受器,高 CO_2 刺激主要通过中枢化学感受器兴奋(部分是通过外周化学感受器)使 VE 增大。但由于低 O_2 和高 CO_2 刺激相互之间对通气增加有协同作用,故若单独分析低 O_2 或高 CO_2 刺激对 VE 的影响,就应控制其中一个变量,给予单一低 O_2 和高 CO_2 刺激;并同时测定不同水平低 O_2 或高 CO_2 刺激下 VE 的变化,即为低 O_2 通气应答和高 CO_2 通气应答。

1. **基本要求** 若对低 O_2 或高 CO_2 单一刺激做出正确评估,需使 $PaCO_2$ 或 PaO_2 在整个通气检测过程中保持恒定不变,具体而言,在检测低 O_2 通气应答时 $PaCO_2$ 保持恒定不变;在检测高 CO_2 通气应答时 $PaO_2 > 150$ mmHg(1 kPa=7.5 mmHg)或 $SaO_2 > 98\%$,以确保解除可能的低 O_2 刺激通气效应。

2. **注意低氧对呼吸中枢的直接抑制作用** 低 O_2 刺激通过兴奋周围化学感受器而使 VE 增加,颈动脉体摘除患者,低 O_2 刺激几乎不增加 VE。低 O_2 对中枢神经系统有抑制作用,即低氧能直接损害中枢神经系统,削弱呼吸中枢反应。

既往认为在新生儿或成人低 O_2 所致的通气抑制作用只在严重缺氧(重度低氧血症)时发生,但研究发现在中等低 O_2 血症时已出现通气抑制作用。这种低 O_2 通气抑制现象可表现为:在低 O_2 通气检测中,低 O_2 刺激后 VE 增大,并逐渐增大至峰值;持续 20~30 min 后 VE 增加幅度降低,由峰值降至低 O_2 刺激前与峰值的中间水平。

即使低 O_2 通气应答检测在 10 min 内完成,所测结果可能不仅反映周围化学感受器功能,也夹杂着低 O_2 对呼吸中枢的抑制作用。

3. **有关通气应答检测的其他问题** 主要是以下几个方面。

(1)低 O_2 和高 CO_2 刺激经过的时间常数可能存在差异。

(2)高 CO_2 血症可使脑血流量增加,间接冲洗了 CO_2 的作用,使中枢化学感受器的 PCO_2 发生改变。特别是高 CO_2 吸入方式及 $PaCO_2$ 上升速度不同的情况下,会使高 CO_2 通气应答受到不同程度的影响。

(3)测定时间:对低 O_2 吸入而言,需充足的测定时间观察 VE 变化的峰值,又需避免过长时间产生的中枢抑制作用和 VE 变化峰值的降低。对高 CO_2 而言,需足够测定时间以观察到 VE 变化的峰值,又需避免过长时间测定而产生的中枢血管扩张作用和 VE 变化峰值的降低。

4. **基本评价** 作为临床呼吸调节的检查方法,低 O_2、高 CO_2 通气应答检测仍不失为较简便、可靠的检测方法。

(二)通气应答检测方法 分三种基本方法:恒定状态检测法(steady state test)、单次呼吸检测法(single breath test)、累进重复呼吸法(progressive test),其中后者是最常用的方法。

1. **恒定状态检测法** 给予不同浓度的气体吸入,并持续一定时间;各种浓度的吸入气体和血液、脑脊液之间达到平衡至少需要 10 min,达到平衡后的状态称为稳态,同时记录吸入气浓度和稳态时的 VE,计算吸入气体浓度分段变化时引起 PaO_2 或 $PaCO_2$ 变化值与相应 VE 之间的相关性,计算出通气应答斜率。

通气应答定量检测至少需要三种不同浓度的低 O_2 或高 CO_2 吸入气体,故该检测方法用时较长,给患者带来较多不便,临床上很少应用。

2. **单次呼吸检测法** 受检者于安静呼吸时吸

入 100% N_2 或 100% O_2 数次后（5～20 s），检测 VE 变化，计算通气应答水平。由于测定时间短暂，故认为动脉血气变化的信息仅传到周围化学感受器，并未上传到中枢，因此基本可以排除中枢性化学调节的影响，而单纯评价周围化学感受器功能；但最大难点是定量检测困难，且仅用几次呼吸推算 VE，重复性较差。

3. 累进重复呼吸法 简称重复呼吸法，是最常用的测定方法。

（1）低 O_2 通气应答：自 Weil 等 1970 年提出重复呼吸法及以后的改良方法以来，低 O_2 通气应答检测已较广泛地应用于临床研究。

1) 基本测定方法：保持 $PaCO_2$ 一定水平的前提下，将 PaO_2 每隔 3～10 min 逐渐降低至 40 mmHg。具体方法是吸入气 N_2 浓度逐渐增加，O_2 浓度相应下降。

2) 其他测定方法：临床上还采用 Rebuck 和 Campbell 提出的改良重复呼吸法，即让受检者重复呼吸自身的呼出气体，使 O_2 浓度逐渐下降。为了同时保证 $PaCO_2$ 不变，呼出气 CO_2 用碱石灰吸收，使 $PaCO_2$ 稳定在平静呼吸空气时的水平。

3) 准确度检测和安全性监测：由于低 O_2 通气应答检测有一定危险性，故必须对吸入气体浓度、呼出气体浓度、SaO_2 及心电图进行动态监测，低 O_2 负荷下限值可降至 $PaO_2=40$ mmHg。由于脉氧仪检测 SaO_2 的精确度高，故可用 SaO_2 替代 PaO_2，SaO_2 下限值为 75%～80%。

4) 无反应者：即使 SaO_2 或 PaO_2 分别下降到 80% 或 40 mmHg，仍有 10%～20% 的正常人未出现 VE 增加，不能仅观察到 VE 变化；还要注意若出现其他表现，如意识障碍、肢体痉挛及脑电波出现慢波等，应立即停止检测，给予高浓度氧疗。

5) 检测时间要求：低 O_2 通过刺激外周化学感受器增加 VE，同时对呼吸中枢神经有抑制作用。由于两种效应存在时间差，故低 O_2 负荷下通气应答达峰值后，再继续用同一水平的低 O_2 刺激，VE 将会逐渐减少，形成通气应答的双相性反应（图 10-8），故检测通常在 VE 增加至峰值之前计算应答斜率，可较准确地反映周围化学感受器对低 O_2 刺激的反应性。

（2）高 CO_2 通气应答：Read 等于 1967 年提出用重复呼吸法检测高 CO_2 通气应答，由于测定装置简便、理论严谨，已被广泛应用于临床研究。

1) 具体检测方法：将含 7% CO_2 的混合气体

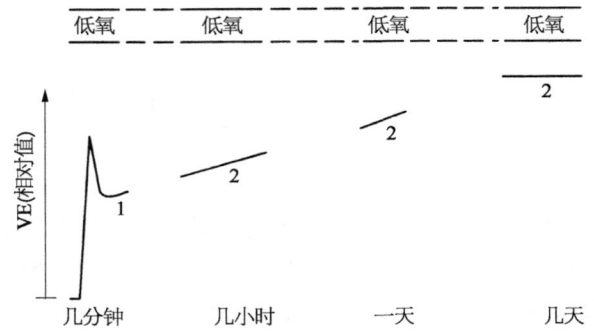

图 10-8 低氧通气应答的反应特点

给予低氧刺激数分钟内 VE 增加至峰值，然后迅速下降；数小时后 VE 再次增加，并达到更高的水平（典型高原低氧反应）

（用 100% 纯氧和 100% CO_2 进行混合，使最终混合气体中 CO_2 占 7%）加入肺量计内，加入后的混合气容积为受检者肺活量（VC）+1 L，让受检者重复呼吸肺量计内气体，这样短时间内使 $PaCO_2$、$PaCO_2$ 与肺量计内的 PCO_2 达到平衡（通常需 30 s 左右），同时测定 $PaCO_2$（或 P_ACO_2）及相应 VE，一般检测 $PetCO_2$ 代表 $PaCO_2$（P_ACO_2），检测通常要 4 min 以上，测得的两者关系曲线称为稳态下的每分通气量-肺泡 CO_2 分压（VE-P_ACO_2）关系曲线（图 10-9）。

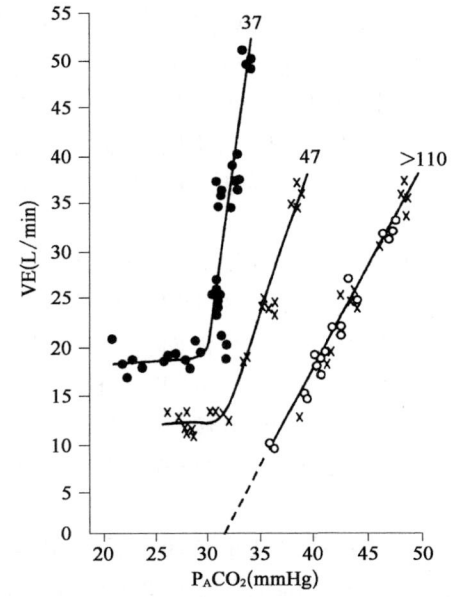

图 10-9 VE-P_ACO_2 的关系曲线

自下而上 3 条曲线分别为 $PaO_2 > 110$ mmHg、=47 mmHg、=37 mmHg 时的 VE-P_ACO_2 曲线

简单方法是让受检者反复呼吸 5 L（无须 VC+1 L 那样精确）混合气体（7% CO_2 和 93% O_2）约 5 min，同时记录 VE 和 $PetCO_2$（代表 P_ACO_2）。随着 P_ACO_2 上升，化学感受器兴奋，VE 增加，故亦能

得到 VE-P_ACO_2 关系曲线。

由于脑血流明显增加,重复呼吸法检测的高 CO_2 通气应答值较恒定状态法高约 80%。

2）计算：VE-P_ACO_2 关系曲线的特点为：在 P_ACO_2 为 40~80 mmHg 的范围内呈线性,其斜率是单位 P_ACO_2 改变引起的 VE 变化（$\Delta VE/\Delta P_ACO_2$）,反映肺通气对 CO_2 刺激的反应性。该斜率常被用于评估化学感受器对 CO_2 刺激的反应性。

3）控制 PaO_2 的变化：在检测期间 PaO_2 虽逐渐下降,但如保持 $PaO_2 > 150$ mmHg 或 $SaO_2 > 98\%$,即可排除低 O_2 刺激的影响。

4）控制吸入气 CO_2 浓度：CO_2 浓度超过 15% 时,将产生麻痹作用而抑制呼吸。

5）注意事项：与低 O_2 通气应答检测相比,高 CO_2 通气应答检测的危险性小,但检测过程中可出现头痛、出汗、血压升高等症状。关于检测中的 CO_2 负荷量（终止标准）,一般为从检测初开始,P_ACO_2 上升 20 mmHg 后中止检测。

（三）通气应答评价

1. 通气应答方法的评价

（1）低 O_2 通气应答：P_AO_2-VE 关系和 PaO_2 与颈动脉体放电冲动的关系相似,呈双曲线型（图 10-10A）,评价较烦琐。由于肺疾病患者多有 $P_{(A-a)}O_2$ 增大,且后者随吸入气氧浓度（FiO_2）变化,使用 P_AO_2 不一定能反映 PaO_2 的真正水平；而 SaO_2 的无创动态检测简便易行、准确度高,所以通常用 SaO_2 与 VE 的相关性确定低氧通气应答结果。SaO_2 和 VE 呈线性关系,其应答斜率为 $\Delta VE/\Delta SaO_2$（图 10-10B）可较简单、准确地反映呼吸中枢对低氧刺激的兴奋性。

（2）高 CO_2 通气应答　$PetCO_2$ 与 VE 呈线性关系（图 10-11）,其应答斜率为 $\Delta VE/\Delta PetCO_2$,可较准确地反映呼吸中枢对高 CO_2 刺激的兴奋性。

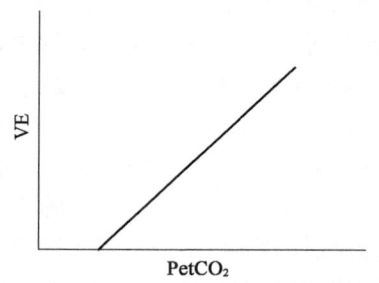

图 10-11　高二氧化碳通气应答模式图

2. 通气应答正常值及影响因素的评价

（1）低 O_2 通气应答的正常值及其影响因素：低 O_2 通气应答值的个体差异较大,即使健康人在 $SaO_2 = 80\%$ 或 $PaO_2 = 40$ mmHg 条件下,几乎完全无反应者占 10%~20%。低 O_2 通气应答结果除受遗传因素影响外,还受身高、基础代谢率、肺功能、高原居住、长期低氧血症等后天因素的影响,吸烟者低 O_2 通气应答值较非吸烟者高,因此用单一结果进行不同个体间的比较是不现实的。虽然影响低 O_2 通气应答的生理因素较多,但就正常个体而言,若无特殊情况,至少 10 年内的应答值基本保持不变,因此对个体进行动态随访具有较高的价值。在运动或 $PaCO_2$ 上升时,低 O_2 通气应答值增高,其增高程度与其基础低 O_2 通气应答值呈正相关。

（2）高 CO_2 通气应答的正常值及影响因素：与低 O_2 通气应答类似,高 CO_2 通气应答也存在明显个体差异,影响因素包括遗传、人种、性别、年龄、肺功能、药物使用及检测时动脉血 $[HCO_3^-]$ 等。睡眠中高 CO_2 通气应答值较清醒时低,提示高 CO_2 通气应答也受行为呼吸调节的影响。

虽然低 O_2 与高 CO_2 通气应答均与遗传因素有关,但后者不如前者与遗传因素的相关程度高。对健康人 10 年前后的检测结果对比显示,与低 O_2 通气应答相比,高 CO_2 通气应答斜率的变化较大；对中老年双胞胎对象的研究发现,高 CO_2 通气应答的遗传性只有在低 O_2 状态下才能确认。

（3）影响通气应答结果的其他因素：引起低 O_2

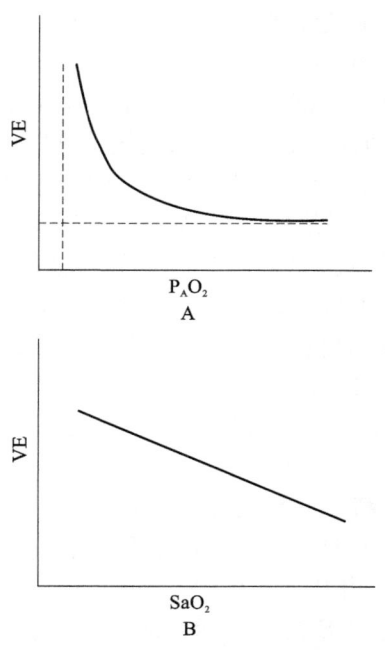

图 10-10　低氧通气应答模式图

和（或）高 CO_2 通气应答增强的因素包括甲状腺功能亢进、发热、妊娠、水杨酸中毒、轻度肝功能不全等；引起通气应答降低的因素主要包括遗传、肥胖-低通气综合征、长期使用麻醉剂、颈动脉内膜切除术、发绀性先天性心脏病、家族性自主神经机能异常、代谢性碱中毒、甲状腺功能减退症等。

二、P0.1 的测定

（一）**基本原理** P0.1 在受检者预先不知情的情况下突然阻断气道，一般在平静呼气末，即功能残气量（FRC）位置阻断，测定于第 2 次吸气开始后 0.1 s 时产生的口腔内压。该压力是呼吸中枢、呼吸阻力、呼吸动力的综合反映。由于呼吸肌等长收缩，肺内气流和容积改变基本为 0，故不刺激肺牵张感受器，无迷走神经反射的影响；也不受气道阻力和肺-胸廓顺应性的干扰，测得的负压纯粹为呼吸肌活动所致；测定过程中 FiO_2 在 35% 以上，可以排除低氧呼吸驱动的影响，因此理论上 P0.1 可较好地反映呼吸中枢的驱动水平。

（二）**优点** P0.1 的检测具有无创、简便、重复性好等优点。

（三）**正常值** 在神经传导通路（包括呼吸肌）正常的情况下，P0.1 的正常值范围为 2~4 cmH_2O。

（四）**评价**

1. **P0.1 与通气应答的比较和基本评价** 通气应答检测的输出参数是 VE，符合呼吸功能的真实情况；但最大缺点是明显受呼吸系统阻力、顺应性等因素的影响，理论上不能准确反映气道肺疾病患者呼吸中枢的活动。但 1975 年 Whitelaw 等研究发现受检者平静呼吸时，在事先不知情的情况下于 FRC 位阻断气道，测定的 P0.1 几乎不受气道阻力、肺顺应性、肺牵张反射因素的影响，因此在神经传导通路正常的情况下可较好地反映呼吸中枢的兴奋性。

2. **研究结果评价** Whitelaw 等最先将 P0.1 作为评价呼吸驱动能力的参数，研究了健康人呼吸中枢对 CO_2 的反应性，发现 P0.1 与 $PetCO_2$ 呈指数函数关系，而 VE 与 $PetCO_2$ 成直线关系，P0.1 与 VE 之间成非直线关系。在 $PaCO_2 = 7.33$ kPa（55 mmHg）时 P0.1 为 0.13~0.86 kPa（1~6.5 mmHg），认为 P0.1 可直接反映呼吸中枢的吸气驱动。另有研究显示，健康人 P0.1 与 $PetCO_2$ 之间，P0.1 与 VE 之间也成直线关系。在无阻力负荷呼吸空气时，$\Delta P0.1/\Delta PetCO_2$ 为 (0.51 ± 0.01) kPa/kPa [(3.8 ± 0.08) mmHg/mmHg]。Maltais 等用 P0.1 作为呼吸中枢输出参数研究了健康人在恒定浓度 CO_2、进行性低氧呼吸时上气道压力的变化，结果显示正常人呼吸空气时 P0.1 为 (0.14 ± 0.02) kPa [(1 ± 0.15) mmHg]，P0.1 与 SaO_2 呈直线相关（$r=0.75$~0.91），斜率为 (-0.008 ± 0.003) kPa/%SaO_2 [(0.06 ± 0.02) mmHg/%SaO_2]。随着低氧加重，P0.1 逐渐升高。Clague 证明在无阻力负荷和有阻力负荷下，吸气费力感觉（Borg 评分）与 P0.1 高度相关（$r>0.9$）；阻力负荷下 P0.1 对 CO_2 的反应性明显增强，VE 对 CO_2 的反应性下降，说明 P0.1 较 VE 能更好地反映呼吸中枢的输出水平。Hesser 研究发现，运动负荷由 0 递增至 200 W，P0.1、VE 均增加，分别由 0.4 kPa（3 mmHg）、12.0 L 增至 0.96 kPa（7.2 mmHg）、58.5 L，反映运动过程中呼吸中枢驱动逐渐加强。

3. **临床应用** 主要用于评价呼吸中枢的驱动水平，P0.1 在正常范围内说明呼吸中枢驱动正常；测定结果降低则说明驱动水平降低，对诊断呼吸中枢疾病有一定的参考价值；反之则说明驱动水平升高，常见于呼吸器官疾病。临床上，P0.1 测定主要用于评价机械通气（MV）患者的撤机，预测撤机成功的标准为 P0.1 <4~6 cmH_2O（中枢性疾病除外），即 P0.1 过高反映呼吸中枢驱动过强，常常是通气负荷过大的标志，不宜撤机，尤其是在气流阻塞性肺疾病。

三、通气应答和 P0.1 的综合应用

（一）**低氧反应性** 多采用重复呼吸法测定，保持 $PaCO_2$ 恒定，同步测定 P0.1、VE、SaO_2，直至 SaO_2 降低至 75%~80%。

以 VE 为纵坐标、SaO_2 为横坐标，可绘制通气低氧反应曲线。虽然对低氧通气反应直接起作用的是 PaO_2，而非 SaO_2，但 PaO_2 与 VE 呈曲线关系，SaO_2 与 VE 呈线性关系，故 SaO_2 与 VE 之间的关系可间接反映 PaO_2 与 VE 之间的关系。

以 P0.1 为纵坐标、SaO_2 为横坐标，得出呼吸驱动低氧反应曲线。因 P0.1 测定较少受其他因素影响，以 $\Delta P0.1/\Delta SaO_2$ 代表低氧反应的敏感性较准确，健康人 $\Delta P0.1/\Delta SaO_2 = (1.43\pm0.6)$ kPa/1% [(0.19 ± 0.08) cmH_2O/1%]。

（二）**高 CO_2 反应性** 多采用重复呼吸法测定，保持高浓度氧吸入以避免低氧影响，同步测定 $PetCO_2$（代表 $PaCO_2$）、VE、P0.1。

（1）以 VE 为纵坐标、$PaCO_2$ 为横坐标可绘出高 CO_2 反应曲线。两者呈直线关系，直线开始上升

的位置代表CO_2反应的阈值,坡度代表呼吸中枢对CO_2反应的敏感性。

(2) 由于VE受呼吸流量和肺容积变化的影响,故以P0.1代替VE更准确,以P0.1为纵坐标、$PaCO_2$为横坐标可绘出CO_2反应曲线,正常值为P0.1/$PaCO_2$=(3.15±1.13)cmH_2O/kPa[(0.42±0.15)cmH_2O/mmHg]。

四、呼吸中枢反应性检测的临床应用

常用于气流阻塞性肺疾病(主要是COPD)、弥漫性肺实质疾病(习惯上称为弥漫性肺间质疾病)和中枢性肺疾病。

(一) 气流阻塞性肺疾病

1. COPD 一般认为化学及非化性呼吸调节异常也参与COPD的病理生理过程。出现CO_2潴留的COPD者,CO_2呼吸应答减弱(与急性高PCO_2刺激,呼吸应答增强不同);而出现低氧血症时,低O_2呼吸应答减弱(也与急性低氧刺激,呼吸应答增强不同)。高碳酸血症者多出现浅快呼吸,且VT变化无一定规律。这些现象提示:① COPD患者的呼吸调节异常先于呼吸衰竭发生之前;② 随着疾病进展,呼吸调节系统也出现适应性改变,即持续刺激导致感受器对刺激反应的减弱。

在COPD稳定期患者,不同个体的$PaCO_2$存在较大差异,即使气道阻塞程度相近,提示CO_2潴留与低O_2、高CO_2通气应答有关。COPD患者低O_2通气应答异常受家族遗传因素影响,对低O_2刺激应答减弱的COPD个体更容易发展为慢性呼吸衰竭;而高CO_2通气应答或呼吸方式变化则与家族遗传因素无明显关系。Beral和Read曾报道,高CO_2通气应答减低的COPD患者容易出现CO_2潴留;而Kawakami等研究显示,高CO_2通气应答与PaO_2或$PaCO_2$均无明显相关性,但也不能排出高CO_2通气应答在COPD低通气发生中的作用,故可认为与家族因素相比,机体对CO_2的化学敏感性更易受外界因素的影响,如有的COPD患者虽无CO_2潴留,但化学呼吸驱动却呈明显的抑制状态,非化学神经性呼吸调节,如本体感受性调节和气流阻塞程度可能是决定CO_2是否潴留的更重要的因素。出现高碳酸血症型(必然伴随低氧血症)的COPD患者与未出现者相比,其吸气时间缩短,VT减小;但平均吸气流量相似。Walkove等研究显示,与无高碳酸血症的患者相比,出现高碳酸血症的COPD患者的VT变异度较大,不能保持相对稳定,也提示非化学性呼吸调节可能是引起COPD患者CO_2潴留的重要因素之一。

上述研究说明COPD的发展及呼吸衰竭发生的复杂性,对化学性呼吸调节的研究,及其与其他呼吸调节关系的研究仍需进一步深入。

2. 支气管哮喘 非发作期支气管哮喘患者的低氧通气应答与正常人无差别;急性发作时明显增强,这与疾病的临床特点一致,故可认为气道阻力增加引起低氧通气应答增强;若出现异常情况,低氧通气应答将发生变化,如Kikuchi等研究发现:重症支气管哮喘、意识丧失的患者,经人工气道MV治疗完全缓解后,低氧通气应答较正常人及非重症哮喘患者明显减低。非发作期患者的高CO_2通气应答也与正常人无明显差异,发作期明显增高,这也与患者的临床特点一致,故也可认为气道阻力增加引起高CO_2通气应答增强。低氧或高CO_2通气应答增强的具体机制与支气管哮喘发作时炎性介质,如组胺、前列腺素等的分泌、释放增加,以及由迷走神经介导的C纤维兴奋等有关,但刺激呼吸中枢的具体机制尚未完全清楚。

上述结果说明低氧及高CO_2通气应答增强在哮喘发作期也有一定作用,是机体克服气道阻力增加,以维持适当VE的一种代偿反应;而低氧及高CO_2通气应减低的患者,在急性发作期更容易发生低通气和死亡。

3. 阻塞性睡眠呼吸暂停低通气综合征(OSAS) OSAS主要表现为上气道阻力增高、顺应性增加,吸气时膈肌用力收缩,形成巨大胸腔负压,上气道的软组织受负压吸引而容易塌陷、闭合。清醒时,大脑皮质可代偿性地发出冲动,使咽部扩张肌的张力增强,维持气道通畅;睡眠时,大脑皮质的代偿作用消失,则容易发生阻塞性呼吸暂停或低通气,尤其是在非快动眼期(NREM),来自大脑皮质的冲动消失,呼吸驱动减弱,加之上气道阻力增高,使VT降低、VE减小或降至0,$PaCO_2$上升;CO_2的反应阈值增高,呼吸中枢对高CO_2的反应性减弱,使呼吸驱动下降,进一步加重阻塞性呼吸暂停或低通气。在NREM相的Ⅰ期、Ⅱ期,由于睡眠较浅,呼吸暂停容易导致觉醒,觉醒后患者的呼吸驱动以及其对CO_2的反应性又恢复正常,此时过高的$PaCO_2$刺激呼吸中枢,使VE增大,$PaCO_2$下降。再度进入睡眠后,又会出现呼吸抑制,发生低通气或呼吸暂停。由于呼吸中枢的不稳定,在Ⅰ期、Ⅱ期极容易频繁发生阻塞性呼吸暂停,也容易发生中枢性呼吸暂停。在快动眼睡眠期(REM),由于咽部扩张肌的张力明显下降,容易发生严重阻塞性呼吸暂停,因此 OSAS 也与呼吸中枢的调节密切相关。

(二)弥漫性间质性肺疾病(ILD) ILD 是一组弥漫性肺疾病,具有相似的临床特点、呼吸生理学变化和胸部影像学变化;其病程一般表现为缓慢进展并逐渐丧失肺泡毛细血管功能单位,最终发展为弥漫性肺间质纤维化、蜂窝肺,多因呼吸衰竭死亡。

1. 基本呼吸生理变化 主要表现肺弹性阻力增加和限制性通气功能障碍,以浅快呼吸为基本呼吸形式,呼吸形式变化实质为克服弹性阻力增加而发生的代偿性变化,牵张反射可能发挥更重要的作用,自然伴随肺内迷走神经介导的向心性神经纤维活动增强。浅快呼吸可以被肺内局部麻醉阻断,阻断迷走神经也可抑制浅快呼吸或使浅快呼吸消失。ILD 患者清醒时表现为浅快呼吸,睡眠时浅快呼吸可明显改善或消失,提示行为性呼吸调节也参与了浅快呼吸的形成。患者皆有换气功能障碍和运动性低氧血症,重症患者有静息时低氧血症。

2. 呼吸驱动变化 ILD 患者的呼吸驱动水平较正常人高,表现为高 CO_2 通气应答斜率增加,P0.1 增大,低氧通气应答正常或基本正常。ILD 患者增强的呼吸中枢驱动反应在正常人给予额外弹力负荷时也可出现,但无法区分 P0.1 增大是原发性呼吸中枢活动增强还是呼吸肌收缩增强所致。对增加弹性负荷的正常受检者,在检测高 CO_2 通气应答时,Lopata 等还检测膈肌肌电图的反应,证明膈肌电反应与 P0.1 同样呈亢进状态。但需强调 ILD 患者呼吸驱动增加主要是非化学性呼吸调节增强所致,牵张反射等神经性反射调节可能发挥更重要的作用。

(三)原发性肺泡低通气综合征(PAH) 由于肺泡通气量降低,PAH 患者的 $PaCO_2$ 升高、PaO_2 下降。

1. 呼吸调节特点 低氧和高 CO_2 通气应答均降低,且降低原因主要是由于化学性呼吸调节反馈系统障碍所致。尽管颈动脉体化学感受器对低氧刺激有反应,但其上位呼吸中枢无相应反应,从而出现低氧通气应答低下或低氧性呼吸抑制。有研究显示 PAH 患者吸入纯氧时可解除其低氧呼吸抑制,VE 反而增加。PAH 患者高 CO_2 通气应答降低或无反应的具体原因尚未完全清楚,部分可能与低氧呼吸抑制效应有关。

2. 机体的代偿性调节 由于呼吸调节系统、神经肌肉系统和呼吸器官是完整的统一体,故患者可有效发挥随意通气作用,通过增强正常的吸气肌和呼气肌力纠正低通气。纠正低通气后,患者的肺容积、用力肺活量(FVC)、气道阻力和肺顺应性及 $P_{(A-a)}O_2$ 测定值皆可恢复正常,即患者可通过随意通气增强纠正由于肺泡低通气导致的低氧血症和高碳酸血症,但临床上容易忽视行为性呼吸调节的治疗作用。

(四)内分泌和代谢性疾病 研究显示,甲状腺功能亢进患者的低氧和高 CO_2 通气应答均明显增加,而甲状腺功能减低者均降低。甲状腺功能亢进时,由于颈动脉体化学感受器代谢亢进,局部 PO_2 下降,故可刺激化学感受器,使呼吸驱动增强;甲状腺功能减低则出现相反变化,此时若给予甲状腺素替代治疗,数周至数个月后可使其呼吸驱动水平恢复正常。

有关糖尿病患者的研究结果显示:其低氧通气应答较正常人有所下降,这除与颈动脉体化学感受器的功能异常及输入神经纤维的功能异常有关外,中枢性低氧通气抑制效应也发挥一定作用。

综上所述,通气应答检测和 P0.1 检测不仅能反映呼吸中枢对低 O_2 及高 CO_2 的感受性和呼吸中枢驱动水平,而且能反映肺脏本身或肺脏以外原因引起的气体交换障碍等对通气应答的影响。相对而言,P0.1 较低 O_2 及高 CO_2 通气应答的稳定性好,临床应用多。在进行通气应答检测时要注意测定方法不同导致的应答值差异。呼吸调节检测的重要性还在于,尽管正常人的通气应答值有较大的个体差异,但作为个体却长期保持不变,在呼吸系统疾病的发生、发展中作为病理因素发挥一定作用,但应注意与基础疾病、其他因素的综合分析。

(朱 蕾 侯丽丽)

第十一章
肺的血液循环

> **提　要**
>
> 1. 肺循环的组成、压力、容积等方面的概念众多、复杂，是认识肺循环功能和作用的基础。
> 2. 肺的血液循环包括支气管循环和肺循环，前者是肺的营养血管；后者是肺的功能血管，具有低压、高容、低阻、高灌等特点。肺微循环的横截面巨大、血流缓慢，与肺泡巨大的面积、静止的气流匹配，非常适合气体交换；肺泡外血管的结构特点适合肺的液体交换。肺毛细血管主要是肺泡毛细血管，还有少量肺泡交界毛细血管、一定数量的肺泡外毛细血管，不同血管的特点不同，发挥作用的特点也有明显差别。肺循环的自身调节能力强，主要表现为血容量增多，肺血管扩张，肺循环阻力（PVR）有所增大，肺动脉压变化不大；低氧，尤其是肺泡内低氧对 PVR 有明显影响；血管活性物质对 PVR 的影响有限。PVR 常用公式计算，也可直接测定。
> 3. 肺血流分布与肺动脉压（PAP）、肺泡内压（PA）和肺静脉压（PVP）有关，根据简化 Starling 阻力计模型，直立位时，肺自上而下分 I 区、II 区、III 区，这对理解肺血流有重要价值；但健康人并不存在 I 区，II 区、III 区与模型也有一定差异，且出现 IV 区，这主要是肺自身调节的结果，包括肺血管的被动调节和通气血流比例（$\dot{V}/\dot{Q}$）的调节。
> 4. 肺循环功能和 PVR 有明显的肺容积依赖性，且疾病状态或机械通气状态与健康人自主呼吸的变化有明显不同；正常功能残气量（FRC）位置的 PVR 最低，低于或高于正常 FRC 容积的 PVR 皆增大，超过压力-容积（P-V）曲线的高位拐点（UIP）时，PVR 显著增大。肺容积直接或间接通过对心脏的挤压性作用或左、右心室的相互作用而影响心功能；呼吸时跨膈压的变化通过影响血管驱动压和下腔静脉阻力的变化影响循环功能，健康人自主呼吸、疾病状态下自主呼吸、机械通气时的变化有较大差异。限流效应是用力自主时的重要生理学变化，对理解心肺之间的关系和临床诊治有重要价值。

肺有 2 个解剖和功能系统：气管、支气管、肺泡的气体传输系统，肺的液体转移系统（包括血液循环系统和淋巴系统，称为脉管系统）。血液循环包括肺循环和支气管循环，前者位于左、右心之间，具有高容、低压、低阻、高灌等特点，主要作用是气体交换；后者是肺的营养血管。

第一节　基本概念

1. **脉管系统**（vascular system）　心血管系统和淋巴系统组成的体内封闭式循环管道系统。前者由心脏、动脉、毛细血管和静脉组成，后者由淋巴管、淋巴器官和淋巴组织组成。主要功能是不断地把营养物质、氧气等运送到全身各器官和组织，供新陈代谢用；将代谢产物，如 CO_2 和尿素等运送到肺、肾和皮肤等排出体外。

2. **肺血管系统**（pulmonary vascular system）　肺内支气管循环和肺循环系统的总称。前者为体循环中的支气管循环，是肺的营养血管；后者为肺循环，接受全身各器官的静脉回心血，并在肺内进行气体交换。

3. 支气管循环（bronchial circulation） 支气管动脉、毛细血管和支气管静脉组成的血液循环系统。是肺、气道和胸膜等的营养血管，体循环的组成部分。

4. 肺循环（pulmonary circulation） 由肺动脉及其分支、肺毛细血管和肺静脉组成的血液循环系统。接受全身各器官的静脉回心血液，具有血管内压低、血管阻力低、血容量高、血流量高等特点，其主要功能是气体交换。

5. 血流动力学（hemodynamics） 应用流体力学理论研究血液、血液所流经血管的特性及血液流动和伴随流动进行物质交换规律的学科。

6. 肺动脉（pulmonary artery） 发自右心室，至肺门处与支气管伴行入肺的动脉。是管径粗的弹性动脉，也是肺的功能血管，伴行支气管分支走行。

肺动脉在升主动脉前方向左后上方斜行的短、粗部分称为肺动脉干。至主动脉弓下方分为左、右肺动脉。左肺动脉较短，在左主支气管前方横行，分2支进入左肺上、下叶。右肺动脉较长而粗，经升主动脉和上腔静脉后方向右横行，至右肺门处分为3支进入右肺上、中、下叶。

7. 肺静脉（pulmonary vein） 起自肺毛细血管，在肺内逐级汇合成各级细小静脉，最后在每侧肺形成2条肺静脉，即肺上静脉和肺下静脉，分别注入左心房。肺静脉无静脉瓣，静脉内血流含氧量丰富，颜色鲜红。

8. 肺微循环（pulmonary microcirculation） 肺微动脉和肺微静脉之间的血液循环，包括肺微动脉、肺毛细血管和肺微静脉。血管总横截面显著增大，血流速度明显缓慢，非常适合血液与肺泡之间的气体交换。

管径在0.3 mm以下的动脉称为微动脉（arteriole）。内膜无内弹性膜，中膜由1~2层平滑肌组成，外膜较薄。由于平滑肌的收缩活动，微动脉起控制微循环的总闸门作用。

管腔不规则、管径为50~200 μm的静脉称为微静脉（venule）。内皮外无或无完整的平滑肌层，外膜薄，属毛细血管后阻力血管，起后闸门作用。微静脉收缩，毛细血管后阻力增大，从而使微循环血液淤积；也使静脉回心血量减少。

9. 肺毛细血管（pulmonary capillary） 肺循环的毛细血管，内径比较一致，为6~9 μm。是血液与肺泡之间气体交换的场所，也有调节肺血液循环的作用，包括肺泡毛细血管、肺泡交界毛细血管和肺泡外毛细血管。

10. 肺泡毛细血管（alveolar capillary） 存在于相邻肺泡壁间并填满肺泡间隔的毛细血管，是气体交换的场所，易受肺泡内压变化和肺泡表面张力的影响。当肺泡内压升高超过胸腔内压时血管受压，血流减少；反之血流量增多，因此其血流状态取决于肺容积、血管压力和肺泡表面张力的综合变化。

11. 肺泡交界毛细血管（alveolar corner capillary） 位于3个肺泡交界处的毛细血管，行走于肺泡上皮皱襞中，位于肺泡表面活性物质薄膜转折处的正下方，避免了受肺泡内压变化的影响，但数量有限，作用也有限。

12. 肺泡外毛细血管（extraalveolar capillary） 包绕于结缔组织鞘中的毛细血管，受肺间质压影响较大。

肺扩张时，肺泡毛细血管内径缩小，而肺泡外毛细血管开放，肺泡交界毛细血管无明显变化。肺泡毛细血管血流受阻时，血流仍可通过肺泡交界血管和肺泡外血管从动脉端流向静脉端。

13. 压力（pressure） 一个物体垂直作用于另一物体表面的力。

14. 压强（pressure） 单位面积所承受的压力大小。在医学上习惯称压强为压力，如各种血压、气压、肺间质压等实质上皆为压强。在国际单位制中，压强的单位是帕斯卡，简称帕（Pa）。医学上习惯用mmHg、cmH_2O、atm（大气压）等表示。

15. 肺循环压力（pulmonary blood pressure） 肺循环内血液流动对血管壁的压强与血管外（可以是肺间质或大气）的压强差。因为肺循环周围的压强不固定，随呼吸周期变化；不同部位的压强也不相同，如肺泡毛细血管、肺泡外毛细血管、大血管即差别较大，因此描述肺循环的压力需涉及血管内压、血管外周压和跨壁压等概念。

16. 肺血管压（pulmonary blood vessel pressure） 肺循环内血液流动对血管壁的压强与大气压之差。正常肺循环内各部位压强都非常低，肺动脉干的平均压约为15 mmHg，收缩压和舒张压分别约为25 mmHg和8 mmHg，适合气体交换。

17. 肺动脉压（pulmonary artery pressure，PAP） 肺动脉主干血液流动对血管壁的压强与大气压之差。右心室收缩时，肺动脉内血流对血管壁的压强与大气压之差称为肺动脉收缩压；右心室舒张时，肺动脉内血流对血管壁压强与大气压之差称为肺动脉舒张压。与体循环相比，肺动脉压较低，常用肺动脉平均压表示。在健康人和非肺疾病患者，肺动脉的舒张期末压与肺动脉楔压非常接近，可代表左心房压，但肺循环疾病时有较大差异。

18. **肺毛细血管静水压**(pulmonary capillary hydrostatic pressure) 又称肺毛细血管压,是肺毛细血管内血流对血管壁的压强与大气压之差,是肺血管内液体进入肺间质的主要动力。

19. **肺血管外压**(pressure outside pulmonary blood vessel) 肺血管周围组织压强与大气压的差值。正常情况下,肺泡毛细血管外压为肺泡内压,肺泡被动扩张时血管倾向萎陷。肺动脉、肺静脉等大血管和肺泡外毛细血管的外压为肺间质压,肺容积增大时血管倾向扩张。

20. **肺血管跨壁压**(pulmonary blood vessel pressure) 肺血管内血液流动对血管壁的压强与血管外组织的压强差。由于肺血管皆在胸腔内,与大气压有一定差别,能更好地反映肺循环的后负荷。

21. **肺毛细血管跨壁压**(pulmonary capillary transmural pressure) 肺毛细血管内外的压强差。在不同肺毛细血管,跨壁压有较大差异。平静呼吸时,肺泡内压以0为基点呈周期性波动,肺间质压<0,故肺泡毛细血管跨壁压与肺间质静水压基本相同,而肺泡外毛细血管的跨壁压大于肺间质静水压的绝对值。用力呼吸时或机械通气时,肺泡内压、肺间质压都发生巨大变化,跨壁压也发生明显变化。

22. **肺动脉楔压**(pulmonary arterial wedge pressure,PAWP) 曾被称肺毛细血管楔压(pulmonary capillary wedge pressure,PCWP)。将肺动脉导管末端"楔"入肺动脉或将血管内导管外周的气囊充气以闭塞肺动脉某一分支的血流,在血液不流动的情况下记录的压力,代表下游未闭塞血管网和左心房的压力,是反映左心功能的较可靠指标。

23. **左心房舒张期末压**(left atrial end-diastolic pressure) 简称左房压,是左心房舒张期末压与大气压之差,是反映左心功能的可靠指标。

24. **右心房舒张期末压**(right atrial end-diastolic pressure) 简称右房压,是右心房舒张期末压与大气压之差。通过右心房内置管测定,是观察血流动力学变化的主要参数之一。

25. **心排血量**(cardiac output,CO) 每分钟左心室或右心室射入主动脉或肺动脉的血容积。左、右心室的排血量基本相等。

26. **肺血管阻力**(pulmonary vascular resistance,PVR) 习惯称为"肺循环阻力",指右心室泵血时需要克服的肺血管床阻力。PVR主要存在于肺微血管,其中近一半形成于肺毛细血管。

27. **肺血流量**(pulmonary blood flow) 每分钟通过肺血管的血流量,相当于右心排血量。在大多数情况下,肺血管呈被动性扩张,故肺循环压升高时血管扩张,压力下降时血管回缩,这与体循环明显不同。肺血流量分布的均匀一致是维持正常气体交换重要因素。

28. **肺血容积**(pulmonary blood volume) 又称肺血容量,是肺循环容纳的血液容积,大约是体循环血容量的12%。人类两侧肺约含有450 mL血液,主要存在于肺动、静脉,70~100 mL存在于肺毛细血管。

29. **肺区**(lung zone) 在重力作用下,从肺尖到肺底,PAP、肺泡压(PA)和肺静脉压(PVP)三者对肺血流分布的影响不同,使肺血流呈现出不同的特点,从而形成的特定功能部位。是描述肺血流分布模型的一种功能概念,包括Ⅰ区、Ⅱ区、Ⅲ区、Ⅳ区。

在肺尖部,PAP和PVP均<0或<PA,在肺泡内压作用下,肺血管萎陷,血流量极少或终止,形成无效腔样通气,称为Ⅰ区。健康人不存Ⅰ区,实质是自主调节反应的结果。

在肺中部,PAP>PA>PVP,肺血流量取决于PAP和PA之差,与PAP和PVP差值无关。随着高度下降,PAP与PA间压差增大,肺血流量进一步增加,称为Ⅱ区。

在接近肺底的部位,PAP>PVP>PA,肺血流量取决于PAP和PVP之差,称为Ⅲ区。PAP和PVP均随高度下降同步增加,两者压差为一恒定值,因此理论上肺血流不增加,但实际仍有增加。

理论上肺底部也应该是Ⅲ区,但实际测量的肺血流量反而呈现逐渐减少趋势,实质是一种代偿性反应,称为Ⅳ区。

第二节 肺循环的基本知识

肺的血液循环有肺循环和来自体循环的支气管循环,前者位于左、右心之间,主要功能是将血液从右心室运输到肺微循环进行气体交换,后者则是肺的营养血管。

一、肺的血管系统

肺有两套供血系统，一套是来自体循环的支气管循环，包括支气管动脉及其分支、毛细血管和静脉，是肺、气道和胸膜等的营养血管；另一套为肺循环，由肺动脉及其分支、毛细血管和肺静脉组成，肺循环接受全身各器官的静脉回心血，主要在肺内进行气体交换。

（一）肺循环 肺循环是肺的功能血管，包括肺动脉及其分支、肺毛细血管，然后汇入小静脉，最后经过左、右肺静脉与左心房相连，是典型的低压、高容、低阻、高灌系统，主要作用是进行气体交换，还具有平衡肺血管内、外液体等作用。

肺微动脉是指部分肌性肺动脉远端收缩力不太强的微血管，肺血管床总横截面显著增大，提供了 $50\sim70\ m^2$ 的巨大气体交换面积，相应的血流量也明显缓慢；肺泡毛细血管膜的厚度仅为周围组织毛细血管膜的 1/10，非常有利于气体交换。肺微血管系统的毛细血管通常分为三型：肺泡毛细血管、肺泡交界毛细血管和肺泡外毛细血管，前者占绝大部分，是进行气体交换的场所；后两者数量少，但在某些特殊情况下也有重要作用。

1. **肺泡毛细血管** 存在于相邻肺泡壁间并填满肺泡间隔，大部分与Ⅰ型肺泡上皮基底膜融合，受肺泡内压影响。当肺泡内压升高超过胸腔内压（肺被动充气），血管受压，血流量减少；反之，血管扩张，血流量增加。这部分血管还受到肺泡表面张力和肺泡表面活性物质（PS）的影响，因此肺泡毛细血管的血流状态取决于肺容积、血管内压、肺泡表面张力、PS 的综合影响。

肺泡毛细血管主要由细胞质延展的单层内皮细胞组成，内皮细胞连续排列；血管壁极薄，迂回行进于肺泡隔的间质中。血管内皮细胞和紧邻的肺泡上皮细胞均固定于相隔的基底膜上，其中约一半内皮细胞基底膜与肺泡上皮细胞基底膜融合，形成肺泡毛细血管膜（ACM），习惯上称为薄部，为气体交换提供了极大的表面积和极短的扩散距离；其余部分两层基底膜相互分开形成所谓的厚部，是肺部液体和溶质跨毛细血管转运的主要部位。厚部还包括胶原纤维、弹性纤维和蛋白聚糖等成分。

2. **肺泡交界毛细血管** 位于 3 个肺泡的交界处，行走于上皮皱襞中，可明显避免肺泡内压变化的影响，但数量有限，作用也有限。

3. **肺泡外毛细血管** 包绕于结缔组织鞘中，正常状态下基本不受肺泡内压变化的影响，但受肺间质压影响。吸气时肺间质负压增大，血管扩张，血流量增加；呼气时血管回缩，血流量减少。肺容积对肺泡毛细血管和肺泡外毛细血管的不同影响保障了不同状态下肺血液循环的通畅。肺泡毛细血管阻力显著增大时，血流仍可通过肺泡交界毛细血管和肺泡外毛细血管继续从动脉端流向静脉端，这主要是在极端情况下发挥作用，如严重支气管哮喘发作。肺泡内、外血管在呼吸过程中的不同状态说明肺血容量和阻力的肺容积依赖性（详见本章第四节）。

（二）支气管血管系统 是肺组织，特别是肺动脉、气道和胸膜的营养血管。支气管动脉一般起源于主动脉弓远端和胸主动脉腹侧。支气管动脉从肺门附近入肺，通常行走于支气管血管鞘内，其管径明显小于伴行的支气管或肺动脉，炎症反应时可明显扩张。营养气道的支气管血管，其毛细血管丛分布于大、小气道壁内，主要功能是向气管至呼吸性细支气管段的气道供血、供氧，而呼吸性细支气管及以下部位的供血、供氧由肺循环和肺泡完成。支气管的小静脉分布于支气管黏膜固有层和外膜中，与肺静脉之间有大量吻合支。在终末细支气管，支气管小动脉与呼吸性细支气管和肺泡管处的肺泡毛细血管丛广泛吻合。支气管小静脉大部分在肺门附近汇合成支气管静脉，并最终通过奇静脉、半奇静脉或左无名静脉回流入右心房。正常情况下，支气管循环的血流量仅占 CO 的 1%～2%。

二、肺循环的压力

肺循环压力概念复杂，涉及不同部位肺血管压、肺血管周围压和肺血管跨壁压等。

1. **肺血管压** 肺循环内血流对血管壁的压强与大气压的差值。肺循环各部位的压强皆非常低，任何两点之间的压力差也非常小，肺动脉平均压为 15 mmHg，收缩压和舒张压分别约为 25 mmHg 和 8 mmHg。与之相对应的主动脉平均压为 100 mmHg，高于肺动脉压 5～6 倍。左、右心房压较为接近，分别为 5 mmHg 和 2 mmHg，因此肺循环和体循环的压差分别约为 10 mmHg 和 98 mmHg，后者约是前者的 10 倍。肺动脉及其分支的管壁菲薄，平滑肌细胞含量少，是维持其低压状态的结构基础；体循环的动脉管壁较厚，平滑肌细胞丰富，这一结构特点在小动脉壁尤其明显。这种结构差异反映了两种循环系统的不同功能，体循环调节全身各部位的血供，包括离心脏平面较高的部位（如头部或高举的上臂）；而肺循环仅需短距离内持续接受全部的心排血量。由于肺循环很少涉及将血液从一个区域转送至另一个区域，故其压强低至能维持肺顶部的血流即可。肺循环的低压状态减轻了右心做功，故在很小做功条件下即可有效维持气体交换。

肺循环的压力分布比体循环均匀，最大的压差位于毛细血管上游。由于毛细血管静水压是液体渗入肺间质和肺泡（形成肺水肿）的主要压力，故在临床上测定这一压力有助于判断肺水肿的性质和部位。

2. **肺血管外压和肺血管跨壁压** 肺血管外压是肺血管周围压强与大气压之差，肺血管跨壁压是肺血管压与肺血管外压的差值。由于肺血管皆在胸腔内，与大气压有一定差别，肺血管跨壁压能更好地反映肺循环的后负荷。讨论两者必须区分肺泡和肺泡外血管。肺泡毛细血管外压是肺泡内压，肺泡毛细血管跨壁压是肺泡毛细血管压与肺泡内压的差值，故肺泡毛细血管内径、血流量、血流阻力显著受肺泡内压变化的影响。当肺泡内压超过肺泡毛细血管压，即跨壁压显著减少时，肺泡毛细血管受压、内径缩小或萎陷，血流量减少，血流阻力增大；反之血管扩张，出现相反变化。肺动脉、肺静脉等大血管和肺泡外毛细血管位于肺间质，其跨壁压取决于各血管压与肺间质压的差值，其中肺泡外毛细血管跨壁压为肺泡外毛细血管压与肺间质压的差值，平静呼吸或深吸气时为负压，血管扩张；用力呼气或机械控制通气时，肺间质压多为正压，血管回缩，故不同条件对血管内径、血流量、血流阻力产生不同的影响。描述肺循环压力必须涉及肺血管压、肺血管外压和跨壁压，这与体循环明显不同，后者主要是胸腔外血管，其外周压为大气压，等于0；胸腔内主动脉外压为胸腔内压，主动脉跨壁压为血压与胸腔内压的差值。

因此，描述体循环压力（胸腔内主动脉除外）只需参考周围环境压力（大气压即可，当然有时也要考虑不同器官组织的压力），如血压100 mmHg是指体循环压强高出大气压100 mmHg；而描述肺循环压力时则复杂得多，因为肺循环周围无恒定压力，后者随呼吸周期变化；且不同部位的压力也不相同，肺泡毛细血管、肺泡外毛细血管及大血管受呼吸的影响不同，因此描述肺循环压力必须涉及肺血管压、肺血管外压和肺循环跨壁压。

三、肺血流

1. **肺血容量** 即肺血管容纳的血液容积，大约是体循环血容量的12%。成人平静呼吸时，两侧肺约含450 mL血液，其中70~100 mL存在于毛细血管，其余大部分在肺动、静脉中。用力呼气或正压呼吸时，肺泡、肺间质内形成高压，肺循环可向体循环挤出多达250 mL的血液。大出血时，体循环血容量丧失可部分通过肺循环的自动转移而得到补偿。血儿茶酚胺浓度明显升高时，体循环血管收缩，肺循环变化不大，大量体循环血液进入肺循环，这是脑部损伤、肾上腺素瘤、突发性高血压患者发生肺水肿的主要机制之一。

2. **肺血流量** 相当于心排血量，因此影响心排血量的因素也影响肺血流量。大多数情况下，肺血管呈被动性扩张，故肺循环压升高时血管扩张，压力下降时血管回缩。肺血管也受多种神经体液因素的调节，但除低氧外，其敏感性远低于体循环。肺血流量在各肺段分布比较均匀一致，以确保气体交换的正常进行。

四、肺循环阻力

PVR主要存在于肺微血管中，其中一半形成于毛细血管，提示肺小动脉和毛细血管是肺血管床压力下降的主要部位，这与体循环阻力主要存在于小动脉也有明显不同。

1. **PVR特点与意义** 正常肺循环的明显特征是在肺动脉压轻度增高的状态下容纳大幅度增加的血流量。血流量增多仅可能引起肺动脉压轻度升高，但左房压保持不变；左房压升高并不伴有PAP和血流量的明显变化。上述两种情况导致肺血管扩张，PVR下降或基本不变，这与体循环明显不同。正常生理条件下，肺微血管床中的部分毛细血管处于关闭状态；即使开放也没有血流通过。当肺循环压升高时，这些血管开放、血流通过；正常开放的血管也出现被动性扩张，PVR降低或基本不变。

2. **肺容积对PVR的影响** 肺泡毛细血管和肺泡外血管阻力的形成有明显不同，两部分共同作用导致正常FRC位置的PVR最低。肺扩张时，肺间质压下降，肺泡外血管（肺泡外毛细血管、肺静脉、肺动脉等）扩张，阻力下降；肺泡壁延展使肺泡毛细血管内径变小，阻力增大，其中后者数量巨大，阻力增加幅度大，故总PVR增大。肺容积低于FRC时，肺泡毛细血管内径变化不大或稍增大，阻力基本不变（图11-1）；肺泡外血管明显狭窄或扭曲变形，阻力明显增大，总PVR增大。当然不同吸、呼气状态变化引起的肺泡内压和肺间质压变化对肺循环产生复杂影响。

3. **血液黏滞度** 与PVR呈正相关关系。决定血液黏滞度的主要因素是血细胞比容,其次是血浆黏滞度。血液黏滞度反映了红细胞在肺微血管中的形变能力和血浆黏滞性。实验结果显示,血细胞比容>40%时可引起平均PAP和PVR明显升高。低氧诱发的红细胞增多症以及伴随的血黏滞度增高是高原性或缺氧性PVR增高的主要因素。

五、肺血管舒缩功能的调节

正常肺循环床的静息血管张力和阻力皆非常低。血管舒缩功能变化主要取决于肺血管本身的特性,其他因素也有一定的调节作用。可简单总结为:体内产生的血管舒缩物质,神经反射介导的血管张力变化,各种药理学因素对血管张力的影响,肺泡和动脉血气变化(主要是PO_2和pH,特别是P_AO_2变化)对血管张力的影响。总体而言,除P_AO_2外,肺循环对血管活性药物的敏感性非常低,向血管内注入强血管扩张剂几乎不降低PVR(详见本章第五节)。

第三节 肺血流分布与肺血流阻力

肺循环接受几乎全部的心排血量,但受重力等影响,血流在肺内的分布不均匀,从而对肺循环压力、气体交换均产生重要影响。

一、肺 区

(一)肺血流压力分布的理论基础 人在直立时,由于重力作用,肺血流形成一个自上至下的流体静力学梯度,以成人肺高度估算,压差约为30 cmH_2O。West等根据肺动脉压(PAP)、肺泡内压(PA)和肺静脉压(PVP)三者的关系首先提出了肺血流分布理论,即肺区(zone)的概念。由于重力作用,人体站立时的肺血管压从最高位的肺尖部到最低位的肺底部不断增加,其增加的压差等于$\rho \cdot g \cdot h$(其中ρ为血液密度,大小为1.05 g/cm^3;g为重力加速度,为980 cm/s^2;h为肺从上向下的垂直距离)。由于ρ和g均为常数,故可得出从肺尖部开始每下降1 cm肺血管压即增加约1 cmH_2O。

平均PAP = 20 cmH_2O时,从肺底部上升20 cm,PAP将降低至0。平均PVP为10 cmH_2O时,从肺底部上升10 cm,PVP降低至0。当处于静息状态,且声门打开时,全肺各处PA等于大气压,皆为0。

(二)肺区的划分 根据上述压力分布特点,可分为三个肺区:Ⅰ区、Ⅱ区和Ⅲ区;但正常情况上不存在Ⅰ区,反而出现了Ⅳ区,Ⅱ区和Ⅲ区也与单纯的压力变化明显不同。

1. 理论上的压力变化与肺区

(1)Ⅰ区 距肺底部20 cmH_2O以上的区域,即肺尖部。PAP、PVP均<0或<PA,在肺泡内压作用下肺泡毛细血管萎陷,血流量极少或终止,形成无效腔通气。

(2)Ⅱ区 距肺底部10~20 cmH_2O的区域。PAP>PA,PA>PVP,故肺泡毛细血管开放,肺血流量取决于PAP、PA的差值,而与PAP、PVP的差值无关。

(3)Ⅲ区 距肺底部10 cm以内区域。PAP>PVP,PVP>PA,肺毛细血管开放,肺血流量取决于PAP与PVP的差值。

根据压力变化,肺血流量分布可用一系列简化Starling阻力计(simple starling resistor)模型解释。在Ⅱ区,PAP>PA>PVP,由于对血流的有效反向压(effective back pressure)是PA而非PVP,故PVP升降对肺血流量几乎无影响。只有在病理状态下PVP升高超过PA(如左心衰竭),PVP才成为血流的有效反向压。随着高度下降,PAP与PA的差值增大,肺血流量进一步增加。

2. 实际肺区变化 如绝大多数模型一样,简化Starling模型不能解释所有实验结果。

(1)Ⅰ、Ⅱ、Ⅲ区的变化特点:在Ⅰ区,理论上没有血流经过,但在健康人的实际测量中并没有发现该区存在,只有肺血容量明显下降的情况下才出现,如休克;而健康人肺血流存在的机制是肺尖部肺泡PCO_2过低,肺底部血管压过高,反射性引起该通气量减少,血流量增加;Ⅱ区应该有较大范围,但实际上范围有限,也与Ⅰ区的调节机制相似;在Ⅲ区,PAP、PVP均随着高度下降同步增加,两者的压差为一恒定值,理论上肺血流不应增加,但实际测量结果显示血流量仍增加。Ⅲ区血流量增加的机制是随着血管内压增加,毛细血管更加扩张,而原来关闭的毛细血管重新开通。

(2) Ⅳ区：理论上不存在，但实际测量中存在，接近肺底部的肺血流量逐渐减少，称为Ⅳ区。在肺血容量减少的情况下，肺底部血流量减少尤其明显。Ⅳ区的出现机制为：随着肺毛细血管内压不断增加，血管内液体不断渗出进入间质，并对肺血管产生压迫作用，从而减小肺间质内微血管的内径；在肺血容量降低的情况下，肺泡外毛细血管闭合趋势增加。随着高度下降，毛细血管跨壁压降低，在接近肺底部处明显降低，血管阻力明显增大，血流量必然减少。

3. 模型肺区与实际肺区的客观评价 上述单纯压力变化能较好地解释肺区分布，但与实际情况有一定差异。上文虽对两者之间的差异有一定解释，但并不充分和完善，故结合呼吸生理特点进一步阐述。

正常坐位静息自主呼吸状态下，绝大部分肺组织处于Ⅲ区，Ⅰ区几乎没有，仰卧位时完全不存在Ⅰ区；Ⅱ区范围也较小；Ⅳ区几乎皆存在，这与机体自身调节以维持通气血流比例($\dot{V}/\dot{Q}$)稳定在0.8及接近0.8的较窄范围内和维持高效的气体交换效率一致（详见第七章第二节）。血容量减少时肺血管内压下降，Ⅰ区出现；随着血容量进一步下降，Ⅰ区范围相应扩大，肺泡无效腔增大。在常规正压机械通气(MV)患者，肺泡内压明显升高，并高于肺泡毛细血管压，将导致全肺向Ⅱ区和Ⅰ区转化，肺血流量明显减少；相反若肺血管压升高，如充血性心力衰竭，肺血容量增多，Ⅲ区比例增大；肺尖部血容量增多将导致Ⅱ区和Ⅰ区缩小或消失。

与肺泡相似，正常情况下肺血管床有巨大储备，较大一部分血管床可能没有血流灌注（同时无肺泡通气），也无Ⅰ区出现，因此在需要的情况下，关闭的毛细血管可以重新开通，已开放的毛细血管更加扩张，血流量增加，并与肺泡通气量增加匹配。如一侧肺切除术后，肺动脉压并不升高；运动时肺血流量明显增加，肺动脉压增加也非常有限，均与肺血管床被动扩张、血流通过肺血管床阻力减小有关，同时与肺泡通气量增加相匹配。

二、肺血管阻力的计算和测定

PVR可通过公式计算和直接测定完成，简述如下。

1. 公式计算

(1) 欧姆定律(Ohm's law)计算：即 PVR = (PAP−LAP)/Q。

其中Q为肺血流量，PAP为平均肺动脉压（流入压），LAP为平均左心房压（流出压），LAP通常用平均PAWP代替。PVR的表示单位为mmHg/(L·min)或dyn/(s·cm^5)。两种单位换算公式：1 mmHg (L·min)×79.993=1 dyn/(s·cm^5)。PVR正常值1.67 mmHg/(L·min)或133.6 dyn/(s·cm^5)，约为正常体循环阻力的1/10。

由于PVR依赖于PAP和LAP的双重变化，而PAP、LAP皆受多种因素的影响，应用上述公式时有较多问题，需充分考虑。例如PAP和LAP同时升高、Q维持不变时，两者压差保持不变，理论上PVR不变；但实际上高压导致肺血管扩张，PVR降低。因此在分析PVR变化时需要考虑相关因素的影响，不仅包括血管压、心房内压；还要考虑肺容积和肺血管外压。

(2) 泊肃叶定律(Poiseuille's law)计算：该公式将血流作为理想的层流形式，体现了血管中血流阻力(R)与流体黏滞度(η)的关系。

$R = 8\eta L/\pi r^4$，其中L为血管长度，r为血管半径。

从公式中可以看出，R与r^4成反比，故决定PVR的关键因素是血管半径。当血管收缩时，若半径减少50%，PVR将增加16倍。该公式是理想流体呈层流时（包括气体、液体）的常用计算公式，更常用于气道阻力的计算。

欧姆定律和泊肃叶公式在分析PVR特性时均有较高的参考价值，但在解释PVR变化时均应考虑到其局限性。血流的脉冲性、层流或湍流、血管的扩张性（非刚性管道）及复杂的分支、血液中成分的非同质性因素等在两种公式中均未体现。当然在严格控制条件下，肺血流灌注压与血流量之比仍是反映PVR的良好指标。

2. 微导管测定 用微导管测量血流经过肺循环的压力差可以容易计算出PVR。在Ⅲ区，血管阻力不受肺泡内压影响，PVR主要存在于肺微血管中（如上述，绝大部分肺区为Ⅲ区），其中约一半形成于毛细血管中。这些结果提示肺小动脉和肺毛细血管是肺血管床压降的主要部位。由于微穿孔技术主要测量胸膜下血管的压力分布，不能反映肺深层血管的压力特征，也有一定的测量误差。

3. 其他方法 包括闭塞血管或注射低黏滞度微球后测定肺血管压，然后计算PVR。这些结果反映的肺血管阻力部位与肺容量和顺应性的变化部位密切相关，故根据多种测量方法可以反映化学性和体液性介质对肺血管的作用部位，如低氧、刺激交感神经和 5-羟色胺主要引起动脉收缩；组胺主要收缩肺静脉；儿茶酚胺能同时增加肺动、静脉的阻力。

第四节　肺容积与肺循环

肺循环表现为低压、高容、低阻、高灌等特点，且有明显的容积依赖性，并涉及胸腔内压、肺间质内压、肺泡内压的变化。

一、肺容积变化对循环功能的影响

自主呼吸或机械通气（MV）引起肺容积变化皆可对循环系统产生复杂影响，并通过以下机制发挥作用：自主神经张力改变、PVR 变化、对心脏的直接压迫、腹内压升高等。MV 不仅可导致肺容积的周期性扩大，应用持续气道正压/呼气末气道正压（CPAP/PEEP）以及气流阻塞导致的内源性 PEEP（PEEPi），使肺过度扩张，并对循环系统产生更大影响。

（一）基本循环功能变化

1. 正常自主呼吸时的基本变化

（1）肺容积变化对自主神经张力的影响：肺周期性扩张和回缩影响交感和副交感神经的张力。正常自主吸气时心率加快，呼气时心率变慢，称为呼吸性心律不齐，反映了呼吸、循环系统偶联的敏感性。一般而言，吸气时交感神经兴奋占主导地位，呼气时副交感神经兴奋占主导地位；若潮气量（VT）＞15 mL/kg，使肺处于高容积状态时，反而出现心率减慢，血管扩张，这种肺充气后的血管扩张反应在新生儿较易出现，由迷走神经介导，选择性迷走神经切除可阻断该现象。

（2）肺容积变化对 PVR 的影响：PVR 受肺容积的影响较大，在 FRC 肺血管处于良好的弹性扩张状态，阻力最小（图 11-1），这与肺泡毛细血管和肺泡外血管（主要是肺静脉和肺泡外毛细血管）特性有直接关系。肺毛细血管类型不同，特点也明显不同（图 11-2，详见本章第二节）。

2. MV 时的基本变化　MV 对肺血管的影响与自主呼吸有明显不同。

（1）肺泡毛细血管：吸气期肺泡扩张，血管受压，PVR 增大，这在自主呼吸和 MV 时的表现相似，但自主呼吸时，胸腔负压和肺间质负压对肺泡毛细血管也有一定程度的扩张作用，故 PVR 增加幅度较小；后者的 PVR 多明显增大。MV 主要表现为肺泡的被动扩张，自主呼吸的代偿作用有限或消失，PVR 明显增大（主要是心功能正常的患者；心功能不全患者的变化则复杂得多，见第三十二章）。MV 不当时，PVR 变化将更为显著，通气过度时 PVR 显著增加；反之，通气不足时自主呼吸代偿性显著增加，PVR 变化不大。

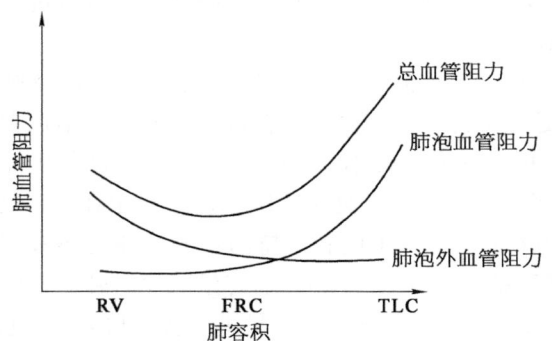

图 11-1　自主呼吸时肺容积与肺血管阻力关系示意图

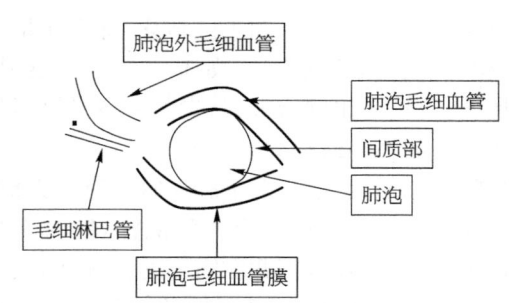

图 11-2　肺毛细血管结构特点示意图

（2）肺泡交界毛细血管：数量、作用皆有限，见上述。

（3）肺泡外毛细血管：血管阻力在自主呼吸和 MV 时差异较大，因为血管阻力显著受肺间质压影响，而肺间质压与胸腔内压相近。自主吸气时，肺容积增大，肺弹性回缩力增大，肺间质压降低（负压增大），故吸气期血流量增加。MV 时肺泡正压向肺间质传导，使血流阻力增加，但与肺泡毛细血管相比，其增加程度要轻得多。

上述效应导致自主呼吸时肺容积、PVR、肺血容量和肺血流量之间的复杂关系，但总体效应是正常 FRC 的 PVR 最低；肺容积增加，PVR 增大，肺血流量增加；肺容积下降，PVR 增大，肺血流量降低。MV 时，各种效应的变化比较一致，随着肺容积增加，PVR 增大，肺血流量减少。正常情况下，PVR 增加是轻微而短暂的，右心室很容易作出适当调整，以保持恒定的心排血量。

3. 疾病状态时的基本变化　主要是肺容积增大或减小的变化明显不同。

（1）气流阻塞性肺疾病：重症患者将出现肺过度充气，从而降低右心室前负荷，增大 PVR；但自主呼吸增强导致的胸腔负压增大会改善回心血量，降低 PVR，总体效应是 PVR 增大不明显，心排血量相对稳定。MV 时，一旦应用镇静剂、肌松剂抑制自主呼吸，可出现 PVR 的明显增大和心排血量下降。

（2）肺实质疾病：将导致肺容积减少，FRC 下降，PVR 也会显著增加。肺容积显著缩小时，肺血管周围弹力纤维缩短，肺血管因缺乏弹性牵引而缩小，使 PVR 增加；肺弹性回缩力下降可使终末小气道和肺泡萎陷，导致肺泡通气不足和肺泡低氧，当肺泡 PO_2<60 mmHg 时将出现局部肺血管的反射性收缩，PVR 进一步增加，常见于 ARDS、肺水肿、弥漫性肺实质疾病。适当提高 FiO_2，通过改善肺泡低氧可有效减轻或解除低氧性肺血管收缩，降低 PVR；在急性期患者，适当应用 CPAP/PEEP，使总体缩小的肺容积恢复至正常 FRC 水平或局部缩小的肺容积恢复至正常 FRC 水平，亦能降低 PVR。MV 时，VT 过大或 CPAP/PEEP 过高或呼气时间过短，将导致肺过度充气，PVR 增大。若吸气末肺容积超过压力-容积（P-V）曲线的高位拐点（UIP），PVR 将显著增大。

总之，低于或高于正常 FRC 的肺容积变化均会引起 PVR 增大，随之影响右心室心排血量，吸气末肺容积超过 P-V 曲线的 UIP 或呼气末肺容积低于低位拐点（LIP），PVR 皆会明显增大。任何治疗措施能使呼气末肺容积处于或接近正常 FRC 或吸气末肺容积明显低于 UIP，PVR 皆会明显降低。

（二）对心脏的机械性挤压

1. 正常自主呼吸状态　吸气时两肺扩张挤压心脏，胸腔负压增大减轻对心脏的挤压；加之肺容积变化小，自然呼吸的挤压作用短暂而轻微，故影响不大。

2. 疾病和机械通气状态　肺过度充气，见于严重气道阻塞、MV 不合理导致的吸气增多、呼气减少或高水平 PEEP，则挤压作用持续且严重，类似于心脏压塞，结果左、右心室的前负荷和心室顺应性降低，心排血量减少。若肺过度充气持续存在，则冠状血管被持续挤压，将导致心肌缺血，因此在肺过度充气状态下，若未测定心包压力或左心室舒张期末的顺应性，PAWP 不一定能准确反映左室的舒张期末容积，因此 MV 时对 PAWP 的解释要慎重。还需强调自然呼吸时，过度充气的过度挤压与 MV 的过度挤压差别较大，前者通过代偿性吸气增强使胸腔负压和肺间质负压增大，从而维持循环血流量和心排血量的相对稳定；后者则容易导致心排血量和血压的下降。

（三）心室间相互作用　包括两方面的意义，首先是指心室间的直接作用，其次是指一个心室射血量变化对另一心室射血量的影响。

1. 心室间的直接作用　指左、右心室的不同顺应性和共同室间隔而发生的相互作用，一般指右心室容积变化对左心室的影响。正常情况下，肺容积增大，心包内压上升。由于右心室的室壁薄，故舒张期的顺应性较左心室大，心包内压上升对右心室舒张期末容积的影响大于左心室。心脏在心窝内活动，右心室位于前下方，受胸廓和横膈的限制作用较大，活动度较小；左心室可向左下移动，活动度较大，这也是肺容积增大主要影响右心室功能的主要原因之一。

肺容积增大使 PVR 增大、右心室舒张期压力增加，从而推动室间隔移向对侧，使左心室功能下降。

（1）正常自主呼吸状态：自主吸气时肺毛细血管和肺静脉扩张，回流入左心室的血流量下降，室间隔向左心室移位，左心功能下降，但作用短暂而轻微，且体循环回心血量增加，心排血量和血压可能仅轻微下降。

（2）肺过度充气和 MV 状态：自主吸气或 MV 将导致室间隔向左侧明显移位，从而出现心排血量和血压下降。若循环血流量不足，体循环回心血量下降，右心室舒张期末容积减小，室间隔也可无明显移位或向右心室移位。因此心室之间的作用可以是多向的，要结合不同的病理生理状态客观评价。

2. 心室间的间接作用　右心室排血量下降可导致左心室舒张期末容积减小和左心室射血量下降；反之亦然。体循环有较大的储血量，与呼吸关系不密切，左心室排血量变化对右心室的影响不大；肺循环血容量少，受呼吸影响大，右心室排血量变化对左心室影响大。心室间的间接作用一般指前者。

二、跨膈压变化对循环功能的影响

1. 自然呼吸　健康人自主吸气时膈肌收缩，横膈下降，胸腔负压增大，胸腔内血管（主要是体循环静脉）扩张，阻力减小；腹内压增加，腹腔内血管（主要是静脉)受压,阻力增加,跨膈压明显增加,总体效应是回心血流量增加;自主呼气时,膈肌回缩,胸腔负压减小,腹腔内压降低,跨膈压下降,回心血流量减少。在正常肺,自然呼吸的作用轻微而短暂。

2. 疾病状态和机械通气　肺容积显著增加,如严重气道阻塞患者行 MV 时,吸气流量或吸气时间设置不当,呼气不足、较高 PEEP 治疗,可导致胸腔负压显著下降,横膈显著下移和腹内压升高,跨膈压下降,回心血流量可明显下降。

3. 回心血流量的变化机制　体循环的静脉血回流量与其驱动压成正比,与血管阻力成反比。驱动压是外周静脉与中心静脉或右心房的压力差。自主吸气时胸腔内压降低,腹内压升高,跨膈压增大,胸腔内血管的压力和阻力减小;腹腔血管的压力和阻力上升,复合效应是静脉回流量增加。MV 时吸气期正压增加了右心房压力,但腹腔内压亦相应增加,跨膈压基本不变或下降,其复合效应是静脉回流没有变化或轻度降低。若肺容积明显增加,腹腔静脉阻力和胸腔内压皆显著上升,胸腔内血管的压力和阻力也上升,将导致跨膈压下降和回心血流量明显下降。有报告显示健康犬应用 PEEP 后,若压力从 15 cmH$_2$O 增加至 20 cmH$_2$O,心排血量明显下降;若用绷带缠绕腹部使腹内压显著升高,跨膈压升高,心排血量可明显恢复。

4. 不同自主状态下的变化规律

(1) 基本变化:如上述,右心舒张期末容积与静脉回流至右心房的血容量、右心室顺应性有关。自主呼吸导致胸腔内压的周期性降低,使静脉回流至右心的血容量增加。

(2) 用力呼吸与限流效应:由于静脉壁缺乏弹性支持,若出现胸腔内压显著下降(或胸腔负压显著增大),如剧烈运动、用力吸气时;将同时出现腹腔内压显著升高,并在胸腔与腹腔交界部位引起下腔静脉塌陷。若右心房压力明显降低,则静脉塌陷将更为明显,静脉回流阻力明显上升,回心血流量不再增加。继续降低胸腔内压及右心房压力,静脉可完全塌陷,回心血流终止;进入呼气状态后,随着过高胸腔负压的恢复,回心血流量逐渐回复并不断增加,但总体效应是回心血流量维持不变,称为限流效应(图 7-9)。这种限流机制对防止胸腔内压显著降低而可能产生的负压性肺水肿有重要预防作用。

(3) MV 时的变化:MV 正压将引起胸腔内压增大,阻碍静脉血回流。在心功能正常患者,心排血量主要取决于前负荷,与后负荷关系不大。若 MV 过度引起的右心室舒张期末压力增大,心排血量降低,需适当处理,包括调整呼吸机参数、调整通气压力或 VT、防止肺过度扩张等,适当补充血容量。相反,在心功能减退患者,前负荷常处于过高水平;根据 Starling 定律,即使前负荷进一步增大,心排血量也不会增加,因此心功能与后负荷的关系更密切,而对前负荷不甚敏感,MV 可通过选择性降低左心室后负荷而改善心排血量(详见第三十二章);同时静脉血回心流量适当减少,右心室舒张期末过度充血减轻,也有助于改善心功能。

第五节　肺血管舒缩功能的调节

正常肺循环的静息血管张力(resting vasomotor tone)非常小,阻力也非常低,向血管内注入强血管扩张剂几乎不降低 PVR。这种低阻系统的形成是肺实质(天然肺血管结构)原因还是肺血管不断释放血管舒张物质所致一直存在争议。已明确许多影响因素可调节血管运动张力,可简单总结为:体内产生的血管舒缩物质,神经系统反射介导的血管张力变化,各种药理学因素对血管张力的影响,以及肺泡和动脉血气(如低氧血症、高碳酸血症)变化对血管张力的影响。血管张力变化通常从 3 个层次观察:① 整体效应或全肺血管阻力变化;② 区域效应或血液在不同平行血管间的分布,如局部低氧性血管收缩反应;③ 重力依赖性,在心源性和非心源性水肿形成中有重要作用。

血管张力的初始状态是决定血管活性物质作用的重要因素,如组胺对于扩张状态的血管具有收缩作用,对于收缩状态的血管则具有舒张作用。许多体内产生的介质也并非直接作用于血管平滑肌,而是通过其他介质间接发挥作用,例如乙酰胆碱(ACh)在内皮细胞存在时才使处于收缩状态的血管平滑肌舒张。

一、自 身 调 节

是肺血管调节的主要机制,可能主要通过血管内皮细胞产生的血管活性物质而发挥作用。

1. 一氧化氮（NO） 正常情况下，肺血管内皮细胞能持续释放一定水平的 NO，从而维持肺血管的扩张状态。在一氧化氮合酶（NOS）催化作用下，NO 由 L 精氨酸和氧分子合成。给动物持续吸入低浓度氧，NO 合成减少，肺血管收缩，将出现 PVR 增大和肺动脉高压；吸入 NO 可逆转上述改变。肺内 NO 合成不足是肺动脉高压形成的重要原因。预先给动物注射 NOS 抑制剂 N-硝基-L-精氨酸（L-NNA）可使 ACh 的扩血管作用明显减弱，说明部分 ACh 通过 NO 发挥扩张血管效应。NO 主要通过激活可溶性鸟苷酸环化酶（sGC）提高肺血管平滑肌内环磷酸鸟苷（cGMP）水平，使细胞内游离钙离子浓度降低，最终通过激活 cGMP 依赖蛋白激酶，导致肌球蛋白轻链脱磷酸化，引起肺血管平滑肌舒张。NO 还可作为非肾上腺素非胆碱能神经（NANC）的介质，参与血管张力的调节。NO 在基础状态下的释放是维持肺静息肺血管（包括胎儿、新生儿和成人）低阻状态的重要生物活性物质。

2. 内皮素-1 内皮素-1（endothelin-1, ET-1）是由血管内皮细胞产生的 21 个氨基酸组成的多肽。ET-1 的血管活性作用较复杂，对不同部位的血管床有不同作用，其中最显著的是引起持久的高血压效应。ET-1 是至今发现的最强血管收缩剂，其血管收缩强度为血管紧张素 II 的 10 倍。研究发现，外源性 ET-1 作用于肺循环可引起持续的血管收缩、短暂的血管扩张或短暂血管扩张后持续的血管收缩反应。ET-1 的血流动力学作用至少由 2 类受体介导：ETa 和 ETb。ETa 受体分布于血管平滑肌细胞上，兴奋后引起血管收缩，ETb 受体主要分布在血管内皮细胞上，兴奋后引起血管收缩和舒张反应。尽管内源性 ET-1 在调节正常人肺血管张力中的作用仍不完全清楚，但能够确定内皮功能障碍导致的 ET-1 和 NO 代谢异常在肺血管疾病的病理过程中发挥重要作用。

二、体液性调节

肺内多种细胞，如肺间质中的肥大细胞、中性粒细胞、单核细胞，肺泡巨噬细胞，血管内贴壁的中性粒细胞，肺血管内皮细胞等皆可产生血管活性物质。后者在调节肺循环，特别是区域性肺血流分布方面可能有一定作用。

1. 花生四烯酸 花生四烯酸（arachidonic acid）是从组织细胞膜磷脂释放的 20-碳多不饱和脂肪酸，通过环加氧酶（cyclooxygenase）途径代谢为前列腺素（prostaglandin, PG），包括 PGI_2、PGD_2、PGE_2、$PGF_{2\alpha}$ 等，以及血栓素 A_2（TXA_2）。非甾体抗炎药如阿司匹林通过抑制环加氧酶而使 PG 合成减少。肺是人体内 PG 含量最多的器官之一，不同类型 PG 对肺血管的作用不同，如 PGI_2 和 PGE_2 为肺血管扩张剂；$PGF_{2\alpha}$ 是肺血管和支气管的强收缩剂。两类 PG 相互拮抗对肺局部血管舒缩状态发挥调节作用。白三烯（leukotriene, LT）是花生四烯酸酯加氧酶（lipoxygenase）代谢途径的产物，其中 LTC_4、LTD_4 具有血管收缩作用，LT 在缺氧性肺血管收缩中起介导作用，在维持肺循环的正常功能（特别在胎儿期）方面具有重要调节作用。

2. 儿茶酚胺 在肺血管，α 肾上腺素受体占优势，大量内源性儿茶酚胺（如肾上腺素、去甲肾上腺素）流经肺部时可引起肺血管轻度收缩。儿茶酚胺对 PVR 的最终效应取决于其血管收缩效应，α、β 效应对心排血量和气道阻力影响的综合结果，但总体作用有限。

3. 组胺 通过兴奋组胺受体（H_1）引起肺血管收缩，这与体循环主要引起血管扩张不同。由于组胺储存于肥大细胞和嗜碱性粒细胞中，且是较强的血管收缩剂，但对肺血管的作用也非常有限。

4. 5-羟色胺（5-HT） 是另一种储存于肺肥大细胞和嗜碱性粒细胞，并能引起肺血管收缩的介质，主要通过增加毛细血管前小动脉和毛细血管后小静脉张力而升高 PVR。

肺血管内皮细胞对释放于循环中的多种血管活性物质进行代谢，其代谢产物也可进一步发挥调节体循环血管的作用，血管紧张素 II（angiotensin II, Ang II）是血管紧张素 I（angiotensin I）经肺血管内皮细胞的血管紧张素转化酶（angiotensin-converting enzyme, ACE）代谢后的产物；该酶尚能使缓激肽（bradykinin）代谢失活。缓激肽是强血管扩张剂，因此 ACE 抑制剂可使 Ang II 生成减少，缓激肽生成增多，并引起全身血压下降，但对肺循环的作用有限。

三、神经性调节

与体循环相比，肺循环的神经调节作用极为有限，且不完全清楚。大多数动物的肺动脉外膜中分布有肾上腺素能和胆碱能神经末梢。选择性 α、β 受体激动剂和阻断剂均能引起相应的 α、β 效应。电刺激肺交感神经可引起肺血管收缩，PVR 升高，该反应主要表现在肺大动脉。刺激迷走神经的反应较为复杂,这主要与其含交感和副交感两类神经纤维有关。电刺激支配肺的颈迷走神经,其效应取决于血管的初始张力水平,处于基础状态时引起肺血管轻度收缩,这一效应可被α肾上腺素受体阻断剂所抑制;当肺血管基础张力升高时则引起肺血管扩张。肺血管张力处于较低的基础状态时交感神经占优势,处于较高状态时胆碱能神经占优势,是发生上述现象的主要原因。

脑-肺血管间存在直接的神经联系,刺激前脑散在区域可引起双相肺血管反应,初相表现为刺激开始时的肺血管收缩和随后的血管扩张;迟相表现为肺血管扩张反应。初相反应可能为神经机制所介导,而迟相反应主要是肾上腺髓质释放肾上腺素所致。脑脊液压力升高时肺交感神经兴奋引起肺血管收缩(Cushing反射)可能为另一种脑-肺血管间的神经联系。PVR的最终变化取决于交感神经性肺血管收缩、胆碱能神经性肺血管扩张、肺血管静息张力、引起肺血管床被动扩张的血流量、心排血量等因素的综合作用。NANC也有一定的肺血管调节作用。

呼吸和循环关系密切,相互之间的神经调节也有一定关系;其他神经调节也可能发挥一定作用,但总体效应皆有限,且不完全明确。

四、缺氧性肺血管收缩

肺循环与体循环对缺氧的反应不同是两者最重要和最显著的区别。缺氧对体循环血管的影响比较复杂,随缺氧程度和血管部位而变化。缺氧程度较轻时,脑、心、肾等部位的血管扩张,其余大部分血管收缩;随着缺氧程度加重,血管皆逐渐出现收缩反应。在肺循环,缺氧皆引起血管收缩,主要表现为 P_AO_2 降至60 mmHg以下时,肺动脉发生收缩反应,但单纯血液 PO_2 下降无此作用,其主要机制可能是肺动脉外膜上存在能感受 P_AO_2 的受体,即 P_AO_2 下降是肺血管收缩的主要原因;反之 P_AO_2 升高是肺血管扩张的主要原因。

总体上缺氧性肺血管收缩试验和临床研究较深入,但发生机制并不完全清楚。该现象可发生于离体肺实验,故可排除神经机制和体液因子的影响。许多介质,如组胺、AngⅡ和 $PGF_{2\alpha}$ 等在缺氧性肺血管收缩不起主要作用。在离体肺实验中,去除动脉内皮可抑制缺氧诱发的血管收缩反应,故内皮源性血管活性物质可能介导了缺氧性肺血管收缩。尽管离体实验提示缺氧可破坏NO活性;但在整体动物实验中,NO活性抑制后可增强缺氧性的肺血管收缩反应。已证实NO在缺氧状态时释放并参与对肺血管收缩反应的调节,NO活性被破坏和ET-1释放增多可能是慢性缺氧时肺血管收缩和血管平滑肌重塑(remodeling)的重要因素。酸中毒能增强肺血管收缩反应,动物实验显示,当血液pH降低至7.2时,肺血管 $PO_2=40$ mmHg时的收缩反应增强2倍;在COPD急性高碳酸血症患者,肺血管对缺氧的收缩反应亦增强。事实上,在COPD患者,由于缺氧性肺血管收缩,PAP升高,PVR增大,容易发展为肺源性心脏病;而长期低浓度氧疗可缓解部分肺动脉高压,延长患者寿命。

在急性肺疾病或急性呼吸衰竭,缺氧性肺血管收缩也是一种有效的调节机制。例如,在ARDS、重症肺炎、气胸、肺水肿或肺不张患者,缺氧性肺血管收缩可减少通气障碍区的血流量,改善 $\dot{V}/\dot{Q}$ 和低氧血症。

(朱 蕾 胡莉娟)

第十二章
呼 吸 肌

> **提 要**
>
> 1. 呼吸肌是骨骼肌，符合一般骨骼肌的结构和功能特点；膈肌是最主要的呼吸肌，主要由 Ⅰ 型、Ⅱa 型、Ⅱx、Ⅱb 型 4 种肌纤维按一定规律组成，又与肢体骨骼肌不同，既能适应平时连续不断的呼吸运动，也能满足短时间的剧烈呼吸运动。膈肌运动产生的潮气量(VT)占总 VT 的 60%～80%。静息呼吸由吸气肌的收缩和舒张完成；用力呼吸时呼气肌收缩，也参与呼吸过程。
>
> 2. 吸气肌收缩、舒张引起胸腔内压的周期性变化，肺随之扩张和回缩，呼气肌和辅助呼吸肌活动加强该变化；肺容积变化又造成肺泡内压和大气压之间的压力差，并推动气体进出肺泡，故呼吸肌收缩和舒张是肺通气的原动力，气道内外的压力差是肺通气的直接动力。
>
> 3. 膈运动神经元及其支配的膈肌纤维称为膈运动单位，是膈肌收缩的功能单位。肋间、肋下运动神经元及其支配的肋间肌纤维称为肋间运动单位，是肋间肌收缩的功能单位。肋间运动神经元位于胸段脊髓前角，包括吸气和呼气运动神经元，分别支配肋间外肌和肋间内肌，在功能上互为拮抗。
>
> 4. 膈运动单位以特定的顺序募集，募集的程度取决于特定运动所需的力量和时程。单纯呼吸运动时，膈运动单位的募集是根据兴奋性大小，按 S、FR、Fint 型的先后顺序进行；极量运动时 Fint 型募集，跨膈压(Pdi)可达最大跨膈压(Pdi_{max})的 50%。非呼吸剧烈运动时，如咳嗽、喷嚏时需要膈肌作短暂、强力收缩，募集范围扩大到 FF 型的全部肌纤维，膈肌收缩达最大值，即 Pdi 达 Pdi_{max}。肋间外肌有大量肌梭，主要分 Ⅰ、Ⅱa 和 Ⅱb 3 类纤维；肋间运动单位分为 S、FR 和 FF 3 型，其募集特点与膈肌相似。
>
> 5. 呼吸肌疲劳是临床常见问题，主要见于通气阻力过大、神经-肌肉疾病、呼吸中枢功能障碍；影响肌肉代谢、功能的因素，包括内环境紊乱也容易诱发或加重呼吸肌疲劳，是发生呼吸衰竭的常见原因，对指导临床治疗，特别是机械通气治疗有重要意义。
>
> 6. 膈肌功能的直接测定有重要价值，但比较麻烦，变异度较大，缺乏公认的正常值标准，主要用于科研和神经-肌肉疾病的辅助诊断。最大吸气压(MIP)和最大呼气压(MEP)不直接反映呼吸肌功能，但能整体反映吸气和呼气能力，前者主要反映膈肌的收缩能力和吸气功能，后者主要反映呼气肌功能和咳痰能力；两者测定简单、方便，变异度较小，是临床呼吸肌功能检查的主要参数。

呼吸肌的收缩和舒张是实现肺通气的原动力，呼吸肌功能减退或呼吸肌疲劳将导致呼吸肌收缩力下降，诱发或加重呼吸衰竭。在呼吸衰竭患者，随着呼吸肌疲劳的恢复，呼吸衰竭也会逐渐改善，呼吸肌力测定常作为评价神经-肌肉疾病、呼吸肌功能、预测呼吸衰竭发生、指导机械通气上机和撤离的方法。

第一节 呼吸肌的解剖与生理

呼吸肌是骨骼肌，符合骨骼肌的基本结构和功能特点；同时呼吸肌不停收缩和舒张，与肢体骨骼肌也有明显不同。

一、基 本 概 念

骨骼肌的主要结构是骨骼肌细胞,基本收缩单位是肌节(图 6-5、图 6-6),肌节的长度决定肌肉的长度,肌节初长度最长时肌肉长度最长,收缩力最大;肌节长度最短时肌肉长度最短,收缩力等于 0。尽力呼气末,即残气容积(RV)时,开始吸气,吸气肌最长,收缩力最大,吸气流量最大;其后吸气肌长度线性缩短,收缩力线性减弱,吸气流量线性下降;至肺总量(TLC)时,吸气肌长度最短,收缩力降至 0,流量也降至 0。反之在 TLC,呼气肌长度最长,收缩力最大,加之肺弹性回缩力最大,呼气流量最大;其后呼气肌长度呈线性缩短,收缩力呈线性减弱,流量线性下降;至 RV,呼气肌长度最短,收缩力降至 0,肺弹性回缩力降至最小,流量也降至 0(详见第六章第二节)。

1. **骨骼肌细胞**(skeletal muscle cell) 又称骨骼肌纤维,是在内外界环境条件刺激下具有收缩功能的、呈细长纤维状的多核细胞。有明暗相间的横纹,其细胞质的绝大部分被与收缩功能有关的肌原纤维占据。

2. **肌原纤维**(myofibril) 横纹肌(包括骨骼肌和心肌)内与收缩功能有关的、和肌细胞长轴一致的纤维状结构,有明带和暗带相间排列的横纹。每一条肌原纤维由许多平行的肌丝构成。

3. **肌丝**(myofilament) 呈平行排列的组成肌原纤维的基本结构,由粗肌丝和细肌丝 2 种,分明带和暗带两部分。明带中央有一条着色深的细线,称为 Z 盘或 Z 线。

4. **肌节**(sarcomere) 相邻两个 Z 盘之间的一段肌原纤维,肌肉静息时的长度为 $2.1 \sim 2.5\ \mu m$。肌节是骨骼肌的基本结构和功能单位,肌节长度决定肌肉长度,肌节长度最长时肌肉长度最长,能产生的收缩力最大;肌节长度最短时肌肉长度最短,收缩力为 0。

5. **肌肉初长度**(initial length of muscle) 静息状态下的肌肉长度,由肌节长度决定。骨骼肌收缩力与初长度成正比。肺气肿患者膈肌低平,膈肌初长度缩短,收缩力降低。

6. **兴奋-收缩偶联**(excitation-contraction coupling) 肌肉收缩过程中肌纤维膜去极化,动作电位传入细胞内,肌质网释放钙离子(Ca^{2+})至肌浆,并触发横桥循环的全部过程。

7. **呼吸肌**(respiratory muscle) 参与呼吸运动的骨骼肌,主要由膈肌、肋间肌和腹肌 3 个部分组成,是产生呼吸运动的原动力。

8. **辅助呼吸肌**(adjunctive respiratory muscle) 静息或一般运动状态下不参与呼吸运动,但在明显呼吸困难或用力呼吸等条件下发挥作用的胸锁乳突肌、斜角肌和斜方肌等骨骼肌。

9. **吸气肌**(inspiratory muscle) 使胸廓扩张产生吸气动作的骨骼肌,主要有膈肌和肋间外肌。

10. **呼气肌**(expiratory muscle) 使胸廓回缩产生呼气动作的骨骼肌,主要有肋间内肌和腹壁肌。

11. **膈肌**(diaphragm) 位于胸、腹腔之间,向上隆起呈穹隆形的扁薄阔肌,是最重要的吸气肌。膈肌及其表面的胸膜和腹膜构成胸膜腔的底和腹腔的顶,由 3 部分组成:① 膈肌肋间部,附着于肋骨边缘并终止于中心腱;② 膈肌中心腱;③ 膈肌脚部,分左、右 2 个膈脚,起始于 2~3 个上部腰椎,纤维终止于中心腱。

12. **肋间内肌**(intercostales interni) 位于肋间隙深面,起自下位肋骨上缘,斜向前上方走行的骨骼肌,与肋间外肌纤维方向呈交叉状,止于上位肋骨下缘。该肌自胸骨侧缘向后达肋角,于肋角内侧移行为肋间内膜,收缩时肋骨下降辅助呼气。

13. **肋间外肌**(intercostales externi) 位于相邻两肋骨之间,起于上位肋骨下缘,肌纤维斜向前下方走行,止于下位肋骨上缘的骨骼肌,共 11 对。是主要的吸气肌之一,收缩使肋骨向前、向外移动,胸廓的横径增大,该肌在肋软骨间的部分移行为腱膜,称肋间外膜。

14. **运动单位**(motor unit) 骨骼肌收缩的功能单位,包括 1 个运动神经元和其支配的所有肌纤维。

15. **运动单位的募集**(recruitment of motor unit) 简称募集反应。一定强度的兴奋传至脊髓前角运动神经元时,最小的运动神经元因其膜面积较小而最先兴奋;随着刺激增强,更多较大的运动单位被激活,肌肉的收缩力和收缩速度逐渐增强的过程。

16. **膈运动单位**(phrenic motor unit) 膈运动神经元及其支配的膈肌纤维,是膈肌收缩的功能单位。

17. **肋间运动单位**(intercostal motor unit) 肋间、肋下运动神经元及其支配的肋间肌纤维。是肋间肌收缩的功能单位。肋间运动神经元位于胸段脊髓前角,包括吸气和呼气运动神经元,受延髓吸气和呼气神经元的直接控制,分别支配肋间外肌和肋间内肌,在功能上互为拮抗。

18. **膈运动单位的募集**(recruitment of phrenic motor unit) 随着呼吸运动增强和运动类型的改变,膈运动单位以特定顺序进行募集的过程。募集的程度取决于特定运动所需的力量和时程。

19. **肌肉负荷**(muscle load) 肌肉收缩时需克服的阻力。

20. **等张收缩**(isotonic contraction) 肌肉缩短过程中肌张力保持不变的收缩形式。

21. **等长收缩**(isometric contraction) 负荷较大时肌力增大而肌肉不缩短的收缩形式。

22. **呼吸肌力**(respiratory muscle strength) 即呼吸肌收缩力,呼吸肌工作时克服或对抗呼吸阻力产生的收缩力。

23. **呼吸肌耐力**(respiratory muscle endurance) 呼吸肌长时间收缩的能力。主要取决于膈肌,是影响呼吸衰竭发生、发展和影响机械通气撤机的重要因素。

24. **肌张力**(muscular tension) 静止松弛状态下肌肉的紧张度。静息状态下,肌肉总是维持一定的收缩强度,并使肌肉缩短。

25. **呼吸功**(work of breathing, WOB) 气体进出气道和肺的过程中,用以克服气道阻力、肺和胸壁弹性阻力等消耗的能量。

二、呼吸肌的组成及生理功能

呼吸肌主要由膈肌、肋间肌和腹肌3部分组成。胸锁乳突肌、斜角肌和斜方肌等在一定情况下也参与呼吸运动,称为辅助呼吸肌。根据功能,呼吸肌分为吸气肌和呼气肌2种类型。吸气肌有膈肌、肋间外肌、胸锁乳突肌和斜角肌等。呼气肌主要为肋间内肌、腹直肌、腹内斜肌和腹外斜肌等。

平静呼吸时,吸气是主动、耗能的过程,其中膈肌起主要作用;呼气为被动、不耗能的过程,依靠肺的弹性回缩和吸气肌的松弛完成。在运动、支气管哮喘急性发作、急性肺实质疾病等用力呼吸或过度通气时,呼气不再是单纯的被动运动,呼气肌也参与收缩,变为主动运动,也要做功;当然被动运动仍发挥主要作用。

三、膈肌的解剖结构和生理功能

膈肌是最主要的呼吸肌,是本节阐述的重点。

(一) 膈肌的解剖和生理 从胚胎学、形态学和功能学上分析,膈肌属于骨骼肌,但又不同于其他骨骼肌。膈肌收缩时对细胞外Ca^{2+}内流有很强的依赖性,且一生中不停顿运动,这又与心肌类似。

1. **膈肌组成** 膈肌是一个解剖整体,由3部分组成:① 膈肌肋间部,附着于肋骨边缘并终止于中心腱;② 膈肌中心腱;③ 膈肌脚部,分左、右2个,起始于其上2~3个腰椎,纤维终止于中心腱。

2. **膈肌运动** 吸气时膈肌收缩、圆顶变平,腹腔脏器受压向下、向前移位,使胸廓的上下径增大;由于附着于肋骨的膈肌肋间部收缩,同时使6~10肋骨向外、向上旋转,胸廓下部横径增大。平静呼吸时,膈肌活动产生的VT占总VT的60%~80%,其余来自肋间外肌。深呼吸或用力呼吸时由于呼气肌和辅助呼吸肌参与,VT显著增大。

3. **影响膈肌运动的因素** 与其他骨骼肌一样,膈肌收缩也遵循初长度-张力关系、力量-速度关系和刺激频率-力量关系。膈肌收缩力与其自身的形态、长度有关,如呼气末膈肌位置越向上弯曲,初长度长,收缩力大;若膈肌平坦(如肺气肿、严重哮喘发作)时,初长度缩短,收缩力减弱,甚至还会使胸廓下缘肋间内陷,导致胸腹矛盾运动。

膈肌收缩功能还与其他多种因素有关,如低钾、高钾、低磷、低钙、低镁、低蛋白血症、甲状腺功能亢进或甲状腺功能减低、低氧血症、高碳酸血症等。

(二) 膈肌肌纤维组成与收缩力、耐力的关系 由于呼吸运动反复不停进行,故呼吸动作是体现肌力和耐力的综合性运动,膈肌纤维的组分必须与此相适应。人类膈肌由不同类型的肌纤维混合组成。早期根据收缩时间和代谢特征,膈肌纤维主要分为3类。

1. **Ⅰ型(慢肌)** 慢速氧化型肌纤维(SO),约占成人膈肌肌纤维的50%,含有丰富的毛细血管、肌红蛋白、线粒体,有利于有氧代谢,有较高耐疲劳能力。

2. **Ⅱa型(快A型)** 快速氧化糖酵解型纤维(FOG),约占25%,含线粒体较高,能量供应足,也有一定的耐疲劳能力。

3. **Ⅱb型(快B型)** 快速糖酵解纤维(FG),约占25%,肌纤维的毛细血管、肌红蛋白及线粒体较少,有利于无氧酵解,故主要决定膈肌的收缩力,而耐疲劳能力较差。

上述3种肌纤维的组合能适应平时膈肌连续不断的运动,也能满足短时间的剧烈呼吸运动。根据肌原纤维ATP酶染色的程度,膈肌纤维进一步分为4型,即除上述3型外,还包括Ⅱx型(见本章第三节)。

(三) 膈肌做功 膈肌活动主要克服呼吸器官的弹性阻力和气道阻力产生通气,需消耗能量,产生呼吸功。健康人静息呼吸功非常低，其每分氧耗量仅占总氧耗量的2%～3%，即使剧烈运动时也大体相似。在严重肺疾病导致呼吸困难时，膈肌氧耗量显著增加，升至总氧耗量的25%以上。

第二节　肺通气的动力

气体进出肺脏取决于两方面因素的相互作用：一是推动气体流动的动力；二是阻止其流动的阻力。前者超过后者，方能实现肺通气。

一、呼吸肌

是产生呼吸运动的原动力。产生吸气动作的呼吸肌是吸气肌，主要有膈肌和肋间外肌，前者起决定作用，呼吸肌力测定常是膈肌收缩力测定；产生呼气动作的呼吸肌是呼气肌，主要有肋间内肌和腹壁肌群，还有一些辅助呼吸肌，详见本章第一节。

二、吸气运动

1. 膈肌运动　横膈位于胸膜腔底部，呈穹窿状向上隆起，肌纤维从顶部中央的中心腱向四周呈辐射状排列。当膈肌收缩时穹窿部下降，从而使胸腔上下径增大；同时伴随下位胸廓扩张和一定程度的左右径增大，肺随之扩张，产生吸气（图12-1）。膈下移的距离与其收缩程度直接相关，成人膈肌在平静吸气时下移约2 cm，深吸气时下移可达7～10 cm。由于胸腔呈圆锥形，下部面积远比上部大，因此横膈稍下降即可使胸腔和肺容积显著增大。膈肌每下降1 cm，肺容积扩大约250 mL，即产生250 mL的VT。平静呼吸时因肌膈收缩而增大的胸腔容积约相当于VT的70%，所以膈肌的舒缩在肺通气中起主要作用。

由于横膈近似半球形，故可用Laplace公式描述膈肌张力（T）与其产生压力（P）及曲率半径（R）的关系：$P=2T/R$，因此当膈肌半径变大时，同样的肌张力产生的压力较小，这一关系可以解释肺气肿患者（半径大）的吸气肌乏力。

横膈因膈肌收缩而下移时，腹腔内器官受压而使腹壁凸出；膈肌舒张时腹腔内脏恢复原位，因此膈肌舒缩引起的呼吸运动伴有腹壁起伏，称为腹式呼吸。

2. 肋间外肌运动　肋间外肌的肌纤维起自上一肋骨的近脊椎端下缘斜向前下方走行，止于下一肋骨近胸骨端的上缘。由于脊椎固定，而胸骨可上下移动，故肋间外肌收缩时，肋骨前端与胸骨上举，并使肋弓稍外展，尤以下位肋骨外展显著，从而使胸腔前后、左右径增大，胸腔容积与肺容积增大，产生吸气。由肋间肌舒缩产生的呼吸运动称为胸式呼吸（图12-2）。

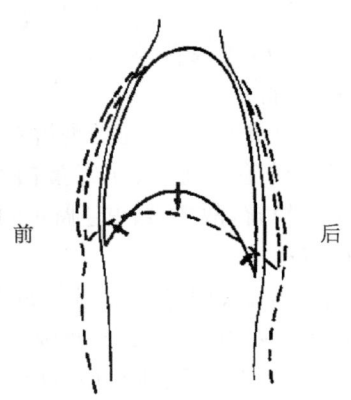

图 12-1　膈肌运动模式图

呼气时横膈上移，曲率半径变小（实线）；吸气时膈肌收缩，横膈下移（箭头所示运动方向），半径变大（虚线）

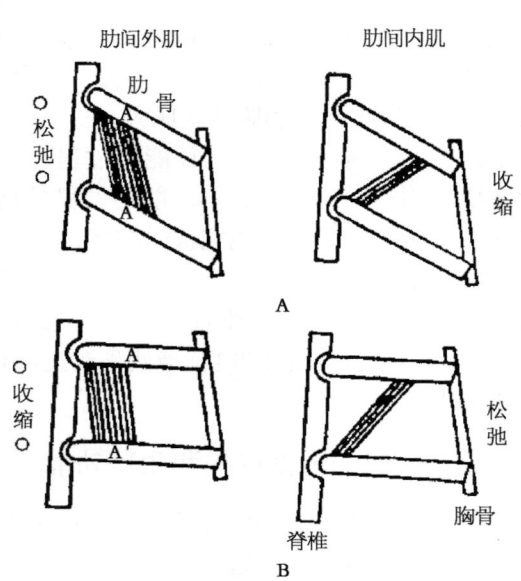

图 12-2　肋间肌和肋骨运动模式图

A. 呼气；B. 吸气

3. 辅助吸气肌运动　辅助呼吸肌基本位于颈部和上胸部,主要用于协助胸式呼吸。呼吸肌疲劳主要是膈肌疲劳,此时肋间外肌和辅助吸气肌将发挥主要通气作用,因此辅助吸气肌运动是高强度运动或用力呼吸的表现,也是呼吸肌疲劳的标志;前者表现为呼吸肌运动同步,后者不同步,且常出现胸腹矛盾运动。

4. 呼吸运动形式　婴儿的胸廓尚未发育成熟,肋骨较为垂直,不易提起,主要为腹式呼吸。正常成人表现为以腹式呼吸为主的混合式呼吸,尤其是男性,女性也以腹式呼吸为主,只是较男性弱一些。临床上,胃肠道胀气或严重腹水患者,多呈胸式呼吸;患有胸部疾病的患者常呈更明显的腹式呼吸。呼吸肌疲劳时出现胸腹矛盾运动。

三、呼气运动

1. 平静呼气　呼气运动由膈肌和肋间外肌的舒张产生,肺依靠本身弹性回缩力回位,并牵引横膈上移、胸廓缩小,恢复其吸气开始前的位置,是被动运动。

平静呼气时的能量来源于吸气肌,吸气时产生的部分能量以势能形式储存于肺弹性组织中,呼气时依靠弹性回位而释放利用。

2. 用力呼气　吸气肌舒张仍是完成呼气的基础,但此时呼气肌也参与收缩,使横膈进一步上移、胸廓进一步缩小,故呼气运动也有主动成分。

肋间内肌走行方向与肋间外肌相反,收缩时使肋骨和胸骨下移,肋骨还向内侧旋转,使胸腔前后、左右径缩小,加强呼气作用。腹壁肌的收缩,一方面压迫腹腔器官,推动横膈上移,另一方面也牵拉下部的肋骨向下、向内移位,两者都使胸腔容积缩小,协助完成呼气。

四、平静呼吸和用力呼吸

1. 平静呼吸　安静状态下平稳、均匀的自然呼吸为平静呼吸,是吸气肌有节律地收缩与舒张完成的。平静呼吸时,呼吸频率(RR)为 12～18 次/min,VT 为 500～600 mL。当膈肌与肋间外肌收缩时,胸腔负压与肺容积增大,肺泡内压低于大气压 1～2 mmHg,大气进入肺泡,完成吸气;膈肌与肋间外肌舒张时,腹腔内脏回位使膈穹窿上移,同时肋骨与胸骨下降、回位,使胸腔负压与肺容积缩小,肺泡内压高于大气压 1～2 mmHg,肺内气体呼出体外。可见,平静呼吸时吸气由吸气肌群收缩(做功)完成,是主动过程;呼气是吸气肌群舒张完成,是被动过程。

2. 用力呼吸　运动、急性肺实质或气道疾病、急性高原缺氧等因素导致的呼吸加深、加快,称为深呼吸或用力呼吸。吸气时除膈肌与肋间外肌加强收缩外,辅助吸气肌也参与收缩,胸腔负压与肺容积进一步增大,肺泡内压比平静吸气时更低,吸入气体容积更多。用力呼气时,除吸气肌群松弛外,肋间内肌和腹肌等呼气肌也参与收缩,使胸腔负压与肺容积进一步缩小,肺泡内压比平静呼气时更高,呼出的气体容积更多。可见,用力呼吸时除吸气肌群加强做功外,呼气肌与辅助呼吸肌也参与呼吸活动,所以吸气和呼气皆是主动过程,因而消耗的能量更大,但用力呼气过程中,被动运动仍起主要作用。

综上所述,肺通气的动力可概括如下:吸气肌舒缩引起的呼吸运动是肺通气的原动力,可引起胸腔内压的周期性变化,肺随之扩张和回缩;呼气肌和辅助呼吸肌活动加强该变化。肺容积的变化又造成肺泡内压(或气道内压)与大气压之间的压力差,推动气体进出肺泡,故气道内外压力差是肺通气的直接动力。

第三节　呼吸运动单位及其募集

呼吸中枢的传出冲动通过相应的运动神经元,传至呼吸肌产生呼吸运动。呼吸运动神经元及其相应的呼吸肌称为呼吸运动单位,不同刺激强度激活的呼吸运动单位的数量不同,呼吸反应的强度也不同。

一、膈运动单位

膈运动神经元及其支配的膈肌纤维称为膈运动单位。延髓的膈运动神经元是中枢神经系统控制吸气活动最重要的传出通路,受延髓背侧呼吸组(DRG)和腹侧呼吸组(VRG)吸气神经元下行冲动的直接控制。

1. 运动神经元的基本结构和组成特点　膈运动神经元群位于 C_3～C_5 两侧的前角,细胞成丛状,沿纵轴排列成柱状。神经元树突分 4～5 级,主要向头尾侧和内外侧延伸。在哺乳动物,每侧膈运动神经元群有 250~400 个膈运动神经元,绝大部分是 α 运动神经元,体积较小,直径为 35~50 μm;γ 运动神经元数量甚微,与之相对应的肌梭也几乎缺如。

2. 运动神经元的基本特性　早在 1957 年,Henneman 即提出运动神经元的大小原则,即神经元大小与其兴奋阈值、兴奋时的放电频率、蛋白质合成速率及所支配的肌肉收缩特性等密切相关,因此运动神经元大小是其内在特性的决定性因素。在膈运动神经元群,大运动神经元膜的传入阻力较高,兴奋性高,容易被激活;小运动神经元则相反,膜的传入阻力较低,兴奋性低,不容易被激活。膈运动神经元的兴奋性还受其他来源的兴奋性和抑制性突触的影响。

3. 膈肌的基本功能特点　膈肌是哺乳动物最重要的吸气肌,膈肌运动产生的容积变化占 VT 的 60%~80%,切除两侧膈神经能使大鼠即刻死亡。与大多数骨骼肌不同,膈肌活动表现为周期性和不易疲劳性。在整个生命周期中,膈肌活动的时程比(duty cycle),即收缩时程占呼吸周期的百分比远高于其他骨骼肌,可达 40%,而猫的肢体肌仅占 2%~14%。膈肌纤维反复激活的能力与其收缩和代谢特性有关。

4. 膈肌的分类方法　根据收缩特性,即单收缩时间长短、非融合强直收缩曲线中有无下垂(sag)现象,膈肌纤维有快、慢之分。根据疲劳特性,以重复电刺激引起强直收缩时,采用肌张力衰减程度的 Burke 疲劳指数(fatigue index, Fi),即刺激末与刺激初的张力之比,膈肌纤维又可分为不易疲劳型(Fi>0.75)、较易疲老型(0.25<Fi<0.75)和易疲劳型(Fi<0.25)。根据组织化学氧化酶染色特性,膈肌纤维则可被分为 S 型(慢收缩、有氧氧化型)、FOG(快收缩、有氧氧化及糖酵解型)和 FG(快收缩、糖酵解型);根据结构和功能特点大体被分为较细、有氧氧化能力较强、收缩慢不易疲劳的 I 纤维和较粗、无氧代谢能力较强、收缩快易疲劳的 II 纤维,后者进一步分为 IIa、IIx 和 IIb 纤维,这样膈肌纤维又可分为 I、IIa、IIx 和 IIb 四类,其粗细为 IIb>IIx>IIa>I,I 纤维氧化酶活性最高,肌动球蛋白 ATP 酶的活性最低,收缩慢而不易疲劳;IIa 纤维的氧化酶活性较高,肌动球蛋白 ATP 酶活性较低,收缩快而不易疲劳;IIx 和 IIb 纤维的氧化酶活性最低,肌动球蛋白 ATP 酶活性最高,收缩快而易疲劳。

5. 膈运动单位的功能分类、组成及特点　Sieck 等结合膈运动神经元和膈肌纤维的生理功能和形态特征,将膈运动单位分为 4 种类型:① S 型,由兴奋性高的小运动神经元和 I 类肌纤维组成;② FR 型,由兴奋性高的小运动神经元和 IIa 类肌纤维组成;③ Fint 型,由兴奋性低的大运动神经元和 IIx 类肌纤维型组成;④ FF 型,由兴奋性低的大运动神经元和 IIb 类肌纤维组成。对猫而言,这 4 类膈运动单位比例分别为 30%、4%、25%、41%。在不同的膈运动单位中,神经元与其支配肌纤维数的比值大致相当,猫为 1:(200~270);但不同单位所能产生的最大收缩强度和抗疲劳性却明显不同,其最大收缩强度依次为 FF 型>Fint 型>FR 型>S 型,猫分别为 144、134、88 和 39 mN,而抗疲劳特性的顺序则大致相反。因此,膈肌收缩的总强度和抗疲劳特性取决于参与收缩的运动单位的数量及各类单位的相对比例,这在不同运动状态下有不同表现。

二、膈运动单位的募集

与其他骨骼肌运动单位相似,膈运动单位以特定的顺序进行募集,募集的程度取决于特定运动所需的力量和时程。

1. 单纯呼吸运动时募集的基本顺序和特点　膈运动单位的募集是根据其兴奋性大小,即按 S、FR、Fint、FF 型的先后顺序进行的。在整体动物实验,一般以跨膈压(Pdi)作为膈肌收缩力的指标推断膈运动单位募集的过程(图 12-3)。当两侧膈神经受到最大刺激时所有的膈运动单位皆处于激活状

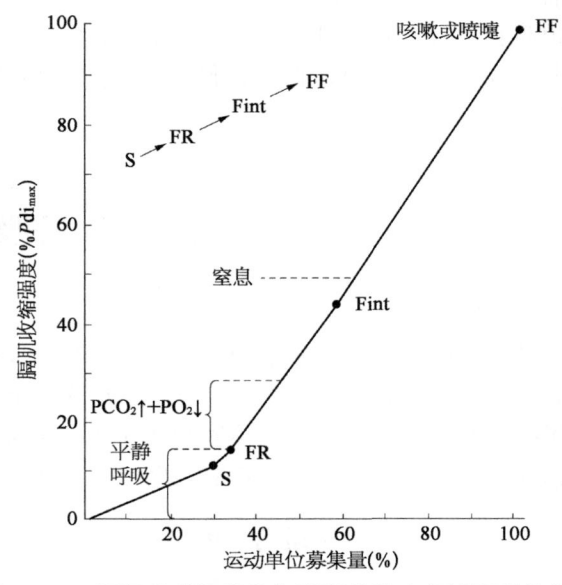

图 12-3　膈运动单位募集与膈肌收缩力(跨隔压)的关系

态,测得的 Pdi 为最大跨膈压(Pdi_{max})。猫在平静呼吸时,膈肌产生的 Pdi 约为 Pdi_{max} 的17%,主要激活抗疲劳特性强的膈运动单位(S型和FR型)。若发生高 CO_2 血症和低氧血症,中枢呼吸驱动加强,募集单位增加,除S型和FR型,还包括部分Fint型,膈肌收缩明显加强,Pdi 达 Pdi_{max} 的28%。若气道严重阻塞,几乎全部Fint型运动单位都参与募集,膈肌收缩显著加强,Pdi 可达 Pdi_{max} 的50%,为单纯呼吸性通气时 Pdi 的最大值。明确该特性对理解呼吸生理和测定膈肌功能有重要意义。

2. 非呼吸运动时的募集　在完成某些非呼吸性通气行为,如咳嗽和喷嚏时,需要膈肌作短暂、强力的收缩,募集范围需扩大到FF型。当全部的运动单位募集后,膈肌收缩达到最大值,即 Pdi 达 Pdi_{max} 的100%。

3. 膈肌疲劳及处理对策　膈肌疲劳(不能维持所需的收缩强度)或衰弱(不能产生所需的收缩强度)会导致严重的临床后果,典型表现为Ⅱ型呼吸衰竭。如同其他骨骼肌,膈肌的收缩特性(收缩力)和抗疲劳性(耐力)随使用程度而产生适应性变化。研究神经肌肉控制呼吸运动的可塑性具有重要的临床意义,如呼吸肌负荷过度的肺气肿患者或长期依赖于呼吸机而膈肌负荷降低的患者,膈运动单位的结构和功能皆发生变化。治疗肺气肿时就有2种相反的意见,一种是强调加强训练,提高膈肌耐力;另一种是采用夜间机械通气,使疲劳的膈肌得到休息。这实际上是一个问题的两个方面,即首先适当休息使膈肌疲劳恢复;然后进行适当锻炼,逐步提高膈肌功能,锻炼以不出现膈肌疲劳为原则;一旦出现疲劳则需适当休息,如此反复多次,即可达有效康复锻炼的目的。

三、肋间运动单位

肋间运动神经元位于胸段脊髓前角,包括吸气和呼气运动神经元,受延髓VRG吸气和呼气神经元的直接控制,分别支配肋间外肌和肋间内肌,在功能上互为拮抗。肋间运动神经元与膈肌运动神经元大小相似,位于前角外侧部神经元的胞体较小,主要与通气有关;位于内侧部的胞体较大,主要与姿势调节有关。肋间肌有大量肌梭,其中肋间外肌最丰富。肋间肌分Ⅰ、Ⅱa和Ⅱb 3类纤维,其纤维粗细依次为Ⅱb＞Ⅱa＞Ⅰ。肋间运动单位亦可相应地分成S、FR和FF 3型,其理化特性及募集特点均与膈运动单位相似,不赘述。

第四节　呼吸肌疲劳

呼吸肌疲劳是呼吸系统疾病的常见现象,是导致运动能力下降、呼吸困难、呼吸衰竭发生发展的重要原因。改善呼吸肌疲劳是促进疾病恢复、改善临床症状、指导机械通气的重要手段。

一、基本概念

1. 呼吸肌疲劳(respiratory muscle fatigue)　呼吸肌承担负荷时所产生的收缩力和(或)收缩速率的能力降低,以至于不能产生维持适当肺泡通气量($\dot{V}_A$)所需驱动压的病理生理状态,这种能力的降低可经休息而恢复。由于膈肌是最主要的呼吸肌,故又称膈肌疲劳(diaphragmatic fatigue)。

在呼吸肌疲劳状态下,肋间外肌和辅助吸气肌将发挥更主要的通气作用,这也是该类患者出现胸式呼吸增强和辅助呼吸肌活动的主要机制。

2. 呼吸肌无力(respiratory muscle weakness)　呼吸肌收缩产生的力量和耐力不能对抗呼吸肌的负荷,以至于不能产生足够 $\dot{V}_A$ 所需驱动压的病理生理状态,这种能力的下降不能通过休息而恢复。是神经-肌肉疾病的一种表现。

临床上区别肌疲劳和肌无力有时非常困难,两者通称为肌衰竭(muscle failure)。

3. 中枢性疲劳(central fatigue)　呼吸中枢兴奋性下降引起的膈肌收缩力下降。

4. 外周性疲劳(peripheral fatigue)　由于神经、肌肉传递或肌肉兴奋-收缩偶联障碍,或通气阻力增加等引起的呼吸肌收缩力下降。根据其对电刺激或中枢驱动力的反应不同又分为高频疲劳和低频疲劳。

5. 高频疲劳(high frequency fatigue, HFF)　在高频(>60 Hz)电刺激或中枢驱动时膈肌肌力特别低,其特点是发生快(伴有膈肌肌电图的电压降低)、恢复也快的一种病理生理状态。一般认为主要与神经-肌肉接头传递障碍或肌纤维兴奋性降低有关。

6. 低频疲劳（low frequency fatigue，LFF） 在低频（<25 Hz）电刺激或中枢驱动时肌力特别低，其特点是发生慢、恢复也慢（常不伴有肌电图活动减少）的一种病理生理状态。主要与肌肉本身的兴奋-收缩偶联障碍有关。在生理状态下，呼吸中枢驱动频率处于低频范围（<25 Hz），故呼吸肌疲劳主要是低频频率。

二、呼吸肌疲劳的原因、表现和发病机制

（一）基本原因和临床表现 各种原因引起能量消耗增加和（或）能量供应不足可导致膈肌疲劳。轻者出现呼吸困难和通气功能下降，表现为 RR 增快、VT 下降、辅助呼吸肌活动、胸腹矛盾运动、肺活量（VC）降低；重者出现 PaO_2 降低，$PaCO_2$ 升高。

（二）鉴别呼吸衰竭的病因 根据呼吸肌疲劳发生与否，呼吸衰竭分肺衰竭和泵衰竭，肺衰竭是指气体交换障碍，主要表现为低氧血症，一般无明显呼吸肌疲劳；而呼吸泵衰竭主要是通气衰竭，常有严重呼吸肌疲劳，同时存在低氧血症和高碳酸血症，且 PaO_2 下降幅度和 PaO_2 上升幅度接近。

（三）具体发生原因 因为呼吸运动是呼吸中枢的自律性活动，中枢调节、化学调节、神经反射性调节有重要调节作用，故呼吸中枢、传出神经和效应器（呼吸肌、呼吸器官）等整个呼吸控制链的核心环节的任何一部分异常均可导致呼吸驱动-肌力-负荷的失衡，发生呼吸肌疲劳。

1. 呼吸中枢驱动减弱或相对减弱 约有50%的呼吸肌疲劳与中枢驱动下降有关，如脊髓前角细胞的变性、中枢病变可引起呼吸肌疲劳；呼吸负荷增加时存在着相对的中枢驱动不足，疲劳的呼吸肌需要更多的中枢驱动才能产生相应的收缩力。当然呼吸肌疲劳时反射性抑制中枢驱动也是一种保护性机制，可以减少呼吸肌做功，但更容易出现每分通气量（VE）下降和呼吸衰竭。

2. 神经-肌肉疾病 如颈髓外伤、膈神经损伤、神经肌肉接头疾病、膈肌疾病，或代谢障碍导致高能磷酸键（ATP）消耗，细胞内 pH 下降，细胞内乳酸浓度升高等，均可引起呼吸肌疲劳。

3. 泵负荷增加或能量供应不足 如气道-胸肺疾患引起气道阻力增加或胸肺顺应性下降，增加了呼吸肌负荷，容易诱发或加重呼吸肌疲劳。剧烈运动、发热等因素使 VE 增加，亦可加重呼吸肌负荷。

4. 其他因素 代谢障碍时呼吸肌能量消耗将超过能量供给而使能量储备耗竭；或膈肌细胞的能量生成、利用障碍都可引起呼吸肌疲劳；营养不良、呼吸肌血供不足、血氧含量下降、肌细胞供能装置异常等均可导致呼吸肌疲劳的发生、发展。代谢异常或内环境障碍，如低磷血症、低镁血症、高钾血症、低钾血症、缺氧、高碳酸血症、碱中毒、低蛋白血症等均可引起肌力下降。

总之，多种因素可导致膈肌疲劳，而膈肌疲劳也是多种因素相互作用的结果，是从量变到质变的渐进过程。

（四）临床表现

1. 呼吸困难 是呼吸肌疲劳的最常见临床表现，主观上表现为呼吸费力，客观上表现为呼吸次数或节律改变，如呼吸浅快、辅助呼吸肌活动、胸腹矛盾运动、三凹征等。呼吸困难常随体位改变而加重或减轻，一般在立位时加重，因为在重力作用下腹腔内脏器下移，膈肌低平，膈肌初长度缩短，使其处于长度-张力曲线的不利位置，导致膈肌收缩更无力；相反，前倾坐位时，在重力作用下腹腔脏器压迫横膈上移，使膈肌初长度增加，收缩力提高，呼吸困难减轻。

2. 呼吸形式变化 常有呼吸浅而快或呼气延长，出现哮鸣音或点头呼吸。胸腹矛盾运动、霍纳（Horner）征是膈肌疲劳的可靠征象。霍纳征为吸气时胸廓扩张，胸腔负压增加，使已疲劳或功能减退的横膈向上移动，出现下肋骨边缘内陷的现象。

3. 横膈运动幅度 横膈上、下运动的幅度可用叩诊法诊断，也可在 X 线或 B 超下观察。用力呼吸时，膈肌活动可使肺下界移动至少达 3 个肋间间隙。出现呼吸肌疲劳时横膈运动幅度显著下降。

4. 休息后呼吸肌功能的变化 休息后呼吸肌疲劳可恢复；经负压通气或无创正压通气（NPPV）可使呼吸肌充分休息，加快呼吸肌疲劳的恢复和临床症状的改善。

（五）呼吸肌功能的测定 主要包括吸气肌、呼气肌、膈肌功能的测定，膈肌功能判断则涉及膈肌肌力和耐力的测定，以及膈肌肌电图分析等。

1. 口腔闭合压（mouth occlusion pressure，MOP） 在受试者预先不知情时突然阻断气道测得的口腔内压。临床应用非常广泛，如最大吸气压（maximal inspiratory pressure，MIP）、最大呼气压（maximal expiratory pressure，MEP）、0.1秒口腔闭合压（P0.1）的测定。

2. MIP 在 RV 或 FRC 阻断气道,用最大力量、最快速度吸气产生的 MOP。MIP 反映吸气肌的综合收缩能力和肺功能状态,是判断呼吸神经-肌肉(主要是膈肌、肋间外肌)功能、指导机械通气和呼吸康复锻炼的常用参数。

3. MEP 在 TLC 阻断气道,用最大力量、最快速度呼气所能产生的 MOP。是综合反映呼气肌和胸肺弹性等的参数,可用于评价呼吸神经-肌肉(包括腹肌)疾病患者的收缩功能和咳痰能力。

MIP 和 MEP 是最常用的直接评价呼吸肌功能的参数,前者主要反映吸气肌功能,后者主要反映呼气肌功能;且测定简单、方便,重复性好,更多情况下对判断呼吸能力较跨膈压测定更有价值。由于临床表现和常规肺功能测定能够对呼吸肌功能做出基本判断,故 MIP 和 MEP 测定不常用,主要用于床旁检测和试验研究,特别是机械通气患者。

(1) 测定装置:主要包括以下几部分。① 鼻夹。② 橡皮口器,口器主要有 2 种类型:管状和翼状,前者咬在口中,后者固定在口腔外。无论选择何者,皆应保障测定时的密闭。③ 带气流阻断器的三通阀(主要有 T 形或 Y 形),是测定的基本装置(图 12-4),要求 3 个开口的内径相同,且应>20 mm,三通开关的一端通空气,另两端分别通向气流阻断器和口器连接部分,从而保障测定的方便。三通阀的口器连接管上有一直径为 2 mm 的漏气小孔,与大气相通,可减轻或消除用力吸气或呼气时面颊部、咽喉部软组织的吸入或鼓出,以及面颊部肌肉收缩或舒张对 MOP 的影响。测定 MIP 时,用力吸气会导致面颊部和咽喉部软组织内陷,局部肌肉收缩加重内陷,导致口腔负压减小,不能反映真实 MIP;而小孔可保障适量气体进入口腔,有效避免或减轻上述问题的发生。测定 MEP 时,用力呼气会导致面颊部鼓出,降低 MEP,适量漏气则缓冲该作用。适当少量进气或漏气不影响测定时的肺容积和压力,因此不仅能避免口腔问题,又不影响测定的准确度。④ 压力测定仪,连接在口器和气流阻断器之间,测定口腔闭合压。常用压力测定仪有 3 种:压力换能器和记录仪、压力表和 U 型测压计(图 12-4)。测压计的量程要求从 $-200\,\text{cmH}_2\text{O}$ 至 $200\,\text{cmH}_2\text{O}$,误差应介于 $-2\%\sim 2\%$。

(2) 测定程序:完成准备程序后;取站位或坐位;将口器与三通阀连接,转动三通阀通空气,固定口器,让受检者参与调整,使其感觉舒适,又避免漏气,夹上鼻夹;受检者自然呼吸空气,适应测定过程;指导受检者呼气至 FRC,转动三通阀至阻断器方向,迅速阻断口腔内气路;受检者迅速用最大力量、最快速度吸气,持续屏气 1~3 s,测定 MIP。指导受检者充分吸气至 TLC,按上述要求迅速阻断口腔内气路;受检者迅速用最大力量、最快速度呼气,持续屏气 1~3 s,测定 MEP(图 12-5)。平台分别为 MIP 或 MEP。

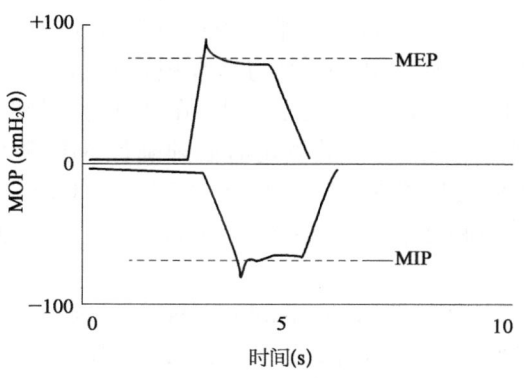

图 12-5 MIP 和 MEP 的读取

(3) 读取 MIP、MEP 的注意事项:必须适当屏气以便于压力的读取;避免屏气时间过长,否则将导致胸腔内压升高,回心血流量显著减少,心排血量降低;长时间屏气也会导致受检者的不适感。弃去吸气初期或呼气初期的尖峰,平台期的最高压力即分别为 MIP、MEP。

(4) 正常值范围:总体缺乏公认的预计值公式。由于 MIP 变异度大,不同学者报告的结果也存在较大差别,因此选择相对公认的最低界限值。一般认为在健康成人,男性 MIP≤$-75\,\text{cmH}_2\text{O}$、女性≤$-50\,\text{cmH}_2\text{O}$ 为正常,大于该数值提示 MIP 降

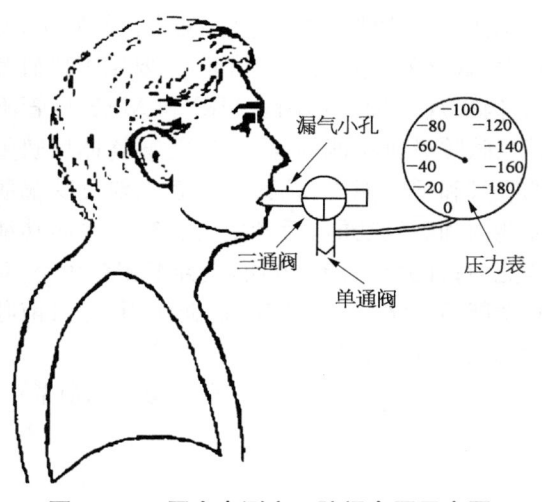

图 12-4 压力表测定口腔闭合压示意图

低；女性 MEP≥80 cmH$_2$O、男性≥100 cmH$_2$O 为正常，小于该数值提示 MEP 降低。

（5）MIP/MEP 测定和应用的注意事项：由于 MIP、MEP 测定的主观性强，变异度大，解读时需慎重，比如测定值降低可能是受检者不理解或未充分用力的结果，特别是气路关闭前未充分吸气或未充分呼气的结果。随着测定次数的增多，某些受检者的测定结果逐渐增大，实际上是受检者操作更加熟练、配合更有效所致，称为训练效应；随着测定次数增多，某些受检者的测定结果反而逐渐下降，提示可能出现呼吸肌疲劳。

（6）MIP/MEP 测定的可接受性规范：压力线迹（见于压力换能器测定和部分 U 型测压计测定）出现 1~3 s；并且在初始短暂的压力升高后有明显的压力平台，读取该平台的压力值；若使用压力表或 U 型测定计则大约在 1 s 后出现相对稳定的数值。至少有 3 次用力测定，且 3 次测定的结果相差在 20% 或 10 cmH$_2$O 以内；取 3 次测定结果的最大值。

（7）质量控制：MIP/MEP 测定是否准确取决于受检者以最大（包括最大力量和最快速度）吸气或呼气完成，在 3 次测定中其误差应小于 20%；压力计或压力换能器每次使用前应定标，或至少每 3 个月定标 1 次，可以用水银压力计或血压计作为定标仪进行检测；MIP/MEP 与肺容积有密切关系。在 RV 起始，MIP 的测定值最大，在 TLC 位置则近于 0；MEP 则相反，因此测定时必须确保 MIP 测定的初始测定位置在 RV，而吸足气后达 TLC；而 MEP 测定的初始测定位置在 TLC，呼气完毕后必须达 RV。

4. 跨膈压（transdiaphragmatic pressure, Pdi）　静息呼气末横膈两侧的压力差，即腹内压（Pab）和胸腔内压（Ppl）之差。

临床上常测定胃内压（Pga）和食管下 1/3 处的压力（Peso）分别代替 Pab 和 Ppl，Pdi = Pga − Peso。

5. 最大跨膈压（maximum transdiaphragmatic pressure, Pdi$_{max}$）　在 FRC 关闭吸气管道，用最大力量、最快速度吸气所产生的跨膈压。是反映膈肌收缩力的最可靠参数。

（1）正常值：正常成人 Pdi$_{max}$ 变化范围较大，与年龄、性别及测定方法有关。一般临床上选择 Pdi$_{max}$ 男性≥72 mmHg（9.6 kPa）、Pdi$_{max}$ 女性≥51 mmHg（6.86 kPa）为正常。

（2）膈肌疲劳的判断：Pdi/Pdi$_{max}$ 反映膈肌的肌力储备，膈肌疲劳时 Pdi 和 Pdi$_{max}$ 均明显降低，其中后者降低更明显，故 Pdi/Pdi$_{max}$ 升高；当 Pdi/Pdi$_{max}$ > 0.4 时即考虑膈肌疲劳。

6. 膈肌张力时间指数（diaphragmatic tension-time index, TTdi）　用 Pdi 与 Pdi$_{max}$ 的比值反映收缩强度，用吸气时间（Ti）与呼吸周期时间（Ttot）的比值反映膈肌收缩的持续时间，两者的乘积为 TTdi。用公式表示为：TTdi = Pdi/Pdi$_{max}$ × Ti/Ttot，是反映膈肌耐力的参数。

7. 膈肌耐受时间（diaphragmatic muscle endurance time, Tlim）　又称膈肌限制时间。膈肌在特定强度的吸气阻力负荷下（或特定 TTdi 时）收缩所能维持肌力而不发生疲劳的时间。也是反映膈肌耐力的参数。

8. 膈肌肌电图（diaphragmatic electromyogram, EMGdi）　通过体表电极、经皮穿刺电极及食管电极等多种形式测定的膈肌肌电变化（详见第二十二章第三节）。EMGdi 由不同频率组成，频谱为 20~250 Hz，主要包括中位频率（centroid frequency, Fc），频谱的低频成分（L, 20~48 Hz）、高频成分（H, >150 Hz）和 H/L。EMGdi 频谱分析的正常值因实验条件而有较大差异，文献报道 Fc 值为 70~120 Hz、H/G 为 0.3~1.9。

膈肌疲劳时多种频率成分发生变化，主要为低频成分增加，高频成分减少，H/L 比值下降，Fc 值下降。当 Fc 或 H/L 较基础值下降 20% 即提示膈肌疲劳。

总体而言，膈肌功能的直接测定比较麻烦，变异度较大，缺乏公认的正常值标准，主要用于科研和神经-肌肉疾病的辅助诊断。MIP 和 MEP 尽管不是直接反映呼吸肌功能的参数，但能够整体反映受检者的吸气和呼气能力，尤其是前者主要反映膈肌的收缩能力和吸气功能，后者主要反映呼气肌功能和咳痰能力；且测定简单、方便，变异度相对较小，对常规肺功能检查结果有一定的辅助作用，是目前呼吸肌功能检查的主要方法。

（朱　蕾　沈勤军）

第十三章
肺的非呼吸功能

> **提　要**
>
> 1. 肺的防御功能是其呼吸功能外的最主要功能,主要涉及肺循环滤过、清除功能和气道的防御功能,后者除发挥对生物性、化学性有害物质的清除作用外,更主要是鼻腔、咽、喉、气管、各级支气管和肺泡的物理清除功能,包括喷嚏反射、咳嗽反射、纤毛转运机制、巨噬细胞吞噬等。
> 2. 肺对内源性物质有重要代谢作用,个别情况下发挥关键作用;也有一定的内分泌作用。肺内药物代谢有一定特殊性,直接影响吸入用药的选择和药效特点。

在很长的一段时间内肺被认为仅仅是气体交换的呼吸器官,20 世纪 70 年代后逐渐认识并证实了肺还有滤过、防御、代谢等多种其他功能,统称为肺的非呼吸功能(nonrespiratory function of lung),在维持机体正常活动中具有重要意义。

第一节　肺的防御功能

肺通过气道与外界相通,经常吸入各种不清洁或受污染气体;接受全身各处的血液及其携带的物质,但绝大多数情况下,人肺维持正常功能,与其先天及后天防御功能有重要关系。

一、肺循环的滤过功能

1. 较好的过滤功能　肺循环处于体循环混合静脉血和动脉血之间的关键位置,像过滤器一样,阻挡混合静脉血中的微小颗粒进入体循环,以免造成心、脑等脏器的栓塞和严重损害。

2. 影响滤过功能的因素　肺毛细血管的内径为 6~9 μm(平均为 7 μm),并不是充当过滤装置的最适孔径;加之毛细血管的可扩展性、颗粒物的可压缩性,更大的循环颗粒物有时也通过肺循环进入体循环。在无心内分流的机体,少数气体和脂肪栓子可能通过前毛细血管吻合进入体循环;在有明显右向左心内分流的患者更为多见。尸体解剖研究发现,超过 25% 的人存在卵圆孔未闭,通常表现为像瓣膜的裂隙状缺损,由于左房压高于右房压,故保持持续关闭状态;做 Valsalva 动作或咳嗽时右房压升高,10% 的健康人可出现右向左分流;肺栓塞时右房压相对升高,出现右向左分流的比例更高,上述情况皆可导致体循环栓塞。

3. 肺栓塞的功能特点　肺微循环适合在维持肺血流灌注的同时处理大量栓子,而栓子的大量出现也不可避免地阻断了局部肺循环,出现高通气血流比例($\dot{V}/\dot{Q}$)肺区以及生理无效腔(VD)的增大。含纤维蛋白和(或)血小板凝块的微血栓一般不会直接影响气体交换(除非数目巨大);若较多微血栓阻塞肺毛细血管,可引起区域内中性粒细胞、血小板等激活,导致血管通透性增加和肺水肿,发生急性肺损伤。肺血栓的清除较其他组织迅速,这是由于肺血管内皮细胞富含纤维蛋白溶解酶激活物,可将纤溶酶原激活为纤溶酶,促进纤维蛋白、纤维蛋白单体、纤维蛋白多聚体的降解;肺内富含肝素,具有抗凝作用;肺组织也富含促凝血酶原激酶,可将凝血酶原转化为凝血酶。肺部聚集了如此众多的抗凝和促凝物质,可加速或延迟血凝块的形成和纤维蛋白及其产物的溶解，这不仅能够清除肺循环自身的血栓，还明显影响全身的凝血功能。

二、气道的防御功能

皮肤、消化道和肺形成的界面使人体内部系统与外界环境隔绝，发挥重要的保护作用。为了有效的气体交换，肺内空气与血液之间的生理界面（肺泡毛细血管膜）非常薄，这使肺实质极易受到吸入有害物质的侵犯，发生损伤；而呼吸道和肺泡的防御功能具有重要的保护作用，可预防或减轻这些损害。

（一）有害物质及生物清除系统 有害物质大体分为生物性和化学性两大类，其清除机制有一定差异。

1. **生物性有害物质** 吸入的细菌、病毒、真菌孢子等大部分病原体，由于其体积足够大（>5 μm），能够沉积于鼻腔-气管的黏液层，通过喷嚏反射或咳嗽反射等被清除。但当病原体负荷较高，尤其是有呼吸道损伤时，一些病原体可进入支气管树，但也可被其中的中性粒细胞、巨噬细胞、淋巴细胞及其他吞噬细胞所清除。若病原体负荷量非常大，而机体局部或全身的免疫功能减退时，则可在支气管树沉积引发气管-支气管炎症；或进一步侵入肺泡引发肺实质炎症。

（1）蛋白酶转运系统：病原体入侵时肺内中性粒细胞被激活，释放弹性蛋白酶、胰蛋白酶等蛋白酶，这些蛋白酶能够高效破坏病原体，但若不加控制，也会损伤肺组织。防止自身损伤的机制有：① 蛋白酶首先受阻于黏液层，呼吸道上皮纤毛运动将其推向喉部，被咳出体外。② 与血浆中的 α1 抗胰蛋白酶（α1-AT）结合而失活，结合产物进入肺循环或淋巴系统，与 α2 巨球蛋白结合，最终转运至肝脏被清除。

（2）α1-AT 的作用机制：α1-AT 分子处于半稳定状态，含有 1 个氨基酸环，其末端伸出 1 对蛋氨酸和丝氨酸残基，成为蛋白酶的"诱饵"，当蛋白酶结合了肽链，α1-AT 的结构不再稳定而迅速翻转，使所结合的蛋白酶被翻转到分子的另一侧，蛋白酶被 α1-AT 的 β 折叠部分紧紧包裹、挤压，从而改变其发挥生理功能必需的空间构象。

（3）吞噬作用：中性粒细胞一般存在于支气管树的黏膜，当出现炎症反应时，中性粒细胞、巨噬细胞及其他炎症细胞向肺泡毛细血管壁聚集。免疫激活后，这些吞噬细胞形成氧自由基，破坏病原体，该过程消耗大量氧；当然炎症反应过度也会损伤肺组织。

2. **化学性有害物质** 可发生吸入性化学损伤，影响因素主要有以下方面。

（1）颗粒大小：与生物性颗粒一样，其大小将直接影响其在肺内沉积的位置，见本章第二节。

（2）水溶性：化学物质一旦进入肺组织，其水溶性将决定其在肺内的清除速率。一般而言水溶性物质更多进入血液循环，比脂溶性物质的清除消耗更多时间。

（3）浓度：由于肺的代谢活动易被饱和，故吸入物浓度过高将容易超过机体的清除能力，是机体发病的重要影响因素。

（4）代谢：对动物的肺内代谢有大量的研究，但由于物种差异性大，对人体了解较少，不少动物试验结果不一定适合人体。总体而言，呼吸道黏膜上皮细胞和肺泡细胞均有代谢作用，其中主要为克拉拉细胞和 II 型肺泡上皮细胞。肺内代谢过程同肝脏基本一致。第一步是通过氧化反应使毒物分子转化为其他化合物，这一过程借助于细胞色素 P450 单加氧酶，更确切地说是以核黄素为基础的单加氧酶系统。肺是肝外通过细胞色素 P450 进行氧化反应的主要器官，其活性也逊于肝脏。第二步是代谢产物与载体分子相结合，进一步降低其生物活性，提高水溶性，从而更易排泄。在肺内，该步骤一般与葡萄糖苷酸或谷胱甘肽结合。

对吸入性化合物的代谢并非完全对人体有利，尤其是对一些合成有机化合物和吸烟过程中产生的化合物，其中第一步可将一些原本无害的化合物转化为强效致癌物。

（二）呼吸器官的物理清除系统 从鼻腔到肺泡的整个呼吸道（肺泡也可视为呼吸道的一部分）都有防御功能，对吸入空气中的颗粒、病原微生物进行清除；也可对呼吸道产生的分泌物等进行清除。当然不同部位的物理清除功能有不同的特点。

1. **鼻腔** 分鼻前庭和固有鼻腔 2 个部分。

（1）鼻前庭：是前鼻孔与固有鼻腔之间的空腔，其表面覆有皮肤与皮下组织，鼻前庭内膜上有粗短的鼻毛和皮脂腺，两者对尘埃和异物有一定的防御作用。

（2）固有鼻腔：简称鼻腔，其容积约 20 mL，内有 3 个突出的鼻甲：上鼻甲、中鼻甲和下鼻甲，3 个鼻甲上曲折的黏膜使鼻腔的表面积明显增加，约为 160 cm^2，可以有效保障吸入气与鼻黏膜的充分接触；鼻腔黏膜以下、中鼻甲游离缘和前后端及接近鼻中隔处黏膜最厚,具有丰富的静脉丛构成的海绵状组织,易于扩张和收缩,是调节吸入气体温度和湿度的重要因素,这些解剖结构特点可有效保障鼻腔对吸入气体的净化、加温、湿化。中鼻甲下缘以下部分黏膜为假复层柱状纤毛上皮,纤毛主要由前向后朝鼻咽部运动,将进入的异物经咽部排出;黏膜中含有丰富的黏液腺、浆液腺、混合型腺和杯状细胞,能产生大量分泌物,使黏膜表面覆以一层黏液毯,随纤毛不断移动(与气管黏膜相似);与鼻腔内的鼻毛共同阻止异物及尘埃吸入。鼻腔内狭窄而凹凸不平的特点也使气体进入鼻腔后形成湍流,增加异物或尘埃在鼻腔内的降落机会,进一步增强鼻腔对气体的净化作用。95%～98%直径≥10 μm 的微粒在鼻腔内被清除。

(3) 喷嚏反射:人在清醒时鼻黏膜或外耳道受到刺激产生的冲动,通过三叉神经传入延髓中枢,引发深吸气动作,然后爆发性呼气,高速气流经鼻腔喷出,以排除刺激物,称为喷嚏反射,是鼻腔清除经上述多种环节过滤、吸附的颗粒物或分泌物的主要途径。

2. 咽喉部　是鼻腔和气管的连接部,是将鼻腔后部和气管内异物、分泌物经口腔排出的关键部位。

3. 气管-支气管

(1) 呼吸道黏膜和黏液纤毛转移系统:从气管到终末细支气管存在着黏液纤毛装置,包括上皮细胞的纤毛、黏膜细胞、黏膜下腺体以及覆盖在上皮表面的液体层。纤毛细胞的功能是将分泌物推向喉部;分泌细胞产生的黏液、浆液具有湿润和阻挡粉尘等入侵的作用。

气道内黏液主要由杯状细胞和黏液下腺分泌,连续铺盖在上皮表面形成黏液毯。吸入气中直径超过 10 μm 的粉尘或颗粒主要被阻挡在鼻腔;直径<0.3 μm 的颗粒可悬浮在吸入气中,被重新呼出体外;直径介于两者之间的颗粒则沉积在不同级段的气道黏液毯上,通过纤毛运动运输至气管,随咳嗽反射排除;鼻腔黏膜向后运动,汇集于咽部,也容易被咳出。

每个细胞约有 200 条纤毛,长度 6 μm,直径 0.3 μm。相邻细胞的纤毛协同摆动,摆动频率达 17 Hz,黏液毯的移动速度可达 20 mm/min,清除速度相当迅速。

肺泡和呼吸性细支气管没有纤毛,但表面有黏液,与传导气道的黏液相连,故其表面颗粒或分泌物也可通过传道性气道的纤毛摆动而逐渐排出。

(2) 肺巨噬细胞:存在于呼吸道、肺泡和肺间质内,其主要作用之一是清除入侵的细菌、粉尘、衰老的细胞、失活的肺表面活性物质等。肺泡腔内吞噬异物后的巨噬细胞称为尘细胞。

巨噬细胞移向异物后,将异物吸附在细胞膜上;细胞膜对 Na^+ 的通透性增高,细胞膜去极化,导致 Ca^{2+} 内流和细胞内 Ca^{2+} 释放,胞浆内 Ca^{2+} 浓度增高,引起微丝收缩,细胞变形,包绕异物,继而通过入胞或胞饮将异物吞入细胞质。

尘细胞游走至呼吸道后,可随黏液一起被清除出体外;也可通过胞内化学作用清除。巨噬细胞的溶酶体含有多种酶,能分解被吞噬的病原体、异物;还具有免疫功能,能产生氧自由基,杀伤入侵的病原体。被激活的吞噬细胞还参与炎症反应,产生活性代谢产物,加强清除病原体和异物的作用。

(3) 咳嗽反射:咳嗽感受器分布广泛,但主要分布在喉、气管、支气管,机械性(如粉尘、分泌物)或化学性刺激引发冲动,经传入神经传至延髓咳嗽中枢,引发吸气肌快速收缩,肺容积增大至肺总量的 85%～90%;声门短暂关闭,约持续 0.2 s,呼气肌(主要是腹肌)剧烈收缩,胸腔内压、肺内压急剧升高;声门突然开放,高速气流冲出气道,具有强大的清除异物、分泌物的作用。

气道内黏附、纤毛摆动和咳嗽反射是清除气道内异物的主要机制,巨噬细胞的吞噬作用则是清除肺泡内异物的主要机制。

第二节　肺的代谢作用

肺不如肝的代谢功能强大,但也有重要作用,在部分情况下甚至是关键作用。

一、内源性物质代谢

部分内源性化合物通过肺循环时可被完全清除,部分不受影响,部分将被激活(表 13-1)。肺血管内皮细胞是肺内代谢最活跃的细胞,但采集困难,不容易直接培养测定,故多采用间接手段了解肺血管内皮细胞的功能。由于不同血管来源的内皮细胞结构基本相似,故多采用人脐静脉等其他部位的血管内皮细胞进行培养；然而由于来源不同，内皮细胞的代谢功能常有很大差异，如肺循环可使PGE_2失活，而其他部位则无此功能。肺血管内皮细胞中虽然缺乏代谢活动的细胞器，如线粒体、滑面内质网及微粒体，但仍能进行大量代谢活动。此外，内皮细胞膜上的小凹显著增加了细胞的表面积（约$126 m^2$），为细胞膜结合酶和进行相应的代谢提供了有利条件。

表13-1 各种内源性物质通过肺循环后的代谢特点

种类	通过肺循环的效果		
	激活	无变化	失活
氨基酸类		多巴胺 肾上腺素 组胺	5-羟色胺 去甲肾上腺素
肽类	血管紧张素Ⅰ	血管紧张素Ⅱ 催产素 抗利尿激素	缓激肽 心房钠尿肽 内皮素
花生四烯酸衍生物	花生四烯酸	PGI_2 PGA_2	PGD_2 PGE_2 $PGF_{2α}$ 白三烯
嘌呤衍生物			腺苷 ATP、ADP、AMP

（一）氨基酸类 主要是儿茶酚胺和乙酰胆碱。肺血管内皮细胞能够选择性摄取去甲肾上腺素和5-羟色胺，而对肾上腺素、异丙肾上腺素、多巴胺等无影响。

1. 去甲肾上腺素 血液中儿茶酚胺的半衰期约为$20 s$，一次肺循环摄取约30%的去甲肾上腺素，由单胺氧化酶（MAO）和儿茶酚胺氧位甲基转移酶（COMT）迅速代谢。肺血管内皮细胞是能够摄取去甲肾上腺素的非神经细胞之一，但选择性较其他组织差。

2. 5-羟色胺 一次肺循环后98%的5-羟色胺被有效摄取，其代谢过程与去甲肾上腺素相似。5-羟色胺在血液中的半衰期为$1\sim2 min$，肺内代谢可有效防止其再次进入体循环发挥作用。若用可卡因或三环类抗抑郁药抑制5-羟色胺的摄取，则肺内清除将明显减少。

3. 组胺、多巴胺、肾上腺素 尽管肺内有丰富的MAO，但由于缺乏通过血-内皮屏障的转运机制，这些分子通过肺循环时并未被清除。

4. 乙酰胆碱 血液中的生物半衰期仅为$2 s$，可迅速水解，故虽然肺内存在乙酰胆碱酯酶和拟酰胆碱酯酶，但不发挥作用。

（二）肽类

1. 血管紧张素 血管紧张素Ⅰ为血管紧张素原经肾素裂解产生的十肽，进入肺循环后，经血管内皮细胞的血管紧张素转化酶（ACE）作用，转化为具有强大血管活性的血管紧张素Ⅱ（图13-1）。ACE可在血浆中自由存在，亦可结合于内皮细胞表面。一般血管内皮细胞均含ACE，但肺内含量特别高，可沿管腔线样分布，且突入管腔内，增加与血流接触面积。ACE是一种含锌的羧基肽酶，具有2个活性位点，各含有1个深沟，其内的结合位点使其与蛋白质底物紧密结合，然后含锌的催化部分使底物的苯丙氨酸-组氨酸键（血管紧张素Ⅰ）或苯丙氨酸-精氨酸键（缓激肽）断裂。ACE抑制剂可结合到ACE的深沟中，从而覆盖结合蛋白的活性位点，使其失活。

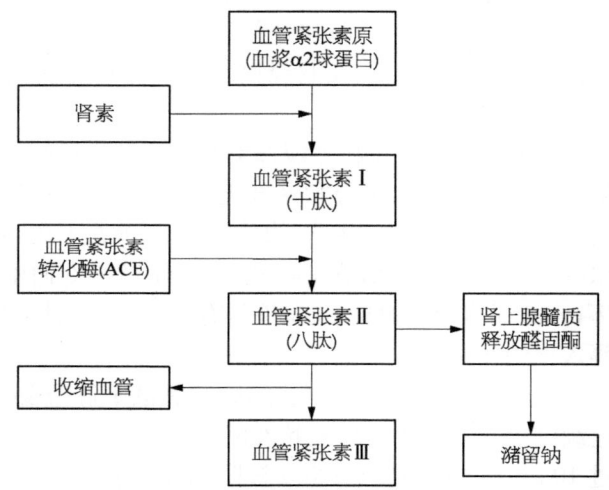

图13-1 肾素-血管紧张素-醛固酮轴代谢模式图

2. 缓激肽 具有血管活性的九肽分子，可被肺或其他血管床有效清除。其血浆半衰期约为$17 s$，但多数血管床的半衰期$<4 s$，这是因为缓激肽和血管紧张素Ⅰ一样可被ACE代谢。

通过血管紧张素Ⅰ和缓激肽，ACE对人体血压的调控发挥重要作用。缓激肽能够扩张血管、降低血压；血管紧张素Ⅱ的作用则相反，从而产生复杂的变化，如钠潴留、血管收缩、释放去甲肾上腺素，升高血压。ACE抑制剂广泛应用于治疗心血管疾病，在减少血管紧张素Ⅱ生成的同时，也减少缓激肽的降解；由于缓激肽也可通过其他途径降解，故ACE抑制剂较少产生低血压。

3. 心房钠尿肽(ANP) 许多动物体内的 ANP 依赖肺清除,由于人类左心房和右心房均可分泌 ANP,故对人肺是否代谢 ANP 不完全清楚,通过放射性同位素示踪研究,ANP 在肺内的代谢并不显著。

4. 花生四烯酸衍生物 肺是合成、代谢、摄取、释放花生四烯酸代谢产物的主要场所。花生四烯酸是一组含 20 碳的不饱和脂肪酸类的氧化物。膜磷脂在磷脂酶 A_2 作用下降解为花生四烯酸,再分别由环氧化酶(COX)和脂氧酶 2 条途径进一步代谢,其中经 COX 氧化、环化生成 PG,非特异性过氧化物酶可将其进一步转化为 PGH_2,这是合成多种重要产物的前体物质(图 13-2);通过脂氧酶途径代谢产生白三烯,其中 LTC_4、LTD_4 有较强的支气管收缩作用,LTB_4 的收缩作用较弱,但可提高血管通透性。

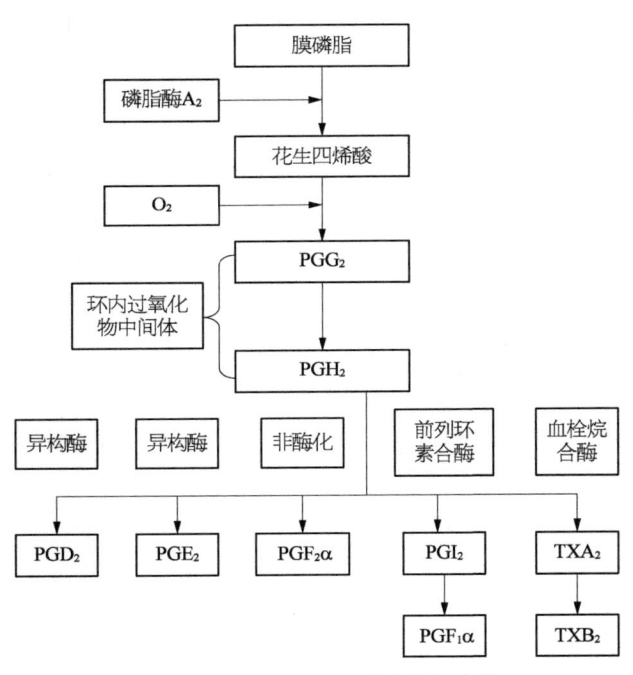

图 13-2 花生四烯酸及其衍生物

5. 嘌呤衍生物 肺血管内皮细胞存在特异性酶,可将 AMP、ADP 及 ATP 降解为腺苷。腺苷自身对循环有重要保护作用,但也会因内皮细胞的快速摄取而失活,在内皮细胞内磷酸化为 AMP 或降解成肌苷,最终形成尿酸排泄。

二、肺内药代动力学

1. 药物的转运 吸入给药是常用给药途径,可作为全身给药的一种方式治疗肺外疾病,但因多种因素制约,临床应用极其有限;主要用于肺疾病的治疗,如吸入肺表面活性物质(PS)、一氧化氮(NO)治疗 ARDS;吸入氦氧混合气改善气流形态、降低气道阻力,治疗支气管哮喘。临床应用最多的是吸入用药治疗以慢性阻塞性肺疾病和支气管哮喘为主的周围气道疾病,吸入颗粒在周围气道内有效沉积是发挥作用的基础,而后者取决于吸入颗粒大小、特性。

(1) 大颗粒:沉积在上呼吸道,其中空气动力学直径 $>8\ \mu m$ 的颗粒很少能到达咽以下的呼吸道,$<8\ \mu m$ 的颗粒则可进入气管。

药物颗粒进入气道的距离与其大小、气流形态、惯性等有关。颗粒越小进入气道的距离越远。理论上速度越大、惯性越大,进入气道的距离越远;但由于上呼吸道的弯曲度非常大,支气管树的分叉也较多,流速过大时湍流成分越多、层流成分越少,颗粒频繁碰撞管壁,导致药物过早沉积,反而不利于进入周围气道;若缓慢吸气,气流以层流为主,与气道碰撞的机会减少,将增加较大颗粒气溶胶进入周围气道的数量。

(2) 中颗粒:一般直径 $2\sim5\ \mu m$ 的颗粒沉积于下呼吸道,其中较小的颗粒进入周围气道。周围气道气流速度缓慢,使颗粒容易下落、沉积,故患者吸入后屏气,有助于药物沉积。

(3) 小颗粒:运送至肺泡的是直径 $1\sim2\ \mu m$ 的小颗粒,可以沉积,也可随呼气呼出体外或进入血液循环。而直径 $<1\ \mu m$ 的颗粒进入肺泡,但不能沉积,随呼气呼出体外或进入血液循环。

因此对于需给药至特定呼吸道部位的药物,需注意其颗粒大小、给药时机以及吸入时的呼吸形式。

2. 药物的清除 肺内存在多种代谢机制,可对内源性物质和吸入物进行处理,对药物作用产生影响。

(1) 吸入性药物:吸入药物在气道和肺泡的代谢途径与其他有毒化合物相似。多功能的氧化酶和细胞色素 P450 系统在肺内亦很活跃,是肺内的药物代谢的主要环节,与在肝细胞基本一致。类固醇类药物、异丙肾上腺素等都可在肺内代谢。吸入性麻醉剂,如氟烷、甲氧氟烷等,尤其是较老的剂型,在肺内的生物转化途径与其在全身其他器官相似,最终代谢产生氟离子。

(2) 肺循环:许多药物通过肺循环而被清除,但部分未能及时代谢而储存于肺组织,这主要与肺内的酶活性较低有关,原因有二:① 内皮细胞对内源性化合物具有高度的选择性;② 对药物代谢起主要作用的氧化系统多位于呼吸道,对血液来源的药物难以发挥作用。肺循环中碱性、亲脂性的药物易于摄取,而酸性药物则更多地与血浆蛋白结合。许多静脉用药经过肺循环时可储存于肺组织,起到首关过滤器作用。一般情况下,肺将缓慢释放其储存的药物,使药物的血浆浓度保持相对稳定;但一旦肺内结合位点被全部饱和,或一种药物被另一种亲和力更强的药物竞争性结合,则将引起血药浓度水平的急剧改变。

(3) 药物的肺毒性:一些药物的肺内积累或毒性物质的直接进入将产生肺的局部毒性。以百草枯为例,该药物进入肺泡上皮细胞,产生活性氧(主要是超氧阴离子)导致肺损伤;呋喃妥因、博来霉素亦也可产生肺损伤。乙胺碘呋酮是一种广泛应用的抗心律失常药,长期应用通过释放碘直接损伤肺组织,也可诱导产生自由基间接损伤肺组织,产生肺纤维化;长期用药者约6%发生肺毒性反应,其中致死者可达10%。

三、内分泌功能

1. 炎性介质 吸入变应原后肺内免疫系统激活,释放组胺、内皮素和类二十烷酸等,这些物质可引起机体的病理变化,如皮疹、外周血管扩张、血压下降。

2. 缺氧性内分泌反应 动物肺内存在可以释放肽链或氨基酸的细胞,这些细胞在缺氧情况下脱颗粒,对肺血管等有重要影响。

3. 一氧化氮 肺血管内皮细胞可释放 NO。NO 是调节气道平滑肌、肺循环阻力(PVR)的重要物质,同时还有抗血小板聚集和抗血管平滑肌细胞增生等作用。一般情况下,NO 不引起全身效应,主要原因是血红蛋白可快速摄取 NO。

(朱 蕾 沈勤军)

第二篇

呼吸生理的应用

第十四章
孕期、新生儿和儿童的呼吸生理

> **提　要**
>
> 1. 孕期激素变化影响孕妇的呼吸功能；孕晚期增大的子宫压迫横膈，降低呼气末肺容积，主要表现为残气容积(RV)和功能残气量(FRC)下降；呼吸驱动增强，氧耗量($\dot{V}O_2$)增大，潮气量(VT)和每分通气量(VE)增大，动脉血氧分压(PaO_2)升高；肺活量(VC)、第1秒用力呼气容积(FEV_1)和最大自主通气量(MVV)基本无变化。孕妇在孕期的不同阶段和不同体位，其呼吸功能变化有一定差异。
>
> 2. 胚胎期肺的发育经历假性腺体期、小管期、肺泡囊形成期、肺泡期4个阶段，其中肺泡期发育持续至出生后3年。胎儿呼吸运动产生肺液，有扩张肺的作用，也有利于肺的发育。
>
> 3. 胎儿期血液循环包括胎儿本身及其与母体之间的血液循环。胎儿右心房的部分血液通过卵圆孔流入左心房，大量血液通过动脉导管进入体循环和胎盘，从右心室流出的血液仅有不到10%进入肺循环。胎儿和母体之间通过脐血管进行氧和营养物质的交换。
>
> 4. 胎儿娩出后，一般在90s内建立规律自主呼吸，肺液减少，但呼吸抑制仍存在，常有多种不稳定的呼吸形式并存；其后呼吸形式迅速发生根本性变化，主要表现为呼吸驱动、呼吸节律迅速向成人转变，但建立规则呼吸形式需要数周。
>
> 5. 胎儿娩出后，随着自主呼吸建立，新生儿循环系统迅速发生显著变化，肺循环阻力(PVR)显著降低；动脉血管收缩和胎盘血液循环终止，体循环阻力增高，右心房压低于左心房压，卵圆孔闭合；PaO_2升高引起动脉导管平滑肌收缩，动脉导管关闭，肺循环和体循环皆成为独立的闭合系统，进行正常气体交换。
>
> 6. 新生儿的肺顺应性低、胸廓顺应性高，呼吸阻力大，以浅快呼吸为主，解剖无效腔约为VT的一半，动静脉血分流率($\dot{Q}s/\dot{Q}t$)高，$PaCO_2$和PaO_2皆偏低，动脉血pH与成人相似。
>
> 7. 胎儿娩出后，血红蛋白(Hb)发生数量和性质变化，逐渐接近成人。
>
> 8. 儿童肺仍处于不断发育中，胸廓和肺顺应性、肺容积、通气功能、动脉血气、呼吸中枢驱动皆发生变化。

妊娠期激素水平变化刺激孕妇呼吸，引起VT增加和低碳酸血症；在妊娠晚期，增大的子宫压迫肺，使FRC、VC、肺总量(TLC)等容积参数下降，特别是仰卧位时更明显。新生儿的肺未发育完全，新肺泡继续形成，该过程一直持续至约3岁。由于肺未发育完全，故与成人相比，新生儿肺顺应性低，弹性阻力高。儿童绝大部分的肺功能检查和成人相似，肺容积与身高的相关性更明显。

第一节　孕期肺功能

妇女怀孕后发生多方面的生理变化，会对肺功能产生重要影响，其中主要是妊娠期激素水平升高所致。雌激素水平升高引起体液潴留导致呼吸道黏膜水肿和血容量增多，后者又使动脉血氧运输量

(DaO_2)增加。妊娠期孕酮水平比非妊娠期升高 6 倍，对呼吸生理也产生重要影响，最终导致动脉血气的变化。在妊娠晚期，增大子宫压迫肺，使肺容积降低，并出现呼吸驱动、通气功能和动脉血气的变化（表 14-1）。

表 14-1 妊娠期肺功能参数的变化（平均值）

参　　数	非妊娠期	妊娠早期	妊娠中期	妊娠晚期
V_T(L)	0.52	0.6	0.65	0.72
RR(次/min)	18	18	18	18
VE(L/min)	9.3	11	11.8	13.1
RV(L)	1.37	1.27	1.26	1.01
FRC(L)	2.69	2.52	2.48	1.95
VC(L)	3.5	3.45	3.58	3.0
$\dot{V}O_2$(mL/min)	194	211	242	258
PaO_2(kPa)	12.6	14.2	13.7	13.6
PaO_2(mmHg)	95	106	103	102
$PaCO_2$(kPa)	4.7	3.92	3.93	4.05
$PaCO_2$(mmHg)	35	29	29	31
CO_2 反应斜率 [L/(min·kPa)]	11.6	15	17.3	19.8
SaO_2 反应斜率 [L/(min·%)]	0.64	1.04	1.13	1.33

一、肺容积变化

在妊娠晚期，增大子宫将横膈推向胸腔，影响呼气末肺容积，明显降低 RV 和 FRC，约减少 20%（表 14-1），使 PaO_2 降低。因为适当 RV、FRC 对于维持 PaO_2 的稳定有重要意义。若不存在 RV 和 FRC，将发生呼气期间歇性分流，肺泡 PO_2（P_AO_2）呼气末降至静脉血水平，而在吸气时会接近于空气水平，总体结果是 PaO_2 降低，并随每次呼吸过程发生较大幅度波动。RV 和 FRC 减少发生低位肺萎陷，出现低通气血流（$\dot{V}/\dot{Q}$）肺区，呼气末 P_AO_2 降低，PaO_2 也相应降低；但代偿性 VE 增加（下述），低位肺泡开放，使 PaO_2 升高，总体上后者作用强于前者，故以升高为主。仰卧位时横膈更容易被推入胸腔，RV、FRC 降低更明显，容易发生低氧血症；合并呼吸道疾病或麻醉时更容易诱发严重低氧血症。

妊娠期 VC、FEV_1 和 MVV 通常无变化。在仰卧位，由于横膈被增大的子宫推入胸腔，膈肌曲率半径增大，吸气时膈肌的移动度增大，吸气相肺容积和 MVV 可能较非妊娠期增大。

二、氧耗量的变化

妊娠期静息 $\dot{V}O_2$ 增加，足月时 $\dot{V}O_2$ 增加最多，增加幅度可达 15%~30%。由于 $\dot{V}O_2$ 增加主要是满足胎儿、子宫、胎盘的生长需要，因此单位千克氧耗量（$\dot{V}O_2$/kg）几乎无增加。

三、通气功能变化

妊娠期呼吸频率（RR）没有明显变化，但 V_T 增大，VE 相应增加，足月时可增加 40%。VE 增加引起 $PaCO_2$ 降低和 PaO_2 增加。孕妇的肺泡和动脉血 PCO_2 可降低至 30 mmHg（4 kPa）左右，有助于促进胎儿体内 CO_2 清除；同时孕妇肺泡和动脉血 PO_2 可增加 7.5 mmHg（1 kPa）左右，有助于通过胎盘供氧。体位对氧与 Hb 结合的影响很小，一项足月孕妇经皮氧饱和度（SpO_2）的研究显示：坐位时平均为 97.3%，仰卧位时为 96.9%。

妊娠期 VE 增加与孕酮有关，而作用机制可能是中枢化学感受器对孕酮的敏感性增加。妊娠使 P_ACO_2-VE 曲线（高通气 CO_2 应答）斜率增加 3 倍，低氧呼吸刺激反应（低氧通气应答）增加 2 倍，主要发生在妊娠中期，伴 $\dot{V}O_2$ 增大。

在妊娠初期，子宫增大的影响尚未出现，但超过半数的孕妇出现呼吸困难。有学者发现，与未出现呼吸困难的孕妇相比，出现呼吸困难的孕妇的 VE 明显增大，但两组孕妇的血孕酮水平相似，故推测呼吸困难与化学感受器对孕酮的敏感性增高有关。

第二节　胚胎期的呼吸生理变化

胚胎期肺的发育经过发生、发展、逐渐成熟的巨大变化，且持续至出生一段较长的时期，简述如下。

一、肺的发育

大体分四个阶段。

1. 假性腺体期（妊娠 5~17 周）　受精后 24 天首先在腹侧出现来源于原始消化管前肠的芽状物，称为肺芽，肺芽迅速生长，并逐渐发育为树状分支；约在妊娠 5 周时肺芽已具备基本结构，左肺芽分为 2 支，右肺芽分为 3 支，因此类似成人气管-支气管树结构的雏形已初步形成。受肺内液体和胎儿呼吸运动的影响,上皮细胞不断分裂,使气道不断延长。

2. 小管期(妊娠16~26周) 此期肺毛细血管内皮与气道上皮的生长发育紧密结合,肺结缔组织开始形成。参与胎肺形成的各种细胞,如成纤维细胞发生凋亡,导致胚胎期的气道壁变薄。

3. 肺泡囊形成期(妊娠24~40周) 远端气道发育成呼吸性支气管,呼吸性支气管的末端形成肺泡囊。

4. 肺泡期(妊娠36周之后) 肺泡囊扩张并出现隔膜,形成和成人肺相同的肺泡,且肺泡数目不断增多;这一过程大约持续至出生后3年,直至10~12岁达高峰,因此出生前胎儿肺的主要结构已经完全形成,但肺泡数量仅约为成人的15%;表面活性物质(PS)最早在妊娠24~26周形成,使肺具有呼吸功能,此后出生的早产儿已有存活的可能。

二、肺 液

胎肺存在的液体称为肺液。肺液由气道上皮细胞分泌产生,并经气道流入羊膜腔,与羊水混合或流入胎儿的胃肠道。肺液的主要功能可能为冲洗肺内的废物并使发育中的肺组织免于陷闭。肺液使胎肺内保持略高于羊水的压力,从而使肺保持扩张状态,有利于细胞分裂和肺的发育。在妊娠晚期约有40 mL肺液,但代谢迅速,每天更新500 mL。当胎儿娩出并建立自主呼吸后,FRC也大约为500 mL,提示肺液可能与FRC有相似的功能。

胎儿的呼吸运动产生肺液,也有利于肺的发育。呼吸运动在孕中期即可出现,在孕晚期伴随胎动可出现20 min/h以上的呼吸运动,有时胎儿RR可达45次/min。膈肌是主要的呼吸肌,伴随每次呼吸运动约有2 mL肺液产生。

使胎肺保持正压需要上呼吸道产生阻力,阻止肺液外流。呼吸暂停时,咽部陷闭和喉部声门缩小,产生内源性阻力,可对抗肺弹性回缩力,并使肺液不能持续生成。胎儿的吸气运动和成人相似,吸气时常伴上呼吸道扩张。在平静吸气时上呼吸道扩张,肺液外流增加;同时膈肌收缩对抗肺液外流。用力呼吸时,常伴张口呼吸,咽部液体常流入气道,增加气道内液体量,有利于肺扩张。因此胎儿的呼吸运动有利于保持肺扩张,进而促进其发育,缺乏呼吸运动将使肺发育受到损害。

三、胎儿期的血液循环

胎儿期的循环系统与出生后的循环系统有本质差别,包括胎儿本身及其与母体之间的血液循环,且总体上处于缺氧状态。

1. 胎儿本身的血液循环 因右心房压大于左心房压,卵圆孔保持开放,使未经氧合的血液从右心流向左心。肺动脉和主动脉间的动脉导管未闭合;胎儿期肺循环阻力(PVR)大于体循环,故右心室压大于左心室压,并使血液经动脉导管从肺动脉直接流向主动脉。因此正常情况下,胎儿期的血液循环表现为:流入右心房的血液一部分通过卵圆孔流入左心房,和肺循环血液一起流入左心室,进入体循环和胎盘,大量血液通过动脉导管进入体循环和胎盘,从右心室流出的血液仅有不到10%进入肺循环。若出现先天性心脏结构异常,心脏各个腔室的压力梯度可发生改变,血流方向也随之改变。

2. 胎儿与母体之间的血液循环 胎儿和母体之间通过脐血管进行氧和营养物质的交换。母体的氧和营养物质通过脐静脉进入胎儿,CO_2和其他代谢废物通过脐动脉流入母体血管。由于脐静脉血流入胎儿下腔静脉,故下腔静脉的血液比上腔静脉携带更多的氧。由于右心房和卵圆孔的特殊结构,下腔静脉的血液优先流入左心房,继而流入左心室,供应脑组织。胎儿期的混合血PO_2为30 mmHg(4 kPa),PCO_2为48 mmHg(6.4 kPa),即使脑组织相对其他器官可获得更多的氧,但总体而言其仍然处于缺氧状态。缺氧导致胎儿呼吸中枢受抑制,这可能是胎儿在子宫内大部分时期处于无呼吸状态的原因之一。

第三节 胎儿出生时呼吸和循环功能的变化

由于胎儿的氧储备很少,新生儿必须在出生后的数分钟内建立有效的自主呼吸,因此呼吸系统和循环系统将同时发生显著变化。

一、自主呼吸的建立及其机制

大多数新生儿出生后20 s有第1次呼吸,通常在 90 s 内建立规律的自主呼吸,多种机制影响新生儿自主呼吸的产生。

胎儿胸廓在经阴道分娩时被压缩,娩出后肋骨产生向外的反作用力,使空气被动地进入新生儿肺内,刺激新生儿产生自主呼吸,但不是主要因素;由于胎儿呼吸中枢长期处于缺氧环境,持续处于抑制状态,因此缺氧也不是主要因素。更主要的是,经剖宫产娩出的新生儿理论上不能建立自主呼吸,但事实上呼吸良好,因此主要原因可能是因新生儿离开母体后皮温降低和机械刺激(如拍击新生儿脚底)兴奋呼吸中枢所致。

二、肺液减少

新生儿气道内有残留的肺液,可能经阴道分娩时气道上皮分泌产生,但总体而言,在分娩开始前和分娩过程中肺液分泌已明显减少,主要原因是呼吸道上皮细胞功能改变所致。在胎儿期,上皮细胞大量分泌肺液;在新生儿期,上皮细胞功能受一种钠通道调节而发生变化,从分泌肺液转为吸收肺液。妊娠早期,在甲状腺激素和肾上腺糖皮质激素作用下,钠通道大量储备;胎儿娩出后,钠通道被新生儿的肾上腺素和氧气激活,促进上皮细胞吸收肺液。新生儿肺还有水通道(促进水分子转运的跨膜蛋白),也促进肺液的吸收。

三、循环系统的变化

胎儿出生后循环系统发生迅速而显著的变化。自主呼吸的建立使呼吸系统发生呼吸力学变化和动脉血气的变化,导致 PVR 显著降低;同时动脉血管收缩和胎盘血液循环终止,使体循环阻力增高。这些血流动力学变化导致右房压低于左房压,促使卵圆孔闭合;PaO_2 升高引起动脉导管平滑肌收缩,动脉导管随之关闭,因此从新生儿起直至成人,循环系统的结构和胎儿期有根本性不同,肺循环和体循环分别成为 2 套独立的闭合循环系统,静脉血经过肺循环、通过气体交换变为动脉血回到体循环,流经各组织代谢后变为静脉血回到肺循环,不断进行氧和 CO_2 的交换。

四、PVR 降低及其机制

胎儿出生后 PVR 显著降低,其机制涉及两个方面:肺通气后呼吸力学变化和动脉血气变化,特别是 PaO_2 升高。

1. 呼吸力学变化对 PVR 的影响　肺通气后的呼吸力学变化是引起 PVR 降低的主要原因。肺液消失使肺泡表面形成气液界面,肺弹性回缩力迅速增加,同时胸廓顺应性也可能发生变化,最终形成胸腔负压。胸腔负压使肺泡和胸膜腔之间形成跨膜压力梯度,引起肺毛细血管扩张,PVR 下降。

2. 动脉血气变化对 PVR 的影响　动脉血气变化(主要是 PaO_2 升高和 $PaCO_2$ 降低)降低 PVR。动脉血气变化和内皮细胞分泌的介质之间关系密切,动脉血气对 PVR 的影响通过介质的舒缩血管作用而实现。内皮细胞可以分泌多种介质,研究比较多的是前列腺素、内皮素和一氧化氮(NO)。前列腺素和内皮素都具有舒张血管和收缩血管的作用,在新生儿体内相互拮抗,共同作用的结果是肺血管舒张。环前列腺素对新生儿的肺血管有舒张作用,但该作用很微弱。动物实验研究显示小动物被娩出前 NO 合成酶被抑制,NO 合成少,最终削弱了分娩时 PVR 降低的程度。分娩后 PaO_2 升高,NO 合成增多,进一步促进肺血管舒张和 PVR 的降低。

第四节　新生儿的肺功能

胎儿出生后除迅速发生一系列变化以适应自主呼吸需要,在新生儿期还将发生一系列显著变化,并表现出明显特点。

一、新生儿的呼吸生理变化

(一)肺容积与呼吸力学　新生儿 FRC 约为 30 mL/kg,总顺应性约为 5 mL/cmH$_2$O(50 mL/kPa);总呼吸阻力(黏性阻力)为 70 cmH$_2$O/(L·s)[7 kPa/(L·s)],其中大部分来源于气道。肺扩张的阻力主要是肺弹性回缩力和肺泡表面张力,后者与肺泡 PS 密切相关,PS 量多,肺泡表面张力小;反之肺泡表面张力大。成人胸廓和肺的顺应性几乎相同、稳定,但新生儿的胸廓顺应性较高,肺顺应性很低,且皆随发育而不断变化。总体而言,新生儿总顺应性约为成人的 1/20,黏性阻力是成人的 15 倍。新生儿成功进行第 1 次呼吸时胸腔负压可达-70 cmH$_2$O(-7 kPa)。

(二) 通气和换气 正常体重的新生儿(如3 kg)的 VE 为 0.6 L,RR 为 25～30 次/min,解剖无效腔几乎达 VT 的一半,故肺泡通气量($\dot{V}_A$)仅为 0.3 L/min。胎儿离开母体成为新生儿的即刻,$\dot{Q}s/\dot{Q}t$ 约为 10%。由于重力影响,成人直立位时肺内气体分布和血流分布存在自上而下的区域差异,即上肺部气体分布多、血流分布少;下肺部气体分布少、血流分布多。新生儿的肺体积很小,重力作用可忽略不计,因此新生儿肺内气体和血流的分布较为均匀。

体重为 2～4 kg 的新生儿,$\dot{V}O_2$ 约为 30 mL/min,PaCO$_2$ 约为 34 mmHg(4.5 kPa),PaO$_2$ 约为 68 mmHg(9 kPa)。新生儿 $\dot{Q}s/\dot{Q}t$ 较成人高,可达 10%,是 PaO$_2$ 低的主要原因;并导致肺泡动脉血 PO$_2$ 差增大,约为 25 mmHg(3.3 kPa),而青壮年<12.5 mmHg。动脉血 pH 与成人相仿,为 7.35～7.45。

(三) 呼吸的调节

1. **基本状况** 动物实验研究显示相对于成年动物,胎儿的低氧呼吸刺激反应明显减弱,仅在严重低氧状态时才出现颈动脉体兴奋。子宫内的胎儿由于呼吸中枢受抑制,虽然颈动脉体的兴奋性存在,但仍然存在长时间的呼吸暂停。相对于呼吸系统,胎儿心血管系统对低氧的反应较完善,在新生儿表现为心动过缓和血管收缩。

2. **新生儿时期的基本变化** 胎儿娩出后,呼吸形式必须发生根本改变。因为胎儿在子宫内长时间出现呼吸暂停,不能满足其离开母体后的生命活动和生长发育需要。胎儿出生后呼吸节律迅速向成人转变。循环系统变化使呼吸中枢的低氧性抑制解除,颈动脉体对低氧的兴奋阈值也迅速接近为成人水平。因此新生儿期呼吸系统对低氧的呼吸刺激反应逐渐完善;出生不久的新生儿吸入纯氧时呼吸受抑制,提示周围化学感受器已经能够根据 PaO$_2$ 进行呼吸调节。若按人体表面积计算,新生儿对高碳酸血症的呼吸刺激反应和成人相似,仅是在快动眼睡眠(REM)时期受到抑制。

3. **新生儿时期的变化规律** 出生后,新生儿的呼吸形式即向成人转变,但真正建立规律的呼吸形式可能需要数周;早产儿和低体重儿则可能需要更长的时间。有些新生儿患有呼吸系统疾病,可引起周期性低氧血症,建立规律的呼吸形式也需要更长时间。新生儿时期,常有多种呼吸形式并存,如周期性呼吸和周期性呼吸暂停,前者指 RR 和 VT 可发生缓慢的周期性的变化;后者指反复发生 4 s 以上的呼吸暂停,在 2 次暂停之间为正常呼吸。小于 2 个月的婴儿中,每天可出现超过 200 次的呼吸暂停和 50 min 的周期性呼吸,伴随 SaO$_2$ 的暂时性降低。随月龄增长,规律呼吸的比例增多;3 个月后,婴儿的周期性呼吸和呼吸暂停比例显著减少。

4. **低氧刺激反应** 也称为低氧通气应答,一般采用浓度为 15% 的氧气,相当于一般客机飞行的座舱高度或海拔 2 400 m 的氧浓度。与海平面 21% 氧浓度相比,该水平为中等程度降低。3 个月婴儿吸入 15% 的氧气后,周期性呼吸暂停的时间显著增多,提示婴儿呼吸对低氧刺激反应还不如成人完善。

(四) 血红蛋白的变化 包括 Hb 质和量的变化。由于长期处于宫腔低氧环境中,新生儿出生时红细胞较多,Hb 浓度约为 180 g/L,血细胞比容约为 53%。Hb 中约 70% 为胎儿 Hb(HbF,由 2 条 α 链与 2 条 δ 链组成,对 O$_2$ 的亲和力大),血红蛋白氧饱和度达 50% 时的 PaO$_2$(P$_{50}$)远低于成人(约为 26.6 mmHg),因此尽管新生儿 PaO$_2$ 低,动脉血氧含量(CaO$_2$)却接近成人。随着新生儿长大,Hb 浓度迅速下降,3 周后接近成人正常水平。HbF 逐渐减少,6 周后血循环已基本测不出 HbF,而与成人相同,P$_{50}$ 也上升至成人水平。

二、新生儿常见呼吸

(一) 新生儿持续肺动脉高压症

1. **基本特点** 新生儿持续肺动脉高压症(persistent pulmonary hypertension of the newborn,PPHN)的发病率为 1/1 000,主要表现为 PVR 在胎儿出生后亦很高,右心室和右心房也相应保持高压,引起明显的右向左分流,导致低氧血症。PPHN 可以合并肺实质疾病,如胎粪吸入综合征、急性肺损伤;也可独立存在,常伴有肺血管结构明显异常。PPHN 患儿亦存在呼吸力学变化,并引起肺血管扩张、肺循环血流量增多,故患儿可获得足够氧以保证近期存活;但总体作用较有限,不能长时间维持。低氧血症引起的肺血管收缩在 PPHN 的发病机制中起主要作用。低氧血症时内皮细胞功能受损,内皮素和 NO 等介质的作用异常,引起肺血管舒缩功能障碍,表现为收缩增强或舒张减弱。

2. **防治原则** ① 呼吸支持以提高氧合,体外膜氧合(ECMO)是常用手段,吸入 NO 对纠正低氧血症的效果有限;② 治疗合并症。

(二) 新生儿呼吸窘迫综合征 新生儿呼吸窘迫综合征(respiratory distress syndrome of newborn, NRDS)在胎儿出生后数小时内发生,发病率为2%,在早产儿发病率更高。

1. 发病因素 主要致病因素是PS缺乏。PS最早在妊娠20~24周时产生,妊娠30周后才显著增加,因此早产是NRDS发生的最主要的危险因素,其他危险因素包括剖宫产术、围生期应激、窒息、母亲患糖尿病等;遗传易感性也有一定影响,表面活性蛋白A、B变异可能是NRDS的危险因素。

2. 病理和病理生理改变 由于PS缺乏导致肺间质和肺泡水肿,肺表面张力增大,肺顺应性降低,患儿将出现严重呼吸窘迫,随之出现一系列病理和病理生理学变化,如肺泡陷闭、透明膜形成、肺水肿,并进一步导致PS缺乏、变形、$\dot{Q}s/\dot{Q}t$明显升高,伴一定程度$\dot{V}/\dot{Q}$失调和弥散功能障碍,出现严重低氧血症。低氧引起肺血管收缩和PVR升高,并导致右房压增高,卵圆孔重新开放,又进一步增加$\dot{Q}s/\dot{Q}t$。

3. 防治措施 主要针对病因和病理生理学变化治疗,主要是PS补充疗法和机械通气(MV)治疗,简述如下。

(1) 预防:通过羊膜穿刺术可测定卵磷脂(PS的主要组成部分)与鞘磷脂的比值,该比值可预测胎肺的成熟度。若比值<2,提示胎肺未成熟,需要继续妊娠,必要时需要给予药物抑制宫缩;也可给予糖皮质激素促进胎肺成熟。通过以上措施,加之采取措施减少围生期应激,新生儿NRDS的发病率和严重程度均能有效改善。

(2) PS替代疗法:体内合成的PS包含多种成分,主要为磷脂和蛋白质。PS天然制剂是从哺乳动物肺或人羊水中提取,含有磷脂和部分蛋白质。人工合成的PS主要由磷脂组成,各成分的类型、构成比例与人类体内PS不尽相同。气管内滴注天然制剂时,其蛋白质成分能够促进PS均匀地分布;试验也显示PS天然制剂比人工合成制剂更有治疗价值。

(3) 机械通气:MV可以改善患儿氧合,减轻呼吸困难。由于新生儿肺的特点和保护性通气的要求,应设定较快RR,使吸气时间(Ti)和呼气时间(Te)都控制在0.3 s,平台压(P_{plat})≤30 cmH$_2$O(3 kPa)。快RR必然使呼吸机回路中的压缩气体容积和无效腔都明显增大,因此呼吸机的调节要求更高。

支气管肺发育不良被认为是NRDS常见的并发症,可能是MV导致气压伤的一种表现形式。由于产前检查和干预措施的实行以及PS替代疗法的应用,MV的应用已明显减少。

(4) 体外膜氧合:与成人相比,对多种病因(包括NRDS)引起的新生儿严重呼吸衰竭,应用ECMO能明显降低死亡率。由于技术原因,<2 kg体重或不足35周的新生儿难以进行ECMO治疗。而发生NRDS的新生儿多数为早产儿及低体重儿,因此ECMO不是NRDS的有效治疗手段。

第五节 儿童肺功能

在儿童期,肺仍然处于不断发育过程中。胎儿出生时胸廓顺应性很高,但随后迅速降低,至2岁时已接近成人;新生儿的肺顺应性很低,随着肺泡发育成熟顺应性增高,但与成人仍有一定差距。对8岁以下的儿童很难进行肺容积测定,但8岁以后很容易获取。儿童生长发育速度有明显个体差异,相同年龄儿童的身高、体重有很大差异。各项肺功能参数的参考值主要根据身高制定,而不是依据年龄或体重。身高和肺容积的关系可用数学方程式表示。

某些肺功能参数与年龄、体表面积关系不大,可借用成人参考值,如比气道传导率、比顺应性,VD/VT也可以参考成人。

儿童$PaCO_2$、P_AO_2与新生儿相比无明显变化,但PaO_2在1岁内升高明显,1岁后缓慢升高,最终可达成人的最高水平98 mmHg(13 kPa)。由于儿童PaO_2处于变化之中,很难制定确切的正常参考值范围。幼儿对于高碳酸血症和低氧血症的呼吸刺激反应非常敏感;随着年龄增长,呼吸反应逐渐下降至成人水平,其中低氧血症的呼吸反应变化较小,高碳酸血症的呼吸反应变化较大,这主要与幼儿的高代谢率有关。

(朱 蕾)

第十五章
老年人的呼吸生理

> **提　要**
>
> 女性、男性肺功能分别在 20 岁、25 岁达顶峰，其后逐渐减退，老年明显衰退，包括呼吸中枢驱动、膈肌功能、胸廓和肺的顺应性、气道结构和功能、肺容积、PaO_2、呼吸系统防御功能都出现明显变化。

在 20 岁之前，人肺经历发育成熟的过程；10~12 岁时肺泡数量达高峰，此后呼吸系统加速成熟，女性约在 20 岁，男性在 25 岁时肺功能达顶峰，并维持一段时间；在其后的生命过程中，肺功能随年龄增长逐渐衰退，老年期的变化更为明显。但如果没有疾病，呼吸系统在人的生命中一直能够维持适当的气体交换功能。

第一节　老年人呼吸系统的结构变化

老年人的呼吸系统结构不仅仅是单纯的年龄变化，更多是退行性变化，并直接影响呼吸生理的变化，从而表现出与青壮年明显不同的特点。

一、胸壁变化

胸廓顺应性随着年龄增长而下降。胸壁硬化与肋骨及椎间关节的钙化、骨化，以及椎间隙狭窄等变化有关。老年人骨质疏松会导致椎体的楔形骨折或压缩性骨折，引起脊柱弯曲变形和前后径增加，从而改变胸廓的形态。据文献报道，60 岁以上的女性椎体压缩性骨折的发生率为 2.5%，至 80 岁时可达 7.5%，75 岁以上女性中 60% 可有楔形骨折；老年男性椎体骨折的发生率也随年龄增长而升高，但较女性低，其发生率约是后者的一半。骨折导致的脊柱侧弯不仅改变了胸壁的顺应性，也改变了横膈的曲率半径，从而影响膈肌的收缩功能。

二、气道变化

上气道鼻喉黏膜出现萎缩、变薄，加温、湿化功能减退；咽喉黏膜感受器敏感性下降，使喉反射及咳嗽反射减退；上气道肌肉张力减退，舌后缩，软腭脱垂，造成咽后壁解剖狭窄，因此老年人睡眠时容易出现打鼾和呼吸暂停。气管、支气管有软骨环支撑，形态变化不明显，但黏膜易受损伤；小气道无软骨支撑，易受周围弹性组织的影响和管腔内外压力变化的影响，容易发生陷闭、阻塞、引流不畅，故老年人易发生急、慢性气管支气管炎。

三、肺实质变化

老年人肺实质不断发生退行性变化，主要是结缔组织结构发生变化，生物化学研究显示肺实质胶原和弹力蛋白数量并没有随年龄增长而发生变化，但胶原分子间的交互联结增加而变得更加稳定，弹力蛋白之间的交互联结也发生改变，从而导致老年人肺弹性回缩力下降，每年下降 0.1~0.2 cmH_2O，尤其是高肺容积下降更明显；研究显示随着年龄增长，肺压力-容积（P-V）曲线左移。形态学研究显示 50 岁以上，呼吸性细支气管、肺泡管和肺泡周围的弹性纤维发生扭曲、断裂，从而导致老年人肺泡管、肺泡囊、肺泡发生扩张，肺泡面积逐渐减少，30 岁时肺泡总面积为 70 m^2，70 岁时为 60 m^2，年下降速度为 0.27 m^2。由于支撑结构减少，小气道易于塌陷，该变化相对比较均匀,无明显结构破坏,称为老年性肺过度充气,老年性肺气肿的说法是错误的。

四、呼吸肌功能的变化

研究显示老年人(67～81岁)与年轻人(21～40岁)相比跨膈压下降。由于胸腔几何形态和胸廓顺应性变化,老年人功能残气量(FRC)有所增加;胸廓形态改变和容积改变导致呼吸肌肉收缩功能下降;脊柱弯曲和胸廓前后径增加会降低膈肌的收缩功能。呼吸肌力降低可能还与老年人的营养缺乏有关。研究显示最大吸气压(MIP)、最大呼气压(MEP)与人体瘦肉群或体重密切相关,营养不良者的呼吸肌力和最大自主通气量(MVV)明显降低。

老年人疾病多,且容易影响呼吸肌功能。研究显示慢性心力衰竭患者呼吸肌力下降;帕金森(Parkinson)病、脑血管疾病也容易导致呼吸肌力降低。

第二节 老年人呼吸生理和防御功能的变化

随着呼吸系统结构和机体功能的变化,老年人的呼吸生理出现一系列变化,简述如下。

一、肺容积和通气功能的变化

1. 肺容积变化 随着年龄增长胸廓变僵硬,顺应性下降;肺弹性回缩力下降,顺应性增加,肺更容易膨胀,导致FRC、残气容积(RV)增加,其中RV从20岁到70岁可增加50%,FEC增加幅度不大;而肺活量(VC)下降至最佳值的75%,因此与年轻人相比,老年人更多是在高肺容积水平呼吸。FRC增加使胸廓弹性扩张力减小(相当于弹性阻力增加),将增加呼吸肌的通气负荷。这些改变使60岁的老年男性平静呼吸时的呼吸功消耗比20岁约增加20%。

闭合容积(CV)和闭合容量(CC)随年龄增长,主要是周围小气道支撑组织减少所致。CC可增加至TLC的55%～60%,与FRC接近,导致平静呼吸时即有相当部分肺区不参与气体交换(低$\dot{V}/\dot{Q}$区域),从而导致PaO_2下降,肺泡-动脉血氧分压差$[P_{(A-a)}O_2]$增加。

肺总量(TLC)不随年龄增长发生明显变化,这是肺弹性回缩力下降与胸廓弹性负荷增加相抵消的结果。

2. 通气功能参数的变化 女性在20岁之前,男性在25岁之前,FEV_1和FVC增加;此后随年龄增长而下降,男性比女性下降明显。25～39岁每年平均下降20 mL,65岁以上每年平均下降38 mL。有学者认为40岁以前FEV_1、FVC下降与体重及力量下降有关,与肺实质关系不大;40岁以后常是疾病、吸烟和环境因素等混合作用的结果。有学者指出老年人通气功能的正常值不能用一般人的标准衡量,应予以修正。

3. 呼气峰流量(PEF)和最大呼气流量-容积(MEFV)曲线的变化 MEFV曲线随年龄增长发生一定变化,主要表现小气道功能障碍;峰流量也随年龄增大而降低,但幅度小,也无特异性。

4. 气道阻力 用肺容积校正后,年龄对气道阻力(即比气导)无明显影响。

二、呼吸肌力的变化

可通过测量MIP和MEP评价呼吸肌力。MIP男性≤$-75\ cmH_2O$、女性≤$-50\ cmH_2O$,或经鼻吸气压力(nasal inspiratory pressure, SNIP)男性≤$-107\ cmH_2O$、女性≤$-76\ cmH_2O$可除外呼吸肌肉无力。研究显示:随年龄增长,MIP、MEP降低,营养状态(体重和体质指数)、四肢肌力与MIP和MEP皆有相关性。

三、气体交换

1. 动脉氧合和$\dot{V}/\dot{Q}$的变化 随年龄增长,$\dot{V}/\dot{Q}$离散度增大,PaO_2降低,65岁以上的正常值范围约为80～85 mmHg;70岁以上时,$PaO_2>70\ mmHg$属于正常。

2. 弥散功能变化 年龄增长导致$\dot{V}/\dot{Q}$的离散度增加,肺泡表面积减少,肺毛细血管减少,肺血容量减少,有效弥散膜面积减小和弥散能力下降,40岁以后下降更明显,CO弥散量(D_LCO)的每年下降速度,男性为0.2～0.32 mL/(min·mmHg),女性为0.06～0.18 mL/(min·mmHg)。女性下降速度较男性慢可能与女性雌激素水平高有关。

四、呼吸调节

1. 静息状态 健康老年人每分通气量(VE)与

年轻人相似,但潮气量(VT)减小,呼吸频率(RR)增快。年龄增长会导致低氧和高 CO_2 通气应答率下降。研究显示,与健康年轻人相比,老年人(64~73岁)对低氧通气反应降低51%,对高 CO_2 通气的反应降低41%。一般认为随着年龄增长,老年人周围化学感受器或中枢化学感受器的信息整理能力下降,产生适当神经冲动的能力下降,胸廓和肺的机械收缩效能下降,对附加阻力或弹性负荷的感知能力也下降。与年轻人相比,老年人对乙酰甲胆碱引起支气管收缩的反应能力下降。

对低氧和高 CO_2 通气应答及对支气管收缩剂的反应低下,说明老年患者的自我防护能力减退,更易发生呼吸系统疾病,如肺炎、COPD、睡眠呼吸暂停等,也更容易发生低氧血症或高碳酸血症。

2. 活动状态　机体的静息氧耗量在20~30岁达高峰,然后每10年以9%的速度下降,下降的主要原因是最大心排血量下降和四肢肌肉组织减少。

老年人在静息状态下对高碳酸血症的反应能力下降,但在运动时强于年轻人。一项对224例56~85岁人群的研究显示,对于特定的 CO_2 产生量,CO_2 通气当量($VE/\dot{V}CO_2$)随年龄增长而增大。这种反应与缺氧或代谢性酸中毒的增加无关,可能与老年人无效腔与潮气量的比值(VD/VT)升高有关,因此维持适当VE,老年人需要更高的氧耗量。

3. 睡眠状态　据估计,中年人群阻塞性睡眠呼吸暂停低通气综合征的发病率女性为4%,男性为9%;老年人可高达24%~75%,这可能与老年人容易发生上气道阻塞,且对阻塞的反应能力明显下降有关。

五、防御功能和免疫功能的变化

随年龄增长,支气管柱状上皮细胞发生萎缩,纤毛粘连、倒伏、排列紊乱或脱失,纤毛运动减弱,使呼吸道黏液纤毛系统的廓清能力下降,容易发生支气管-肺感染。老年人吞咽障碍,食道蠕动能力下降,咳嗽反射减弱,也增加吸入风险。

老年人细胞免疫功能降低,辅助性T细胞减少或功能下降,细胞介导的免疫反应下降,并可能与老年人陈旧性结核的复燃有关。体液免疫功能也出现下降,主要是IgM水平随着年龄增长而降低;而当机体接触外源性抗原,如注射流感疫苗、肺炎球菌疫苗后,体内产生的抗体浓度不如年轻人高,防护能力相对较差。上述情况皆使老年人更容易发生肺部感染。

(朱　蕾)

第十六章
麻醉对呼吸生理的影响

提　要

1. 吸入麻醉和静脉麻醉都会抑制高 CO_2 的呼吸刺激反应和急性低氧血症的呼吸刺激反应(AHVR)，且两类反应相互影响，也受其他多种因素的影响。呼吸抑制导致每分通气量(VE)和肺泡通气量($\dot{V}_A$)降低，以潮气量(VT)降低为主，出现 $PaCO_2$ 升高和 PaO_2 降低。呼吸支持是必要的。

2. 麻醉后咽部肌群部分或全部功能受抑制导致咽部气道被动陷闭，其特征和阻塞性睡眠呼吸暂停低通气综合征(OSAS)类似，是患者术后猝死或发生呼吸衰竭容易忽视的常见原因；较多物理措施可以有效预防或治疗。

3. 麻醉对胸壁吸气肌群影响较大，对膈肌影响较小(完全肌松除外)，对呼气肌也有明显的影响，容易导致呼吸运动不协调或胸腹矛盾运动，手术过程中需合理调节通气参数。

4. 麻醉改变呼吸反应和呼吸肌功能，继而改变胸廓形态和容积，导致功能残气量(FRC)、残气容积(RV)、补呼气容积(ERV)减少，也是导致低通气血流比例($\dot{V}/\dot{Q}$)、肺微不张和肺内动静脉血分流率($\dot{Q}s/\dot{Q}t$)增大的原因之一。

5. 气道闭合、重力压迫和气体吸收是麻醉后发生肺微不张的主要原因。预防措施主要是适当控制麻醉诱导前、麻醉维持阶段和麻醉苏醒阶段的吸入气氧浓度(FiO_2)和适当应用持续气道正压/呼气末气道正压(CPAP/PEEP)；而治疗手段则主要是应用大 VT 呼吸或通气，也可采用高水平 PEEP 治疗。

6. 麻醉导致 FRC 降低，使气道阻力增大；麻醉药通过直接或间接作用扩张气道，降低气道阻力，最终结果是气道阻力仅略升高。其他部分因素也影响气道阻力。麻醉时肺顺应性降低，肺微不张可能是顺应性降低的主要原因。

7. 麻醉时解剖无效腔在不同条件下可以增大或减小，肺泡无效腔增大，临床处理并不困难，但理解其病理生理特点对指导临床防治有重要价值。

8. 麻醉时 $\dot{V}/\dot{Q}$ 分布的均匀性下降，离散度增大，且与年龄呈正相关；静脉血掺杂平均增加10%，且受年龄影响较大。原因主要是肺内静动脉血分流增加和功能性分流增加。

9. 麻醉对缺氧性肺血管收缩、代谢率的影响以及气道阻力增加的代偿反应也有重要价值。

10. 麻醉体位对呼吸功能的影响不同。不同手术麻醉类型，如腹腔镜手术、单肺通气、局部麻醉也有不同特点。

11. 手术后麻醉对呼吸功能和呼吸系统防御功能的影响仍持续一段时间，但在不同手术类型和不同患者有较大差异。

1846年，首例麻醉成功施行，但当时并未重视麻醉与呼吸之间的关系。12年后，John Snow 首次报道了吸入氯仿后呼吸系统出现的一系列变化。其后的大量研究也证明麻醉会对呼吸生理造成明显影响，但不同方面的影响程度并不相同，如对肺通气变化等影响很大，对膈肌收缩力的影响较小。

所有麻醉剂都能抑制呼吸中枢功能和通气功能，诱发或加重呼吸衰竭；多数麻醉剂减弱上呼吸道肌肉功能，可导致上气道阻塞，通常在软腭水平发生阻塞，发生类似 OSAS 的变化；麻醉改变了呼吸肌功能,从而改变了胸廓的形态和容积,导致 FRC 在施行麻醉后数分钟即减少;大部分患者施行麻醉后会发生小面积肺不张,需要大 VT 使之复张。上述变化损害了机体的氧合,肺泡无效腔和肺内分流量增大,$\dot{V}/\dot{Q}$ 的离散度增大。

第一节 麻醉剂对呼吸调节的影响

麻醉剂(若无特殊说明,本章麻醉皆指全身麻醉)都能降低 VE,并使机体对高碳酸血症和低氧血症的呼吸刺激反应减弱。

一、肺通气的变化

麻醉降低 VE,故自主呼吸时容易出现高碳酸血症。VE 降低的部分原因是麻醉后代谢率降低,对通气量的需求减少;但主要是呼吸的化学性调节受到干扰,特别是对高碳酸血症的呼吸刺激反应减弱。非复合麻醉不会通过额外增加肺通气阻力而影响 VE;若存在明显气道阻塞,VE 下降会更显著。

吸入麻醉剂浓度较低时 VE 可以保持基本不变,但常出现 VT 降低、RR 增快,最终导致 $\dot{V}_A$ 降低,肺泡气 PCO_2(P_ACO_2)升高。吸入较高浓度的麻醉剂时呼吸变浅、变慢,VE 大幅度下降,特别是手术尚未开始,缺乏手术刺激时 VE 下降幅度更大,必然导致高碳酸血症,呼气末 PCO_2($PetCO_2$)升高;VE 下降越明显,$PetCO_2$ 升高越显著,因此麻醉后的呼吸支持是必要的。

麻醉引起的一过性的高碳酸血症对健康状态良好的患者无明显影响。事实上,除了可能增加伤口出血外,也的确没有证据显示一过性高碳酸血症对机体有害;即使严重肺疾病,如急性呼吸窘迫综合征(ARDS)、危重支气管哮喘,一段时间的高碳酸血症也没有明显影响,故机械通气(MV)时采取允许性高碳酸血症(PHC)策略已成为一种重要方法。但为安全性考虑,麻醉手术时 MV 是必须的,但需注意通气要求以符合患者的呼吸生理,并加强监测,避免 VE 过高或 VE 不足而出现明显呼吸性碱中毒或高碳酸血症。常规 $PetCO_2$ 监测有利于设置合适的通气参数,使 $PaCO_2$ 维持在适当的水平。

二、高碳酸血症的呼吸刺激反应

吸入麻醉剂会使肺泡内的药物浓度逐渐升高,引起 $PetCO_2$-$\dot{V}_A$ 曲线的斜率减小;深度麻醉时,机体对高碳酸血症丧失呼吸刺激反应。例如吸入氟烷浓度越高,麻醉越深,曲线的斜率越小,提示机体对高碳酸血症的呼吸刺激反应减弱,VE 降低(图 16-1),$PetCO_2$ 相应越高。当然 MV 过度使 $PaCO_2$ 明显降低时也会抑制通气,甚至呼吸暂停,如图中虚线部分表示 $PetCO_2$ 在该范围内时会引起呼吸暂停。

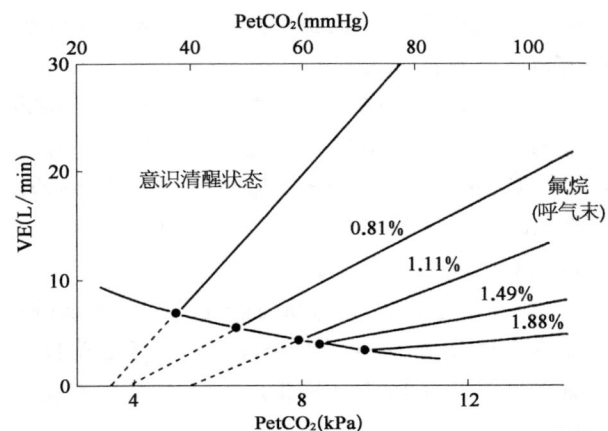

图 16-1 吸入不同浓度氟烷对 CO_2 呼吸刺激反应的影响

各种吸入麻醉剂的效果相差不大,在相当剂量下效果相仿,且麻醉诱导成功后都能抑制机体对高碳酸血症的呼吸刺激反应(图 16-2)。图 16-2 中不同曲线代表不同的麻醉剂,在相同的肺泡最低有效浓度(MAC,指挥发性麻醉剂和纯氧同时吸入时,

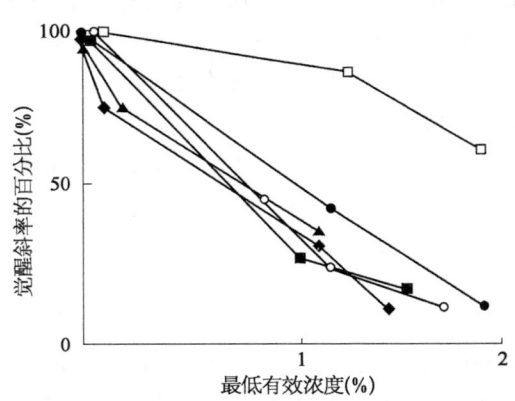

图 16-2 不同吸入麻醉剂对呼吸的抑制作用
●○▲◆□■ 分别代表氟烷、七氟醚、地氟醚、恩氟醚、乙醚、异氟醚

50%的患者对手术刺激不会引起摇头、四肢运动等反应的肺泡内浓度)时,吸入各种含有卤素的麻醉剂后$PetCO_2$-$\dot{V}_A$曲线斜率下降程度相仿,但乙醚例外(最上面的曲线),其$PetCO_2$-$\dot{V}_A$曲线斜率下降程度明显轻于其他麻醉剂。

外科手术对患者的刺激可部分抵消麻醉时$PetCO_2$-$\dot{V}_A$曲线斜率的下降。使用不同浓度的异氟醚可使患者处于不同的麻醉深度,但只要患者自主呼吸良好,外科手术的切口刺激都能增加通气量。另外,除了氯胺酮,其他的静脉麻醉剂对$PetCO_2$-$\dot{V}_A$曲线的影响与吸入麻醉剂相似。

三、低氧血症的呼吸刺激反应

1945年以前,普遍认为麻醉不会影响低氧血症的呼吸刺激反应。1945年,Gordh发现对高碳酸血症存在反应的乙醚浓度几乎完全抑制低氧血症的呼吸刺激反应,但当时并未引起重视。直到1975年,人们发现吸入氟烷会减弱急性低氧血症的呼吸刺激反应(AHVR);1978年又发现低浓度的氟烷(0.1 MAC)即能抑制AHVR。除异丙酚外,目前使用的所有吸入麻醉剂和静脉麻醉剂皆能抑制AHVR。

至1992年,人们对麻醉和PO_2之间的关系又有了新认识。Temp等认为并不是所有的麻醉剂都减弱AHVR,只有同时存在高碳酸血症时才表现出这一特点。Temp的报告引起了学者们对这个问题的重新关注,随后又进行了大量的研究。但分析这些研究结果后发现,各项关于麻醉和AHVR关系的研究结果并不一致。相同浓度,特别是低浓度(0.1 MAC)的异氟醚在不同的研究中抑制AHVR的能力相差巨大;其他麻醉剂在低浓度(0.1 MAC)抑制AHVR的能力在各项研究中也存在很大差异,但剂量较大时麻醉剂抑制AHVR的能力和剂量之间存在相关性。研究结果不同可能受多种因素影响,但主要是各研究方法的差异所致。

1. **麻醉剂的选择** 有学者对37项研究进行综述后,发现不同的麻醉剂在低剂量时虽然都能抑制AHVR,但抑制程度不同。其中抑制程度最轻的是七氟醚,其次依次是异氟醚、恩氟醚,氟烷最强。

2. **患者的觉醒程度** 患者的觉醒程度可以影响AHVR。在部分研究中,尽管皆使用了低浓度(≤0.2 MAC)麻醉剂,但具体剂量并不相同,因而患者的觉醒程度也不同,有些研究中患者保持觉醒状态,有些则处于镇静状态,因此AHVR的结果可以有较大差异。一项吸入0.1 MAC异氟醚的研究对清醒和进入睡眠状态的两组患者进行比较,发现清醒组患者没有发生AHVR减弱,因此患者的觉醒程度是影响AHVR的重要因素。

3. **低氧血症的特点** 正常情况下低氧血症能引起呼吸刺激反应,引起通气量增加,且低氧的发生频率、严重程度和持续时间皆能影响呼吸刺激反应的程度。低氧血症可引起通气增强,但若持续数分钟通气反应明显减弱,称为持续低氧下的通气衰减(HVD)(图10-8)。研究低氧血症和呼吸刺激反应的关系时,有些研究者使患者迅速进入低氧状态,有些则在8~10 min内逐渐进入低氧状态。采用前一种方法,目的是观察AHVR;采用后一种方法,则可同时观察AHVR和HVD。但两种方法之间的差别并没有实际临床意义。一项研究比较了两种方法诱导的低氧血症对呼吸的刺激反应,发现两者没有区别。

4. **研究对象的差异** 正常情况下,不同个体的AHVR程度存在很大差异。在一些试验中,研究者只纳入对低氧血症代偿良好的患者,得出的结论并不能真实、全面地反映麻醉对AHVR的影响,因此各项研究之间也存在研究对象的选择差异,这可能也是研究结果差异的重要原因。

5. **$PaCO_2$的影响** $PaCO_2$可分3种情况,即正常水平、低碳酸血症、高碳酸血症。对于清醒患者,$PaCO_2$水平对低氧的呼吸刺激反应影响较大,如在高碳酸血症状态下,低氧的呼吸刺激反应明显降低;若使用较大剂量的异氟醚(达0.85 MAC)麻醉使患者处于睡眠状态,却发现低氧的呼吸刺激反应保持不变。

以上结果提示麻醉对低氧呼吸刺激反应的直接影响较小,可能通过引起$PaCO_2$升高而间接减弱低氧的呼吸刺激反应。

目前普遍认为麻醉影响AHVR的机制是通过外周化学感受器,但也可能只有在镇静状态时才通过这种机制发挥作用。麻醉也减弱外周化学感受器对中枢兴奋药物的反应性。

四、与AHVR降低有关的注意事项

(1)正常情况下,低氧血症刺激外周化学感受器,使通气量增加;但在麻醉状态下,低氧呼吸刺激反应减弱,通气量的增加幅度减小。

(2)部分患者已经对高碳酸血症产生耐受(如慢性呼吸衰竭患者),麻醉抑制低氧驱动后容易导致呼吸骤停。

(3)在高海拔地区或其他需要保持低氧驱动才

能生存的情况下,麻醉风险很大。

(4) 在麻醉苏醒阶段,低氧驱动仍呈减弱状态,并持续至术后患者恢复意识以后。麻醉苏醒阶段对 AHVR 的影响有较多的不确定因素,患者在这一阶段的意识状态会影响 AHVR;其他因素,如疼痛程度、周围环境中他人的活动量等也会影响 AHVR。由于阿片类镇痛药物对呼吸中枢有抑制作用,且作用时间较长,因此在麻醉苏醒阶段,一旦撤除通气支持,可能会出现高碳酸血症;换言之,在麻醉苏醒阶段,低氧血症和高碳酸血症可以同时存在,此时患者尚未完全清醒,低氧血症和高碳酸血症同时存在时的呼吸刺激反应弱于清醒状态时,即麻醉后尚未苏醒的患者有存在通气不足的风险,需加强管理,必要时延长 MV 时间。

第二节 麻醉状态下呼吸道肌肉收缩方式的变化

呼吸道肌肉功能变化是麻醉后出现的特征性变化之一。虽然呼吸道肌肉的变化很难预测,但有重要的临床意义,也是引起其他许多呼吸生理变化的基础。

一、咽部肌肉的变化

若未采取预防措施,麻醉通常会引起咽部气道阻塞。

1. **咽部气道阻塞的依据** 对咽部的解剖学研究发现,硫喷妥钠静脉麻醉后软腭下垂紧贴咽后壁,使鼻咽部的气道闭塞。几乎所有麻醉者都会发生这些变化,可能是腭帆张肌、腭舌肌、腭咽肌的部分或全部功能受到影响。咽部软腭水平磁共振成像(MRI)检查也显示了相似的结果,咽部前后位直径清醒时为 6.6 mm,异丙酚静脉麻醉后缩短为 2.7 mm。放射影像学研究显示,舌和会厌都有明显的后移,但通常不会引起口咽部气道闭塞。

2. **咽部气道阻塞的机制** 动物实验研究显示颏舌肌(两侧颏舌肌同时收缩将舌向前下方牵拉,从而保持气道通畅)的收缩力在麻醉后明显减弱;对患者行肌电图检查发现,硫喷妥钠也可使颏舌肌和舌系带的收缩力减退;而麻醉后舌后移不是导致腭肌(腭帆张肌、腭舌肌、腭咽肌)后移的原因。上述肌肉在麻醉后发生的肌力变化类似于神经性肌肉瘫痪。会厌也发生后移,提示会厌可能也参与了气道闭塞的形成。

3. **临床意义** 患者在麻醉状态下呼吸时,鼻咽部气道闭塞导致大部分鼻咽部以下的咽部气道被动陷闭,其特征和 OSAS 相似,是患者术后猝死或发生呼吸衰竭的常见原因,但容易忽视。

二、咽部气道闭塞的预防

预防咽部气道闭塞的措施经历了一个很长的发展过程。

1. **体位** 最初发现姿势变化有一定作用,随后器械的发展为预防麻醉导致的气道阻塞提供了更有效的帮助。颈部伸展的姿势可使颏舌肌前移 1~2 cm,有利于气道通畅;尽力上抬下颌可使颏舌肌进一步前移。

2. **咽导气管** 对预防咽部气道陷闭有帮助,但导气管顶部有时会陷入舌和会厌之间的界沟或插入导气管时将舌头推向后下方而阻塞其顶部。

3. **喉罩导气管** 于 1983 年投入临床使用,由通气罩和通气导管组成,插入咽喉部,罩在声门上方,气囊充气后能在喉周围形成密封圈,由通气导管开口连接麻醉机或通气机,患者可自主呼吸,也可 MV;但喉罩不能防止胃内容物反流入喉咽部,而且使用喉罩后气道阻力和需要的通气压力明显升高,MV 时容易导致气体进入食管或胃部,引起胃胀气。

4. **气管插管** 因为安全、方便,效果肯定,气管插管是最常用的方式。

三、吸气肌的变化

1. **基本现象** 早年有学者详细描述了麻醉状态下胸廓呼吸动度的变化,提出呼吸动度减弱是麻醉加深的一项观察指标。1925 年这项指标首次被量化;至 1979 年,该指标的评分标准更加完善,用于表示麻醉深度(使用氟烷作为麻醉剂)。

2. **对吸气肌的选择性影响** 麻醉可以选择性地减弱部分吸气肌的收缩力,对胸骨旁肋间肌进行肌电图检查发现肌肉收缩力在 1 MAC 麻醉剂量时呈持续微弱状态,有些患者甚至在 0.2 MAC 麻醉剂量时即发生肌肉收缩力消失。硫喷妥钠减弱胸骨甲状肌、胸骨舌骨肌、斜方肌的活动性,但对膈肌功能的影响不大。

3. 临床意义　由于麻醉时膈肌功能不受影响，收缩后膈肌下降，下位胸壁和腹部随之向外、外下扩张；同时上部胸壁肋间肌收缩力下降，加之胸内负压作用，上部胸壁向内收缩，在无 MV 支持的情况下容易发生严重的矛盾呼吸，尤其常见于呼吸阻力增加疾病，后者使患者用力吸气，导致胸内压大幅度下降。

有研究提示并非所有麻醉情况下都会出现上部胸壁的扩张减弱，如使用 1 MAC 异氟醚或氯胺酮作为麻醉剂就没有发现这一现象。研究结果显示这种差异的原因有 2 种可能，一种是在发现上部胸壁向内收缩的早期研究中，麻醉时脊柱弯曲，过高估计了胸壁的内陷程度；另一种是经气管插管导管自主呼吸的气道阻力明显增加，容易导致麻醉状态下上部胸壁扩张减少，但导管内径差异对阻力（层流时阻力与半径的 4 次方成反比，与流量大小无关；湍流时与半径的 5 次方成反比，与流量的平方成正比）影响巨大，即细导管阻力显著增大巨大，而粗导管气流阻力小得多。因此，上部胸壁扩张度减少并不是麻醉状态下自主呼吸时固定不变的特征，采用低阻力导管保持气道通畅、且呼吸平稳时就不容易出现上胸壁扩张度减小。

4. 处理对策　经气管插管（导管内径尽可能粗）MV，合理调整 VT、其他参数及麻醉深度，达无肢体运动麻醉深度时上述情况自然消失，胸廓扩张度增加。

四、呼气肌的变化

正常情况下，人在清醒、仰卧位呼吸时，通过吸气肌的收缩产生吸气、吸气肌的舒张产生呼气，故吸气为主动运动；呼气则通过肺弹性回缩完成，为被动运动，腹肌不发生收缩。但麻醉一般都会使腹肌在呼气时收缩，麻醉剂、类罂粟碱和高碳酸血症都有该作用。有些患者在 0.2 MAC 氟烷的麻醉剂量下即发现呼气肌收缩，而且只要自主呼吸存在，呼气肌收缩也持续存在。但是，呼气肌的收缩似乎没有任何临床意义，对 FRC 也没有明显影响。

五、呼吸肌的失协调运动

如上述，由于麻醉对不同呼吸肌的影响不同，因此在麻醉自主呼吸状态下，呼吸肌舒缩通常不能很好地协调，如吸气时上胸部和下胸部之间出现矛盾运动，胸部和腹部出现矛盾运动或不能很好地同步。目前认为麻醉会通过选择性地影响呼吸中枢的神经元而导致呼吸肌功能改变，当气道阻力增高（常见于人工气道过细或气流阻塞性疾病）时更容易发生呼吸肌运动的不协调和呼吸困难。通过体外呼吸感应性体容积描记仪测定胸部和腹部的运动，可以直观、定量地观察麻醉状态下的呼吸形式，常见的明显异常是胸部运动滞后于腹部运动，主要表现是吸气时腹部运动，产生吸气气流，经过约 1/3 的吸气时间后才出现胸部运动；同样，呼气时胸部运动也滞后于腹部运动。

第三节　麻醉状态下肺容积和呼吸力学的变化

麻醉改变了呼吸反应和呼吸肌功能，从而改变了胸廓形态和容积，导致在施行麻醉后数分钟 FRC、RV、ERV 即减少，大部分患者实施麻醉后都可能发生小面积肺不张，需要大 VT 或高 PEEP 才能使之复张。

一、FRC 的变化

1963 年首次有学者报道麻醉时 FRC 会降低，此后对 FRC 在麻醉期间的变化进行了一系列研究，得出以下结论。

（1）麻醉剂会降低 FRC，在仰卧位状态下，睡眠比清醒状态的 FRC 平均降低 16%～20%，但个体差异较大，可从增加 19% 到减少 50% 不等。

（2）FRC 降低迅速，在麻醉诱导后即刻发生，且在数分钟内达高峰，其后的持续麻醉过程中没有进一步下降；麻醉结束后数小时 FRC 才逐渐恢复至初始水平；若进行颅脑或胸腹部手术需数天（具体时间取决于手术部位和术后管理），FRC 才逐渐恢复至初始水平。

（3）无论麻醉深度如何，对个体而言，FRC 的下降幅度恒定。

（4）FRC 降低和年龄有关，但年龄对 FRC 的影响程度较弱。

FRC 降低的机制比较认可的解释有以下 3 种。

(1) 胸廓形态改变：早年研究即发现麻醉时胸廓形态发生改变。有学者测量了患者外层胸廓的前后径、左右径或周长，发现数值均增大；但胸廓容积减少，结论似乎相悖。此后借助 CT 检查发现麻醉时胸廓横断面的面积减小，导致肺容积减少约 200 mL。动态空间重建装置(DSR)是一种快速扫描的计算机系统，能在 0.3 s 内扫描半个胸部，随后对整个胸部结构进行三维重建和分析，得到立体的空间形态，DSR 也证明胸壁形态改变导致 FRC 减少约 200 mL。虽然麻醉时胸廓形态发生改变得到证实，但原因尚存争议，可能与麻醉时呼吸肌活动改变、膈肌位置变化、脊柱弯曲度增加等因素有关。

(2) 横膈位置：早期研究发现人在仰卧位、清醒状态时膈肌存在呼气末张力，以阻止腹腔内容物将横膈推向胸腔。麻醉时这种呼气末张力可能消失，意味着横膈向胸部移动(注意肌张力和肌力的不同)。应用 DSR 和 CT 对清醒时与麻醉时膈肌形态进行比较，明确证实横膈形态在麻醉状态下发生改变，横膈的低垂部位向胸部移动，而膈肌穹窿部只有很小变化或没有变化；每个个体变化的程度可以相差很大。总体而言，横膈形态变化对 FRC 的影响很小，使 FRC 平均减少＜30 mL；但在控制通气的状态下，膈肌收缩被抑制，在肌张力和肌力皆被抑制的状态下，横膈明显上移，是手术患者 FRC 变化的主要机制(图 16-3)。

(3) 胸腔血容量：血液的重新分布曾被认为是 FRC 减少的原因。麻醉时外周体循环的血流量减少，转移至胸腔而使肺循环的血流量增多；一项 CT 研究似乎也支持这种观点。但该观点并没有得到确认，总体认为肺血流量增多不是 FRC 减少的重要因素。

二、麻醉相关肺不张

粟粒样肺不张的概念于 1963 年被首次提出，并认为麻醉时发生的微小肺不张(简称微不张)是肺泡-动脉血氧分压差[$P_{(A-a)}O_2$]增大的主要原因，但常规后前位胸部 X 线片检查不能发现肺不张存在，主要原因是大部分肺不张面积小、位置低，被横膈遮挡；此后 CT 检查证实麻醉时出现肺底部实变。由于微不张通常发生在横膈上方的肺底部，与横膈上移有关，故称为压缩性肺不张(图 16-3B)，加用高 PEEP 后明显恢复，与麻醉前相似。肺实变的范围和肺内分流的程度明显相关。动物实验研究的组织学检查显示：在显微镜下呈典型的完全肺不张特征，毛细血管中度充血，没有明显肺间质水肿。

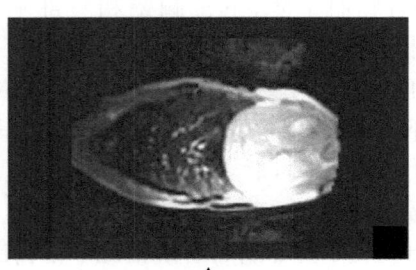

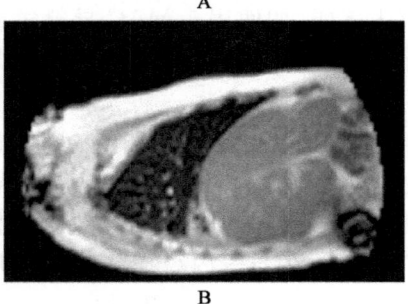

图 16-3 麻醉后机械通气患者横膈抬高和低位肺不张计算机断层扫描检查图

A. 正常；B. 麻醉后

75%～90% 的健康人达到无体动麻醉深度时出现肺不张。在右侧横膈穹窿部上方进行 CT 扫描，根据该横断面计算肺不张的面积，并用肺不张面积/横断面面积的比值(%)表示，计算出肺不张面积约为 3%。由于该部分单位面积包含的肺泡远多于其余通气良好的肺组织，因此该 3% 相当于整体肺功能的 10%。

(一)肺不张的原因 比较公认有 3 种机制参与肺不张形成，且相互关联。

1. 气道闭合　FRC 减少使肺弹性牵拉力减小，可导致小气道闭合。仰卧位时，成年男性 FRC 平均约为 1 000 mL，女性约为 600 mL；麻醉后 FRC 约减少 20%，接近于正常 RV 水平，将使呼气末肺容积低于闭合气量(CC)，导致气道闭合和肺微不张，老年患者发生率更高，程度也更严重。肺不张造成肺内 $\dot{Q}s/\dot{Q}t$ 增大，PaO_2 降低，且 PaO_2 降低程度与 $\dot{Q}s/\dot{Q}t$ 成正比。即使不发生肺不张(较多见于年轻、无基础肺疾病的患者)，肺容积减少也会引起气道内径缩小，$\dot{V}/\dot{Q}$ 降低，局部通气不良，PaO_2 下降。

CC 是显示气道闭合的关键参数，因此需关注 CC 在麻醉过程中保持不变还是随 FRC 减少。早期的研究认为 CC 保持不变，但后期的研究证明 FRC 和 CC 在麻醉时平行减少，CC 减少的机制可能是麻醉引起的气道扩张被 FRC 减少引起的气道回缩所抵消所致。

2. 压缩性肺不张　可能和增高的腹内压有关。麻醉后胸部形态和横膈位置发生改变,腹内压增高,压迫肺下部导致压缩性肺不张(图 16-3)。

3. 吸收性肺不张　当气道部分或完全闭合时,远端肺单位由于通气不足或无通气,原有肺泡内气体被逐渐吸收,其中氧气快速吸收,CO_2 也迅速吸收,氮气吸收极其缓慢,但由于后者浓度极高,正常状态下接近 75%,是维持正常 FRC 和肺泡开放的重要因素,故氮气被氧气置换(麻醉时几乎皆用高浓度氧)和吸收是发生肺不张的主要因素。气体吸收本身一般不会引起明显肺不张,但可以引起气道进一步闭合,间接导致肺不张。P_AO_2 迅速上升将加速吸收性肺不张的发生、发展。

(二) **肺不张的预防**　既然麻醉容易出现肺不张,如何预防就成为需要解决的关键问题。

1. 控制吸入气氧浓度　麻醉时 FiO_2 将加剧肺不张的发生、发展,且 FiO_2 的影响持续于麻醉的各个阶段及麻醉后的一段时间。

(1) 麻醉诱导前:麻醉诱导前吸纯氧(FiO_2 = 1.0)的患者比吸低浓度氧(FiO_2 = 0.3)或空气(FiO_2 = 0.21)的患者更容易发生肺不张。一项研究显示 FiO_2 为 1.0、0.8、0.6 时,肺不张的面积分别为 5.6%、1.3%、0.2%,提示 FiO_2 > 0.6 时肺不张面积明显增大,因此麻醉诱导前应控制 FiO_2 在 0.6 以下。

(2) 麻醉维持阶段:多种因素共同维持正常 FRC 和肺泡开放(详见第二十四章),在高 FiO_2 状态下,若其他因素(如 VT)控制好,肺泡充分开放,FiO_2 的影响非常有限,例如在一项试验中,使患者在整个麻醉维持阶段的 FiO_2 分别保持在 0.8 和 0.3,但给予大 VT 通气,术后早期两组的氧合并没有明显差别。

(3) 麻醉苏醒阶段:麻醉结束后拔出气管导管前给予吸纯氧,则术后早期肺不张的面积增大,故一旦手术结束,应根据经皮血氧饱和度(SpO_2)检测结果尽早降低 FiO_2,并鼓励患者及早进行深呼吸锻炼。

2. 一氧化二氮(N_2O)的影响　用吸收性肺不张的数学模型观察闭合肺单位中气体弥散的速率,发现 N_2O 从静脉血中弥散入肺泡的速率快于 N_2 从肺泡弥散入血液中的速率,因此静脉应用 N_2O 时,肺泡气容积不减少(反而有所增加),肺泡保持扩张状态。体内情况显然更复杂,N_2O 是否能预防肺不张的临床研究结果也不一致,特别是肺泡和血 N_2O 分压很少能处于稳定状态,每例患者肺不张发生的时间也不一致,导致 N_2O 的临床效果很难预测。

3. 选择 FiO_2 的注意事项　由前文可知,麻醉诱导前、麻醉维持阶段、麻醉苏醒阶段给予患者吸入纯氧将加重肺不张。麻醉维持阶段给予患者吸入纯氧是一种经常性方法,故需要根据 SpO_2 检测适当调整。前文已经阐述麻醉会导致 VE 降低和低氧呼吸刺激反应减弱,麻醉诱导前和麻醉苏醒阶段给予患者吸入纯氧的目的是提高患者的 PaO_2,以推迟低氧血症出现的时间,但容易导致气道闭合和肺不张。为解决这些矛盾,可选择 FiO_2 为 0.8,该水平 FiO_2 仅使低氧血症稍微提早出现,但可以明显减少肺不张面积;当然根据 SpO_2 检测结果及时调整 FiO_2 是必要的。

4. CPAP/PEEP　麻醉前给患者经面罩行 CPAP 呼吸可能增加患者的紧张感,但低水平的 CPAP(6 cmH_2O)可有效防止肺不张形成,同时还可以缩短麻醉引起的低氧血症时间。麻醉维持阶段加用中等程度的 PEEP(10 cmH_2O)可预防复张的肺组织重新陷闭,但若使已经存在的肺不张组织重新复张则需要更高 PEEP 或进行大 VT 通气。

(三) **肺复张的方法与机制**

1. 大潮气量通气　首先被报道的方法是应用 3 次大 VT 通气,每次使气道压达到 30 cmH_2O,随后 1 次大 VT 通气使气道压达 40 cmH_2O,这 4 次大 VT 通气分别持续 15 s,每 2 次大 VT 通气之间进行正常 VT 通气 3~5 min。CT 检查显示首次大 VT 通气使肺复张了 50%,随后的 2 次大 VT 通气几乎没有增加复张面积,但最后一次大 VT 通气使肺完全复张。进一步研究发现,若 4 次大 VT 均使气道压达 40 cmH_2O,则第一次通气 15 s 内即可使肺有效复张。

2. 高 PEEP 通气　高 PEEP 时的肺复张往往不完全;而一旦撤离,复张肺容易重新陷闭。高水平 PEEP 还可使 $\dot{V}/\dot{Q}$ 失调加重而增加 VD、影响氧合。合适的做法是增加 PEEP 的同时进行大 VT 通气。具体方法是逐渐增大 PEEP 至 15 cmH_2O,然后逐渐增大 VT,使气道压峰值达 40 cmH_2O,然后维持约 10 次大 VT 通气。

由于是正常肺,故在这 2 种复张方法中,尽管气道压达到 40 cmH_2O,但没有发生血流动力学紊乱和气压伤等并发症(实际上类似健康人的用力呼吸),是安全的。VT是动态作用,且主要是吸气相打开肺泡,与健康人自然呼吸的作用类似,故复张效果好,患者的依从性也好;PEEP是静态作用,且主要是维持呼气相肺泡开放,故复张效果差,患者的依从性也差。另外使用PEEP增加$\dot{V}/\dot{Q}$失调和VD,因此推荐首选前者。肥胖患者麻醉时发生肺不张的面积更大,肺内分流更明显,PaO_2更低,因此采用大VT通气进行肺复张的益处更大,低氧血症能得到明显改善;同时肺泡充分开放,也有助于改善肺泡引流,防治肺感染,详见第二十四章。

三、气道和气道阻力变化

(一)药物的气道扩张作用

1. 吸入麻醉剂　所有吸入麻醉剂都有支气管扩张作用。吸入麻醉剂通过抑制气道迷走神经反射、直接松弛气道平滑肌、抑制支气管收缩因子的释放等综合作用引起气道扩张。在常规临床剂量下,氟烷减少迷走神经释放乙酰胆碱,抑制迷走神经刺激引起的气道阻力和肺阻力增加,这是临床剂量的氟烷扩张支气管的主要机制;直接松弛气道平滑肌和减少肥大细胞释放组胺也是机制之一。

2. 静脉麻醉剂　静脉麻醉剂和吸入麻醉剂同样能扩张支气管。在临床使用剂量下静脉麻醉剂主要通过抑制神经反射,减少支气管收缩因子而发挥扩张支气管的作用;直接松弛气道平滑肌的作用远比吸入麻醉剂弱。

(二)FRC减少对气道阻力的影响
肺容积和气道阻力成反比,特别是肺容积低于FRC时气道阻力显著上升。麻醉可引起FRC显著减少,使呼气末肺容积接近RV,理论上也可引起气道阻力上升,但事实并非如此。由于绝大部分麻醉剂有支气管扩张作用,使气道阻力下降,因此可基本抵消FRC减少引起的气道阻力上升,故麻醉时总呼吸阻力仅比清醒状态略微增加,其中主要是气道阻力和肺黏性阻力的增加(表16-1)。

表16-1　麻醉时呼吸力学的变化

顺应性(静态)	麻醉时		清醒时	
	L/kPa	mL/cmH_2O	L/kPa	mL/cmH_2O
呼吸系统	0.81	81	0.5~1.9	47~190
肺	1.5	150	0.9~4.0	90~400
胸壁	2.0	203	1.0~3.5	100~350

续表

黏性阻力	麻醉时		清醒时	
	kPa/(L·s)	cmH_2O/(L·s)	kPa/(L·s^{-1})	cmH_2O/(L·s^{-1})
呼吸系统	0.48	4.8	0.12~0.44	1.2~4.4
肺/气道	0.35	3.5	0.07~0.24	0.7~2.4
胸壁	0.13	1.3	0.05~0.20	0.5~2.0

(三)引起气道阻力增加的其他机制

1. 呼吸装置　额外气道阻力来自呼吸装置,如呼吸阀、连接管道、气管插管导管等。管道扭曲、管腔阻塞、套囊滑脱堵塞下呼吸道等均可导致气道阻力明显升高。在呼吸平稳、气流主要为层流的状态下,气管导管阻力和导管半径的4次方成反比;但实际上由于导管过细,呼吸气流多表现为湍流,阻力和半径的5次方成反比,与流量2次方成正比,故内径轻度缩小,阻力显著增大;反之气管导管直径增粗,湍流强度减小,甚至变为以层流为主,阻力将显著减小。气道阻力与长度成正比,故使用喉罩时的气道阻力小于使用相同口径的气管导管。

2. 咽喉的影响　麻醉时肌张力降低,咽部气道通常发生陷闭,阻力显著增加,故需采取积极措施保持气道通畅。麻醉多抑制气道的保护性反射,但反射性喉痉挛仍有可能发生,大多数患者的喉痉挛可自行缓解,但使用CPAP或神经阻滞剂可获得更快缓解,详见第二十五章第二节。

四、顺应性的变化

表16-1显示麻醉时总顺应性降低,接近清醒状态时的正常值下限;不仅是静态顺应性降低,动态顺应性也降低。顺应性降低在麻醉早期出现,且迅速达到峰值,其后维持稳定;麻醉加深不会进一步明显降低。进一步研究证实总顺应性降低主要是肺顺应性降低所致,胸廓顺应性的变化相对较小。

肺顺应性降低的原因尚未完全清楚。没有证据表明临床使用的麻醉剂量会影响肺表面活性物质(PS)的功能,可能仅仅是肺容积降低的结果。在一项试验中,用绳索捆扎健康人胸部使其肺容积减少,出现部分肺不张,肺顺应性也随之降低;而进行一次最大限度的深吸气后,肺复张,肺顺应性也恢复正常,该试验提示局部肺不张导致了肺顺应性降低,而麻醉通常会引起肺不张,因此肺不张可能是引起肺顺应性降低的最主要原因。

第四节 麻醉对气体交换的影响

清醒状态下任何影响气体交换的因素在麻醉时都可能发生变化,其中许多变化被视为麻醉状态下的正常变化,如 VE 减少、$\dot{V}/\dot{Q}$ 失调、VD 增大、肺内 $\dot{Q}s/\dot{Q}t$ 有所增加、低氧血症等,通过很简单的临床措施即可纠正,如增大 VT、增加 FiO_2 等,因此这些变化通常不会引起生命危险。但麻醉状态下若出现一些影响气体交换的紧急情况,如气道阻塞、呼吸暂停、哮喘样发作、张力性气胸时,则必须积极处理,否则会危及患者生命。

一、生理无效腔的变化

1958 年首次发现麻醉时 VD 增加,且在此后的众多试验中得到证实。VD 包括解剖无效腔和肺泡无效腔,麻醉导致肺泡无效腔增加。

1. **解剖无效腔变化** 麻醉后解剖无效腔减少,且随 VT 不同而变化。在 VT<350 mL 时,解剖无效腔随 VT 增加略有增加,VT>350 mL 后解剖无效腔保持不变;反之,VT>350 mL 时,VT 减少将导致解剖无效腔减小。显然这对麻醉时 VE 降低的患者是有利因素。研究发现麻醉后 VT>350 mL 时,解剖无效腔的最大值约为 70 mL,大致相当于理论上气管隆凸下的气道容积;当 VT<350 mL 时,气管隆凸下的解剖无效腔常明显小于正常 VD;VT<250 mL 时,解剖无效腔可降至 30 mL。解剖无效腔减小主要与 VT 减少,气道回缩有关,也与气体更多以层流形式流动及心脏搏动的影响有关。

2. **肺泡无效腔变化** 随 VT 增加,肺泡无效腔、VD 皆随之增加,但 VD/VT 基本保持不变,约为 32%。非复合麻醉时肺泡无效腔增加的原因尚未完全清楚,一种解释是麻醉时肺泡张力降低;同时患者处于仰卧位,使气体受重力作用减小,致过度充气的上肺区和前肺区增大,从而导致肺泡无效腔增大,但这种解释没有试验依据。另一种解释是相对灌注不良的肺区过度充气,$\dot{V}/\dot{Q}$ 失调导致肺泡无效腔增大。上述两种因素综合作用导致肺泡无效腔增大。

3. **器械导致的无效腔增加** 麻醉时经鼻气管插管导管或喉罩会增加解剖无效腔,VD 可增加至 VT 的 50%;使用面罩连接通气将使总无效腔进一步增加,VD 可达 VT 的 2/3,若 VE 仍为 6 L/min,实际 $\dot{V}_A$ 仅为 2 L/min,容易发生高碳酸血症。

4. **VD 增加的通气代偿机制** 针对 VD 增加,可以通过增加 VE(增大 VT 或加快 RR)保障 $\dot{V}_A$。对于机械通气患者而言很容易实现。机械通气患者虽然常存在较大无效腔,但由于常进行大 VT 通气,故实际常存在的问题不是通气不足,而是通气过度,导致 $PaCO_2$ 低于正常。由于麻醉时肺泡无效腔增大,$PaCO_2$ 较同步监测的 $PetCO_2$ 高 3.8~7.5 mmHg,故用后者评估前者应慎重。

麻醉时自主呼吸的患者由于 VE 降低,肺泡无效腔增加;同时低 VT 也使解剖无效腔减少,从而有助于避免 $\dot{V}_A$ 明显降低。麻醉使代谢率降低,CO_2 产生量也随之减少,因此尽管可以发生高碳酸血症,但多明显低于预期水平。显然这些代偿机制有助于帮助患者渡过难关。

二、肺内静动脉血分流的变化

1. **麻醉时静动脉血分流的变化** 清醒健康人的 $\dot{Q}s/\dot{Q}t$ 为 1%~3%,且主要是心内分流,故 $P_{(A-a)}O_2$ 非常小,青年人呼吸空气时仅约为 7.5 mmHg;随年龄增长,$P_{(A-a)}O_2$ 逐渐增大,但不超过 20 mmHg(详见第七章第八节)。麻醉后 $P_{(A-a)}O_2$ 增加,增加幅度相当于 $\dot{Q}s/\dot{Q}t$ 10%;通过公式计算的结果也为 10%。这些结果有助于预测麻醉后 PaO_2 的变化,也可以合理指导控制 FiO_2,一般 30%~40% 的 FiO_2 可以使 PaO_2 维持在合适的水平。

2. **静动脉血分流增加的原因** 约一半静动脉血分流为真性分流,是肺不张区域无通气、血流灌注存在所致。$\dot{Q}s/\dot{Q}t$ 与肺不张面积密切相关,同位素技术证实肺内分流的发生部位与 CT 检查图中的肺不张区域相吻合。$\dot{Q}s/\dot{Q}t$ 增加的因素还包括 $\dot{V}/\dot{Q}$ 非常低(0.005~0.1)的区域存在,该部分肺区存在血流,但通气量接近 0,故生理学效应类似分流,也称为功能性分流,该情况随年龄变化,老年人明显增多。

三、通气血流比例的变化

1. **$\dot{V}/\dot{Q}$ 变化特点** 多项研究证实,全身麻醉达无体动深度时,肺通气和血流灌注的变化都较清醒时大,导致$\dot{V}/\dot{Q}$变化范围从清醒时的0.1~1变为麻醉时的0.1~10。麻醉时$\dot{V}/\dot{Q}$的主要特点为腹侧肺通气过度,背侧肺血流灌注增多,这必然导致腹侧肺$\dot{V}/\dot{Q}$增大,背侧肺$\dot{V}/\dot{Q}$减小,总体$\dot{V}/\dot{Q}$更不均匀。如上述,$\dot{V}/\dot{Q}$非常低的肺区和非常高的肺区也可出现,导致功能性分流和肺泡无效腔增大。

2. 年龄对$\dot{V}/\dot{Q}$的影响 对清醒患者而言,随着年龄增长$\dot{V}/\dot{Q}$变化范围增大;麻醉会使变化范围进一步增大,在老年患者,低$\dot{V}/\dot{Q}$肺区增大更为明显。

3. PEEP 的影响 加用 PEEP 往往不能改善麻醉引起的低氧血症。首先 PEEP 降低 CO,使充分氧合的动脉血流量减少,与肺内分流的静脉血混合后必然导致 PaO_2 下降;其次 PEEP 增加高$\dot{V}/\dot{Q}$区域的肺泡通气量,而低$\dot{V}/\dot{Q}$区域的通气量相应减少,总体$\dot{V}/\dot{Q}$失调更加严重,导致 PaO_2 下降。与普通患者相比,麻醉患者重要变化可能是呼吸明显受抑制,肺顺应性降低,气道压升高,胸腔内压升高,回心血流量减少,降低 CO;并相应加重$\dot{V}/\dot{Q}$失调和低氧血症,因此 PEEP 对血流动力学的影响需密切关注。

4. 影响$\dot{V}/\dot{Q}$的其他因素 缺氧性肺血管收缩(HPV)是一种代偿机制,对改善$\dot{V}/\dot{Q}$失调有一定作用,因为低氧通过收缩通气不良肺区的肺血管可使$\dot{V}/\dot{Q}$接近正常。吸入麻醉剂能抑制 HPV,加重$\dot{V}/\dot{Q}$失调;吸入高浓度氧使所有肺泡(包括通气不良肺泡)的 PO_2 保持在较高水平,可抑制 HPV,使$\dot{V}/\dot{Q}$分布离散度加大。对麻醉患者的研究结果也显示,与吸入30%的氧相比,吸入纯氧时$\dot{V}/\dot{Q}$分布离散度增大。

总之,麻醉时气体交换变化可总结如下:① 麻醉时$\dot{V}/\dot{Q}$的均匀性下降,离散度增大;且离散度变化幅度与年龄呈正相关,也和 FiO_2 及麻醉剂种类有关。② 肺泡无效腔增大,主要是高$\dot{V}/\dot{Q}$肺区通气增加所致。③ 麻醉时静脉血掺杂平均增加10%,且受年龄的影响很大,在年轻人,静脉血掺杂增加很少。④ 静脉血掺杂增多一方面是肺内静动脉血分流(真性分流,肺不张所致)增加所致;一方面是显著降低的$\dot{V}/\dot{Q}$(接近、但不等于0)肺区的血流量相对增加(功能性分流)所致,后者与年龄成正相关。⑤ 麻醉状态和清醒状态之间存在上述主要差别;在浅麻醉和无体动麻醉深度之间、自主呼吸和机械通气之间没有上述参数的显著差异。⑥ PEEP 和大 VT 通气能够减少分流,提高 PaO_2;但同时加重$\dot{V}/\dot{Q}$失调及减少 CO,导致 PaO_2 下降,因此一般给予 PEEP 和大 VT 通气对改善 PaO_2 的效果有时不明显,特别是 PEEP(表16-2);但术后间断高 VT 通气是安全、必要的,见第二十五章。

表16-2 麻醉后影响气体交换的参数变化

参数	清醒时	麻醉时自主呼吸	机械通气	
			IPPV	IPPV+PEEP
FiO_2	0.21	0.4	0.4	0.4
$\dot{Q}s/\dot{Q}t$(%)	1.6	6.2	8.6	4.1
VD/VT(%)	30	35	38	44
CO(L/min)	6.1	5.0	4.5	3.7
PaO_2(mmHg)	79	132	141	153
高$\dot{V}/\dot{Q}$	0.81	1.3	2.20	3.03
低$\dot{V}/\dot{Q}$	0.47	0.51	0.83	0.55

第五节 麻醉对呼吸系统其他方面的影响

麻醉对呼吸系统的影响非常复杂,不仅导致肺容积、气体交换、血流动力学和呼吸力学的变化,也影响其他诸多方面。

1. 气道阻力增加的代偿反应 麻醉时可有气道阻力增加,理论上将增加患者的吸气阻力和呼吸肌做功,容易引起呼吸困难,但实际情况并非如此,患者对吸气阻力增加有良好的代偿反应。一般经历2个阶段:在第一阶段,气道阻力增加将刺激肋间肌肌梭的本体感受器(麻醉仅轻度抑制感受器功能),出现典型的本体反射增强,吸气肌(主要是膈肌)收缩加强;第二阶段的代偿反应比较缓慢,可能由 $PaCO_2$ 升高引起,吸气肌会有突然的收缩增强。通过这2个阶段的代偿反应,麻醉患者可以轻易克服相当于8 cmH_2O(0.8 kPa)的吸气阻力。麻醉患者对呼气阻力的增加也能很好地代偿,在使用恩氟醚麻醉时患者通过明显增加 VE 对抗麻醉引起的呼气阻力增加。

2. 代谢率变化 麻醉时的代谢率降低约15%,大脑和心脏的氧耗量明显减少。

3. 缺氧性肺血管收缩 麻醉抑制 HPV,加重$\dot{V}/\dot{Q}$失调,但麻醉对 HPV 也有一定的有益影响。

虽然体外实验研究证明吸入麻醉剂能抑制 HPV，但体内试验研究结果并非完全如此，结果不一致的原因可能与吸入麻醉剂降低心排血量有关。吸入麻醉剂引起心排血量降低，假若患者氧耗量不变，心排血量降低必然导致混合静脉血 PO_2 降低，加重肺血管收缩（当然代谢率降低使该反应减弱），因此吸入麻醉剂一方面通过直接作用抑制 HPV，另一方面还通过减少心排血量间接加强 HPV，即吸入麻醉剂对 HPV 的抑制作用部分被心排血量降低所抵消，仅表现为一定限度的 HPV 抑制作用。多数研究显示静脉麻醉剂异丙酚等对 HPV 没有影响。

4. 吸入麻醉剂的剂量对 HPV 的影响　吸入麻醉剂对 HPV 的剂量-反应曲线呈 S 形，在略＜2 MAC 的剂量时，HPV 被抑制 50%；在 3 MAC 时 HPV 被抑制 90%；麻醉剂的常规剂量为 1.3 MAC，因此 HPV 仅被抑制约 30%。各种吸入麻醉剂的剂量-反应曲线没有很大差别。N_2O（0.3 MAC）对 HPV 的抑制作用较轻，但仍然有临床意义。

第六节　麻醉的其他问题

麻醉几乎影响呼吸生理的各个方面，但不同情况的影响可以有较大差异。

一、麻醉相关的特殊情况

患者体位对呼吸生理的影响。

1. 侧位　当健康人处于侧卧位时，下侧肺含气量减少，但腹腔内容物推压横膈上移，下侧膈肌的曲率半径缩小，收缩力增大，下侧肺通气量增大；同时受重力作用，血流也主要分布于该侧肺；上侧肺的变化相反，因此 $\dot{V}/\dot{Q}$ 相对良好，但麻醉时情况发生变化，达到无体动麻醉深度时，无论患者是自主呼吸还是机械通气，由于代偿作用显著减弱，都会出现气体主要分布于上侧肺而血流主要分布于下侧肺的变化。因此，相对于仰卧位，侧卧位时 $\dot{V}/\dot{Q}$ 失调更明显，PaO_2 下降幅度更大。CT 检查发现肺不张只发生在下侧肺，但肺不张面积和肺内 $\dot{Q}s/\dot{Q}t$ 与仰卧时相似。

2. 俯卧位　麻醉患者俯卧位时需要在上胸部和骨盆位置给予支撑，以使下胸部和腹部可以自由移动。使用 DSR 观察患者俯卧位时的横膈运动，发现横膈穹窿部的运动占优势，而仰卧位时横膈下垂部的运动占优势，这提示膈肌的背侧和腹侧的解剖结构可能存在差异，达无体动麻醉深度的患者处于俯卧位时，呼吸力学仅有轻度改变，气道阻力没有增高，FRC 和 PaO_2 都高于仰卧位时的水平。除了呼吸力学因素，PaO_2 升高的其他因素还包括 $\dot{V}/\dot{Q}$ 良好和肺不张面积减少。

3. 膀胱截石位　在清醒状态下，膀胱截石位一般不影响 FRC、$\dot{V}/\dot{Q}$ 和 $\dot{Q}s/\dot{Q}t$。但超重患者在进行硬膜外麻醉并处于膀胱截石位时可发生肺不张、$\dot{Q}s/\dot{Q}t$ 增加。

二、单肺通气（OLV）

胸外科手术涉及肺、食管和胸椎时常要求手术侧肺停止通气，而对另一侧肺进行 OLV。OLV 需要双腔导管，导管一侧与呼吸机连接，另一侧与大气相通。未通气肺将发生萎陷，当壁胸打开、胸腔与大气相通时萎陷更明显。OLV 通常在处于仰卧位时进行，但大部分胸外科手术患者处于侧卧位，将增加 OLV 的难度。

1. 肺通气　侧卧位进行双肺通气时，当一侧胸腔被打开后，该侧胸腔因阻力降低将承受总通气量的大部分，因此需及时停止该侧肺的通气，进行 OLV。OLV 时，理论上可设定与双肺通气时相似的 VE，以保障 $PaCO_2$ 在正常水平，但实际上设定中小 VT（7～10 mL/kg）和较快 RR 更合适，因为 OLV 意味着肺容积减少 1/2（中度限制性通气功能障碍），同时气道的解剖无效腔也显著减小，故同样 VT 的 $\dot{V}_A$ 明显增大。非通气侧肺处于上方，通气侧肺处于下方，由于受纵隔的重力压迫和血流量增加影响，通气侧肺的顺应性降低。

2. 肺血流灌注　OLV 时容易保持 PaO_2 在正常水平，但开始实施的数分钟内，由于未能实现术侧肺的稳定闭合，PaO_2 常明显下降。侧卧位时血流优先分布于下位（通气侧肺），上位非通气侧肺的血流减少，但并不能降至 0，因此仍然有明显的静动脉血分流，$\dot{Q}s/\dot{Q}t$ 可达 30%。在仰卧位进行 OLV 时，两侧肺的血流灌注更接近，$\dot{Q}s/\dot{Q}t$ 更高。

3. 预防低氧血症的措施　外科手术的类型、方式和低氧血症的发生有一定联系。由于右肺气体容积和血容量大于左肺，因此手术时右肺停止通气比左肺停止通气更容易发生低氧血症。若进行肺叶切除术，由于降低了病变肺叶的血流灌注，因而可减少静动脉血分流，不容易发生严重低氧血症。OLV时维持合适 PaO_2 的关键是减少非通气侧肺的分流，同时保障通气侧肺的通气和血流灌注的良好匹配，主要包括以下措施。

（1）确保双腔气管导管位置正确：插管时常规使用支气管镜很容易实现。

（2）适当增加 FiO_2：可以增加低垂部分肺的氧合，特别是低 $\dot{V}/\dot{Q}$ 区域，但应该避免 FiO_2 增加至100%，因为吸入纯氧可以导致或加重低垂部分的肺不张，从而增加 $\dot{Q}s/\dot{Q}t$。

（3）适当应用 PEEP：可以防止低垂部分肺不张的形成，但若设置 PEEP 过高将增加非通气侧肺的血流灌注，降低心排血量，从而降低 PaO_2，因此设置合适 PEEP 非常重要。一般认为 PEEP 为 $5\,cmH_2O$ 是合适的，有学者认为该水平 PEEP 对麻醉患者而言是最佳 PEEP。患有气道疾病的患者进行 OLV 时可能形成 PEEPi，加用 PEEP 的有明显不同（见第二十七章）。如前所述，若肺不张已经形成，则需要高水平 PEEP 或大 VT 使肺复张，并防止复张的肺再次发生陷闭，该操作主要在术后。

（4）确保非通气侧肺尽可能充分萎陷：当肺未进行通气且仍膨胀时，肺弹性回缩使肺血管扩张；同时肺内残留的氧将抑制 HPV，加重低氧血症，因此应加快肺萎缩。如果外科手术的目的是切除肺叶或一侧肺，则应迅速进行肺血管结扎。

（5）促进非通气侧肺的 HPV：如避免使用吸入麻醉剂，选择静脉麻醉剂异丙酚可使 PaO_2 下降幅度降低；也可以使用治疗药物，如阿米三嗪增加 HPV。

（6）对非通气侧肺氧疗：可升高 PaO_2，其机制是使流经非通气侧肺的血液氧合增加，其增加 PaO_2 的作用超过氧疗引起的 HPV 减弱、$\dot{Q}s/\dot{Q}t$ 增加引起的 PaO_2 下降。对非通气侧肺应用低水平 CPAP 也可改善氧合，其机制可能是减少了非通气侧肺的血流灌注。

三、腹腔镜手术

与传统手术相比，应用腹腔镜进行胆囊切除术或其他手术有更多的优点。现阶段腹腔镜手术已广泛开展，涉及的手术更复杂，手术时间更长，对患者的手术条件也降低了标准。

腹腔镜手术时，需要腹腔充气以利于手术操作，称为人工气腹。人工气腹时需选择容易吸收的气体。气体在腹腔中的吸收率取决于气体分压和气体在腹膜组织中的溶解度。腹腔镜手术很少使用混合气体，因此腹腔中的气体分压等于气体充入腹腔时的初始总压。不能有效溶解于腹膜组织中的气体，如氦气和氮气则仅有少量被吸收，因此更容易发生严重并发症，如气体栓塞。空气、氧气和一氧化二氮都增加氧化而使产热增加，因此使用这些气体时将使腹腔镜手术中的基本操作——透热疗法无法使用。CO_2 可避免或减轻上述问题，成为腹腔镜手术时人工气腹的常用气体。腹腔镜手术时充气用的 PCO_2 一般为 $10\sim15\,mmHg$，并使患者保持一定的体位：头高位（上腹部手术）或头低位（下腹部手术或盆腔手术）。腹腔镜手术对呼吸系统主要有两个方面的不良反应。

1. **呼吸力学的变化** 除了麻醉本身对呼吸力学的影响外，腹腔镜手术时腹内压增高导致横膈和下胸廓运动进一步受到限制，呼吸系统总顺应性进一步下降，气道阻力进一步增高，特别肥胖的患者变化更明显。头低位时，前述呼吸力学的不利变化较头高位更明显。对没有基础心肺功能损害的手术患者而言，这些变化对 $\dot{V}/\dot{Q}$ 的影响很小。一项研究测定了 9 例心肺功能正常的手术患者的 $\dot{V}/\dot{Q}$，仅发现肺内静动脉血分流短暂增加，肺泡无效腔没有明显变化，也没有出现明显的 $\dot{V}/\dot{Q}$ 失调。

2. **CO_2 的吸收** 腹腔镜手术开始后的数分钟内，CO_2 即开始被腹膜吸收，最终进入血液，吸收速率为 $30\sim50\,mL/min$。如果 VE 不变，$PaCO_2$ 将很快升高；同时进入血液的 CO_2 被缓冲系统缓冲而转换为 HCO_3^- 等形式，因此 $PaCO_2$ 的升高幅度有限。经过一段时间，缓冲系统的作用已充分发挥，$PaCO_2$ 将明显升高。高碳酸血症可能在术后数小时内一直存在，而患者处于全身麻醉苏醒阶段，麻醉医生往往不会对患者继续机械通气；而高碳酸血症必然导致患者用力呼吸以增加 VE，导致呼吸困难甚至呼吸衰竭的发生，尤其是有基础肺疾病的老年患者。手术时增加 VE 可以维持正常 $PaCO_2$，且有助于防止术后高碳酸血症的发生。肥胖患者和原本患有呼吸系统疾病的患者，由于存在顺应性的明显下降或气道阻力的明显增大，容易出现 VE 下降和 CO_2 的排出量减少，因此术中需要的 VE 更大。$PetCO_2$ 监测可以指导 VE 调节，但许多患者存在明显 $\dot{V}/\dot{Q}$ 失调，$PetCO_2$ 往往不能准确地反映 $PaCO_2$ 水平，因此有

必要监测 $PaCO_2$。

四、局部麻醉

硬膜外麻醉对呼吸系统也有一定影响,一种途径是麻醉剂吸收后对呼吸中枢产生作用;另一种途径是影响呼吸形式或呼吸肌群的收缩力。这两种途径的作用都很小,但当合并呼吸系统疾病的患者或伴有呼吸功能不全的产妇进行局部麻醉时,则必须考虑麻醉的不利因素。

1. 呼吸调节的变化　胸部硬膜外麻醉会抑制胸廓运动而导致 VT 轻度减小;腰部的硬膜外麻醉无影响。胸部的硬膜外麻醉可抑制肋间肌的收缩力,使患者对高碳酸血症的呼吸反应减弱;腰部的硬膜外麻醉却能增加高碳酸血症的通气反应,后者可能与患者的焦虑状态有关,焦虑可刺激通气量增加(该研究在手术即将开始前进行);也可能是利多卡因对呼吸中枢的直接刺激作用所致。胸部的硬膜外麻醉对低氧血症的呼吸反应没有影响,腰部的硬膜外麻醉增加低氧血症的呼吸反应,机制不明。

2. 呼吸功能的变化　肌电图和 DSR 被广泛用于研究高位腰部硬膜外麻醉时呼吸肌功能的变化,证明静息通气时胸廓运动减弱。由于横膈向腹部移动以及胸部血流量减少,FRC 约减少 300 mL;用力肺活量(FVC)和呼气峰流量(PEF)略有变化,其他参数基本不变。硬膜外麻醉对妊娠晚期孕妇的影响明显大于普通患者。PEF 反映腹部肌肉收缩力,在因剖宫产进行腰部硬膜外麻醉的产妇中也有下降,特别是使用布比卡因麻醉时。

3. 氧合的变化　硬膜外麻醉对氧合的影响很小。一项研究证明腰部硬膜外麻醉不影响 $\dot{V}/\dot{Q}$ 和肺内 $\dot{Q}s/\dot{Q}t$,绝大多数患者进行 CT 检查也没有发现肺不张的证据;仅1例肥胖患者在膀胱截石位发现肺不张。

五、术后的肺功能变化

1. 麻醉苏醒的早期阶段　在苏醒阶段的最初数分钟,由于 N_2O 迅速从血液清除,肺泡内氧和 CO_2 被稀释,导致 P_AO_2 降低和低氧血症,这一变化持续的时间很短。机械通气中断后的短时间内常出现低氧血症。麻醉苏醒的早期阶段,肌肉麻痹还没有完全消失,容易发生气道阻塞,这也是低氧血症的常见原因;还可能存在呼吸抑制作用,低氧血症的呼吸刺激反应还没有完全恢复。若为胸部外的较小手术,则患者麻醉时出现的 FRC 减少和 $P_{(A-a)}O_2$ 增大等通常在麻醉结束后数小时内即可恢复正常;反之则持续较长时间。

2. 麻醉苏醒的晚期阶段　若手术较大,$P_{(A-a)}O_2$ 恢复至正常需要数天时间,因此术后低氧血症持续的时间较长,故术后需注意以下改变。

(1) FRC 降低和肺不张:术后 FRC 继续降低,若未采取深呼吸锻炼等针对性措施,术后 1~2 d 内下降至最低点,1 周左右逐渐恢复至正常水平。靠近横膈部位的手术,即上腹部或下胸部手术的患者容易发生 FRC 降低;但应用腹腔镜进行上腹部手术时,对 FRC 的影响较小。CT 检查发现大手术患者,麻醉相关肺不张将持续 24 h 或更长。该阶段的 FRC 降低和肺不张对低氧血症的影响程度与麻醉阶段相仿,因此需加强监护,并给予合适的 FiO_2 和针对性治疗,见第二十四章第三节和第二十五章第二节。

(2) 通气功能变化:患者通气功能下降,如 FVC、FEV_1、PEF 术后皆明显降低,与 FRC 的变化一致。术后若进行镇痛治疗,通气功能降低将更明显。腹腔镜手术对通气功能的影响相对较轻。通气功能降低的幅度主要与手术部位有关,如靠近横膈手术的影响较大。

(3) 睡眠对呼吸的影响:睡眠时,术后患者常发生阻塞性睡眠呼吸暂停,与 OSAS 相似,使用麻醉镇痛药更容易发生。呼吸暂停通常发生在术后第一个晚上,但在术后 3 d 皆有可能发生,且呼吸暂停和快动眼睡眠密切相关。因此术后 3 d 对于患者而言是高危期,特别是有 OSAS 病史、肥胖、老年患者。

(4) 膈肌功能的变化:与麻醉过程类似,膈肌功能的直接变化相对较轻,但若术后持续机械通气,特别是控制通气,膈肌张力、收缩力、耐力皆会下降。

(5) 痰液潴留:全身麻醉会引起气管黏膜纤毛功能受损和咳嗽反射减弱,从而影响气道分泌物的运输和咳痰功能。术后苏醒阶段咳嗽感受器和纤毛功能仍不会迅速恢复;气管插管会进一步损害纤毛功能。在纤毛功能减退、FRC 降低、肺不张和咳嗽能力下降等因素的综合影响下,患者容易发生术后分泌物潴留,导致窒息、肺不张或肺部感染;吸烟人群、老年人、有基础肺疾病者更容易发生,因此术后呼吸管理和气道管理仍是重要一环,见第二十四章第三节。

(朱　蕾)

第十七章
高原和航空的呼吸生理

提 要

1. 随着海拔高度增加,大气压(P)降低,氧分压(PO_2)降低,氧浓度(FO_2)恒定为21%,体温下的饱和水蒸气压(PHO_2)维持在47 mmHg。随着海拔高度升高,饱和水蒸气压占吸入气压的比例增大;海拔10 000 m维持海平面水平PO_2需吸入100%氧;当海拔达19 000 m后,肺泡气氧分压(P_AO_2)和CO_2分压(P_ACO_2)皆为0,肺泡内压等于水蒸气压,上述特点决定高海拔吸氧的方式和疗效。大气压还受纬度、季节、气候、气温等影响,实测值与公式预测值有一定差异。

2. 医学上的高原概念是指海拔在3 000 m以上,能产生明显机体生物学效应的地区。海拔升高对呼吸系统的挑战主要有四个方面:PO_2进行性下降、相对湿度降低、温度下降和大气压降低,其中低氧是最大挑战。

3. 急性高原反应主要是通气反应,最初表现为急性低氧反应(AHR),持续2~3 min;随后数十分钟表现为持续低氧下的通气衰减(HVD);直至更久(数小时至数天),通气将再次增强,称为习服。低氧通气反应含有兴奋性和抑制性两方面的因素,且受其他多种因素的影响。

4. 高海拔习服过程中颈动脉体反应性增强发挥核心作用,与低氧刺激密切相关,与$PaCO_2$变化无明显关系,可能是兴奋性神经调质活动增强或抑制性神经调质活动减弱的结果。习服者的P_AO_2和PaO_2发生明显变化,肺泡动脉血氧分压差$[P_{(A-a)}O_2]$减小;血红蛋白(Hb)浓度明显升高,释放氧的能力明显增强。

5. 不同于习服,久居高原者会出现生理上的适应性改变,称为高海拔适应,其中呼吸改变可能与胎儿出生后肺泡在持续低氧刺激下继续发育成熟有关。

6. 高原疾病以慢性高山病(CMS)和急性高山病(AMS)常见,前者为病理性的慢性高原反应,慢性缺氧所致肺换气不足和过度通气是CMS的主要发生原因,放血和转移至低海拔处是主要治疗手段;后者为病理性的急性高原反应,其发生与海拔高度(尤其是睡眠时的海拔高度)、海拔上升速度及体力劳动强度有关,需采取综合治疗措施。高原肺水肿(HAPE)和脑水肿是严重高原疾病,发生率低,但后果严重,积极治疗可取得较好的效果。对任何形式的严重AMS或其他高原疾病而言,吸氧和降低海拔高度皆是必要的;轻度AMS患者暂时停止体力活动、避免继续上升是必要的。适当药物治疗有助于促进高原疾病的恢复。

7. 商务飞机一般在9 000~12 000 m的高空飞行,低大气压和低氧分压会对人体产生严重损害,现代飞机都采用增压座舱,使舱内压和氧分压明显恢复,其座舱高度最高不超过2 400 m,对机体是安全的。除舱内低湿度外,CO_2、臭氧等空气质量因素对健康人基本无影响。

随着国家经济快速发展,高原地区的生产活动和航空旅行活动日益增多,研究高海拔环境对人体生理的影响逐渐显示出重要意义。

在包裹地球大气延伸至1 000 km以外的宇宙空间,人们承受着大气给予人体的压力,其中地球表面最高。大气施加于单位面积上的压力称为大气压强,简称大气压。温度为0 ℃、纬度为45°海平面上的大气压称为1个标准大气压(atm),1 atm=760 mmHg=

76 cmHg=1.013×10⁵ Pa=10.336 mH₂O。大气压高低主要取决于海拔高低,海拔越高大气压越低;海拔越低大气压越高。在高原,随着海拔高度增加,大气压和 PO_2 皆逐渐降低。欲估计某海拔高度大气压的数值,可参见两者关系表(表 17-1),也可从国际民航组织标准大气(International Civil Aviation Organization Standard Atmosphere, ICAO Standard Atmosphere)图查得,但这些结果均未考虑纬度的影响,有一定误差;地球外围空气呈椭圆形,愈接近赤道愈厚,故在低纬度地区高海拔处实测大气压将高于估计数值,差值可达 15 mmHg 以上,如在珠穆朗玛峰顶(简称珠峰顶)的实测气压比预测值高 18 mmHg。季节、气候、气温等对大气压的影响也不能忽略,若无实测数据,应对预测值进行修正。

第一节 高原对呼吸生理的影响

随着海拔高度增加,大气压降低,PO_2 降低,但 FO_2 恒定为 21%,体温下的饱和水蒸气压也维持在 6.3 kPa(47 mmHg)的恒定值。大气 PO_2 与大气压 (P) 的关系为:$PO_2=0.21\times(P-6.3)$ kPa 或 $PO_2=0.21\times(P-47)$ mmHg。随海拔高度增高导致的氧分压降低称为低压性低氧(hypobaric hypoxia),伴饱和水蒸气压占吸入气压的比例增大,当海拔高度达 19 000 m 后,P_AO_2 和 P_ACO_2 变为 0,肺泡内压等于水蒸气压(表 17-1)。在海拔 10 000 m,维持海平面水平大气 PO_2 需吸入 100%浓度的氧气。

表 17-1 海拔高度与大气压的关系

海拔高度		大 气 压		大气氧分压		等效海平面氧浓度(%)	维持海平面 PO_2 时吸入氧浓度(%)
英尺	m	kPa	mmHg	kPa	mmHg		
0	0	101	760	19.9	149	20.9	20.9
2 000	610	94.3	707	18.4	138	19.4	22.6
4 000	1 220	87.8	659	16.9	127	17.8	24.5
6 000	1 830	81.2	609	15.7	118	16.6	26.5
8 000	2 440	75.2	564	14.4	108	15.1	28.8
10 000	3 050	69.7	523	13.3	100	14.0	31.3
12 000	3 660	64.4	483	12.1	91	12.8	34.2
14 000	4 270	59.5	446	11.1	83	11.6	37.3
16 000	4 880	54.9	412	10.1	76	10.7	40.8
18 000	5 490	50.5	379	9.2	69	9.7	44.8
20 000	6 100	46.5	349	8.4	63	8.8	49.3
22 000	6 710	42.8	321	7.6	57	8.0	54.3
24 000	7 320	39.2	294	6.9	52	7.3	60.3
26 000	7 930	36.0	270	6.3	47	6.6	66.8
28 000	8 540	32.9	247	5.6	42	5.9	74.5
30 000	9 150	30.1	226	4.9	37	5.2	83.2
35 000	10 700	23.7	178	3.7	27	3.8	—
40 000	12 200	18.8	141	2.7	20	2.8	—
45 000	13 700	14.8	111	1.8	13	1.9	—
50 000	15 300	11.6	87	1.1	8	1.1	—
63 000	19 200	6.3	47	0	0	0	—

吸入低氧气体后,肺泡、动脉血、组织内陆续出现 PO_2 降低,由肺泡至组织内呈梯度下降。在 10 000 m 以下时,可通过提高吸入气氧浓度(FiO_2) 的方法使吸入气氧分压(PiO_2)维持在与海平面相同的水平,所需 FiO_2=海平面 PO_2/(实测大气压-饱和水蒸气压)。在海拔 10 000~19 000 m 的高度,即使吸入纯氧,PiO_2 也随海拔升高而逐渐降低;当海拔达 19 000 m 后,吸入气压等于饱和水蒸气压,单纯吸氧将不起作用(表 17-1);海拔>19 000 m 时,气压过低,组织中的水将蒸发为气体,

在皮下大量聚集形成组织气肿,称为体液沸腾现象。

高海拔低气压环境对人体生理的影响主要是低氧的作用;低压、低温等也有重要作用,且有明显的个体差异,后者可能是部分人吸氧时仍发生明显高原反应的主要原因。外界环境导致的人体低氧,依时间可分为急性低氧和慢性低氧,但这仅是粗略的、相对的区分,并无严格的时间界限。一般以突然施加的短时间低氧条件为急性低氧(如试验中吸入低氧气体、乘飞机到高原);缓慢加强(如乘汽车去高原)、持续经受(久居高原)的低氧条件为慢性低氧,急性和慢性低氧的生理影响明显不同。急性低氧主要影响通气功能,持续数天还明显影响 Hb 的携氧功能。慢性低氧的影响则较广泛,除呼吸功能外,还涉及造血、心血管、内分泌、代谢等方面(图 17-1)。

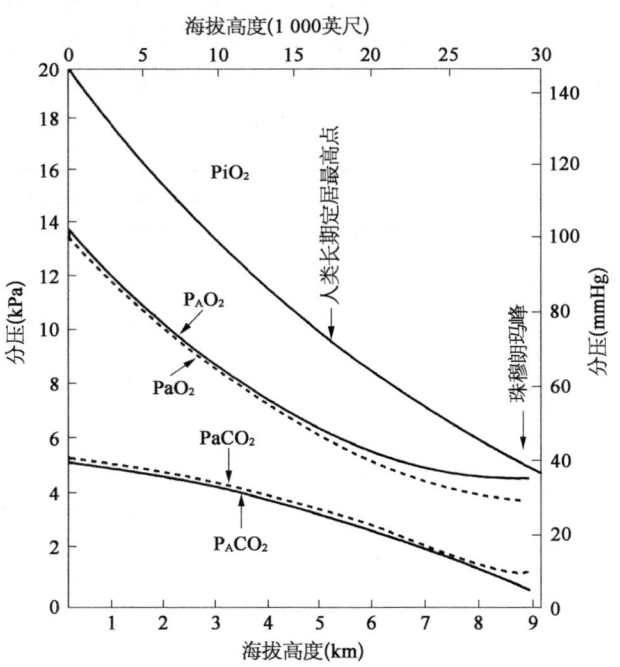

图 17-1 静息时吸入气、肺泡和动脉血气中的氧分压

一、高原的定义

从地理学角度讲,高原是指海拔在 500 m 以上顶面平缓、起伏较小、面积又比较辽阔的高地;医学上所说的高原是指海拔在 3 000 m 以上,能产生明显生物学效应(机体反应)的地区,后者是常用的概念。在我国,海拔在 3 000 m 以上的高原主要分布在青海、西藏、新疆、四川、云南、贵州等地区。全世界有许多著名的高原,其中有亚洲的青藏高原、伊朗高原、印度高原;非洲的埃塞俄比亚高原、东非高原;北美洲的拉布拉多高原、巴西高原。许多著名的山脉,如喜马拉雅山脉、阿尔泰山脉、兴都库什山脉、阿巴拉契亚山脉、落基山脉、科迪勒拉山、乞力马扎罗山等坐落在这些高原上。

二、高原环境下的呼吸生理变化

海拔高度升高对呼吸系统的挑战主要有四个方面:PO_2 进行性下降,相对湿度降低、温度下降、大气压降低,其中低氧是人类面临的最大挑战。人体为了适应高海拔下的低氧环境会出现一系列生理学变化。平时居住的海拔高度及时间、上升高海拔地区的速度、机体健康状况等都会影响个体在高原的生理和病理生理反应。

(一)急性高原反应 目前交通的发展使人们不用付出太繁重体力,即可在在短短的数小时内,由平原进入高原或由高原进入更高海拔的地区;但海拔迅速升高会使机体在短时期发生一系列缺氧表现和其他表现,称为急性高原反应。它可以是机体的轻度生理性应激反应,也可以造成严重的病理性损伤,如急性高山病(详见下述)。急性高原反应的严重程度与进入高原的速度、时间和高度均有密切关系。

1. **通气反应** 人体进入高原后,大气氧分压降低会导致肺通气出现明显变化。低氧引起的通气反应不仅与低氧浓度有关,且与低氧持续的时间等因素有关。最初低氧导致通气快速增强,称为急性低氧反应(acute hypoxia response,AHR),这种增强反应仅仅持续 2~3 min;随后数十分钟,通气反应随低氧的持续而逐渐下降,称为持续低氧条件下的通气衰减(hypoxic ventilatory decline,HVD);直至更久(数小时至数天)置身于低氧环境(图 10-8,图 17-2),通气将再次增强,其幅度可显著超过 AHR 的峰值,称为习服(详见后述)。这些现象说明低氧时的通气反应包含有兴奋性和抑制性两方面的因素,这些因素的作用机制主要受低氧程度和低氧持续时间的影响。有些机制在低氧初期即发挥作用,某些机制则需要数分钟、数小时、数天,甚至更长的时间才能显示其作用(图 17-2)。

(1)低氧程度和通气量的关系:在一定范围内,当 PaO_2 保持恒定时,通气量随 $PaCO_2$ 上升而增加,两者呈线性关系;当 $PaCO_2$ 恒定时,通气量随 PaO_2 下降而增加,两者呈双曲线关系(见第十章第六节)。呼吸的化学调节包括中枢和外周两部分,其中中枢部分对 CO_2 敏感,外周部分对 CO_2 和低氧均敏感,可用以下简化公式表达。

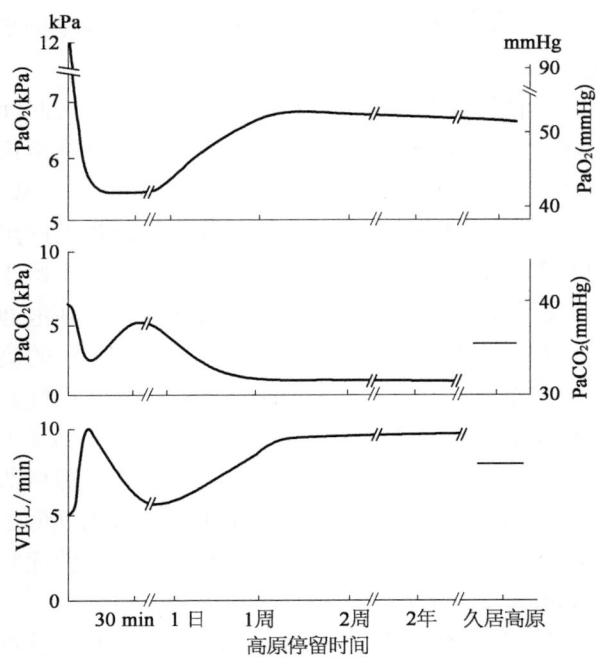

图 17-2 海拔 4 300 m 时低氧对肺通气及动脉血气的影响示意图

$$VE = V_C + V_P$$
$$= D \times (PaCO_2 - B)$$
$$+ D \times A \times (PaCO_2 - B)/(PaO_2 - C)$$

其中 VE 为每分通气量；V_C、V_P 分别为中枢和外周刺激产生的每分通气量部分；A、B、C 和 D 均为常数。若将低氧度（Hypo）定义为函数，则 Hypo=$1/(PaO_2 - C)$。若 $PaCO_2$ 保持恒定，则 VE 增加与低氧度呈线性关系。

$$VE = V_C + V_P$$
$$= D \times (PaCO_2 - B)$$
$$+ D \times A \times (PaCO_2 - B)/(PaO_2 - C)$$
$$= V_C + \alpha \times \text{Hypo}。$$

式中 $\alpha = D \times A \times (PaCO_2 - B)$，$PaCO_2$ 恒定时为常数。Hypo 可用 SaO_2 表达，并由 SaO_2 与 PaO_2 之间的关系换算成 PaO_2 的函数。

$$\text{Hypo} = 1 - S = 1 - (1 - 1.89e^{-0.05PaO_2})$$
$$= 1.89e^{-0.05PaO_2}$$

式中 S 为 SaO_2，与 PaO_2 呈指数关系，因此 Hypo 随 PaO_2 增加呈指数下降趋势，即理论上 $PaCO_2$ 不变时，通气量随 PaO_2 下降呈指数上升趋势。

（2）急性低氧时的过度通气：在高海拔下，PaO_2 下降会导致肺泡和动脉血 PO_2 降低。过度通气是低氧引起的最早生理反应，PaO_2 降至一定程度，即刺激颈动脉体和主动脉体的化学感受器（主要是前者），使通气迅速增强。低氧引起的 VE 增大对 P_AO_2 下降有一定的代偿作用。动物实验研究表明，急性低氧条件下通气增强包括膈神经放电幅度增大及放电时间延长。在人体，低氧引起的过度通气主要是通过潮气量（VT）增大实现，呼吸频率（RR）无明显变化。在双侧颈动脉体切除的人体和动物，急性低氧反应不再存在，因此完善的颈动脉体功能是急性低氧反应的关键。

在 $PaCO_2$ 恒定的条件下，中度以上低氧在数分钟内即可使 VE 迅速增加。倘若使 $PaCO_2$ 随通气调节自由变化，则低氧的急性反应明显减弱。低氧刺激外周化学感受器使通气增强，而通气增强使血液及脑脊液 CO_2 排出增加，$PaCO_2$ 下降，后者将抑制中枢和外周化学感受器，因而可部分削弱低氧引起的过度通气，这可部分解释急性海拔增高条件下通气量升高不久又出现下降的原因。在处于高海拔的数日后，这种不利的反馈作用被习服作用（详见下述）逆转，VE 又会上升。

（3）持续低氧条件下的通气衰减：在健康人体，持续低氧（数十分钟）条件下通气呈双相反应。在维持 $PetCO_2$ 恒定（即 $PaCO_2$ 恒定）的条件下，中等程度低氧（SaO_2 降至 80%）使 VE 在最初 3 min 左右快速增加至基础值的 140%～160%；在此后的 20～30 min，VE 又缓慢降至基础值的 110%～120%（图 10-8，图 17-2）。持续低氧下通气抑制的机制目前尚未完全清楚，可能主要与颈动脉体化学感受器的敏感性降低有关。人体试验证据显示，化学感受器的敏感性在撤除低氧而进入常氧条件后需 30～60 min 才能恢复，吸入纯氧能加速其恢复过程。另有一种假说认为通气抑制由中枢对外周化学感受器输入信号的调节引起，药理学研究表明安定类药物（对 γ 氨基丁酸有增强作用）使 HVD 程度得以加强，而氨茶碱作为腺苷酸的竞争抑制剂可减弱 HVD，提示 γ 氨基丁酸和腺苷酸等神经递质可能参与中枢调节机制。中枢化学感受器也参与 HVD 的形成，其机制是低氧刺激引起脑血流增加，脑部 CO_2 排出增加，脑脊液偏碱性，降低了对中枢化学感受器的刺激而导致通气减弱。在新生儿，低氧引起的内啡肽释放可能是 HVD 的原因之一；但在成年人，纳洛酮（naloxone，阿片受体拮抗剂）不能逆转 HVD 现象，提示内啡肽与 HVD 无关。综上所述，HVD 现象可能有以下几种机制的参与：① 持续低氧条件下颈动脉体的敏感性降低；② 处理颈动脉体传入信息的中枢受抑制；③ 对中枢化学感受器的刺激作用降低；④ 低氧的中枢抑制作用。

2. **症状和体征** 夜间视觉损伤是低氧最早期变化，这种改变在海拔高度 1 200 m 即可出现。严重急性高原反应可以出现精神症状，当人快速升至海拔 6 000 m（大约 20 000 英尺）的高度时甚至出现意识丧失。轻度高原反应症状一般在海拔为 1 200～1 800 m 发生，严重反应则大多发生于海拔 2 700～3 000 m。

高空飞行时，座舱内需升压以改善低氧；若相对高压环境突然被破坏，飞行员会出现严重急性高原反应——意识丧失。在一定海拔高度开始，从舱内压快速减压至意识丧失的时间称为丧失意识时间，也是挽回机毁人亡的关键时间，它随终末海拔高度而改变，并受血液由肺至脑的循环时间和脑内三磷酸腺苷（ATP）储备的影响。在 16 000 m 的高空，最短的丧失意识时间大约为 15 s。

(二) 高海拔的习服(acclimatisation) 习服是指居住在相对低海拔的个体进入海拔相对较高的地区后，经过数小时到数周时间，对外界环境的变化（主要是低氧环境，并持续感受低氧刺激），机体内环境会经历从不平衡到平衡、最终达到内外环境的统一，机体适应并耐受所处的海拔高度，以达到新的生理适应状态。高原缺氧对机体的影响是非特异性、多方面的，机体对高原缺氧的习服也是多层次的，在不同器官、组织、细胞和分子水平上有不同的表现，本节主要介绍高海拔低氧下的呼吸习服。习服的生理学变化不同于世居高原者。

1. **研究方法** 早期对高原习服的研究同条件恶劣且极富挑战的登山探险同时进行。由于自然环境对研究条件的极大限制，人们开始在实验室中模拟低压和低氧环境，即从一个密闭舱体中抽出部分空气使气压减低，对置身其中的人和动物造成低压、低氧环境，即低压舱，作为研究高原生理、低氧生理的实验性手段。有时还用另外一种低氧环境，即在 1 atm 下，配置氧浓度低于 21% 的氮氧混合气模拟单纯低氧环境的方法，由于缺乏低气压，对模拟高原有极大限制。1985 年开展的珠峰Ⅱ研究（Operation EverestⅡ），有 8 名志愿者在模拟珠穆朗玛峰（简称珠峰）环境的减压舱中生活了 32 天，进行了广泛的生理研究，包括静息、运动时的动脉导管和 Swan-Ganz 导管检测，取得了宝贵的数据。

2. **通气习服(ventilatory acclimatization to altitude/hypoxia, VAH) 的概念和意义** VAH 指长期低氧血症会引起通气和动脉血气一系列复杂变化（图 17-2）。

急性海拔升高导致的低氧驱动下 VE 增大时间非常短暂，经过 HVD 后大约 30 min，VE 就降至仅略高于基础值的水平，$PaCO_2$ 也仅略低于正常。HVD 使初入高原的人或动物在数小时到数天内出现严重的低氧血症，并出现多种症状。VAH 始于低氧后的数十分钟，在数天或十几天内可使肺泡通气量（$\dot{V}_A$）增大 30%～70%（3 000～6 000 m 的高原），甚至 300%（8 848 m 的珠峰顶）。过度通气具有重要的生理意义，在 VAH 过程中，$PaCO_2$ 明显下降，PaO_2 明显上升。由于氧离曲线和 CO_2 解离曲线的不同，PaO_2 的上升幅度较 $PaCO_2$ 小，仍远低于海平面水平，却可使大多数登山者出现的急性症状得到改善。

3. **人在珠峰的理论和实际呼吸变化** 根据 ICAO 数据，理论上珠峰顶的气压为 236 mmHg；但事实上高于此值，并随季节变化，高时可达 253 mmHg。假如人体的代谢活动没有变化，即呼吸气体交换率（R）恒定为 0.82，$\dot{V}_A$ 仍停留在海平面值，P_ACO_2 等于 40 mmHg，根据肺泡方程式可得出：

$$\begin{aligned}
P_AO_2 &= FiO_2 \times (PB-47) \\
&\quad - P_ACO_2 \times [FiO_2+(1-FiO_2)/R] \\
&= 0.21 \times (253-47) \\
&\quad - 40 \times [0.21+(1-0.21)/0.82] \\
&= -3.54 \text{ mmHg}
\end{aligned}$$

在上述理论条件下，若不吸氧，人在珠峰顶根本无法维持生命，但实际情况并非如此，$\dot{V}_A$ 增加了 300%，为正常值的 4 倍，P_ACO_2 将由 40 mmHg 下降至 10 mmHg（也变化 4 倍），则 P_AO_2 的计算值为：

$$\begin{aligned}
P_AO_2 &= FiO_2 \times (PB-47) \\
&\quad - P_ACO_2 \times [FiO_2+(1-FiO_2)/R] \\
&= 0.21 \times (253-47) \\
&\quad - 10 \times [0.21+(1-0.21)/0.82] \\
&= 31.6 \text{ mmHg}
\end{aligned}$$

在珠峰顶采样实测的 P_AO_2 约为 35 mmHg，P_ACO_2 约为 7.5 mmHg，与上述计算值非常接近，可见 VAH 在较大程度上保障了机体在海拔特别高的地区（如珠峰）仍能生存和活动的可能性。

4. **习服的高度和种属差异** 机体在高原习服所需的时间与海拔密切相关，不同动物之间也存在种属差异。在 2 900 m 的高度，人仅需 4 d 就能完成习服；在 4 300 m 约需 10 d；在 8 000 m 以上的极端环境中，需要 30 d 以上。相应地，在不同高度产生的 VAH 表现为 P_ACO_2 和 $PaCO_2$ 不同程度的下降。在相同高度，对于大多数动物而言，习服所需的时间短于人类。HVD 可能是使人类低氧习服所需时间较长的原因之一。

5. 通气习服的判断　在高原上是否已发生 VAH，可观察通气水平是否逐渐升高；也可用常氧气体（空气）验证：吸入空气后，若 VE 下降但仍高于登山前的水平，则说明 VAH 已经发生。

6. 通气习服的机制　虽然经过长期研究取得了大量数据，但习服的具体机制尚未被充分阐明。

(1) 研究结果的解释：有观点认为，尽管出现了低碳酸血症，中枢化学感受器仍对习服时的 VE 增大有重要调节作用，最早在 1963 年的研究发现，CO_2 的主动转运使脑脊液 pH 恢复，可以解释高原下通气的习服；后来 Severinghaus 和同事研究发现，习服时，脑脊液 pH 有回归 7.2 的趋势；但后续研究发现脑脊液 pH 的变化时相与通气变化时相不一致。另有研究发现持续暴露于低氧环境时，脑脊液 pH 持续升高，因此不能肯定地认为脑脊液 pH 变化是 VAH 的重要因素。另有研究（主要是动物实验）发现，习服是呼吸中枢对低氧反应增强所致，低氧对呼吸中枢的影响主要通过外周化学感受器刺激的长时间增强所致，表现为传入神经的传入冲动长期增加。这种兴奋性反应可通过改变呼吸调控神经递质的敏感性实现，例如提高对谷氨酸的敏感性和降低 γ 氨基丁酸的敏感性都可以增强通气，故外周化学感受器在低氧习服机制中扮演着更重要的作用。山羊颈动脉体灌流实验显示，山羊对颈动脉体进行单独的低氧灌流发生习服，习服并不依赖于大脑的呼吸性碱中毒；当用 CO_2 代替低氧刺激颈动脉体时不发生习服；在颈动脉体保持正常氧分压的条件下，全身性（包括中枢神经系统）低氧并不能产生习服，以上提示颈动脉体低氧是发生低氧习服的基础，习服与大脑低氧无关，也不依赖于 CO_2 和脑脊液的酸碱度变化。

(2) 外周化学感受器是习服的关键：根据上述结果可以假设，VAH 增强是急性反应时通气增强的延伸，两者都通过低氧外周化学反射机制完成。但该假说完全成立还需先充分解释一个问题，即在习服过程中低氧程度并未进一步加深，为何还会产生更加显著的通气增强？因此必须证明，外周化学感受器的低氧敏感性在此过程中发生平行的、逐渐的、显著的提高。颈动脉体窦神经放电记录结果支持以上结论。在麻醉山羊，4 h 低氧过程中，颈动脉体窦神经的放电持续增加；在麻醉猫，48 h 的低氧刺激，窦神经放电也持续增加。在人体也观察到：在习服过程中，急性低氧引起的通气反应幅度逐渐增加，且与呼吸性碱中毒无关，即在此期间外周化学感受器对低氧的敏感性可能有所提高；且人的急性低氧通气增加反应发生在刚进入高海拔区的最初的几天内，而返回平原时 VE 增加持续数天才恢复正常，这也进一步佐证了颈动脉体敏感性增加参与习服。

(3) 外周化学感受器习服的机制：习服过程中颈动脉体反应性增强的机制尚未完全阐明，但总体而言与 $PaCO_2$ 的变化无明显关系，可能与颈动脉体敏感性和呼吸中枢敏感性上调有关；其机制可能是兴奋性神经调质活动增强或抑制性神经调质活动减弱的结果。基于多巴胺是颈动脉体的重要抑制性神经调质，开展了一系列围绕多巴胺的研究。动物实验研究提示，习服过程中外周化学感受器敏感性的增强与多巴胺释放的减少有关，而与多巴胺受体敏感性无关。颈动脉体敏感性的进行性增加也可能是缺氧影响调节基因表达的结果，可调控基因表达的低氧诱导因子（hypoxia-inducible factor，HIF）家族广泛存在于不同种类细胞中，具有 *HIF-1a* 缺陷的杂合小鼠对持续低氧不能产生习服。Chuvash 红细胞增多症患者是罕见的编码 von Hippel-Lindau（VHL）肿瘤抑制蛋白基因纯合突变个体，VHL 蛋白在 HIF 降解速率调节中起重要作用。这些患者的 HIF 在真性缺氧环境中轻微增高，在平原却有 VAH 的特征性的反应。

高海拔下的呼吸性碱中毒可于数天内被肾脏代偿，肾脏代偿符合一般呼吸性碱中毒的调节机制，即直接或间接通过排出 HCO_3^- 实现，该效应曾被认为是高海拔下 VAH 的主要调节因素，但后来被否定。综上所述，外周化学感受器的调节是发生习服的关键，在习服后期也发挥一定的调节作用。

7. 动脉血气的变化　图 17-1 显示了静息时完全习服的登山者，其 P_AO_2 随海拔的变化，P_AO_2 在极端高海拔下比预测值高，在超过 8 000 m 的高度可维持在 4.8 kPa（36 mmHg）的水平。珠峰Ⅱ研究结果显示，等同于珠峰顶的压力环境，即大气压为 32 kPa（240 mmHg）时，平均 PaO_2 为 4 kPa（30 mmHg），$P_{(A-a)}O_2 < 0.3$ kPa（2 mmHg）（图 17-2）。

8. 血红蛋白浓度和氧合功能

(1) Hb浓度：Hb浓度上升是最早出现的高原适应性变化之一，而血浆促红细胞生成素（促红素）浓度升高是Hb浓度升高的主要机制。研究结果显示，在高海拔环境中，促红素于数h内上升，24～48 h内达峰值；随后下降。珠峰Ⅱ研究显示Hb浓度从135 g/L上升至170 g/L，在静息SaO_2为58%的条件下，动脉血氧含量（CaO_2）维持在12 mL/dL，对机体供氧极为有利；但当Hb浓度超过180 g/L时，血黏度升高，则可能对机体产生一定危害。

(2) 影响组织氧释放的主要因素：在高海拔条件下，氧离曲线明显受到pH和2,3-二磷酸甘油酸（2,3-DPG）浓度的影响。在珠峰Ⅱ研究中2,3-DPG浓度从1.7 mmol/L上升至3.8 mmol/L。在轻度低压、低氧环境中，虽然同时存在过度通气引起的呼吸性碱中毒（pH上升）和2,3-DPG浓度升高，最终效应是氧解离曲线右移，有助于红细胞在周围组织释放氧。在极度高海拔下的严重低氧环境中，严重碱血症使氧离曲线左移，对周围组织氧的释放不利；但随后数天内，随着肾功能代偿pH恢复，氧离曲线右移，在高2,3-DPG浓度作用下，红细胞在周围组织释放氧的能力明显增强。

（三）高海拔适应 久居高原者会出现生理上的适应性改变，世居高原者甚至会发生遗传基因的适应性改变。适应不同于习服，两者虽都是机体对高原的代偿性变化，但有质和量的差别。在严重缺氧环境中，久居高原者的运动能力比已习服的平原人群更强。不同高海拔地区高原居民的适应性表现也不尽相同。

1. 通气适应及其相关变化 久居高原者对低氧刺激的VE增加反应降低，也称为低氧习服脱失（hypoxic de-acclimatisation）。与已习服高原环境的平原人群相比，久居高原者的VE相对较低，$PaCO_2$相对较高，但仍低于海平面水平，具体降低水平与海拔高度、在高原居住时间有关。虽然久居高原者的VE和P_AO_2低于已习服高原环境的平原人，但PaO_2无明显差异，据此推断，前者肺的弥散能力高于后者（事实上其CO弥散量确实升高，见第七章），结构上可能表现为更多的肺泡和更多的肺毛细血管（即更大的有效弥散面积）进行气体交换；生长期处于高海拔地区的儿童和婴儿会出现这种适应现象，可见这种结构上的适应可能与遗传无关而与发育环境有关。人类肺泡在母体的子宫内形成，但肺泡数量生长和继续发育在出生后的较长时间内才能完成（大约3岁），出生后低氧刺激会影响肺泡发育；而成年后才移居高原者的肺泡早已发育成熟，难以出现明显改变，这也可解释久居高原者在高海拔下的运动能力强于居于高海拔环境的平原人。

2. 通气适应的地区差异 在相同海拔高度的定居者中，安第斯山居民的VE比西藏居民低，这可以解释西藏居民慢性高山病及某些高原相关性妊娠并发症发生率较低的原因。西藏居民是世界上相同海拔地区的最早定居者，显示出生理上的相对优势，后者提示遗传水平对高海拔环境有更好的适应。

3. 其他适应性变化 高原居民出现红细胞增多症是正常现象，至今发现最高的Hb为229 g/L，发生于居住在安第斯山（5 300 m）的矿工中。久居高原者还会出现心脏血管和横纹肌增多，血液灌流增高，从而有效代偿PaO_2下降导致的血氧含量（CaO_2）和动脉血氧运输量（DaO_2）降低，这也是运动员经常将高原作为训练基地的原因之一。

4. 高海拔适应的极限 海拔对高原居民活动的限制毕竟持续存在，如持久工作的高度限制为5 950 m。在安第斯山的硫矿，这个高度限制使矿工们拒绝居住在为他们建造的适应性建筑物中，而宁愿居住在5 330 m处，每天爬山去工作。研究表明睡袋中强化供氧可减少高原疾病的发生，氧浓度每上升1%相当于下降300 m的高度。

（四）高海拔运动 珠峰已多次被未携带氧气的登山者征服。比较完善的研究是珠峰Ⅱ号，涉及静息状态下机体对低氧的反应、模拟登高时的运动变化；以及海拔逐渐上升至山顶，在不同海拔高度下的运动变化，为研究健康个体在高海拔下的运动积累了丰富的资料。

1. 运动能力 随海拔不断升高，开展户外活动的能力呈进行性下降。珠峰Ⅱ研究结果显示，在1 atm时，研究对象最大做功的功率为300～360 W；大气压为440 mmHg（相当于4 300 m）时最大做功的功率为240～270 W；在大气压为280 mmHg（相当于珠峰顶）时最大做功的功率为120 W，与在珠峰顶的实测值十分接近。在240 mmHg大气压条件下运动，最大氧耗量降至1 177 mL/min。海拔轻、中度上升时心排血量（CO）不变；在极端高海拔时CO轻度增加；同样功率水平，高原环境的CO增加与平原时相同。

2. 氧通气当量 是反映无氧阈和换气效率的参数（见第三十四章），在一定气压条件和运动强度（低于无氧阈水平）下，运动时氧耗量（$\dot{V}O_2$）增加，

VE 也相应增加,VE 与 $\dot{V}O_2$ 的比值,即氧通气当量(EQO_2)是相对恒定的(图 17-3)。条件变化时,两者关系出现变化,随海拔高度升高,两者关系曲段的斜率和截距升高,最高达到平原地区的 4 倍,但最大运动通气量(VE_{max})相似,皆在 200 L/min 左右。结果差异也与测定 VE 和 $\dot{V}O_2$ 的条件不同有关。VE 在生理状态(BTPS:37 ℃、标准大气压、水蒸气饱和状态)下测定,而 $\dot{V}O_2$ 在标准状态下(STPD:0 ℃、标准大气压、干燥气体状态)测定,但不影响评价。

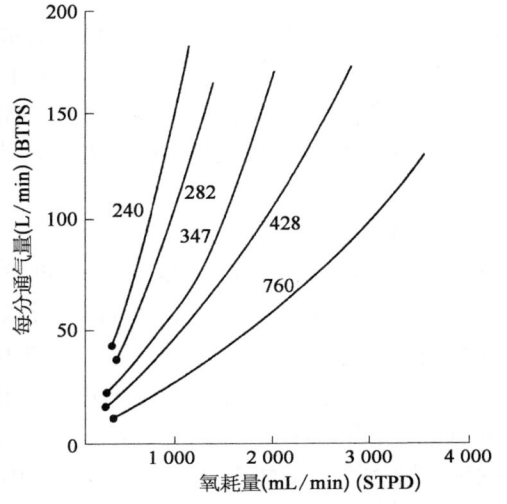

图 17-3 不同海拔高度下每分通气量与氧耗量关系示意图

由于高原空气密度随气压降低而成比例下降,气道阻力随之下降,呼吸功也相应降低,故具有一定代偿价值。尽管如此,不同海拔高度时,在高原地区相同运动情况下的 VE 仍高于平原地区,所以在高原地区运动的能量消耗仍大于后者,即运动效率降低。

3. $PaCO_2$ 和 PaO_2　在高原地区运动时,由于 VE 上升, P_AO_2 上升、P_ACO_2 下降。$PaCO_2$ 随 P_ACO_2 下降;但与 P_AO_2 上升不同,PaO_2 随运动负荷增加而持续下降(与平原地区基本不变也有明显不同),相应 $P_{(A-a)}O_2$ 增大(图 17-4)。理论上随着运动强度增加和 P_AO_2 升高,$P_{(A-a)}O_2$ 增大,氧弥散量应增加,PaO_2 也相应地升高,但实际情况并非如此;与平原相比,由于高原 P_AO_2 明显下降,肺泡毛细血管膜两侧的压力差显著降低,氧弥散量反而下降;加之运动时血流速率增大,导致 Hb 与氧的结合时间缩短,进一步降低氧弥散量;同时有研究显示在高原地区运动时 $\dot{V}/\dot{Q}$ 失调也相应加重,并影响气体交换,导致 PaO_2 降低和 $P_{(A-a)}O_2$ 进一步增大。

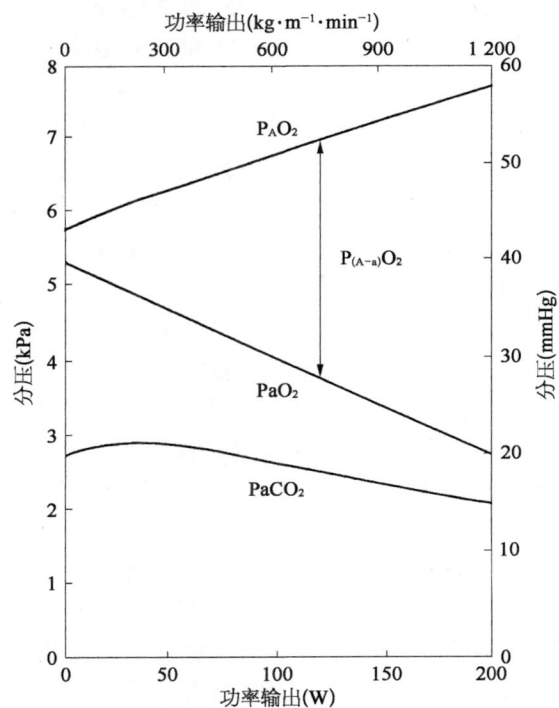

图 17-4 某个体高原运动时肺泡和动脉血 PCO_2 和 PO_2 的变化特点

三、高原疾病

1. 慢性高山病(chronic mountain sickness,CMS)　又称蒙赫病(Monges disease)。

(1) 基本概念:CMS 是病理性慢性高原反应,多发生于曾经适应高原气候、久居高原的平原移居者和少数世居高原者中。主要表现为血液、神经、心脏和呼吸功能障碍。该病可出现众多较轻的非特异性症状,故易与其他多种疾病,甚至老化过程的表现相混淆。

(2) 发病机制:慢性缺氧所致肺换气不足和过度通气是 CMS 的主要发生原因。呼吸系统特征性变化表现为对低氧的通气反应下降,出现 PaO_2 降低和 $PaCO_2$ 升高,其主要病理生理学标志是红细胞过度增殖和 Hb 浓度异常升高。即使某些高海拔人群已适应居住环境,明显低氧血症也可导致严重的病理改变。高原导致的低氧血症,使 SaO_2 下降和红细胞增殖,如达重度,即可出现明显的 CMS 表现。严重红细胞增殖使血液黏度增加,继而导致肺循环阻力(PVR)增大和肺动脉压升高;肺血流分布不均和 $\dot{V}/\dot{Q}$ 失调也与上述改变有关。肺气体交换异常和肺通气功能下降皆可加剧低氧血症,继而进一步刺激红细胞生成,使 Hb 浓度进一步升高,后者又加重上述病理生理学异常,导致恶性循环。机体组织,特别是脑组织遭受低氧血症和红细胞增多的双重影响后产生 CMS 症状。

(3) 治疗:对高海拔居民而言,高 Hb 的利或弊范围有一定差异,一般认为介于 180～210 g/L 比较合适。理解高 Hb 浓度的益处和危害极其重要,但除了放血和转移至低海拔地区外,并无有效药物可阻止疾病发展。

2. 急性高山病(acute mountain sickness,AMS)

(1) 基本概念:AMS 是病理性急性高原反应。全身多个系统都可出现相应变化,如头晕、头痛、恶心、呕吐、疲倦、乏力、食欲减退、睡眠障碍,甚至出现呼吸困难、肌无力、少尿、四肢水肿和视网膜出血。

(2) 发生机制:AMS 发生与海拔高度(尤其是睡眠时的海拔高度)、海拔上升速度及体力劳动强度有关。登山者和飞行员在相同海拔高度下有不同的表现,前者有更多的体力活动和更长的高海拔暴露时间,临床症状更明显。就登山者的垂直上升的速度而言,从邻近平原时每天接近 2 000 m 至高海拔条件下的每天 300 m,超过半数的登山者在海拔超过 4 000 m 时出现 AMS;1/4 在 2 000～3 000 m 时发生 AMS,个别登山者在海拔低于 2 000 m 时出现症状。在 5 000 m 海拔处,登山者会出现精神症状,如记忆缺失、眩晕;在该高度下,未习服的初入高原者静息时即有呼吸困难,运动时更严重。症状的严重程度有明显的个体差异,可表现为轻度头痛不适,也可表现为威胁生命的脑水肿和肺水肿。

3. 高原肺水肿(high-altitude pulmonary edema,HAPE)

(1) 临床特点:约 1% 的登山者急性暴露于海拔 3 000 m 以上的地区时会出现 HAPE。HAPE 的发生还与海拔高度的快速上升和体力活动增加有关,因此常出现于未习服和过于激进的登山者中;刚去过平原的高原居民也可发生。临床表现为咳嗽、呼吸困难、低氧血症,有肺水肿的影像学改变。若未及时治疗,HAPE 的病死率可达 50% 左右;适当治疗后降至 3% 以下。

(2) 病理生理学:HAPE 的病理生理学过程很复杂。HAPE 患者会出现继发于低氧的严重肺动脉高压,而肺动脉楔压不高,这基本排除了左心功能不全的可能。HAPE 易感个体容易出现过度的肺血管收缩,可能是肺血管调节机制紊乱所致;与非易感人群相比,HAPE 易感人群在高海拔地区呼出的 NO 浓度较低、肺血管收缩因子(如内皮素 1)浓度较高、低氧引发的交感系统兴奋性更强。还有研究表明:在高海拔区吸入 NO 时,肺血管明显舒张。HAPE 胸部 X 线片表现为散在的斑片状阴影,说明肺血管收缩的不均匀性使部分肺区的血流明显减少,部分肺区的血流显著增加。

有假说认为在部分肺区,毛细血管血流量的显著升高会造成毛细血管的"压力衰竭",这可以解释运动和 HAPE 之间的关系。运动时 CO 增加,使肺血流量增加,导致毛细血管压过度升高,液体漏出,发生肺水肿。

在 HAPE 的病理过程中,炎症一般不是始动因素,但炎症常出现于严重 HAPE 患者。肺毛细血管结构的直接损伤(如压力导致的血管撕裂性损伤)和炎性因子的间接作用都可能影响肺水肿的发生、发展。

4. 其他高原疾病

(1) 脑水肿:脑水肿作为 AMS 的严重类型具有潜在致命性,其早期表现为共济失调、易激惹和出现非理性行为,晚期可出现幻觉、困倦,甚至昏迷。尸体解剖发现脑水肿患者可伴有颅内血栓和出血。在严重 AMS 患者,可同时出现肺和脑的病理改变,但未找到共同病因。虽然人脑重量仅占人体体重的 2%～3%,但耗氧量却占总耗氧量的 20%～25%,所以中枢神经,尤其是大脑皮质对缺氧最敏感,也最容易遭受缺氧性损伤。所有初至高原者皆可能出现轻度、局限脑肿胀,但不代表出现了脑水肿。患者的症状轻重差异较大,其机制可能取决于个体对初至高原时对脑肿胀的代偿能力。

返回低海拔后,脑部病变可能持续存在。对高山探险者重返平原 30 d 后的研究发现,探险者们仍存在较多功能障碍,包括视觉损伤和长期记忆不全;其低氧高通气反应明显增强。

(2) 咳嗽:在尼泊尔,接近一半的登山者出现咳嗽,部分人非常严重,通常在初到高原的数天内发生,推测是由于 VE 增大、空气干燥寒冷,使气道对刺激物更加敏感有关;但需警惕咳嗽也可能是 HAPE 的前兆。

(3) 睡眠障碍:在高原,尤其是初至高原者均会出现不同程度的睡眠及呼吸结构紊乱,具体表现为入睡困难、失眠、多梦、睡眠浅,甚至出现睡眠呼吸暂停、周期性呼吸、周期性呼吸伴呼吸暂停。最初进入海拔 4 000 m(13 000 英尺)的高原时,大部分人会出现周期性呼吸,VT 发生周期性变化,常常伴有中枢性(而不是外周性)呼吸暂停,伴或不伴从睡眠觉醒呼吸暂停加重低氧血症。在 4 500 m 和 6 300 m 海拔高度时,该类患者的夜间 SaO_2 可分别降低 8% 和 10%;更早的研究发现夜间 SaO_2 的中位数是 50%。呼吸暂停的原因可能继发于高原低氧引起的呼吸控制失调,并最终因睡眠觉醒而终止。周期性呼吸的严重程度与低氧对 VE 增加的驱动力强度有关,驱动力低的久居高原者较少出现呼吸暂停。睡眠障碍和严重夜间低氧血症可能导致 AMS 发生。

四、高原疾病的治疗

1. CMS 比较特殊,见上述。
2. 不同疾病的鉴别和治疗 及时识别高原脑水肿、肺水肿,并与轻度 AMS 鉴别。轻度 AMS 患者的主诉多、体征少。静息时出现气促、运动时出现共济失调时,需警惕肺水肿和脑水肿的发生。对于任何形式的严重 AMS 或其他高原疾病而言,及时吸氧和降低海拔高度是必要的。如不采取这些简单的干预措施,脑水肿或 HAPE 患者的死亡率将显著升高。硝苯地平对于 HAPE 易感人群的预防有确切疗效,可经口或舌下含服给药,因此成为登山者的常备药物。

轻度 AMS 没有必要移出高海拔区,但暂时停止体力活动、避免继续上升是必要的。许多 AMS 患者习服后,疾病自发缓解;若时间不允许或症状干扰到原来的活动计划时,可服用乙酰唑胺,后者是碳酸酐酶(CA)抑制剂,通过抑制 CO_2 向细胞外转运而导致包括中枢化学感受器在内的细胞发生细胞内酸中毒,产生中枢驱动作用;乙酰唑胺也可改善睡眠引起的周期性呼吸,降低呼吸暂停的频率和严重程度,改善白天症状。在某种程度上,任何急性高原病皆存在应激反应不足,短期应用糖皮质激素是必要的。

第二节 航空对呼吸生理的影响

除了身处高原,人们也可乘飞机远离海平面。随着经济全球化和航空事业的快速发展,在世界范围内,每年有数十亿人次的商务飞行,当然也发生相应的呼吸生理变化。除高海拔影响,机舱密闭环境中的空气质量对呼吸生理也可能产生一定影响。

一、高空飞行的特点

1. 座舱高度(cabin altitude) 具有与舱内压等同大气压的海拔高度。由于燃耗和大气层因素,商务飞机一般在 9 000~12 000 m 的高空飞行。在此高度的大气压和氧分压都显著降低,会对人体造成严重损伤。为消除高空异常环境因素对人体的影响,现代飞机都采用了增压座舱(pressurized cabin),可使舱内压和氧分压明显恢复。如此处理后,在海拔高度 12 000 m 的商务飞机,其座舱高度最高不超过 2 400 m。

(1) 增压方式:增压座舱内的气压由飞机环境控制系统控制,使之高于环境气压并根据飞行高度自动调节,以保证乘员在高空飞行时具有相对舒适的环境和工作条件。增压座舱有大气通风式和再生式两种,大气通风式增压座舱的原理是将环境大气压缩、提高压力后,由飞机环境控制系统对座舱增压和通风,然后经座舱压力调节器排回至大气,该方式一般限于海拔 24 000 m 以下地区使用。在更高海拔的地区,如飞行高度>24 000 m 的飞机和载人航天器,由于空气极其稀薄,需使用再生式增压座舱,其特点是座舱空气与大气隔绝,用机载压缩气源对座舱增压并补偿少量的座舱漏气,用过的空气经再生后在舱内循环使用。既往飞机多使用大气通风式增压座舱,目前更多应用两种方式混合的飞机供气方式。

舱内压随海拔升高而平行性降低,故飞机升高时舱内外压力差增大,下降时压力差降低;通过增压,舱内压降低的速度和程度远低于舱外气压,这样商务飞机舱内压相当于海拔 1 800~2 400 m 的高度。现代飞机应用的大气通风式增压座舱,通过压缩器提供压力、通风和空调等措施,这些措施的机械能力均取决于座舱压力与外界压力的比值(增压比)。当飞行海拔升高时,增压比增大,压缩器需进行更高倍数的压缩以维持座舱处于适当的座舱高度。

(2) 不同飞行方式的座舱高度差异:超音速飞机需要更高的飞行海拔以降低空气阻力,曾经的协和式飞机的巡航高度为 18 300 m,在该海拔下为维持适宜的座舱高度就需要强大的压缩器。军用飞机常在海拔为 22 400 m 的地区执行侦查任务,其座舱高度常为9 000 m,飞行员必须通过面罩吸入纯氧使PiO_2相当于海平面水平,以防发生精神异常;在该海拔下,空军飞行员仍有发生高纬度减压病的风险(见第十八章)。

(3) 常规座舱高度的氧分压:现代商务飞机飞行时的舱内压相当于1 800～2 400 m海拔高度的大气压,其PO_2为16～18 kPa(120～135 mmHg),而一般海平面PO_2为21.2 kPa(159 mmHg)。增压处理后,理论上健康乘客在机舱内的PaO_2为55～75 mmHg、SaO_2为87%～95%,对机体是安全的,但最终对机体的影响取决于舱内压、年龄、基础肺疾病及对缺氧的代偿能力等因素。对一组健康机组成员的检测发现,正常飞行时,超过1/2者的SaO_2降至90%以下。虽然处于座舱高度2 400 m时的低氧可能会出现视力和色觉受损,但总体影响不大。若有基础肺疾病或低氧血症,需医生开出证明,飞行时吸氧(详见下述)。

2. 降压 在高空时,无论是设备问题还是事故原因,座舱内压降低都非常罕见。在座舱内压慢慢下降时,O_2常被作为一种暂时的急救物资提供给乘客,直至客机下降至安全高度。吸入纯氧可以在高达12 000 m的海拔时防止意识丧失。偶有报道偷渡者在飞机轮舱内(不像座舱进行增压)进行长距离飞行,在缺乏对于寒冷和缺氧的保护条件下,在远高于珠峰的地区度过了大部分旅行时间,竟有半数人幸存,高海拔时严重低温被认为缺氧的主要保护机制。

3. 肺疾病患者的航空旅行 由于座舱内氧分压低、空气干燥,而乘客需长时间保持坐姿,因此机舱对乘客而言是一种不良环境。对于正常乘客,这种情况虽导致PaO_2下降,但没有明显健康风险;对一些肺功能较差的乘客而言,PaO_2会明显下降,甚至会出现缺氧性损伤和病情恶化,主要表现有呼吸困难和急性缺氧血性心脏病发作。在长途飞行中,心脏病患者可由于低氧血症导致心功能进一步恶化,甚至出现肺水肿,对患者的生命造成极大威胁。

(1) 病情评估:对于有肺疾病的患者而言,需考虑以下因素:① 基础PaO_2,可参考英国胸科协会推荐的辅助吸氧的评估标准(表17-2);② 疾病对肺功能的影响程度;③ 疾病的可逆程度;④ 肺功能储备。对这些因素的评估有助于医生决定哪些患者能安全飞行,哪些患者需应用药物,哪些患者需辅助吸氧,哪些患者不应该乘坐飞机。因此为保证飞机旅行安全,建议所有患有或曾经患过心、肺、血液疾病的乘机者均应接受健康体检;60岁以上没有接受过健康体检者也应该接受健康体检。

表17-2 英国胸科协会推荐呼吸系统疾病患者乘飞机旅行时辅助吸氧的评估标准

检测方法及结果	措施
筛选试验	
SaO_2 >95%	不需吸氧
SaO_2 92～95%,不伴危险因素	不需吸氧
SaO_2 92～95%,伴危险因素	低氧激发试验
SaO_2 <92%	辅助吸氧
低氧激发试验	
PaO_2 >7.4 kPa(55 mmHg)	不需吸氧
PaO_2 6.6～7.4 kPa(50～55 mmHg)	进行临界行走试验
PaO_2 <6.6 kPa(<50 mmHg)	辅助吸氧

筛选试验中SaO_2是在一个标准大气压、呼吸空气条件下的测定值。低氧激发试验的PaO_2是FO_2 15%的混合气吸入20 min后的测定值,该氧浓度是模拟常规商业飞行时的低氧环境,吸入气PO_2相当于座舱高度为2 400 m时的PO_2。危险因素是指有高碳酸血症、FEV_1%pred<50%、累及肺实质的限制性肺疾病、胸廓(如脊柱后侧凸)和呼吸肌疾病、需要通气支持、脑血管或心脏病、急性加重期肺部疾病或心脏病治疗出院后6周内

(2) 机体气容积的变化及处理对策:从高空生理的角度,随着飞行高度增加,大气压降低,根据玻意耳定律,温度恒定时气体体积与其压力成反比,也就是说压力越小气体体积越大。从理论上讲,飞机飞行至相当于1 500 m的海拔高度时空间气体(如肺内气体、胃和肠道内气体)体积将增加20%;飞行至2 400 m时体积增加近40%。正常情况下,增加的肺内气体会迅速呼出,而胃、肠内气体有限,变化不大,故气体体积变化对健康人的影响有限,但会对一些特殊人群造成严重后果,如气胸和肺大疱内的气体不会呼出,体积会增加,导致气胸加重或肺大疱破裂。活动性气胸是航空旅行的绝对禁忌证,建议患者有气胸、胸腔积液引流或胸腔手术之后至少6周内不能乘坐飞机;近期有气胸病史者乘机前最好行胸部X线片检查,以排除气胸复发和气体残留的可能性;乘飞机前(包括到高原)也应避免进食过多或出现胃肠胀气。

(3) 肺动脉高压及处理对策:原发性或继发性肺动脉高压患者在商务飞行中发生并发症的危险性较高;即使轻度缺氧,也可能导致PVR和肺动脉压进一步增高;后者又可能导致CO降低,危及生命。根据美英航空医学会指南,严重肺动脉高压或低氧血症性肺动脉高压是航空旅行的绝对禁忌证。考虑肺泡内低氧在不同人群都能导致肺动脉收缩,建议轻至中度肺动脉高压患者在飞行中接受2～4 L/min氧流量的

辅助治疗；飞行途中继续服用所有已处方的药物（包括抗凝药）是必要的。还应备用急救药物（如伊洛前列素），且旅途中尽量减少体力活动。

（4）气道-肺实质疾病的处理对策：慢性阻塞性肺疾病、支气管哮喘和间质性肺疾病患者可根据临床表现、肺功能检查、动脉血气，并结合表 17-2，综合评价能否乘坐飞机或是否需要吸氧？除常规药物治疗外，还应考虑是否加强治疗。

（5）感染病或传染病的处理：商务飞机都有高效的空气滤过器，但不能预防传染病以空气传播的方式扩散，因此对呼吸道感染患者应充分重视，加强预防，主要是禁止麻疹、流感、活动性肺结核等患者乘机。肺结核在商务飞机机舱中的传播是引起国际范围公共卫生关注的问题之一。

二、舱内空气质量

飞机飞行时，送气系统的送气量为每人 4～8 L/min。由于对舱外气体的压力、温度等参数进行调节的飞机环境控制系统的耗能较高，飞机的设计都采用了循环利用舱内空气的模式，即总送气量不变，但高达一半容积的空气循环利用，这容易引发人们对乘客间通过空气传播病原体，出现交叉感染的担忧。这种担心没有足够依据，因为进入机舱的空气都要经过特制的高效空气过滤装置（这与患者传播明显不同）。有学者分别采用使用循环空气和经压缩的 100% 的新鲜空气进行对照研究，显示乘客飞行后的感冒发生率差异没有统计学意义。

1. 二氧化碳　座舱内 CO_2 浓度通常超出让人体感觉舒适的 2.3 mmol/L（100 ppm）。大量使用循环空气时，CO_2 浓度更高。机舱内测得的 CO_2 浓度在 16～38.6 mmol/L 的范围内，最高值出现在机舱内满员但未起飞时，最低值出现在巡航高度飞行时。在此范围内的 CO_2 浓度本身不会对机体有明显影响，而是被作为衡量通气是否充分的标志。

2. 湿度　机舱内湿度很低。多项研究表明飞行中的舱内平均湿度为 14%～19%，远低于让人体感觉最适宜的 50%。与 CO_2 相似，舱内湿度也是在地面时最大，在巡航高度时最低。暴露时间超过 3～4 h 后，舱内低湿度可能会导致眼部和上呼吸道的轻微刺激症状。

3. 臭氧（O_3）　空气中的 O_3 浓度随海拔增加而升高，在曾经的协和式飞机的飞行高度，空气 O_3 浓度约为 83.3 mmol/L（4 000 ppb），明显超过可致呼吸道症状的最低浓度。但在该海拔高度下，飞机的压缩系统压缩舱外空气时会把空气加热至 400 ℃，O_3 会变为 O_2，所以舱内 O_3 浓度远达不到上述水平。在海拔 12 000 m 的大气中，O_3 浓度很低，故正常商业飞机无须担心 O_3 的问题；由于协和式飞机早已停飞，实际上任何商业飞机皆不存在明显问题。

总之，除了舱内低湿度因素，正常情况下没有证据显示舱内空气质量因素会对健康个体造成威胁。飞行后不适主要与饮酒和时差等因素有关。

（朱　蕾）

第十八章
高气压和潜水的呼吸生理

> **提　要**
>
> 1. 高气压环境的气体性质和物理学特性发生明显变化，显著影响机体的呼吸功能。潜水 10 m 相当于增加 1 个绝对大气压（ATA），可导致肺内气体明显压缩，使肺总量（TLC）显著减少；肺内气体分压增大，气体弥散量增加，容易导致肺泡萎陷。上升出水时则发生相反变化，TLC 显著增大，容易造成肺泡破裂。下潜和上升出水都应适当干预。
>
> 2. 在常压环境中，健康人运动能力主要受心血管功能的制约，在高气压环境中主要受呼吸功能影响。
>
> 3. CO_2 由机体代谢产生，环境浓度几乎为 0；随海拔深度增加，肺泡 CO_2 浓度（F_ACO_2）等比例下降，肺泡 CO_2 分压（P_ACO_2）基本无变化。当潜水员采用呼吸用具时，CO_2 在通气管道内蓄积，被重复吸入，P_ACO_2 及 $PaCO_2$ 皆会上升；$PaCO_2$ 升高刺激化学感受器，增加每分通气量（VE）；当 $PaCO_2$ 快速上升超过 80 mmHg，出现 CO_2 麻醉，VE 降低，也可加重高氧惊厥或高氮麻醉作用。随环境 PO_2 升高，气道 PO_2、肺泡 PO_2（P_AO_2）皆相应升高，吸入气氧分压（PiO_2）与 P_AO_2 的差值不变，约为 55 mmHg。深水活动时，为避免氧中毒需降低吸入气氧浓度（FiO_2）。
>
> 4. 气体密度与压力成正比，降低气体密度会降低气道阻力，从而降低呼吸驱动力，通过改变吸入气成分（常用氦氧混合气、氢氧混合气或氦氮氧混合气）可降低吸入气密度，增加下潜深度。根据需要完成常压潜水（低深度潜水）和高压潜水（高深度潜水）。
>
> 5. 潜水时高压氧主要通过氧自由基产生损伤，急性损伤主要表现为惊厥性氧中毒，慢性损伤主要表现为肺型氧中毒。氮气是麻醉性气体，高压氮气影响意识活动；与氦气相比，氮气的相对分子量大，密度高，呼吸阻力大；脂溶性较高，加压后溶解量大，吸入空气时潜水员仅能浅水作业。氦气能避免上述问题，是高压潜水时氮气的良好替代品。氦气易导热，容易造成低体温，也容易产生高压神经综合征（HPNS）。
>
> 6. 随潜水深度增加，气道阻力增大，通气功能下降，肺静态容积参数不变，表现为阻塞性通气功能障碍，容易发生呼吸困难和高碳酸血症，限制运动能力；高气压环境的 PiO_2 升高，有利于肺泡与肺毛细血管之间的气体交换，并使屏气能力增强。
>
> 7. 短时潜水有多种方式，共同特点是快速下降至工作深度，并在水底做相对短时间停留；上升速度应较慢，以阻止溶解于组织的惰性气体形成气泡。
>
> 8. 饱和潜水是指潜水员在高气压下长期暴露，组织体液的惰性气体充分溶解，并达到完全饱和程度；只要压力不变，溶解的气体量就不变，需要的减压时间相等。饱和潜水具有极高的应用价值。
>
> 9. 潜水后减压过程的主要风险是气压伤和减压病，发生机制主要与肺内气压升高过快和组织溶解气体的快速释放有关，强调预防为主；一旦发生，需加强急救处理及后续治疗。

随着科学技术的日新月异，人类的活动范围极大拓展。在潜水、隧道、潜艇脱险等活动时会面临超过 1 标准大气压的环境，即高气压环境。我国海域辽阔，海洋资源丰富，人们在水下进行生产、工业建设或军事活动时，随着下潜深度加深，环境压力越来越高。高气压环境会影响机体的生理功能，产生某些特殊的病理生理过程。呼吸系统作为同外界进行气体交换的重要系统,很容易受外界压力及呼吸气体压力变化的影响。潜水过程中除了高气压影响,还会面临环境介质由气体变为液体不能直接进行呼吸等问题。

第一节　水下高压环境的基本知识

水下高压由水的重力产生,也相应引起气体分压的变化,并对机体的生理特点产生一系列影响。

一、水下环境压力

与其他章节相同,本章的压力实质也是压强,压力是约定俗称的称呼。

1. 水下高压的计算　压强的国际标准单位为 Pa(即 N/m^2 或 $kg·m^{-1}·s^{-2}$);人体吸入气体或血液中气体分压常用 $mmHg$ 或 kPa 表示;环境气压则常用绝对大气压(atmosphere absolute, ATA)表示,1 ATA=760 mmHg=$1.01×10^5$ Pa。液体产生的压力(P)与液体的密度(ρ)和深度(h)有关,可表示为公式:

$$P = g × \rho × h$$

其中 g 为重力加速度,大小为 9.8 m/s^2,因为海水 ρ 平均为 $1.25×10^3$(kg/m^3),所以每下潜 10 m 压力大约增加:

$$\begin{aligned}P &= 9.8 × 1.25 × 10^3 × 10\\ &= 1.23 × 10^5 (kg·m^{-1}·m^{-2})\\ &\approx 1\ ATA\end{aligned}$$

即水深 10 m,压力上升 1 ATA。因为水中压力是大气压与海水产生压力的总和,海平面环境压力(大气压)为 1 ATA,所以在深 10 m 的海水中,实际环境压力为 2 ATA,20 m 是 3 ATA,60 m 为 7 ATA。

2. 高压对体内气体的影响　人体组织主要是由液体组成,不会因压力加大而被压缩,但肺内主要是气体,有相当大的可压缩性。根据玻意耳(Boyle)定律,$P_1V_1 = P_2V_2$(温度 T 不变),在深 20 m 的海水中,肺内气体容积将被压缩至 1/3。假设一名潜水员的 TLC 为 4 500 mL,RV 为 1 500 mL,则该潜水员吸气至 TLC 并下潜至水深 20 m 处(3 ATA)时,由于压力升高 3 倍,TLC 被压缩至正常值的 1/3,即 1 500 mL,相当于 RV,将不再有气体呼出。由于压缩后的肺泡内气体分压明显升高,气体可随压力梯度进入血液,所以实际 TLC 可小于正常 RV(1 500 mL),导致肺泡萎陷;为保障肺泡开放,潜水员下水后必须呼吸和环境压力一致的气体。反之,潜水员上升出水时会造成 TLC 的显著增大,若潜水员在 60 m 深处(7 ATA)呼气至 RV(即 1 500 mL)并稳定后,上升出水时,若不经过任何处理,随着肺内气体膨胀,TLC 将达 10 500 mL,为正常 TLC 的 2.3 倍以上,不过多、过快地呼出气体肯定会造成肺泡破裂。不仅如此,入水时随着环境压力增加,各种气体的分压和其在体液中的溶解量也显著增加;反之出水时则出现相反的变化。潜水时的这些变化将引起一系列生理变化。高气压引起的机体反应可以是适应性的生理反应,也可以是损伤性的病理反应,对呼吸系统的作用大致可被分为两个方面:高气压的直接影响、高气压气体产生的毒性。

二、高气压和潜水环境的呼吸生理变化

健康人在常压环境中,运动能力主要受心血管功能的制约,在高气压环境中则主要受呼吸功能的制约。高气压环境下气体的性质和气体的物理学特性会发生明显变化,影响机体的呼吸功能。数千年来,人们为了在水下更自由的活动,研究出一系列潜水方式,不同方式会对呼吸功能产生不同的影响。

(一) 高压和潜水时气体性质的变化

1. 高压对肺泡内气体分压(P_ACO_2 和 P_AO_2)的影响　随着潜水深度增加,潜水者所处环境压力增大,呼吸气体的压力也相应增大。

(1) P_ACO_2 变化:与氧气、氮气等环境气体不同,CO_2 在环境中基本不存在,而是由代谢产生。与常压相比,机体在高压下的代谢率,即呼吸商(RQ)或呼吸气体交换率(R)基本不变。由于肺泡 CO_2 浓度(F_ACO_2) = CO_2 产生量/肺泡通气量($\dot{V}_A$),因此若 CO_2 产生量和 $\dot{V}_A$ 不变,则肺泡内 CO_2 的量也不变。由于浓度与压力成反比,因此 F_ACO_2

等比例下降，P_ACO_2 变化不大。在 10 ATA，F_ACO_2（0.53%）大约仅为常压（5.3%）的 1/10。在常压（1 ATA）下，1% 的浓度相当于 7.6 mmHg；在 10 ATA 的高压下，1% 的浓度则相当于 76 mmHg，即相当于常压下的 10 倍，故 P_ACO_2 基本不变，公式计算结果为：

$$P_ACO_2 = F_ACO_2 \times (PB - P_AH_2O)$$
$$= 0.53\% \times (7\,600 - 470)$$
$$= 37.8 \,(mmHg)$$

事实上，由于 CO_2 为非外界环境气体，与环境压力无关，故是唯一压力基本不变的肺泡内气体；其他气体，包括肺泡水蒸气压（P_AH_2O）皆几乎等比例上升。

（2）P_AO_2 变化：氧气由呼吸吸入，随着环境氧分压升高，气道 PO_2、P_AO_2 也相应升高，肺泡内 O_2 浓度（F_AO_2）=吸入气氧浓度（FiO_2）－氧耗量（$\dot{V}O_2$）消耗的浓度。高压下机体的 R 不变，$\dot{V}O_2$ 不变，PiO_2 与 P_AO_2 的差值在不同压力下也大致相等，约为 7 kPa（55 mmHg）。P_AO_2 随深度增加而成比例升高，在 0、10、20、50 m 的深度时，P_AO_2 分别达到 104、264、422、900 mmHg。若恢复至相当于海平面 104 mmHg 的 P_AO_2，需要的 FiO_2 分别为 20.9、10.1、6.69、3.31；若水深达 100、200、500、1 000、2 000、2 500 m，需要的 FiO_2 分别为 1.80、0.94、0.39、0.20、0.098、0.078，故深水活动时，为避免氧中毒需降低 FiO_2。

（3）实际潜水时可能出现的 P_ACO_2 变化及临床意义：虽然在单纯高压环境下，P_ACO_2 变化不大（唯一肺泡内压力不变的气体），但当潜水员采用呼吸用具时，CO_2 可在通气管道内蓄积，被重复吸入，使 P_ACO_2 及 $PaCO_2$ 上升。$PaCO_2$ 升高可以刺激化学感受器，增加 VE；但当 $PaCO_2$ 快速上升至 80 mmHg 以上时，出现 CO_2 麻醉，呼吸中枢被抑制，VE 下降，潜水员则进入嗜睡、麻痹甚至麻醉状态；还能加重高氧引起的惊厥及高氮引起的麻醉作用。

（4）其他情况：以上仅涉及非屏气潜水时气体张力的影响，机体在不同压力下的呼吸机制和气体交换的改变对 P_AO_2 及 P_ACO_2 也会产生影响。

2. 密度　气体密度与压力成正比，增大的气体密度会增加气流阻力，降低通气功能，包括最大自主通气量（MVV）下降；反之通过改变吸入气成分可降低混合吸入气的密度，降低气流阻力，如氦气密度只有空气密度的 1/7，吸入时气道阻力显著降低；且在高压下吸入低浓度的氧气能够保障肺内正常气体交换的进行，因此在 15 ATA 下通常给潜水者吸入 98% 氦气和 2% 氧气（可保障适当 P_AO_2），使 MVV 比在相同气压的压缩空气呼吸时增加 1 倍。氢气密度比氦气更低，降低气流阻力的作用更强，已用于深度＞500 m 的潜水中，但由于其易燃性，安全保障程度要求高，实际海洋操作时应特别注意。

3. 压力

（1）常压潜水：即在水面供气式的潜水装置中输送常压气体的潜水方式。由于人体所处环境压力高于 1 ATA，因此为对抗压力阶差需进行更强的自主呼吸，但胸腔负压高于 -5 kPa（-50 cmH_2O）时，呼吸将非常困难，所以常压供气通常仅用于 0.5 m 的深度，供气管道长度也被设计为人体被刚淹没的深度。

（2）高压潜水：即在水面供气式的潜水装置中输送高压气体的潜水方式，高压气体的使用可使潜水者下潜至较深的水域。高压潜水通常给潜水者提供相当于其所处环境压力的气体，当气体压力大于环境压力时可以通过活瓣排出，水面压缩空气泵供气的头盔式潜水装置就采用该原理；自携式潜水装置的供需阀则根据所处环境压力，通过吸气动作调节。这些装置使供给肺的气体压力接近于身体所处的环境压力，但精确的静态肺负荷还取决于压力控制装置与胸壁之间的位置关系，因为不同姿势也会带来肺静态负荷的微小变化。当使用控制压力的供需阀而压力控制装置放置在口部时，直立时的气道压力比身体所处的环境压力平均小，而倒立时的气道压力比身体所处的环境压力高，前者被称为负压呼吸，后者被称为正压呼吸。直立位时 FRC 减少 20%～30%，但比倒立位呼吸容易。

（二）高压和潜水时的呼吸介质　潜水时呼吸的气体可以是空气，但深度潜水主要采用氦氧混合气，部分用氢氧混合气或氦氧氢混合气。

1. 空气　主要由氧气和氮气组成。

（1）氧气：当吸入压力为 6 ATA 的压缩空气时，PiO_2 约为 126 kPa（945 mmHg），P_AO_2 约为 120 kPa（900 mmHg）。该压力未达到惊厥性氧中毒的阈值（2 ATA）；但若处于此压力环境数小时，可能发生肺性氧中毒。

1）高压氧产生的机体反应：持续吸入高压氧对中枢神经系统和肺能产生毒性作用，其严重程度取决于 PiO_2 和暴露时间。当环境压力为 3 ATA，吸入纯氧时，P_AO_2 接近于 2 200 mmHg，血液中物理溶解氧可达 6.6 mL/dL。因为正常组织的氧耗量为

50 mL/L，所以溶解在血液的氧足够用于组织代谢，无须动用 Hb 结合氧（高压氧治疗 CO 中毒的主要机制），因此静脉血 Hb 呈氧合状态，组织 PO_2 显著升高。在此高压下，脑组织暴露 1 至数小时后可诱发急性氧中毒，以神经系统损伤为主，表现为惊厥，继而昏迷；其他症状还包括面部肌肉颤动、心悸、出汗、眩晕、恶心、肢端发麻等，称为惊厥性氧中毒。急性氧中毒引起惊厥可不伴有任何前驱症状，此为深海潜水的常见致死原因。长时间吸入 0.6 ATA 以上的氧，可引起慢性氧中毒，以肺部损伤为主，故又称肺型氧中毒，表现为胸骨后不适、胸痛、咳嗽、呼吸困难，因此随着下潜深度加大，必须降低 FiO_2，使 PO_2 不超过安全值。低于安全值，一般不会引起病理过程。

2）高压氧毒性的产生机制：高压氧可以通过氧自由基（free radical）对各种组织产生损伤。正常情况下 O_2 不活跃，很少氧化其他化合物。氧自由基极度活跃；H_2O_2 不是自由基，也极度活跃，皆易发生化学反应，故常作为自由基对待。平时自由基的产生量不多，且能迅速被体内组织中的酶系或其他物质代谢或清除，这些酶包括过氧化物歧化酶、谷胱甘肽过氧化酶、过氧化氢酶等。当 PO_2 显著升高时，细胞内外自由基过度产生，酶系无法及时清除，造成细胞毒性，最主要的毒性是对细胞膜上的不饱和脂肪酸以及细胞内的酶系产生的氧化作用，从而危及细胞代谢。神经细胞膜上的脂类含量丰富，因此神经系统极易遭受高氧的毒性损伤；P_AO_2 最高，故也容易发生肺损伤。

（2）氮气：氮气的主要缺点限制了空气作为深水的供气介质。

1）氮气是麻醉性气体：氮气虽不是惰性气体，但与惰性气体非常类似，当氮分压增高至一定程度时便产生麻醉效应。惰性气体的麻醉效应与其相对分子质量和在脂质中的溶解度有关，当呼吸 4 ATA 的压缩空气时，脂质中的高浓度氮会影响细胞膜上的离子通道，改变其兴奋性和突触传递，产生麻醉效应。潜水员吸入空气下潜至 50 m 可因高氮而发生注意力分散、记忆力减退、思维和判断能力降低，以及肌肉运动协调性降低；在 50 m 以上深度时上述症状加重，并产生嗜睡；在 90 m 以上深度时将出现意识丧失。

2）氮气密度较高：氮气相对分子质量是 14，高压下其密度随压力升高而增高，导致气流阻力明显增大。氦气的相对分子质量为 2，仅为氮气 1/7，是潜水时的较好选择。

3）氮气的脂溶性较高：加压时溶解在组织中的氮气容积较高，与脂溶性小的气体（如氦气）相比，减压时氮气容易形成气泡，减压不当容易诱发减压病。

由于氮气的上述弊端，吸入空气潜水时，潜水员一般只能在 50 m 以内的浅水区有效作业。

氦气在脂质中的溶解度低，其麻醉效应也仅为氮气的 1/8，故下潜深度至 100 ATA 时仍是安全的；加之氦气相对分子质量小，密度低，吸入时可明显降低呼吸阻力，所以吸入比例合适的氦氧氮混合气或氦氧混合气可明显增加下潜深度，氦气成了高压潜水时氮气的良好替代品。

2. 氦氧混合气 由于上述原因，当压缩气体压力＞6 ATA 时，氦气是很好的选择。混合气中的氧气浓度只要使 PO_2 达海平面 PO_2 水平即可。实际操作中吸入气 PO_2 控制在 0.5 个大气压（即 50 kPa 或 375 mmHg）就可防止气体误混、低通气及气体交换不足的发生。在长期饱和潜水过程中，0.5 ATA 的 PO_2 也不会造成肺型氧中毒。

0.5 ATA 的氧气在高压下的浓度很低，在常压下浓度很高，对机体的危害大，所以在加压和减压时应密切监控 FiO_2。氦气作为吸入气体时易于导热（与空气导热系数的比值为 6.23，是氮气的 6.11 倍），易造成潜水者的低体温。故在使用氦氧混合气饱和潜水时，工作舱的温度通常维持在 30～32 ℃以防止潜水者低体温。

3. 氦氧氮混合气 呼吸氦氧混合气体的下潜深度受高压神经综合征（high pressure nervous syndrome, HPNS）限制。这种神经系统过度兴奋产生的症候群独立于气体分压之外（高分压主要产生毒性），与高气压，特别是比较迅速增加的高气压（高气压主要产生压力伤）有关。

（1）HPNS 的发生机制：是高静水压和加压产生的多种因素共同作用的结果，主要发生于深潜水时，尤其在下潜速度过快时。HPNS 表现为肢体或全身的震颤、恶心、呕吐、眩晕及思维障碍，脑电图出现 θ 和 δ 睡眠波。上述 HPNS 症状在大约 20 ATA 时出现，随下潜速度加快而加重，在 50 ATA 时很严重。

（2）HPNS 的治疗：在某一恒定压力下，随着时间推移症状可以缓解；许多治疗方式可消除或缓解症状、增加潜水者安全下潜的深度，最可行的办法是向混合气中充入 5%～10% 的氮气，这样 HPNS 的兴奋症状可与氮气的麻醉作用互相抵消。含 5%

氮气的氦氧氮混合气体可在 600 m 的水下被安全使用。

(三) 高压和潜水对内、外呼吸的影响

1. 通气功能

(1) 基本变化：由于随潜水深度增加，气道阻力增大，表现为阻塞性通气功能障碍，MVV、第 1 秒用力呼气容积（FEV_1）、呼气峰流量（PEF）等均随潜水深度增加而显著下降，又随减压时深度变浅而逐渐恢复，即肺通气功能随高压变化而变化。如果肺通气功能降低明显，必然影响潜水员的下水劳动效率。MVV 是劳动力鉴定最重要的参数之一，在高气压下显著降低，潜在的通气量必然随之下降，下降至一定程度时将导致呼吸困难，对呼吸肌运动产生限制作用，即使是健康人也如同进行重体力劳动，在新潜水员中可能表现得更明显。MVV 下降以潮气量（VT）减少为主，随潜水加深，生理无效腔（VD）与 VT 的比值（VD/VT）增大。在 2.8 ATA 时，VD/VT 从常压下的 37% 升高至 42%；若采用深慢呼吸，随着 VT 增加，VD/VT 可降低至 20%。

常压下最大呼气流量-容积（MEFV）曲线是反映呼气流量与容积关系的曲线，也可代表一定肺容积时肺内压与呼气流量的相互关系。呼吸流量与肺泡内压成正比，与气道阻力成反比。在高气压环境下，尽管肺泡内压升高，但环境压力也升高，两者的压差不变；气流阻力随气体密度增加而显著增大，故 MEFV 随环境气压升高也呈现阻塞性通气功能障碍的变化。

呼吸压缩空气对呼吸功能的影响明显高于呼吸氦氧或氦氮氧混合气，且减压后呼吸功能的恢复需要更长的时间。

(2) 临床意义：不同潜水者的呼吸功能变化幅度存在显著的个体差异，高碳酸血症是潜水者的常见并发症，但机体对高 $PaCO_2$ 的反应存在明显的个体差异。高碳酸血症在静息时很少出现，但运动时容易发生。$PaCO_2$ 高于 9 kPa 时会发生神志不清，威胁深水工作安全。管路中 CO_2 蓄积、气体密度增大造成通气功能下降、呼吸功增加是运动时 CO_2 潴留的主要原因。

2. 换气功能

肺泡与肺动脉血之间的 PO_2 梯度是影响氧弥散的最主要因素。高气压时 PiO_2 升高，有利于肺泡与肺毛细血管之间的气体交换，血氧含量也随之增加。屏气能力亦随环境压力增高而增强，在 6 ATA 下屏气时间从常压下的平均 91 s 延长至平均 216 s，但由于 P_AO_2 明显升高，即使存在低通气和 $\dot{V}/\dot{Q}$ 失调，低氧血症也不易发生；但特殊人群，如老年、肥胖、患有呼吸系统疾病的潜水者，由于 FRC 降低等造成气道陷闭和肺内分流；或 FRC 增加而存在明显 $\dot{V}/\dot{Q}$ 失调，而容易出现一定限度的低氧血症。

3. 内呼吸

能量利用和氧耗量（$\dot{V}O_2$）在不同压力下差别不大。运动时 $\dot{V}O_2$ 增加；但在中等压力下（<20ATA）运动，随潜水深度变化，最大耗氧量（$\dot{V}O_{2max}$）维持不变，故高压环境条件下内呼吸无明显改变。

第二节 不同的潜水类型对呼吸的影响

潜水对呼吸产生明显影响，但由于潜水类型多样，对呼吸的影响也不尽相同。

一、屏气潜水（breath-holding diving）

是最古老和最简单的潜水方式，仍被用于海床采集珍珠、贝类和食物等活动。通常屏气时间为 60~75 s，有的屏气潜水可达水下 150 m 处，潜水艇也要耗费 3.5 min 才能到达，因此时间将限制潜水者的作业能力。

1. 肺容积　根据玻意耳定律，温度不变时一定质量的气体体积与压力成反比。在屏气潜水中，随着压力增大，肺与外界气体没有交换，肺容积不断变小，浮力也逐渐减小，当深度超过一定限度时浮力小于重力，身体便会下沉而无法上浮，这是导致潜水死亡的主要原因之一。

2. P_AO_2　随着深度增加，肺泡气体被压缩，P_AO_2 随之增大，氧气供应充足。但上浮时，由于压力下降和氧气在潜水过程中的消耗，P_AO_2 下降，PaO_2 相应下降，因此在到达水面之前，潜水员有发生低氧血症的危险。当 P_AO_2 下降速度过快时，将低于混合静脉血（肺动脉血 PO_2）水平，此时肺泡毛细血管的氧会短暂反向弥散，氧进至肺泡，PaO_2 可稍低于 P_AO_2。这可能是潜水上升终末期，尽管发生低氧血症但仍能保持意识清醒的重要原因。

3. P_ACO_2　屏气潜水时,肺泡和外界的气体交换停止。随着潜水深度增加和时间延长,CO_2产生量增加,P_ACO_2升高;在高压作用下P_ACO_2进一步升高。在环境压力比大气压高 12 kPa(90 mmHg)时,P_ACO_2上升速度过快,将高于混合静脉血(肺动脉血)的PCO_2,肺泡CO_2将反向扩散至肺泡毛细血管。由于肺泡CO_2量不多,且逆向扩散在下潜末期和上升期逆转,故持续时间不长。在屏气之前过度换气可延长屏气时间,但也使浮出水面之前发生低氧血症的危险性提高;屏气前吸氧可安全延长屏气时间。

二、短时潜水(limited-duration diving)

大多数短期潜水都会快速下降至工作深度并作一定时间的水底停留;而上升速度应比较慢,以阻止溶解在组织中的惰性气体形成气泡。上升时间和步骤由深度、水底停留时间和吸入惰性气体的性质决定。

1. 潜水钟(the diving bell)　最简单和最古老的潜水装置,钟罩内的空气随下潜深度加深而被压缩。使用该装置时,在水下时间不超过 20～30 min。为延长工作时间,可从水面向钟罩内补充压缩空气。

2. 头盔潜水(the helmeted diving)　头盔潜水从 1820 年开始应用至今,是<100 m 深度潜水的标准潜水方式。该装置通过水面空气泵向头盔内供气,多余空气通过由水压控制的阀门排出。与潜水钟相比,头盔的使用显著降低了死亡率,使水下进行较复杂的工作成为可能。

3. 水肺潜水(SCUBA diving)　自 1943 年起应用至今的一种自由潜水装置,其供气活瓣由环境水压和潜水者吸气控制。使用空气的水肺装置的潜水深度通常在 30 m 内。水肺潜水使潜水员在水下有更好的机动性,可以在任何体位下工作。

4. 隧道或沉箱(caission and tunnel working)用于水下建筑工程施工的密闭箱体。自 1939 年始,隧道和桥梁建设就通过建造高压环境来排水。工作环境的压力常高于 4 ATA,工作人员进出工作区都要通过空气调节室,加压过程很快,但当工作区压力>2 ATA 时,减压则需要一定步骤。工作人员可以从工作区迅速进入常压区,随后在 5 min 内进入与工作区压力相等的隔离室进行有步骤地减压,这个过程被称为覆压减压(decanting)。

5. 潜艇逃生(free submarine escape)　从水下 100 m 处的潜水艇中逃生是有可能的。潜水者进入逃生舱中加压至与周围水压相同的压力,然后打开舱门逃生。在上升时,肺内气体由于压力减小而膨胀,潜水者必须张开嘴让气体持续逸出;没有气体逸出时,气压伤肯定发生。若能顺利逃生,由于处于高压下的时间非常短而不会发生减压病,因此对潜水艇员在水下 100 m 进行严格训练是必要的。

三、饱和潜水(saturation diving)

Bond 于 1957 年提出饱和潜水。若潜水员在高气压下长期暴露,组织体液中的惰性气体或中性气体充分溶解,并达到完全饱和的程度;在此基础上,只要压力(深度)不变,无论暴露时间如何延长,溶解气体量也稳定不变,因此其减压时间相等,故称为饱和潜水。自饱和潜水概念确立后,传统的、常规的潜水方式就被称为非饱和潜水。

(1) 应用价值:海洋开发、海洋科学研究和水下军事设施的研制,要求潜水员能在较深的水下环境中长时间、高效率工作,饱和潜水因能适应这种要求成为重要的潜水方式。

(2) 工作原理:当潜水员呼吸压缩气体潜水时,在一定深度处停留时间越长,惰性气体在体内的溶解量越多,直至惰性气体在体内的张力与外界达到平衡。当机体达到完全饱和时,所需减压时间很长。从理论上讲,进一步延长潜水时间所需的减压时间不再延长。如果创造一定条件,使潜水员得以长期停留在水下(或高气压下)数天或数十天,待预定作业任务完成后,可一次减压出水。通常饱和潜水的工作人员在 20 ATA 的氦氧混合气中生活工作 3 周左右,经过长达数天的减压,再返回正常环境中休息。这样水底作业时间显著延长,而减压时间不再延长,潜水作业效率明显提高。

(3) 氮的饱和与脱饱和:潜水进入高压环境时,肺泡氮分压(P_AN_2)升高,顺分压梯度氮进入肺血流;血液流经组织时,氮继续顺分压差向组织间液弥散,组织氮分压相应升高。当血液回流到肺泡时,又有更多的氮气溶解入血液,周而复始,直至P_AN_2、血液氮分压和组织氮分压达到平衡,此为氮的饱和过程。相反,减压出水时,随着环境压力降低,P_AN_2亦相应降低,顺分压梯度,氮由组织进入血液,然后向肺泡弥散而被排出体外,直至P_AN_2、血液氮分压和组织氮分压达到平衡,此为脱饱和过程。

(4) 氮气在体内的溶解量及其饱和与脱饱和的

时程:在海平面条件下,大约有 1 L 氮气溶解在人体,虽然脂肪组织仅占人体的 15%,但有一半以上的氮溶解于脂肪组织中,原因是氮气在脂肪中的溶解度高,为水中的 5 倍。潜水至 10 m 深处,待组织氮分压与 P_AN_2 达到平衡时,溶解在体内的氮气约有 2 L;在 100 m 深处约有 10 L。换而言之,潜入 100 m 深处达到氮饱和度时,组织从肺泡内又额外摄取了 9 L 氮气。气体在体内的溶解量不仅取决于气体的溶解度及分压,还取决于肺泡与组织之间气体分压达到平衡所需要的时间。虽然在单位重量的脂肪中氮的溶解量最大,但脂肪组织的血供差,肺泡与脂肪组织之间达到平衡所需要的时间更长,即达到饱和的时程更长;反之脱饱和时间也更长。由于不同组织达到饱和的时程不同,通常用半饱和时间($t_{1/2}$)描述惰性气体在不同组织中达饱和时程的快慢。$t_{1/2}$ 指惰性气体在组织中达到 50% 饱和所需要的时间,如脂肪组织的 $t_{1/2}$ 为 40 min,即暴露在高氮状态 40 min(1 个 $t_{1/2}$)的饱和度为 50%;2 h(3 个 $t_{1/2}$)的饱和度为 87.5%;4 h(6 个 $t_{1/2}$)的饱和度为 98.4%,即经过 4~5 个半饱和时间,脂肪组织中的氮分压与 P_AN_2 基本达到平衡,脂肪组织已基本达到氮饱和。

第三节 减压的生理、病理生理学改变与处理原则

潜水后返回水面的减压过程中有很大的风险,可导致减压症、屈肢症等一系列并发症,轻则表现为短期的关节疼痛,重则会导致肺气压伤及神经系统损伤,并可能有后遗症。减压得当,相关疾病的发病率将明显下降,在商业潜水中为 1/500~1/1 000,在娱乐潜水中为 1/3 500~1/10 000。本节重点介绍与减压相关的两类主要疾病。

一、气压伤(barotrauma)

1. 病因 主要是以下因素有关:① 减压过程中的屏气是引起肺内压过高的主要原因;② 上升速度过快而呼吸不畅(气流阻塞)是造成肺内压升高的另一常见原因;③ 呼吸袋内压突然升高和供气中断;④ 肺内空气过于稀薄。

肺气压伤大多数发生在从较浅的深度上升时,从肺内压增加的相对比而言,最危险的也是在浅水(表 18-1)。由此可见,与从水下 100 m 上升至 90 m(上升 10 m)或从 20 m 上升至 10 m(也上升 10 m),从 10 m 深度上升出水时潜水员的肺内压相对增加幅度最大。因此若平衡肺内压与外界压力,肺内空气应膨胀 1 倍,并迅速被呼出体外。若存在阻碍肺膨胀和呼出的因素,肺内压在某一瞬间即可超过外界压力,肺过度扩张,继而发生破裂。在浅水时,肺内压增加以闪电般的速度快速发生,所以即使在装具呼吸袋的自动排气阀处于完全良好状态时,短时间内也可能来不及使肺内压与外界压力平衡,最容易发生气压伤。

表 18-1 潜水员上升出水时经过不同深度处肺内压的相对增加量

深度(m)	外界压力(大气压)	压力差(大气压)	肺内压可能的相对增加率(%)	肺内压与外界压力平衡时肺内气体容积增加的比例
90~100	10~11	1	10.00	1/10
80~90	9~10	1	11.11	1/9
70~80	8~9	1	12.50	1/8
60~70	7~8	1	14.28	1/7
50~60	6~7	1	16.66	1/6
40~50	5~6	1	20.00	1/5
30~40	4~5	1	25.00	1/4
20~30	3~4	1	33.33	1/3
10~20	2~3	1	50.00	1/2
0~10	1~2	1	100.00	1.0

2. 发病机制 压力可在体内外或身体的不同部位之间形成压差,机体处于不均匀受压状态是肺撕裂的最主要因素。机体暴露于高气压环境中,实际上分 3 个不同阶段,即加压过程、高压下停留、减压过程。

(1) 加压过程:加压(下潜)时,外界气压升高,若外界气体不能进入含气腔室或进入量不足,腔室内压低于外界气压,腔室壁软组织因受压较大而向腔室内凹陷,分布于该处的血管则因负压作用而发生扩张、充血、水肿和变形。如果压差过大,腔室壁软组织及血管则可能向室内破裂。

(2) 高压下停留:在高气压下停留期间,含气腔室(主要是肺)内的气压已与外界平衡,故一般不

出现不适症状。

(3) 减压过程：在减压（上升）过程中，外界气压降低，在高压下已与外界气压平衡了的腔室内压高于外界气压。若腔室内气体不能及时排出，腔室壁软组织内的气体因腔室内气体扩张而向外膨出。如果压差太大，腔室内气体的扩张力超过了腔室软组织的弹性限度，组织即发生撕裂，相应血管也将被损伤。

在加压或减压时的压力变动过程中，由于气体的可压缩性，与外界压力的平衡需要一个过程，若含气腔室与外界相通的管道或孔隙不通畅，该过程就不能顺利完成或不能完成，将发生气压伤。

实验证明，当肺内压超过外界压力 10.67～13.33 kPa（81～100 mmHg）或当肺内压低于外界压力 13.33～20 kPa（100～150 mmHg）时，肺就会破裂、出血，形成气胸或血气胸；并可能有空气进入破裂的血管中，发生系统性气栓塞。若肺部原有潜在性病变，如支气管阻塞、肺大疱等，发生肺撕裂的可能性更大。

3. 气压伤的常见类型

(1) 系统性气栓塞：肺撕裂时，气体并不立即进入血管。因为肺内压过高，肺静脉处于一定限度地受压塌陷状态，只有当肺内压回降至与外界压力平衡时，肺静脉从塌陷状态恢复，才有可能从其破裂口吸进气体。气体进入肺静脉，随血流进入左心，继而进入体循环，造成动脉气栓，阻塞某些器官、系统，发生缺血、缺氧性损伤和相应的功能障碍，称为系统性气栓塞。气泡有向上的特点，且主动脉分出的颈总动脉、冠状动脉在解剖上有一定的特点，故气体栓塞容易发生在脑和心脏。由于颈总动脉和颅内动脉垂直向上发出，故人体直立时，气泡易于进入脑动脉内；而右冠状动脉的血流方向由后下向前上方，故卧位时，气泡易进入右冠状动脉。

(2) 气肿和气胸：如果肺门部胸膜发生破裂，肺内气体可沿支气管、血管树的间隙及血管周围结缔组织鞘进入纵隔、颈和上胸部皮下，造成肺间质、纵隔和皮下气肿。气体又可从肺门和纵隔的破裂口进入胸膜腔而造成气胸。气胸多为双侧，这说明大多数气体是经中心位置进入胸膜腔。气体也可经食管周围结缔组织进入腹腔而形成气腹。

(3) 循环功能障碍：肺内压过高时腔静脉和肺血管受压，右心回流血量减少，导致动脉血压下降，而静脉血压升高。

4. 临床表现　起病较急，大部分在出舱后即刻至 10 min 内发病，少数在减压过程中发生。

(1) 咯血：是本病的特征性症状之一，通常在出舱后即可或稍后的短时间内经口鼻流出泡沫状血液。总体流血量不多，有时可达 100～200 mL，威胁患者生命的大出血极其罕见。咯血可持续 1～2 d 或更久。

(2) 胸痛、咳嗽、呼吸浅快：几乎气压伤患者皆出现，一般胸痛出现早，多位于患侧胸部，也可发生在胸骨后；程度差别大，有些表现为轻微胸痛，有些刺痛难忍，深吸气时加重。由于肺出血及分泌物刺激呼吸道，常引起咳嗽，这既给患者带来痛苦；又可能导致肺内压升高，使病情恶化。

(3) 昏迷：常见的症状之一，常在出舱后即刻出现，部分在减压过程中发生。昏迷可能因脑血管栓塞所致，也可能是肺部损伤刺激的反射引起。

(4) 循环功能障碍：患者口唇黏膜发绀，脉搏细数，心律不齐；偶有右心扩大，心前区有车水样杂音（因气泡聚集心室所致），皮下静脉怒张；严重者可发生心力衰竭。由于气泡可移动，因而循环系统的症状时轻时重。

(5) 气肿、气胸：发生纵隔气肿、气胸时，有胸痛、呼吸困难、发绀等。当气肿直接压迫心脏及大血管时，可出现昏厥、休克。气腹罕见，也很少引起症状，偶尔行 X 线片检查发现。皮下气肿仅见于颈部或前胸部的锁骨附近，有局部胀满感和黏发音，通常在出舱后 2～4 h 发生，也有短于 15 min 者。

5. 急救与治疗　主要包括以下几个方面。

(1) 急救与对症治疗：如果患者呼吸停止，应立即人工呼吸。由于患者肺部有严重损伤，应避免直接压迫胸廓或直接猛烈地用口（或呼吸机）将空气大量吹入肺内。在自然呼吸及角膜反射恢复后，可用呼吸中枢兴奋剂。对于有循环功能障碍者，可考虑采用升压药或强心药。对于有喉痉挛者，可皮下注射阿托品 0.5～1.0 mL；若无效，应行气管切开。对于有肺出血者，可给予氯化钙、维生素 K 和其他止血药。止咳不仅能解除患者的痛苦，还可防止咳嗽造成的病情恶化，可用可待因，最好不用吗啡，因为后者容易引起呼吸抑制。对于疑有或证实有脑动脉气栓塞的患者，应常规使用糖皮质激素（如甲泼尼龙、地塞米松）；也可适当使用脱水剂，如甘露醇、山梨醇。对于肺部气压伤患者应适当给予抗生素以防止肺感染。

(2) 再加压治疗：是彻底的治疗方法。对单纯皮下气肿、纵隔气肿或气胸，确无气体栓塞者，可不必加压治疗。但若出现呼吸困难或由于心脏、大血管受压迫而引起循环功能障碍，则必须加压治疗。减压过程中可能并发气胸或循环、呼吸功能的严重障碍（纵隔压迫的结果），为及时缓解病情，需重新把加压舱内的压力迅速增加至减压前的水平，然后再逐渐减压；若高压下停留时间较长，可按较长时间的方案逐渐减压。重危患者避免过早搬动。加压治疗结束后，应让患者就地绝对卧床休息，尽量避免过早搬动，严密观察24 h，同时积极进行抗感染及对症治疗。转送医院时应有专人护送，防止震动和颠簸。

二、减压病（decompression sickness）

机体因所处环境气压降低过快或幅度过大（减压不当），超出了安全减压的速度，释放的氮气量将超过血液运输和肺泡的排出负荷，气体逸出，使氮气在组织和血管内堆积，形成气泡和气栓而引起的疾病类型。

1. 气泡形成的条件　① 机体在一定高气压环境暴露相当长时间，惰性气体在体内达到较高的饱和度，是体内形成气泡的物质基础；② 机体周围的气压快速、大幅度降低，以致超过气体在体内过饱和溶解的极限，是气泡形成的必要条件。

2. 气泡形成的情况　主要有以下2种。

(1) 机体在高气压环境暴露一定时间，使溶解于体内的惰性气体呈过饱和状态；若上升（减压）过快、幅度过大，气体张力与环境总压的比值超过该气体的过饱和安全系数时，惰性气体就不能按正常的组织→血液→肺泡途径从容地排出体外，而在组织和(或)血液中"就地"逸出，形成气泡。气泡形成的2个条件缺一不可。

(2) 等压气体逆向扩散过饱和（isobaric gas counterdiffusion supersaturation）。例如潜水员在氦氧环境中呼吸空气，则氦与氮将以皮肤为界面，分别向体内和体外扩散。由于氮向体内扩散的速度大于氦向体外扩散的速度，在达到平衡之前，体内2种气体的张力之和大于外界总压。再如机体在饱和状态下，由呼吸空气改为呼吸氦氧混合气，血液与组织之间将发生等压气体逆向扩散，在组织内形成等压气体逆向扩散过饱和。由等压气体逆向扩散过饱和引起的皮肤、内耳、循环疾病称为等压气体逆向扩散综合征（isobaric gas counterdiffusion syndrome, IGCDS）。IGCDS被比喻为"没有减压的减压病"。

在有等压气体逆向扩散过饱和的情况下减压，会使减压引起的过饱和与等压气体逆向扩散引起的过饱和叠加，惰性气体更易形成气泡。

尽管对气泡形成的原理有一些争议，但可以肯定的是气泡形成的速度、数量、体积取决于体内惰性气体张力与外界总压的比值超出过饱和安全系数的程度。程度越大，气泡的形成越快、越多、越大。

3. 气泡的致病机制　减压时气泡形成既可发生在血管外，也可发生在血管内，气泡可停留在人体的任何部位，也可随血液循环由某一部位移至其他部位。除物理作用外，气泡还引发一系列病理生理变化。

(1) 血管外气泡：多见于惰性气体溶解性较好而血液循环又较差、脱饱和比较困难的组织，如脂肪、韧带、关节囊等结缔组织，中枢神经系统的白质，脑脊液，内耳迷路的淋巴液，眼的玻璃体和房水等。血管外气泡一般不能移动，属于夹留或禁锢气泡（trapped bubble）。血管外气泡可压迫组织、血管、神经、淋巴管，刺激神经末梢，甚至使组织发生撕裂，引起相应的症状和体征。在关节附近，气泡会引起强烈的肌肉和关节疼痛。血管外气泡也可形成于细胞内，特别是脂肪、脊髓等组织的细胞，细胞内气泡可使细胞破裂，脂肪小滴进入脉管系统，形成脂肪栓塞，这在航空减压病更为多见。气泡还可形成于细胞器内，引起相应的病理变化。

(2) 血管内气泡：减压时，肺血管血的气体压力可与肺泡较快平衡。动脉血压较高则限制惰性气体的逸出；而静脉血来自组织，其惰性气体的张力与组织相近；同时静脉血压较低，惰性气体容易逸出，所以血管内气泡主要见于静脉系统。由于肺毛细血管的过滤作用，体循环静脉、右心和肺动脉的气泡通常不会进入肺静脉、左心和体循环动脉，而是形成肺栓塞。血管内气泡可成为栓子，引起循环障碍，导致组织缺血、水肿、坏死。若栓塞广泛，血浆大量渗出，可引起低血容量性休克。

由于血液-气泡界面的表面张力作用，血管内气泡可引起其他多种病理变化，促进血小板、白细胞的聚集、黏附，引起血管收缩、痉挛，血管通透性增高，机体处于促凝血状态。

在肺循环中，气泡导致肺栓塞。在体循环中（主要是脑血管和冠脉）出现气栓，病情可能更严重。由于气泡而引起神经系统和循环系统症状称为神经循环虚脱（neurocirculatory collapse）。

对于出潜引起的减压病，可用加压舱进行治疗。通过加压，可使氮气重新溶入组织；然后再逐渐降低舱内压力，让氮气慢慢从组织释放入血，进而呼出体外。

4. 升空时的减压病 减压病也可发生在升空时。飞行时若机舱内不能有效人工加压,飞机突然升空,由于环境气压骤减,氮气亦能从血管或组织中逸出而产生气泡,引起减压病。升空引起的减压病,通常在着陆之后随着环境压力的迅速回升而自行恢复,处理容易得多。

5. 减压时肺栓塞 肺是气泡随血流移动的靶器官。大量气泡进入肺泡毛细血管,造成肺栓塞。肺栓塞会引起毛细血管通透性增高、PVR 升高、肺动脉高压。常见的症状和体征有胸部受压或憋闷感、胸骨后疼痛、深吸气加剧。还可出现吸气哽噎,同时伴有面色苍白、出汗和恐惧感,被称为潜水员气哽症。听诊可闻及湿啰音,严重肺栓塞可引起休克。

6. 减压病的类型 主要根据病情的严重程度和病程的长短分类。

(1) 根据病情轻重分类:① 轻型(Ⅰ型):只有皮肤症状和体征以及Ⅰ~Ⅱ度肌肉、关节疼痛;② 重型(Ⅱ型):除轻型减压病的表现外,尚有神经、呼吸、循环等系统、器官的症状和体征。也有将减压病分为以下3种类型:① 轻型,有皮肤症状和体征,关节、肌肉、骨骼疼痛为Ⅰ~Ⅱ度,患者并未感觉特别痛苦;② 中度型,关节、肌肉、骨骼疼痛为Ⅲ~Ⅳ度,有部分神经系统和胃肠道症状,如头痛、眩晕、耳鸣、恶心、呕吐、腹胀、腹痛等;③ 重型,有神经、呼吸、循环系统重要生命器官的功能障碍,如瘫痪、昏迷、呼吸困难、心力衰竭等。

(2) 根据病程的长短分类:① 急性减压病:病程较短,多短于2周,加压治疗是主要手段;② 慢性减压病:病程在2周以上,加压治疗仍然有效。

7. 加压治疗 将患者送入加压舱内,在适当压力下停留一定时间,待症状和体征消失或做出明确判定后,再按一定方案减压出舱。加压治疗使患者重新暴露于高气压环境,故又称为再加压治疗。

(1) 加压治疗的原理:主要包括两个方面。

1) 消除或减小气泡:消除气泡或使气泡的体积、直径减小,解除因气栓塞或压迫引起的症状和体征。机体再受高气压作用时,气泡的直径和体积按玻意耳定律相应减小;随着气体分压升高,气体在体内的溶解量按亨利定律相应增多。病情缓解后再有控制地逐步减压,使体内的惰性或中性气体安全地排出体外,消除气泡形成的必要条件。

2) 解除气泡形成的基础:加压增加组织中氧分压,改善组织的缺氧状态,促进恢复过程;氧气还可置换出体内的惰性气体,根除气泡形成的物质基础。

(2) 加压治疗的原则:加压治疗是减压病的唯一根治手段。减压病一旦确诊,应争取加压治疗;为避免气泡移动造成更严重的后果,也应尽快加压治疗。

(3) 综合治疗:急性轻型减压病经过单纯加压治疗,可获得满意的治疗效果。重型减压病患者由于已发生严重的局部或全身损伤和病理生理变化,要求在加压治疗的同时采取吸氧、药物治疗、物理治疗、支持治疗等相应综合治疗措施,以达到理想的治疗效果。

(朱 蕾)

第十九章
组织缺氧与处理对策

> **提　要**
>
> 1. 低氧血症和缺氧是密切关联又明显不同的概念。低氧血症可单独存在，也可与缺氧并存。缺氧类型有低氧血症性缺氧、血液性缺氧、循环性缺氧和组织性缺氧四大类，每类又有不同的亚型；体内低氧通过多种机制和环节导致组织的缺氧性损伤。原则上氧疗用于低氧血症导致的缺氧，对少部分其他类型的缺氧也有作用。
>
> 2. 血红蛋白(Hb)结合氧是氧的主要运输形式。Hb 浓度降低，Hb 或红细胞结构、功能改变都可导致血液性缺氧。常见血液性缺氧的原因有贫血、碳氧血红蛋白血症、高铁血红蛋白血症、硫化血红蛋白血症、血红蛋白病等。一氧化碳(CO)中毒是一种特殊的缺氧形式，高压氧疗是主要治疗手段。
>
> 3. 循环性缺氧主要有心力衰竭性缺氧和血容量不足性缺氧，两者的特点明显不同，评价和治疗方式也有明显差异。对血容量、心功能的评价指标，如尿量、血压、中心静脉压(CVP)等的解读有较多误区或错误。
>
> 4. 组织性缺氧是临床常见且容易忽视的类型，内环境紊乱是组织缺氧和代谢障碍的主要原因。
>
> 5. 在危重症患者，组织氧合和氧代谢参数评价较传统血流动力学参数有一定优势，两者结合应用有重要价值。
>
> 6. 改善组织供氧涉及改善动脉血氧运输量(DaO_2)、微循环、内环境等方面的诸多环节，不同疾病、不同病理特点的治疗要求不同，针对性治疗是关键。

缺氧是指任何原因所致的机体组织细胞得不到充足的氧供，或组织细胞不能很好地利用氧进行代谢活动的病理过程，是发生脏器功能障碍的主要原因。根据缺氧的原因和血氧变化可将缺氧分为低氧血症性缺氧、血液性缺氧、循环性缺氧和组织缺氧性四大类；根据不同缺氧特点改善组织供氧是危重症患者治疗的核心。

第一节　低氧血症和缺氧

低氧血症和缺氧是两个相互关联又明显不同的概念。低氧血症可单独存在，也可与缺氧同时存在。环境因素、通气或换气功能障碍引起的轻度低氧血症($PaO_2 \geqslant 60$ mmHg)一般不伴随缺氧，也极少需要氧疗；中、重度低氧血症则多伴随缺氧，需要氧疗。循环功能不全、贫血、细胞代谢障碍、需氧量增加等引起的缺氧则常无低氧血症，多数不需要氧疗。原则上氧疗用于低氧血症导致的缺氧；氧疗的目的是纠正缺氧，同时尽可能避免其可能的副作用，而不仅仅是提高 PaO_2。详见第八章，本节简述如下。

一、低氧血症(hypoxemia)的基本概念

1. **低氧血症**　PaO_2 低于正常预计值下限(LLN)或低于预计值 10 mmHg 的病理生理状态。PaO_2 可以低于 60 mmHg，也可以高于 60 mmHg。低氧血症、低氧血症性呼吸衰竭和缺氧的概念不同。

在海平面、静息状态、呼吸空气条件下,若排除单纯心血管因素,$PaO_2<60$ mmHg 称为中至重度低氧血症(重度指 $PaO_2<40$ mmHg)或低氧血症型呼吸衰竭。

2. **缺氧**(hypoxia) 氧供给不能满足机体的代谢需要或由于氧化过程障碍,机体不能正常地利用氧的病理生理状态。缺氧使机体发生代谢、机能和形态结构等方面的变化。

3. **低张性缺氧**(hypotonic hypoxia) 又称乏氧性缺氧(hypoxic hypoxia)。吸入气 PO_2(PiO_2)过低或外呼吸功能障碍等引起 PaO_2 降低导致的组织细胞缺氧。

4. **呼吸性缺氧**(respiratory hypoxia) 肺通气和(或)换气功能障碍,引起 PaO_2 和动脉血氧含量(CaO_2)降低所导致的缺氧,是低张性缺氧的最常见形式。

二、低氧血症与发绀

发绀是缺氧最常见的表现之一,但发绀是否存在与缺氧并不完全一致。发绀发生与否主要取决于局部血液中还原 Hb 的浓度,当每 100 mL 血液中的还原 Hb 超过 5 g(相当于 $SaO_2 \leq 85\%$)时可发生发绀;换言之,发绀出现意味着有中度以上的缺氧或明显低氧血症,但以下情况例外:① 严重贫血,Hb 浓度不足,虽有严重缺氧,却无发绀;② 休克等局部皮下血管收缩,含血量少,皮肤黏膜呈苍白色,虽严重缺氧,也不出现发绀;③ 氰化物、CO 中毒等血液呈鲜红色,观察不到发绀,但组织缺氧多严重;④ 肺源性心脏病、高原地区居民,因继发 Hb 升高,在 SaO_2 相对较高水平时还原 Hb 已超过 5 g,更易观察到发绀。

三、低氧血症的原因

主要是由通气障碍和换气障碍所致,部分为环境因素,简述如下(详见第八章)。

1. **吸入气氧浓度不足** 如高原、通气不良环境。

2. **通气障碍** 包括阻塞性[吸气和(或)呼气障碍]、限制性或混合性通气障碍,均可引起肺泡通气量($\dot{V}_A$)下降,PaO_2 下降,$PaCO_2$ 上升。

3. **换气功能障碍**

(1) 弥散障碍:由于肺呼吸膜面积巨大;气体交换时间非常短,大约仅占血流时间的 1/2,故只有当呼吸膜面积大量减少或厚度显著增加时才会引起低氧血症,这在临床上并不常见。弥漫性肺毛细血管扩张症引起的弥散障碍是临床上少见、但容易忽视的病理类型。

(2) 通气血流比例($\dot{V}/\dot{Q}$)失调:低 $\dot{V}/\dot{Q}$ 导致低氧血症,一般无 CO_2 潴留,是临床上低氧血症的最常见原因。单纯高 $\dot{V}/\dot{Q}$ 不发生低氧血症,但导致生理无效腔(VD)增大,通气效率下降。

(3) 静动脉血分流:是发生严重、顽固性低氧血症的最常见原因。

第二节 高原或外界环境低氧与缺氧

在海拔 3 000 m 以上的高原地区,大多数人静息状态下会出现不同程度的高原反应(主要是低氧反应);超过该高度,其生理、生物化学、病理和临床方面的变化明显加剧,但个体差异较大(详见第十八章),本节简述如下。

(一) **高原低氧与外界环境低氧** 高原环境属典型的外环境低氧区域。随着海拔高度增加,大气 PO_2 逐渐下降,单位容积空气含氧量减少。各类地下坑道,特别是通气不良的情况下,即使平原也会成为低氧环境,空气 PO_2 和氧含量下降;水中氧含量最低,且处于溶解状态,人体无法利用。以上 3 种情况是常见的外环境低氧。

(二) **体内低氧与缺氧** 一般而言,低氧效应最终取决于组织 PO_2 水平。外环境低氧是否引起体内缺氧主要取决于以下因素:① 外环境低氧的程度。3 000 m 以上的海拔高度的 PO_2 已低于 50 mmHg,多数人会出现代偿性生理反应,部分患者可能出现损伤性反应。② 机体从外界摄取氧的能力,主要取决于患者的基础心肺功能及代偿能力,主要表现为代偿性 VE 增加、气体交换速率增快、心排血量增加、心率增快,导致 CaO_2、DaO_2 增加。③ 血液、组织氧弥散的适应:主要通过提高 Hb 氧解离效率、肌红蛋白氧解离效率实现。④ 长时间低氧还导致代偿性红细胞增多,进一步提高 CaO_2,因此深刻认识高原低氧条件下组织 PO_2 变化,对于了解组织低氧适应机理及是否发生缺氧性损伤,提高对高原疾病发病机制的认识有重要意义。

第三节 血液性缺氧

大气中的氧气随呼吸进入肺泡,并弥散入肺泡毛细血管,主要与 Hb 结合后随血液循环输送至全身,最后被组织细胞摄取利用。Hb 数量减少或功能改变可使 CaO_2 降低或两者的结合力异常,导致组织缺氧,称为血液性缺氧(hemic hypoxia)。由于不影响呼吸功能,PaO_2 和 SaO_2 正常,血氧容量和 CaO_2 下降,动脉、混合静脉血氧含量差($CaO_2 - C\bar{v}O_2$)增大;在少部分患者,血氧容量和 CaO_2 可基本无变化,或轻度增加。

一、血液与氧

血液对氧的影响涉及肺气体交换、血液运输、周围组织气体交换等环节,简述如下。

1. **血液与氧的弥散** 借助分压差,氧通过肺泡表面、肺泡毛细血管膜、血浆、红细胞膜进入红细胞内,并与 Hb 结合,完成整个弥散过程。肺泡与血液氧分压差是弥散的直接动力,而 O_2 与 Hb 的结合是保障弥散持续进行的关键,Hb 减少或结合 O_2 的能力下降必然导致弥散功能减退。血流量也可影响弥散功能,血流量过快可导致氧合不完全,过慢则可能因与 Hb "过早"完成氧合而减慢弥散的速度,因此两者皆可降低氧弥散量,前者如严重贫血,后者如左心衰减。弥散功能减退导致低氧血症性缺氧。

2. **血液与氧的运输** O_2 的溶解度非常低,O_2 在血液中主要是以氧合血红蛋白(HbO_2)形式存在,因此 Hb 的减少或结合 O_2 的能力下降都会降低 CaO_2。血流速度的快慢影响氧的运输速度。

3. **血液与氧的释放** Hb 结合氧在组织的释放主要取决于氧分压差和 Hb 与 O_2 的结合能力(与氧离曲线有关),分压差大和结合能力弱者释放速度快;反之则释放慢。CaO_2、血流量也影响释放速度,其中 CaO_2 降低将导致释放量下降。

上述过程独立存在又密切联系,其中 O_2 与 Hb 结合是关键,结合量的减少和结合力的异常是上述过程发生障碍的主要原因,并最终导致组织缺氧。

二、Hb 与氧的结合与释放

Hb 是由 4 个亚基组成的四级结构,成人主要为 HbA,由 2 条 α 链和 2 条 β 链组成($α_2β_2$),每个亚基中的亚铁离子(Fe^{2+})与 O_2 结合,因此 1 个 Hb 分子可结合 4 个 O_2。每个亚基与 O_2 的结合能力不同,第 1 个亚基与 O_2 结合的阻力最大,而一旦结合完成即可导致四聚体构象的变化,并释放 H^+,使第 2、3 个 O_2 与 Hb 的结合能力增加,而第 4 个 O_2 与 Hb 的结合能力最强;同样,1 个 O_2 的释放也会导致 O_2 与 Hb 的结合能力下降,从而使氧离曲线表现为"S"形,而不是线性。任何导致 Hb 结构(包括 Fe^{2+})或构象改变的因素都会影响 O_2 与 Hb 的结合或释放的速度。理论上 1 g Hb 能结合 1.39 mL 的 O_2,但由于变形 Hb 的存在使实际结合量约为 1.36 mL。

三、血液病与缺氧

1. **贫血性缺氧** 各种原因的严重贫血,Hb 显著减少,CaO_2 也明显下降,因此尽管会出现血流量代偿性增加等机制,也会导致缺氧;当然轻度贫血通过代偿可无明显变化。贫血是血液性缺氧最常见的原因,故也被称为贫血性缺氧。随着人们生活水平的提高,单纯严重贫血导致缺氧的情况并不多见,但轻中度贫血导致低氧血症患者缺氧加重的情况并不少见,并可能最终成为影响机械通气患者撤机和危重症患者预后的重要因素,这主要见于慢性阻塞性肺疾病(COPD)呼吸衰竭、急性呼吸窘迫综合征(ARDS),或重症感染、创伤导致的急性呼吸衰竭,输血、纠正贫血至关重要。但需强调应避免输血量过多和血液浓缩,否则会影响血流速度,短时间内加重缺氧。

(1) 贫血性缺氧的机制:毛细血管 O_2 向组织、细胞中弥散的速度取决于毛细血管与组织、细胞之间的 PO_2 差。在毛细血管动脉端,PO_2 最高,接近 PaO_2,弥散速度最快;随着向静脉端的流动,PO_2 逐渐降低,弥散速度也逐渐减慢,因此组织获取氧的速度取决于整个毛细血管的平均 PO_2。贫血患者虽然 PaO_2 正常,但由于 CaO_2 低,毛细血管溶解氧弥散后不能被 Hb 结合氧有效补充,致 PO_2 迅速下降,即平均 PO_2 下降,导致组织缺氧。

(2) 举例说明:例如正常人 Hb 为 150 g/L,

PaO_2 为 100 mmHg，SaO_2 为 98%，则 CaO_2 为 200 mL/L。DaO_2 为 3 000 mL，流经毛细血管床，释放 1 134 mL 氧后，SO_2 降至 91%，PO_2 降低至约 63 mmHg；若贫血患者 Hb 浓度为正常值的 1/2，其 CaO_2 约为 100 mL/L，100 mL 血液释放 1 134 mL 氧后，SO_2 降低至 85%，PO_2 降低至 53 mmHg，因此贫血患者的血液流经毛细血管时，PO_2 降低较快，O_2 向组织中的弥散速度减慢，导致组织缺氧和 $CaO_2-C\bar{v}O_2$ 下降。

2. 高铁血红蛋白血症　Hb 的 Fe^{2+} 被氧化成 Fe^{3+}，形成高铁血红蛋白，后者丧失结合和携带氧的能力，同时部分 Fe^{2+} 转化 Fe^{3+} 还可使其他 Fe^{2+} 与 O_2 的亲和力增高，导致氧离曲线右移，加重氧的释放困难和组织缺氧。正常情况下，血液中不断形成极少量高铁血红蛋白，后者又不断被血液中的还原剂还原为 Hb，使血液中高铁血红蛋白仅占 1%～2%。亚硝酸盐等氧化剂中毒时，高铁血红蛋白浓度可增加至 20%～50%，此时可出现严重缺氧。较常见的原因是食用大量含硝酸盐的腌菜后，经肠道细菌还原为亚硝酸盐，后者吸收入血后导致高铁血红蛋白形成，故称为肠原性发绀。高铁血红蛋白也可见于药物中毒或血红蛋白病。

3. 硫化血红蛋白血症　也是一种高铁血红蛋白，不能携带氧。诱发高铁血红蛋白的药物也可使 Hb 转化为硫化血红蛋白，比较少见的原因是先天性因素。

高铁血红蛋白和硫化血红蛋白皆不能结合氧，导致正常 Hb 减少，因此其缺氧的机制与贫血相似；同时合并氧的释放困难，故缺氧常更严重，$CaO_2-C\bar{v}O_2$ 显著下降。

4. 碳氧血红蛋白血症　即 CO 中毒，见第四节。

5. Hb 与氧亲和力的异常

(1) 常见情况：部分 Hb 结构异常（血红蛋白病）可使 Hb 与 O_2 的亲和力增强，导致 O_2 在周围组织释放困难和组织缺氧，并可能出现代偿性红细胞增多，其特点是氧容量和 CaO_2 基本正常或增加，$CaO_2-C\bar{v}O_2$ 减小，该情况比较少见，临床意义有限；临床最常见的原因是输入大量库存血，因红细胞中 2,3-二磷酸甘油酸（2,3-DPG）含量明显降低，使氧离曲线左移，O_2 在组织释放困难，产生缺氧，因此在合并贫血或大量失血的低氧血症患者输血时应

选择新鲜血。因 2,3-DPG 在人体内会逐渐恢复，故若需输陈旧血时，应间断多次、少量输血。少数异常 Hb 也可出现与 O_2 亲和力的下降，尽管 O_2 在组织细胞中容易释放，但由于降低氧在肺内的弥散量和 SaO_2，也可能加重组织缺氧。Hb 与 O_2 的亲和力在一定范围才是最合适的。

(2) 缺氧的发生机制：异常血红蛋白导致组织缺氧的机制比较复杂。异常 Hb 的种类达几百种，但引起临床症状的比较少，后者称为血红蛋白病，多见于 Hb 肽链中的氨基酸序列改变（包括置换、移位、延长、脱失等），如镰形细胞血红蛋白病、不稳定血红蛋白病，也见于肽链种类和数量的异常（海洋性贫血）。Hb 异常容易导致红细胞形态异常，硬度和脆性增加，寿命缩短，发生血管内及血管外的溶血和贫血，出现缺氧。Hb 结构异常也可常导致 Hb 与 O_2 的亲和力增强，加重组织缺氧，上述两种情况是血红蛋白病导致缺氧的最主要原因。红细胞形态改变后通过毛细血管的速度减慢，甚至形成微血栓，也可加重组织缺氧。部分血红蛋白病患者在贫血的基础上出现 Hb 与 O_2 的亲和力的下降，降低肺部氧的弥散量和 SaO_2。个别情况下血红蛋白结构异常也可导致高铁血红蛋白出现（如血红蛋白 M 病）。上述情况皆可导致组织缺氧。

四、临床特点

血液性缺氧有缺氧表现，但无低氧血症；严重贫血患者多面色苍白，由于 Hb 低，即使合并低氧血症也可能无发绀。在高铁血红蛋白血症患者，皮肤黏膜呈咖啡色或类似于发绀的颜色。氧与 Hb 亲和力增强的患者，由于毛细血管中还原型 Hb 低于正常，可以无发绀。

五、治疗原则

对多数血液性缺氧患者而言，输新鲜血是最迅速和有效的治疗方法。在此基础上应积极改善微循环，治疗原发病和诱发因素，纠正贫血的原因，避免输入大量库存血和出现碱血症。对于部分特殊原因者采取相应的治疗措施，如应用还原剂治疗高铁血红蛋白血症；高压氧治疗碳氧血红蛋白血症。

氧疗仅能增加很少的物理溶解氧，对大多数血液性缺氧基本无效。

第四节 一氧化碳中毒

CO中毒是一种特殊类型的血液性缺氧,故单独阐述。CO为无色、无味、无刺激性的气体,大气中含量甚微,当吸入气CO浓度超过5×10^{-4}/L(0.105%)或30 mg/m³时,就可使人中毒。CO在红外线波段区吸收电磁辐射,主要吸收带为416 μm,利用该性质可测定空气CO浓度。

一、中 毒 原 因

环境中CO主要来源有职业性和生活性两大类,也偶有其他意外情况。含碳的物质燃烧不完全时皆可产生CO;燃烧完全为CO_2。

1. 职业性来源 工业生产中接触CO的作业不少于70余种,如冶金工业中炼焦、炼铁、锻冶、铸造和热处理的生产,化学工业中合成氨、丙酮、光气、甲醇的生产,矿井放炮、煤矿瓦斯爆炸事故,碳素石墨电极制造;内燃机试车,生产金属羰基镍($NiCO_4$)、羰基铁($FeCO_3$)等过程,或生产使用含CO的可燃气体(如水煤气含CO达40%,高炉与发生炉煤气中含CO达30%,煤气含CO达5%~15%)都可能接触CO。炸药或火药爆炸后的气体含CO为30%~60%。使用柴油、汽油的内燃机废气中也约含1%~8%的CO。

2. 生活性来源 常见于家庭取暖煮饭使用的煤炉和火炉置于密闭或通风不良的居室内,我国北方农村烧炕生地炉或烧柴取暖时,由于经常燃烧不完全,会有大量CO排放。若炉盖不严、烟囱堵塞、刮风倒烟,且门窗紧闭,排烟不畅时均易发生CO中毒。燃气热水器也可因安装不当、产品质量低、保养不当、使用不当而发生CO中毒。吃火锅也可能发生CO中毒,尤其是在冬季,使用木炭式火锅,在门窗紧闭的狭小房间内更容易发生。在特定条件下,汽车排放废气也是CO中毒的常见原因,污染大气的CO约60%来源于内燃发动机的燃油。因汽车发动机的内燃,其排放的废气(也称尾气)中含有6%~10%或更多的CO。

3. 其他 以吸入煤气作为自杀或他杀手段的事故也时有发生。吸烟是慢性CO中毒最常见的原因,虽不至于致死,但其潜在影响不可低估。烟草燃烟中含有多达3 800种复合物,包括CO。

二、中 毒 机 制

(一) 急性中毒

1. 与Hb的作用 1895年就发现CO与Hb结合后可导致组织缺氧。CO与Hb的亲和力比O_2与Hb的亲和力高210倍,故吸入低剂量CO即可形成大量COHb,降低氧含量;COHb一旦形成,氧解离能力也显著下降,仅为正常HbO_2的1/3 600,即阻碍氧的释放,因此其影响远比贫血严重。研究发现部分CO中毒患者,血COHb降至正常时仍可昏迷;给犬输入含COHb达80%的血液,使犬的COHb于输血后升至57%~64%也可不显示明显毒性,说明血液COHb水平与CO中毒的临床表现并不平行。CO为细胞原浆毒物,对全身各组织细胞均有毒性作用,对中枢神经系统的影响更为严重。

2. 与非Hb的作用 CO可直接引起细胞缺氧,并且在中毒机制中发挥重要作用。CO能与血液外的含铁蛋白质,如肌红蛋白、细胞色素P450、氧化酶、催化酶、鸟苷酸环化酶、一氧化氮合酶(NOS)等发生可逆性结合,从而影响多种细胞、组织和器官的功能。CO与细胞色素氧化酶结合后解离缓慢,影响氧从毛细血管弥散至细胞内的线粒体,损害线粒体功能;CO还可与线粒体中细胞色素结合阻断电子传递链,延缓还原型烟酰胺嘌呤二核苷酸(NADH)的氧化,抑制细胞呼吸;线粒体在CO中毒后的数小时即可成为氧自由基的来源。由NO衍生的氧化剂过亚硝酸盐与含硫、血红素的蛋白质等有高度亲和力,可抑制线粒体酶,阻碍电子传递。CO还可使人及动物的粒细胞附着于脑微血管壁内皮上,继而释放粒细胞蛋白酶,使黄嘌呤脱氢酶转化为黄嘌呤氧化酶,后者可生成氧自由基,引起脑细胞脂质过氧化;高压氧有抑制粒细胞膜附着受体β_2整合素的作用,可阻遏粒细胞在脑微血管内皮附着,防止CO介导的脂质过氧化导致的脑损害。还有实验显示,兴奋性氨基酸受体阻滞剂可减轻CO所致小鼠海马神经细胞变性,提示兴奋性氨基酸也可能参与CO的神经毒作用。

中枢神经系统代谢旺盛,对缺氧最敏感。CO中毒后,血液携带氧和脑组织利用氧的能力皆显著减退,细胞膜钠泵及钙泵的能量供应衰竭,细胞内钠离子聚积、钙离子超载,加之兴奋性氨基酸释放,有毒的氧自由基大量生成,导致血-脑屏障破坏,产生细胞毒性脑水肿和血管源性脑水肿,最终引起颅内压增高、脑血液循环障碍和脑功能衰竭。脑中含铁多的区域,如苍白球、黑质网状带中的细胞色素氧化酶可明显地受 CO 抑制;脑缺氧和脑水肿继发的脑血液循环障碍又可使血管吻合支较少的部位,如苍白球内侧部发生缺血性软化,故 CO 中毒时可引起帕金森综合征;若继发大脑后动脉分支供血不足,则可引起皮质性失明。发生大脑皮质下白质广泛的脱髓鞘时,可产生精神症状。上述表现在急性期昏迷患者苏醒后,经历 2～30 d(假愈期)后方可出现,称为急性 CO 中毒迟发脑病(delayed encephalopathy)。

(二) CO 的慢性毒性　CO 是否存在慢性毒性存在争议。一般认为 CO 为非蓄积性毒物,在脱离接触后,COHb 即逐渐解离,CO 的毒性作用也随之消失。但动物实验和对人的观察均发现,CO 长期作用对心血管有一定的损伤,如心肌病变、心脏肥大、血管壁的胆固醇沉积量增多等,这可能与 CO 作用于细胞色素系统,破坏线粒体功能,影响脂肪酸代谢等因素有关。

三、临　床　表　现

1. 一般表现　临床上以急性脑缺氧为主,主要表现为头痛、头昏、心悸、恶心等症状,吸入新鲜空气后即迅速缓解,属一般接触反应。

2. 不同严重度的表现

(1) 轻度中毒:出现剧烈头痛、头昏、心跳、四肢无力、恶心、呕吐、烦躁、步态不稳、意识模糊或朦胧状态;离开中毒场所、吸入新鲜空气或氧气数小时后,症状会逐渐消失。

(2) 中度中毒:常有浅至中度昏迷;及时移离中毒现场,并经抢救可逐渐恢复,一般无明显并发症或后遗症。

(3) 重度中毒:意识障碍严重,呈深昏迷,常见瞳孔缩小,对光反射正常或迟钝,四肢肌张力增高,阵发性去大脑强直,腹壁反射及提睾反射消失,可出现大小便失禁;若脑水肿加重,表现持续深昏迷和去脑大强直发作,体温达 39～40 ℃,脉搏快而弱,血压下降,面色苍白或发绀,四肢发凉,出现潮式呼吸。

经过救治重症患者也可以苏醒,但苏醒过程中常出现躁动、意识混乱、定向力丧失;部分患者神志恢复后,可发现皮质功能障碍,如失用、失认、失写、失语、失明、失聪等;有的出现精神症状;也可出现偏瘫、癫痫大发作等。经积极救治,多数重度中毒患者仍可完全恢复,少数预后不良。

重度中毒者中还可出现其他脏器的缺氧性改变或并发症,如严重的心肌损害或休克,肺水肿,上消化道出血,筋膜间隙综合征,少尿或无尿、酱油尿,甚至急性肾功能衰竭,部分患者四肢或躯干的皮肤出现大、小水疱或肌肉丰满的肢体出现肿胀、发硬,感觉和运动障碍;有时出现周围神经损害。

3. 其他　部分患者意识逐渐恢复正常,但经 2～30 d 的假愈合期后,又出现神经精神症状,称为急性 CO 中毒迟发脑病。更多中毒患者是无意中毒或睡眠过程中中毒,出现全身无力,不能脱离环境死亡或被他人及时发现获救。

四、治　　疗

主要治疗手段是氧疗。

1. 一般氧疗　发现急性 CO 中毒,应立即将患者移至通风良好的环境,松开衣领,保持呼吸道通畅;尽快氧疗,轻度中毒者可给鼻导管吸氧,中度及重度中毒者应给予面罩吸氧,并尽快联系高压氧治疗。

2. 高压氧治疗　3 个绝对大气压(ATA)下呼吸纯氧时,PaO_2 可由正常大气压的 100 mmHg 提升到 2 000 mmHg,每 100 mL 全血中的物理溶解氧可由 0.31 mL 提高至 6 mL,并可加速 COHb 的解离,使血液 CO 的半清除期减至 23 min;同样随着组织和细胞内 PO_2 提高,细胞内缺氧也会改善,并伴随细胞损伤的减轻,因此高压氧能有效地纠正缺氧、改善细胞代谢,减轻脑水肿和其他脏器的水肿。

3. 其他治疗　出现急性中毒脑病者还应加强对症及支持治疗,积极防治并发症。

五、CO 中毒相关急性呼吸窘迫综合征(ARDS)

CO 中毒可引起 ARDS,发生机制与 CO、高压氧对肺泡毛细血管膜的毒性有关;可能与高压氧毒性的关系更大,主要表现为病情改善后出现呼吸困难和 PaO_2 下降(这与单纯 CO 中毒的变化不同),但临床上容易被误诊,继续按 CO 中毒加强高压氧治疗,使肺损伤不断加重,故尽管可出现低氧血症的一过性改善,但随着高压氧毒性的加重,低氧血症和呼吸困难也会进一步加重。处理原则是立即停止高压氧治疗,并转入 ARDS 的治疗,主要是在呼吸支持的基础上给予大剂量短疗程的糖皮质激素治疗。

第五节 循环性缺氧

循环功能异常主要包括心功能不全和有效循环血容量不足，本节重点阐述心力衰竭导致的循环性缺氧。

一、心力衰竭(cardiac failure)性缺氧

(一) 缺氧机制

1. **供血不足** DaO_2 与心排血量和 CaO_2 直接有关，即 $DaO_2 = CaO_2 \times CO$(心排血量)。心力衰竭患者的心排血量降低；加之交感神经和肾上腺素系统代偿性兴奋，肾脏、胃肠道、肝脏等脏器的血管收缩，供血不足。若出现心源性休克，心排血量进一步降低，加重组织器官供血不足和缺氧，主要见于左心衰竭。

(1) 毛细血管血流量减少：动脉供血不足导致毛细血管血流量下降，此时尽管不影响毛细血管动脉端 PO_2，但因血流减慢，氧弥散过早结束，到达静脉端的 PO_2 显著降低，从而降低弥散的平均 PO_2 差，降低组织 PO_2。

(2) 开放毛细血管的数量减少：心功能不全、休克等导致供血不足时，不仅动脉血管收缩，毛细血管开放的数量也显著减少，氧弥散量下降，组织 PO_2 也相应降低。

2. **血液回流障碍** 充血性心力衰竭的中心静脉压(CVP)或中心静脉跨壁压(CVTP)升高，静脉血液回流受阻，组织内血管的血流缓慢，导致毛细血管血流进一步减慢和毛细血管静脉端 PO_2 进一步降低，加重缺氧，主要见于右心衰竭患者。

3. **急性肺水肿** 肺间质和肺泡水肿使肺的弥散功能下降，$\dot{V}/\dot{Q}$ 失调；重症患者出现静动脉血分流，皆可导致低氧血症。肺水肿导致肺顺应性下降和呼吸困难，呼吸做功和氧耗量增加(可达机体总氧耗量的30%)，在心排血量恒定的情况下，使血流更多进入呼吸肌，进入其他脏器的血流量相应减少，进一步加重了缺氧，主要见于急性左心衰竭。

4. **睡眠呼吸紊乱** 慢性心力衰竭(chronic heart failure, CHF)患者睡眠呼吸障碍(sleep-related breathing disorder, SBD)的发生率高，主要是睡眠呼吸暂停低通气综合征(SAS)，分为阻塞型 SAS(OSAS)、中枢型 SAS(CSAS)和混合型 SAS，以 OSAS 最多见。CHF 患者睡眠时容易发生多种呼吸节律异常，如呼吸深快、呼吸暂停、呼吸浅慢周期性地交替出现，称为陈-施呼吸(Cheyne-Stokes respiration, CSR)，属于 CSAS。左心室射血分数 <45% 的 CHF 患者，CSAS 或 OSAS 的发生率在 50% 以上。反复发作的 SBD 引起低氧血症、高碳酸血症，以低氧血症更为显著；周围交感神经兴奋，心率增快，血管收缩、后负荷增大，导致心力衰竭加重，因此心力衰竭急性发作可能由夜间 SBD 引起。反之在 CHF 患者，由于心腔内压升高，使上气道静脉充血，软组织水肿，气道管径缩小，影响气流通过，出现或加重 OSAS；心排血量减低，心肌张力减低，神经内分泌紊乱，也影响中枢性调控机制，出现中枢性呼吸紊乱，两者互为加重形成恶性循环。各种睡眠呼吸紊乱皆会导致呼吸性缺氧。

上述机制在急性和慢性左心或右心衰竭患者中有一定差别，需注意区别。

(二) 临床表现
主要是心力衰竭、原发病及诱发因素的表现，常有呼吸困难、发绀、下肢水肿，左心、右心衰竭有明显不同。实验室检查常有 PaO_2、$PaCO_2$ 降低(左心衰竭)；部分轻症左心衰竭或右心衰竭患者多正常。由于供氧不足；而组织利用氧的能力的正常，故常有混合静脉血氧分压、混合静脉血氧饱和度($P\bar{v}O_2$、$S\bar{v}O_2$)下降，$CaO_2 - C\bar{v}O_2$ 增大。

(三) 治疗原则
主要是心血管病的治疗，包括减轻心脏的前、后负荷，改善心肌收缩力，保护心肌，抗休克，改善缺氧；急性左心衰竭患者常需氧疗和镇静，甚至机械通气。在部分患者，机械通气有正性肌力作用，对急性左心衰竭价值更大；也可以迅速改善睡眠呼吸紊乱，对慢性心力衰竭患者的治疗价值也有重要作用(详见第三十二章)。

二、血容量不足性缺氧

(一) 基本特点和发生机制
血容量不足导致组织供氧不足(具体机制见上述)而发生缺氧。血容量不足是临床各科的常见问题，在急危重症患者更应受到特别重视。

(二) 血容量评价指标的意义、问题及合理评价
临床上有不少指标可以判断有效血容量的不足或过量，但实际应用时误判并不少见，简述如下。

1. 尿量

(1) 基本意义：是判断循环功能是否稳定的基本指标。若循环血容量不足，机体代偿，交感神经-儿茶酚胺系统兴奋，心排血量增多，血流重分布，肾循环血流量首先减少并发生肾内重分布，尿量减少，所以在无肾脏损害的情况下，尿量是判断血容量是否充足的较可靠指标。

(2) 合适尿量的判断及处理对策：正常情况下，健康机体需 500 mL 尿液才能将机体代谢产物充分排出，故将 500 mL 作为少尿的标准，1 500 mL 左右的尿量比较合适，低于 1 000 mL 多意味着细胞外液量的减少、右心功能不全、机械通气过度或不足。

(3) 特殊情况下合适尿量的判断

1) 应激反应：在创伤或严重感染初期，由于应激反应，肾脏重吸收钠、水的能力显著增强，尿量在 1 000 mL 也不一定有血容量不足，甚至可能存在细胞外液量增加；在创伤和严重感染的情况下，代谢产物明显增多，排出代谢产物需要的尿量也相应增加，故尿量在 500 mL 以上也可能发生肾前性氮质血症，改善机体代谢、适当应用利尿剂是必要的。

2) 渗透性利尿：在合并糖尿病或应激性高血糖的患者，存在高渗性利尿，尿量达 1 500 mL 也可能存在血容量不足，需适当补液。在老年患者，由于肾脏浓缩功能减退，需更多尿量排出代谢产物，因此尿量 1 000 mL 也可能存在血容量不足。

(4) 尿量的计量时间：在急危重症患者，血容量皆可在数 h 内出现显著变化，故以 1 h 为单位计算尿量更有价值，以 24 h 为单位计算不利于病情判断。

2. 血压　血压下降也常作为判断血容量不足的标准，但临床上常忽视了血压下降或升高的实际意义。

(1) 血压降低的原因：原因众多，如失血或失液、心功能不全、严重酸中毒、血管张力下降、机械通气过度或不足，其中绝大多数为有效循环血容量不足引起，此时多并发尿量的显著减少；但其他原因容易忽视或误判。

(2) 低血压治疗的常见问题：临床上习惯用升压药治疗，在效果不好的情况下，加大升压药的剂量和补液速度，反而常出现病情恶化，出现肢体水肿，因此又加用利尿剂，使病情进一步恶化。

(3) 血压下降、血容量不足、水肿及处理对策：尽管存在严重水肿，但仅意味着组织间液增多；随着水肿加重，组织间液静水压升高，对毛细血管的压迫增强，毛细血管血流阻力增大；毛细血管与组织细胞间氧的扩散距离增大，导致组织供血、供氧恶化，形成恶性循环，因此主要处理方法不是升压、利尿和降低机械通气压力，而是严格控制钠的摄入量，适当控制水的摄入量；补充胶体，扩充血容量，用白蛋白、血浆或血浆代用品皆可；适当升高机械通气压力。补充胶体后可小剂量应用利尿剂。

(4) 利尿的问题：在血容量严重不足的情况下，肾小球滤过率显著下降，利尿是无效的；若利尿有效，则进一步降低有效血容量。

(5) 血压升高：早期、轻度血容量不足，应激反应增强，特别是交感神经-儿茶酚胺兴奋，血压常升高，伴随心率的异常增快。

3. 皮肤改变

(1) 颜色改变：在无明显贫血的情况下，皮肤苍白多意味着血容量不足，这对青壮年和无皮肤病变的患者价值较大，但对老年人价值较低，因为老年人的皮肤比较苍老、皱缩。若出现皮肤的花斑样改变，多意味着周围循环的严重障碍。

(2) 饱满度：皮肤比较饱满、发亮、凹陷性水肿是细胞外液增多或合并细胞内液增多的指征，但有效血容量仍可能不足。明显水肿的患者多存在血容量不足；皮肤皱缩则是细胞外液和血容量不足的表现。

(3) 慢性水中毒的表现：长时间住院的老年或危重患者，由于长期卧床容易出现慢性水中毒，以细胞内水肿为主，其特点为皮肤饱满、发亮；经上腔静脉回流的面部、颈部软组织和下垂部位如背部、臀部等的软组织明显增厚。因为主要为细胞内水肿，故皮肤的压迫性凹陷可不明显。下肢血液回流相对较好，水肿不明显。

(4) 皮肤温度：对循环状态的判断比较可靠，四肢末梢温暖表示循环血量充足，四肢发凉则意味着循环功能不良。

(5) 手背部静脉：如果手下垂 4~5 s，手背静脉不充盈，提示循环血容量不足；相反，若举手 4~5 s 手背静脉不排空，提示循环血容量过多。

4. 脉搏　循环血容量不足出现脉搏细弱、增快，但单纯脉搏增快受多种因素的影响，对判断血容量不足的价值不大。

5. 心排血量和每搏输出量(SV)　血容量不足时，心排血量与 SV 均有不同限度的降低。连续、动态监测心排血量、SV 有助于判断危重症患者液体复苏效果和机械通气对心功能的影响。但有创测定心排血量和SV的难度较大，无创测定的可靠性较差，故临床应用相对较少。

6. 经皮脉搏血氧饱和度（SpO_2）　SpO_2主要反映末梢组织的血液灌注和氧合状态，是监测周围循环功能、指导液体复苏和机械通气的常用指标。当心排血量下降而导致外周血管灌注不良时，SpO_2在2 min内即可出现变化。SpO_2具有对血氧含量和血流量变化的双相反应性，在局部血流量充足时SpO_2随SaO_2变化；在肺气体交换较好时，SpO_2随血流量变化。因此SpO_2降低时应同时检测动脉血气以鉴别其降低的原因。应用血管活性药物、皮肤状态、组织水肿等情况也可导致SpO_2变化。

7. 中心静脉压（CVP）　CVP是胸腔内大静脉压强与大气压的差值，主要反映右心前负荷和右心功能，正常值为$6\sim12$ cmH_2O。一般认为CVP超过正常值上限提示右心前负荷过高或右心功能不全，必须限制补液量和补液速度；低于正常值下限提示容量负荷不足，需加大补液量。在右心功能正常的情况下，习惯上认为CVP对判断血容量非常可靠，CVP下降，血容量不足；反之血容量则增加。在已知或怀疑存在心力衰竭的休克患者，CVP监测有助于防止液体复苏过度，但实际应用时有较多误区。

（1）胸腔内压的影响：影响CVP的因素众多，不仅与血容量、心功能（包括心包情况）、血管活性药物等有关，也与胸腔内压变化（与动脉不同，静脉壁菲薄，受周围环境压力影响较大）显著相关，因此CVP预测血容量和右心功能的特异度必然受到影响，如机械通气压力较高、胸部手术局部束带固定或大量腹水患者，胸腔负压显著下降，CVP明显升高；机械通气压力或流量不足、急性左心功能不全、急性肺实质病变、大气道阻塞等导致呼吸增强、增快时，胸腔负压显著升高，CVP明显下降。因此在呼吸出现明显改变的情况下，CVP变异范围较大，即CVP下降不一定血容量不足，上升时也不一定血容量过多或右心功能不全。

（2）其他影响因素：心包积液、三尖瓣反流、大剂量使用血管收缩剂也可引起CVP升高，但比较容易判断。

（3）特别容易忽视或误判的问题

1) 胸腔负压增大降低CVP：在急性肺水肿或肺损伤、机械通气压力或流量不足、严重人机对抗的患者，由于呼吸运动代偿性增强，CVP多下降或基本正常而不是升高。

2) CPAP/PEEP与CVP的关系不恒定：机械通气患者，CPAP/PEEP对CVP的影响不确定，随肺实质和胸廓（包括横膈）顺应性等因素变化。

A. 正常肺：由于肺实质阻力（基本是弹性阻力）的影响，PEEP在向胸腔传导的过程中会逐渐衰减，而PEEP导致的肺容积增大则使胸廓的限制和压迫作用增强，两者共同影响胸腔内压和CVP的变化。中低水平PEEP向胸腔传导及胸廓的限制作用有限，CVP变化不大，甚至基本无变化，即CVP的变化幅度显著<PEEP；高水平PEEP使肺容积明显增大，胸廓的限制作用增强，CVP明显增大，即CVP变化的幅度逐渐接近于PEEP。

B. 肺实质疾病：如感染、水肿、损伤、组织增生，肺弹性阻力明显增大，黏性阻力和惯性阻力也常明显增大，并对呼吸运动产生影响。PEEP主要消耗在克服肺的弹性、黏性和惯性阻力上，传导至胸腔的压力显著减少，CVP的变化幅度也明显减小。

C. 气流阻塞性肺疾病：正常情况下，肺容积显著增大后，PEEP对CVP的影响增大，但不同疾病状态有较大差异。COPD患者主要表现为气道陷闭导致的PEEPi，中低水平的PEEP可有效对抗PEEPi，不会导致肺容积进一步增大和CVP变化；支气管哮喘患者主要表现为气道阻塞和高水平PEEPi，PEEP常导致肺泡内压和CVP升高。

D. 胸膜和胸廓疾病：在胸廓顺应性减退或胸廓黏性、惯性阻力增加的患者，胸廓的限制作用增强，CVP的变化幅度增大。

总之，CVP的变异范围较大，即CVP显著下降时不一定存在血容量不足，反之也不一定存在血容量过多，因此用CVP判断血容量、右心功能，指导补液、机械通气需充分考虑上述情况。

（4）CVP的替代指标：中心静脉跨壁压（central venous transmural pressure，CVTP）是CVP与胸腔内压之差。由于排除了胸腔内压的影响，是反映循环血容量和右心功能的较可靠指标。但该指标的测定较烦琐，需同时测定CVP和胸腔内压，故主要用于理解心肺疾病的生理学特点和试验研究。

8. 肺动脉楔压（PAWP）　将肺动脉导管末端"楔"入肺动脉分支或将血管内导管外周的气囊充气闭塞肺动脉分支，阻挡血流，在血液不流动的情况下记录到的压力为PAWP。该压力反映下游末端闭塞血管网的压力变化，即肺小动脉末端、肺毛细血管、肺小静脉、左心房的压力变化。因为导管的楔入部位和二尖瓣之间形成一密闭管道，各处压力相等，因此 PAWP 是反映左心功能较特异的指标。PAWP 的正常值范围是 8~12 mmHg，>18 mmHg 提示肺淤血、左心功能不全。与 CVP 相似，肺毛细血管和肺静脉也受肺泡内压和肺间质压的影响，故在呼吸显著变化和机械通气不适当的情况下，其特异度也受影响，只是影响幅度远较 CVP 小。

还应注意，孤立的一次 CVP 和 PAWP 数值的意义有限，应结合临床进行连续、动态观察。

第六节 组织性缺氧

单纯组织细胞本身原因导致三羧酸循环障碍而发生缺氧的情况极其罕见，而常常作为疾病的一个环节发生作用，如上述 CO 中毒、高铁血红蛋白血症导致循环性缺氧，但也伴随严重组织性缺氧。严重感染常通过多个环节导致缺氧，包括组织性缺氧。内环境紊乱，如碱血症、反应性高血糖、电解质紊乱是导致组织学缺氧的最常见原因，详见朱蕾主编《体液代谢的平衡与紊乱》。

第七节 组织供氧的检测和缺氧的处理对策

动脉血气和上述血流动力学检测有较高价值，但也有较多不足；改善组织供氧更有价值，其评价指标的研究也取得了一定进展，但可行性较差，不同类型也有不同的处理对策（见上述）；对改善常见危重症患者组织供氧的措施争议较大，故需进行合理的生理学阐述。

一、组织氧合功能的监测

1. 基本参数　除动脉血气参数外，还常用 $P\bar{v}O_2$ 或 $S\bar{v}O_2$。PaO_2 和 SaO_2 是反映肺氧合功能的参数；$P\bar{v}O_2$ 或 $S\bar{v}O_2$ 是反映肺氧合功能、循环功能、组织利用氧能力的综合参数；两者综合分析对判断组织缺氧的环节有重要价值。$PO_2<60$ mmHg 时，$P\bar{v}O_2$ 与 $S\bar{v}O_2$ 有良好的线性关系，故实际常用单一参数。与组织氧合功能有关的参数还有氧耗量（$\dot{V}O_2$）、心排血量（CO 或 Qt）、CaO_2、混合静脉血氧含量（$C\bar{v}O_2$）等。根据 Fick 公式：$\dot{V}O_2=Qt(CaO_2-C\bar{v}O_2)$，则有 $C\bar{v}O_2=CaO_2-\dot{V}O_2/Qt$；$C\bar{v}O_2=S\bar{v}O_2\times Hb$，故 $C\bar{v}O_2$ 受 $\dot{V}O_2$、Qt、CaO_2 的影响。

2. 正常值　$P\bar{v}O_2$ 和 $S\bar{v}O_2$ 的正常值范围分别是 36~40 mmHg 和 73%~83%，$CaO_2-C\bar{v}O_2$ 正常值范围为 31~51 mL/L。

3. 临床意义　PaO_2（SaO_2）和 $P\bar{v}O_2$（$S\bar{v}O_2$）同时下降，$CaO_2-C\bar{v}O_2$ 正常，则为单纯肺氧合功能障碍。PaO_2（SaO_2）基本正常，$P\bar{v}O_2$（$S\bar{v}O_2$）下降，$CaO_2-C\bar{v}O_2$ 增大，则为周围循环障碍或组织代谢增强。PaO_2（SaO_2）和 $P\bar{v}O_2$（$S\bar{v}O_2$）同时下降，$CaO_2-C\bar{v}O_2$ 增大，说明肺氧合功能下降伴心功能不全或周围循环功能障碍。PaO_2（SaO_2）升高，$P\bar{v}O_2$（$S\bar{v}O_2$）基本正常，$CaO_2-C\bar{v}O_2$ 不变，说明氧疗、机械通气或液体复苏等措施使肺氧合功能明显改善。PaO_2（SaO_2）稳定，$P\bar{v}O_2$（$S\bar{v}O_2$）增大，$CaO_2-C\bar{v}O_2$ 下降，提示组织氧耗量降低，如低温、镇静、应用神经肌肉阻断剂，或组织摄氧功能下降，如部分脓毒症、氰化物中毒、硝普钠应用或存在肺外分流。

二、氧代谢的评价

氧代谢概念的提出改变了传统意义上休克或微循环障碍的评估方式，使休克复苏由既往狭义的血流动力学治疗向细胞氧代谢调控转变。传统的临床监测参数常不能对组织氧合变化做出灵敏的反应，经过治疗后，心率、血压等参数也可在组织灌注与氧代谢未改善前趋于稳定，因此同时监测和评估全身血流灌注参数和局部组织灌注参数更有价值，前者如 DaO_2、$\dot{V}O_2$、血乳酸浓度、$S\bar{v}O_2$ 或中心静脉血氧饱和度（$ScvO_2$）；后者如胃黏膜 pH（pHi）和 CO_2 张力（$PgCO_2$）等。

1. DaO_2、$S\bar{v}O_2$　可以作为休克早期复苏效果评价的良好参数，动态监测价值更高。近年来已提出液体复苏的终点主要是使 $S\bar{v}O_2>70\%$。但是，由于测定较困难，DaO_2、$S\bar{v}O_2$ 用于指导液体复苏或机械通气的价值缺少有力证据。

2. 动脉血乳酸浓度 是反映组织缺氧的灵敏参数,且检测简单、方便,在重症感染或休克患者的监测中有重要价值。其正常值≤1 mmol/L,危重患者≤2 mmol/L。

(1) 基本意义:任何原因(包括基础病、并发症和机械通气)的休克和低灌注都将导致有氧代谢障碍、无氧代谢增强、血乳酸堆积,形成高乳酸血症。血乳酸浓度增高常早于休克的其他征象;持续动态监测对休克的早期诊断、评价组织缺氧、指导液体复苏及预后评估皆有重要意义。以乳酸清除率正常化作为复苏终点可能比传统的血压、尿量、DaO_2 更有优势。

研究显示血乳酸浓度与低血容量休克患者的预后密切相关,高乳酸血症的迅速恢复正常(<12~24 h)提示预后良好;持续(>48 h)高水平(>4 mmol/L)提示预后不良。

(2) 其他情况:高乳酸血症也可见于应激状态、肝功能不全、碱血症等情况,因此结合临床表现、动态监测更有意义。非缺氧所致的高乳酸血症,一般<3 mmol/L,乳酸/丙酮酸≤10∶1;缓冲系统正常发挥作用,pH 多正常;缺氧所致的高乳酸血症则较严重,且常伴代谢性酸中毒和酸血症。

3. 血乳酸清除率(clearance of lactic acid) 初始动脉血乳酸浓度和观察点动脉血乳酸浓度的差值与初始结果的比值,比血乳酸浓度能更好地反映患者的预后。

4. pHi 和 $PgCO_2$ 反映肠道血流灌注情况和病理损害的参数,同时也能够反映全身组织的氧合状态,对评价治疗效果有一定价值。

5. 客观评价 尽管血流动力学参数较氧代谢参数的变化有一定的滞后性和不一致性,但多数情况下两者的变化一致,故仍常规采用一般情况和血流动力学参数评价循环功能。

三、改善组织器官供氧的环节与方法

(一) 维持适当动脉血氧运输量 $CaO_2=SaO_2\times Hb$,$DaO_2=CaO_2\times CO$(心排血量),因此维持适当 DaO_2 的方法包括维持适当的氧合、适当的 Hb 浓度和适当的心排血量。实际应用时,上述指标的维持皆有一定的限度,过高、过低可能皆不合适。

1. 适当 PaO_2 正常情况下,$PaO_2=60$ mmHg 时可保持适当的氧合功能($SaO_2=90\%$)。若 $PaO_2<60$ mmHg,SaO_2 将显著下降;继续升高 PaO_2,SaO_2 增加有限,故强调 $PaO_2\geq 60$ mmHg 即可。一般情况下,若存在明显慢性高碳酸血症,更需严格控制 SaO_2,推荐维持在 90%~95%;反之则以 90%~97% 比较合适。

2. 适当 Hb 浓度 CaO_2 是指每 100 mL 血液携带氧的毫升数,包括物理溶解氧和与 Hb 结合的氧两部分。$CaO_2(mL/\%)=0.003\times PaO_2+1.39\times SaO_2\times Hb(mL)$。以 $SaO_2=98\%$、Hb=15 g/L 代入公式,则正常人的 $CaO_2=20$ mL/100 mL 血液,其中 Hb 结合的氧量为 19.7 mL,远高于物理溶解氧,即 CaO_2 主要与 SaO_2 及 Hb 有关,因此改善 CaO_2 不仅要改善 PaO_2 及影响氧离曲线的因素,也应改善 Hb 的量和质,Hb 以 75~140 g/L 为宜;Hb 过低,CaO_2 下降,过高则增加血循环阻力。在维持适当 Hb 水平的情况下,SaO_2 稍低于 90%,甚至在 80%~85% 也相对安全的。

3. 适当胶体渗透压和血容量 血容量的维持取决于胶体渗透压、晶体渗透压和水的综合作用,其中主要取决于前者。白蛋白是产生血液胶体渗透压的主要成分,创伤、重症感染等不仅分解代谢显著增强,也存在白蛋白迅速、严重的丢失,故补充白蛋白应非常慎重。在疾病初期或急性加重期不宜补充或大量补充白蛋白、氨基酸,否则会导致大量分解代谢产物的产生,加重心、肝、肾等脏器的负担;白蛋白在损伤部位的过度渗出将加重组织水肿,故应注意掌握补充的时机;同时根据血钠、血氯、体液情况综合处理,这与内环境的调节是一致的。

(1) 热卡补充:适当能量补充对降低蛋白的分解代谢、维持血浆白蛋白浓度有重要作用,但需结合疾病特点。在危重症急性期,应激反应和全身炎症反应剧烈,能量供给保持在 351.6~439.5 kJ/(kg·d) [84~105 kcal/(kg·d)] 被认为是能够接受并可实现的能量供给目标,称为允许性低热量策略(permissive underfeeding)。

(2) 白蛋白补充:存在肺实质或其他部位广泛、严重的损伤患者,若血浆白蛋白>30 g/L 可随访;若存在严重低蛋白血症,则必须给予较大剂量的补充,每天补充 10 g 是不足的。白蛋白<25 g/L 时,应给予 10 g 静脉点滴,每 8 h 或 6 h 1 次;<30 g/L 时,可 12 h 1 次。连用 2~3 d 后减量或停用。也可用相当剂量的血浆(100 mL 血浆相当于 5 g 白蛋白),但单纯白蛋白制剂可能更优越,因为少量白蛋白多次输注可逐渐脱水,减轻组织水肿;同时缓慢扩容,不加重心脏负担,改善组织循环;改善肾脏的利尿作用。两者联合应用,有助于改善机体免疫功能,但需控制补充的速

度和生理盐水的冲洗量,避免诱发或加重心功能不全。

4. **适当心排血量** 通过上述措施维持有效循环血容量是基本治疗措施,在此基础上适当应用强心药物或其他手段保障适当心排血量,从而达到维持适当 DaO_2 的目的。

肺实质疾病导致的重症呼吸衰竭患者常需要机械通气治疗,此时确定合适的心排血量比较困难。增加心排血量一般通过提高前负荷(主要是补液量)、降低后负荷(降低左心室跨壁压)和改善心肌收缩完成,且三者之间相互影响。

(1)治疗矛盾:足够补液量是维持心排血量的基础,在血容量不足的患者,强调迅速有效的扩容治疗,但在急性左心室或急性肺损伤患者又强调适当降低输液量以减轻肺水肿和降低分流量;维持适当氧合常需增加通气压力,而维持适当心排血量又常需降低通气压力。

(2)措施:在部分患者,为保障氧合与心排血量之间的平衡,应适当控制输液量,心排血量维持正常中等水平即可;避免高水平心排血量或过快心率,以免加重心脏负担,特别是有心脏损伤的患者;对于心功能较差的患者,维持正常值下限水平则可能是较好的选择,因为机体可通过一系列调节,包括全身血流量的重新分布、血压升高等以保障重要脏器的血供;但血容量不足或通气压力较大导致动脉血压下降或尿量不足时必须补充血容量。当然在左心功能不全患者,适当较高的压力可降低左心室跨壁压,改善心功能,故需注意机械通气参数的合理调节和药物的综合应用,详见第三十二章。

(3)其他问题:异常物质的出现,如一氧化碳中毒、亚硝酸盐中毒、异常 Hb 的大量增多,不仅严重影响氧在血液中的运输,也严重影响氧的释放,需客观评估和积极治疗。

(二)**改善微循环** 正常的微血管结构、适当循环血流量和适当凝血功能是维持微循环正常的基本因素,尤其是血流量充足可有效"冲洗"微循环,是防治微循环障碍和弥漫性血管内凝血(DIC)的基础,强调特别注意以下几点。

1. **维持适当循环血流量** 是改善微循环的基础,见上述。

2. **改善水肿** 微循环静水压低,易受组织静水压影响,特别是严重水肿患者。

3. **改善微循环状态** 与健康人相比,危重症患者更容易发生凝血功能紊乱和 DIC,特别是创伤、手术、严重感染者,后者发生 DIC 的高危因素皆存在,包括创面或损伤的毛细血管膜容易激活凝血,血小板和凝血因子应激性升高,卧床、脱水、水肿等因素皆可导致血流缓慢。因此改善微循环不仅仅是抗凝,而应该注意综合处理,包括微循环上、下游异常状态的治疗和内环境的改善。

4. **注意医源性因素的影响** 主要包括两种情况,一种是具有高损伤性的药物,如造影剂、部分抗生素;第二种是质量可能欠佳的药物,特别是静脉用药。一般静脉用药的质量评价包括:标示量(含量)、无菌、pH、不溶性微粒等,pH 和不溶性微粒是导致微循环障碍的常见因素,但容易忽视。美国 FDA 要求 $\geqslant 10\ \mu m$ 的不溶性微粒(HIAC 法)不多于 2 000 个,$\geqslant 25\ \mu m$ 的不多于 200 个,对于重症已有微循环损伤的患者,各种微粒极易加重微循环障碍,导致多器官损伤,如颗粒沉积在肺部和脑部则可导致脑缺血和弥漫性肺损伤。

5. **DIC 的判断和抗凝治疗原则** DIC 大体分高凝期、凝血因子消耗期和纤溶亢进期三个阶段,强调早期判断和治疗。有明显高凝状态(可参考纤维蛋白原、D-二聚体、纤维蛋白降解产物、血小板等基本指标),但未达 DIC 标准的患者应适当抗凝治疗,以低分子肝素为主;还要注意上述综合处理。强调危重症患者的应激性高凝状态及其继发的 DIC 与一般血液科患者有巨大差别,诊断、治疗皆应明显不同。

(三)**改善组织代谢** 包括改善组织的对氧的利用和降低氧耗量,其中前者是治疗的核心。

1. **改善组对氧的利用** 核心是在改善 DaO_2 和微循环的基础上改善内环境,包括避免碱中毒;保障适当的能量供应,特别是及早发现和处理高血糖,包括应激性高血糖和原有高血糖加重;维持足够的水溶性维生素和适当的电解质水平,特别是防治低钾、低镁、高钠,以保障机体代谢的正常进行。

2. **降低组织代谢** 在机体代谢增强的情况下,静脉血氧含量将显著下降,静脉血经分流的肺循环后将导致更严重的低氧血症,故应注意降低机体代谢,如降温、应用镇静-肌松剂抑制过强自主呼吸等,但需控制镇静的强度,尽可能维持一定程度的自主呼吸存在。

(朱 蕾 胡莉娟)

第二十章
氧气疗法

> **提　要**
>
> 1. 氧气疗法有相对明确的指征、目标、要求，尽可能避免临床滥用，低浓度氧疗是最常用的氧疗方式。中等浓度氧疗、高浓度氧疗，特别是纯氧吸入有更高要求。
>
> 2. 吸入气氧流量与吸入气浓度（FiO_2）的关系与每分通气量（VE）、吸呼气时间比（I：E）及连接装置等有关，不能简单地将健康成人鼻导管吸氧 1 L/min 提高 4% FiO_2 作为万能公式用于各种情况。在改变供氧方式和吸氧条件时，需调节吸氧流量，以保障 FiO_2 和 PaO_2 的相对稳定。
>
> 3. 慢性高碳酸血症患者强调持续低流量吸氧，以避免 $PaCO_2$ 的明显升高，但用传统机制解释不确切或错误，也与临床治疗要求矛盾。高 FiO_2 使肺泡氧分压（P_AO_2）升高，将解除低氧所致的肺血管收缩，生理无效腔（VD）增大，肺泡通气量（$\dot{V}_A$）降低，是氧疗时慢性高碳酸血症患者 $PaCO_2$ 升高的主要机制。
>
> 4. 吸氧面罩有多种类型，可以提供中等及较高水平的氧浓度，有较大的应用范围，临床常用简单吸氧面罩和可调式通气面罩。
>
> 5. 经鼻高流量氧疗（HFNC）是目前最理想的吸氧方式，可以充分加温、湿化吸入气，FiO_2 的调节范围大（21%～100%）；有微弱的通气效应和 CPAP 效应；技术含量不高，应用简单方便。
>
> 6. 呼吸突然停止后，肺泡与肺泡毛细血管之间、气道与肺泡之间的气体交换并未立即停止，而是持续一段时间。在气道阻塞、气道通畅、吸氧、高流量吸氧等不同条件下有巨大差异，掌握变化特点具有重要的理论和实践价值。
>
> 7. 气管内吹气（TGI）通过放置于气管或主支气管内的细导管连续或定时（吸气或呼气时相）向气管内吹入新鲜气体，以达到通气或辅助通气作用的通气方式。有多种形式，不同形式的作用机制有较大差异，总体上通过降低解剖无效腔、增大 VT、直接增加 $\dot{V}_A$，提高气管内氧浓度，以及气道内气体对流、分子弥散等多种机制综合作用提高 PaO_2、降低 $PaCO_2$。
>
> 8. 高压氧疗是在密闭高压氧舱内，用超过 1 标准大气压（atm）的纯氧治疗疾病的氧疗方法。主要通过提高 PaO_2 和物理溶解氧含量发挥作用；也通过增加组织氧含量和氧储量、提高血氧弥散率和增加氧有效弥散距离而发挥治疗作用。

氧气疗法主要用于低氧血症性缺氧；在某些特殊类型的缺氧患者，合适氧疗也有一定或较高的治疗作用。

第一节　氧气疗法的特点及应用

氧气疗法（oxygen therapy），简称氧疗，有两种含义：① 各种可能增加吸入气氧浓度（FiO_2）的措施，包括机械通气（MV）供氧和高压氧等特殊氧疗；② 通过简单的连接管道，在常压下向气道内增加氧浓度的方法,一般指后者。

一、氧疗指征、目标和要求

1. **氧疗指征**(indication of oxygen therapy) 主要用于治疗低氧血症,合理氧疗可明显改善或纠正低氧血症及其引起的一系列代谢障碍和生理功能紊乱,防止并发症,改善临床症状和生活质量。具体适应证为:① $PaO_2 < 60$ mmHg 的急性低氧血症;② $PaO_2 < 55$ mmHg 的慢性低氧血症,或 PaO_2 为 55~60 mmHg 伴有慢性肺动脉高压,或继发性红细胞增多症,活动后 PaO_2 明显下降;③ 睡眠性低氧血症或睡眠呼吸暂停低通气综合征。

某些患者静息状态下 PaO_2 在合适范围,但运动后出现明显低氧血症,是否需要氧疗有较大的争议,我们的观点是不特别强求,有条件者可在运动时吸氧。

2. **氧疗目标**(aim of oxygen therapy) 改善或纠正低氧血症及其导致的代谢障碍和生理紊乱,故氧疗后使 $PaO_2 \geqslant 60$ mmHg 或 $SaO_2 \geqslant 90\%$ 即可;若合并慢性高碳酸血症可允许目标适当降低,具体要求是 $PaO_2 \geqslant 55$ mmHg 或 $SaO_2 \geqslant 85\%$。继续增加 FiO_2 一般并不增加疗效,在某些情况下反而增加不良反应。

3. **氧疗要求** 不同情况可以有很大不同,简述如下。

(1) 摄氧不足:低氧环境所致的缺氧,适当吸氧即可。

(2) 换气功能障碍:多表现为单纯低氧血症,无 CO_2 潴留,是氧疗的最佳适应证。氧疗对改善通气血流比例($\dot{V}/\dot{Q}$)失调和弥散功能障碍导致低氧血症有较好的疗效,但对动静脉血分流率($\dot{Q}s/\dot{Q}t$)较大的患者疗效不佳,多需在机械通气(MV)的基础上氧疗。首选中低浓度氧疗($FiO_2 \leqslant 60\%$);若无效或效果不佳,则采用高浓度氧疗($FiO_2 > 60\%$),但需注意氧中毒的可能,在病情改善后及时降低 FiO_2。

(3) 通气功能障碍:除低氧血症,常有 CO_2 潴留。需要根据 PaO_2 与 $PaCO_2$ 的变化选择 FiO_2。总体原则为在 $SaO_2 \geqslant 90\%$ 的基础上,采取持续低流量(低浓度)吸氧。因为高浓度氧疗可加重高碳酸血症;而间歇氧疗时,在间歇期,$PaCO_2$ 很少下降至氧疗前水平,PaO_2 常比吸氧前更低。

(4) 康复治疗:对于由 COPD、慢性肺间质纤维化或其他疾病所致的慢性低氧血症应采取长期低浓度氧疗,每天氧疗时间≥12 h,特别是夜间睡眠时应持续吸氧。长程氧疗是延长低氧血症患者生存时间和改善生活质量的最有效手段。

二、氧 疗 方 法

1. **低浓度氧疗**(low concentration oxygen therapy) FiO_2 不超过 40% 的氧疗方法。一般要求不超过 30%,适用于各种低氧血症,特别是伴有 CO_2 潴留的慢性低氧血症患者。

2. **控制性氧疗**(controlled oxygen therapy) 低浓度氧疗的一种常用形式,在吸氧的初期给予较低浓度的氧,一般为 25% 左右,然后根据病情、PaO_2 和 $PaCO_2$ 水平逐步提高 FiO_2 至 30%(不超过 40%)或保持原浓度持续给氧的氧疗方法,适用于伴有 CO_2 潴留的慢性低氧血症患者,主要是 COPD。主要目的是避免 CO_2 潴留的明显加重。

3. **持续低流量吸氧**(continuous low-flow oxygen therapy) 是控制性氧疗的一种形式,指较长时间连续的低流量吸氧方法,适用于伴有 CO_2 潴留的慢性低氧血症患者,主要是 COPD 患者或家庭氧疗,有助于避免加重高碳酸血症。

(1) 高浓度氧疗导致 $PaCO_2$ 升高的机制:① 慢性高碳酸血症患者呼吸中枢对 $PaCO_2$ 变化的敏感性降低,主要依靠低氧血症维持外周化学感受器的兴奋作用。应用高 FiO_2,PaO_2 上升,低氧血症对外周感受器的兴奋作用减弱,患者自主呼吸受抑制,使肺泡通气量($\dot{V}_A$)减少,导致 $PaCO_2$ 升高,这是一种习惯说法,但实际上多不符合呼吸生理,也无实际临床价值,因为一般情况下外周感受器仅在 $PaO_2 < 60$ mmHg 时发挥兴奋作用,一旦超过该水平,65 mmHg 和 100 mmHg 对呼吸中枢的兴奋作用基本无差别;临床上又强调氧疗后 $SaO_2 \geqslant 90\%$,这是矛盾的,也不符合呼吸生理要求,因该原因导致 $PaCO_2$ 进一步升高并不常见。② 吸入较高氧浓度后,通气差的肺泡(低 $\dot{V}/\dot{Q}$ 肺区)PO_2 升高,解除了低氧所致的肺血管收缩,使高 $\dot{V}/\dot{Q}$(即 $\dot{V}/\dot{Q} > 0.8$)肺单位的血液流向低 $\dot{V}/\dot{Q}$ 的肺单位,导致生理无效腔(VD)增加,有效肺泡容积减小,$\dot{V}_A$ 降低,$PaCO_2$ 升高,这是氧疗导致高碳酸血症加重的主要机制。

(2) 间歇性吸氧导致 $PaCO_2$ 升高的机制:举例说明:假如吸氧前 $PaO_2 = 50$ mmHg、$PaCO_2 = 70$ mmHg、$\dot{V}_A = 2.5$ L/min,则吸氧后 $PaO_2 = 80$ mmHg、$PaCO_2 = 80$ mmHg、$\dot{V}_A = 2$ L/min(如

前述，FiO_2 升高导致 VD 增加、$\dot{V}_A$ 下降）；停止吸氧后，$PaO_2 = 45$ mmHg，$PaCO_2 = 75$ mmHg，$\dot{V}_A = 2.2$ L/min（PaO_2 下降，VD 有所下降，$\dot{V}_A$ 有所恢复，但短时间内一般不会恢复至氧疗前水平）；再次吸氧后，$PaO_2 = 80$ mmHg，$PaCO_2 = 85$ mmHg，$\dot{V}_A = 1.8$ L/min（在较低 $\dot{V}_A$ 的基础上，氧疗导致 VD 进一步增大和 $\dot{V}_A$ 进一步下降）。因此间断吸氧，特别是在 FiO_2 较高的情况下，将可能进一步加重 CO_2 潴留。

（3）氧疗的调整：控制性氧疗时，随着 PaO_2 升高可能会出现 $PaCO_2$ 升高，其升高幅度与 PaO_2 降低的幅度呈较弱的正相关，故应采取改善 $\dot{V}_A$ 的综合治疗措施。随着 $\dot{V}_A$ 增大，需要的 FiO_2 也会下降。在控制性氧疗的中后期，随着综合治疗措施发挥作用，PaO_2 稳步上升至一定水平（此水平由基础疾病的严重程度决定），$PaCO_2$ 亦下降至一定水平。但由于 COPD 等基础疾病不可能完全恢复，PaO_2 也很少恢复正常；但是否继续氧疗，以能否有效改善中重度低氧血症为依据，即 PaO_2 持续超过 60 mmHg 无须继续氧疗。对于重症患者，控制性氧疗及综合性治疗措施也多不能控制 $PaCO_2$ 的持续上升，应给予 MV。

综上所述，$\dot{V}/\dot{Q}$ 失调仅导致低氧血症的说法有较大的局限性，在 COPD 慢性呼吸衰竭患者，残存的肺功能有限，基础 $\dot{V}_A$ ＜正常值；一旦因 $\dot{V}/\dot{Q}$ 失调导致 VD 增大，必然使 $\dot{V}_A$ 进一步下降和 $PaCO_2$ 升高。因此在慢性高碳酸血症患者，强调维持 PaO_2 在 60～80 mmHg 的基础上持续低流量吸氧。这一原则也适合 COPD 患者的家庭氧疗。

4. 中浓度或高浓度氧疗 不同于低浓度（控制性）氧疗的氧疗方法，FiO_2 一般分两种：40%～60% 和 60% 以上，前者称为中浓度，后者称为高浓度。

中浓度或高浓度氧疗适用于单纯低氧血症型呼吸衰竭。对于弥散障碍（包括弥漫性肺毛细血管扩张症）所致的低氧血症疗效良好；对于高 $\dot{Q}_s/\dot{Q}_t$ 所致低氧血症的疗效非常有限；对 $\dot{V}/\dot{Q}$ 失调所致低氧血症的总体疗效较好，但特点不同，疗效也有差异，对于低 $\dot{V}/\dot{Q}$ 肺区氧疗可使 PaO_2 上升，对于高 $\dot{V}/\dot{Q}$ 肺区［通气相对正常而血流较少的肺区（类似无效腔通气）］氧疗无效，总体上 $\dot{V}/\dot{Q}$ 失调是上述两种情况的组合，中浓度氧疗的效果较好。应避免较长时间的高浓度氧疗，特别是纯氧，否则容易导致吸收性肺不张、肺感染、氧中毒。

（1）高浓度氧疗：$FiO_2 > 60\%$ 的氧疗方法。主要应用于单纯低氧血症而无 CO_2 潴留的患者。在严重顽固性低氧血症患者，无论出现何种情况，皆应给予高浓度氧疗以挽救患者生命，待病情好转后逐渐降低 FiO_2。

（2）中浓度氧疗：$40\% < FiO_2 \leq 60\%$ 的氧疗方法。主要用于单纯低氧血症而无明显 CO_2 潴留的患者。尽管疗效有限，也可用于严重贫血或心排血量不足的患者。

（3）纯氧吸入：一般用于刚建立人工气道前后，或机械通气过程中吸痰液前后，目的是减少或改善建立人工气道过程中和吸痰时发生的严重低氧血症。在致死性低氧血症患者应迅速给予纯氧吸入。

5. 无呼吸氧疗（non-breathing oxygen therapy） 在患者呼吸骤停或呼吸无效（VT＜VD），而短时间内又缺乏建立人工气道或经面罩无创正压通气（NPPV）的情况下，给予高流量氧疗，有助于维持适当的氧合，且延缓 $PaCO_2$ 的升高速度。详见本章第三节。

6. 高压氧疗（hyperbaric oxygen therapy） 在密闭高压氧舱内、超过 1 atm 条件下的给氧方法。主要通过大幅度提高 PaO_2，增加氧在血液中的溶解量和氧含量，从而解除 PaO_2 正常患者的缺氧，主要适用于 CO 中毒、减压病、脑水肿、某些急性中毒、脑炎和中毒性脑病等的治疗。详见本章第五节。

7. 氦氧混合气疗法 用含 79% 氦气、21% 氧气的混合气替代空气或空氧混合气吸入而治疗气道肺疾病的一种方法。由于氦气的密度比氮气（两者的相对分子质量分别为 2 和 14，前者的密度为后者的 1/7）低得多，氦氧混合气的密度远比空气低，故可改善气流形态，降低涡流强度，降低气道阻力，改善气体分布以及 $\dot{V}/\dot{Q}$ 失调，减少呼吸功；氦气也能促进氧的弥散。在不能有效纠正低氧血症的情况下，可适当降低氦浓度，增加氧浓度。一般用于严重气道阻塞性肺疾病（主要是支气管哮喘）所致低氧血症的治疗，对单纯换气功能障碍导致低氧血症的疗效有限。

8. 机械通气氧疗（oxygen therapy via mechanical ventilation） 使用 MV 进行的氧疗方法，常用 NPPV 和人工气道 MV。单纯 MV 主要是改善通气和减少呼吸功，间接发挥纠正低氧血症的作用；而通过提高氧浓度则可迅速、直接地缓解低氧血症，精确调节 FiO_2 有利于维持 PaO_2 的恒定。需强调 MV 的应用需极高的呼吸生理基础和呼吸机应用技术，见朱蕾主编《机械通气》第五版。

9. 经鼻高流量氧疗（transnasal high flow oxygen therapy，HFNC） 近年发展的一种"新型"氧疗方

法,实质是更完善的鼻导管吸氧,技术含量不高,应用简单方便。高流量给氧系统以空氧混合装置为基础,还有完善的湿化、温化功能,不仅提高鼻腔的耐受性和黏膜纤毛的清理能力,也能在更大范围内精细调节 FiO_2。高流量吸入还产生一定的通气样效应和 CPAP 的作用,临床应用日益广泛,详见本章第五节。

10. **肺外氧疗**　常用装置为体外膜式氧合器(ECMO),简称体外膜肺或膜肺,即用膜式氧合器在肺外进行气体交换,以代替严重丧失气体交换功能的肺,也有一定的心脏替代作用,暂时维持生命,为其他治疗手段的实施赢得时间。主要用于可逆性肺部病变所致的急性严重低氧血症患者和心血管手术患者。

11. **气管内吹气**（tracheal gas insufflation,TGI）　通过放置于气管或主支气管内的细导管连续或定时(吸气或呼气时相)向气管内吹入新鲜气体,以达到通气或辅助通气的作用。根据纠正低氧血症的需求,吹入气可以是氧气、空氧混合气或空气。详见本章第四节。

12. **液体通气**（liquid ventilation,LV）**供氧**　在常规机械通气不能有效完成气体交换的情况下,将具有气体交换功能的液体物质,如氟碳化合物注入肺泡内以部分替代肺组织的功能,进行通气治疗的方法。分两种情况:① 注入量等于肺总量(TLC),称为全液体通气;② 注入量等于功能残气量(FRC),称为部分液体通气(PLV)。LV 在改善肺换气功能和减少呼吸机相关肺损伤方面有一定优点,是治疗急性低氧血症型呼吸衰竭的一种有效手段。

13. **人工血液供氧**　携氧是血液最重要的功能,在严重失血、Hb 结构或功能异常的患者,常需输血治疗。输血必须进行组织配型,血液需要冷藏,而且应用血制品也可能获得传染性疾病。因此制造有效的人工血液是重要的研究方向。氟碳化合物乳剂是一种血液代制品,能与氧可逆性结合,其氧容量远高于血浆,在高 PO_2 环境下,其携氧量与 Hb 相似;微粒直径远小于红细胞,有利于氧的分布,可明显地促进氧的运输及供应,但目前有较多问题,将来可能有良好的前景。

第二节　氧气疗法的工具与要求

理想的氧疗工具应能够提供比较稳定的氧浓度;患者无不适感觉,易于接受且不影响咳痰或进食;不存在或很少重复呼吸。但目前氧疗工具均存在不足,其中最符合上述要求的是 HFNC。

一、基本氧疗工具

(一) 鼻导管与鼻塞

1. **基本概念**

(1) 鼻导管:为一细长、顶端和侧面开孔的橡胶或塑料导管,插入鼻前庭,曾强调插入至会厌部,但试验证实两种方法提高氧浓度的效果相似,且前者的刺激轻微,故普遍采用前一种方法。鼻导管价格低廉,使用简单,不存在重复呼吸,患者乐于接受;但吸氧浓度不易被控制,插入时易损伤鼻黏膜。是目前国内各级医院普遍使用的给氧工具。

(2) 鼻塞:一般是用较硬而光滑的硅橡胶、有机玻璃或塑料材料制作成的球形体,与导管连接。使用时紧密置于鼻前庭,比使用鼻导管舒适,易被患者接受,氧疗效果与鼻导管相仿。

临床上也经常使用双侧鼻导管和鼻塞,同时插入双侧鼻前庭,依从性好,插入较浅,患者易接受。

2. **鼻导管或鼻塞吸氧时吸氧流量与吸氧浓度的关系**

(1) 吸氧流量与吸氧浓度的基本关系及其问题:鼻导管或鼻塞氧疗时的吸氧浓度与氧流量密切相关,即 $FiO_2(\%)=21+4\times$吸氧流量(L/min),该公式对指导氧疗有重要作用,但被多数论著和教材不分情况地滥用,甚至错误地用于小儿或 MV 患者,临床工作中亦经常发生类似错误,不仅造成理论概念的混乱,而且治疗中亦可能因氧浓度过高造成不必要的浪费,诱发 CO_2 潴留和肺泡陷闭,或氧浓度过低达不到治疗效果,故有必要从呼吸生理的角度加以阐述和澄清。

(2) 吸氧流量与吸氧浓度关系的公式计算:上述经验公式可从理论推算得到验证。健康成人每分通气量(VE)=6 L/min,吸呼气时间比(I∶E)=1∶2,即吸气时间占呼吸周期的比值(Ti/Ttot)=1/3。由于氧气只能在吸气期吸入,故吸氧流量为

1 L/min 时,实际吸入气道的氧流量约为 1/3×1 L/min=333 mL/min(鼻咽部有一定容积,相当于储存器,在呼气期可储存一部分氧气,随下一次吸气而吸入,有助于提高 FiO_2,但总体有限,可忽略不计);而吸入空气量则相应减少 333 mL/min,其中空气中的氧气量减少 333 mL/min×21%=70 mL/min,故实际可提高 FiO_2=(333−70)/6 000×100%=4%,因此假设氧流量为 x(L/min),公式可表达为:FiO_2=(xTi/Ttot − xTi/Ttot × 21%)/VE×100%=xTi/Ttot×79%/VE。

(3) 小儿吸氧流量与吸氧浓度的关系:2个月至1岁小儿的 VE 平均值为 1 309 mL/min,1~3岁为 1 777 mL/min,而 I∶E 接近1∶1。假设 FiO_2 提高 4% 需要氧流量 x,则有 4%=x/2×79/VE,代入相应 VE 值,可得婴儿 x=103.9 mL/min;幼儿 x=177.7 mL/min,皆为其 VE 值的1/10。但若按成人公式估算,则吸氧流量 1 L/min 时,理论上 FiO_2 可达 61% 和 44%,这是不可能的。年长儿童 I∶E 及 VE 介于小儿与成人之间,同样不能用上述经验公式。

(4) 其他情况下吸氧流量与吸氧浓度的关系:若成人患者的 I∶E、VE 变化,吸氧流量与浓度的关系亦相应改变,I∶E=1∶3、VE=6 L/min 时,氧流量 1 L/min 约提高 FiO_2 3%。不少专著或教材中仅提到 FiO_2 与通气量有关或笼统讲与呼吸深度及频率有关,而忽视与 I∶E 的关系是不准确的;某些儿科专著或教材采用成人计算公式则是完全错误的。

应用某些没有完善空氧混合器的呼吸机,如国产 SC 系列,因氧气在呼气期被储存,FiO_2 不受 I∶E 的影响,仅与 VE 有关,即 FiO_2=x×79%/VE,大约 1 L 氧流量提高 FiO_2 12%。应用普通面罩供氧或 BiPAP 呼吸机面罩加压通气供氧时,面罩相当于氧气储存器,呼气时有一部分氧气随呼出气排出体外,一部分留在面罩内,随下次吸气而吸入,故 FiO_2 介于上述鼻导管吸氧和 SC 系列呼吸机供氧之间,这也是 BiPAP 呼吸机无创通气时 PaO_2 比 $PaCO_2$ 较早改善的主要机制。当然若应用不当,如压力过高、漏气过多,则 FiO_2 降低(漏气补偿仅能补偿呼吸机输出的空气,面罩接入的氧气随漏气量增多而增多,必然导致 FiO_2 降低),反而出现 PaO_2 下降,这是临床常见且容易忽视的问题。

总之,吸氧流量与浓度的关系与 VE、I∶E 及连接装置等因素有关,不能简单地将正常成人鼻导管吸氧流量 1 L/min 提高 4% FiO_2 作为"万能"公式应用于各种情况;在改变供氧方式和吸氧条件时需适当调节吸氧流量,以保证 FiO_2 和 PaO_2 相对稳定。

3. 适应证 鼻导管、鼻塞吸氧时,FiO_2 一般不会超过 40%,故适用于有自主呼吸、需要 FiO_2 较低的患者,特别适用于 COPD、慢性肺间质病等所致的慢性呼吸衰竭患者。

(二) **HFNC 装置** 是一种优化的吸氧装置,基本特点是充分加温、湿化,调节氧浓度,是目前最理想的吸氧装置。

(三) **气管内导管** 对一些需长期氧疗的患者给予气管内供氧,可有效改善低氧血症,降低吸气通气量,减少呼吸功,提高运动耐受性;而用氧量仅为鼻导管吸氧的 1/4~1/2。缺点是分泌物黏稠时易堵塞导管,需经常清洗。对于建立人工气道的患者,若不需要 MV 或在停机过程中,常采用该供氧方式。

(四) **吸氧面罩** 与鼻导管吸氧相比,经面罩供氧可提供比较恒定的中等氧浓度,并能根据需要调整,可部分或全部避免重复呼吸;但由于面罩属于固定装置,使用时不能咳痰与进食,主要用于急救或需较高氧浓度的患者。目前使用的面罩有多种形式,简述如下。

1. **简单吸氧面罩** 无储气囊、无活瓣的开放式面罩,面罩两侧有气孔排出呼出气。为消除面罩无效腔产生的重复呼吸,氧流量必须>4 L/min。FiO_2 不稳定,不适用伴明显 CO_2 潴留的慢性低氧血症患者。

2. **可调式通气面罩**(adjustable ventilation mask) 又称文丘里(Venturi)面罩。氧气通过一狭窄管道,利用氧喷射(射流)产生的负压从面罩侧口夹带空气,空气夹带量受管道狭窄程度及侧口大小控制。管道越狭窄或侧口越大,夹带空气量就越多,FiO_2 越低;面罩即根据该原理调节 FiO_2。FiO_2 可以被精确、恒定地予以控制,但氧的浪费较多,是目前使用较广泛的吸氧面罩。

3. **可调式吸氧面罩**(adjustable oxygen mask) 通气面罩、呼气阀、氧气袋通过连接管组成的吸氧装置。面罩两侧有侧孔,关闭时吸入气皆来源于氧气袋,FiO_2 可达 100%,有利于迅速改善严重低氧血症;若打开侧孔,则吸气时有空气进入,使 FiO_2 降低;打开侧孔的数量越多吸入空气越多,FiO_2 越低,从而有助于满足不同程度的吸氧需求,减少或避免氧中毒或其他不良反应的发生。

4. **部分重复呼吸面罩** 配有储气囊的面罩,呼气时部分呼出气进入储气囊,与囊内氧气混合后再重复吸入。当氧流量较高时可提供高浓度氧气,同时吸入气中可保持一定浓度的 CO_2。主要用于严重低氧血症伴呼吸性碱中毒碱的患者。

5. **非重复呼吸面罩** 具有防止呼出气进入储气囊的单向活瓣面罩,临床上常用呼吸机的通气单向活瓣。单向活瓣可防止呼出气进入面罩保障高 FiO_2,且无重复呼吸,适应证同部分重复呼吸面罩。

6. **氧帐** 系围绕头部至全身的供氧装置,应用于小儿,能提供各种浓度的氧气,但氧气浪费较大,不适用于成人,也不适合伴有明显 CO_2 潴留的慢性低氧血症患者。

二、几个重要的氧疗概念

1. **长程氧疗**(long-term oxygen therapy) 整个夜间和大部分白天时间均吸氧,每天至少 15 h 的氧疗方法。

2. **短程氧疗**(short-term oxygen therapy) 短时间给氧,一般为十几分钟至数小时的氧疗方法。

3. **家庭氧疗**(home oxygen therapy) 在住宅内放置氧气瓶、制氧机或其他供氧装置,对慢性呼吸衰竭等患者进行长期氧疗的方法。

(1) 适应证:因 COPD 或肺源性心脏病等而住院的患者经治疗后,呼吸道感染控制,呼吸衰竭、心力衰竭等明显改善,但由于基础肺功能太差,有慢性呼吸功能不全,动则气急、发绀,生活质量极为低下。还有部分慢性肺实质疾病、呼吸中枢疾病、慢性心功能不全也有类似情况。故该类患者需长期家庭氧疗。家庭氧疗的目的在于改善低氧血症,减少或避免病情恶化,提高生活质量,延长存活期(图 20-1)。具体适应证为:① $PaO_2 < 55$ mmHg;② PaO_2 为 55~60 mmHg 伴有慢性肺动脉高压,或继发性红细胞增多症,或活动后 PaO_2 明显下降;③ 睡眠性低氧血症或睡眠性呼吸暂停低通气综合征。

(2) 气源:主要有压缩氧(常用氧气瓶)、液态氧、氧浓缩器(制氧仪)3 种。我国大多数家庭采用压缩氧或氧浓缩器,以鼻导管或鼻塞吸入。

三、氧 疗 要 点

为使氧疗能达到预期效果,纠正低氧血症,同时避免氧疗的不良作用,需注意以下几点。

1. **合理选择吸氧浓度** 合适 FiO_2 可以有效改

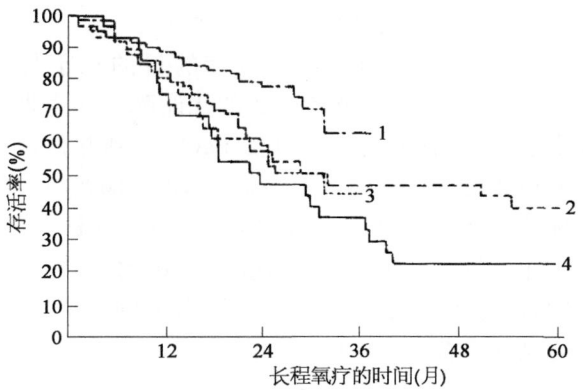

图 20-1 长程家庭氧疗与存活率的关系

引自英国医学研究委员会(MRC)和美国健康研究所(NIH)研究结果。1 为 NIH 资料,每天 24 h 氧疗;3 为 NIH 资料,每天 12 h 氧疗;2 为 MRC 资料,每天 15 h 氧疗;4 为 MRC 资料,未进行氧疗

善低氧血症,又能避免引起 CO_2 潴留、肺泡萎陷和氧中毒等不良反应。总体上以 $PaO_2 \geqslant 60$ mmHg 或 $SaO_2 \geqslant 90\%$ 为原则,在此基础上尽量降低 FiO_2。如前述慢性高碳酸血症患者的 FiO_2 一般不超过 30%,急性高碳酸血症可稍高,但也无须超过 60%,否则需 MV 治疗。单纯低氧血症患者宜选择低、中浓度氧疗,避免长时间高浓度氧疗;否则也需 MV 等治疗。

2. **吸入气的湿化** 氧气的湿化有助于保护气道黏膜,防止分泌物干结。目前常用的方法是将氧气先经过湿化瓶湿化,然后再吸入,但湿化效果有限。

在室温下,即使在湿化器内达到 100% 的湿化,到达呼吸道时其相对湿度也将降至 50% 左右。为保障充分湿化,需将吸入气适当加温,可以利用电热器将湿化罐内的水加温并产生水蒸气,使吸入氧气加温、湿化。加温使吸入气温度到达呼吸道时的温度不能超过 40 ℃,否则有可能影响纤毛运动,亦可能造成呼吸道的损伤。HFNC 有效解决了上述问题,临床应用明显增多。

3. **氧疗的监护** 氧疗时需密切观察患者的神志、发绀程度、呼吸频率及幅度、心率、心律等,特别是经皮血氧饱和度(SpO_2)和动脉血气分析。前者应用简单、方便,可持续应用,可比较准确地判断氧疗效果;动脉血气分析可确切了解氧疗效果和整体情况,有效指导吸氧流量或调整 FiO_2 以及整体治疗方式,以达到最佳氧疗效果和避免氧疗的不良反应。

4. **器械的消毒** 吸氧装置,包括鼻导管或鼻塞、面罩、水封瓶等在使用前皆必须严格消毒,定时更换,防止交叉感染。使用鼻导管或鼻塞时要经常检查是否有分泌物堵塞。

5. 停止氧疗的指征 氧疗的目的在于提高 FiO_2，纠正低氧血症及其导致的代谢障碍和生理功能紊乱，维持脏器功能。只要 PaO_2 达到并稳定在 60 mmHg 或以上，或 $SaO_2 \geqslant 90\%$，即能满足机体的生理需要，因此呼吸空气时 $PaO_2 \geqslant 60$ mmHg 即可以停止吸氧。当然不同疾病或不同患者的具体情况不同，停止氧疗的指征可适当放宽，如脑卒中、急性左心衰竭患者。

6. 停止氧疗后的观察 必须密切观察患者的神志、发绀、呼吸、心率、心律、血压的变化，进行动脉血气分析；如有病情变化需恢复吸氧。

四、其他氧疗工具和方式

如 MV 氧疗、氦氧混合气氧疗、体外膜式氧合属于高技术呼吸支持范畴，本书不再阐述，见朱蕾主编《机械通气》第五版。高压氧疗作为一种特殊的氧疗方式，操作不复杂，但有一定特殊性，见本章第六节。

第三节 无呼吸氧气疗法

患者呼吸骤停或处于无效呼吸（$VT < VD$）状态下，气体交换仍能维持一段时间，有助于维持适当氧合，并可能延缓 $PaCO_2$ 升高，为进一步呼吸支持提供时机。

呼吸停止可以是气道阻塞所致，也可以单纯呼吸停止而气道仍保持通畅，两者的气体交换有较大差异，氧疗效果也有较大差异。

一、呼吸停止后肺泡与气道之间的气体交换

1. 肺泡与肺泡毛细血管之间气体交换的基本变化 呼吸骤停时，若循环功能存在，肺内气体交换将继续进行。假设肺泡气成分及混合静脉血气体分压的初始值正常，呼吸停止后 P_ACO_2 将从 40 mmHg 升高至 46 mmHg，P_AO_2 从 104 mmHg 下降至 40 mmHg。如果暂不考虑混合静脉血成分的改变，并假设 FRC 恒定，则在正常肺容积条件下，肺泡气与混合静脉血的平衡需排出 21 mL CO_2 和吸入 230 mL 氧。因为 CO_2 的溶解度非常高，且在 1 个循环周期内即能达到平衡，因此 21 mL 的 CO_2 可在数秒内完成转运；而转运 230 mL 氧则需要较长时间，一般 1 min 以上。但具体变化特点视气道畅通情况和环境气体成分而定。

2. 气道阻塞时的气体交换 气道阻塞时肺泡气、混合静脉血、动脉血之间的 PCO_2 可很快达到平衡，因为 CO_2 的溶解度大，机体 CO_2 的 90% 以上储存在体液和组织内，故 $PaCO_2$ 以 3~6 mmHg/min 的速度逐渐上升；氧溶解度非常低，机体储备又非常少，P_AO_2 和 PaO_2 将迅速下降，并接近混合静脉血水平。

由于动脉和混合静脉血的氧分压差始终存在且不可能达到平衡（除非血液循环终止），随着气体交换的不断进行，气道内的氧借压力差向肺泡内扩散；肺泡内 CO_2 向气道内扩散。由于气道容积有限，且较长，故扩散量有限。假如患者是在呼吸空气和正常 FRC 位置窒息，则大约 1.5 min（90 s）出现严重低氧血症。

随着氧吸收量和 CO_2 排出量之差的增大，肺泡内压下降，肺含气容积降低，开始降低速度约为氧吸收量和 CO_2 排出量之差，即 230 mL/min − 21 mL/min = 209 mL/min。

3. 气道通畅吸入空气时的气体交换 在气道通畅并且环境气体为空气时，P_AO_2 下降和 P_ACO_2 上升的速度不均衡，肺泡内压下降，外界大气与肺泡之间形成压力差，气道内的新鲜气体以"气团运动"或"容积运输"的形式向肺泡内移动；而相同容积的环境气体也被以同样的方式（与常规机械通气相似）吸入到气管中。如上所述，因为气道-肺泡间存在一定的氧分压差，氧将逐渐扩散至肺泡；随着氧的迅速消耗，氮浓度逐渐升高，直至约 2 min（120 s）后出现明显低氧为止，此时氮浓度可达 90%；环境空气借气团运动方式进入气管也阻止了 CO_2 的排出，气道 CO_2 浓度会升高至 8% 左右。此时若在口腔测量气体成分，可显示氧气吸入，但无 CO_2 排出，呼吸气体交换率（R）为 0。

综上所述，呼吸骤停后必须使患者头后仰，避免舌根后坠，保持呼吸道通畅，这样可为抢救多提供 1/3 的时间，即 (120−90) s = 30 s，30 s/90 s = 1/3。习惯上将上述氧气进入血液循环的过程称为弥散呼吸，但实际上包括了弥散呼吸和气团运动两种方式。

二、呼吸停止、吸氧状态下肺泡与气道之间的气体交换

1. 气道通畅、吸氧时的气体交换 当气道畅通、环境气体为氧气时,肺泡、气道、环境之间的气体交换与吸入空气有较大差异。氧主要通过气团运动被吸入气道,与弥散呼吸共同作用进入肺泡,最终通过肺泡毛细血管膜进入血液。因吸氧时肺泡氮浓度不会增加,P_AO_2 的下降速度与 $PaCO_2$ 上升速度相同,即均为 3~6 mmHg/min,因此数 min 内不会出现严重缺氧。若患者在呼吸停止前吸纯氧,则初始 P_AO_2 将约为 760(总压)mmHg−40(PCO_2)mmHg−47(P_AH_2O)mmHg−13(P_AN_2)mmHg = 660(mmHg),理论上生存时间可达 100~200 min,当然前提是呼吸性酸中毒需维持在适当水平。

2. 持续高流量吸氧时的气体交换 若呼吸骤停前吸纯氧且气道通畅、进行高流量吸氧(气管内吹氧),则可促进 CO_2 排出,在约 100 min 内不仅能维持氧合的稳定,也可使 $PaCO_2$ 维持在稍高于 100 mmHg 的水平。实际上该理论早在 1944—1959 年就已在动物实验和临床试验中证实。同样胸外按压,也可通过"对流"等作用促进 CO_2 的排出,延缓高碳酸血症的进展。

总之,在发生呼吸骤停、即将发生呼吸骤停或准备气管插管的患者,建立人工气道前及时采取措施,保持上呼吸道通畅,迅速给予纯氧吸入或高浓度氧疗可显著延缓低氧血症和高碳酸血症的发展,为抢救提供时机。

第四节 气管内吹气

通过放置于气管或主支气管内的细导管连续或定时(吸气或呼气时相)向气管内吹入新鲜气体,以达到通气或辅助通气作用的通气方式。

一、气管内吹气的作用

总体上讲有以下几个方面:① 高速气流直接增加 $\dot{V}_A$,降低 $PaCO_2$ 和升高 PaO_2;② 降低解剖无效腔,间接增加 $\dot{V}_A$;③ 提高气管内氧浓度(特别是呼气期),升高 PaO_2;④ 吸气期 TGI 可增大潮气量(VT),呼气期 TGI 可产生 PEEP。

二、气管内吹气的作用方式

按实施方法和目的大体分为以下几种方式。

(一)气管内氧疗(transtracheal oxygenation)

1. 基本特点 通过气管切开导管或特制的给氧导管,给予持续低流量吸氧;主要用于需长期氧疗的慢性呼吸衰竭患者。

2. 优缺点 气管内氧疗与传统鼻导管吸氧相比有以下优点:① 绕过上呼吸道的解剖无效腔,增加氧气在呼气期的储存,显著减少需氧量,一般只需鼻导管吸氧量的 1/4~1/2;② 由于氧在呼气期的冲洗作用,解剖无效腔进一步下降,从而降低呼吸肌做功;③ 依从性改善;④ 由于上述作用,患者的医疗费用(包括氧疗费用)下降,呼吸困难改善,住院时间缩短,生活质量提高。但气管内氧疗的湿化效果较差,对气管黏膜有一定的刺激作用,需经常更换吸氧导管。

(二)气管内吹氧(tracheal insufflation of oxygen, TRIO) 受试动物或患者呼吸停止时,通过导管连续吹入高流速的氧气不仅可维持足够的氧合,也可产生一定的通气。由于没有自主呼吸,导管气流是肺泡通气的唯一方式(详见本章第三节)。TRIO 也可用于有自主呼吸的患者。

1. 主要适应证

(1)急救:TRIO 是患者突然呼吸停止,而又缺乏人工通气条件下是维持生命的一种通气方式。尽管 $PaCO_2$ 仍会逐渐上升,但比无呼吸氧疗的上升速度慢得多。紧急情况下可用较大的注射针头直接刺入环甲膜实施吹氧。

(2)用于人工气道患者的吸痰和停机过程中:吸痰过程中暂时停止吸氧;吸痰时的负压导致气道 PO_2 下降,气道陷闭,FRC 下降,上述综合作用使 PaO_2 显著下降,并可能导致一系列并发症,特别是在严重肺实质病变患者。而 TRIO 的实施可保障 PaO_2 的相对稳定。

实施 TRIO 常需要特制的导管,一种是直接设置在吸痰管上,通过单向阀的作用交替完成吸氧和吸痰;另一种是设置在特制的气管插管导管上,可持续供氧。实际吸痰前常规吸纯氧数分钟,并严格控制吸痰和停机时间,一般不会出现严重低氧,故实施

TRIO 的意义不大。

2. 影响 TRIO 疗效的因素

(1) 气流量：气流量越大，降低无效腔的作用越大，$\dot{V}_A$ 也进一步增大，治疗效果越好。在实验犬，将内径为 2 mm 的导管尖端放置在气管隆凸上 1 cm 的位置，用 0.2～3 L/min 的氧流量，可获得相当于维持正常动脉血气水平的 $\dot{V}_A$ 的 25%。实际临床使用时流量应较高，可达 30～60 L/min。

(2) 导管位置：为获得足够的肺泡通气和降低解剖无效腔的作用，需将导管尖端放置在气管隆凸上 1～2 cm 的位置，或用 2 根导管通过气管隆凸插至双侧主支气管。

(3) 导管内径：在保障足够气流量的前提下导管内径尽可能小，才能保障输出气流形成明显的湍流，改善 $\dot{V}_A$。

(4) 心脏搏动：心脏收缩导致的搏动可增加 $\dot{V}_A$，胸外按压也有类似作用。

(三) 连续气流通气 (constant flow ventilation, CFV)

1. 实施方法和基本特点　将 2 根吹气导管经气管切开导管的气囊两侧放入左、右主支气管，进行持续吹气；呼出气则经人工气道，由 PEEP 阀呼出。

此时导管具微小通气机的作用，其回路的"Y"点（作用相当于正压通气的 Y 形连接管）位于近气管隆凸部，可以认为 CFV 是从间歇正压通气（常频通气）→高频通气→连续气流通气（无频通气）的自然发展。

2. 作用机制　持续气流是经过过滤、压缩、湿化、温化的空气或空氧混合气。一般所需气流量较高，每分钟为 1.5～2.5 L/kg；气管切开导管气囊起密封作用，保障持续气流进入气道而不漏出，呼出气流完全经呼气阀呼出；2 根导管（内径为 1.5～2 mm）分别放置在支气管内可保障足够的通气，维持 $PaCO_2$ 在适当水平，因此 CFV 比 TRIO 的通气效应强。湍流引起的对流是发挥气道内通气作用的基础；在小气道和肺泡之间则主要依靠分子扩散发挥作用。

3. 应用指征　主要用于动物实验，临床应用极少。

(四) 气道持续吹氧 (airway constant oxygen insufflation)

1. 实施方法　通过人工气道或直接环甲膜穿刺，用一定气流量的气体（一般为 5～8 L/min 的空氧混合气）向气道内吹气。

2. 作用机制　减少解剖无效腔，用较小 VT 和 VE 获得相同或更好的 $\dot{V}_A$，提高通气效率。

3. 应用指征　用于自主呼吸和 MV 患者。与单纯的气管内氧疗和气管内吹氧方法相似，但气流量介于两者之间。另外气管内氧疗仅仅是供氧，减少解剖无效腔的作用不大；气管内吹氧则通过高流量的氧气维持无自主呼吸者的氧合和一定的通气功能。

三、气管内吹气的作用机制

上述不同方法的作用皆有所涉及，简单总结如下。

1. 减少解剖无效腔　随着无效腔的减少，相同通气条件下的 $\dot{V}_A$ 增大，$PaCO_2$ 降低，这是 MV 时 TGI 的主要作用机制。因为 VT＝VA＋VD（VA 和 VD 分别为肺泡潮气容积和无效腔气容积）。

在气管内吹气时，以置入导管尖端为界，VD 可分为近端和远端 2 部分，近端部分还包括设备增加的无效腔。TGI 减少 VD 的机制为：① 正常呼气末近端无效腔为充满 CO_2 的气体，呼气相 TGI 的新鲜气体冲洗出无效腔的 CO_2，减少下次吸气时返回肺泡的 CO_2 量。② 呼气相 TGI 高流速的气体在导管尖端形成湍流，增加局部区域气体双向对流，新鲜气体进入远端，而远端呼出气向近端流动，并随近端气流排出气道。③ 吸气相 TGI 使近端无效腔减小，增加 $\dot{V}_A$。④ 由于近端无效腔 PCO_2 降低，即使无呼气气流时也利于远端无效腔 CO_2 向近端弥散，减少了远端无效腔。总体上呼气相气流主要发挥降低解剖无效腔的作用。另外 TGI 减少无效腔的作用也与基础 $PaCO_2$ 直接相关，由于健康人 $PaCO_2$ 低，TGI 可能仅使 $PaCO_2$ 轻度下降；但在允许性高碳酸血症（PHC）患者，$PaCO_2$ 将显著下降。

2. 改善通气　TGI 改善通气功能机制与高频通气机制类似，在中心气道和周边肺区不同，一般用两室模型（中间的 I 区和周边的 II 区）解释（图 20-2）。在 I 区，气体运动以湍流和对流性运动为主，II 区则以分子弥散为主，I 区又分为邻近导管的 Ia 区和远离导管的 Ib 区。在 Ia 区，高速射出的气流在其前端形成湍流向下游流动，而周围无明显的射出气流；下游呼出气反方向进入周边部分，向上游流动，形成通气。在 Ib 区，射出的新鲜气流已均匀地分布于整个气道，湍流减弱。越向周边，气道横截面积增加，湍流速度减慢，导致湍流强度和速度进行性衰减，泰勒（Taylor）效应发挥作用，气流的混合作用和弥散加快，新鲜气体向周边气道流动，呼出气体向中心气道流动。在Ⅱ区,即小气道与肺泡交界区域,气流变为层流,流量显著下降,甚至基本停止,以分子弥散为主,并受心脏搏动的影响,即心脏搏动引起的振荡可促进小气道和肺泡气体的混合。上述作用是持续气流通气的主要机制。

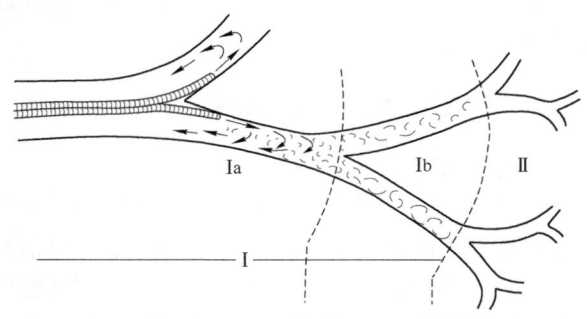

图 20-2　气管内吹气改善通气的两室模型

在Ⅰ区,湍流导致气体流动;在Ⅰa区,高速湍流导致明显的双向气流;在Ⅰb区,较弱湍流导致对流。在Ⅱ区,分子扩散导致气体交换,心脏搏动促进气体交换

3. **直接提高 FiO_2**　TGI 的射入气流,无论是氧气还是空气,因避开了高位气道的解剖无效腔,使气道内 FO_2 升高;另外新鲜气流在呼气期进入气道,冲出呼出气,有一定的氧气储存作用,进一步提高 FO_2。这是气道内给氧的主要机制。

4. **改善气体分布**　由于气管-支气管树的解剖特点和不同流体形态特点(层流、湍流),应用 TGI 时肺上叶通气减少,肺下叶通气增加(与常规 MV 相似),有助于气流进入 ARDS 等疾病病变较严重的肺下叶。实验证实,流速非常高时可导致肺下叶过度膨胀,肺上叶几乎萎陷,主要原因下叶支气管内径大,与气管夹角小,气流湍流强度低,气道阻力小,高速气流大量进入下叶;肺上叶支气管内径小,与主支气管分叉处形成锐角,湍流强度大,气道阻力大,较少气流进入上叶;更主要是大量进入下叶的高速气流在细、窄的上叶支气管开口处产生喷射效应,使局部产生负压,上叶支气管内气体被吸出,导致上叶萎陷。上述作用与气流量直接相关,气流量越大,湍流越显著,效应越明显。

5. **其他**　TGI 还可通过提高"气团运动"的速度改善通气。氧和 CO_2 的不同特点促进气道内的气体向肺泡内流动。在自主呼吸突然停止或基本无作用(VT<VD)的情况下,由于血液循环的存在,肺泡毛细血管的气体交换继续进行。因氧溶解度非常低,静脉血 PO_2 比肺泡低得多(差值达 60 mmHg),故 PAO_2 迅速下降;CO_2 的溶解度非常高,静脉血与肺泡 PCO_2 差仅为 6 mmHg 故 P_ACO_2 升高有限,故肺泡总压下降,压力差的存在促进气道内的新鲜气体向肺泡内流动,称为气团运动(详见本章第三节),这是气管内吹氧的主要作用机制之一。

总之,TGI 通过多种机制的综合作用降低 $PaCO_2$、升高 PaO_2,在不同条件下发挥作用的机制有一定差异。

第五节　经鼻高流量氧疗

HFNC 是一种相对比较古老的氧疗方法,早期由于未能有效解决湿化、温化问题,没有获得临床应用;随着这些问题的解决,HFNC 成为目前最理想的氧疗方式;加之简单方便,仅需简单培训即可使用,临床应用日益广泛。主要问题是价格昂贵,主要用于医院,广泛推广至家庭尚有一定差距。由于 HFNC 被提高到所谓的"新技术"高度进行过度炒作,并与无创、有创通气进行不科学的比较,故单列一节阐述。

一、HFNC 的基本概念

HFNC 是经过特殊鼻塞持续高流量(8~80 L/min)的供氧方式,能够提供可自由调节并相对恒定的氧浓度(21%~100%)、温度(31~37 ℃)和充分湿化的吸入气。实现 HFNC 的设备主要包括高流量产生装置、空氧混合装置(空氧混合器)、气体湿化和温化装置、高流量鼻塞、连接管路(图 20-3)。

二、HFNC 的基本组成

根据结构、功能特点,HFNC 可分为三部分。

1. **空氧混合装置和高流量产生装置**　将空气和氧气按预设氧浓度混合,通过涡轮等装置产生可调节的高流量输出。

2. **气体加温和湿化装置**　将输出的高流量空氧混合气行充分加温、湿化。

3. **气体输送管路**　将充分加温、湿化的空氧混合气以恒定流量输送至高流量鼻塞,进入患者气道。高流量鼻塞的尖端呈斜面型出口,质地柔软,通过具

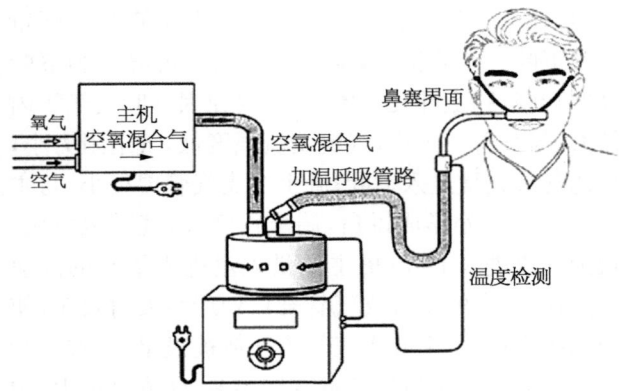

图 20-3 HFNC 基本结构和应用示意图

有弹性可调节的过耳头带固定于患者面部。

三、HFNC 的生理学作用

HFNC 的基本作用是提供浓度相对恒定且充分湿化、温化的空氧混合气,是目前最完善的供氧装置;因气流量高,有一定的通气作用和持续气道正压(CPAP)效应。

1. 提供合适的供氧浓度和供氧方式　吸入气氧浓度(FiO_2)可调节范围大（21%～100%），充分湿化、温化;不影响进食、咳痰,故可安全有效地改善低氧血症,是 HFNC 的基本和主要作用方式。

2. 一定通气效应　HFNC 通过提供恒定、可调节的高流量空氧混合气,冲刷鼻腔、口腔及咽部的解剖无效腔,减少患者下一次吸气时吸入的 CO_2 容积,因此同样通气条件下,肺泡通气量($\dot{V}_A$)必然增大。高流量本身及其导致的湍流还产生一定的通气效应(详见本章第三节、第四节,图 20-2)。气流量越大,通气效应越强,故 HFNC 不仅可用于单纯低氧血症患者,也可用于较轻的高碳酸血症患者。

3. CPAP 效应　HFNC 输送高流量气流,必然产生一定水平的 CPAP(不是 PEEP,尽管两者的作用相似),对改善或维持上气道开放、对抗周围气道陷闭、扩张肺泡内径或防治肺泡陷闭、改善肺水肿皆有一定作用。与呼吸机密闭送气、自由调节的 CPAP 不同,HFNC 是开放性的,上气道 CPAP 压力最高,下气道下降,肺泡内明显下降;漏气越多,CPAP 越低。当然与通气效应类似,该作用与流量密切相关。研究显示,HFNC 流量每增加 10 L/min,咽腔 CPAP 增加 0.5～1 cmH_2O。流量增加至 60 L/min 时,口腔闭合条件下,女性受试者的咽腔压可达约 8.7 cmH_2O,男性约 5.4 cmH_2O;张口呼吸时女性约为 3.1 cmH_2O,男性约为 2.6 cmH_2O。由于大量漏气,张口呼吸必然导致 CPAP 明显下降。

4. 改善气道分泌物引流　HFNC 提供相对恒温、恒湿的高流量空氧混合气,符合机体正常状态下呼吸道的气体温度和湿度,改善呼吸道黏液纤毛系统的功能;高流量刺激也有助于改善纤毛运动和咳嗽反射,进一步改善引流。

四、HFNC 的临床应用

(一) 生理学作用与临床应用

1. Ⅰ型呼吸衰竭　HFNC 是优良的供氧装置,其他治疗作用的效果有限,故主要用于不需要治疗压力(如慢性肺间质纤维化)或较高治疗压力(轻中度心源性肺水肿)的单纯低氧血症患者,较普通鼻导管吸氧或面罩吸氧的范围广,后两者仅提供较高氧浓度,无治疗作用。由于价格昂贵,故 HFNC 主要用于普通鼻导管、面罩吸氧效果差或依从性差的患者。由于不能像呼吸机一样提供可调整的较高压力,对疾病治疗作用有限,故不宜作为无创或有创通气的替代方式用于重症患者。

2. Ⅱ型呼吸衰竭　由于有适当的氧疗和一定的通气效应,故可用于轻中度Ⅱ型呼吸衰竭的治疗,特别是慢性呼吸衰竭的治疗;但作用有限,不宜作为有创或无创通气的替代方式用于重症患者。

(二) 在不同疾病的应用　按发病部位和疾病特点简述如下。

1. 中枢性低通气　表现为Ⅱ型呼吸衰竭,气道阻力、肺弹性阻力和呼吸肌功能基本正常。HFNC 呼吸支持作用有限,不是合适的治疗措施。调节中枢功能是基本的治疗手段,包括行为性呼吸调节,特别是慢性轻症患者;若为急性严重疾病,如麻醉剂使用过度、脑血管意外,保持呼吸道通畅和维持稳定呼吸是主要治疗手段,宜尽早建立人工气道、MV。

2. 神经肌肉疾病　表现为Ⅱ型呼吸衰竭。呼吸肌力、耐力减退,呼吸驱动明显增强,HFNC 支持作用有限,不是合适的治疗手段,宜根据病情特点选择 MV。

3. 上气道阻塞　主要见于阻塞性睡眠呼吸暂停低通气综合征(OSAS)。HFNC 有一定 CPAP 作用,可以应用;但 CPAP 呼吸机更简单、优越,故主要用于其他疾病合并 OSAS 的患者,如 COPD 合并 OSAS,即使发生Ⅱ型呼吸衰竭,也可能有较好的治疗效果。

4. 中央气道阻塞　HFNC 缺乏扩张大气道的

作用,不宜应用。

5. **周围气道阻塞** 主要见于支气管哮喘和COPD,轻症患者表现为Ⅰ型呼吸衰竭,可以应用HFNC;但用鼻导管吸氧更方便,HFNC 不宜作为首选。重症患者表现为Ⅱ型呼吸衰竭,无创或有创MV 宜首选,但两种疾病应有所不同。

(1) 支气管哮喘:急性发病,主要表现为严重气道阻塞和肺过度充气,除供氧外,HFNC 基本无呼吸支持作用,不宜选用。

(2) COPD:与支气管哮喘明显不同,主要表现为慢性过程和气道陷闭,HFNC 的 CPAP 效应和通气作用有一定价值,可用于轻中度呼吸衰竭患者的治疗,重症呼吸衰竭宜首选 MV。

6. **慢性肺实质疾病** 主要表现为慢性过程和单纯低氧血症,呼吸肌力、气道阻力正常,轻中度患者首选鼻导管吸氧;重症患者宜选择面罩或HFNC。

7. **重症肺炎** 表现为单纯低氧血症,不同类型的特点和治疗要求不同。

(1) 单纯多叶段大叶性肺炎:主要病理改变为肺泡内充满大量渗出物、肺泡容积增大,气道阻力和呼吸肌力正常,是 HFNC 的合适指征。

(2) 重症间质性肺炎:主要病理改变为肺泡毛细血管膜损伤,大量肺泡萎陷,实质是肺内型ARDS。HFNC 产生的 CPAP 非常低,达不到扩张陷闭肺泡的作用,除轻症患者外不宜选择;人工气道MV 是首选治疗方式。

8. **ARDS** 同上。除轻症外,HFNC 不宜应用。

9. **心源性肺水肿** 对于轻度低氧血症患者,HFNC 除提供合适的氧疗外,CPAP 也有一定治疗作用,可选用;重症患者则需选择无创或有创 MV,给予足够和适当的压力改善肺水肿和左心室后负荷。

10. **胸廓疾病** 多表现为轻度低氧血症,其他情况较好,鼻导管或面罩吸氧即可,一般无须HFNC。

11. **肺血管病** 气道、肺实质、呼吸肌力正常或变化不大,肺循环、支气管循环吻合支开放是低氧血症的主要原因,单纯吸氧即可,轻度低氧血症首选鼻导管,重症低氧血症可选择面罩吸氧或 HFNC。

五、HFNC 的应用方法

HFNC 参数设置如下。

(1) Ⅰ型呼吸衰竭:气体流量初始设置较高,为 30~40 L/min,FiO_2 初始设置亦较高,以维持有效氧合,然后根据 SpO_2 调整,后者达 90%~97% 较合适,进一步调整需结合动脉血气;温度设置范围为 31~37 ℃,依据患者舒适度和耐受性调节。

(2) Ⅱ型呼吸衰竭:气体流量初始设置较低,为 20~30 L/min;如果 $PaCO_2$ 较高,流量设置可升高至 45~55 L/min 或更高,以加强通气效应。FiO_2 初始设置较高以保障足够氧合,然后根据监测结果调整 SpO_2 至 90%~97%,进一步调整需结合动脉血气;温度设置范围为 31~37 ℃,依据患者的舒适性和耐受性调节。

六、与其他供氧方式的可比性

1. **简单吸氧装置** 与普通鼻导管或面罩吸氧相比,HFNC 是目前最完善的吸氧方式,理论上可取代前者;但由于价格昂贵,宜用于不适合前者或对前者耐受性较差的患者。

2. **无创或有创通气** 无创或有创机械通气皆是目前技术含量最高的呼吸支持技术,不仅能提供合适的氧浓度,且能提供多种形式的呼吸支持;但要求操作者有极高的呼吸生理、流体力学、机械知识储备和丰富的临床应用水平。HFNC 仅是完善的供氧装置,通气效应和 CPAP 效应非常有限,两者无可比性。很多研究显示 HFNC 效果优于无创通气或有创通气,主要原因是临床医生应用呼吸机的水平非常有限,而 HFNC 技术含量极低、临床应用方便所致。

第六节 高压氧气疗法

高压氧疗是在密闭高压氧舱内,使用超过一个 atm 纯氧的氧疗方法。常用 2~3 atm 的氧气,故可以大幅度提高 PaO_2,增加氧在血液中的溶解量和氧含量(CaO_2),从而解除 PaO_2 正常者的缺氧,主要用于一氧化碳(CO)中毒、减压病、脑水肿、某些急性中毒、脑炎和中毒性脑病等的治疗。

一、基 本 概 念

1. **高压氧**（hyperbaric oxygen） 压力超过1个绝对大气压的纯氧。

2. **高压氧舱**（hyperbaric oxygen chamber） 一种治疗严重缺氧症的设备。舱体是一个密闭圆筒，通过管道及控制系统把纯氧或净化压缩空气输入。舱外医生通过观察窗和对讲器可与患者联系。大型氧舱有10～20个座位。

二、作 用 机 制

1. **提高动脉血氧分压和氧含量** 血液携氧有两种基本方式，一种是氧与Hb结合，形成化学结合氧；另一种是溶解在血液中，称为物理溶解氧。在常压空气下，健康人血液中结合氧约为8.79 mmol/L（19.7 mL/100 mL）；PaO_2为90～100 mmHg，溶解氧约为0.13 mmol/L，CaO_2约为（8.79+0.13）mmol/L=8.92 mmol/L（20 mL/100 mL血液）。吸入高压氧时，PaO_2与吸入气氧分压成正比，当PaO_2达150 mmHg时Hb完全饱和，结合氧不再增加；溶解氧却随PaO_2升高而增加（Henry定律），如2.5～3.0 atm下吸纯氧，PaO_2可达1 770～2 140 mmHg，血液溶解氧增至2.36～2.85 mmol/L（5.6～6.4 mL/100 mL血液），比常压下吸空气时提高17～20倍，相当于正常静息状态下动、静脉氧含量之差（2.50 mmol/L）。换言之，若无Hb结合氧，仅靠血液溶解氧就能满足机体需要。

2. **增加组织氧含量和氧储量** 高压氧状态下，由于PaO_2明显升高，CaO_2增加，氧从毛细血管向组织的弥散量明显增加，故组织氧含量和氧储量也随之增加。如在3 atm下，每千克组织氧储量从13 mL增加至53 mL，这对纠正组织缺氧和提高组织对缺氧的耐受性均有重要意义。

3. **提高血氧弥散率和增加氧的有效弥散距离** 气体总是从高分压向低分压方向弥散，压力梯度愈大，单位时间内气体弥散量愈多，弥散距离也相应增大。如给予3 atm的氧气，组织氧分压增加10倍，组织氧含量增加4 mL/kg，氧从毛细血管向组织弥散的有效距离从30 μm延长至100 μm，对改善组织缺氧有重要价值，也对治疗微循环障碍性疾病十分有利。

三、适 应 证

高压氧是一种特殊的氧疗方式，根据其治疗机制，理论上可用于各种原因所致的低氧血症，但实际上仅主要用于非低氧血症性缺氧，主要是CO中毒、各种有害气体及毒物中毒；也常用于心肺脑复苏后、意外事故（溺水、电击、脑外伤）、其他原因所致脑缺氧与脑水肿，也用于心肌梗死、出血性休克、缺血性脑病、眼底病及突发性耳聋等疾病的辅助治疗。

第七节　氧气疗法的不良作用与防治

多数情况下，氧疗非常安全，但应用不当发生不良作用的机会也较多，主要涉及以下几个方面。

一、一般不良反应

1. **呼吸道损伤** 氧疗操作不当、没有充分湿化均可引起呼吸道黏膜损伤或分泌物干结；若选择氧浓度不当或长时间高浓度氧疗，呼吸道损伤发生率增高。

2. **诱发或加重高碳酸血症** 见本章第一节。

3. **加重机械通气相关性肺炎（VAP）** 在自主呼吸较弱或控制通气的患者，高浓度氧将导致肺泡氮浓度下降，诱发或加重肺泡萎陷，使肺泡引流不畅，加重VAP或使VAP治疗困难。该问题极易被忽视，是临床治疗失败的常见原因。

（1）发生机制：肺主要由气体和血流两种物质组成（结构成分少，非常适合肺的气体交换功能）。由于重力作用，上肺区气体多，毛细血管有陷闭倾向；而下肺区血流量多，肺泡有陷闭倾向，但健康人自主呼吸时，通过神经内分泌及局部的调节作用，特别是膈肌的代偿作用，可明显改善或逆转上述情况，使上肺区血流增加，下肺区通气增加，从而维持$\dot{V}/\dot{Q}$在0.8左右，防止上肺区毛细血管和下肺区肺泡的陷闭。自主呼吸被大部分或全部取代后，上述代偿作用特别是膈肌的代偿作用减弱或消失，在通气正压或镇静-肌松剂的抑制作用下，将发生低位肺泡陷闭，这不仅导致大量低$\dot{V}/\dot{Q}$肺泡出现，也容易发生肺微不张，发生静动脉血分流，还容易将分泌物和病原菌包绕其中，形成感染源。在高FiO_2的情况下，肺泡内氮气被氧气置换,而氧气可被肺泡毛细血管迅速吸收,导致肺泡加速萎陷,更容易发生肺不张和感染。

(2) 防治措施:使用较大 VT($\geqslant 12\sim 15$ mL/kg)呼吸或通气,还需间断进行更大 VT 的呼吸或通气(类似叹气),从而确保陷闭肺泡的充分开放、$\dot{V}/\dot{Q}$ 失调改善和肺泡引流通畅;在维持适当氧合(SaO_2 90%~97%)的情况下,将 FiO_2 尽可能控制在最低水平,以保障较高的肺泡氮浓度,维持肺泡的持续开放;在没有 CO_2 潴留的情况下,若自主呼吸较弱或 MV 时自主呼吸被显著抑制,$SaO_2 \leqslant 97\%$ 是必要的,也是安全的,而持续高于 97%,特别是 100% 是不合适的,应该避免,但临床上被严重忽视。

二、氧中毒

氧对细胞的生物学效应具有双重性,组织细胞有氧代谢产生能量以维持正常生理功能,PO_2 降低至一定水平必然影响细胞的有氧代谢,并可能导致代谢、功能和结构的损伤;相反过高 PO_2 同样会损伤细胞。一般而言,健康人在常压下对 <40% 的氧浓度可长期耐受而不致出现组织损伤;长时间中等浓度氧疗对肺组织可能有轻微损伤作用,但总体安全;高浓度氧疗则容易发生肺损伤,典型表现是急性呼吸窘迫综合征(ARDS)。若 PaO_2 长时间过高也可导致其他组织损伤,特别是新生儿视网膜损伤。

1. 氧毒性的作用机制 主要用氧自由基(oxygen free radical,OR)学说解释。弥散至细胞内的氧分子绝大部分由细胞线粒体内的细胞色素氧化酶催化还原产生 CO_2 和水,占氧耗量 1%~5% 的氧分子在还原过程中形成自由基(radical),如超氧阴离子自由基(O_2^-)、羟自由基(·OH);过氧化氢(H_2O_2)具有较强的氧化性,也被视为 OR。氧(主要是高浓度氧)还可刺激巨噬细胞(AM)生成并释放趋化因子,使中性粒细胞(PNM)黏附到内皮细胞上,PNM 和 AM 细胞膜的还原辅酶Ⅱ氧化酶活性增强,便产生大量 OR。OR 引起生物体过氧化反应,包括细胞膜脂质的过氧化反应、蛋白质巯基的氧化和交联、DNA 和 RNA 交联反应等。若损伤生物膜和细胞内的酶、损伤线粒体,将影响氧化磷酸化的过程,导致三羧酸循环障碍,使细胞呼吸功能减退甚至丧失。

正常情况下,OR 产生量极少,可被组织抗氧化系统(tissue antioxidant system)清除,如过氧化物歧化酶(SOD)清除 O_2^-,过氧化氢酶清除 H_2O_2、·OH,谷胱甘肽过氧化酶、还原型谷胱甘肽酶、维生素 E、维生素 C、胡萝卜素等亦可减少 OR 的产生或促进 OR 的清除。若长时间吸入高浓度氧将导致 P_AO_2 和 PaO_2 持续过高,OR 生成加快、增多,并超过组织抗氧化系统的清除能力,将损伤肺组织或其他组织。

2. 氧毒性的主要表现

(1) 气道损伤:高浓度氧可抑制气管、支气管的纤毛黏液活动,气道排除分泌物能力降低,肺泡巨噬细胞的吞噬能力减弱,容易导致呼吸道感染。

(2) 肺损伤:早期为肺泡毛细血管膜的通透性增加,导致肺间质和肺泡水肿;逐渐出现毛细血管内皮细胞和肺泡上皮细胞破坏,以及肺泡表面活性物质丧失和失活,进一步加重引起肺泡萎陷、不张,重症表现为 ARDS。过高 PaO_2 使交感肾上腺系统功能亢进,使肺对血管活性胺类物质的清除作用下降,加重肺损伤。长期、慢性氧中毒可导致肺组织增生、纤维化。

(3) 视网膜损害:PaO_2 显著升高,使视网膜的毛细血管受损,导致毛细血管阻塞,纤维增生,可引起不可逆失明,主要见于新生儿,特别是早产儿。

(4) 其他:任何其他器官和组织皆可发生 OR 损伤,但程度较轻。

3. 氧中毒的防治 无特殊治疗方法,以预防为主,一旦发生,首先要降低 FiO_2。需特别注意下述几点:① 正确选择并控制 FiO_2。FiO_2 的高低以保持机体最低需要 PaO_2 为原则,只要 PaO_2 适当高于 60 mmHg 即可。② 需要高 FiO_2 者应注意控制吸氧时间,特别是高压氧疗。③ 对于高浓度氧疗患者,应密切观察病情和动脉血气监测。一旦出现病情恶化,应注意鉴别是原发病恶化或发生其他并发症,还是氧中毒的表现。④ 对于需要高 FiO_2 的患者应尽早 MV,一方面改善气体交换,降低对高 FiO_2 的需求;另一方面适当 PEEP 等可保护肺组织,减轻氧中毒。⑤ 必要时尽早给予 ECMO。⑥ 一旦高度怀疑或诊断氧中毒,即降低 FiO_2,尽早给予糖皮质激素治疗,加用 ECMO 等其他呼吸支持技术。若氧中毒持续时间较长则容易造成不可逆的病理变化,治疗效果极差。

(朱 蕾)

第二十一章
吸烟和空气污染对呼吸生理的影响

提 要

1. 烟草、尼古丁、烟焦油、卷烟烟雾、主流烟雾、侧流烟雾、主动吸烟、被动吸烟、吸烟指数、烟草依赖等皆为吸烟的重要概念。大气污染源、天然大气污染源、人为大气污染源、固定污染源、流动污染源、局部大气污染源、区域性大气污染源、初级污染物、次级污染物、空气动力学直径、粉尘、可吸入颗粒物(PM10)、细颗粒物(PM2.5)、气溶胶、雾、霾、汽车尾气、空气质量指数(AQI)等是空气污染的重要概念。

2. 香烟烟雾由两部分组成：气相部分，占92%，含有多种气体成分，如氮氧化物、一氧化碳(CO)、二氧化碳(CO_2)、氢化氰类，其中CO导致吸烟者、被动吸烟者的碳氧血红蛋白明显升高；颗粒相部分，由水、尼古丁和焦油等多种成分组成。

3. 吸烟可引起气道黏膜的敏感性增加，对机械刺激和化学刺激的反应增强；吸烟早期或轻度吸烟(包括主动和被动吸烟)首先导致小气道功能障碍；随着吸烟持续将可能出现典型阻塞性通气功能障碍和慢性阻塞性肺疾病(COPD)的变化。母亲吸烟对胎儿、小儿发育也有不良影响。长期吸烟及戒烟时间对围术期并发症的发生和防治有重要影响，戒烟时机的选择影响围术期的呼吸管理。吸烟对肿瘤、肺损伤、免疫功能等也有重要影响。

4. 大气环境污染的种类繁多，受多种影响因素，对机体呼吸功能的影响复杂；室内环境污染与环境大气污染常有明显不同。

空气除含有氧气、氮气和水蒸气等无害成分外，还或多或少地含有部分有害气体和颗粒物，即空气污染物。空气污染物的来源包括天然和人为两大类，天然污染物主要由于自然原因形成，如沙尘暴、火山爆发、森林火灾等；人为污染物是由于人们的生产和生活活动产生，可来自固定污染源(如烟囱、工业排气管等)和流动污染源(汽车、火车等各种机动交通工具)。近几个世纪以来，随着科技发展人为污染显著加重；尽管不断采取措施，我国的环境污染仍相当严重。值得重视的是一些人类活动，如吸烟使本不清洁的大气更加污浊，给自己和周围人的健康带来危害。人类在污染空气中生存，呼吸系统的气体接触面积和气体流量巨大而首当其冲，产生一系列病理生理变化。

第一节 与吸烟和空气污染相关的基本概念

吸烟和空气污染对机体影响极大，政府、社会采取了一系列治理措施，但效果尚未明显显现，其中概念混乱是重要原因之一。

一、吸烟相关概念

1. 烟草(tobacco) 茄科烟草属的一年生草本植物，大约有60多种。烟草采收后经过调制、分级和加工处理，用于制作卷烟、雪茄烟、斗烟、旱烟、水烟、嚼烟和鼻烟等；主要是由碳水化合物(占40%～50%)、烟碱、羧酸、色素、萜烯类物质、链烷烃、类脂物质等组成，也有一些生长过程中必需的营养物(如硝酸盐等)以及某些污染物(如农药、重要金属元素等）。

2. 尼古丁（nicotine） 又称烟碱，是一种难闻、味苦、无色透明的油质液体，挥发性强，在空气中极易氧化而呈暗灰色，能迅速溶于水及乙醇，能通过口、鼻、支气管黏膜吸收，粘在皮肤表面也可吸收。尼古丁是烟草的重要成分，使人产生依赖性；进入人体后，会产生许多作用，如四肢末梢血管收缩，心跳加快，血压上升，呼吸变快，精神改变，血小板凝集。

3. 烟焦油（tobacco tar） 在缺氧条件下，烟草中有机物质不完全燃烧所产生的多种烃类及烃的氧化物、硫化物和氮化物的复杂混合物。多环芳烃的含量最多，如苯并芘、二苯吡、二苯蒽，具有强烈的致癌作用。烟焦油中99.4%的成分是有害物质，0.2%是致癌的引发剂，0.4%是致癌的协同剂，是烟气中最重要的有害物。

4. 卷烟烟雾（cigarette smoke） 卷烟燃烧产生的烟雾，是4 000多种化合物组成的混合物，由存在于气相中的挥发物和存在于颗粒中的半挥发及非挥发物组成，其中气体占95%，包括氮氧化物、CO、CO_2、氢化氰类；另外5%为颗粒物，包括烟焦油、尼古丁。尼古丁是引起成瘾的物质，烟焦油、CO、氢氰酸、氨及芳香化合物等是主要的有毒物质。

5. 环境烟草烟雾（environmental tobacco smoke，ETS） 烟草不完全燃烧将发生一系列热分解与热合成反应，并产生大量新物质形成的烟草烟雾。其化学成分复杂，目前可分离出2 000余种。在不同品牌、类型、加工工艺和滤嘴的香烟，其产生的烟草烟雾成分也有很大不同。

6. 主流烟雾（mainstream smoke） 产生于烟头燃烧部位，并通过烟体进入吸烟者口中的烟雾。

7. 侧流烟雾（sidestream smoke） 形成于抽吸间隔，烟草无火焰燃烧而产生的烟雾，是被动吸烟者的主要危害源。与主流烟雾相比，侧流烟雾未经烟体和过滤嘴的过滤，加之燃烧不充分，含有更高水平的有毒物质，如CO和尼古丁的含量为主流烟雾的3倍，氨含量为主流烟雾中的4倍。

8. 主动吸烟（active smoking） 吸烟者主动将烟草烟雾吸进体内的行为。主动吸烟既吸入主流烟雾，也吸入侧流烟雾。

9. 被动吸烟（passive smoking） 自己不吸烟，但在同一环境中无可奈何地吸入主动吸烟者喷出来的烟气和卷烟燃烧时散发在环境中的烟雾的行为。若每天吸入时间达15 min以上就属于被动吸烟。被动吸烟主要吸入侧流烟雾，对人体的危害巨大。

10. 吸烟指数（cigarette smoking index） 每天吸烟支数与吸烟年数的乘积。吸烟指数≤200支年的吸烟程度称为轻度吸烟（mild smoking），≥400支年的吸烟程度称为重度吸烟（severe smoking, heavy smoking），介于两者之间为中度吸烟（moderate smoking）。

11. 烟草依赖（tobacco dependence） 又称尼古丁依赖。无法克制的尼古丁觅求冲动，强迫性、连续地使用尼古丁，以体验其带来的欣快感和愉悦感，并避免可能产生戒断症状的行为。

二、大气污染相关概念

1. 大气污染（air pollution） 各种污染物大量进入地球大气，使大气质量下降的现象。

2. 大气污染源（air pollution source） 向大气中排入有害物质的发生源，分天然大气污染源和人为大气污染源。

3. 天然大气污染源（natural air pollution source） 发生大气污染物的天然发生源，如火山喷发时排出的火山灰、二氧化硫（SO_2）、硫化氢等的活火山，自然逸出煤气和天然气的煤田和油田，放出有害气体的腐烂动植物。

4. 人为大气污染源（man-made air pollution source） 发生大气污染物的人为发生源，如资源和能源开发、燃料燃烧、向大气释放出污染物的各种生产场所、设施和装置等。按运动状态分为固定污染源和移动污染源；按人类的社会活动分为工业污染源、农业污染源、生活污染源和交通运输污染源；按影响范围分为局部污染源和区域性污染源。

5. 固定污染源（stationary pollution source） 排放污染物的固定设施，如排放硫氧化物、氮氧化物、煤尘、粉尘及其他有害物的锅炉、加热炉、工业窑炉、民用炉灶等。

6. 流动污染源（mobile pollution source） 随时间变化，污染发生地也出现变化的污染源，主要是排放大气污染物的交通工具，如排放碳、氮、硫的氧化物或碳氢化合物、铅化物、黑烟等的汽车、飞机、船舶、机车等。

7. 工业污染源（industry pollution source） 工业生产中的一些环节，如原料生产、加工、燃烧、加热、冷却、成品整理等使用的生产设备或生产场所。

8. 农业污染源（agricultural pollution source） 农业生产过程中对环境造成有害影响的农田和各种农业设施。

9. 汽车尾气(automobile exhaust gas) 汽车中汽油或柴油燃烧过程产生的气体。汽车尾气中含有上百种不同的化合物,其中的污染物有固体悬浮微粒、CO、CO_2、氮氧化物(NOX)、碳氢化合物、硫氧化合物、铅等。

10. 局部大气污染源(local air pollution source) 造成小范围局部地区大气污染的污染源。

11. 区域性大气污染源(regional air pollution source) 造成大范围(有时超出行政区划或国界)区域性地区大气污染的污染源。

12. 初级污染物(primary pollutant) 从污染源排进大气,直接污染空气的污染物,主要有SO_2、CO、二氧化氮(NO_2)、氨气、颗粒物(飘尘、降尘、油烟等)及含氧、氮、氯、硫的有机化合物和放射性物质等。

13. 次级污染物(secondary pollutant) 在阳光照射污染物的情况下,污染物之间、污染物与大气成分之间发生化学反应等生成的有害物质。光化烟雾就是一种次级污染物。

14. 光化学烟雾(photochemical smog) 排入大气的氮氧化物和碳氢化物因受阳光作用而形成具有刺激性的浅蓝色的烟雾,内含臭氧、醛类、硝酸酯类等多种化合物。这些化合物是光化学反应生成的二次污染物,当遇逆温或不利于扩散的气象条件时,烟雾会积聚不散,使大气能见度降低,造成大气污染事件。

15. 空气动力学直径(aerodynamic diameter) 又称气体动力学当量直径。单位密度($\rho=1$ g/cm^3)的球体在静止空气中作低雷诺数运动时,达到与实际粒子相同的最终沉降速度的直径;也就是将实际颗粒粒径换成具有相同空气动力学特性的等效直径(或等当量直径)。

16. 粉尘(dust) 悬浮在空气中的固体微粒。国际标准化组织规定,粒径<75 μm的固体悬浮物定义为粉尘,是主要的环境污染源之一,对作业环境的污染尤为显著,是生产场所中最常见的职业有害因素之一。

17. 可吸入颗粒物(particulate matter 10,PM10;inhalable particle,IP) 环境空气中空气动力学直径≤10 μm(>2.5 μm)的颗粒物。其浓度以每立方米空气中可吸入颗粒物的毫克数表示;直径越小,进入呼吸道的部位越深,10 μm直径的颗粒常沉积在上呼吸道,5 μm直径的颗粒可进入下呼吸道。

18. 细颗粒物(particulate matter 2.5,PM2.5) 环境空气中空气动力学直径≤2.5 μm的颗粒物,对空气质量和能见度等有重要影响。细颗粒物的粒径小,含有大量的有毒、有害物质,在大气中的停留时间长、输送距离远,因而对人体健康和大气环境质量的影响巨大。

19. 气溶胶(aerosol) 悬浮在大气中的固态粒子或液态小滴物质的统称。它们能作为水滴和冰晶的凝结核、太阳辐射的吸收体和散射体,参与各种化学循环,是大气的重要组成部分。雾、烟、霾、轻雾(霭)、微尘和烟雾等,都是天然或人为原因造成的大气气溶胶。

(1) 雾:由大量悬浮在近地面空气中的微小水滴或冰晶组成的气溶胶系统,是近地空气中水汽凝结(或凝华)的产物,会降低空气透明度,使能见度恶化,其中目标物的水平能见度降至1 000 m以内的天气现象称为雾(fog);在1 000~10 000 m的天气现象称为轻雾或霭(mist)。

(2) 霾:空气中的灰尘、硫酸、硝酸、有机碳氢化合物等粒子使大气混浊,视野模糊并导致能见度恶化。如果水平能见度<10 000 m,则将这种非水成物组成的气溶胶系统造成视程障碍的粒子称为霾(haze)。

20. 室内污染(indoor pollution) 由室内引入能释放有害物质的污染源,或室内环境通风不佳导致的室内空气中有害物质增多,包括数量和种类的增加。

21. 臭氧(ozone) 氧的三原子同素异形体,分子式为O_3。是有刺激性气味的淡蓝色气体,易爆炸,有毒,是一种强氧化剂。正常空气中有微量臭氧,能吸收阳光的紫外线。阳光照射下自然散发的臭氧是烟雾中的有害成分,是氮氧化合物在阳光下发生反应产生的次级污染物。

22. 氮氧化物(nitrogen oxide,NOX) 氮原子和氧原子构成的多种化合物。造成大气污染的主要是NO和NO_2,环境学中的NOX一般是这两者的总称。

23. 二氧化硫(sulphur dioxide,SO_2) 一种无色、有臭味的气体,性质活泼,能引起氧化作用,也参与还原反应,可溶于水形成亚硫酸,主要来源于煤、重油等含硫化石燃料的燃烧,是大气中主要污染物和衡量大气是否遭到污染的重要物质,主要刺激人的眼和呼吸道黏膜。

24. 空气质量指数(air quality index,AQI) 定量描述空气质量状况的无量纲指数,由PM10、PM2.5、O_3、CO、SO_2、NO_2 6项污染物的质量指数组成,取其中的最大值,通常情况下是PM2.5质量指数,有时是PM10质量指数,少数情况下可能是SO_2等。

第二节 吸烟对呼吸生理的影响

烟草是一种发展较晚的作物。在哥伦布发现新大陆之前,除美洲印第安人外,全世界没有一个民族吸烟,而目前吸烟遍及地球的每一个角落,烟草同我们的生活有密切联系。中国是全世界最大的烟草生产国和消费国,烟叶产量占全世界的1/3,卷烟产量占全世界的1/3;全世界烟民中的1/3也在中国。我国分别于1984年、1996年、2002年、2010年进行了几次大规模的调查,吸烟人数不断上升,且呈年轻化趋势,其中2002年的现况调查显示人群吸烟率为35.8%,男性为66.0%,女性为3.08%;估计15～69岁的吸烟者为3.5亿人;约有51.9%的非吸烟者遭受被动吸烟的危害。1984年我国吸烟者的戒烟率为4.8%,1996年为9.5%,2002年为12.0%,2010年上升至16.9%,戒烟人数达到5 000万人,但戒烟成功率较低,复吸率居高不下。在吸烟有害健康已成为社会共识的今天,烟草仍是一种重要的污染源,污染我们的大气环境;尽管不断采取系列防控措施,吸烟和被动吸烟率仍没有明显下降。

一、烟草烟雾的成分及组成

1. **烟草烟雾的成分** 烟草主要是由碳水化合物(占40%～50%)、羧酸、色素、萜烯类物质、链烷烃、类脂物质等组成,同时还有一些生长过程中必需的营养物(如硝酸盐等)以及某些污染物(如农药、重要金属元素等)。烟草与其他植物的主要差异是所含的萜烯类物质(即通常所说的尼古丁)比较丰富。

吸烟者吸入香烟的过程也是香烟在不完全燃烧过程中发生一系列热分解与热合成的化学反应过程,产生大量新物质,形成环境香烟烟雾(environmental tobacco smoke,ETS),其化学成分复杂,分离出有害成分达2 000余种。不同品牌和不同类型香烟采用的烟叶、栽培技术、加工工艺和使用滤嘴的不同,产生的烟草烟雾成分有很大不同。

2. **香烟烟雾及组成** 烟草点燃后的烟雾由两部分组成:气相部分,占92%;颗粒相部分,是烟草烟雾中不能通过滤嘴上孔径为0.1 μm的物质,占8%。

(1) 气相部分:每支烟燃烧可释放出多种气体,其中CO为15～25 mg(12～20 mL),经滤嘴从香烟尾部排出的CO浓度为1%～5%,对人体有明显毒性作用。血中碳氧血红蛋白(HbCO)比率作为评价CO的暴露指标在非吸烟者和吸烟者之间有较大差异。无被动吸烟和空气污染暴露的非吸烟者,血中碳氧血红蛋白比率低于1.5%;而吸烟者为2%～12%,具体数值与吸烟的数量和类型、吸烟方式及所处环境的空气质量有关。

烟雾中含有浓度很高(约为4/100万)的氮氧自由基和微量的NO_2,在有氧环境中前者缓慢转化为后者。这些氮氧化合物毒性高,NO_2与呼吸道的水分反应生成硝酸和亚硝酸,可对肺组织产生强烈的刺激及腐蚀作用,增加毛细血管及肺泡壁的通透性,引起肺水肿;亚硝酸还可导致高铁血红蛋白形成。

烟草燃烧时释放的烟雾还含有胺类、腈类、醛类、酚类、烷烃、醚类、多环芳烃、杂环族化合物、羟基化合物、重金属元素、有机农药等,通过多种生物学作用而对人体造成危害。

(2) 颗粒相部分:通过滤嘴滤出的颗粒物质是直径为0.2～1 μm的气溶胶,由水、尼古丁和焦油组成。每支烟的尼古丁含量为0.05～2.5 mg,烟焦油含量为0.5～35 mg。

二、个体烟雾暴露量的评价

1. **吸烟量** 吸烟量以吸烟包年(pack year),即每天吸烟包数×吸烟年数的方法或吸烟指数(每天吸烟支数×吸烟年数)衡量,后者更常用。

2. **吸入方式** 平均每次抽吸入口的气体体积为25～50 mL,但吸烟方式不同对机体的影响也不同。有些人吸烟只是将烟吸入口腔迅速吐出,而不吸入肺内(当然吹入周围环境的烟雾会被动吸入体内);成瘾者常直接将烟吸入肺部,即将烟雾从口腔直接吸入肺,或吐出后再从鼻中吸入肺(用舌头顶住软腭从而封闭烟进入嘴的通道,不能经口腔吐出)。吸烟时吸烟者通常深吸气,使香烟烟雾充分进入小气道和肺泡,因此同一种品牌和类型的香烟产生的烟雾成分亦有不同;暴露量也与吸入方式有关。有证据表明成瘾者会调整自己的吸烟方式以使血液中的尼古丁维持在一定水平;若吸烟者改吸其他品牌的香烟,且尼古丁含量减少,将再调整吸烟方式以提高尼古丁的吸收。

三、吸烟者呼吸系统结构和功能的改变

（一）气道黏膜 气道反射的敏感性增加，对机械刺激和化学刺激的反应皆增强，这使吸烟人群咳嗽和麻醉并发症的发生率上升。体外研究表明，纤毛功能被微粒和香烟中的气体抑制；但活体研究却显示香烟产生的气体激活了纤毛运动，说明吸烟影响的复杂性。在慢性吸烟者中，黏膜下腺和杯状细胞的数目增多，使黏膜的分泌物增多。尽管吸烟对纤毛活动的影响没有定论，但黏膜的清除功能受到损伤却是肯定的，加之气道敏感性和黏膜的分泌物的增加，吸烟者日常咳嗽、咳痰增加。戒烟3个月后，这些症状将被逆转，但长期吸烟者常发生慢性炎症且有气道结构改变，尽管症状可以减轻，但气道结构改变将不能完全逆转。

（二）气道内径和肺功能的变化

1. *典型变化* 常出现气道内径缩小，其中急性气道内径缩小与吸烟时吸入微粒引起的支气管平滑肌收缩和气道分泌物增多有关，表现为一过性阻塞性肺通气功能减退；当气道呈高反应性（如支气管哮喘发作）时气道狭窄将更严重，可逆性阻塞性通气功能障碍将更明显。长期吸烟者的周围气道可出现黏膜炎症、黏液栓及平滑肌肥大，慢性气道阻塞对肺功能的影响较大；也可出现肺弹力纤维破坏，出现呼气末周围气道提前关闭，特别是用力呼气时，两者综合作用使吸入气分布不均，闭合容积曲线的Ⅲ斜率升高、闭合容积（CV）、闭合容量（CC）增加，$\dot{V}/\dot{Q}$失调加重。典型肺功能异常为阻塞性通气功能障碍，并呈进行性加重；由于有效弥散面积明显减少，CO弥散量（D_LCO）和比弥散量（KCO）皆随之降低。上述变化是COPD的典型变化；由于肺通气的代偿能力巨大，当吸烟者出现活动后气急时，常已出现明显阻塞性通气功能障碍。

2. *早期和轻症患者的变化* 长期吸烟最先引起的肺功能变化是小气道功能障碍，长期被动吸烟者也出现小气道功能障碍。表现为最大呼气流量容积（MEFV）曲线高容积流量正常，即呼气峰流量（PEF）、用力呼出25%肺活量呼气流量（FEF_{25}）正常；低容积流量：用力呼出50%肺活量呼气流量（FEF_{50}）、用力呼出75%肺活量呼气流量（FEF_{75}）下降，中段呼气流量（MEF）下降，闭合容积曲线的Ⅲ斜率轻度升高、CV、CC轻度增加，部分有D_LCO轻度下降。

3. *动态变化*

（1）小气道变化：小气道的特点是分支多、截面积大、气流阻力低，烟雾在小气道的流速慢、易滞留，增加黏膜与有害物质接触受损的机会，故首先发生小气道病变和小气道功能障碍。

（2）保护性变化：吸烟早期，当烟雾中的有害微粒以高浓度到达气道时，刺激支气管黏膜受体，引起急性气道反应，即黏膜充血、水肿，气道收缩，可产生由迷走神经介导的保护性反射，表现为咳嗽、急性呼吸增强，通过这种反射作用，烟雾微粒被清除出气道。

（3）不完全可逆变化：长期吸烟者，由于气道反复受烟雾刺激，保护性反应减弱或丧失，支气管黏膜肥厚，黏膜下腺体分泌亢进；加之有害物质使呼吸道黏膜细胞的吞噬功能下降，纤毛运动减弱，呼吸道的局部免疫力减退，易患呼吸道感染、细支气管阻塞；逐渐出现肺弹力纤维破坏和肺气肿，最终将出现典型阻塞性通气功能障碍和COPD变化。具体表现为一秒率（FEV_1/FVC）、第1秒用力呼气容积（FEV_1）下降；并逐渐出现 RV、FRC、RV/TLC、FRC/TLC升高，VC下降；D_LCO下降。

（4）少年吸烟者的变化：健康非吸烟者的FEV_1在成年早期达峰值后，数年中保持一定水平不变，其后随年龄增长而逐渐下降。吸烟者FEV_1则有很大不同（图21-1）。许多少年吸烟者，成年早期的FEV_1上升变慢，FEV_1平台期推迟出现，并且数值变小、时间变短，下降段斜率也比非吸烟者大。

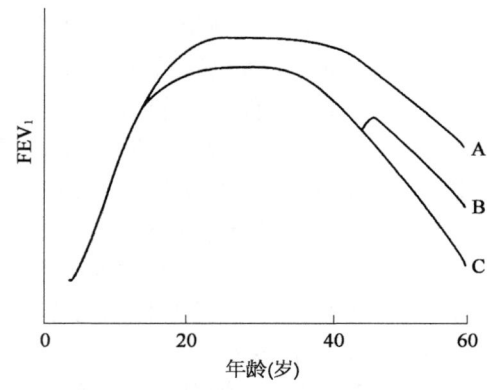

图 21-1 吸烟者 FEV_1 改变模式图

A. 正常非吸烟者；B. 45岁戒烟者；C. 16岁开始吸烟者

（5）戒烟后的变化：未出现阻塞性通气功能障碍的患者，戒烟后肺功能多能恢复正常，部分FEV_1出现小幅度的短暂上升，然后又以正常速率下降，且

不会恢复至正常非吸烟者的水平。长期吸烟者的肺功能下降速度加快，部分发展为COPD，出现上述典型肺功能变化，即使戒烟成功，肺功能进行性减退的趋势也不会改变。

4. 其他变化　长期吸烟还可损伤肺血管系统，使细动脉管壁增厚，轻度吸烟者血管壁增厚情况与非吸烟者相似，吸烟史每增加10年，肺内细动脉管壁增厚程度即成倍增加，病变范围亦与吸烟时间呈平行关系；而非吸烟者细动脉管壁则不随年龄增长而增厚。肺内细动脉硬化、管壁增厚，管腔变小，容易发生肺动脉高压、肺源性心脏病；并进一步导致气体交换功能下降和运动能力下降。

四、特殊吸烟类型人群的呼吸生理变化

1. 被动吸烟　当非吸烟者周围有人吸烟时，也暴露于吸烟者产生的环境香烟烟雾（ETS）中。ETS主要由侧流烟雾和主流烟雾构成，主流烟雾产生于烟头燃烧部位，并通过烟体进入吸烟者口中；侧流烟雾是形成于抽吸间隔，香烟无火焰而燃烧产生的烟雾。侧流烟雾是被动吸烟者的主要危害源，与主流烟雾相比，测流烟雾未经烟体和过滤嘴的过滤，加之燃烧不充分，含有更高水平的有毒物质，如CO及尼古丁的含量为主流烟雾的3倍，氨含量为主流烟雾的46倍。被动吸烟者暴露的程度还受诸如房间的大小、通风、吸烟人数、可吸收烟雾软家具和衣物等环境因素的影响。一般被动吸烟者暴露于CO的浓度可达到1/50万，每天暴露的烟焦油量可达14 mg，高于推荐的环境浓度。ETS对被动吸烟者健康的影响取决于开始被动吸烟的年龄、被动吸烟量的多少及持续时间。被动吸烟的人群气道反应性升高，急性支气管炎、慢性支气管炎、COPD、支气管哮喘的危险性明显增高，即被动吸烟的肺功能变化与主动吸烟相似，ETS的暴露量和成人FEV_1、FVC下降之间亦呈剂量依赖性关系。

2. 母亲吸烟　母亲在怀孕期间吸烟使胎盘功能下降，从而造成早产、低体重儿及新生儿猝死综合征发生的危险性增加。父母吸烟的婴幼儿在2岁内容易发生以喘鸣为主要表现的下呼吸道疾病；较大年龄儿童则表现为呼气末肺容积（RV、FRC）增大、碳氧血红蛋白血症，更容易发生支气管哮喘。这种现象是由出生前还是出生后的被动吸烟造成尚未有确切定论，但更多证据倾向于以前者为主。研究显示有被动吸烟史的新生儿，小气道功能受损参数的变化在离开医院前已经出现；在比预产期早出生7周的早产儿中，类似情况也出现，说明产妇吸烟影响胎儿小气道和肺泡形成的关键时期。被动吸烟婴幼儿下呼吸道疾病的发病率升高，主要原因是气道在出生时口径变小，发生普通感染或过敏时更容易发生气道闭塞。患儿经过数年的正常发育，气道内径发育到一定程度可使呼吸道症状减轻；但由于先天不足，肺功能仍较同龄者差。

3. 吸烟与围术期并发症　吸烟者甚至被动吸烟者气道的高反应性使全身麻醉诱导时的咳嗽、喉痉挛、哮喘样发作等发生率增加。

由于呼吸道黏膜分泌物增多、清除功能的下降和小气道狭窄，吸烟者术后呼吸道并发症的发生率是非吸烟者的2~6倍，具体比例取决于手术部位、类型和围术期的管理。几乎所有吸烟者围术期并发症的研究对象都是大手术患者，如冠状动脉再通手术和上腹部手术。这些大手术的高呼吸道并发症发生率使其成为理想的研究对象，但对评价小手术呼吸道并发症的发生率无明显意义。

围术期戒烟极其重要。很多具有心血管毒副作用的烟雾成分，如尼古丁的半衰期只有30 min；呼吸空气时碳氧血红蛋白的半衰期为4 h，因此只需禁烟数h即可明显减少CO和尼古丁导致的风险。气道的高反应性需数天恢复至正常。气道高分泌在戒烟后常更显著，约8周才恢复正常，戒烟8周以上大手术患者围术期并发症的风险才会降低至与非吸烟者相似的水平；但如果在8周内手术而未加强相应的呼吸管理，呼吸系统并发症的发生率可能会比术前数小时戒烟更高。

五、吸烟相关肺损伤

香烟中的化学成分除了通过直接刺激和毒性作用影响肺部外，还通过其他机制影响肺部。

1. 氧化损伤　包括细胞膜脂质的过氧化损伤，是香烟造成肺损伤的重要机制。

（1）直接氧化损伤：焦油中的醌、半醌自由基、氢醌以及气相中的CO可以消耗机体的氧气，产生超氧自由基，然后产生对机体杀伤力大的羟自由基。

（2）细胞介导的氧化损伤：吸烟会激活呼吸道的中性粒细胞和巨噬细胞，产生细胞介导的氧化损伤。支气管肺泡灌洗显示，吸烟者的肺泡巨噬细胞和中性粒细胞明显多于非吸烟者。烟雾中某些物质和肺泡巨噬细胞的相互作用，并释放中性粒细胞趋化物质，募集并激活中性粒细胞。活化后的中性粒

细胞释放蛋白酶或氧自由基,产生氧化损伤。这种损伤可为吸烟刺激的直接效应或表现为发生轻度感染时自由基的过度产生。

吸烟者肺内氧化应激的证据来源于抗氧化活性的评价。与非吸烟者相比,吸烟者肺泡液内维生素E、肺泡巨噬细胞中维生素C的浓度降低,肺泡巨噬细胞中的超氧化物歧化酶和过氧化氢酶水平明显升高。

2. 癌变　吸烟与许多器官的癌变有关系,其中呼吸道直接暴露于香烟气体中而首当其冲,肺癌发生率最高。香烟中有两大类物质具有致癌作用,他们大部分存在于颗粒相的烟焦油中,一些烃特别是多环芳烃有很强的致癌作用,而酚类(酚、吲哚、儿茶酚)作为共致癌物质和肿瘤促进因子,使致癌物质的作用大幅度增强。烟草相关亚硝胺和尼古丁的衍生物也有很强的致癌作用,由于很容易被吸收入血,不仅会对呼吸道和食管有致癌作用,甚至对远隔器官如胰腺也有致癌作用,人们通过改制香烟降低致癌物的浓度而取得一定效果,但容易产生误导作用,长期吸烟量可能更多,因此戒烟,尤其是早期戒烟才是预防吸烟相关癌症的最有效方式。

3. 免疫系统变化　吸烟者血清 IgE 水平比非吸烟者高,原因不明,但可能是因为直接的毒性和细胞介导的氧化损伤作用,使黏膜的通透性上升,过敏原更容易激活免疫细胞。香烟烟雾还可激活 T 淋巴细胞亚群,使 IL-4 的释放增多,促进 IgE 的产生。

有些研究显示吸烟相关性肺功能的改变(如小气道功能障碍)与过敏机制相关。IgE 水平与肺功能受损程度在支气管哮喘患者中存在相关性,但在低年龄非支气管哮喘吸烟者没有显示出相关性。吸烟可能使气道对新过敏原更敏感而容易发生慢性气道疾病;但吸烟与 IgE 之间的因果关系尚未完全阐明。

第三节　空气污染对呼吸生理的影响

化石燃料已经成为近几个世纪人类的主要能源。早在 13 世纪人们就开始意识到空气污染的害处,但直至近 60 年空气污染才开始被有效控制。尽管采取一系列措施,但因为资源需求总量的增长速度过快,空气污染一直是严峻的社会问题。煤仍是我国的主要燃料和主要大气污染物,随着石油、天然气等的迅速推广,燃煤用量比例逐渐下降。我国主要的大气污染物为污染颗粒物、SO_2、氮氧化物和其他光化学氧化物。发达国家的空气污染为石油型,石油型污染的主要污染物来自汽车排放、石油冶炼及石油化工厂的排放,主要包括 CO_2、碳氢化合物及大气中形成的臭氧、各种自由基及其反应产生的一系列中间产物与最终产物;但总体污染程度比我国轻得多。随着有效的加热系统和绝缘材料的广泛使用,家居朝着节能方向发展,使室内环境明显变化,主要表现为温度、湿度的升高和通风下降。大多数人 80% 的时间在室内度过,所以室内空气污染也对公众健康的影响更为明显,其中被动吸烟是重要问题(详见前述)。呼吸道作为空气污染的主要暴露途径,会出现相应的病理生理变化。

需指出本节主要阐述一般空气污染物的呼吸生理和病理生理变化,对局部特殊型的污染物,如职业空气污染暴露下的呼吸生理变化不予讨论。

一、污染源

1. 初级污染源　污染源直接产生并排入大气的物质,大多数来源于化石燃料的燃烧,按来源分类可以是天然或人为污染源、固定或移动污染源、工业或农业污染源;根据范围可分为局部或区域性污染源。汽油发动机燃料在相对缺氧的环境中燃烧会产生 CO、氮氧化合物、烃类和多环芳烃等有害气体,催化剂的使用可减少污染物的产生。相比之下,柴油发动机燃烧时供氧充足,产生的 CO 较少,但会产生较多的氮氧化物和颗粒物质。用于发电的煤和石油排出的污染物量主要取决于燃料类型和环保措施。尽管不断采取各种治理措施,氮氧化物、SO_2 和微粒物质的产生不可能避免。

2. 次级污染源　由初级污染物在大气中经过化学反应而产生,如 1946 年首次出现在美国洛杉矶的光化学烟雾,就是排放至大气中的碳氢化合物、氮氧化物和它们在阳光辐射下通过光化学反应产生的臭氧、醛类、过氧乙酸硝酸酯等次级污染物的混合物。

3. 气象环境　对空气污染有很大影响。在风力很强的环境中,污染物会很快消散,在多云天气中不易产生次级污染物。地面污染程度会因晴朗、无风(此时可能出现大气逆温)等气候现象而加剧。在晴朗的夜晚,热量通过辐射作用从地面散失至大气,贴近地面大气温度迅速下降。在晴朗无风的早晨,地面接收太阳的辐射而迅速升温,并加热周围空气;距地面50~100 m的空气层便像一层毯子一样盖在被地面加热的空气上,从而使早晨交通拥挤时产生的大量污染物被困于贴近地面的热空气层中(图21-2),对人体危害巨大。

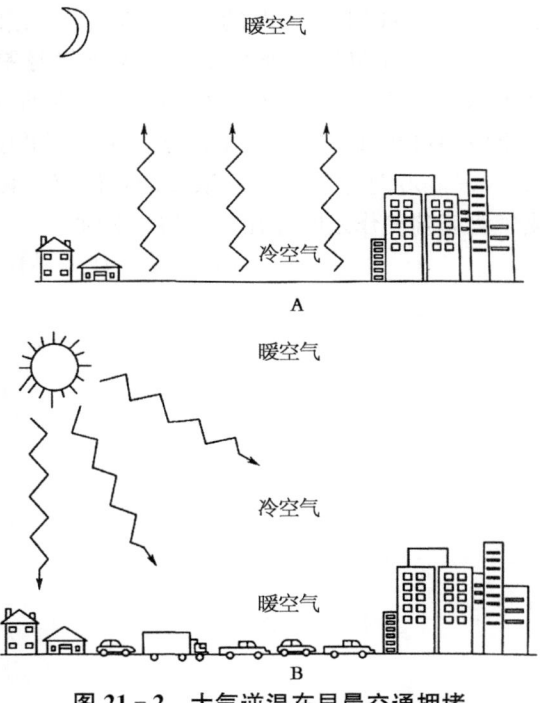

图21-2 大气逆温在早晨交通拥堵时间造成空气污染示意图
A. 晴朗的夜晚,热量通过辐射作用从地面散失至大气;B. 在晴朗无风的早晨,地面由于接受太阳的辐射而迅速升温,并加热周围空气;距地面50~100 m的空气层便像一层毯子一样盖在被加热的空气上,使早晨交通拥挤产生的大量污染物被困于热空气层中

二、常见的大气污染物及对呼吸系统的影响

常见污染物主要包括颗粒物和化学物质,空气质量标准随国家和时间不同而变化,如我国曾长期采用PM10,目前以PM2.5为主。

1. **一氧化碳** CO在正常人体内含量极低,但吸烟或处于空气污染严重的环境时,体内CO水平升高,导致HbCO浓度升高;体内HbCO浓度还与每分通气量(VE)有关,既往报道伦敦出租车司机的HbCO浓度为0.4%~9.7%,非吸烟者最高为3%。只有当室外空气污染十分严重时,非吸烟者的HbCO才与吸烟者相当。

2. **二氧化氮** NO_2是主要的初级污染物,一小部分由NO转化而来。在英国,空气中约一半NO_2来源于车辆;室内NO_2浓度高于室外。

3. **臭氧** 是来源于氮氧化合物在阳光下发生反应产生的次级污染物,通常在处于城市下风口的乡村或道路的浓度最高。由于臭氧的产生需阳光,其浓度在白天缓慢上升,至傍晚交通高峰时达峰值。臭氧对下呼吸道的毒性作用与臭氧的浓度和暴露时间有关,暴露于80~100 ppb(即10亿分之一)浓度的臭氧数小时会发生喉部刺激、咳嗽和胸部不适,这是气道刺激和炎症反应激活的结果;若发生支气管痉挛、水肿则会导致支气管哮喘或哮喘样发作,运动能力显著受限。每天重复暴露于臭氧200 ppb机体会逐渐耐受。动物(大鼠和猴)实验结果显示臭氧暴露使肺细菌感染的发生率增加,容易出现肺部炎症变化;长期暴露可导致动物肺上皮细胞和间质细胞的形态学变化,包括肺纤维化。臭氧对肺功能影响的个体差异很大,约10%的个体受到严重影响;个体差异与遗传易感性有关。大气中臭氧浓度很低也会使一些个体(患或不患支气管哮喘)出现呼吸道症状。大气中高臭氧浓度也与医院呼吸道疾病的收治率升高有关。

4. **二氧化硫** 煤作为能源使用率下降、清洁效率提高,SO_2的产生也随之减少。在英国,2/3的SO_2来源于石油燃烧;但煤仍是我国的主要燃料,危害较大。SO_2对健康的影响与暴露时间和个体健康状况有关,在燃煤型大气污染中尤为明显。SO_2暴露一般和颗粒物暴露同时存在。志愿受试者在短期暴露(数分钟至1 h)于SO_2可引起阻塞性肺通气功能减退,包括FEV_1下降、FEV_1/FVC下降、气道阻力增加,以及哮鸣、气急、咳嗽等呼吸道症状。正常大气水平SO_2短期内不会影响健康,但支气管哮喘患者是SO_2敏感人群,100~250 ppb浓度可使支气管哮喘急性发作。长期暴露于SO_2可出现呼吸道症状、呼吸系统患病率增加和阻塞性通气功能障碍。流行病学研究结果表明,即使是较低日均浓度的SO_2变化,也会使呼吸系统疾病的发生率、死亡率,COPD的急诊住院和门诊就诊次数增加。

5. **颗粒物质** 包括炭、脂质小滴、浓缩的金属气体和有机物的碎屑等,其中常含多种有毒化学物质。

环境空气中空气动力学直径$\leq 10 \mu m$ ($>2.5 \mu m$)的颗粒物称为可吸入颗粒物(PM10),其直径越小进入呼吸道的部位越深,10 μm 直径的颗粒常沉积在上呼吸道,5 μm 直径的颗粒可进入下呼吸道。空气动力学直径≤2.5 μm 的颗粒物称为细颗粒物(PM2.5),PM2.5 的粒径常含有大量的有毒、有害物质,在大气中的停留时间长、输送距离远,对人体健康和大气环境质量的影响更大。

颗粒物对肺的急性作用包括气道的刺激和小幅度的肺容积(如肺活量)下降;长期暴露效应包括死亡率上升和其他慢性影响,如慢性支气管炎患病增加和肺通气功能降低。颗粒物污染还与肺癌和其他心肺疾病有关。颗粒物污染会使肺上皮细胞发生促炎反应,并在肺局部和身体远隔部位发生炎症反应,促使血栓形成,导致心血管疾病的发病率升高。

三、室内污染

室内空气质量大体反映室外空气的质量,但室内臭氧水平远低于室外,因为臭氧会以很快的速度与室内的加热设备反应产生 CO,这是急性 CO 中毒发生的主要原因之一,已引起人们的重视;但是长期处于室内低浓度 CO 环境而导致的中毒发生率常被低估。头痛、不适及流感样症状是长期 CO 中毒的典型表现,当离开 CO 环境后,这些症状将完全消失。吸烟者由于耐受长期 HbCO 升高,常不出现这些症状。

用燃气的炊具、炉茶壶都会产生 NO_2,产生量取决于废气的排出量。燃气炊具由于经常不与烟囱和管道直接相连而将废气排入厨房,是室内 NO_2 的主要来源。烹饪时厨房内的 NO_2 浓度可上升至 400 ppb 以上,远超过室外浓度。当支气管哮喘患者处于 NO_2 浓度为 300 ppb 的环境中,轻度的气道刺激反应即可出现;在非支气管哮喘患者,NO_2 浓度为 1 000 ppb 时才会出现刺激反应,即 NO_2 浓度与支气管哮喘发作之间存在一定的相关性。

(朱 蕾 计海婴)

第二十二章
睡眠呼吸变化与睡眠呼吸紊乱

提 要

1. 人类睡眠分为非快速眼动相睡眠(NREM)期和快速眼动相睡眠(REM)期，前者又分为Ⅰ、Ⅱ、Ⅲ、Ⅳ期。在不同时期，健康人的代谢、呼吸中枢驱动、呼吸力学、每分通气量(VE)、肺循环和心排血量的变化有所不同，动脉血气也相应变化，但基本不影响生理功能；小儿、老年人、病理状态下发生明显变化，并可能影响机体功能。

2. 睡眠呼吸障碍(SBD)是一类常见疾病，主要呼吸事件有呼吸暂停和低通气，可以是外周型、中心型或两者并存，常见疾病有阻塞性睡眠呼吸暂停低通气综合征(OSAS)、中枢性睡眠呼吸暂停低通气综合征(CSAS)、上气道阻力综合征(UARS)、睡眠低通气综合征(SHS)、肥胖低通气综合征等。

3. OSAS 的发生、发展主要与上气道解剖因素、睡眠时上气道易塌陷性和肌肉张力下降(顺应性增大)有关；也与睡眠时中枢呼吸调控异常和肺容积下降，以及容易觉醒、上气道肌肉和呼吸肌运动不协调等因素有关。上述特点决定临床症状、动脉血气变化及临床治疗。

4. CSAS 为慢性心力衰竭的常见并发症，其发生机制涉及 $PaCO_2$ 降低或波动幅度增大、动脉循环时间延长、功能残气量(FRC)降低等因素；陈-施呼吸综合征(CSS)是 CSAS 的典型类型。觉醒所致高通气和 $PaCO_2$ 下降是特发性 CSAS 的启动因素。

5. 睡眠容易导致慢性阻塞性肺疾病(COPD)患者的呼吸驱动、肺容积、通气功能、动脉血气出现明显变化，不同睡眠时相的变化差异较大；COPD 患者容易合并 OSAS，后者的呼吸功能变化更为显著。夜间睡眠时容易出现支气管哮喘急性发作；而发作期或控制不良的支气管哮喘患者睡眠时也容易出现呼吸功能变化。

睡眠(sleep)是指反复出现的惰性或不反应精神状态，是一种主动过程，有专门的中枢管理，使能量得到储存。适当睡眠是最好的休息，是维护健康和体力的基础，也是取得较高生产能力的保障。睡眠时，交替出现 NREM 和 REM 的周期性脑电活动，每一周期中前者持续 60~90 min，后者 15~30 min，每晚有 4~6 个周期。在这些过程中，人的各项生理功能存在一定的差异，睡眠时大脑及皮质下活动的改变会对呼吸产生一定影响，表现为轻度每分通气量(VE)降低、PaO_2 下降、呼吸中枢驱动减弱，也可以出现多种不规则的呼吸，这些变化通常不会对正常人产生明显影响；但对于部分易感人群，可以引起明显低通气或呼吸暂停。同样，对于有慢性呼吸系统疾病患者，睡眠过程的生理变化可造成气体交换障碍，出现间歇性低氧血症，特别是在 REM 期。

第一节 正常睡眠与呼吸

根据不同生理学特点，人类睡眠分为两个时相：非快动眼睡眠(NREM)期、快动眼睡眠(REM)期。

一般而言，睡眠开始时首先进入 NREM 期，大约 90 min 后转入约 15 min 的 REM 期，如此周而复始。NREM期又进一步分为Ⅰ、Ⅱ、Ⅲ、Ⅳ期,其中Ⅲ、Ⅳ期以宽大低频的δ波为特征,通常称之为慢波睡眠(slow wave sleep,SWS),是较深的睡眠阶段。不同年龄段人群Ⅲ、Ⅳ期睡眠所占比例不同,但REM期无差异。不同的睡眠时相有特征的脑电图表现、眼球运动,肌肉张力表现也不同,进而对呼吸运动及其他各种内脏活动的影响也不同。

一、不同睡眠时相对呼吸的特点

睡眠时相对呼吸的直接影响,主要表现为呼吸节律和VE的变化。

1. **NREM期** 从清醒到睡眠开始,潮气量(VT)轻微降低,呼吸频率(RR)变化很小或几乎不变,MV轻度下降,肺泡通气量($\dot{V}_A$)也相应下降(图22-1),故尽管CO_2产生量下降10%~30%,但仍有$PaCO_2$的轻度升高,年轻人约升高3 mmHg,伴PaO_2几乎同等水平的下降;但由于氧离曲线的S形特性,SaO_2基线水平仅略降低,仍维持在理想水平,整体呼吸仍处于平稳状态而很少发生睡眠呼吸暂停。在NREM期,CO_2反应曲线的斜率与清醒时相比下降50%,对低氧的反应性也下降近33%(详见第十章第五节低氧通气应答、高CO_2通气应答)。对正常人而言,当$PaCO_2$正常时,低氧血症对觉醒反应仅有弱刺激作用,许多人在SaO_2低于70%时仍能保持睡眠状态,这一点在REM期和NREM期无差异。

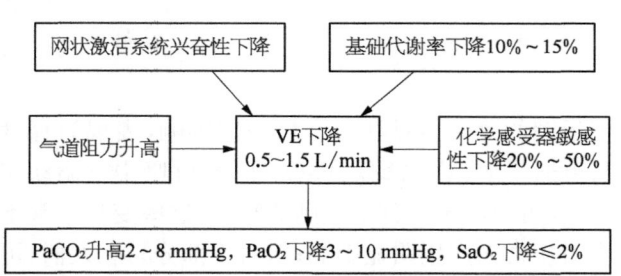

图22-1 正常NREM期呼吸生理和动脉血气的变化

2. **REM期** 与NREM期相比,呼吸节律不规则,平均RR增加;但因VT降低,仍出现VE下降。COPD患者REM期的SaO_2下降幅度比NREM期大。虽然个体变异较大,$PaCO_2$在REM期比NREM期升高1~2 mmHg。REM期呼吸中枢对高PCO_2的通气反应性进一步下降;低氧通气反应下降更明显,接近67%。睡眠中通气反应性下降机制尚未完全阐明,可能与呼吸反射减少及上气道气流阻力增加有关。

二、睡眠对呼吸生理的影响

1. **呼吸中枢的变化** 睡眠时呼吸中枢对化学、机械和皮质传入冲动的反应性降低,且传出冲动减少,特别是在REM期。呼吸肌群中,辅助呼吸肌所受影响大于膈肌,在NREM期,VE即出现下降,REM期下降更明显,主要是VT降低,从而导致呼气末PCO_2($PetCO_2$)升高。在REM期,VT、RR均比NREM期的变化更明显。在健康人,这些变化不会导致气体交换的明显变化,但在呼吸功能明显减退者则容易发生低氧血症和高碳酸血症。

2. **胸廓和腹部变化及其对呼吸的影响** 在REM期,肋间肌活性降低,胸廓运动对呼吸的作用比清醒及NREM期低;膈肌运动变化不大,对呼吸影响较轻。肋间肌张力降低,可导致胸廓与腹壁呼吸运动不同步,尤其是病理状态下。COPD患者由于肺过度充气而影响膈肌收缩,肋间肌张力降低对呼吸运动的影响更大,更容易出现夜间低通气。

3. **功能残气量的变化** 在NREM期、REM期均有FRC的轻度减少,对正常人不会引起通气血流比例($\dot{V}/\dot{Q}$)失调,但在慢性肺部疾病患者,FRC常明显降低,$\dot{V}/\dot{Q}$失调加重,可导致睡眠时低氧血症,其机制可能涉及呼吸肌张力降低、横膈上移和肺顺应性降低等多方面。

4. **上气道阻力和顺应性的变化** 睡眠时上气道肌的张力下降,气道壁顺应性下降,气道内径变小,呼吸气流从以层流为主向以湍流为主转变,气道阻力增大,出现鼾声(可以是偶尔的鼾声或持续的轻鼾声)。由于总体变化有限,对VE影响不大,但在特殊生理状态下,如严重疲劳、饮酒、麻醉时会出现明显变化;在某些疾病,如OSAS也会发生明显变化,后两者叠加将导致上气道顺应性显著降低,气道阻力明显增大,容易发生严重后果。

5. **支气管阻力的变化** 健康人气道内径存在昼夜的周期性变化,夜间有轻度的支气管收缩反应,但变化有限。在支气管哮喘及其他慢性气道炎症患者可以增强,表现为呼气峰流量(PEF)明显下降(下降幅度≥50%),而正常人的变异率平均仅为8%。

三、睡眠对体循环和肺循环的影响

睡眠时血压从清醒状态到NREM期的Ⅳ期逐渐下降5%~23%,在REM期回升至基线水平,但波动幅度较大。NREM期血压下降和REM期血压回升与交感神经活性、血管张力及血液流入肌群的状态等有关。睡眠时肺动脉压轻度上升，但不会超过正常生理范围。从清醒状态到 REM 期心排血量呈进行性下降，可能与心率减慢及心搏量减少有关。整夜睡眠时，随着每一睡眠循环的进行，血流动力学改变逐渐加大。研究发现，在觉醒前的最后 REM 阶段心排血量最低，低于健康人清醒时的 26%；呼吸及 SaO_2 的周期性变化最大，还伴有肺动脉压升高，心肌供氧可显著减少，进而诱发心律失常，因此健康人、心肺疾病患者清晨阶段的发病率和死亡率最高。

严重 OSAS 患者可出现心血管系统和动脉血气的明显变化，血压升高幅度常高于无 OSAS 肥胖患者，清醒状态下肺动脉压高于非 OSAS 患者，睡眠时增加更显著，肺动脉压升高与 P_AO_2 降低有关，故睡眠呼吸暂停时更严重。COPD 的自然病程常伴随肺动脉高压和肺源性心脏病，其严重性与低氧血症的严重程度有关。COPD 患者夜间低通气导致 $\dot{V}/\dot{Q}$ 失调加重，可观察到明显的间歇性低氧及轻、中度 $PaCO_2$ 升高。

四、年龄的影响

总体而言，小儿睡眠呼吸变化较明显，随着年龄逐渐趋向稳定，但老年人又开始减退，这反映在上述各个方面，包括呼吸中枢兴奋性、上气道阻力、通气功能等，老年人和小儿是更应该重视的人群。

第二节 睡眠呼吸紊乱

睡眠引起呼吸类型及对外界反应的变化，而通气反应损害在睡眠呼吸暂停的发生、发展中有重要作用。

一、睡眠呼吸紊乱的基本概念

1. 睡眠呼吸障碍(sleep related breathing disorders, SBD) 以睡眠中发生异常呼吸事件为特征的一组与睡眠相关的呼吸疾病的总称，包括 OSAS、CSAS、UARS、SHS 等。

2. 睡眠低通气(sleep-related hypopnea) 简称低通气(hypopnea)，睡眠过程中呼吸气流强度，即潮气量(V_T)较基础水平降低 50% 以上，并伴 SaO_2 下降≥4% 或伴有觉醒的事件。

3. 睡眠呼吸暂停(sleep-related apnea) 简称呼吸暂停(apnea)，睡眠过程中口鼻气流停止≥10 s，并伴有觉醒的事件。

4. 多导睡眠图(polysomnography, PSG) 全夜睡眠过程中，连续、同步描记脑电图、心电图、肌电图、眼动图、胸式和腹式呼吸运动图、鼻及口通气量、体动、血氧饱和度及阴茎海绵体肌容积等 10 余个通道的生理信号，然后由仪器自动分析、全部记录后，再经人工逐项核实的技术。PSG 是 OSAS 诊断的金标准，并能确定睡眠呼吸疾病的类型及病情。

5. 睡眠呼吸暂停低通气指数(sleep-related apnea-hypopnea index) 简称呼吸暂停低通气指数(apnea-hypopnea index, AHI)，每小时睡眠时间内呼吸暂停加低通气的次数。AHI≥5 次/h 即可诊断睡眠呼吸暂停。

6. 阻塞性睡眠呼吸暂停低通气综合征 睡眠过程中发生的完全性(呼吸暂停)或部分性(低通气)上气道阻塞，伴有打鼾、睡眠结构紊乱、SaO_2 下降、白天嗜睡等表现的临床综合征，具体诊断标准是每夜 7 h 睡眠过程中呼吸暂停及低通气反复发作在 30 次以上，或 AHI≥5 次/h。

7. 中枢性睡眠呼吸暂停低通气综合征(central sleep apnea-hypopnea syndrome, CSAS) 睡眠中呼吸暂停，口、鼻气流与胸、腹式呼吸运动同时停止，引起低氧血症、高碳酸血症、睡眠中断，从而使机体发生一系列病理生理改变的临床综合征，具体诊断标准为每夜 7 h 睡眠过程中呼吸暂停及低通气反复发作在 30 次以上，或 AHI≥5 次/h。

8. 陈-施呼吸综合征(Cheyne-Stokes breathing syndrome, CSS) 既有呼吸节律的变化，又有呼吸幅度改变的临床综合征。呼吸由浅慢变为深快，又由深快变为浅慢，随后出现呼吸暂停。当呼吸暂停时 CO_2 潴留，$PaCO_2$ 升高，刺激呼吸中枢，使呼吸加快、加深，CO_2 排出，呼吸中枢失去刺激，又出现浅慢呼吸，继而停顿。CSS 是 CSAS 的一种类型，常见于中枢神经系统疾病、慢性心功能不全，也可见于中毒性疾病。

9. 混合性睡眠呼吸暂停(mixed sleep apnea, MSA) 中枢性和阻塞性睡眠呼吸暂停事件并存的现象。一般先出现前者,数秒或数十秒后出现后者。因为上一次呼吸暂停结束时常需要深呼吸数次,机体呼出大量 CO_2,$PaCO_2$ 降至较低水平,对呼吸中枢的刺激减弱,出现中枢性呼吸暂停;随着呼吸暂停时间的延长,$PaCO_2$ 不断升高,PaO_2 下降,呼吸中枢受刺激,呼吸运动恢复,但上气道尚未开放,无气流恢复。

10. **上气道阻力综合征** 表现为反复发作的睡眠唤醒,同时伴上气道阻力增加引起打鼾逐渐增强的一种睡眠呼吸紊乱性疾病。打鼾末期,发生睡眠唤醒和上气道阻力降低,打鼾暂时消失。没有明显的呼吸暂停或 SaO_2 降低。

11. **肥胖低通气综合征**(obesity hypoventilation syndrome) 又称匹克威克综合征(Pickwichian syndrome)。明显肥胖(BMI>30 kg/m²)和清醒时 CO_2 潴留($PaCO_2$>45 mmHg),同时存在睡眠呼吸疾病的一种临床综合征。约 90% 的患者合并 OSAS,但需要排除其他疾病引起的高碳酸血症,如 COPD、神经肌肉疾病等。

二、睡眠呼吸暂停低通气综合征

主要有 OSAS、CSAS 及混合性睡眠呼吸暂停低通气综合征(图 22-2)。

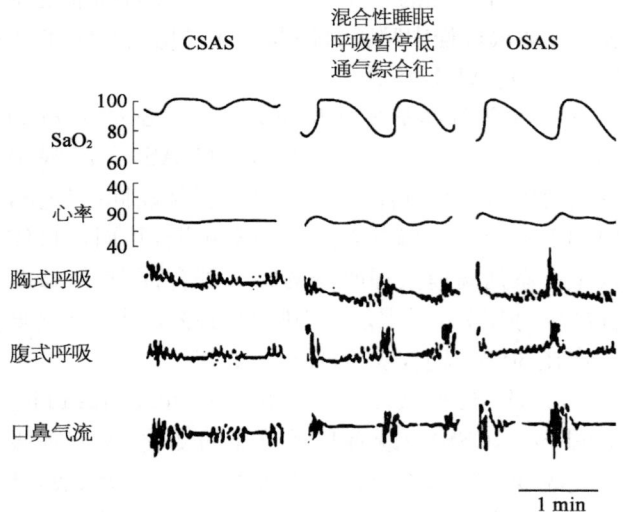

图 22-2 睡眠呼吸暂停的三种基本类型

(一) **OSAS** 发生呼吸暂停时,由于呼吸中枢仍不停发出冲动,兴奋呼吸肌,所以虽然口鼻处气流消失,但仍存在呼吸动作;随着呼吸暂停时间延长,$PaCO_2$ 不断升高,PaO_2 下降,直至对呼吸中枢的刺激达一定强度,即发生一次微觉醒,上气道重新开放,气流恢复。

1. **发生机制**

(1) 上气道解剖因素:主要包括肥胖导致的上气道周围脂肪增多和下颌发育异常,在 OSAS 的发展中有重要作用。头颅 X 线测量显示,OSAS 患者下颌长度缩短或舌骨下移、后移,或两种情况同时存在。CT、IMR 等影像学研究则发现,患者咽部解剖结构发生改变,表现为管腔截面积减小,气道周围软组织增加,舌、软腭、咽旁脂肪垫增加,咽侧壁容积增加。影响上气道的因素较多,包括肥胖、头面部畸形(下颌畸形)、下颌位置、舌体大小、扁桃体肿大(尤其是儿童)等,这些因素受遗传(下颌异常和肥胖)影响,也与后天因素(肥胖)有关。肥胖是影响 OSAS 的重要因素,较多研究显示脂肪易沉积在上气道周围。

(2) 上气道的易塌陷性:气道形状和肌张力下降是影响上气道塌陷的重要因素。研究显示正常人的气道呈水平椭圆形;OSAS 患者咽部气道呈前后径椭圆形,咽部扩张肌主要作用在前后方向。在相同面积下,咽部扩张肌对横径方向的扩张能力有限,处于不利的机械力学状态,易塌陷。气道长度也是影响气道畅通的重要解剖因素,舌骨至下颌骨之间的距离可预测 OSAS 患者的闭合压,气道长度增加使咽部气道更易塌陷。由于多数研究是在患者清醒时测量,因而管腔大小反映咽部解剖和扩张肌活性的综合作用。肌张力下降和气道外脂肪增多导致上气道顺应性增大,容易发生塌陷。全身麻醉使肌肉完全松弛,通过内镜技术观察咽部气道大小,发现 OSAS 患者咽腔小,塌陷增加,因此解剖结构异常也是上气道塌陷的重要原因。

气道畅通需要解剖结构和肌肉生理活性的共同作用,上气道阻力可用压力-流量曲线表示。睡眠时气道阻力增大,出现吸气流量受限,在压力-流量曲线上的表现为:尽管有持续的吸气用力,但吸气流量不能进一步升高,呈平台表现(与胸腔外大气道非固定阻塞的最大流量-容积曲线的表现相似)。在清醒时,不管解剖结构如何变化,咽部扩张肌群仍可保持该部分气道畅通,故压力-流量曲线基本无变化或变化幅度不大。睡眠时神经和解剖结构若能保持平衡,气道仍然通畅,但气道对肌肉活动的依赖程度变动范围变大,若气管的横截面积大,则很少需要肌肉辅助活动;反之则需要依赖肌肉活动保持畅通。气道畅通可用压力平衡的概念表示,即上气道内径取决于导致气道塌陷的力(如腔内负压、管外组织正压)和维持气道畅通的收缩力(咽部扩张肌)间的平衡,因而引入了临界闭合压(Pcrit)的概念,在咽部面积为0时跨壁压（Ptm）等于咽部闭合压,流量为0时的压力等于Pcrit。许多研究应用咽动力学模型证明OSAS患者闭合压较高（即负压值较小或甚至为正值）。Schwab等的研究结果显示,健康人Pcrit≤－8 cmH$_2$O（1 cmH$_2$O＝0.098 kPa）,轻度OSAS患者Pcrit为低度负值,严重者则＞0。研究还发现,同等Pcrit时并非都会出现睡眠呼吸暂停,可能与通气控制的稳定性有关。

上气道狭窄或塌陷在男性的发生率明显高于女性；也与体位有明显关系,其中仰卧位明显,侧卧位改善,后者与解剖结构特点和重力作用有关,对指导临床治疗也有重要价值。

（3）上气道肌肉的神经调节异常：正常吸气时上气道扩张肌（颏舌肌）收缩,肌张力升高；呼气时张力下降。在OSAS患者,由于上气道阻力增大,清醒时肌肉的兴奋性、收缩性增加,以克服增大的气道阻力,维持正常通气；睡眠时其张力下降,呼气期下降更为明显,尤其是在REM期。颏舌肌活性大幅度下降是睡眠呼吸暂停的起始原因；动物实验显示上气道负压是咽扩张肌肉收缩的主要刺激因素,该反射的传入信号由喉上神经传入。对人上气道进行负压刺激并监测颏舌肌活性的研究发现,突然的负压刺激可以引起颏舌肌的突然收缩,该机制可以精细调节,且受睡眠影响。研究发现在NREM期,肌肉对负压的反应性有明显下降。

上述因素互相影响,是OSAS发生、发展的主要因素。

（4）中枢呼吸调控异常：睡眠影响通气控制。睡眠开始时,CO$_2$刺激的敏感性降低,是低通气或呼吸暂停的始动因素。清醒状态时,呼吸中枢受行为性调节和自主（节律）性调节的影响,不容易发生呼吸暂停；在NREM期,呼吸中枢仅受自主性因素调节的影响,容易发生通气停止；在REM期,行为影响重新出现,并对自主性调节功能的下降起补偿作用,这可部分解释REM期出现不规则呼吸类型的原因。也有研究显示：在REM期,CO$_2$通过刺激化学感受器调控呼吸中枢的作用减弱,早在1983年就发现睡眠过程中PaCO$_2$比清醒状态下下降,对呼吸中枢的兴奋作用减弱,故睡眠过程容易发生中枢性呼吸暂停,后者将导致咽部气流量下降乃至完全消失；呼吸中枢调控作用下降还直接导致咽部扩张肌的张力下降,从而导致咽部管腔减小或闭塞,进而发生阻塞性呼吸暂停或低通气。

中枢调控异常在CSA的发生、发展中起核心作用；但容易加重OSAS,也是混合性睡眠呼吸暂停或复杂性紊乱的常见发生机制。在早期OSAS患者,呼吸中枢代偿性驱动明显增强,伴呼吸增强,鼾声明显,夜间低氧血症相对较轻；随着疾病进展,中枢驱动水平下降（尽管仍高于正常值,但低于最高值）,呼吸增强幅度减小,鼾声减弱,夜间低氧血症加重,白天也逐渐出现低氧血症,并可能逐渐出现PaCO$_2$升高。

（5）肺容积下降：肺容积下降可能在睡眠呼吸暂停的发病中有重要作用。吸气时肺扩张,气道内径扩大,气道阻力下降；呼气时则相反。睡眠过程中肺容积下降,必然伴随气道内径缩小和气道阻力增大,当然主要是胸腔内气道阻力增大,也伴随上气道阻力增大。

（6）觉醒：OSAS患者的觉醒不是传统意义上的清醒,患者不一定能完全恢复意识或能够记忆；更多情况下是脑电波活动意义上的觉醒,患者没有意识或没有记忆。在呼吸暂停或低通气过程中,SaO$_2$下降,PaCO$_2$上升,兴奋化学感受器；气道狭窄刺激压力感受器或本体感受器,使呼吸努力持续增加,将可能导致下述三种结果。

1）觉醒：上气道扩张肌的张力增加,上气道开放,过度通气,纠正低氧和高碳酸血症,这发生于绝大部分OSAS患者。

2）呼吸暂停终止不伴觉醒：在稳定睡眠期引起节律性呼吸类型或在觉醒阈值下持续切换,该类型少见。

3）呼吸暂停持续存在：猝死的机会较高,该类型罕见。

早在1978年,Eliott Phillipson即发现呼吸相关性觉醒对呼吸暂停的终止起关键作用,绝大多数患者的呼吸暂停和低通气需要觉醒恢复通气。由于觉醒发生常发生过度通气,导致低碳酸血症和呼吸中枢调控系统不稳定,因此觉醒可能为呼吸暂停所必须,但也可能导致呼吸暂停再次发生,即较低的觉醒阈值导致呼吸不稳定和更易发生睡眠时的呼吸暂停,因此有必要对中重度OSAS患者给予持续气道正压（CPAP）治疗,以保持上气道持续开放,阻止上述恶性循环。

若患者在睡觉时气道阻力增加较大,在2～3个中等程度呼吸努力（低觉醒阈）时频繁发生觉醒,则不可能建立稳定的睡眠和维持正常的呼吸节律,这主要见于UARS。该类患者表现为睡眠开始即有咽部气道阻力增加,尽管只有中度的低通气,但也容易觉醒,因此增加呼吸觉醒阈值也是治疗方法之一。

(7) 其他机制：如上气道骨骼肌和呼吸肌运动之间的不协调也有一定作用。正常情况下，咽部扩张肌收缩比膈肌提前 50~100 ms，以确保呼吸肌开始收缩时，咽部肌肉已经收缩，并足以对抗吸气负压可能导致的上气道塌陷。假如咽部扩张肌提前收缩的功能丧失，将可能导致咽部在吸气时容易发生部分或完全塌陷。

2. 发生机制与临床表现的关系　在发病机制中有所阐述，将典型表现简单总结如下。

(1) 基本临床表现与发生机制：上气道狭窄或塌陷导致上气道内径明显缩小或完全闭合，刺激上气道压力感受器或呼吸肌本体感受器，使呼吸增强，在狭窄气道内的呼吸气流量增大，且以湍流为主，出现鼾声；若上气道完全阻塞，将出现呼吸中止和觉醒；胸腹式呼吸的同步性逐渐变差，睡眠时胸腔或食管负压增大，且波动幅度增大，可超过 $-70\ cmH_2O$，加重鼾声和呼吸暂停。若低通气或呼吸暂停时间过长，将出现 $PaO_2(SaO_2)$ 下降、$PaCO_2$ 升高，后者达一定水平将刺激兴奋化学感受器，与上气道的压力感受器或本体感受器共同作用，使呼吸努力持续增加，进一步加重鼾声和呼吸暂停。随着低氧血症的逐渐加重，睡眠时脑缺氧逐渐加重，睡眠质量显著下降，必然出现嗜睡、胸闷、乏力等表现。

(2) 低氧血症的发生机制和临床特点：上气道阻塞或塌陷持续存在诱发患者觉醒，上气道扩张肌的张力增加，气道开放，患者过度通气，改善低氧和高碳酸血症。由于 CO_2 的溶解度远高于 O_2，前者的动静脉血分压差远低于后者；CO_2 解离曲线呈线性，氧离曲线呈 S 形，故通过呼吸代偿，PaO_2 改善，$PaCO_2$ 明显下降，甚至低于正常水平（详见第七章第八节）；随后呼吸中枢驱动减弱，与气道上狭窄、塌陷共同作用，再次发生低通气或呼吸暂停以及 PaO_2 降低。如此周而复始，表现为典型 OSAS 的动脉血气变化（少部分不典型）。

(3) 典型动态变化及其发生机制：在早期或轻症 OSAS 患者，呼吸中枢驱动代偿性增强，必然伴随呼吸增强，鼾声明显，夜间低氧血症相对较轻。随着疾病进展，鼾声、低氧血症明显加重，反复鼾声终止；呼吸中枢驱动水平逐渐下降（尽管仍高于正常值，但低于最高值），呼吸增强幅度减小，患者活动减少，肺容积下降，表现为限制性通气功能障碍；$\dot{V}/\dot{Q}$ 失调，尤其是肺底部、背部出现低 $\dot{V}/\dot{Q}$；患者鼾声减弱，夜间低氧血症加重，白天也逐渐出现低氧血症，以及白天嗜睡、乏力等表现；部分患者进一步加重，呼吸中枢驱动减弱，甚至合并中枢性低通气，$\dot{V}/\dot{Q}$ 失调进一步加重，逐渐出现 $PaCO_2$ 升高，低氧血症和临床症状进一步恶化。

(4) 其他表现及其发生机制：低氧血症损伤以及继发的神经内分泌紊乱、氧化应激损伤等可引起全身各器官的损伤或功能变化，也会加重其他合并症的进展。OSAS 本身的损害以及肥胖、饮酒、吸烟、麻醉等共同作用导致死亡率升高。

(二) CSAS　CSAS 患者呼吸中枢驱动减弱，呼吸气流和胸腹呼吸运动同步减弱；若呼吸中枢驱动暂时丧失，呼吸气流及胸腹呼吸运动同时终止。

1. 发生机制　以心力衰竭合并 CSAS 为例阐述如下。

(1) $PaCO_2$ 下降：虽然 $PaCO_2$ 降低不是 CSAS 的必要条件，但许多研究均证实清醒状态下 $PaCO_2$ 降低提示 CSAS 发生的可能。心力衰竭患者易发生过度通气，一般认为肺淤血和肺水肿刺激肺血管旁受体（J 感受器）引起呼吸加快、加深；RR、VT、VE 增加又导致 $\dot{V}_A$ 增加和低碳酸血症；心力衰竭导致的交感神经兴奋也可引起过度通气和低碳酸血症，诱发中枢呼吸低通气或暂停。

基线 $PaCO_2$ 和呼吸暂停时 $PaCO_2$ 阈值之间的差值是引发 CSAS 的关键。正常情况下由清醒转换至睡眠时，基线 $PaCO_2$ 升高，与呼吸暂停阈值之差增大，只要实际 $PaCO_2$ 保持在阈值之上，CSAS 不会发生；心力衰竭合并 CSAS 患者，夜间睡眠时不能使 $PaCO_2$ 增高，与呼吸暂停阈值之间的差值较小，因此易发生 CSAS。

(2) 动脉循环时间延长：心力衰竭患者的动脉循环时间延长可能是导致 CSAS 的原因之一。每搏输出量降低和胸腔血容量增加，即肺淤血、左心房和左心室容量增加等导致动脉循环时间延长，使肺毛细血管 PO_2 和 PCO_2 变化的信息到达化学感受器的时间延迟，将反复引起呼吸增强和呼吸减弱。

(3) FRC 降低：是 CSAS 发生的另一重要机制。心力衰竭患者由于胸腔积液、肺水肿、心脏肥大、活动减少等导致 FRC 降低，进而使肺的缓冲作用减弱。具体而言，FRC 降低使肺内气体的残留量降低，导致机体 O_2 和 CO_2 的储存量均减少，短暂的通气变化即可使 PaO_2 和 $PaCO_2$ 出现较大变化，故容易发生呼吸感受器的刺激减弱和呼吸中枢驱动减弱，发生低通气或呼吸暂停；反之也容易发生刺激增强和呼吸恢复。患者对高碳酸血症的通气反应导致呼吸过度代偿，出现继发性低碳酸血症，因此高通气介导的低碳酸血症是慢性心力衰竭合并 CSAS 的重要机制,典型类型是 CSS。

2. 发生机制与临床表现　　CSS 表现为呼吸由浅慢变为深快,又由深快变为浅慢,随后出现呼吸暂停。当呼吸显著减弱或暂停时,$PaCO_2$ 升高、PaO_2 下降,刺激化学感受器和呼吸中枢,使呼吸恢复加快加深,CO_2 排出和氧吸入增加,$PaCO_2$ 下降,PaO_2 升高;两者对呼吸中枢的刺激作用减弱或失去刺激,又出现浅慢呼吸,继而停顿。觉醒所致的高通气则可能是特发性 CSAS 的启动因素。无论何种因素,由于睡眠质量下降和脑缺氧,患者皆容易发生胸闷、乏力、嗜睡等表现。

(三) 混合性睡眠呼吸暂停低通气综合征　　一般先出现中枢性睡眠呼吸暂停,数秒或数十秒才出现阻塞性睡眠呼吸暂停。其机制为上一次呼吸暂停结束时,患者常常需要深呼吸数次,机体呼出大量 CO_2,$PaCO_2$ 降低,PaO_2 升高,对呼吸中枢的刺激作用减弱,从而出现中枢性呼吸暂停;随着呼吸暂停时间的延长,$PaCO_2$ 不断升高,PaO_2 不断下降,呼吸中枢受刺激,呼吸运动恢复,但上气道尚未开放,因此有呼吸运动,而无气流运动,即表现为阻塞性呼吸暂停。

三、临床检测

(一) 睡眠呼吸检测　　常用方法是整夜 PSG 检测。检查前 6 h 不能服用安眠药,也不能饮酒、茶和咖啡。按照国际 10~20 系统记录脑电图(C3/A2 和 C4/A1),记录眼电图(ROC/A1 和 LOC/A2)、颏下肌电图(EMG)、口鼻气流、胸腹运动、SpO_2;进而可以获得睡眠时相分析、AHI、氧减指数(ODI)、微觉醒指数(mArI)、最低 SpO_2、最长呼吸暂停时间等参数,故可以全面了解睡眠质量、睡眠中发生的呼吸事件的类型和频率,以及血氧、心率等参数的变化趋势和规律。

PSG 为睡眠呼吸暂停低通气综合征诊断提供金标准,即每夜 7 h 睡眠过程中呼吸暂停及低通气反复发作在 30 次以上或 AHI≥5 次/h,其中睡眠呼吸暂停是指睡眠过程中口鼻呼吸气流停止≥10 s;低通气是指睡眠过程中呼吸气流强度(幅度)较基础水平降低 50% 以上,并伴有 SaO_2 较基础水平下降≥4%。

根据 AHI 和夜间缺氧程度,将病情分为轻、中、重三度(表 22-1)。

表 22-1　睡眠呼吸暂停低通气综合征的严重程度分级

病情分度	AHI(次/h)	夜间最低 SpO_2
轻度	5~19	85~89
中度	20~40	80~84
重度	>40	<80

(二) 呼吸中枢功能测定　　主要有低氧通气应答、高 CO_2 通气应答、0.1 秒口腔闭合压(P0.1)等测定,见第十章。膈肌肌电图等测定也有一定价值,见第十二章。

第三节　睡眠与慢性气道疾病

睡眠与多种呼吸系统有密切关系,其中主要与中枢调节相关疾病、OSAS 的关系尤为密切(见本章第二节),与其他慢性气道疾病也有一定关系。

一、睡眠与慢性阻塞性肺疾病

(一) COPD 患者睡眠时的动脉血氧变化　　睡眠时,COPD 患者的 PaO_2、SaO_2 皆比清醒时降低,甚至是明显降低,且常伴 $PaCO_2$ 升高,这些变化多发生于 REM 期;部分患者出现 CSS。平时有低氧血症者睡眠时 PaO_2、SaO_2 更低。研究显示,夜间低氧血症与白天 SaO_2、$PaCO_2$ 及睡眠中 REM 期的长短有关。

(二) COPD 睡眠时发生低氧血症的机制　　睡眠过程中 SaO_2(非呼吸暂停所致)下降是睡眠时 FRC 下降、对低氧和高 CO_2 通气反应下降、气体交换效率下降、觉醒反应下降、呼吸肌疲劳、非机械性呼吸驱动减弱及基础 SaO_2 下降等多种因素综合作用的结果。

1. FRC 下降　　正常人卧位、睡眠时 FRC 下降约 10%;COPD 患者 FRC 下降更明显,且吸气时膈肌肌电图的活性降低。FRC 下降降低了氧的储备,导致气体交换量下降,SaO_2 下降。

2. 通气量减少　　由于缺少觉醒刺激、呼吸中枢敏感性下降,导致睡眠过程中 VE 明显下降,REM 期下降更明显;相应 SaO_2 也明显下降。COPD 患者存在肺过度膨胀,更容易因肋间呼吸肌活动和膈肌收缩力下降而发生与 REM 相关的低氧血症。部分 COPD

患者清醒状态即有低氧血症，若PaO_2 60 mmHg，位于或接近S型氧离曲线的拐点，VE的轻度下降即可引起SaO_2的明显降低，即COPD患者的VE下降比健康人更易发生低氧血症。

3. $\dot{V}/\dot{Q}$失调加重 睡眠时呼吸驱动和呼吸肌收缩力减弱，VE降低，重力对气体分布、血流分布的影响更明显，导致$\dot{V}/\dot{Q}$失调加重和睡眠时低氧血症。

（三）夜间低氧血症与血流动力学 COPD患者睡眠过程中常发生肺动脉压增高，主要与肺泡低氧等导致的肺血管收缩及肺循环阻力（PVR）增加有关。肺动脉高压、肺源性心脏病常见于重症COPD和慢性低氧血症患者。

（四）COPD患者的睡眠质量 COPD患者容易发生睡眠紊乱，其相关症状也更明显。对COPD患者的大规模研究显示，39%有咳嗽或喘息症状之一者出现失眠，12%有日间过度嗜睡；当两种症状同时存在时，则失眠和日间过度嗜睡的发生率分别增加至53%和23%。COPD患者的睡眠质量明显下降，表现为睡眠时相交替频繁，频繁微觉醒和觉醒，总睡眠时间减少。

（五）COPD与OSAS

1. 重叠综合征 即COPD和OSAS同时发生的疾病状态，两者在中老年人都具有较高患病率，COPD患者更容易合并OSAS，加重睡眠过程中的气体交换异常。约10%的OSAS患者合并COPD，COPD患者中有30%~40%合并OSAS，而重症COPD患者发生OSAS的概率更高。

重叠综合征患者清醒状态下的PaO_2更低，$PaCO_2$较高，肺动脉压较高，睡眠过程中更容易出现明显低氧血症；对CO_2的中枢反应性下降，在呼吸暂停期间明显影响气体交换。重叠综合征患者肺动脉高压的决定因素是日间动脉血气变化（30%）及低FEV_1（12%）。

2. 重叠综合征患者睡眠期低氧血症的后果 夜间睡眠时严重低氧血症对心血管系统、神经系统和血液系统产生显著影响，容易引起夜间猝死，具体涉及以下几个方面。

（1）心律失常：睡眠时低氧血症患者常见室性异位心律，但仅少数患者直接与低氧有关，氧疗也不能降低室性异位心律的频率。这可能与低氧血症、高碳酸血症、高血压及血儿茶酚胺水平增高等因素导致的心肌耗氧量增加、心脏损伤等有关；但是否存在直接相关并不清楚。

（2）血流动力学异常：在REM期，SaO_2下降时肺动脉压上升，心肌耗氧量和左心室射血分数也发生变化。引起肺动脉高压的原因与低氧、肺血流增加、肺静脉瘀血和缓慢释放的细胞介质（可导致肺血管收缩和血管平滑肌肥大）有关。

（3）红细胞增多：缺氧刺激红细胞生成。睡眠时低氧血症患者晨起时红细胞生成素水平会升高。

（4）睡眠质量下降：SaO_2下降常伴醒觉反应，导致睡眠效率下降。夜间低氧血症与睡眠结构改变的关系尚不完全清楚。

（5）夜间猝死：重叠综合征患者睡眠时死亡率较高，可能与严重低氧血症有关。

（6）肺动脉高压和肺源性心脏病发生率升高：重叠综合征患者比单纯OSAS或COPD患者更易发生肺动脉高压和右心衰竭，且发生时间更早。夜间低氧血症的严重程度可能是重要发生原因。

二、睡眠与支气管哮喘

1. 夜间支气管哮喘发作 支气管哮喘患者常有夜间加重的经历。早期的一项大规模研究显示，74%的被调查者诉说每周至少有1次夜间咳嗽或喘息发作，在0点至8点更易因急性发作而至医院急诊室就诊，打电话给医生的情况中约40%发生于23点至早晨7点，53%的致死性支气管哮喘发作开始于18点至凌晨3点。气道的气体流量和阻力均存在生物节律性变异，PEF值在早晨最低（无论哮喘还是正常人），且支气管哮喘患者更低，清晨PEF下降与周围气道阻力增加有关。

2. 其他肺功能参数和呼吸中枢变化 除出现睡眠过程中FRC下降外，还出现VE、VT等参数的进一步下降。

与清醒状态相比，在NREM期，支气管哮喘患者呼吸中枢对低氧通气反应、高碳酸血症通气反应皆下降，REM期下降更明显。睡眠过程中对呼吸阻力增加的觉醒反应也下降。

3. 睡眠状态 患者夜间睡眠常表现为频繁的觉醒和睡眠质量下降。PSG监测显示总睡眠时间缩短、平均睡眠时间缩短、睡眠效率降低、微觉醒时间和频率增加、睡眠开始后觉醒的频率增加、Ⅳ期睡眠时相减少等。

当然，随着支气管哮喘明显改善或控制，夜间支气管哮喘发作明显减轻或消失，睡眠明显改善或恢复正常，伴随的其他问题也相应改善或缓解。

（朱 蕾 侯丽丽）

第二十三章
呼吸衰竭的病理生理学特点与定位、定性评价

提 要

1. 呼吸衰竭以动脉血气为诊断标准,海平面呼吸空气时 $PaO_2 < 60$ mmHg 或 $PaCO_2 > 50$ mmHg 即可诊断,无须两者同时符合标准;呼吸衰竭必然存在低氧血症,但 PaO_2 不一定 < 60 mmHg,更一定缺氧。Ⅰ型呼吸衰竭为 $PaO_2 < 60$ mmHg,$PaCO_2 < 45$ mmHg;Ⅱ型呼吸衰竭为 $PaCO_2 > 50$ mmHg,PaO_2 下降(不要求 PaO_2 一定小于 60 mmHg,可以 < 60 mmHg,也可以 ≥ 60 mmHg)。根据初始发病时的功能残气量(FRC)特点分为正常肺容积呼吸衰竭、高肺容积呼吸衰竭、低肺容积呼吸衰竭三种基本类型,对指导机械通气(MV)有重要价值。现代国内绝大多数教材或工具书关于呼吸衰竭的概念有原则错误。

2. 肺泡通气量($\dot{V}_A$)下降是发生高碳酸血症的主要机制,通气血流比例($\dot{V}/\dot{Q}$)失调是发生低氧血症的主要机制,动静脉血分流率($\dot{Q}s/\dot{Q}t$)升高是导致顽固性低氧血症的主要机制,弥散功能障碍主要加重低氧血症,氧耗量增大加重呼吸衰竭。低氧血症、高碳酸血症对机体的影响包括代偿性变化和损伤性变化,主要与呼吸衰竭发生的速度和严重程度有关。

3. 呼吸衰竭的基本治疗原则是保持气道通畅,改善或纠正低氧血症,适当缓解 CO_2 潴留,纠正代谢功能紊乱,为基础疾病和诱发因素的治疗争取时间和创造条件。主要涉及建立通畅气道、合理氧疗、应用呼吸兴奋剂或呼吸机增加 $\dot{V}_A$。但更合理的治疗原则是根据呼吸衰竭发生的原因、部位、特点进行针对性治疗。

4. 呼吸兴奋剂的应用有严格的指征和要求,酸碱药物的应用也有严格的指征和要求。

5. 上气道阻塞性肺疾病(主要是阻塞性睡眠呼吸暂停低通气综合征)、中央气道阻塞性肺疾病和周围气道阻塞性肺疾病(主要包括慢性阻塞性肺疾病和支气管哮喘)、急慢性肺实质疾病(以急性呼吸窘迫综合征、急性肺水肿、慢性肺间质纤维化为代表)、肺血管疾病(主要有肺栓塞、多种情况的肺动脉高压、弥漫性肺毛细血管扩张症)、胸膜和胸廓疾病是导致呼吸衰竭的常见呼吸器官疾病,不同疾病的临床表现、影像学变化与其呼吸生理变化一致,是决定临床治疗的主要因素。

6. 呼吸调节系统疾病有急慢性呼吸中枢疾病、脊髓运动神经元或运动神经疾病、呼吸肌肉疾病。不同疾病的表现差异巨大,但皆表现为限制性通气功能障碍和Ⅱ型呼吸衰竭,机械通气治疗有较高程度的相似性。

呼吸衰竭(respiratory failure)是指原发性肺通气和(或)换气功能严重损伤,导致低氧血症和(或) CO_2 潴留,并引起一系列生理功能异常和代谢紊乱的临床综合征。以动脉血气为客观标准,即海平面吸空气条件下 $PaO_2 < 60$ mmHg 或 $PaCO_2 > 50$ mmHg 为呼吸衰竭;病因和临床表现对判断预后和指导治疗有重要价值。

第一节 呼吸衰竭的基本知识

各种类型呼吸衰竭皆有一定的共性,是了解其发病机制、临床表现和治疗的基础。

一、病　　因

呼吸衰竭的病因繁多,可分为以下两类。

(一) 呼吸器官疾病

1. 气道疾病　包括上气道和下气道疾病,舌根后坠(昏迷或麻醉患者)、阻塞性睡眠呼吸暂停低通气综合征(OSAS)、喉水肿或痉挛、支气管哮喘、慢性阻塞性肺疾病(COPD)、呼吸道分泌物或异物阻塞,皆可引起通气不足,常伴有气体分布不均、$\dot{V}/\dot{Q}$失调。

2. 肺实质疾病　重症肺炎、弥漫性肺间质疾病、尘肺、肺水肿、急性呼吸窘迫综合征(ARDS)、肺不张等,引起肺容积和有效弥散面积减少、$\dot{V}/\dot{Q}$失调,部分伴$\dot{Q}s/\dot{Q}t$的明显升高。

3. 肺血管疾病　包括大血管疾病和微血管疾病,前者如原发性肺动脉高压、肺血栓栓塞、肺脂肪栓塞、肺血管炎,后者如肺毛细血管扩张症,使肺换气功能损害,引起$\dot{V}/\dot{Q}$失调(主要是高$\dot{V}/\dot{Q}$)、生理无效腔(VD)增大,部分出现支气管循环和肺循环吻合支开放,$\dot{Q}s/\dot{Q}t$增加。

4. 胸廓疾病　胸廓外伤、胸廓畸形、大量气胸或胸腔积液等,限制胸廓的活动和肺扩张,伴有效弥散膜面积减少、$\dot{V}/\dot{Q}$失调。该类疾病的呼吸衰竭多较轻,原发病表现明显。

(二) 呼吸中枢和神经疾病

1. 颅脑疾病　常见于脑血管疾病、脑炎或电击、药物中毒等直接或间接抑制呼吸中枢,特发性中枢性低通气,中枢性睡眠呼吸暂停低通气综合征(CSAS)。

2. 脊髓疾病和呼吸神经疾病　脊髓侧索硬化症、脊髓灰质炎、多发性神经炎导致神经传导功能障碍。

3. 呼吸肌疾病　重症肌无力、低钾性周期性麻痹、肌肉萎缩可导致呼吸肌收缩力不足、耐力下降等。

上述情况皆可引起通气不足;若持续时间较长,将发生$\dot{V}/\dot{Q}$失调等改变,加重气体交换障碍。

二、呼吸衰竭的分类

常根据发病缓急、病理生理特点和动脉血气改变分类,不同分类方法综合应用对判断病因、理解病理生理变化、指导临床治疗有重要价值。

1. 根据病程分类

(1) 急性呼吸衰竭:患者既往无呼吸道疾病或有呼吸系统疾病,但本次发病与基础疾病无直接关系。由于突发因素导致呼吸动力不足、阻力增加或换气功能障碍,机体难以充分代偿而发生的呼吸衰竭,病理生理学改变多较严重。

(2) 慢性呼吸衰竭:多见于有慢性呼吸系统疾病或其他相关疾病的患者,如COPD、OSAS、CSAS、慢性间质性肺疾病等。由于呼吸功能损伤逐渐加重,虽有低氧血症和(或)CO_2潴留,但机体多已充分代偿,病理生理学改变和临床症状多较轻,部分患者可有较好的活动能力和较高的生活质量。

(3) 慢性呼吸衰竭急性发作:慢性呼吸衰竭患者一旦并发呼吸道和肺感染或因其他原因增加呼吸负荷,则发生失代偿,出现严重低氧血症和呼吸性酸中毒的临床表现,一般介于上述两者之间。

2. 根据动脉血气分类

(1) Ⅰ型呼吸衰竭:又称为单纯低氧血症性呼吸衰竭,即海平面吸空气条件下$PaO_2<60$ mmHg,$PaCO_2<45$ mmHg。若患者吸氧达到上述条件也能诊断;若吸氧时$PaO_2 60\geq$mmHg,可暂时停止吸氧观察或根据氧合指数(OI)<300 mmHg评价。$\dot{V}/\dot{Q}$失调、弥散功能障碍或$\dot{Q}s/\dot{Q}t$增加是主要发病原因,常为多种因素共同作用所致。

(2) Ⅱ型呼吸衰竭:又称为高碳酸血症性呼吸衰竭,即海平面吸空气条件下$PaCO_2>50$ mmHg,同时伴PaO_2下降(可以<60 mmHg,也可以≥ 60 mmHg)。若吸氧,可参考Ⅰ型呼吸衰竭评价。主要见于通气不足(VE不足或单纯$\dot{V}_A$不足),严重$\dot{V}/\dot{Q}$失调也有重要作用。现代国内教科书或工具书多有原则错误,需注意。

3. 根据肺容积分类　主要根据发生呼吸衰竭初期的FRC变化分类,对指导机械通气最有价值,是定压通气和肺开放通气的基础。

(1) 正常肺容积呼吸衰竭：呼吸驱动异常、神经传导障碍、呼吸肌功能减退等因素导致的呼吸衰竭，多见于药物中毒、呼吸中枢或神经肌肉疾病，故发病初期气道肺实质结构正常或接近正常。

(2) 高肺容积呼吸衰竭：严重气道阻塞和(或)陷闭导致的呼吸衰竭类型，伴 FRC 显著增大。多见于 COPD、支气管哮喘等疾病。

(3) 低肺容积呼吸衰竭：多见于肺实质、胸腔、胸廓疾病或创伤、麻醉手术等导致的呼吸衰竭，其特点是 FRC 显著下降，以换气功能障碍和低氧血症为主要表现。常见于 ARDS、肺水肿、重症肺炎、弥漫性肺间质疾病等。

三、低氧血症和 CO_2 潴留的发生机制

1. $\dot{V}_A$ 不足　引起低氧血症和高碳酸血症。

(1) 基本原因：有两种情况，一种是每分通气量(VE)减小，见于呼吸泵衰竭；第二种是 VE 不减小，甚至增加，但 VD 增加，导致 $\dot{V}_A$ 减小，见于气道疾病或严重肺实质疾病，尤其是周围气道疾病。

(2) $\dot{V}_A$ 与 P_ACO_2($PaCO_2$)关系曲线：呈反抛物线型，当 $\dot{V}_A \geq 1.5$ mL/min 时 $PaCO_2$-$\dot{V}_A$ 曲线较平坦，$\dot{V}_A$ 降低，$PaCO_2$ 仅轻中度升高，且一般不超过 80 mmHg；$\dot{V}_A < 1.5$ mL/min 时两者的关系曲线较陡直，$PaCO_2$ 多 >80 mmHg，$\dot{V}_A$ 轻微下降即可导致 $PaCO_2$ 显著升高，如 $PaCO_2$ 从 80 mmHg 升高至 100 mmHg 需降低 $\dot{V}_A$ 400 mL，若呼吸频率(RR)为 15 次/min，仅需降低潮气量(VT)25 mL，因此在严重通气功能损害的患者，轻微病情变化即可导致 $PaCO_2$ 显著升高。而 $\dot{V}_A$-P_AO_2(PaO_2)关系曲线与之相反，$PaCO_2$ 显著升高必然伴随 PaO_2 的显著下降(图 8-2)。

2. $\dot{V}/\dot{Q}$ 失调　肺泡通气与肺泡毛细血管的血流灌注协调才能保障有效的气体交换。一般 $\dot{V}/\dot{Q}=0.8$；若 $\dot{V}/\dot{Q}>0.8$ 时 $\dot{V}_A$ 相对较高，而肺血流量相对较少，使 VD 增加；$\dot{V}/\dot{Q}<0.8$ 时，肺血流量相对较高，$\dot{V}_A$ 相对较低，静脉血流经肺泡毛细血管时得不到充分的气体交换，出现分流样效应和低氧血症，总体上 $\dot{V}/\dot{Q}$ 失调一般只产生低氧血症，无 CO_2 潴留(详见第七章第八节)。一般情况下，支气管哮喘急性发作或 COPD 急性加重仅有低氧血症，其主要原因是 VE 代偿性增大，但 $\dot{V}/\dot{Q}$ 失调加重。若肺实质严重损伤，有效肺泡显著减少，不能有效代偿，$\dot{V}/\dot{Q}$ 失调也会导致 $\dot{V}_A$ 下降和高碳酸血症。

3. 静动脉血分流　肺泡萎陷不张、肺实变、肺水肿均可致肺内 $\dot{Q}s/\dot{Q}t$ 增加。当 $\dot{Q}s/\dot{Q}t>30\%$ 时，提高吸入氧浓度(FiO_2)对改善 PaO_2 的作用极其有限。

4. 弥散障碍　主要影响氧的交换，产生低氧血症。但临床上单纯因弥散障碍导致低氧血症的情况非常少见，主要见于弥漫性肺毛细血管扩张症。

5. 氧耗量增加　不会使健康人发生呼吸衰竭；但在呼吸功能减退患者，容易诱发或加重低氧血症和 CO_2 潴留。发热、寒战、抽搐、呼吸窘迫等皆可显著增加氧耗量。

总之，$\dot{V}_A$ 下降是发生高碳酸血症的主要机制，而 $\dot{V}/\dot{Q}$ 失调则是低氧血症的主要机制，$\dot{Q}s/\dot{Q}t$ 升高常导致顽固性低氧血症，弥散功能障碍主要加重低氧血症，氧耗量增加常加重呼吸衰竭。

四、低氧血症、高碳酸血症对机体的影响

两者对机体的影响皆表现为代偿性反应和损伤性反应，主要与呼吸衰竭的发生速度、严重程度等有关，也与基础疾病等明显相关。

1. 对中枢神经的影响

(1) 急性低氧：轻中度低氧通过兴奋交感神经-儿茶酚胺系统引起血流量增加和血流重新分布，可无明显呼吸系统症状，但严重低氧可导致明显脑功能障碍或损伤，如吸纯氮 20 s，患者可出现抽搐、深昏迷；急性低氧使 $PaO_2 < 36$ mmHg 即可能出现脑细胞的不可逆损伤。

(2) 慢性低氧：机体常充分代偿，症状多较轻，轻度低氧表现为注意力不易集中、智力减退、定向障碍；30 mmHg $\leq PaO_2 < 50$ mmHg 时可出现烦躁、神情恍惚；20 mmHg $\leq PaO_2 < 30$ mmHg 时可出现神志丧失；若 $PaO_2 < 20$ mmHg 则发生不可逆脑损伤。

轻度低氧使脑血管扩张，血流量增加，可出现搏动性头痛；但当颈内静脉 PO_2 降至 $10 \sim 15$ mmHg 时，脑血流量下降。

(3) 急性 CO_2 潴留：$PaCO_2$ 升高初期直接抑制大脑皮质，降低其兴奋性，出现嗜睡；随着 $PaCO_2$ 进一步升高，CO_2 对皮质下中枢的刺激增加，间接引起皮质兴奋，如失眠、烦躁、躁动，在没有适当治疗的情况下切忌用镇静剂或催眠药；过高 $PaCO_2$ 则抑制皮质下中枢，使患者处于麻醉状态，表现为神志淡

漠、肌肉震颤、抽搐、昏睡,乃至昏迷,称为 CO_2 麻醉。

高 $PaCO_2$ 还可使脑血管扩张、血流量增加,甚至引起脑水肿。

(4) 慢性 CO_2 潴留:机体充分代偿(包括 pH 明显恢复)和适应,临床表现较轻;慢性 CO_2 潴留,$PaCO_2 < 80$ mmHg、pH 接近正常的吸氧患者可无明显神经-精神异常。$PaCO_2$ 继续升高,无论是急性或慢性都会出现酸血症和神经-精神症状。

2. 对循环系统的影响

(1) 对心脏和体循环的影响:轻中度低氧可刺激心脏,使心率加快和心搏量增加,血压上升,脉搏洪大,冠状动脉血流量也相应增加;大部分器官组织的供血动脉收缩,以尽可能保障心、脑组织的血供(具体见下述)。严重低氧将引起心肌损伤,出现心电图异常,包括缺血性改变和心律失常;重者发生心室颤动或心脏骤停。

(2) 对肺循环的影响:低氧血症和高碳酸血症均能使肺小动脉收缩,肺动脉压升高,PVR 增加;长期低氧将出现肺血管重塑,加重肺动脉高压,甚至肺源性心脏病。

3. 对呼吸系统的影响

(1) 低氧血症:低氧通过刺激颈动脉体和主动脉体的化学感受器,使 VE 增大;若缓慢出现低氧血症则该反应变迟钝。

(2) 高碳酸血症:CO_2 是强力呼吸中枢兴奋剂,但急性 CO_2 潴留是通气功能显著下降的结果,患者不能代偿或不能有效代偿。慢性 CO_2 潴留患者也不能代偿,除与原发性肺通气功能下降有关外,也与肾功能代偿使 pH 明显恢复、化学感受器的敏感性下降有关。在高碳酸血症患者,谈论呼吸系统代偿是"伪命题"。

(3) 不同疾病的特点:呼吸中枢病变患者多表现为呼吸减慢、减弱或呼吸节律改变。周围神经肌肉损伤表现为浅、快呼吸和辅助呼吸肌活动,如点头呼吸、提肩呼吸、三凹征。周围气道疾病患者多出现呼吸窘迫、辅助呼吸肌活动、三凹征、胸廓饱满。肺实质疾病多表现为深快呼吸(急性)或浅快呼吸(慢性)。

4. 对肝、肾功能和胃肠道的影响 严重低氧血症损伤肝细胞;随着低氧血症的纠正,肝功能随之恢复。严重低氧血症和 CO_2 潴留也会导致消化道黏膜充血、水肿、糜烂、溃疡,甚至消化道出血。低氧血症和 CO_2 潴留会扩张肾血管,增加肾血流量和肾小球滤过率,尿量增加;但当 $PaO_2 < 40$ mmHg、$PaCO_2 > 65$ mmHg 时肾血管收缩,尿量减少,容易发生肾功能损伤。无论何种情况下,低氧血症、高碳酸血症及疾病导致的应激反应使肾血流量减少,肾血流重新分布,肾小管调节水、电解质、酸碱平衡的能力减退或失调,容易出现顽固性内环境紊乱,见第九章第五节至第七节。

5. 皮肤血管改变 CO_2 潴留可扩张皮肤血管,出现外周浅表静脉充盈、皮肤红润、温暖多汗。低氧血症使 $SaO_2 < 85\%$ 时往往出现口唇和指甲发绀,严重贫血者可不出现,但合并红细胞增多症者非常容易出现;$SaO_2 \geq 90\%$ 而四肢末梢发绀是循环功能不良的表现。

6. 对酸碱平衡和电解质的影响 CO_2 潴留导致呼吸性酸中毒。低氧血症或循环功能障碍导致的严重缺氧皆可抑制有氧氧化,产生大量乳酸和酮酸;肾功能障碍则使酸性代谢产物排出减少,发生代谢性酸中毒。呼酸、代酸同时或先后发生可出现严重酸血症,使血压下降、心律失常,甚至心脏停搏。常伴高钾血症、低氯血症。慢性呼吸衰竭常因离子转移、肾脏调节或损伤、消化道功能障碍而发生复杂酸碱紊乱和电解质紊乱。吸收性碱中毒是容易发生,但容易错误解读或忽视的最常见代谢性碱中毒,见第九章第七节。

五、治 疗 原 则

(一) 基本原则 在保持气道通畅的条件下改善或纠正低氧血症、适度缓解 CO_2 潴留、纠正代谢功能紊乱,为基础疾病和诱发因素的治疗争取时间和创造条件。

(二) 基本要求

1. 建立通畅的气道 在氧气疗法(简称氧疗)和改善通气之前必须采取措施,保持呼吸道通畅,如用多孔导管将口腔、鼻腔、咽喉部的分泌物和胃内反流物吸出;痰黏稠不易咳出者可给予祛痰药或雾化吸入、用支气管镜将分泌物吸出,或应用支气管扩张剂,必要时给予糖皮质激素缓解支气管痉挛、水肿。其他治疗措施还包括头颈部后仰,向前牵拉下颌部以保持上气道通畅。紧急情况下可行环甲膜穿刺。若上述处理的效果不佳,需及时建立人工气道。

2. 合理氧疗 是否氧疗应结合患者的病情和实验室检查结果综合分析。首先了解呼吸衰竭是急性还是慢性,其次应明确低氧血症是以肺换气功能障碍还是通气功能障碍为主,最后判断低氧血症、CO_2 潴留的程度和酸碱平衡紊乱的总体情况,为合理氧疗提供客观依据。氧疗以保持适当的组织供氧且不明显加重 CO_2 潴留和尽可能避免氧中毒为原则。详见第二十章。

3. 增加肺泡通气量　常用呼吸兴奋剂和机械通气(MV)改善通气功能。MV(包括无创或有创)已成为呼吸衰竭的主要治疗手段(见朱蕾主编《机械通气》第五版);呼吸兴奋剂的疗效不一,长期存在争议,但因使用简单、经济,便于推广,在国内仍被广泛应用。

(1) 呼吸兴奋剂的应用指征:呼吸兴奋剂刺激呼吸中枢或周围化学感受器,增强呼吸驱动,增大 VT 和 VE,伴随 $\dot{V}_A$ 的增大;但氧耗量和 CO_2 产生量亦相应增加,并与 VE 增加呈正相关,因此应严格掌握适应征和方法。抑制呼吸中枢为主导致的 VE 降低和高碳酸血症是应用呼吸兴奋剂的合适指证,如催眠药、麻醉剂、吗啡等过量,中枢性睡眠呼吸暂停综合征、特发性中枢性低通气,呼吸兴奋剂疗效较好。在 COPD 等气道阻塞性疾病,高碳酸血症是通气阻力显著增大、呼吸中枢反应性低下、呼吸肌疲劳等共同作用的结果,应用呼吸兴奋剂的利弊取决于上述三者的综合情况,若 VE 的增大超过氧耗量的增加,则呼吸衰竭改善,可继续应用呼吸兴奋剂;否则呼吸衰竭加重,应停药。在神经肌肉病变导致的通气功能障碍及肺炎、肺水肿、ARDS 等以肺换气障碍为特点的呼吸衰竭,或气道阻塞性肺疾病导致的单纯低氧血症,呼吸兴奋剂有弊无益,应禁用。

(2) 使用呼吸兴奋剂的注意事项:应重视减轻气道、肺实质的机械负荷,如改善分泌物引流、应用支气管扩张剂和糖皮质激素减轻肺水肿、引流胸腔积液、消除其他影响胸肺顺应性的因素;否则呼吸驱动增强会加重气急和增加呼吸功。必要时适当增加 FiO_2 以维持适当 SaO_2。最后强调应充分利用呼吸兴奋剂的神志复苏作用,患者一旦神志清醒应立即鼓励和帮助其咳痰。

(3) 常用呼吸兴奋剂:主要是尼可刹米(可拉明),它能刺激呼吸中枢、增加 VE,并有一定的苏醒作用。常规用量为 0.375~0.75 g 静脉缓慢推注,随即以 3~3.75 g 加入 500 mL 生理盐水,缓慢静滴;也可用微泵滴注。密切观察患者的神志、角膜反射及呼吸频率、幅度和节律的变化;随访动脉血气,根据分析结果调节剂量。若出现皮肤瘙痒、烦躁等不良反应,需减慢滴速;若经 4~6 h 未见效或出现肌肉抽搐等严重不良反应,应停药。

4. 其他呼吸治疗技术的应用　可根据疾病特点和严重度选择,如体外膜式氧合(ECMO)。

5. 酸碱平衡失调的判断和处理

(1) 呼吸性酸中毒:在急性呼吸性酸中毒和严重慢性酸中毒患者,碱性药物(如 5% $NaHCO_3$)可暂时纠正酸血症,但会进一步降低 VE,加重 CO_2 潴留,应慎用;在轻中度慢性呼吸性酸中毒患者,pH 多正常或轻度下降,不宜应用碱性药物。

(2) 呼吸性酸中毒合并代谢性酸中毒:使用碱性药物同样有加重 CO_2 潴留的风险,因为 $NaHCO_3 + HAc \rightarrow NaAc + H_2O + CO_2$;但若有严重酸血症或循环功能不稳定需适当补充碱性药物。

上述两种情况的共同问题是 CO_2 可迅速通过血-脑脊液屏障进出脑脊液,而 HCO_3^- 通过速度缓慢,故 $PaCO_2$ 升高时脑脊液 $[H^+]$ 升高,并远超过 HCO_3^- 浓度的升高幅度,故有加重中枢神经系统酸血症的风险。这一机制亦关系到呼吸机停用策略,在 MV 患者,若长时间 VE 过大,$PaCO_2$ 和 $[HCO_3^-]$ 相对偏低,脑脊液 PCO_2 和 $[HCO_3^-]$ 亦偏低;若此时突然停止 MV 则 $PaCO_2$ 升高,CO_2 迅速通过血-脑脊液屏障,使脑脊液 pH 下降,导致呼吸中枢兴奋性增强和呼吸加快,超过实际通气能力,患者会感到胸闷、气促,最终停机失败。

(3) 代谢性酸中毒:应积极补充碱性药物,使 pH 尽可能正常或接近正常。

(4) 呼吸性酸中毒合并代谢性碱中毒:使用 MV 时应适当控制 VE,避免 CO_2 排出过快,一旦 pH>7.45 应降低 VE,以减慢 RR 为主;应用糖皮质激素和利尿剂时应适当补充氯化钾;适当补充胶体(主要是白蛋白)改善血容量;补充氯化钾,纠正低氯、低钾血症,详见第九章第八节。

(5) 呼吸性碱中毒:肺实质疾病,如重症肺炎、肺水肿、ARDS 等容易导致呼吸性碱中毒;支气管哮喘或 COPD 急性发作也容易导致呼吸性碱中毒,皆伴低氧血症。随着原发病或诱发因素好转,pH 自然改善,无须特殊处理。

(6) 呼吸性碱中毒合并代谢性碱中毒:多见于 MV 过度的慢性呼吸性酸中毒患者,治疗措施是迅速降低 VE,以减慢 RR 为主。强调预防为主,逐渐增大 VE,严格控制 $PaCO_2$ 的下降速度,详见第九章第八节。

6. 综合治疗　包括抗感染治疗,防治并发症,加强营养支持等。

第二节　不同类型呼吸衰竭的特点和治疗原则

呼吸系统由呼吸器官和调节系统组成，前者主要包括气道、肺和胸廓；后者包括基本呼吸中枢、中枢调节、化学性调节和其他神经反射性调节，呼吸中枢（基本呼吸中枢及调节中枢）、传出神经（主要是膈神经、颅神经）、效应器（主要是呼吸肌和咽喉部骨骼肌）发挥主要作用；行为性呼吸调节也有一定作用。呼吸衰竭是上述各个环节的结构或功能异常所致，不同环节异常的表现和治疗皆有不同特点，是认识呼吸衰竭的更高要求。

一、呼吸器官疾病

1. 上气道阻塞性肺疾病

（1）基本特点：以 OSAS 为代表，由于解剖结构异常和咽部肌张力下降等因素，睡眠时发生间歇性低通气和呼吸暂停，出现低氧血症和 $PaCO_2$ 升高；咽部压力感受器和骨骼肌（主要是呼吸肌）本体感受器、化学性感受器等兴奋性增强，呼吸驱动增强，故表现为睡眠时（包括夜间或白天睡眠时）打鼾、呼吸暂停，白天嗜睡；患者觉醒，代偿性 VE 增大，由于氧、CO_2 的特点不同，$PaCO_2$ 降低至正常或低于正常，但低氧血症不能恢复正常。详见第二十二章第二节、第三节。

（2）临床表现：患者常有肥胖，颈部粗短，一般情况较好，坐位时呼吸平稳，呼吸音正常。肺功能和肺部影像学基本正常。追问病史，有打鼾、呼吸暂停、嗜睡等表现。

（3）动态变化：随着病情进一步加重，打鼾和嗜睡加重，睡眠时低氧血症明显加重，并出现白天低氧血症；轻度限制性通气功能障碍，肺换气功能障碍；胸部 CT 检查表现为肺底部瘀血（患者活动少，重力依赖性所致）。若未采取相应治疗手段，过度增强的呼吸驱动减弱，VE 下降，打鼾反而减轻，嗜睡加重，出现睡眠时高碳酸血症、眼睑水肿或眼结膜充血，并逐渐出现清醒时高碳酸血症；但坐位时呼吸仍平稳，限制性通气功能障碍和肺底部瘀血加重。由于患者很少将打鼾、嗜睡作为主诉，故上述其他表现常有更重要的提示作用。

（4）治疗原则：核心是防治咽部睡眠时塌陷。具体措施有禁烟酒、侧位睡觉或睡眠时抬高颈部、多运动、减肥；中重度患者以睡眠时无创持续气道正压（CPAP）治疗为主，还需锻炼深慢呼吸，促进低位肺泡开放；有咽部解剖畸形者可接受手术治疗，有鼻息肉、扁桃体肿大者也可接受手术治疗。

2. 中央气道阻塞性肺疾病　主要表现为呼吸窘迫，动脉血气正常，故以介入治疗为主；但气管、支气管的分泌物不完全阻塞或一侧支气管完全阻塞，可表现为单纯 Ⅰ 型呼吸衰竭或 Ⅱ 型呼吸衰竭，常有明显的临床及影像学表现，迅速改善引流是主要治疗手段。

3. 周围气道阻塞性肺疾病　以 COPD 和支气管哮喘为代表。

（1）基本特点：在急性加重的早期或轻症阶段，由于气流阻力显著增大、出现内源性 PEEP（PEEPi），本体感受器兴奋，患者呼吸增强，代偿性 VE 和 $\dot{V}_A$ 增大；由于周围气道阻塞不均，出现 $\dot{V}/\dot{Q}$ 失调，故表现为低氧血症，$PaCO_2$ 不高，甚至下降。随着气流阻塞加重，PEEPi 升高，出现呼吸肌疲劳；$\dot{V}/\dot{Q}$ 失调加重，$\dot{V}_A$ 下降，低氧血症进一步加重，并出现高碳酸血症。

（2）治疗原则：给予气道扩张剂和糖皮质激素减轻气道阻塞；在适当氧疗基础上延长呼气时间（Te），适当应用 PEEP 对抗气道陷闭和 PEEPi；重症患者给予无创或有创 MV，危重症支气管哮喘患者应采取允许性高碳酸血症（PHC），具体措施为小 VT、慢 RR、长吸呼气时间比（I∶E）。详见第二十七章、第二十八章。

4. 急性肺实质疾病　以 ARDS 和急性肺水肿为代表。

（1）基本特点和动脉血气变化：肺弹性阻力显著增大，牵张感受器、毛细血管 J 感受器等兴奋，导致呼吸增快、增强。肺功能表现为限制性通气功能障碍和肺换气功能障碍（包括 $\dot{V}/\dot{Q}$ 失调和 $\dot{Q}s/\dot{Q}t$ 增大）。动脉血气表现为严重或顽固性低氧血症；由于代偿性 VE 和 $\dot{V}_A$ 增大，$PaCO_2$ 多下降或正常。

（2）治疗原则：主要是氧疗，适当应用镇静剂抑制过度的自主呼吸；给予无创或有创通气，适当应用 PEEP 改善肺泡陷闭或肺水肿；危重症患者采取 PHC，具体措施为小 VT、适当较快 RR、短 I∶E。

详见第二十九章、第三十二章。

5. **慢性肺实质疾病**　慢性肺间质纤维化和慢性肺水肿是典型代表。

（1）基本特点和动脉血气变化：由于肺弹性阻力显著最大，牵张感受器、毛细血管 J 感受器等兴奋；但患者有一定程度的适应，主要表现为浅快呼吸，双肺呼吸音增强，可有湿啰音。肺功能表现为限制性通气功能障碍和肺换气功能障碍。动脉血气主要表现为低氧血症，$PaCO_2$ 多正常。

（2）治疗原则：主要给予氧疗，必要时适当应用无创通气缓解呼吸窘迫和呼吸肌疲劳。

6. **肺血管疾病**　常见肺栓塞、多种情况的肺动脉高压，弥漫性肺毛细血管扩张症是少见且容易被忽视的疾病。

（1）基本特点和病理生理学变化：由于肺血流量显著减少，肺泡通气正常，VD 明显增大，有效弥散膜面积显著减小，通气效率显著降低，主要表现为活动后气急、RR 增快和 VE 增大，双肺呼吸音清晰；肺动脉压升高，体循环（支气管循环）-肺循环吻合支开放，部分患者的卵圆孔开放，$\dot{Q}s/\dot{Q}t$ 增大。肺通气功能基本正常，D_LCO 明显下降，PaO_2 明显下降，$PaCO_2$ 正常或下降；若有基础通气功能障碍，但不能解释低氧血症，也应考虑合并肺血管病。肺部影像学检查基本正常或出现乏血管和肺动脉高压的表现，部分肺栓塞患者出现周边部位实变和咯血表现。

（2）治疗原则：以抗凝和溶栓为主，重症患者需给予氧疗或机械通气。

7. **胸膜、胸廓疾病**　呼吸衰竭相对较轻，有典型的临床和影像学表现，肺功能主要表现为限制性通气功能障碍，换气功能障碍（主要为低 $\dot{V}/\dot{Q}$）和低氧血症较轻，以氧疗为主。

二、呼吸调节系统疾病

该类疾病的临床表现差异较大，但皆表现为限制性通气功能障碍和 Ⅱ 型呼吸衰竭，由于膈肌运动减弱和重力作用，常出现肺底部瘀血，肺泡萎陷和低 $\dot{V}/\dot{Q}$。MV 治疗有较大相似性，以大 VT 通气为主。详见第二十四章。

1. **急性呼吸中枢疾病**　主要有药物中毒，脑血管意外，脑外伤，常有明显的病史和典型临床表现，表现为 Ⅱ 型呼吸衰竭，多需尽早建立人工气道，给予大 VT 通气，以防治肺泡陷闭，改善肺泡引流；加强原发病和诱发因素的治疗。

2. **慢性呼吸中枢疾病**　主要有特发性中枢性低通气、中枢性睡眠呼吸暂停低通气综合征。

（1）基本特点和病理生理学变化：由于呼吸中枢兴奋性下降，VE 下降，出现高碳酸血症；但患者无呼吸窘迫表现，胸腹运动协调；膈肌肌力、肌张力基本正常，0.1 秒口腔闭合压（P0.1）下降，低氧通气应答或高 CO_2 通气应答减弱；高浓度氧疗会加重高碳酸血症。肺功能基本正常或为限制性通气功能障碍，换气功能障碍较轻。肺部影像学检查正常或有肺底部瘀血表现。

（2）治疗原则：以无创通气为主，并加强运动锻炼，提高行为性呼吸调节的作用。强调深慢呼吸或大 VT 通气以改善肺底部淤血、肺泡萎陷和 $\dot{V}/\dot{Q}$ 失调。

3. **脊髓运动神经元或运动神经疾病**

（1）基本特点和病理生理学变化：主要见于膈神经及相应运动神经元疾病。膈肌肌张力、肌力下降，呼吸中枢兴奋性正常或增强；神经冲动传导严重障碍和神经营养功能障碍，故表现为严重呼吸窘迫、呼吸浅快、辅助呼吸肌活动、胸腹矛盾运动；可有四肢肌力下降；慢性患者常出现严重肌肉萎缩，特别是鱼际肌萎缩。肺功能表现为限制性通气功能障碍，换气功能障碍程度较轻。VT 降低，RR 增快，VE 可正常或下降，$\dot{V}_A$ 下降，出现高碳酸血症。胸部 CT 检查常有肺底部瘀血表现。

（2）治疗原则：对于急性者以人工气道 MV 为主，强调深慢呼吸或大 VT 通气以防治肺泡陷闭，改善肺泡引流；对于慢性者，主要加强深慢呼吸和呼吸肌锻炼以改善 $\dot{V}/\dot{Q}$ 失调，减缓肌肉萎缩的进展，进一步加重则需以无创通气为主。

4. **呼吸肌肉疾病**　与运动神经疾病的病理生理特点和临床表现相似，但鱼际肌无明显萎缩，常有肌酶改变。可通过神经-肌电图等鉴别。治疗原则同上。

（朱　蕾　连宁芳）

第二十四章
呼吸器官的引流

> **提　要**
>
> 1. 引流不仅是吸痰或咳痰,而是呼吸器官的全程引流,涉及从肺泡、支气管到气管(包括人工气道)的各个部位,各个环节的引流通畅是防治医院获得性肺炎(HAP)、机械通气相关性肺炎(VAP)的关键。
>
> 2. 除常规措施外,改善咳嗽感受器的敏感性、提高咳嗽能力和效率是改善气管引流的针对性措施(无论是自然呼吸还是人工气道患者)。发挥无创正压通气(NPPV)或人工气道正压通气(MV)的引流作用是临床上容易忽视或错误解读的常见问题;分泌物阻塞的急救处理也有较多误区。呼气峰流量(PEF)和最大呼气压(MEP)对评价咳嗽能力有重要价值。
>
> 3. 人工气道的气囊管理有较多误区,停机时充分抽出气囊内气体对预防误吸、提高咳嗽效率、改善气管引流等有重要价值。
>
> 4. 支气管引流主要取决于气道阻力和纤毛运动,支气管也是连接气管、肺泡的中间环节,对促进呼吸器官的整体引流有重要作用;针对不同病情也应采取针对性引流措施。
>
> 5. 肺泡是气管-支气管树的末端和盲端,主要通过深呼吸或大潮气量(VT)通气维持肺泡开放和引流通畅,降低吸入气氧浓度(FiO_2)、避免长时间控制通气等也是重要治疗手段。在肺外疾病、周围气道疾病和肺实质疾病,引流措施有一定差异。合理调节和评价现代通气模式和参数对维持气体交换和改善引流皆有重要价值。

对于高龄、体弱、长期卧床、MV 的呼吸道疾病患者或相关疾病患者,强调充分咳痰或吸痰的重要性,但这仅能改善气管的引流,不能解决各级支气管和肺泡的引流;即使是气管引流,也常有较多问题,特别是建立人工气道的患者。不同部位引流不畅的表现不同,其中分泌物或异物阻塞气管或人工气道导管导致窒息或严重通气不足;阻塞支气管导致肺膨胀不全、肺不张、阻塞性肺炎;阻塞终末细支气管-肺泡将导致肺泡萎陷,容易发生难治性或顽固性肺炎。上述情况可见于内、外、神经、急诊各科。对上述不同问题,需要重点引流的部位和引流的方法有较大差异,总体而言,从肺泡至支气管、气管的充分引流是防治呼吸系统感染和上述并发症的重要手段,在某些条件下可能是主要手段;过度依赖抗感染药物是错误的。

第一节　气管和人工气道的引流

气管主要依靠气管软骨环支撑,也有丰富的黏液腺和浆液腺,因此其结构改变导致的阻塞主要依靠介入治疗;而分泌物阻塞则主要依靠主动引流和被动引流,前者以咳嗽为主要手段,后者以吸痰为主要措施。

一、咳　嗽

咳嗽是一种反射活动,其反射弧包括感受器、传入神经、中枢、传出神经和效应器 5 个部分,感受器见于呼吸系统多部位,但主要见于大、中气道,其中气管隆凸部位最丰富,这与咳嗽的效应特点相适应。咳嗽的主要特点是爆发性呼气运动,具有强大的清除异物和分泌物的作用。咳嗽动作的基本过程是深吸气至肺总量(TLC)的85%~90%,这相当于胸肺弹性限度的极限,即呼吸系统压力-容积(P-V)曲线的高位拐点(UIP)或肺容积占肺活量(VC)70%~80%的位置;然后声门紧闭,一般持续约0.2 s(太短压力形成不充分,太长将出现压力下降),同时呼气肌(主要是腹肌)收缩,形成肺内高压和巨大的肺泡-气道口压力差;最后声门开放,高速气流快速呼出。若气管内有分泌物、异物等,将被有效咳出。

与一般门诊患者、轻症患者不同,年老、体弱、危重症患者咳嗽主要起保护作用,若能有效排除痰液则称为有效咳嗽,否则为无效咳嗽。气管引流的主要目标是保护有效咳嗽或提高咳嗽的效率,使无效咳嗽变为有效咳嗽。

(一)影响咳嗽效果的疾病和评价方法

1. *影响咳嗽效果的疾病* 主要见于咳嗽反射弧的下述部位。

(1) 咳嗽感受器敏感性下降或缺乏足够刺激:主要是大气道结构异常或功能下降,常见于营养不良、长期卧床、手术后、高龄、疼痛不愿意翻身的患者。

(2) 咳嗽中枢功能减退:主要见于颅脑疾病、手术后、高龄、应用较大剂量镇静-肌松剂或麻醉剂的患者。

(3) 传出神经-肌肉疾病或功能障碍:主要见于运动神经元病或运动神经疾病、多发性肌炎、皮肌炎、严重电解质紊乱、药物作用或副作用(主要是肌松剂、糖皮质激素与镇静剂联合应用、氨基糖苷类抗生素)等。

(4) 胸肺疾病或功能减退:包括咳嗽方法不当、呼吸肌疲劳、气道阻塞、人工气道导管太细、停机时气囊不放气、声门疾病。气道疾病是导致无效咳嗽的最常见原因,其中导管太细、停机时气囊不放气是导致无效咳嗽、撤机失败的常见原因。

2. *评估咳嗽效率的客观参数* 主要是峰值咳嗽流量(peak cough expiratory flow, PCEF)和吸气肺活量(inspiratory vital capacity, VCi),后者可大体反映肺弹性功能和潜在的咳嗽能力,前者大体反映咳嗽的效率,两者综合应用可反映呼吸肌、气道、肺、声门等效应器的功能,其中PCEF可大体反映有效咳嗽肺容积(即VCi)和咳嗽效率,VCi的价值相对较小,可单纯用PCEF反映咳嗽的能力和效率。PCEF的正常值为6~12 L/s(360~720 L/min);一般认为PCEF≥3 L/s可有效咳出痰液,称为有效咳嗽,否则多为无效咳嗽。呼气峰流量(PEF)是肺功能测定的常规参数,且操作简单、方便,与PCEF非常接近,故临床上选择PEF取代PCEF作为评价参数。MEP与FEF有密切关系,是肺功能和呼气肌功能的综合反映,也有重要的评价价值。

(二)改善无效咳嗽的方法 包括常规方法和针对性治疗方法,后者被严重忽视。

1. *常规方法* 包括充分湿化、温化,加强翻身、拍背、体位引流,对容易发生痰堵的患者每2~3 h唤醒1次进行咳痰或吸痰。具体见朱蕾主编《机械通气》第五版。

2. *针对性方法*

(1) 提高咳嗽效率:① 咳痰前的准备:因疼痛、疲劳或气喘等原因,患者不愿意深呼吸和咳嗽,故应讲清道理,使其解除顾虑,休息数分钟,同时采取手按伤口、固定导管等保护性措施。② 咳嗽过程:模拟正常咳嗽过程,让患者深慢吸气,使潮气量(VT)达VC的70%~80%;短暂屏气(约0.2 s);然后用爆发力(推荐)或较快速度(不太适应的患者)呼气将分泌物排出。可连续咳嗽两次,但避免连续多次,可充分休息后再次咳嗽。③ 适当应用血管转换酶抑制剂(ACEI),如卡托普利,在部分患者可明显改善咳嗽感受器的敏感性。④ 在有周围气道阻塞的患者,适当应用糖皮质激素和气道扩张剂改善气道充血、水肿和平滑肌痉挛,降低气道阻力,这样咳嗽时不仅容易形成肺内高压,也可降低压力在支气管的消耗而有效传至气管,提高咳嗽效率。

(2) 其他改善咳嗽的方法:① 选择NPPV,通过提高肺容积(提高肺弹性回缩力和咳嗽力量)和气流量(刺激气道感受器)促进咳痰。首选压力支持通气(PSV),支持压力设置为约30 cmH_2O(一般认为的安全压力上限),同时将呼气末气道正压(PEEP)降至0或最低,从而迅速产生气道口与肺泡之间的高压力差(≥30 cmH_2O),压力差的具体水平取决于自主吸气能力,自主吸气越强,肺泡内压降低明显,压力差大,从而迅速产生高速气流,刺激咳嗽感受器(同时也刺激纤毛运动和促进肺泡开放);2~3 min后转换为平时的通气形式,患者也将恢复至稳定的自主呼吸;若无肺损伤可用更高的压力,推荐40 cmH_2O(详见第十六章)。② 用咳痰机经面罩辅助排痰。咳痰机的基本工作原理是模拟人的咳嗽,先经气道施加适当正压,一定特点的曲线气流进入周围气道,松动各级支气管堵塞的分泌物,促进纤毛运动及分泌物向气管运动；然后快速转换成一定负压，高速呼出气流，PCEF 可达 5～10 L/s，故可有效排出痰液。

3. 促进人工气道患者咳嗽的恢复　除一般人工气道管理的要求外，强调间断高流量通气，促进主动咳嗽的恢复，便于尽早撤机、拔管。首选 PSV 模式进行高压力通气，具体方法同上。

4. 咳痰机的发展历史与应用　20 世纪 30 年代至 50 年代，铁肺（Iron lung，J. H. Emerson Co.）在脊髓灰质炎患者被广泛应用，救治了大量患者，当时排痰技术以拍背、压腹及体外按摩器的使用为主；60 年代随着人工气道技术的完善，正压呼吸机在临床被广泛应用，相应地抽吸排痰也被广泛用于临床；80 年代 BiPAP 呼吸机 NPPV 在临床应用中逐渐完善，相应 Cofflator 无创通气咳痰机开始用于临床；90 年代后 BiPAP 呼吸机无创通气被广泛用于临床一线治疗，相应 1992 年 CoughAssist 无创通气咳痰机（J. H. Emerson Co.）也较多应用于临床。BiPAP 呼吸机和咳痰机同时应用是一种趋势。

（三）人工气道的引流　在气道分泌物不能被有效清除的情况下，建立人工气道常是最主要的选择，除符合一般人工气道的管理要求外，强调以下几点。

1. 呼吸道湿化、温化　人工气道建立后局部加温、湿化功能丧失；通气量增加时呼出气增加，水分丢失增多，容易导致呼吸道分泌物干结，咳嗽感受器兴奋性下降，纤毛活动减弱，从而引发导管或气道阻塞。MV 时的湿化装置主要有水蒸气发生器、雾化器、人工气道内滴注湿化液或定期注入湿化液。每日湿化液的需要量为 350～500 mL。

（1）水蒸气发生器：金属电极对水加温，水分蒸发对吸入气加温、湿化。呼吸道气温以 37 ℃为宜（与健康人相同）；此时电极局部水温达 50～70 ℃以上，有一定消毒作用。湿化效果与湿化温度、湿化面积、气流量有关。温度高、面积大、气流量小的湿化效果好。气体通过湿化器的方式有并联式和串联式，前者气体和水分仅在两者的交界面接触，故阻力低，湿化效果差；后者为气体穿过湿化液，故阻力大，湿化效果好。大部分呼吸机采用并联式，为改善湿化效果，湿化器内用金属导体制成螺旋状薄片，内覆滤纸片，从而增加导热速度和湿化面积，提高湿化效果。

（2）雾化器：在连接管道的吸入气端连接射流或超声雾化器作定期雾化，可单用生理盐水，也可加入药物。

2. 痰液的引流　原则是有痰即吸，痰量不多时可每 2～3 h 吸痰 1 次。加强翻身拍背有利于痰液的震动排出。体位引流也是常用方法。吸痰可刺激交感神经，引起反射性心率加快或心律失常；若迷走神经兴奋可引起反射性心率减慢或心脏骤停。吸痰时停止氧气供应，并因局部负压、低氧加重而影响心律和导致肺动脉高压，故吸痰时应先吸高浓度氧或纯氧数分钟，插入吸痰管时阻断负压并超过导管远端，刺激呼吸道黏膜，使患者将痰咳至大气道；释放负压，将吸痰管左右旋转，并逐渐拔出，吸痰时观察患者的面色、心律及经皮血氧饱和度（SpO_2），吸痰时间以 ≤15 s 为宜。

3. 气囊的管理　气囊充气量应以刚好不漏气为原则。在导管与气管匹配的情况下，气囊适当注气后，气囊周围是否漏气与气道峰压直接相关。气囊间歇性放气有助于气囊上分泌物的排出，并可能有利于局部血液循环的恢复。必要时进行大流量加压通气或鼓励患者咳痰，也有助于气囊上分泌物的排出。高容无压气囊一般不需注气或放气。在停机观察时必须充分抽出气囊内的气体，以保障咳嗽的效率。

如前所述，声门完整性是产生肺内高压、保障咳嗽效率的主要因素之一，但建立人工气道、进行 MV 的患者需气囊密闭气管，这样咳嗽时气流迅速通过人工气道呼出，不能形成有效的气道内高压，咳嗽效率显著降低。

（1）停机时气囊管理的主要问题：为预防食管反流或锻炼呼吸，临床医生习惯在停机时长期气囊充气以封闭气道，但这是不合适的，因为防止反流最有效的措施是采取适当的体位、合理的规律进食或应用十二指肠管、适当应用胃肠动力药；气囊充气尽管可一过性阻断反流，但在气囊上、下形成盲端，容易形成分泌物或反流物团，患者翻动体位、躁动不安、吸痰、咳嗽后深呼吸，气囊周围常出现一过性开放，容易发生气管内吸入。

（2）停机时气囊充分抽气的优势：① 患者可通过人工气道和周围气管呼吸，气道阻力显著下降；② 避免气囊上下出现盲端和分泌物潴留，减少或防止误吸；③ 分泌物流动有助于提高咳嗽感受器的敏感性；④ 有助于改善气管的血液循环和损伤修复；⑤ 尽管人工气道仍不能闭合，但咳嗽时声门仍会包绕人工气道而闭合，气流一部分顺人工气道呼出，一部分冲击声门，形成局部高压，有助于咳出分泌物。因此停机充分抽出气囊内气体是改善气管引流的重要措施。

第二节　支气管的引流

支气管是连接气管、肺泡的中间环节,不仅本身的结构和功能特点对引流有重要作用,也有承上启下作用,促进整个呼吸器官的引流。

一、支气管引流的特点

支气管引流主要取决于气道阻力和纤毛运动,并对气管内高压形成(见上述)和咳嗽有重要影响;中央气道和周围气道的结构和功能特点明显不同,并影响引流的特点和要求。

1. 周围气道引流　周围气道疾病主要有慢性阻塞性肺疾病(COPD)和支气管哮喘。周围气道的开放与气道结构和肺弹力纤维的牵拉密切相关,因此除上述常规改善气道引流的方法外,改善周围气道陷闭(主要见于COPD)、周围气道阻塞(主要见于支气管哮喘和COPD)是改善周围气道引流不畅的主要方法,前者可适当应用缩唇呼气或持续气道正压/呼气末气道正压(CPAP/PEEP),后者则需适当应用糖皮质激素和气道扩张剂。间断快速深呼吸或应用呼吸机、咳痰机的高速气流和适当应用 β_2 受体兴奋剂也有助于改善纤毛运动和分泌物的引流。

2. 中央气道引流　主支气管、叶段支气管的结构与气管相似,主要依靠气管软骨支撑,其黏膜为假复层柱状纤毛上皮,黏膜下有丰富的黏液腺和浆液腺。其阻塞主要与结构破坏有关,如支气管肿瘤、复发性多软骨炎、支气管淀粉样变,这与气管发生的问题和处理方法相似;而分泌物的引流特点则介于气管和周围气道之间,即咳嗽和纤毛运动改善对引流皆有重要作用。

二、气管、主支气管分泌物阻塞的紧急处理

1. 气管插管或支气管镜吸引　是最有效的方法,但可能因多种原因无法及时实施或有效实施,此时根据呼吸生理特点,利用现有呼吸设备也可能实现有效引流。

2. 高流量无创通气　若气管内介入治疗无法实施可采用 NPPV,同时给予高浓度供氧,用较高压力的 PSV 模式通气,从而一方面迅速改善严重低氧血症;又可通过高压力产生的高速气流和大 VT 促进咳嗽反射,迅速解除阻塞(见下述)。若不能迅速咳出,在高速气流的打击下,大块状分泌物被打碎进入较小的气道,也会迅速缓解阻塞;而分泌物最终随纤毛运动排入气管,随咳嗽排出体外。

呼吸机稳定送气有助于改善人机配合和改善气体交换;间断高流量通气则有助于改善气道引流,其中高速气流刺激气管和主支气管起始部,诱发咳嗽、咳痰或将大块分泌物打碎,迅速改善或缓解阻塞。

无论有创通气还是无创通气,高速气流皆有助于刺激咳嗽反射促进分泌物的排出,迅速缓解气道阻塞,举例如下。

(1) 病情介绍:男,67 岁,全身麻醉条件下行腹腔镜下胆石症手术,手术顺利,术后患者苏醒后回到普通病房,无不适;术后约 3 h 突发气急,左侧呼吸音消失。经面罩高流量吸氧条件下经皮血氧饱和度(SpO_2)约为 70%,胸部 X 线检查显示,纵隔向左侧移位,左侧横膈抬高,透光度降低,符合左肺膨胀不全,考虑分泌物阻塞左主支气管。

(2) 临床治疗与问题:准备经口气管插管或气管镜吸痰,但面临撤掉面罩供氧吸空气或吸氧浓度明显下降的问题,容易发生更严重的低氧血症;若插管不顺利,风险更大,麻醉科医生和家属的顾虑皆非常大。又请耳鼻喉科医生行气管切开,但患者肥胖,颈部粗短;加之呼吸困难,吸气时喉头缩至胸腔,操作更困难。若选择无创通气,又担心阻塞加重。似乎各种治疗皆不合适,但我们选择了针对性的 NPPV,患者病情迅速缓解。

(3) NPPV 的应用方法和作用机制:① 面罩和呼吸机准备:选择通气面罩并固定,继续给予高流量吸氧;连接 BiPAP 呼吸机或多功能呼吸机 NPPV,将 FiO_2 调至 100%,选择 PSV 模式,支持压力为 30 cmH_2O,PEEP 为 0,吸气压力坡度为 0。② 机械通气效果:通气数次患者即咳嗽,低氧血症迅速缓解,左肺呼吸音恢复。③ 作用机制:首先 100% 的 FiO_2 远高于面罩吸氧,有助于迅速提高 PaO_2 和操作的安全性,更重要的是直接选择高通气压将产生口鼻与肺泡之间的高压力差和高速气流,这将在气管和主支气管内可能产生两种结果。一种

是高速气流刺激咳嗽感受器,患者咳痰,迅速解除阻塞,因为气管、主支气管是咳嗽感受器特别丰富的部位,其中在气管隆凸部位最丰富;另一种是高速气流可将痰块打碎,使其进入中、小气道,低氧血症也会明显改善,中、小气道内的分泌物则通过纤毛运动而逐渐进入气管被咳出,病情也能较快缓解。因此在缺乏建立人工气道条件时可迅速给予高压力NPPV。

第三节 肺泡的引流

与气管、支气管不同,肺泡缺乏引流结构;而肺炎又大多是肺泡内炎症,故肺泡引流更重要,而如何实施肺泡引流只能从呼吸生理特点出发。

一、肺泡结构特点和引流的关系

肺泡处于气管-支气管树的末端,且为盲端,本身也有重要的防御功能,如肺泡巨噬细胞吞噬粉尘(称为尘细胞),在健康人可较好地发挥防御作用,但在疾病患者则有较多问题,无法像气管、支气管那样通过吸引、咳嗽或纤毛运动排出分泌物,维持肺泡适当开放应成为引流的关键。

维持肺泡的有效开放取决于适当 FRC、适当氮浓度、肺泡结构的完整性、肺弹力纤维的牵拉、表面活性物质(PS)的作用、膈肌功能和有效 VT 的综合作用;在 MV 患者,还与通气模式的选择、参数的调节及其他辅助治疗方式有关。

上述任何环节异常皆可导致肺泡萎陷,分泌物、病原微生物容易积聚其中,导致感染。该类感染主要见于医院内获得性肺炎(HAP)和机械通气相关性肺炎(VAP)。与社区获得性肺炎(CAP)不同,HAP 或 VAP 常存在明显的肺泡萎陷和引流不畅;而 P_AO_2 明显降低,甚至接近于 0,使肺泡毛细血管反射性收缩,血流量明显减少,常规或超常规应用抗感染药物也难以使局部药物浓度达到有效水平,导致耐药菌产生和感染难以控制。因此根据呼吸生理特点,充分开放肺泡,促进肺泡分泌物、病原菌等向小气道运动是抗感染治疗的关键。

二、肺泡萎陷的防治措施

(一)大 VT 呼吸或通气

1. 原发性肺外疾病的特点 主要见于颅脑疾病、脊髓疾病和周围神经-肌肉疾病。在初始阶段,患者的气道-肺阻力接近正常,压力-容积(P-V)曲线陡直段的容积非常大,一般在 2 000 mL 以上,因此理论上可用小 VT,也可使用较大 VT 通气。通常情况下,由于重力作用,上肺区含气量多,血流量少,肺泡毛细血管呈陷闭倾向;下肺区血流量多,含气量少,肺泡呈陷闭倾向。

2. 健康人自主呼吸的特点 通过机体的调节作用,特别是膈肌收缩的代偿作用,上肺区血流增加,下肺区通气增加,从而防止上肺区肺泡毛细血管和下肺区肺泡的陷闭。

3. 原发性肺外疾病患者的呼吸特点 自主呼吸被大部分或全部取代,膈肌的代偿作用显著减弱或消失,加之 MV 的正压作用,将发生重力依赖性的肺泡陷闭,不仅导致通气血流比例($\dot{V}/\dot{Q}$)失调(低 $\dot{V}/\dot{Q}$),也使分泌物和病原菌被包绕于肺泡内,形成感染灶。肺泡萎陷和低氧将导致周围血管反射性收缩,血流量显著减少,抗菌药物应用后在局部的分布浓度将显著降低。两者共同作用导致感染反复发生、难以治愈。

4. 大 VT 通气的作用 使用较大 VT(≥12～15 mL/kg)、较慢呼吸频率(RR)呼吸或通气,并间断进行深呼吸或叹气样通气将发挥开放肺泡和改善引流的作用;通气模式选择和参数的合理设置也可充分开放肺泡。

(1)原发性肺外疾病:由于肺泡结构正常或基本正常,大 VT 通气不仅能有效改善肺泡引流,且平台压将明显低于 UIP 水平,故通气是安全的;事实上,随着肺泡开放,肺顺应性改善,需要的通气压力将明显降低,通气安全性反而提高。我们治疗结果显示,对该类患者用大 VT 和较慢 RR 通气,患者恢复快。若用小 VT(6～8 mL/kg)或常规 VT(8～12 mL/kg),肺感染难以控制;改用大 VT、慢 RR 后,随着小气道和肺泡引流的改善,感染仍可被较快地控制,因此大 VT 通气对防治肺感染有重要作用。

(2)阻塞性肺疾病:重症患者存在肺过度充气,如重症支气管哮喘或 COPD 呼吸衰竭患者的急性加重期,一般不存在肺泡陷闭;且 P-V 曲线陡直段容积显著减小,为防止肺气压伤不宜大 VT

通气,故强调小 VT 通气。由于存在气道阻塞、陷闭的分布不均,也会出现部分肺单位的萎陷和引流不畅,尤其是 VT 小、RR 快时,因此随着病情改善、FRC 降低也应逐渐增加 VT,以深慢呼吸为主,有助于改善气体分布和肺泡的均匀开放,但应避免叹气样通气。

(3) 限制性肺疾病:肺容积显著缩小,在急性期患者常有肺泡萎陷,典型代表是急性呼吸窘迫综合征(ARDS)和肺水肿。肺泡萎陷也是导致肺泡引流不畅、感染难以容易控制的主要原因之一,适当应用 PEEP 和通气压力不仅可改善气体交换,也对改善肺泡引流有重要作用。

(二) 呼吸机 VT 的设置和调节 现代呼吸机参数的调节非常复杂,确保预设 VT(或预设压力)与输出值相同,还要注意是否漏气,输出 VT 能否真正有效进入气道和肺泡内。

1. 机械通气 VT 的评价 VT 有吸气 VT 和呼气 VT、预设 VT 和监测 VT 等概念。不同 VT 可以有较大差别,对通气效果和肺泡的引流有重要影响,但常被忽视。在定容型通气模式,吸气 VT 是预设值,理论上是恒定的;而定压型通气模式的吸气 VT 是因变量,随通气阻力变化。预设值一般为吸气 VT,监测值可以是吸气 VT 或呼气 VT,或两者同时监测,不同呼吸机有较大差别。一般情况下,呼气 VT 大于吸气 VT,主要原因为:① 气体存在动态压缩,连接管路也存在动态扩张,故总体压缩容积为 $2\sim3$ mL/cmH_2O。气道峰压为 50cmH_2O 时气体压缩容积可高达 150 mL,此时吸气 VT 可以显著小于呼气 VT;现代呼吸机大部分加用顺应性校正可以减轻或消除该部分因素的影响,故准确度显著提高。② 吸入气为室温气体,呼出气为充分加温、加湿的肺泡气,故实际呼气 VT 可明显大于吸气 VT。③ 呼吸商一般为 0.85,导致呼气 VT 小于吸气 VT,不同进食情况影响两者的大小,但总体差别不大,故综合作用导致实际呼气 VT 大于吸气 VT。

2. VT 的设置 在定容型通气模式,VT 的设置方法大体有两种。

(1) 直接设置 VT:又分为两种类型,一种是容积限制、容积转换,即 VT 达预设值即转化为呼气,是早期呼吸机的设置方式,目前已基本淘汰;一种是容积限制、时间转换,VT 达预设值并不马上转换为呼气,而是维持一定时间,达预设吸气时间(Ti)后转换为呼气,是现代呼吸机的基本设置方式之一,可保障预设 VT 进入气管内;缺点是在病情加重的情况下容易导致峰压和平台压明显升高。

(2) 间接设置 VT:特点是流量限制(流量的形态和大小恒定)、时间转换,吸气 VT 是平均流量与送气时间(与吸气时间不同)的乘积。在方形流量波,VT=流量×送气时间,流量一般需设置为 $40\sim60$ L/min($667\sim1\,000$ mL/s);Ti 一般设置为 $0.8\sim1.4$ s,其中送气时间为 $0.6\sim1.2$ s,屏气时间为 $0.2\sim0.4$ s,触发时间随多种因素变化,一般不超过 0.1 s。此时吸气流量和 Ti 的设置与常规 RR($16\sim20$ 次/min)、常规 VT($8\sim12$ mL/kg)或较大 VT($12\sim15$ mL/kg)的要求一致。在递减流量波,VT=平均流量×送气时间,峰流量常规选择 $60\sim90$ L/min。若送气时间太短或流量太慢,将导致实际吸入 VT 显著低于预设值,不仅影响气体交换,更容易导致肺泡萎陷。

3. 其他措施 为维持适当肺泡氮浓度,还需控制 FiO_2。在维持适当氧合(SaO_2 为 $90\%\sim97\%$)的情况下,尽可能控制 FiO_2 在最低水平。

为改善自主呼吸的代偿作用,应尽可能选择自主通气模式或间歇指令通气模式,严格控制镇静-肌松剂的用量,维持一定的自主呼吸能力,从而保障适当的膈肌张力和收缩力。在 ARDS 和肺水肿患者,肺泡萎陷也是肺泡引流不畅、感染不容易控制的原因之一,应给予适当 PEEP 和通气压力。

总之,严格意义上的引流是呼吸器官的引流,涉及从肺泡、支气管到气管的各个部位,各个环节的引流通畅是防治 HAP、VAP 的主要措施,而不是大量应用抗生素。详见朱蕾主编《机械通气》第五版。

(朱 蕾)

第二十五章
围术期的呼吸生理学变化、问题与处理对策

提 要

1. 麻醉剂、手术刺激和损伤对肺容积、通气功能、换气功能变化有重要影响,并持续至手术后较长的一段时间。

2. 手术后肺功能可有永久性或一过性减退,在部分情况下也可有一定限度的改善,呼吸生理变化特点与疾病种类、疾病部位、手术特点等直接相关。肺部手术、胸腔非肺部手术、上腹部手术、中腹部手术、下腹部手术等的呼吸生理变化明显不同;肺部手术病灶部位、特点及手术特点对呼吸生理的影响有较大差异,年龄也是影响肺功能的重要因素。若无特殊处理,术后 24 h 肺功能下降达高峰,72 h 后明显改善,1 周恢复。肺部分切除术后,肺容积下降的幅度与所占肺段多少有直接关系,通气功能下降则受更多因素的影响,与肺下叶相比,肺上叶手术有更高的安全性。

3. 术后阻塞性睡眠呼吸暂停低通气综合征(OSAS)是常见、且容易被忽视的上气道并发症,正确管理有较好效果。喉痉挛少见,但在某些特殊情况下容易发生,防治也有一定特殊要求。

4. 下呼吸道分泌物阻塞、支气管哮喘急性发作或哮喘样发作、慢性阻塞性肺疾病(COPD)急性加重是术后常见的下呼吸道并发症,其防治有一定共性,也有不同特点。

5. 医院内获得性肺炎(HAP)或机械通气相关性肺炎(VAP)、急性呼吸窘迫综合征(ARDS)、肺水肿皆为围术期常见的肺实质并发症,三者容易混淆,但病因、发病机制、呼吸生理学变化、治疗要求有明显差别。脂肪栓塞综合征、羊水栓塞综合征为特殊类型的 ARDS。

6. 肺血栓栓塞是术后常见的肺血管并发症,多于术后 3~5 d 的恢复过程中发生,容易忽视。

7. 呼吸衰竭是术后常见并发症,与多种原因有关,也与麻醉、手术本身对肺功能的直接影响有关,不同情况的防治要求不同。

8. 肺功能的手术风险分级有手术能胜任、可考虑、有一定风险、有较大风险、有极大风险 5 级,不同分级的要求有巨大差别,需综合判断,但部分单一肺功能指标或参数也有重要价值,常用的有手术后通气储备、术前第 1 秒用力呼气容积(FEV_1)和估测的术后 FEV_1、FEV_1 可逆性、呼气峰流量(PEF)、CO 弥散量(D_LCO)、PaO_2,不同参数的价值有一定差别。

9. 年龄、体重和肥胖、身高、营养状况、运动能力等是间接影响肺功能和手术风险的重要因素,不同因素的影响有较大差别。

10. 创伤较大的手术和特殊手术,如心脏手术、急症手术、基础状态较差患者的手术要求有较大差别。

随着外科手术适应证的不断扩大,特别是老年人手术、有基础心肺疾病手术等的显著增多,术后与呼吸有关的并发症也显著增多,并已成为影响患者预后的重要因素,因此了解有关病理生理变化及维护措施日益重要。

第一节 围术期的基本呼吸变化

手术后的呼吸生理出现明显变化,且与疾病种类、麻醉、疾病部位、手术特点等直接相关(详见第十六章)。

一、麻醉剂

1. 基本作用 全身麻醉剂都能减少每分通气量(VE),并使呼吸中枢对高碳酸血症和低氧血症的刺激反应减弱。麻醉抑制上气道肌肉功能,可导致上气道阻塞,诱发或加重 OSAS。麻醉改变呼吸肌功能,改变胸廓的形态和容积,导致功能残气量(FRC)减少。大部分患者麻醉后都发生肺微不张,需要大 VT 呼吸或通气才能复张。部分麻醉剂还降低心排血量(CO),降低静脉血 PO_2,间接降低 PaO_2。上述变化可导致生理无效腔(VD)增大、通气血流比例($\dot{V}/\dot{Q}$)的离散度增大和肺内动静脉血分流率($\dot{Q}s/\dot{Q}t$)增加;也容易继发肺感染。术前、术中应用麻醉剂对呼吸的抑制作用可被术中的通气支持和高浓度氧疗掩盖。当这些措施在术后中止后,由于麻醉作用消退缓慢,就可能出现呼吸抑制的累积现象。

2. 作用特点 主要在麻醉、手术过程中发挥作用,一旦手术结束,麻醉剂停用,其抑制作用将迅速减弱、消失,呼吸中枢迅速恢复功能,但对肺换气功能的抑制时间较长,需适当处理。

3. 影响麻醉药物作用特点的因素

(1) 体位:麻醉期间,患者知觉全部或部分丧失,肌肉松弛,肌张力减退。限制胸廓和横膈活动或使肺内血容量增加的体位均可使胸廓、肺顺应性降低。清醒患者由坐位改为仰卧位时,腹腔内脏器将横膈推向胸内约 4 cm,FRC 减少约 0.8 L,全身麻醉下再减少 0.4 L。健康人侧卧位时下位横膈受腹腔内脏器的挤压作用比上位肺大,向胸腔内升高明显;但因下位横隔的曲率半径增大,收缩力反而增大,故下位肺比上位肺的通气好;下位肺血流受重力作用也较大,故两肺 $\dot{V}/\dot{Q}$ 基本无变化。全身麻醉、侧卧位时,膈肌张力减弱,下位横膈升高更甚,加上纵隔下移,下位肺容积缩小,FRC 明显减小;膈肌的代偿性通气作用明显减弱或丧失(见于控制通气),故产生严重 $\dot{V}/\dot{Q}$ 失调,下位肺为低 $\dot{V}/\dot{Q}$,上位肺为高 $\dot{V}/\dot{Q}$。

(2) 麻醉方法:局部麻醉但未行气管插管的清醒患者,剖胸术后产生的呼吸循环紊乱常难以控制。硬膜外神经麻醉的止痛效果较满意,但双侧胸脊神经和交感神经节受不同程度的阻滞,呼吸肌张力减退,需气管内插管进行呼吸管理,否则手术过程中将难以维持有效 VE。全身麻醉基本上应用人工气道机械通气(MV),多个环节异常如机械无效腔增大、气管插管内径小、麻醉机或呼吸机操作不当等可影响肺功能。胸外科手术常采用支气管内插管、单侧肺通气,因此在未行剖胸术前,便可因术侧肺无通气或少通气、血流灌注仍存在而导致 $\dot{Q}s/\dot{Q}t$ 增加,PaO_2 降低;$PaCO_2$ 可因健侧肺过度通气而维持在正常水平。

(3) 不同麻醉剂的作用特点:主要表现为对呼吸中枢的抑制作用,以及对气道和肺血管的不同影响。无论是吸入还是静脉麻醉剂,在亚麻醉剂量或镇痛剂量时无明显呼吸抑制作用;随着患者意识消失,呼吸逐渐受抑制。麻醉剂可改变 CO_2 通气反应曲线,如巴比妥类及卤素碳氢化合物(如氟烷)使曲线右移,并明显降低其斜率,最后完全丧失反应;麻醉性镇痛药(如吗啡)使曲线右移,但斜率不变,除非患者入睡。麻醉剂均可抑制低氧通气反应。不同麻醉剂对气道和肺血管的影响也不同,如氨氟醚、异氟醚、氟烷有扩张支气管和肺血管的作用,氧化亚氮则是肺血管收缩药,氯胺酮可扩张支气管;高浓度的硫喷妥钠可使支气管平滑肌收缩。

二、手术后的肺功能变化

手术后的肺功能可以有永久性或一过性减退,也可以有一定限度的改善,其变化特点与疾病种类、疾病部位、手术特点等直接相关。

(一) 手术后肺功能的永久减退及其程度

1. 手术对胸廓的直接损伤 主要见于肺、食管、心脏等胸部手术。剖胸术后即刻关闭胸腔,术后肺活量(VC)、最大自主通气量(MVV)均明显降低,6 周后才明显恢复,但多不能恢复至术前水平,这主要与手术创伤、粘连等导致的肺扩张或回缩受限有关。

2. 肺部分切除术 必然导致肺容积减小和限

制性肺通气功能减退；但也伴随部分支气管的切除和解剖无效腔减小，健康肺代偿性过度充气和通气量增大。通过代偿性呼吸频率（RR）增快，MVV有所恢复，因此若手术本身的创伤不大，VC的下降幅度可低于切除的肺容积，第1秒用力呼气容积（FEV_1）、MVV的下降幅度更小。

肺的代偿能力与年龄、基础肺功能等有关，年龄越大、基础肺功能越差、代偿越差。如肺段切除术后，VC与MVV分别减少11.2%及11.6%；肺叶（右中叶和上叶可作为一个功能叶对待）切除术后，29岁以下患者的VC和MVV分别减少23.1%（略低于25%）和12.9%（明显低于25%），30～39岁患者分别减少24.4%和16.7%，40岁以上患者则为30.2%和23.6%。

（1）正常肺功能患者术后残留肺容积的估测：人体肺分左右2个，大约各占1/2的肺容积（因心脏偏左，左肺容积略小）；大体分为4个肺叶（在功能上，右中叶和右上叶作为一个肺叶对待，相当于左肺上叶），每个肺叶约占1/4肺容积；大体有20个肺段（解剖上有18个肺段，左肺尖后段、前内基底段在功能上各相当于2个肺段），每段的肺容积大约占TLC或VC的1/20(5%)，如右中叶切除约减少1/10(10%)的肺容积。

（2）术后通气功能的估测：肺通气功能的下降幅度不仅取决于切除的肺容积，也与手术部位和病变特点密切相关。由于下肺扩张度大，膈肌运动产生的潮气量（VT）、MVV占绝对优势，因此一侧下肺切除丧失约1/4肺容积，但MVV下降约占1/3；上肺相反，上肺叶切除是远比下肺叶（包括肺段）更安全的手术。

若手术肺叶的基础病变严重，而非手术部位轻，则术后通气功能下降幅度小；反之下降幅度大，这主要见于不均匀性肺气肿、肺大疱、支气管占位等。

（3）肺部分切除术的远期影响：若肺组织切除过多，如一侧肺切除后可逐渐出现胸廓畸形、肺气肿或慢性肺动脉高压，数十年后将导致生活质量明显减退，在残腔处理不当的情况下更容易发生，故应尽可能避免该类手术。

（二）手术后肺功能的永久改善及其程度

1. 无功能或低功能部位的病灶切除或胸腔手术　如肺大疱切除术、肺减容术、肺内巨大肿块切除术、张力性气胸和（或）血胸引流、减压术，胸膜剥脱术，脓胸切除术，均可解除病灶对健康肺的压迫，直接改善肺功能，术后患者的VC、FEV_1、MVV均有不同程度增大，其改善程度取决于病变的严重程度和手术部位，如上肺减容术后，结构较好的下肺活动度增大，肺功能明显改善；下肺切除则多无效果，甚至恶化。若气肿周围有较多被压迫的有效肺组织，则肺减容术后的肺功能改善明显。

2. 肺内局限性感染和毁损病灶的手术　切除有感染和炎症的病灶，尽管VC可能下降，但FEV_1、MVV多改善，特别是肺脓肿、支气管扩张、阻塞性肺炎、毁损肺切除术。由于切除了感染或化脓性病灶，毒血症解除，机体一般状况改善，呼吸肌收缩力增大；减少或解除了有静动脉血分流的肺组织，改善低氧血症；切除了含较多无效腔的病灶，提高通气效率。

3. 单侧支气管不完全阻塞的手术　较严重的单侧支气管被压迫或阻塞，胸部X线片可以完全正常，肺功能表现为阻塞性通气功能障碍。平静呼吸时，各部位通气量差别不大；若用力呼吸或运动时，则阻塞部位的气体进出严重受限，特别是呼气受限，导致肺过度膨胀；并压迫纵隔向健侧移位，正常肺扩张受限，通气功能显著下降。若切除阻塞的支气管-肺组织，则健康肺的活动正常，尽管VC减小，甚至FEV_1减小，但MMV明显增大，生活质量和活动能力明显改善。

因此评估手术后的肺通气功能不仅需考虑手术类型，也需结合影像学、解剖学特点和呼吸生理学特点综合分析。

（三）手术后肺功能暂时性减退的程度和时间

1. 肺功能减退的影响因素和变化特点　手术前后麻醉剂、镇静剂、镇痛剂对呼吸运动、咽喉部肌张力、咳嗽反射、纤毛运动等均有抑制作用；局部手术创伤，特别是头颅、颈部、胸部、腹部手术皆有相应的抑制作用；术后胸腹部固定带和伤口疼痛对呼吸运动和咳嗽有抑制作用；胸部手术对健康肺组织有挤压或牵拉作用；手术后反应性胸膜炎对横膈活动有抑制作用；胸部、上腹部手术对横膈有直接刺激作用；肺内分泌物等进入健侧肺可引起阻塞。若未有效实施术后呼吸管理，上述情况对肺功能的抑制一般在术后24 h内达高峰，72 h后明显改善，约1周恢复正常。因此术后72 h内是发生呼吸衰竭、分泌物堵塞、OSAS加重的高危期，呼吸管理最重要，特别强调加强咳嗽、深呼吸锻炼和上呼吸道管理。

2. 腹部手术后的肺功能变化　除麻醉影响外，腹部手术主要通过影响膈肌活动而抑制肺功能。手术创伤、麻醉可限制横膈的升降幅度,降低 VT;抑制咳嗽和纤毛运动,导致呼吸道分泌滞留。以成人横膈面积为 270 cm² 计算,横膈升降 1 cm VT 约变化为 270 mL。手术创伤和伤口疼痛直接抑制腹式呼吸,降低 VT;有基础肺功能减退者更容易产生严重通气不足。Churchill 等报道腹部手术后 VC 平均下降 25%~50%,其中上腹部手术约下降 55%,下腹部手术约下降 25%。腹部手术后,由于深吸气受限制,肺泡大量萎缩,残气容积(RV)下降约 13%,FRC 下降约 20%;补呼气容积(ERV)的变化类似,平均下降 35%。手术后患者多呈浅速呼吸,一般术后 24 h 时 VT 减少 20%,RR 增快 26%,VE 不变,但 $\dot{V}_A$ 下降,约 1 周恢复正常。

(四) **手术和麻醉对呼吸道引流的抑制作用** 与对肺容积的影响类似,也主要发生于术后 24 h,部分延迟至 3 d 内,在麻醉作用未消失或疼痛比较明显的情况下容易发生;在高龄、体弱、存在慢性气道疾病的患者更容易发生;若呼气峰流量(PEF)<3 L/s,患者容易出现无效咳嗽和分泌物阻塞。分泌物阻塞气管将导致窒息或严重呼吸衰竭,阻塞支气管导致肺膨胀不全或肺不张;阻塞小气道则容易导致肺感染。

第二节　手术后常见的肺部并发症及处理

手术后并发症与上述呼吸生理的变化直接相关,主要涉及气道(上气道、下气道)、肺实质、肺血管,也与呼吸中枢、神经-肌肉抑制或损伤等有关。

一、气道疾病

(一) **阻塞性睡眠呼吸暂停低通气综合征** 一般发生在术后最初数小时、麻醉剂作用未消失的情况下,尤其是手术刚结束或夜间睡眠时。

1. **发生机制** 麻醉剂会抑制腭帆张肌、腭舌肌、腭咽肌的张力和收缩力,引起口咽和喉咽部气道的塌陷和阻塞;鼻咽部可也发生气道闭塞,并导致下咽部气道被动陷闭。手术后的麻醉剂作用持续一段时间才能完全消失,且有明显个体差异,故撤离 MV 和拔出气管插管后,患者容易在睡眠状态下发生上气道阻塞和低氧血症,严重者可发生窒息。有 OSAS 病史、肥胖、高龄等高危者容易发生 OSAS。

2. **防治原则**

(1) 术前评估:有 OSAS 病史患者或高危患者的发病率明显升高,因此术前除询问患者心、肺等方面的症状和体征外,还应常规了解患者的打鼾、憋气、嗜睡等症状,注意患者的体型、颈围、咽部,了解 OSAS 的诊断和治疗情况。必要时术前进行睡眠呼吸监测(PSG)。

(2) 术后监测:主要是呼吸形式和 SpO_2 监测,重点是既往诊断 OSAS 患者或高危患者睡眠过程中的监测。

(3) 基本防治措施:改变体位,尽可能侧卧位;若手术后不适合侧卧位,则平卧位、头部后仰、颈部充分伸展也是较好的选择,这样可使颏舌肌向前移 1~2 cm;尽力上抬下颌,可使颏舌肌进一步前移,有助于保持上气道通畅。

(4) 针对性措施

1) 可采用的措施:使用咽导气管有一定的预防作用,但若操作不当,导气管顶部可能陷入舌和会厌之间的界沟或插入食管,并将舌头推向后下方而阻塞其顶部。喉罩导气管更具优势,其由通气罩和通气导管组成,插入咽喉部后罩在声门上方,气囊充气后能在喉周围形成密封圈。由通气导管开口连接麻醉机或呼吸机,患者可自主呼吸,也可 MV。但需强调,喉罩不能防止胃内容物反流入喉咽部,也容易导致气体进入食管或胃部,引起胃胀气;且气道阻力明显增加,患者呼吸费力或需要的通气压力升高,容易诱发呼吸衰竭。

2) 首选措施:维持适当体位的情况下,经面罩或鼻罩给予 CPAP 或 BiPAP(首选 PSV+PEEP 模式)通气。在高危患者,特别是术前有 OSAS 或可疑 OSAS 的患者也可术后延迟 12~24 h,待患者完全苏醒后再拔管。将两种方法结合使用,延迟拔管数 h 后 NPPV 也是较好的选择。

(二) **喉痉挛** 以严重吸气困难伴吸气性喉鸣为主要表现,发生率不高,但危害大,主要见于小儿,与高敏体质、上气道和气管内操作、气管插管刺激等有关;与麻醉药物的作用也有一定关系。容易与支气管哮喘急性发作同时出现。

1. **发表机制** 主要是上呼吸道炎症和反应性升高,在理化、生物刺激作用下,控制声门的骨骼肌收缩，出现声门狭窄或闭塞。

2. 常见原因及诱因　主要见于下述情况：① 上气道炎症，容易导致气道高反应性；② 气道内操作是最常见的机械性刺激因素，特别是在浅麻醉状态下和麻醉苏醒期，因麻醉较浅，刺激后容易发生痉挛；③ 分泌物或反流物，含胃酸或食物的胃内容物刺激性大，容易诱发声门痉挛；④ 药物，见于部分麻醉剂，主要是刺激性或气味较大的吸入性麻醉剂，静脉麻醉剂主要是硫喷妥钠、氯胺酮等，麻醉性镇痛药，如吗啡也可诱发喉痉挛；⑤ 手术操作，特别是小儿上气道手术。

3. 临床表现　轻、中度喉痉挛表现为典型的吸气性呼吸困难伴喉鸣。重度或完全气道阻塞时，则出现严重呼吸困难或窒息，出现摆动样阻塞性呼吸，即吸气时腹壁随膈肌收缩而抬起，但由于气体吸入受阻，胸壁回缩或不能膨胀；呼气时腹壁因膈肌松弛而下降，胸部抬起而回复至原来位置，呈现胸腹矛盾运动。严重发绀。部分意识丧失，心脏骤停。

4. 治疗原则　迅速恢复气道通畅和有效通气，并预防喉痉挛再次发作。

(1) 停止刺激：立即停止一切气道内操作和手术操作，停用可能诱发喉痉挛的药物。

(2) 增加麻醉深度或给予镇静、麻醉治疗：若患者仍在麻醉过程中，则迅速增加麻醉深度，吸入或静脉麻醉皆可；若术后发病则迅速给予镇静剂、麻醉剂，首选静脉用药，避免可能加重痉挛的药物。

(3) 维持气道通畅和氧疗：轻度阻塞时给予高流量或高浓度吸氧；中度阻塞时给予经面罩无创正压通气（NPPV），首选简易呼吸器无创通气；严重阻塞可用粗针行环甲膜穿刺，并给予高流量吸氧。在中重度阻塞者，若不能迅速改善，则应在充分麻醉和NPPV的基础上，尽早气管插管；插管后可自主呼吸或MV，吸出呼吸道分泌物；尽早给予麻醉剂和肌松剂，以迅速缓解喉痉挛。

(4) 应用糖皮质激素：对维持疗效、防止复发有重要作用，以静脉应用活性药物为主，首选甲泼尼松龙或氢化可的松；雾化吸入需慎重，以免刺激声门，加重或再次诱发喉痉挛。

5. 预防

(1) 手术时机的选择：近期有上呼吸道炎症者，除非需紧急状况应尽可能延期，待缓解后再手术，特别是小儿。

(2) 高危操作的术前处理：需给予适当的抗胆碱能药，如阿托品 0.5 mg 静脉注射以抑制迷走反射；避免呕吐和反流；给予糖皮质激素，地塞米松的作用时间较长，可首选。

(3) 麻醉要求：在高危患者，避免浅麻醉条件下行口腔、咽喉、气管内操作。

(4) 加强气道管理：及时清除呼吸道分泌物、口咽部吸入物、胃内反流物。

(5) 掌握拔管时机：手术后最好在深麻醉状态或完全清醒后拔管，避免在浅麻醉状态下拔管。

(三) 下呼吸道分泌物阻塞　主要发生于术后数小时至数天内，在麻醉剂作用未消失或疼痛比较明显的情况下容易发生。

1. 发生机制　麻醉剂、镇痛剂抑制咳嗽反射和纤毛运动是导致呼吸道分泌物引流不畅的主要原因，手术创伤和伤口疼痛抑制咳嗽反射也是重要原因。高龄、体弱、有慢性呼吸道疾病、有呼吸功能减退、PEF<3 L/s 的患者咳痰能力明显下降，更容易发生气道阻塞。

2. 阻塞特点　分泌物阻塞气管导致窒息或严重Ⅱ型呼吸衰竭；阻塞主支气管导致肺膨胀不全或肺不张；阻塞周围气管导致低氧血症和 HAP。

3. 处理原则　强调预防为主，在高危患者可适当应用抗菌药物预防，但更主要是加强呼吸锻炼和咳嗽锻炼（具体见上述）。一旦发生，除采取上述呼吸管理措施外，可根据情况进行气管镜吸痰；也可给予 NPPV，首选 PSV，直接用高压力（一般 30 cmH_2O）通气（详见第二十四章病例分析）。

我们采取上述措施后大部分患者可迅速缓解；强调窒息患者应迅速经口气管插管（除非操作困难）；若分泌物阻塞持续存在或反复发作，需行气管切开。

(四) 支气管哮喘急性发作或哮喘样发作　有支气管哮喘病史或慢性气道疾病的患者容易发生。心外科最多见，其次是普胸外科、脑外科和普外科。可以在麻醉和手术过程中发病，但更多是手术后短时间内发病，亦有手术1周后发病者。

1. 发病机制　具体尚不清楚，可能与以下因素有关，部分麻醉剂、肌松剂等诱发组胺释放或迷走神经功能亢进；气管插管导致气管黏膜损伤；手术创伤释放炎性介质等。心外科发病也与体外循环导致的细胞损伤、补体或其他炎性介质激活释放有关；迟发者多与感染有关。

2. 防治原则　强调术前积极预防。在高危患者，应常规吸入糖皮质激素；一旦急性发作应尽早正规全身使用糖皮质激素 2~3 d，原则上一次用药能有效发挥作用,且能在 24 h 维持疗效;避免作为临时缓解用药。必要时给予抗感染药物。临床医生对应用糖皮质激素有较大的顾虑,担心影响伤口的愈合;抑制免疫功能,诱发感染。事实上,短时间使用对创面愈合和免疫功能基本无不良影响;而支气管哮喘发作时过度呼吸运动产生的巨大牵拉力反而更容易加重创口损伤;若支气管哮喘不能在短时间控制或有效改善,将导致多种并发症发生,病死率也将明显升高。

(五)慢性阻塞性肺疾病急性加重 COPD 是常见病,手术后容易急性发病,对愈后有较大影响。COPD 急性加重的机制、影响和防治与支气管哮喘急性发作相似,不赘述。

二、肺实质疾病

(一)医院内获得性肺炎或气管支气管炎 手术后 2~5 d 容易发生,与重力作用影响、呼吸道分泌物引流不畅和误吸直接相关。

(1) 发生机制:手术后由于麻醉、镇痛药物或伤口疼痛等原因抑制低位肺通气,导致肺泡萎陷、肺微不张;咳嗽反射、吞咽反射、纤毛运动或其他呼吸道的自然防御功能减退,导致口咽部分泌物吸入或胃食管反流的机会增加,这些皆容易诱发下呼吸道和肺实质感染。

(2) 处理原则:以改善引流和加强呼吸管理为主要治疗手段,具体见上述。适当应用抗感染药物,鉴于耐超光谱 β-内酰胺酶(ESBL)革兰阴性杆菌明显增多,应首选加酶抑制剂抗生素或碳青霉烯类抗生素。另有部分患者 1 周后发病,细菌耐药情况将更严重,治疗也比较困难,主要措施是加强呼吸器官引流(见第二十四章)和改善一般状况及组织供氧(见第十九章)。

(二)急性呼吸窘迫综合征 术后常见并发症,多发生于创伤或手术后 24~72 h,主要见于创伤较大的手术,与创伤、输血等导致的失控性炎症反应有关,除呼吸支持治疗外,短时间大剂量使用糖皮质激素常有较好的效果。部分患者 1 周左右发病,感染常是主要的诱发因素,也常出现营养不良和内环境紊乱,治疗比较复杂,预后也较差。

(三)脂肪栓塞综合征 主要见于骨盆、四肢的严重创伤和手术,且多发生于创伤、手术后数小时内,并逐渐加重;重症实质是一种肺内型 ARDS,对糖皮质激素反应好,强调大剂量、短疗程应用。

1. 发生机制 来自骨折的脂肪颗粒栓塞肺毛细血管,被肺脂蛋白酶转化为游离脂肪酸,直接或间接通过花生四烯酸系统破坏血管内膜,灭活 PS。创伤、应激反应也可直接影响脂肪代谢,如儿茶酚胺升高可加速脂肪分解,增加循环血流中的游离脂肪酸和脂肪颗粒;肺循环的脂肪颗粒能使血小板产生集聚和释放反应,促进肺损伤的发生。

2. 治疗原则 一旦出现栓塞征象应尽早应用 NPPV 和糖皮质激素治疗,可用甲强松龙 80 mg 每 8~12 h 1 次,或地塞米松 10 mg 每 12 h 1 次,连用 2~3 d。

(四)羊水栓塞综合征 见于产妇,主要是分娩过程中。与脂肪栓塞的特点相似,重症患者也表现为肺内型 ARDS,也以呼吸支持和糖皮质激素治疗为主。

(五)肺水肿 多在术后数小时至数天内发生,是外科手术后非常常见但也极易被忽视或误诊的并发症。

1. 发生原因和机制 常是多种因素综合作用的结果,主要包括下述因素。

(1) 基本因素

1) 手术失液少:随着手术条件和水平的不断改善,多数患者手术时失血、失液并不多。

2) 麻醉前后的血管反应:大剂量麻醉剂易导致体循环血管张力和血压下降,手术前、中、后普遍输液过多、过快,与内科医生处理低血压时习惯首选升压药不同,麻醉科、外科医生首选大量补充晶体液;手术结束后,随着麻醉作用的消失,体循环血管回缩,大量液体进入肺循环。

上述 2 种情况是肺水肿的主要诱发因素。

3) 手术后应激反应:手术后短时期内,在麻醉作用下机体处于抑制状态;但随着麻醉作用的迅速消失,机体应激反应增强,下丘脑-垂体-肾上腺皮质轴兴奋,分泌糖皮质激素(移植患者常规应用)和抗利尿激素增多,肾素-血管紧张素-醛固酮系统(RASS)兴奋,交感神经-儿茶酚胺系统兴奋,肾脏重吸收钠、氯、HCO_3^- 增多,伴随水的重吸收增多,容易发生高血容量。

4) 血浆胶体渗透压不足:创面较大的手术,渗出明显,白蛋白丢失较多,加之术后禁食或进食不足,白蛋白补充不足,容易发生低蛋白血症,是发生或加重水肿的常见因素。

5) 基础疾病:老年人手术增多,且高龄患者容易合并冠心病、原发性高血压、肥胖,机体调节水、电解质的能力显著下降。在老年患者或患有心脏病的患者,心脏代偿能力下降,输液过多、过快容易发生肺水肿。高血压患者,若血压控制不良,将导致心脏的后负荷增大,发生左心衰竭的机会增加。肥胖患者,细胞外液,特别是组织间液减少。组织间液对血容量变化有重要缓冲作用,即血容量下降,组织间液迅速进入血管补充血容量的不足;反之增加的血容量可迅速进入组织间液,避免血容量过高。组织间液减少必然导致机体缓冲血容量的能力下降,容易发生高血容量和肺水肿。

(2) 特殊因素:某些手术显著影响有效血容量的变化,导致肺水肿的发生率显著升高。

1) 肝移植:移植过程中需要阻断下腔静脉回流,加之麻醉作用,多出现明显的血压下降,为维持适当血容量和血压需增大补液量。手术结束后,随着下腔静脉开放和麻醉作用的消退,大量血流进入肺循环,故容易发生肺水肿,文献报道发生率为4.1%~47%,实际上可能更高,因此手术结束即应转入肺水肿的防治。

2) 心脏手术:心外科手术患者,如瓣膜置换手术或冠状动脉旁路移植术(冠状动脉搭桥术)多有心脏的器质性损伤;手术结束后,随着麻醉作用的消退和体外循环转为正常的自主循环,大量血液进入心脏和肺脏,也容易发生肺水肿,这也是心脏手术后需MV一段时间,然后拔管的重要原因。

3) 颅脑手术:除麻醉因素外,神经因素是导致肺水肿的常见因素。创伤、休克都可能通过兴奋自主神经而收缩肺静脉,导致肺毛细血管充血、高压和血管壁通透性增加。颅外伤伴神经性肺水肿亦不少见。

2. 病理生理特点 与其他心源性肺水肿基本相似,但心血管系统的代偿反应明显,常有血压明显升高和心率异常增快,易误诊为单纯高血压,且临床医生常选择能同时降压和减慢心率的β受体阻滞剂,导致心功能抑制和心力衰竭加重。呼吸代偿性增强、增快明显,胸腔和间质负压显著增大,容易在高压性肺水肿的基础上发生负压性水肿,即在肺中央部位渗出的基础上出现肺周围渗出,表现为全肺比较均匀的弥漫性渗出,容易与ARDS混淆;左心室跨壁压和后负荷增大,进一步加重左心衰竭和肺水肿,形成恶性循环;胸腔负压增大,胸腔内上、下腔静脉扩张,中心静脉压(CVP)下降或不升高(心脏手术或基础心脏病明显的患者可升高),不仅容易将肺水肿误诊为ARDS或HAP,还容易被误诊为血容量不足,进一步增加补液量,加重病情。

肺水肿的特点还与手术的强制性体位有关,如胆囊手术后患者为避免疼痛常采取右侧卧位,在重力作用下导致右肺水肿明显,甚至出现单纯右肺水肿,易被误诊为肺炎。

3. 临床表现

(1) 早期表现:早期以肺静脉和毛细血管瘀血为主或伴轻度肺间质水肿,故临床表现为血压明显升高,心率异常增快;干咳,气急,呼吸增快、增强,VE增大,呼吸性碱中毒,PaO_2正常或轻度低氧血症,呼吸音增强或少量湿啰音;胸部X线片(或CT)检查显示肺纹理增多,肺门影增大、增浓,双肺磨玻璃样改变,近肺门处明显,呈向心性密度增高,临床容易忽视。

(2) 典型表现:出现明显的肺间质和肺泡水肿,故患者出现咳大量白色(以血浆漏出为主)或粉红色(伴随大量红细胞漏出)泡沫样痰;血压下降,心率增快;严重低氧血症;双肺门增大、肺血管纹理增粗、肺广泛渗出,呈蝴蝶翼样改变,这多属于中晚期阶段。

CVP多正常或降低,心脏手术后多升高。

4. 肺水肿的类型 根据发病的时间,手术后肺水肿可分为早发性、中发性、晚发性三种情况。

(1) 早发性肺水肿:一般在术中至术后数小时内发生,多见于创伤较小的手术或胸部手术患者;输液过多、过快导致肺水肿的迅速发生。其特点是病情进展非常快,心肺代偿性反应明显,血压迅速升高,心率异常增快;呼吸显著增强、增快,VE明显增大,几乎皆有呼吸性碱中毒和低氧血症;迅速出现大量湿啰音和泡沫样痰;CVP下降。若已给予有效MV治疗,特别是镇静、麻醉抑制自主呼吸的情况下,上述表现可不典型。

(2) 中发性肺水肿:一般在术后1~2d内发生。与早发性相比,输液增多、增快的程度较轻,但24~48h累计量明显增多。机体有一定程度的代偿,血压升高、心率增快的速度较慢,持续时间较长,程度较轻;CVP多基本正常。低氧血症进展较慢。

(3) 晚发性肺水肿:一般在术后3~5d内发生,主要是输液量累计增多所致;也常有其他并发症。机体代偿反应较弱,血压升高、心率增快的速度更缓慢,持续时间更长,增加幅度更小,CVP多升高。低氧血症发展速度缓慢。常有其他合并症或并发症,肺水肿更容易误诊为HAP或VAP。

5. 治疗 符合一般急性心功能不全、肺水肿的治疗原则,强调以下几点。

(1) 镇静：呼吸增强、增快是诱发心力衰竭、呼吸衰竭恶化的重要因素，因此必须根据病情充分镇静。地西泮、吗啡是最常用的药物，初始剂量分别为 10 mg 和 5～10 mg；若效果不佳，可数分钟后再次给药，尽可能使 RR 控制在 20～30 次/min。

(2) 严格控制补液量和速度：结合病情，补液量要充足，但补液速度不宜过快，血压下降时适当应用升压药。在呼吸明显变化的情况下 CVP 对血容量或心功能的判断无价值，更容易得出错误的结论，可参考中心静脉跨壁压或肺动脉楔压，并结合病史和临床表现（详见第十九章第七节）。

(3) 利尿：静脉应用强效利尿剂，如呋塞米（速尿）可快速扩张血管，并较快产生强大利尿作用，可迅速改善病情，也有助于与 ARDS、负压性水肿等鉴别。

(4) 白蛋白的应用：创伤较大的患者或持续时间较长的患者，常合并严重的低蛋白血症，并成为肺水肿难以纠正的重要因素。若血浆白蛋白浓度 < 25 g/L 应积极补充，如给予白蛋白 10 g 静脉点滴，每 8 h 1 次，连用 2～3 d；而不是 10 g 静脉点滴，每天 1 次或数天 1 次。

(5) 无创正压通气：患者神志清楚，容易配合，心脏本身的功能多较好，治疗效果好，可尽早应用。

三、肺血管疾病

主要是肺血栓栓塞症，偶有空气栓塞。脂肪栓塞或羊水栓塞主要表现为急性肺损伤，见前述。

近年来，肺血栓栓塞或肺梗死的发病率明显升高，临床表现多不典型，术后 3～5 d 的恢复过程中发生率高，容易忽视。

1. **发病机制** 主要与以下因素有关：手术导致的组织和血管内膜损伤，激活外源性及内源性凝血系统；卧床、制动导致血流缓慢；术后应激反应或肿瘤等导致的高凝状态。

2. **病理生理和临床表现** 由于肺是机体内氧分压最高的含气组织，且有肺循环、体循环（支气管循环）两套血液供应，侧支循环丰富，故发生肺栓塞后，出现典型胸痛、咯血、呼吸困难三联征及肺部实变征者少见。由于肺血管血流终止或显著减少，肺泡和生理无效腔（VD）显著增大，通气效率明显下降，故主要表现为突发性胸闷、气急、VE 增大和呼吸性碱中毒；体、肺循环吻合支开放，出现低氧血症。无明显异常体征，主要是 P2 亢进；少部分患者有哮喘样发作。胸部 X 线片或 CT 检查多无明显改变；发生肺梗死者可出现胸膜下实变，典型者呈楔形改变，基底部对胸膜、尖部对肺门。严重者，左心血流充盈显著减少，发生心源性休克，甚至猝死。多数需肺动脉 CT 和 MRI（对大血管价值更大）、同位素通气血流灌注扫描（对外周血管价值更大）、D-二聚体等检查确诊。

3. **防治原则** 强调手术后及早活动，对高危患者应常规检查 D-二聚体。一旦怀疑应尽早进行针对性检查。对确诊患者或疑似的重症患者应尽早给予抗凝治疗及对症治疗，危重患者应尽早行溶栓治疗。

四、呼 吸 衰 竭

呼吸衰竭是一种病理生理综合征，发生原因多种多样，如上述多种疾病。除麻醉、手术本身直接导致的肺功能减退而发生呼吸衰竭外（大多数有基础肺疾病），更常见于上述各种严重的气道、肺实质、肺血管等并发症，或几种情况共同、先后发生导致呼吸衰竭。因此不能仅仅满足于呼吸衰竭的诊断，还应明确是一种或几种原因，后者还应明确主要原因和直接原因，并给予相应处理（详见上述）。本处简述直接与麻醉、手术有关的情况。

呼吸衰竭一般在术后短时间内发生，主要与术前肺功能减退、术后肺功能的暂时性或持续性下降有关，其他并发症可诱发或加重呼吸衰竭。

(一) 发生机制

1. **手术损伤和药物的直接抑制作用** 主要见于颅脑、心脏、肺脏或其他胸部手术，腹部手术也可影响横膈运动。手术创伤、麻醉、固定、疼痛可限制横膈升降的幅度，特别是胸部或上腹部手术刺激、损伤可显著抑制膈肌运动，降低 VT；抑制咳嗽和纤毛运动，导致呼吸道分泌引流不畅。当手术结束，通气支持和高浓度氧疗撤除后，呼吸抑制的作用就逐渐显现；若术后管理不善，加上术后镇痛、镇静药物使用不当，即使非胸部或上腹部手术也会诱发呼吸衰竭。

2. **手术后并发症** 以分泌物堵塞、感染、肺水肿和 ARDS 为常见，见上述。

(二) 处理原则 基本管理是加强翻身、拍背、湿化和温化，鼓励患者尽早活动，尽早减量或停用镇静剂，强调加强咳嗽和深呼吸锻炼等针对性防治措施。

1. **加强深呼吸锻炼** 使肺泡充分开放，要求 VT 达 VC 的 70%～80%，一般每天 4～6 次，每次呼吸10～20次。深呼吸前做好患者的思想工作。

2. 提高咳嗽的效率　①对容易发生痰堵的患者应每2～3 h唤醒1次，并咳嗽、咳痰；②咳痰前的准备：患者因疼痛等原因而抗拒深呼吸和咳嗽，故注重沟通取得患者配合；③咳嗽：让患者、护理人员或医生等用手轻压刀口部位，指导患者深、慢吸气，使VT达到VC的70%～80%后短暂屏气，然后以较快的速度呼气或爆发性呼气，可连续咳嗽两次；休息数分钟后再进行下一次咳嗽；避免连续2次以上咳嗽；④可适当应用血管紧张素转换素酶抑制剂（ACEI）刺激咳嗽，如卡托普利6.25 mg每12 h 1次。

3. 预防性辅助通气　对高危患者可延迟拔管时间，如MV 24～72 h拔管；也可在拔管后给予NPPV 3～5 d。

4. 治疗性机械通气　一旦发生严重的呼吸衰竭，需尽早建立人工气道MV。一般首选经口气管插管，若估计1周或超过1周不能拔管，宜尽早气管切开。

5. 其他治疗　结合疾病特点和患者的具体情况适当应用抗感染药物、气道扩张剂、糖皮质激素等。

五、其他肺部并发症

（一）手术后局部并发症及其对肺功能的影响
中下胸部手术导致的肋骨切除较多，胸壁软化，术中损伤膈神经导致膈肌麻痹，皆可引起反常呼吸，有效通气量下降。胸腔内大量积液或积气、胸膜粘连、胸腔引流管放置过低限制呼吸运动。手术、麻醉使胃肠道蠕动减弱，胃内大量积气、积液，此时若应用具有催吐作用的镇痛药或因吸痰而刺激咽喉部，则容易导致反射性呕吐和误吸。误吸可引起吸入性肺炎、ARDS，甚至窒息。强调预防为主，并给予对症处理。

（二）支气管胸膜瘘或食管胸膜瘘　是胸外科手术中较严重的并发症，发生率不高，但后果严重，故一旦发生，应积极处理，以手术为主。

第三节　与手术有关的肺功能评价及主要肺功能参数

由于麻醉、手术对呼吸生理的显著影响，故根据肺功能评价手术的可行性及预测术后可能的并发症有重要价值。总体肺功能状态是评估手术可行性的客观标准，但可行性较差，实际临床应用时常参考几个主要参数，主要是通气功能参数和动脉血气。强调肺功能正常者和轻度异常者皆可胜任或耐受手术，只有肺功能中、重度减退时才需结合具体手术情况考虑手术风险及围术期的管理，简述如下，详见朱蕾主编《临床肺功能》。

一、肺功能对手术可行性的评估

1. 手术风险分级　根据肺功能可分为手术能胜任、可考虑、有一定风险、有较大风险、有极大风险5级。有较大风险需高度重视术前、术中、术后的管理；有极大风险意味着不宜手术，若确定手术需采取特别的管理措施。

2. 基于肺功能的手术风险分级　在肺功能正常或基本正常的患者，或轻度肺功能减退的非胸部手术、非上腹部手术患者，一般报告为手术能胜任；轻度肺功能减退的上腹部手术，一般报告为手术可考虑；轻度肺功能减退的胸部手术、一般情况欠佳的中下腹部手术，一般报告为手术有一定风险；轻度肺功能减退的肺部手术，中度肺功能减退的非肺叶切除手术、上腹部手术或一般情况欠佳的中下腹部手术，一般报告为手术有较大风险；其他容易发生术后严重并发症的患者，则宜报告手术风险极大。

3. 影响手术风险分级的其他因素　手术风险的肺功能分级报告还应结合患者的具体情况，特别是全身状况（见下述）和胸部影像学改变，若为中度通气功能减退，而一侧支气管主干接近完全阻塞，则肺功能减退因病灶所致，故病侧肺切除后，肺通气功能多明显改善，肺功能风险评级应为有一定风险，而不能报告为有较大风险或有极大风险。

二、常用肺功能参数

主要针对肺功能分级有一定或较大风险的患者，肺功能分级能胜任或可考虑则皆不存在考虑单一参数的问题。

1. 手术后通气储备　估测手术后的MVV能超过VE 2倍，即术后MVV/VE>3，若手术创伤不大，则手术后发生呼吸衰竭或其他并发症的机会较小，可在严密监测和管理下手术；比值越高，手术安全性越大。手术风险也与手术部位有关,若术后 MVV/VE=3,胸部和上腹部手术的安全性小;中下腹部和四肢部位手术的安全性大。手术后 MVV 的具体估测见本章第一节。

2. FEV_1 和手术后的 FEV_1 手术后的通气储备或手术后 MVV 的评估价值高,但应用不方便,故目前更常选择 FEV_1。一般情况下,若实测 $FEV_1>2\ L$ 可进行一侧全肺切除;若 $FEV_1>1.5\ L$,可进行肺叶切除。在中重度肺功能减退的情况下,若推测术后 $FEV_1<0.8\ L$,则极易发生呼吸衰竭,故必须在准备充足的情况下手术;否则不宜手术,特别是胸部和上腹部手术。若用实测值占预计值的百分比表示,则术后 $FEV_1<40\%$ 是胸部术后并发症的独立影响因素。

3. FEV_1 可逆性 与手术后的支气管哮喘发作和 COPD 急性加重密切相关。一般通过吸入气道扩张剂判断;但部分患者对药物不敏感,病史可疑者可口服糖皮质激素 3~5 d 后重复检查。若可逆试验阳性或可疑阳性则应暂缓手术,充分治疗后择期手术;若需急诊手术,必须注意术前、术中和术后的正规治疗;即使舒张试验阴性,对患有基础疾病的患者或高危患者,也应吸入糖皮质激素。

4. PEF 与术后的咳痰能力密切相关。若 PEF$>3\ L/s$,则患者咳痰能力较强,不容易发生分泌物阻塞;否则发生分泌物阻塞的风险较高,需特别加强深呼吸锻炼和咳嗽锻炼。

5. D_LCO D_LCO 的测定较复杂,变异率较大,较少用,但对评价换气功能或肺血管病的价值较大,若其实测值占预计值的百分比$<40\%$,胸部手术并发症的发生率明显升高。若肺通气功能正常或基本正常,D_LCO 明显下降;或肺通气功能下降,但 D_LCO 下降幅度更大,则合并肺血管病,尤其是肺栓塞的可能性大,需延迟手术,进一步检查。

6. PaO_2 若有明显低氧血症,但低流量吸氧时 PaO_2 明显改善,手术可以考虑;否则风险较大(心脏手术除外)。但若肺通气功能正常或基本正常,PaO_2 明显下降或 PaO_2 下降与通气功能下降幅度差别较大,且没有相应的心脏病,应注意肺栓塞或其他肺血管病的可能;结合 D_LCO 价值更高。在没有明确前宜暂缓手术。

第四节 影响围术期肺部并发症的肺外因素

手术安全性高低及并发症的发生除与肺功能状态有关外,也与患者的整体状况直接相关;在更多情况下,手术风险,特别肺部并发症与全身状况有更密切的关系。

一、一 般 情 况

1. 年龄 在成年患者,一般随着年龄增长,手术风险和并发症的发生率增加,特别是 70 岁以上老年人。

2. 体重 是影响手术风险的重要因素。同样肺功能条件下,肥胖患者的手术风险增大,特别是显著肥胖的患者。因为肥胖患者的细胞外液较少,对水、电解质的调节能力下降,术后容易发生内环境紊乱和血容量异常;胸廓的黏性阻力和惯性阻力显著增加,因此呼吸负荷增加,容易发生呼吸衰竭;常存在横膈上移和 FRC 明显减少,术后容易发生肺微不张和感染。该类患者也是 OSAS 高危患者。另外,该类患者手术的难度较大,手术创伤的程度也相对较大,发生其他并发症的概率也较大,特别是心外科手术患者。

3. 身高 一般身高较高,如超过 170 cm 者安全性高;低于 160 cm 者安全性低。因为身材较高者,肺活动范围大,手术对膈肌影响小,特别是中下腹部手术。在下腹部手术患者,身材较高者,手术几乎不影响膈肌,而较矮者则手术切口常到达上腹部,对横膈影响大,手术的安全性小。

4. 营养状况 血红蛋白(Hb)和白蛋白浓度是影响手术安全性的重要因素。两者不仅影响机体的供氧,也对术后恢复和减少并发症有重要作用,行择期手术的患者应纠正至正常水平或接近正常水平(根据手术创伤大小和患者情况)。在手术比较紧急的患者,也尽量将 Hb 纠正至$\geq75\ g/L$,白蛋白纠正至$\geq30\ g/L$,同时注意在术中和术后的继续纠正,但必须控制补充速度,以免发生心功能不全、肺水肿。对行紧急手术的患者,还应注意术中和术后的补充,且更应控制补液的量和速度。电解质紊乱(主要是低钾、低镁、低磷、碱中毒)和水溶性维生素缺乏也是影响手术的重要因素,需注意纠正(详见第十九章)。

二、运动能力

是影响手术风险的重要因素,特别是上腹部手术。运动能力常与肺功能下降不一致,单纯从肺功能参数判断,患者手术风险较大,但若患者经常锻炼,腹式呼吸运动好,能够从事一定体力运动,则多能够耐受手术。若能进行心肺运动试验,对患者的氧耗量进行客观测定,则价值更大;6分钟步行试验(6MWT)也是常用的评估试验。

三、手术前准备和手术后管理

基础肺功能较差的患者,主要是合并慢性气道疾病的患者或长期吸烟的患者,术前给予积极治疗常能改善手术预后。主要措施有:① 戒烟;② 药物治疗,手术前后应常规给予气管扩张剂、祛痰剂、吸入糖皮质激素治疗,可短期内应用抗生素;③ 呼吸锻炼,主要是腹式呼吸、阻力吸气锻炼;④ 运动能力锻炼,主要是爬楼运动,固定带捆绑胸腹部后锻炼等。其他准备主要是改善患者的一般情况和营养状况。手术时尽可能减少手术创伤和手术范围,避免勉强进行过多的手术切除,尽量避免对横膈的刺激或损伤。针对术后的病理生理变化和可能的并发症进行预防和处理。任何胸腹部手术、全身麻醉手术、老年人手术皆应加强深呼吸锻炼和咳嗽锻炼;加强翻身拍背,对容易发生痰堵的患者应每2~3 h唤醒1次进行咳痰,也可用呼吸机或咳痰机辅助排痰;对失血、失液不多的患者应控制液体的摄入量和摄入速度;对容易发生呼吸衰竭的患者应尽早给予NPPV。

四、创伤较大的手术和特殊手术

1. 手术创伤及对循环功能的影响程度 如前述,患者术前可能无明显心、肺疾病,但手术创伤大,可导致患者呼吸功能受损,除直接影响(详见上述)外,若术中大量出血和输血,有较长时间的低血压,手术时间较长且创伤较大,全身麻醉剂使用剂量大、致术后短时间内难以完全排出体外,术中大量输液,则发生肺水肿或ARDS的概率较大,需加强针对性管理,并给予短时间MV。常见于心脏瓣膜置换术和冠状动脉旁路移植术,胰、十二指肠切除术,胸腹主动脉瘤手术,巨大肝肿块切除术,以及严重创伤后手术。一些非常特殊的手术,如嗜铬细胞瘤术后患者血压较低,需用升压药维持,高位脊柱手术后脊髓水肿或椎管内出血压迫脊髓导致呼吸抑制,多发性大动脉炎(头颈干型)患者术后早期行冬眠疗法时也容易发生呼吸抑制,术后均可短时间给予MV辅助治疗。

2. 心脏手术 常在低温和使用体外循环的条件下进行,由于体外循环可破坏红细胞,而产生细胞碎片可阻塞于肺循环;术前有严重肺动脉高压,则术后容易发生低氧血症。该类患者术中常需使用大剂量麻醉性镇痛药,对术后自主呼吸的抑制作用较强;加之术后低氧导致的肺血管收缩和心律失常等复杂问题,更容易发生呼吸衰竭,故术后早期宜MV,必要时体外膜肺氧合(ECMO)辅助治疗。

3. 急症手术 该类患者常有复杂问题,术前允许准备的时间短,资料缺乏,无法给医生提供较多有价值的信息;容易发生有效血容量不足、内环境紊乱;心功能和呼吸功能减退不能及时改善。这些情况常同时或先后发生,在不能全面掌握和无法有效控制病情的情况下,需全身麻醉,术毕放置于ICU并给予MV(更多是人工气道MV)和综合治疗。

4. 基础肺功能较差的高价值手术 如恶性肿瘤患者,若估测手术效果良好,呼吸功能经短暂抑制后可恢复至基础水平,则即使肺功能较差,也应尽可能创造手术条件,如早期直肠癌;否则应尽可能采取非手术治疗。若估计手术后生活质量明显改善,也应积极创造手术条件,如肺减容术或肺大疱切除术。

(朱 蕾 吴 旭)

第二十六章
机械通气对呼吸生理的影响

> **提　要**
>
> 1. 健康人能维持较好的通气血流比例($\dot{V}/\dot{Q}$)、弥散功能和极低的动静脉血分流率($\dot{Q}s/\dot{Q}t$)，从而维持正常的气体交换；机械通气(MV)的实施将产生不良影响。在疾病状态下，合适MV改善气体交换，减小生理无效腔(VD)；疾病状态不同，MV的影响也有差异；MV应用不当恶化气体交换的情况并不少见，其中维持适当自主呼吸的作用常被忽视。
>
> 2. 改善换气功能应根据疾病的呼吸生理特点，尽可能选择定压型通气模式，适当保留和发挥自主呼吸功能，合理调节平台压(P_{plat})、持续气道正压/呼气末气道正压(CPAP/PEEP)，选择递减流量波，适当延长吸气时间(Ti)。
>
> 3. 在重症肺疾病患者，通气功能改善不仅取决于每分通气量(VE)，也显著受换气功能、疾病状态等因素的综合影响。保持肺换气功能和肺通气功能一致是MV的重要目标。
>
> 4. MV对循环功能的影响远比对肺换气功能和肺通气功能的影响复杂；理论上主要通过肺容积扩大、肺泡内压、肺间质压和胸腔内压的变化，以及心脏的移位等影响肺循环和体循环，对两者的影响也常有较大差异。MV对循环功能的影响与疾病特点（主要是呼气末肺容积正常、增大、减小）、疾病阶段（初始上机、治疗过程、撤机）、人机配合程度和操作者水平有更密切的关系。
>
> 5. 影响呼吸生理的MV参数主要涉及CPAP/PEEP、P_{plat}、峰压(P_{peak})、平均气道压(P_{mean})、驱动压(DP)、潮气量(VT)、呼吸频率(RR)、Ti和吸呼气时间比(I∶E)等。

理论上机械通气(MV)的主要作用是改善通气和换气，缓解呼吸肌疲劳；增加肺气压伤的发生风险，加强对循环功能的抑制，但实际上更复杂；在合理应用的情况下，MV对正常肺、不同类型疾病肺及疾病的不同阶段表现出不同的影响。

第一节　机械通气对气体交换功能的影响

健康人自然呼吸状态下上肺区含气量多、血流量少，下肺区相反，从而导致$\dot{V}/\dot{Q}$失调；机体通过一系列神经内分泌调节作用，特别是膈肌收缩的代偿作用，下肺区通气量增加，上肺区血流增加，从而使$\dot{V}/\dot{Q}$维持在0.8左右的理想范围。不仅如此，健康人弥散功能正常；动静脉血分流率($\dot{Q}s/\dot{Q}t$)不超过5%，与肺通气共同作用维持正常的动脉血气水平。

一、机械通气对换气功能的影响

（一）基本影响特点

1. 健康人　从肺底部到肺尖部的$\dot{V}/\dot{Q}$平均为0.5～1，改为控制通气后为0.5～1.3，随着通气时间延长$\dot{V}/\dot{Q}$离散度进一步扩大，VD增大，对弥散功能和$\dot{Q}s/\dot{Q}t$无明显影响。

2. 不同类型疾病患者

（1）呼气末容积正常的肺疾病：主要见于中枢

及外周神-经肌肉疾病。患者通气功能下降,特别是膈肌收缩功能下降,主要表现为浅快呼吸,最大自主通气量(MVV)下降,VE 可表现为升高(代偿性反应)、正常或下降(失代偿),肺泡通气量($\dot{V}_A$)正常或下降。$PaCO_2$ 变化类似,在疾病初期或轻症患者,$PaCO_2$ 正常;随疾病加重,$PaCO_2$ 升高伴 PaO_2 下降。由于膈肌收缩功能下降,$\dot{V}/\dot{Q}$ 的离散度增大,VD 增大,加重高碳酸血症和低氧血症;合适 MV 改善通气和气体分布,改善 $\dot{V}/\dot{Q}$ 失调。

(2)呼气末容积增大的肺疾病:见于周围气流阻塞性肺疾病,主要是慢性阻塞性肺疾病(COPD)或支气管哮喘。轻中度患者存在气体分布不均,$\dot{V}/\dot{Q}$ 的离散度增大,VD 增大,主要表现为低氧血症;在重症患者,还将出现 $\dot{V}_A$ 下降,表现为高碳酸血症伴低氧血症。适当 MV 正压可改善气体分布,而肺泡 PO_2、PCO_2(P_AO_2、P_ACO_2)改善又可改善肺血液循环,从而改善 $\dot{V}/\dot{Q}$ 失调,VD 减小,换气效率提高,PaO_2 升高,$PaCO_2$ 下降。

(3)呼气末肺容积减少的肺疾病:无论是急性还是慢性肺实质疾病,都出现 $\dot{V}/\dot{Q}$ 失调、弥散功能障碍、气体分布不均匀,VD 增大;在急性重症患者,还常出现 $\dot{Q}s/\dot{Q}t$ 升高。MV 可改善肺间质和肺泡水肿,扩张陷闭肺泡,改善弥散功能障碍和 $\dot{V}/\dot{Q}$ 失调,降低 $\dot{Q}s/\dot{Q}t$,VD 减少;若疾病进入亚急性或慢性期或开始即为慢性肺实质疾病,MV 无法有效发挥治疗作用,气体交换功能障碍持续存在。

(4)其他因素:$\dot{V}/\dot{Q}$ 也受呼吸形式和心排血量(CO)等因素的影响。在 COPD 呼吸衰竭急性加重期,患者常采用浅快呼吸,CO 增加,$\dot{V}/\dot{Q}$ 失调加重。主要机制有:① 出现呼吸肌疲劳,自主呼吸代偿作用有限;② 气体分布不均匀,严重气道阻塞患者的通气不足更明显,导致分流样效应;③ 低氧血症和高碳酸血症可使 CO 增加。这些因素皆会加重 $\dot{V}/\dot{Q}$ 失调,控制性通气可增加通气量,改善气体分布,尤其是通气差肺区的气体分布,从而改善 $\dot{V}/\dot{Q}$ 失调。

3. 自主呼吸的影响 适当自主呼吸改善气体分布、提高气体交换效率。过度 MV(包括镇静-肌松剂的应用)可导致自主呼吸显著或完全被抑制,膈肌的代偿作用显著减弱或消失,在通气压力和重力的双重作用下,更多气体进入压力较低的上肺区或气道阻力更低的肺区,更多血流则进入下肺区或病变较轻的肺区,故通气正压有加重 $\dot{V}/\dot{Q}$ 失调的作用,总体改善肺换气功能的效率降低,甚至逆转,特别是在通气压力较大或镇静-肌松剂的使用剂量较大时。若出现过强自主呼吸,适度抑制会提高气体交换效率。

当然若 MV 不当,前述各种情况皆可能恶化,这在临床并不少见;但由于普遍缺乏正确呼吸生理知识,常被严重忽视。

(二)通气参数的影响与合理应用 通气参数主要有多种压力、VT、I∶E 或 Ti、吸气流量的形态和大小等。

1. 压力 主要涉及 CPAP/PEEP、P_{plat}、P_{peak}、P_{mean}、DP。

(1)PEEP:除提高 FiO_2 外,适当应用 PEEP 和 P_{plat} 是改善肺换气功能和提高 PaO_2 最常用措施,但两者的作用特点不同,并且皆有一定限度(图 26-1)。

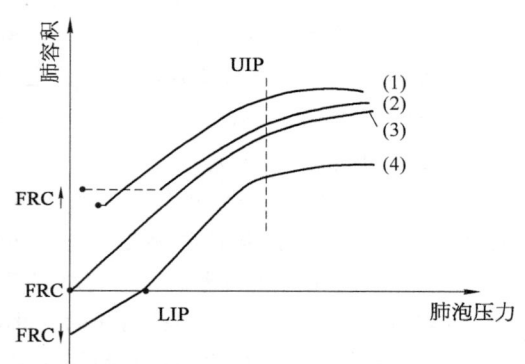

图 26-1 改善肺换气功能的 PEEP 和 P_{plat} 选择模式图
(1)COPD;(2)哮喘;(3)正常;(4)ARDS。"·"表示最佳 PEEP

1)急性肺实质疾病:在 ARDS 急性期,PEEP 等于或略高于压力-容积(P-V)曲线的低位拐点(LIP)可充分扩张陷闭肺泡,显著降低 $\dot{Q}s/\dot{Q}t$,对改善弥散功能也有一定作用,从而有效提高 PaO_2;同时减少机械通气相关性肺损伤(VILI)的发生风险,对循环功能无明显影响或有所改善。在肺水肿患者,适当 PEEP 可减轻或改善水肿,改善弥散功能和 $\dot{V}/\dot{Q}$ 失调,降低 $\dot{Q}s/\dot{Q}t$,提高 PaO_2;选择性降低左心室跨壁压和后负荷,改善心功能;心功能的改善又伴随肺水肿的改善和气体交换功能的进一步改善。

2)气流阻塞性肺疾病:PEEP 等于气道陷闭所致的内源性 PEEP(PEEPi)时可充分扩张陷闭气道,改善气体分布,减少呼吸功,间接提高 PaO_2;同时不增加 P_{peak} 和 P_{plat}。主要见于 COPD。

上述 PEEP 皆可称为"最佳 PEEP"。若 PEEP 进一步升高,将导致气道、肺泡过度扩张,增大 VD,降低肺血流量,加重 $\dot{V}/\dot{Q}$ 失调。

3)慢性肺实质疾病或其他肺疾病:如慢性肺间质纤维化或支气管哮喘,应用 CPAP/PEEP 基本无治疗作用,故肺换气功能障碍持续存在,甚至进一步加重。

(2) P_{plat}:远高于 PEEP,作用较 PEEP 强,可有效扩张陷闭气道和肺泡,减轻肺水肿;同样其不良反应也较明显,对压力和时间的要求高,一般控制通气时不宜超过 35 cmH_2O,稳定辅助通气(AV)时不宜超过 30 cmH_2O;时间以占呼吸周期的 5%~10% 较合适,不宜超过 15%。适当 P_{plat} 与 PEEP 综合作用可有效改善肺换气功能、提高 PaO_2。

在上述基础上,继续增大 PEEP 将导致 P_{plat} 的同步升高,若肺容积超过 P－V 曲线的高位拐点(UIP),PaO_2 还可能一过性升高,但肺血流量明显减少,气道-肺泡过度扩张,VD 明显增大,VILI 的发生风险增加,肺换气功能和肺通气功能皆可能进一步恶化。

(3) P_{peak}:与 P_{plat} 直接作用于肺不同,P_{peak} 通过 P_{plat} 的大小及其分布间接影响气体交换。气道或肺实质病变的不均匀性和重力作用导致 P_{peak} 在克服气道阻力后在肺泡内分布不一致。常规测定的 P_{plat} 实质是吸气期肺泡的平均内压,时间常数短的肺区 P_{plat} 高,时间常数长的肺区 P_{plat} 低。吸气期最大肺泡内压接近 P_{peak},导致该肺区的容积过度增大和无效腔样通气;最小肺泡内压接近 PEEP,导致该肺区的肺容积减小和分流样效应(图 26－2,图 26－3)。

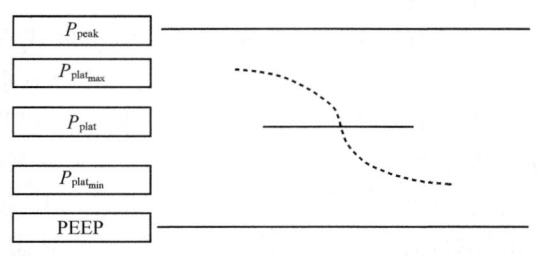

图 26－2 吸气末肺泡内压分布模式图

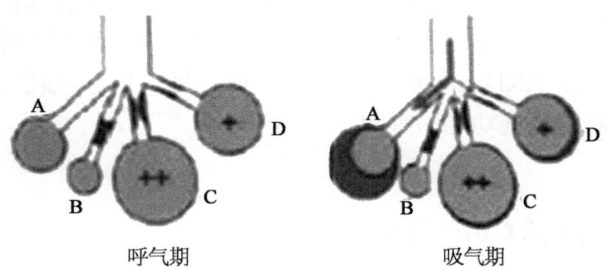

图 26－3 呼气末和吸气末肺泡内压和容积分布模式图

(4) P_{mean}:P_{mean} 包括吸气压和呼气压,是 P_{peak}、P_{plat}、PEEP 大小和持续时间的综合反应。如上述,PEEP、P_{plat} 作用随疾病特点和压力等发生变化;吸气压是克服气道阻力和胸肺弹性阻力的压力之和,P_{peak} 通过 P_{plat} 而发挥对肺换气功能的影响,因此 P_{mean} 不适用于反映换气功能。

(5) DP:DP 是近年比较热门的参数,主要用于评价对 ARDS 气压伤的影响,其大小是吸气结束时的气道压与呼气结束时的气道压之差,即 P_{plat} 与 PEEP 之差,而后两者的作用也随疾病特点及具体压力大小变化,因此 DP 也不适合作为反映换气功能的参数。

2. 呼吸形式　除非危重支气管哮喘或重症 ARDS,适当增大 VT 可改善气体分布;I∶E 减短或 Ti 延长也有利于改善气体分布;递减流量波较方波的送气过程平缓,气体分布更均匀,这些皆有助于提高 PaO_2。当然超高一定范围,上述参数皆可加重肺换气功能障碍。

(三) 通气模式　在各种 AV 模式,自主呼吸可发挥部分代偿作用,一般情况下其改善肺换气功能的作用优于定容或定压控制通气(CV)模式。在定压型通气模式,吸气压近似方波,流量为递减波,吸气末肺泡内压分布较均匀,较定容型通气为佳。在同步间歇指令通气(SIMV),合适的间断自主呼吸有助于改善气体交换,较持续指令通气(CMV)佳。自主性通气模式,如压力支持通气(PSV),通过自主呼吸的调节作用改善气体交换,多数情况下较 CMV、SIMV 更优越。

短时间反比通气(包括预设反比或实际反比)时,Ti 延长,气体在肺内的分布均匀,气体交换时间延长;Te 缩短,并产生 PEEPi,有助于扩张 ARDS 的陷闭肺泡,改善肺换气功能。

无论是通气模式还是通气参数,都必须明确其特点和缺陷,结合不同疾病的病理生理特点,应用适当才能真正有效改善气体交换。

总之,改善肺换气功能应根据疾病的病理和病理生理特点,尽可能选择定压型通气模式,适当保留和发挥自主呼吸功能,合理调节 P_{plat} 和 PEEP,选择递减流量波,适当延长 Ti。详见朱蕾主编《机械通气》第五版。

二、机械通气对通气功能的影响

与对肺换气功能的复杂作用不同,MV 改善通气似乎是顺理成章的事,但事实并非如此,临床工作中经常发现通气后 PaCO_2 无改善,甚至恶化,或者短期内 PaCO_2 显著下降,导致严重碱中毒的现象,因此也应重视相关因素的分析和 MV 的合理应用,并注意与改善肺换气功能保持一致。

(一) 基本影响因素

1. 改善肺通气功能的因素

(1) 增加 $\dot{V}_A$：合适通气压力克服通气阻力，增加 $\dot{V}_A$；改善病变区的气体分布，降低 VD，进一步增加 $\dot{V}_A$。

(2) 降低氧耗量：合理通气使疲劳的呼吸肌休息，呼吸做功减少，氧耗量降低，CO_2 产生量也相应减少，需要的 $\dot{V}_A$ 降低。

2. 加重通气功能障碍的因素　通气模式或参数设置不当使通气压力不足以克服通气阻力时 $\dot{V}_A$ 下降；人机对抗，氧耗量增加；在呼吸中枢兴奋性较弱或明显呼吸肌疲劳的患者，AV 或自主性通气可导致呼吸中枢的兴奋性下降，RR 减慢，VE 下降；通气压力升高和重力的双重作用导致 VD 增大，$\dot{V}_A$ 降低；高 FiO_2 可引起病变区域的肺泡膨胀不全，甚至完全不张，进一步加重 $\dot{V}/\dot{Q}$ 失调和 VD 增大。

若前者的作用强于后者，通气改善；两者相似，则通气基本不变；否则通气恶化；若前者作用显著强于后者，则导致通气过度和呼吸性碱中毒。$\dot{V}_A=$(VT－VD)×RR，因此影响 VT、VD 和 RR 的因素皆可影响 $\dot{V}_A$；其他因素主要通过容积参数或氧耗量对通气发挥影响。

(二) 人工气道和连接管路　主要通过影响解剖无效腔影响 $\dot{V}_A$。人工气道使无效腔减小，特别是气管切开后 VD 减小更明显；面罩连接使 VD 有所增大。单气路、单向活瓣连接，VD 小；双气路连接，吸气管道有一定反流，VD 稍大；单气路、漏气孔连接，反流量多，VD 较大。持续气流可减小 VD。

(三) 通气参数

1. 有效 VT 增大　$\dot{V}_A$ 自然增大。现代呼吸机定容型模式的 VT 设置复杂，设置 VT 不一定是真正进入气道的有效 VT。详见第二十四章第三节。

2. RR 增快　对 $\dot{V}_A$ 的影响取决于其和 VT 的关系。若有效 VT 不变或增大，$\dot{V}_A$ 增大；反之 VD/VT 增大，$\dot{V}_A$ 降低。

3. 气道压力　PEEP 及 P_{plat} 可使病变区肺泡扩张，气体分布改善，VD 减小；但压力显著升高也可使气道扩张，解剖无效腔增大。P_{peak} 与 P_{plat} 的差值增大，则可能加重气体分布不均，VD 增大。

(四) 通气模式

1. 对通气量的影响　适当应用定容型模式通气可保证 VE，但若设置或调节不当则容易导致人机对抗，氧耗量增大，$\dot{V}_A$ 下降。应用定压型模式时，VE 随气道阻力和胸、肺顺应性发生变化，可出现 $\dot{V}_A$ 不足或增大。控制性通气：容易保证 VE 和 $\dot{V}_A$，但调节不当易导致通气过度；也不适合自主呼吸较强的患者。PSV 作为自主和辅助通气的组合，其 VT、RR、I∶E 由自主呼吸调节，在一定压力范围内 VE 和 $\dot{V}_A$ 相对恒定，有效改善通气，但不适用于通气阻力过大的患者。

2. 对无效腔的影响　在肺功能较差的患者，$\dot{V}/\dot{Q}$ 增大使 VD 增大，$\dot{V}_A$ 减小，反之亦然，因此必须重视 $\dot{V}/\dot{Q}$ 对 VD 和 $\dot{V}_A$ 的影响。控制通气可改善严重呼吸衰竭患者的 $\dot{V}/\dot{Q}$ 失调，VD 降低；使自主呼吸消失，VD 增大；适当 AV 时，自主呼吸部分代偿，气体分布有所改善；自主性通气模式则充分发挥自主呼吸的调节作用，改善 $\dot{V}/\dot{Q}$ 失调和降低 VD。定容型模式容易使肺泡内压分布不均，加重 $\dot{V}/\dot{Q}$ 失调，增大 VD；定压型通气模式有助于改善气体分布和 $\dot{V}/\dot{Q}$ 失调，降低 VD。

3. 对氧耗量的影响　控制通气完全取代自主呼吸功能，氧耗量显著下降，所需 $\dot{V}_A$ 相应下降；不同程度的 AV 使氧耗量有不同程度的下降。若调节不当使人机配合不良时氧耗量反而增加，但容易忽视。

总之，肺通气功能的改善不仅取决于 VE（包括 VT 和 RR），而且显著受肺换气功能、疾病状态、呼吸机应用等因素的综合影响。若有足够的有效肺组织时，单纯调节 VT 和 RR 即可充分保障 $\dot{V}_A$，降低 $PaCO_2$。若有效肺容积显著减少，如重症 COPD、哮喘或 ARDS，必须充分重视 $\dot{V}/\dot{Q}$ 失调、VD 和氧耗量对肺通气功能的影响。

第二节　机械通气对循环功能的影响

MV 主要通过肺容积扩大、肺泡正压、肺间质压和胸腔内压的增高及心脏的移位等影响肺循环和体循环。

一、肺容积变化对循环功能的影响

MV 或自主呼吸引起的肺容积变化可对循环系

统产生复杂影响,并通过以下几种机制发挥作用:自主神经张力改变、肺循环阻力(PVR)变化、对心脏的直接压迫、腹内压升高等。MV 除可导致肺容积周期性扩大外,CPAP/PEEP、气流阻塞导致的肺过度充气可对循环系统产生更明显的影响。

(一) 循环功能的基本变化

1. **正常自主呼吸时的基本变化**　见第十一章。
2. **健康人 MV 时的基本变化**　MV 对血管的影响与自主呼吸时明显不同。

(1) 肺泡毛细血管:吸气期肺泡扩张,肺血管受压,PVR 增大,这些变化在自主呼吸时和 MV 时是相似的,但自主吸气时胸腔负压和肺间质负压对肺泡毛细血管也有一定程度的扩张作用,故 PVR 增加幅度较小。MV 时主要表现为肺泡的被动扩张,自主呼吸的代偿作用有限或丧失,PVR 增大;通气过度时 PVR 显著增加。

(2) 肺泡外毛细血管和肺泡交界毛细血管:血管阻力在自主呼吸和 MV 时差异较大,因为血管内径受肺间质压的显著影响,而肺间质压与胸腔内压相近。自主吸气时肺容积增大,肺弹性回缩力增大,肺间质压减少(负压增大),导致吸气期血流增加。MV 时,肺泡正压向肺间质传导使 PVR 增加,但与肺泡毛细血管相比,其增加幅度较小。

上述效应的综合作用表现为肺容积增加、PVR 增大、肺血流量减少;若 MV 应用适当,PVR 增加是轻微且短暂的,右心室很容易做出适当调整,以保持相对恒定的心排血量。

3. **疾病状态时的基本变化**　不同情况下有较大差异,大体可根据呼气末容积增大、减小、正常三种情况分析如下。

(1) 呼气末肺容积增大:主要见于周围气流阻塞性肺疾病,如支气管哮喘、COPD。肺过度充气会降低胸腔负压,使回心血量减少、前负荷降低,PVR 增大;但代偿性自主呼吸增强导致的胸腔负压增大会改善回心血量,降低 PVR,故心排血量相对稳定。MV 时,若应用较多镇静剂、肌松剂明显抑制自主呼吸,则必然出现 PVR 的明显增大和心排血量下降。临床上经常见到哮喘患者急性加重时循环功能稳定,甚至反射性血压升高;而 MV 后常出现血压的明显下降,上述原因是主要机制。

(2) 呼气末肺容积减小:典型代表是 ARDS、肺水肿、慢性肺间质纤维化。当实际 FRC 减少至正常 FRC 以下时 PVR 增加。肺容积显著缩小时,肺血管周围弹力纤维缩短,弹性减小,肺血管因缺乏弹性牵引而回缩,PVR 增大;肺弹性回缩力下降使终末气道和肺泡萎陷,导致肺泡通气不足和肺泡低氧,当 $P_AO_2 < 60$ mmHg 时 PVR 明显增大。局部肺泡或小气道陷闭也将导致局部肺血管收缩和 PVR 增大,如 ARDS、肺水肿和其他肺实质疾病。适当提高 FiO_2,通过改善肺泡低氧可以减轻或去除低氧性肺血管收缩,降低 PVR;适当 CPAP/PEEP 可使部分急性期缩小的肺容积恢复至正常 FRC,亦能降低 PVR 和右室后负荷。若 VT 设置过大或 PEEP 水平设置过高,或呼气时间过短,导致肺过度充气,都可引起 PVR 升高。若吸气末肺容积超过 P-V 曲线的 UIP,将显著增大 PVR。

(3) 呼气末肺容积正常:主要见于神经-肌肉疾病,表现为呼吸中枢兴奋性下降或膈肌收缩力下降。若持续一段时间,将会出现肺底部瘀血,肺泡萎陷,PVR 增大。适当大 VT 通气或叹气样呼吸,可明显改善肺循环,降低 PVR。

总之,低于或高于 FRC 的肺容积均会导致 PVR 增大,随之影响右心室心排血量,吸气末肺容积超过 P-V 曲线的 UIP 或呼气末肺容积低于 LIP 都将显著增大 PVR,任何治疗措施能使肺容积处于或接近生理 FRC 时,PVR 皆可明显降低。

(二) 对心脏的机械性挤压

1. **正常自主呼吸状态**　吸气时两肺扩张挤压心脏,但挤压短暂且轻微,对循环功能影响不大。
2. **疾病状态**　肺过度充气,见于严重气道阻塞、不合理 MV 导致的吸气增多、呼气减少或高水平 PEEP 治疗时,这种挤压作用持续而严重,类似于心脏压塞,结果左、右心室的前负荷和舒张期顺应性降低,心排血量减少。若肺过度充气持续存在使冠状血管被持续挤压,可发生心肌缺血,因此在肺过度充气状态下,若未测定心包压或左心室舒张期末的顺应性,肺动脉楔压(PAWP)不一定能准确反映左心室舒张期末容积,因此疾病导致肺过度充气或 MV 时,对 PAWP 意义解释应慎重。还需强调自然呼吸时,过度充气的机械性挤压与 MV 的过度挤压差别巨大,前者通过代偿性吸气增强使胸腔负压和肺间质负压增大,维持循环血流量和心排血量的相对稳定;后者则容易导致心排血量降低和血压下降。

(三) 心室间相互作用

1. **心室间的直接作用**　指左、右心室的不同顺应性和共同室间隔相互作用,一般指右心室容积变化对左心室的影响。

(1) 基本变化规律：肺容积增大时，心包内压上升。由于右心室壁薄，舒张期顺应性较左心室大，心包内压上升对右心室舒张期末容积的影响大于其对左心室舒张期末容积的影响。心脏在心窝内活动，其中右心室受胸廓和横膈的限制，活动度较小；而左心室可向左下移动，活动度较大，故肺容积增大主要影响右心室。MV使PVR增大，也使右心室舒张期血容量增加，从而将室间隔推向对侧，使左心室功能下降。

(2) 正常自主吸气的变化：肺静脉扩张，回流入左心室的血流量下降，室间隔向左心室移位，但体循环回心血流量增加，作用短暂而轻微，心排血量和血压仅轻微下降。

(3) 肺过度充气时的变化：自主吸气或MV将导致室间隔向左侧明显移位，从而出现心排血量和血压下降。若循环血流量不足，体循环回心血流量下降，右心室舒张期末容积减小，室间隔也可无明显移位，甚至向右心室移位。因此在病理状态下心室间的作用可以是多向的，需结合不同病理生理状态客观评价。

2. 心室间的间接作用　指一个心室心排血量对另一心室心排血量的影响，右心室心排血量的下降可导致左心室舒张期末容积减小和左心室心排血量下降。体循环有较大的储血量，左心室心排血量的变化对右心室的影响不大；反之右心室对左心室可以产生明显影响。健康人自主呼吸时的影响轻微、短暂，心排血量稳定。MV对右心室的直接影响大，必然加重室间隔向左侧移位，诱发或加重左心心排血量的下降。

（四）跨膈压和静脉循环阻力的变化　体循环的静脉血回流量与驱动压（外周静脉与中心静脉或右心房的压力差，接近跨膈压）成正比，与血管阻力成反比。

1. 正常自主呼吸时的变化　自主吸气时，胸腔负压增大，腹腔内压升高，跨膈压增大，胸腔内静脉的压力和阻力皆减小；腹腔血管的压力和阻力上升，复合效应是静脉回流增加；呼气时的变化相反。上述变化轻微而短暂。用力呼吸时，胸腔负压和腹腔正压显著增大，将在胸腹交界处的横膈部位出现静脉塌陷和限流效应，尤其是吸气期的变化更为明显。详见第十一章第四节。

2. 疾病状态时的变化　若肺容积显著增加，如严重气道阻塞、MV流量或吸气时间设置不当、呼气不足、较高PEEP治疗。与健康人自主呼吸相比，吸气时胸腔内压升高（基本变化）或下降（自主呼吸过强，容易忽视）、横膈显著下降、腹内压显著升高，静脉循环阻力也升高，多数情况下跨膈压下降；呼气时胸腔内压、腹腔内压皆升高，胸腔、腹腔静脉循环阻力皆升高，从而产生复杂变化。若肺容积减少，常见于肺实质疾病，持续时间较久的肺外疾病，胸腔、腹腔的变化特点主要取决于自主呼吸的变化，但总体对循环功能的影响较小。

3. MV时的变化　常规稳定MV时，吸气期正压增加了胸腔内压和右心房压，但相应腹腔内压亦增加；胸腹腔静脉循环阻力皆有所升高；加之机体的代偿作用（主要是交感神经兴奋，血管收缩），复合效应是静脉回流轻度降低或没有变化。若肺容积明显增加或控制通气，腹腔内静脉阻力和胸腔内压皆将显著上升，胸腔内血管的压力和阻力也上升，共同作用将使回心血量明显下降。有报告显示健康犬应用PEEP后，若压力从 15 cmH$_2$O 增加至 20 cmH$_2$O，心排血量明显下降；若用绷带缠绕腹部使腹内压显著升高后，心排血量可明显恢复。

若MV不足或通气阻力增大，在多数疾病患者皆可引起代偿性自主呼吸过强，胸腔、腹腔内压和静脉阻力的变化有较大差异，回心血流量和心排血量变化不大；若自主呼吸被显著抑制，胸、腹腔皆出现明显不同的变化，回心血流量和心排血量皆下降。因此讨论MV对跨膈压和静脉循环阻力的变化必须充分考虑自主呼吸的变化。

二、胸腔内压变化对循环功能的影响

在讨论跨膈压时，涉及胸腔内压的变化，本部分重点讨论胸腔内压的变化规律。由于体位、重力和表面张力的影响，不同胸腔部位的压力不同，一般肺尖部负压较肺底部高，心脏周围负压较同水平其他部位高。临床测量每一点的胸腔内压非常困难且没有必要，常用单一的胸腔内压表示整个胸膜腔压力的变化。

1. 自主呼吸和MV时胸腔内压的基本变化规律　自主吸气时胸腔内压下降；MV吸气期，肺被动扩张，胸腔内压升高。

在某些疾病或通气状态下，如肺过度充气、肺顺应性增加、胸壁顺应性降低、较大VT或应用较大剂量的镇静-肌松剂通气，胸腔内压明显升高；在某些状态下，如气道阻力增加、PEEPi、肺顺应性降低、通气参数设置不足，常有自主吸气代偿性增强和胸腔内压显著下降。

2. 呼吸运动对胸腔内压和中心静脉压(CVP)影响的客观评价　胸腔内压变化明显受自主呼吸运动的影响，故一般用平均胸腔内压作为 MV 影响循环功能的评价标准。体循环系统可分为两部分，一部分位于胸腔内，受胸腔内压的影响较大；一部分位于胸腔外，受大气压影响较大。胸腔内压下降必然导致压力梯度(驱动压)增大，回心血流量增加；反之回心血流量减少，故通常用 CVP 表示回心血量是否充足，但上述呼吸状态和 MV 皆可通过胸腔内压变化影响 CVP，故在有心肺疾病、MV 或自主呼吸显著变化的患者，CVP 对评估血容量没有价值；中心静脉跨壁压(CVP 与胸腔内压之差)排出胸腔内压的影响，可较好反映血容量的变化。详见第十九章第五节。

3. 胸腔内压对右心功能的影响

(1) 基本变化：右心舒张期末容积与静脉回流至右心的血容量和右心室顺应性有关。自主呼吸导致胸腔内压周期性降低，使静脉回流至右心的血容量增加。

(2) 限流效应：由于静脉壁缺乏弹性支持，若出现胸腔内压显著下降(或胸腔负压显著增大)，会在胸腔与腹腔交界部位引起下腔静脉明显塌陷；若右心房压力明显降低，则静脉塌陷将更明显，静脉回流阻力明显上升，继续降低胸腔内压、右心房压力并不能继续增加回心血量和心排血量，称为"限流效应"(图 7-9)。限流效应对防止胸腔内压显著降低引起的肺循环血液超负荷和肺水肿有重要作用(详见第七章第六节和第十一章第四节)。

(3) MV 时的变化：稳定通气或控制通气时，血流动力学变化与自主呼吸相反，MV 引起胸腔内压增大，将阻碍静脉血回流。在心功能正常患者，心排血量主要取决于前负荷，与后负荷关系不大(Staling 定律)，因此 MV 过度引起的右心室舒张期末容积减少可明显降低心排血量；适当调整呼吸机参数、降低通气压力、防止肺过度扩张、发挥自主呼吸的作用，将降低胸腔内压，改善心排血量；必要时适当补充血容量。在心功能减退患者，心功能与后负荷关系密切，对前负荷不甚敏感(Staling 定律)，MV 可通过适当降低胸腔内压而选择性降低左心室后负荷，进而改善心功能(见后述)；同时适当降低胸腔内压也可使静脉回心血流量适当减少，使右心室过度充血减轻，也有助于改善心功能，特别是在急性心力衰竭患者。

4. 胸腔内压对左心功能的影响　一般用外周动脉血压(血压)描述心脏后负荷。事实上胸腔内动脉和心脏皆受胸腔内压影响，实际承受的压力比胸腔外高，因此用胸腔内动脉跨壁压(血流对血管壁的压强与胸腔内压之差)或左心室跨壁压表示左心室后负荷更准确；在有左心室流出道疾病或主动脉瓣疾病的情况下，左心室跨壁压能更好反映左心室后负荷。

(1) 左心室跨壁压：即左心室内压与心室周围压(接近胸腔负压)之差，称为左心室跨壁压，包括收缩期和舒张期，常规指收缩期。自主呼吸时，左心室后负荷在吸气期随胸腔内压降低而增大，在呼气期随胸腔内压增大而降低，这种后负荷的轻度增加或降低基本不影响正常血流动力学变化。在胸腔内压显著降低，如严重气道阻塞或机械通气量不足时，自主呼吸代偿性增强，左心室跨壁压和后负荷显著增加，与右心室前负荷增加的复合效应容易导致急性肺水肿。

(2) MV 的治疗作用：在左心衰竭患者，特别是急性患者，适当 MV 可适度升高过低的胸腔内压，降低左心室跨壁压，从而改善左心衰竭、肺水肿；当然适度升高过低的胸腔内压也有助于降低右心室前负荷，降低右心室心排血量、减轻肺水肿。在 MV 治疗的左心衰竭或合并左心衰竭患者，突然撤机将可能导致左心室后负荷增加和左心衰竭的再次发生或加重，是撤机失败的常见原因，但容易忽视。

MV 除通过胸腔内压影响心功能外，也可通过取代或部分取代自主呼吸，降低呼吸肌做功和氧耗量，改善动脉血气，间接改善心功能。

5. 胸腔内压对肺血容量的影响

(1) 健康人自主呼吸时的变化：静息自主吸气期肺循环血容量约占总血容量的 9%；呼气期有所减少，约占 6%。血容量波动幅度主要受胸腔内压影响。胸腔负压越大含血量越多，反之亦然。

(2) 机械通气时的变化：MV 对肺循环血容量的影响取决于通气状态和患者疾病状态。研究表明，吸气压为 30 cmH_2O 且被通气者平稳呼吸时，血容量可较自主呼吸减少一半，血液主要被挤入四肢和腹腔等部位的血管。若血管神经反射功能正常，可通过全身血管代偿性收缩和血流重新分布，使肺血容量恢复至正常或接近正常水平；反之在血管神经反射功能较差或血容量不足的患者，易出现肺血容量减少，导致 $\dot{V}/\dot{Q}$ 失调甚至上肺或前肺出现Ⅰ区，发生无效腔通气；也可能进一步降低左心室充盈压和左心排血量。

6. 呼气对循环功能的影响　在呼吸周期中，主动或被动吸气对血流动力学的影响起主要作用，主动呼气也有一定影响。首先腹肌收缩增加腹腔内压,增加体循环静脉血回流的动力;其次腹腔内压升高使横膈抬高,增加其曲率半径,从而增加膈肌吸气时的收缩力;使肋骨回缩,增加呼气的动力,改善肺过度充气;胸廓回缩也有利于下一次吸气时的胸廓扩张。

三、影响循环功能的机械通气因素

(一)人机配合程度 人机配合是影响循环功能的核心因素之一,MV 模式和参数也常通过该环节发挥作用。若控制通气实现人机配合,则影响较大,肺血容量明显减少,PVR 明显增大,回心血量减少,容易发生心排血量降低和低血压;在有一定自主呼吸的患者,特别是有心功能不全的患者,则影响较轻(见前述)。人机配合不良,呼吸显著增强的患者,容易发生限流效应;左心室跨壁压增大和左心功能下降,心排血量下降。

(二)机械通气因素

1. 压力 压力对循环功能的影响主要取决于通气压力和 P-V 曲线的关系,以及自主呼吸的存在和强弱(见上述)。CPAP/PEEP 等于 LIP 时,陷闭肺泡开放,PVR 降低,肺循环改善,对体循环无明显影响,这主要见于 ARDS 患者;CPAP/PEEP≤气道陷闭导致的 PEEPi 时,随着通气的改善,对肺循环有一定改善作用或基本无影响,对体循环也基本无影响,这主要见于 COPD 患者;CPAP/PEEP 选择性降低左心室跨壁压,体循环功能改善,肺循环也随之改善,这主要见于急性心源性肺水肿患者。进一步增加 PEEP 皆会抑制肺循环和体循环。在其他情况下,低水平 CPAP/PEEP 对肺循环、体循环皆无明显影响,中、高水平时皆有抑制作用。P_{plat} 超过 UIP,MV 对肺循环和体循环的抑制作用将显著增强,故 P_{plat} 应限制在一定的时间和水平,其大小一般限制在 35 cmH$_2$O(控制通气)或 30 cmH$_2$O(稳定自主吸气触发)以下,时间一般为呼吸周期的 5%~10%,不超过 15%。P_{peak} 通过影响 P_{plat} 的大小、持续时间和分布影响循环功能。

2. VT 和吸气时间 VT 过大使 P_{plat} 增大;I:E 缩短或 Ti 延长将导致 P_{plat} 时间延长;流量为递减波时 P_{plat} 时间也相应延长,皆可能加重 MV 对循环功能的抑制,故符合呼吸生理的设置是必要的。

3. 通气方式 控制通气时,MV 完全取代了自主呼吸主动扩张胸廓的作用,胸腔负压和肺间质负压明显减小,MV 对循环功能的抑制作用最强。辅助通气:吸气早期,吸气肌收缩,并持续于整个吸气过程,胸廓主动扩张,胸腔负压和肺间质负压增大,对体循环和肺循环的抑制作用减轻。间歇指令通气:存在部分自然呼吸或自主呼吸,MV 对循环功能的抑制作用显著减轻。自主性通气:自主呼吸发挥代偿作用,对循环功能的抑制作用最轻。反比通气:P_{plat} 时间延长,且可能出现 PEEPi,对循环的抑制作用显著增强。

(三)机械通气的不同阶段

1. 初始 MV 患者从自然呼吸突然过渡至 MV,胸腔负压和肺间质负压迅速减小或转换为正压,体循环静脉回心血量减少、PVR 增大,而机体常来不及代偿,从而导致左、右心室射血量下降和低血压(急性心源性肺水肿除外),这是 MV 导致低血压最常见的原因。初始 MV 常伴随人机配合不良,需加用镇静剂,可能进一步降低血压。初始通气时也常因通气模式和参数调节不当,导致肺过度充气、前负荷减小或代偿性呼吸增强,左心室跨壁压(后负荷)增大,加重低血压。该类低血压一般无须特殊治疗,随自主神经调节功能的恢复和人机关系的改善而自然恢复。对循环功能不能恢复的患者则需适当调整通气参数,如增大吸气流量、降低 VT、降低 PEEP、延长 Te,控制镇静剂的使用剂量,必要时适当补充血容量和应用血管活性药物。

2. MV 过程 患者已渡过初始通气的不适应阶段,低血压或循环功能逐渐恢复。若血压仍降低则需考虑以下因素,并给予适当处理:① 血容量不足,特别是低白蛋白血症导致的胶体渗透压降低;② MV 不足,导致代偿性呼吸增强,胸腔负压和左心室后负荷增大;③ 伴随或合并心脏的器质性损伤或功能障碍;④ MV 压力或 VT 过大或镇静-肌松剂使用剂量过大;⑤ 患者的一般情况较差,心血管系统的反应性减弱。

3. MV 撤离 患者基本状况多明显改善,通气压力明显降低,自主呼吸明显恢复,人机配合良好,MV 对循环功能的影响有限,有慢性心功能不全者除外。

四、影响循环功能的压力参数

肺泡内压是影响肺循环的直接原因;胸腔内压是影响体循环的直接原因,对肺间质血管(包括肺泡外毛细血管、肺静脉等)也有较大限度的影响,因此只要确定整个呼吸周期肺泡内压和胸腔内压即可确定 MV 对肺循环和体循环的影响程度。整个呼吸周期的压力是每个点的压力对时间的积分,因点压力测定困难,故理论上可用平均肺泡压和平均胸腔内压表示，但实际应用时也有较多问题。

1. P_{mean}　MV 时，肺泡内压与胸腔内压的变化有较高的相关性，两者皆可较好地反映 MV 对肺循环和体循环的影响，但直接测定皆不方便。P_{mean} 与平均肺泡压有一定程度的相关性，故实际临床应用时常用 P_{mean} 代表。一般认为 $P_{mean} < 7$ cmH_2O 时对循环功能无明显影响；但不同疾病的影响特点不同。

（1）气流阻塞性肺疾病：主要是指周围气流阻塞性肺疾病。患者气道阻力明显增大，也常有较高水平的 PEEPi，后者导致 P_{plat} 和 P_{peak} 升高。P_{mean} 包括克服气道阻力的压力，该压力对肺循环和体循环皆无明显影响，因此不能准确反映 MV 对循环功能的影响；也不能反映 PEEPi 的影响，因此 P_{mean} 与实际肺泡内压可能有较大差距，用 P_{mean} 反映肺泡内压和胸腔内压并不准确。在气流阻塞导致肺过度充气的情况下，肺容积变化与肺泡内压、胸腔内压直接相关，因此宜选择肺容积参数，一般吸气末肺容积（V_{ei}）不超过 20 mL/kg 时不仅 VALI 的发生风险小，而且对循环功能的抑制程度也较轻。

（2）限制性肺疾病：主要是肺实质疾病，胸廓疾病的影响相对较小。气道阻力正常或接近正常，P_{mean} 反映 MV 对肺循环的影响程度有较高的准确度，可用于动态随访。体循环功能除与肺泡内压密切相关外，也与肺泡内压的传导程度和自主呼吸强弱密切相关。肺实变或肺泡陷闭时，肺弹性阻力和黏性阻力皆显著增加，大部分 P_{plat} 用于克服该部分阻力，故传至胸腔时显著下降；同样自主呼吸扩张胸腔的程度也可对抗传导至胸腔的通气压力，使其对循环功能的抑制作用减弱。在某些患者，PEEP 扩张陷闭肺泡后肺顺应性改善，肺泡内压向胸腔的传导增强，而胸廓顺应性的下降也使肺泡内压向胸腔的传导增强，因此用 P_{mean} 反映 MV 对体循环的影响程度也需结合自主呼吸客观评价。

（3）正常容积肺疾病：主要见于呼吸中枢、神经-肌肉疾病，与限制性肺疾病有一定相似性，但由于肺顺应性好，压力在肺实质的消耗少，对肺循环、体循环皆有一定抑制作用，且程度相似。

2. 肺容积　肺泡内压对体循环的影响也受胸腔容积（一般等于肺容积）的限制。若 FRC 不高，VT 在胸廓弹性限度内，胸腔内压是 MV 压力、肺弹性回缩力和胸廓弹性扩张力综合作用的结果，此时肺弹性扩张，压力传导至胸腔有限，胸腔内压不会明显升高。若胸廓弹性扩张压超过零位（FRC 超过 TLC 的 67%），肺的扩张将显著受胸廓限制，胸腔内压明显升高。若 VT 超过 P-V 曲线的 UIP，胸腔内压将显著升高。在 LIP 以下，PVR 显著增加；一旦达 LIP，PVR 下降，其后肺泡内压对肺循环的影响规律与体循环相似。

总之，肺泡正压和自主呼吸是影响循环功能的主要因素，气道-肺实质病变、胸廓和肺的力学状态、基础血流动力学状态对循环功能也有较大影响。在非气道阻塞患者，用 P_{mean} 反映 MV 对循环功能的抑制有较高价值，特别是动态随访时；但对气道阻塞性疾病价值有限。

第三节　机械通气对呼吸肌的影响

MV 的基本作用是改善通气和换气，缓解呼吸肌疲劳，但应用不当会对呼吸肌产生复杂影响。

一、缓解呼吸肌疲劳

MV 过程中，呼吸肌随胸廓的被动扩张而伸长，故适当 MV 可改善呼吸肌疲劳。改善的临床指征是呼吸窘迫改善、胸腹矛盾运动好转或消失、辅助呼吸肌活动减弱或消失、三凹征减轻或消失等；同时保持适当的自主吸气触发。

二、呼吸肌失用性萎缩

主要是长期 MV 的结果，特别是控制通气时或控制通气为主时，是 MV 患者撤机失败的常见原因。呼吸肌失用性萎缩患者表现为呼吸平稳，人机配合良好，自主吸气触发微弱或消失；一旦停机，患者很快出现呼吸窘迫，自主 RR 迅速增快，伴心率增快、血压升高、大汗淋漓；再次上机后患者症状迅速缓解。

三、呼吸肌做功增加和呼吸肌疲劳

临床很常见，是人工气道或 MV 不当的常见表现，容易忽视。主要见于以下两类情况。

1. 连接装置不合理

（1）连接装置和连接管路：增加通气阻力。自主吸气触发呼吸机送气需克服呼吸器官、人工气道或面罩阻力,而压力或流量感受器位于呼吸机吸气端时又需克服连接管路,特别是湿化器的阻力。在连接装置中,气管插管和连接接头的内径仅占正常气管的 1/3~1/4,局部阻力可增加数十倍或上百倍。

(2) 呼吸管路:由于内径粗,管理得当对呼吸阻力影响有限,但在呼气阀/PEEP 阀的性能较差或存在较高持续气流时呼气阻力增大。呼气阻力增加可导致肺过度充气和 PEEPi 形成,增加吸气阻力。

2. 通气模式选择和参数设置不当 是现代呼吸机应用中的常见问题。

(1) 触发水平设置不当:设置过高,触发压力或流量过大,患者呼吸肌做功增大;若触发水平太低,又可导致假触发和人机配合不良,间接导致呼吸肌做功增加。

(2) 通气参数设置不当:设置的 VT 或通气压力过小,或初始吸气流量小,Ti 过长或过短,吸气压力坡度或流量上升时间设置不合适,呼吸机的吸呼气转换与患者不一致,皆可使吸气肌做功显著增加。是临床常见,且容易忽视的因素。

(3) 其他原因导致人机对抗:使呼吸肌做功增加和呼吸肌疲劳。

第四节 机械通气对其他呼吸功能的影响

MV 主要影响肺通气和换气功能,对呼吸肌和循环功能有一定影响,并可能影响气压伤,但对以下方面的影响也不能忽视。

一、对肺容积的影响

若不考虑疾病特点或通气压力较高,MV 时气道和肺泡扩张、肺泡内压升高,肺血流量减少、肺容积增加,特别是应用较高水平 CPAP/PEEP 时。健康成人设置 PEEP 为 5 cmH_2O 时 FRC 约增加 500 mL,设置为 13 cmH_2O 时增加 1 180 mL。在病理状态下,MV 扩张肺容积的功能与 PEEP 的大小、胸肺顺应性、气道或肺泡的动态陷闭直接相关。气道陷闭时,PEEP≤PEEPi 不增加 FRC。肺泡陷闭时,最佳 PEEP 可使陷闭肺泡开放,FRC 显著增加。

二、对呼吸力学的影响

若不考虑疾病特点或通气压力较高,MV 可使气道扩张,气道阻力降低;增加肺泡内压,在 P-V 曲线的中间陡直段对顺应性基本无影响,在肺脏过度充气的情况下降低总顺应性;在肺泡和肺间质水肿或肺泡陷闭的情况下改善肺顺应性。

三、对呼吸中枢的影响

VE 或 $\dot{V}_A$ 过大可导致 pH 升高、化学感受器兴奋性下降,呼吸中枢受抑制,RR 减慢;MV 可使呼吸肌疲劳及呼吸困难减轻,机械感受器的兴奋性下降,也可导致呼吸中枢兴奋性减弱。总体上,MV 间接影响呼吸中枢的兴奋性;直接影响作用有限,影响机制也不明确。

(朱 蕾)

第三篇

不同疾病的呼吸生理学变化

第二十七章
慢性阻塞性肺疾病的病理生理学特点与临床诊治

提 要

1. 《慢性阻塞性肺疾病全球倡议》(Global Initiative for Chronic Obstructive Lung Disease, GOLD)是指导慢性阻塞性肺疾病(COPD)理论和实践的最主要文件,已经过多次大幅度修改,目前主要采用2017年版;基于新的临床试验结果,2018年版、2019年版有小幅度修改。但该文件缺乏合理的呼吸生理学分析,容易导致理论认识和临床实践的混乱。

2. 从本质上讲COPD是功能诊断,是慢性支气管炎、肺气肿等疾病进展的结果,而不是一种疾病。

3. COPD的危险因素包括个体易感因素及环境因素两个方面,两者相互影响,后者发挥更重要的作用,主要包括吸烟(包括被动吸烟)、空气污染、职业性粉尘、化学物质、感染等因素。

4. COPD的特征性病理改变主要位于外周气道和肺实质,中央气道、肺血管也常有明显变化,部分患者有全身性变化;这些变化决定患者的病理生理变化,进而影响患者的临床症状,并决定临床治疗。

5. COPD主要呼吸生理变化是阻塞性通气功能障碍(以FEV_1/FVC、FEV_1降低为主要变化)、呼气末肺容积增大(以FRC、RV、FRC/TLC、RV/TLC升高,IC下降为主要变化)、肺换气功能障碍(以气体分布不均、$\dot{V}/\dot{Q}$失调、D_LCO和D_LCO/V_A下降、VD增大为主要变化)的综合变化为特点;单纯用FEV_1降低评价COPD是GOLD的主要缺陷之一。

6. 2017年版GOLD过于强调症状,忽视肺功能变化。咳嗽、咳痰的特异度低,且与中央气道的结构和功能(黏膜为假复层柱状上皮,有丰富杯状细胞;黏膜有丰富的咳嗽感受器;黏膜下有丰富的黏液腺、浆液腺)有更密切的关系;COPD以周围气道病变为主,一般通气功能下降1/3以上才出现活动后气急。

7. 慢性支气管炎是病理概念,但根据临床表现诊断,真正的慢性支气管炎和反复发作的急性支气管炎容易误诊,前者容易发展为COPD。

8. 慢性支气管哮喘容易与COPD混淆,且两者容易并发,掌握呼吸生理特点是临床鉴别和评估的基础,进而决定临床治疗。

9. COPD的可防、可治是GOLD提出的重要概念,前者经过努力可以取得显著进步;COPD一旦发生,其进行性进展无法逆转,故可治更多是一种理念,但适当物理治疗基础上的药物治疗有一定价值。

10. 气流阻塞、气流受限是功能概念,掌握其与气道阻塞的异同有重要价值。

11. 国内外皆分别采用FEV_1/FVC和FEV_1对COPD进行定性诊断和肺功能损害严重程度的评价,有一定价值,但也有较多问题;采用$FEV_1/FVC<70\%$的固定值诊断也有较多问题,采用实测值占预计值的百分比$<92\%$可能是国内诊断的方向。

12. 在轻中度COPD患者,FEV_1、FEV_1/FVC的变化比较一致,在重度患者的一致性较差;两者皆有明显的个体差异,对疾病的诊治、评估有重要价值。

13. 高危因素、小气道功能障碍、典型COPD有一定关系,但发展过程也有明显个体差异。COPD的发展必然出现通气功能、肺容积、气体分布和D_LCO、D_LCO/V_A的渐进性变化;进而影响临床症状、防治措施的变化。外周气道阻塞和陷闭、中央气道病变,气流阻塞的可逆因素和不可逆因素及严重程度也是影响呼吸生理变化、临床症状变化和临床治疗的重要因素。

14. 在COPD患者,机械性感受器的反射活动对呼吸中枢发挥重要调节作用,化学性调节的作用较健康人弱,但也有重要价值。COPD患者呼吸衰竭的发生、发展是气道阻塞程度、呼吸驱动、胸肺顺应性、呼吸肌功能、呼吸方式变化等综合作用的结果。在慢性高碳酸血症患者,强调低流量吸氧以维持低氧血症对呼吸中枢的兴奋性,同时保持$PaO_2 \geqslant 60$ mmHg以维持适当氧合的说法是矛盾且不合适的。COPD患者的氧疗有明确的目标和要求,特别强度避免加重$PaCO_2$的明显上升。掌握氧疗时$PaCO_2$升高的准确发生机制有重要理论和实践价值。

15. COPD患者的运动反应主要表现为通气限制,以及通气效率、换气效率、做功量和做功效率的全面下降。

16. COPD患者的肺循环阻力(PVR)增大有解剖和功能两大类因素,后者更重要。前者主要包括肺小动脉狭窄、肺毛细血管狭窄、肺毛细血管床减少和肺血管重塑;肺泡内低氧是引起肺血管收缩和PVR增大的主要功能因素,高碳酸血症加重低氧性肺血管收缩,神经和体液因素也有一定作用。对指导临床治疗有重要价值。

17. COPD发展至一定严重程度时容易因诱发因素而发生慢性呼吸衰竭急性加重或急性呼吸衰竭;患者合并阻塞性睡眠呼吸暂停低通气综合征(OSAS)或中枢性低通气的风险较大,更容易发生呼吸衰竭,两者的治疗有较大差别。

18. COPD患者呼吸肌负荷显著增加是呼吸衰竭发生、发展并影响呼吸兴奋剂或机械通气(MV)治疗的重要因素。呼吸肌负荷增加或呼吸肌疲劳、胸肺顺应性下降、呼气严重受限是影响MV方式的主要因素;MV应与呼吸生理的变化一致。

COPD患病人数多,死亡率高,社会经济负担沉重,已成为重要的公共卫生问题。为了促使社会、政府和患者对COPD的关注,提高COPD的诊治水平,降低COPD的患病率和病死率,继欧美各国制定COPD相关诊治指南后,2001年4月美国国家心、肺、血液研究所(NHLBI)和世界卫生组织(WHO)共同发表的GOLD,对各国COPD的防治工作发挥了重要的促进作用。中华医学会呼吸病学分会于1997年制定了《慢性阻塞性肺疾病诊治规范(草案)》,2002年参照GOLD制定了《慢性阻塞性肺疾病诊治指南》,其后主要参照GOLD,并结合其他国内外资料,不断修订完善。GOLD先后经过几次修改目前主要采用2017年版;尽管2018年版、2019年版也有所修改,但总体改动不大。

第一节 慢性阻塞性肺疾病的现代概念和基本知识

COPD不同修订版本的定义和呼吸生理内容皆有较大变化,本章主要结合2017年版的GOLD,参考2006年版GOLD、2007年中华医学会呼吸病学分会制订的指南、2016年和2018年版GOLD,阐述如下。

一、定义和诊断

COPD是一种以气流受限为特征的可以预防和治疗的疾病,气流受限不完全可逆、呈进行性发展,与肺部对香烟烟雾等有害气体或有害颗粒的异常炎症反应有关。COPD主要累及肺脏,但也可引起全身(或称肺外)的不良效应(2006年版GOLD)。

COPD是一种可以预防、治疗的疾病,其特征为持续存在的气流受限。气流受限呈进行性发展,伴有气道和肺针对有害颗粒或气体的慢性炎症反应增加(2016年版GOLD)。

COPD是一种常见的、可以预防和可以治疗的疾病,其特征是持续存在的呼吸系统症状和气流受限,原因是气道和(或)肺泡异常,通常与显著暴露于毒性颗粒和气体有关(2017年版 GOLD)。以缺乏特异性的临床作为概念多没有价值;且咳嗽、咳痰多是大、中气道疾病的表现,而 COPD 以小气道和肺实质变化为主要表现,严重阶段才出现活动后气急,而不是咳嗽、咳痰,因此该版概念是严重倒退。

上述概念有较大差别,但核心病理生理学变化皆为气流受限,肺功能检查有重要意义。具体标准:吸入支气管舒张剂后,FEV_1/FVC,简称一秒率($FEV_1\%$)<70%表明存在气流受限,并且不能完全逆转,即可诊断。

慢性咳嗽、咳痰常先于气流受限许多年存在;但不是所有存在咳嗽、咳痰症状的患者均会发展为 COPD。较大比例的患者仅有不完全可逆气流受限改变而无慢性咳嗽、咳痰、气急等症状。

从上述概念可以看出,COPD 是肺功能诊断,而不是一种疾病,是多种疾病的组合,最常见于慢性支气管炎、肺气肿;也容易与其他慢性气道疾病混淆。

1. **慢性支气管炎** 气管-支气管及其周围的慢性非特异性炎症,因此是病理学诊断。但这在临床上难以做到,而是采用症状诊断,即在除外慢性咳嗽的其他已知原因后,患者每年咳嗽、咳痰 3 个月以上,并连续 2 年者。

2. **肺气肿** 肺部终末细支气管远端气腔出现异常持久的扩张,并伴有肺泡壁和细支气管的破坏而无明显的肺纤维化,因此也是病理诊断,但临床主要根据影像学改变诊断。

当慢性支气管炎、肺气肿患者肺功能检查出现气流受限,并且不能完全可逆时,则能诊断为 COPD。若患者只有慢性支气管炎和(或)肺气肿,而无气流受限或气流受限达不到相应的肺功能标准,则不能诊断为 COPD。在国内,肺气肿多因慢性支气管炎所致,称为慢性阻塞性肺气肿,在该阶段,必然存在 COPD。在某种意义上说,诊断慢性支气管炎、阻塞性肺气肿、COPD(加上肺功能分级)更合理。

3. **支气管哮喘** 虽然支气管哮喘与 COPD 都是慢性气道炎症性疾病,但两者的发病机制不同,临床表现以及对治疗的反应也有明显差异。绝大多数支气管哮喘患者的气流受限具有显著可逆性,是不同于 COPD 的一个关键特征;但部分支气管哮喘患者随着病程延长出现较明显的气道重塑,导致气流受限的可逆性明显减小,临床很难与 COPD 鉴别。COPD 和支气管哮喘可以并发;由于两者都是常见病、多发病,这种概率并不低。

4. **其他疾病** 一些已知病因或具有特征性病理表现的气流受限疾病,如弥漫性支气管扩张、肺囊性纤维化、复发性多软骨炎、气管-支气管淀粉样变、弥漫性细支气管炎及闭塞性细支气管炎等,均不属于 COPD;但这些疾病可能合并存在。

二、危 险 因 素

导致 COPD 的危险因素包括个体因素及环境因素,两者相互影响。

(一) **个体因素** 某些遗传因素可增加 COPD 发病危险。已知的遗传因素为 α_1 抗胰蛋白酶(α_1-AT)缺乏。重度 α_1-AT 缺乏与非吸烟者发生肺气肿形成有关,这主要见于高加索人。在我国,单纯因 α_1-AT 缺乏引起的肺气肿尚未见正式报道。支气管哮喘和气道高反应性也是 COPD 的危险因素,气道高反应性可能与机体的某些基因和环境因素有关。当然就整体而言,明确、密切的个体因素发现甚少。

(二) **环境因素**

1. **吸烟** 吸烟是 COPD 重要的发病因素。吸烟者肺功能异常的发生率明显升高,$FEV_1\%$ 年下降较快,吸烟者死于 COPD 的人数也较非吸烟者多。被动吸烟也可导致 COPD。孕妇吸烟可能影响胎儿肺脏的生长及其在子宫内的发育,对胎儿的免疫系统功能有一定影响,并影响成年后 COPD 的发生、发展。

2. **职业性粉尘和化学物质** 当职业性粉尘及化学物质(烟雾、雾、过敏原、工业废气及室内空气污染等)的浓度过高或接触时间过久,均可导致与吸烟无关的 COPD。接触某些特殊的物质、刺激性物质、有机粉尘及过敏原能使气道反应性增加。

3. **空气污染** 化学气体如氯、氧化氮、二氧化硫、粉尘等,对支气管黏膜有刺激和细胞毒性作用。空气中的烟尘或二氧化硫明显增加时,COPD 急性发作次数显著增多。其他粉尘如二氧化硅、煤尘、棉尘、蔗尘等也刺激支气管黏膜,使气道清除功能遭受损害,为病原菌入侵创造了条件。烹调时产生的大量油烟和生物燃料产生的烟尘也与 COPD 发病密切相关,生物燃料产生的室内空气污染与吸烟具有协同作用。

4. **感染** 呼吸道感染是 COPD 发病和加剧的

另一个重要因素,肺炎链球菌和流感嗜血杆菌可能为COPD急性发作的主要病原菌,病毒感染也有重要影响。儿童期重度下呼吸道感染和成年时的肺功能减退有关。

5. 社会经济地位　COPD的发病与患者的社会经济地位有关。这可能与室内外空气污染的严重程度、营养状况等差异有一定内在的联系。

三、发病机制

COPD的发病机制尚未完全明了,目前普遍认为以气道、肺实质和肺血管的慢性炎症为特征,在肺的不同部位有肺泡巨噬细胞、T淋巴细胞(尤其是$CD8^+$)和中性粒细胞增加,部分患者有嗜酸性粒细胞增多。激活的炎症细胞释放多种介质,包括白三烯B4(LTB4)、白细胞介素8(IL-8)、肿瘤坏死因子α(TNF-α)和其他介质。这些细胞和介质能破坏肺的结构和(或)促进中性粒细胞炎症反应。除炎症外,肺部的蛋白酶和抗蛋白酶失衡、氧化与抗氧化失衡以及自主神经系统功能紊乱(如胆碱能神经受体分布异常)等在COPD发生、发展中也有重要作用。吸入有害颗粒或气体可直接或间接导致肺部炎症;吸烟能诱导炎症并直接损害肺脏;COPD的各种危险因素都可产生类似的炎症过程。

四、病　　理

COPD特征性的病理学改变存在于外周气道和肺实质,是影响病理生理变化和临床诊治的主要基础;中央气道、肺血管系统也可有明显变化,部分患者出现全身反应,对个体差异有重要影响。

1. 气道

(1) 中央气道:中央气道(气管、主支气管、叶支气管)以气管软骨环为基本支架,黏膜为假复层柱状上皮为主,有丰富的咳嗽感受器,黏膜下有丰富的黏液腺、浆液腺。基本病理改变为炎症细胞浸润表层上皮,黏液腺增大和杯状细胞增多,使黏液分泌增加,故常表现为咳嗽、咳白色泡沫痰或黏痰;细菌感染时咳脓痰。

(2) 周围气道:可分为中等气道和小气道。在中等气道,软骨环衍变为软骨片,杯状细胞、腺体减少,平滑肌丰富;小气道(内径≤2 mm的支气管)的软骨消失,平滑肌明显减少,主要以单层立方上皮细胞为主,慢性炎症导致气道壁损伤和修复过程反复发生。修复过程导致气道壁结构重塑、胶原含量增加和瘢痕形成,以及平滑肌增生、肥厚,这些病理改变使气腔狭窄而引起相对的固定性气道阻塞;达一定程度将导致活动后呼吸困难。

2. 肺实质　典型的肺实质破坏(主要是弹力纤维破坏)表现为小叶中央型肺气肿,包括呼吸性细支气管的扩张和破坏。病情较轻时,这些破坏常发生于肺上部,但随着病情发展可弥漫分布于全肺,并同时伴随肺毛细血管床的破坏;容易导致呼气期气道陷闭和活动后呼吸困难。遗传因素、炎症反应、肺内源性蛋白酶-抗蛋白酶失衡是气肿性肺发生的主要机制,氧化作用和其他炎症类型有一定作用。

3. 肺血管　以血管壁增厚为特征,这种增厚可始于疾病早期,内膜增厚是最早的结构改变,随后出现平滑肌增加和血管壁炎症细胞浸润,但总体较轻,较多患者不存在。COPD加重时,平滑肌、蛋白多糖和胶原增多进一步加重血管壁增厚。COPD晚期出现低氧血症时,肺血管的痉挛、增生将更明显,出现肺动脉高压,容易继发肺源性心脏病;部分患者可见多发性肺细小动脉原位血栓形成。缺氧是肺血管变化的主要因素。

五、病理生理变化和肺功能评价

(一) 呼吸功能异常　在病理学改变的基础上出现相应的病理生理学变化,主要是气流受限、肺过度充气、气体交换异常;部分出现黏液高分泌和纤毛功能失调导致慢性咳嗽及多痰,且常出现在气急和明显肺功能减退之前。

肺功能是判断气流受限和气体交换异常的客观标准,其重复性好,对COPD的诊断以及严重程度、疾病进展、预后及治疗反应评价等均有重要意义;但实际应用时有较多问题或原则错误。

1. 阻塞性通气功能障碍　气道结构、功能变化,肺弹性功能减退都可导致气流受限,常规以FEV_1/FVC降低确定。FEV_1/FVC是诊断COPD灵敏参数,可检出轻度气流受限。FEV_1占预计值的百分比($FEV_1\%pred$)是反映气流受限程度的良好参数。两者同步测定,变异性小,易于操作,是肺功能检查的最基本项目。吸入支气管舒张剂后$FEV_1/FVC<70\%$者,可确定为存在不完全可逆的气流受限。呼气峰流量(PEF)、最大呼气流量-容积(MEFV)曲线变化也可作为气流受限的重要参考指标。

作为辅助检查,无论是用支气管舒张剂还是口服糖皮质激素进行支气管舒张试验,都不能完全排出可逆性;在不同时间检查也可能有不同结果。

与欧美高加索人群不同;汉族蒙古人种合并支气管哮喘或慢性支气管炎(喘息型)的比例较高,支气管舒张试验辅助诊断或观察治疗反应的价值较大。

2. 呼气末肺容积增大　气流受限导致肺过度充气,使功能残气量(FRC)和残气容积(RV)逐渐增大,肺活量(VC)逐渐降低。由于肺泡破坏、气肿形成,肺总量(TLC)也增大,但增加幅度有限,远不及RV、FRC增大明显,故RV/TLC、FRC/TLC明显升高。

深吸气量(IC)是VT与补吸气量(IRV)之和,也是TLC与FRC之差,故IC也可间接反映呼气末肺过度充气(图27-1)。IC可由简易肺功能仪测定,操作简单、方便,重复性好,临床应用增多。

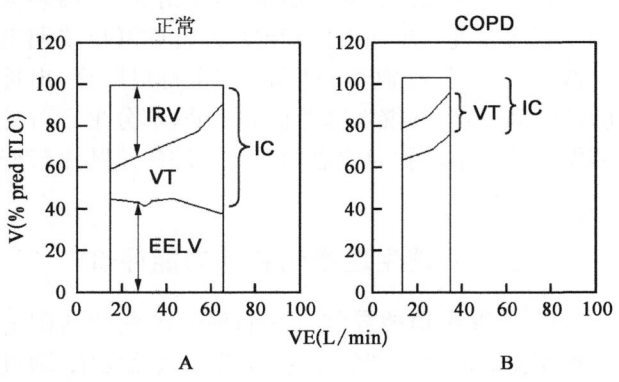

图27-1　不同状态下深吸气量变化特点

A. 健康人平静呼吸时的呼气末容积(EELV)实质是FRC,约占TLC的40%;随运动增加VT逐渐增大,且VT增大主要来源于IC,少部分来源于ERV,故运动时EELV降低、IC增大;B. 在严重COPD患者,平静呼吸时EELV仍为FRC,但占TLC的比例明显超过40%;运动时VT增大有限,随着运动强度增强,VT不能进一步增大,EELV明显增高,IC明显降低,故IC可间接反映呼气末肺过度充气

3. 肺换气功能障碍　由于气道阻塞、气道陷闭、血管床破坏及其变化的不均匀性导致气体分布不均、通气血流比例($\dot{V}/\dot{Q}$)失调,是COPD患者的主要换气功能变化,前者表现为闭合容积曲线Ⅲ相斜率增大、闭合气容积(CV)和闭合气量(CC)增大(图27-2);后者表现为$\dot{V}/\dot{Q}$的离散度增大且两者不匹配(图7-16),从而导致气体交换效率降低,生理无效腔(VD)增大,患者容易出现呼吸困难和呼吸功增加。气体交换效率降低也使有效气体交换面积(有效弥散膜)显著减少,导致一氧化碳弥散量(D_LCO)下降;肺泡容积增大、肺泡隔破坏及肺毛细血管床丧失可使弥散膜受损,导致D_LCO进一步降低。由于肺实质破坏,D_LCO与肺泡气容积(V_A)之比(D_LCO/V_A)也明显下降。

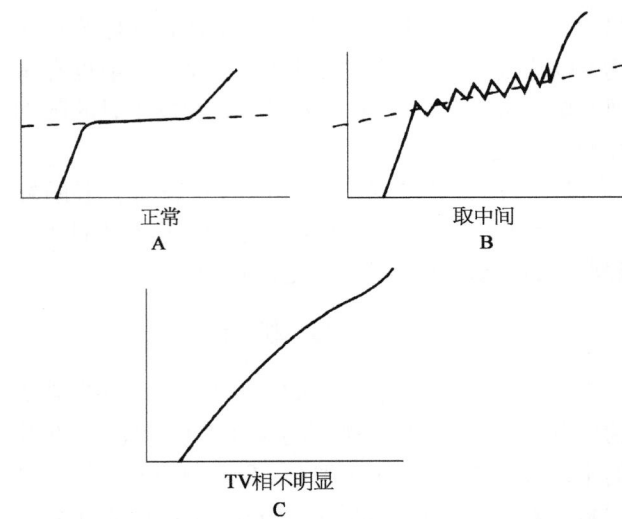

图27-2　COPD患者闭合容积曲线变化示意图

A. 健康人,表现为Ⅰ相氮浓度位于零点,Ⅱ相氮浓度迅速升高,Ⅲ相氮浓度稳定,几乎为一直线,斜率接近于0,Ⅳ相氮浓度升高,CV正常;B. 轻度COPD,气体分布不均匀,Ⅲ相斜率和CV皆增大;C. 重度COPD严重气体分布不均匀,Ⅱ、Ⅲ、Ⅳ相区别不明显

肺换气功能异常主要导致低氧血症,主要见于相对较轻的患者;换气功能障碍和通气功能障碍综合作用将导致Ⅱ型呼吸衰竭,但低氧血症的严重程度超过高碳酸血症,主要见于病情较重的患者。

(二)肺血管异常　部分患者病初即表现肺血管异常,但多较轻;随着COPD的进展,产生低氧血症,并可能逐渐出现高碳酸血症。长期慢性低氧导致肺血管广泛收缩、增生和肺动脉高压,常伴有血管内膜增生,某些血管发生纤维化和闭塞,造成肺循环结构的重塑。COPD晚期出现的肺动脉高压是其重要的心血管并发症,并进而产生慢性肺源性心脏病。

(三)全身反应　COPD可以导致全身不良反应,包括全身炎症和骨骼肌功能不良。全身炎症表现为全身氧化负荷异常增高、循环血液中细胞因子浓度异常增高及炎症细胞异常活化等;骨骼肌功能不良表现为骨骼肌重量逐渐减轻等。全身反应具有明显的个体差异,仅在部分患者中表现明显,COPD全身不良反应具有重要的临床意义,它可加剧患者的活动能力受限,使生活质量下降,预后变差。

六、严重程度分级

COPD严重程度评估需根据患者的症状、肺功能异常、是否存在合并症或并发症(呼吸衰竭、心力衰竭)等确定,但肺通气功能分级最常用,也比较稳定。

1. 肺通气功能　FEV_1是反映气流受限程度主

要参数,根据其下降程度分 4 级(表 27-1)。但如上所述,单纯用 FEV1 评价有严重缺陷,需对呼吸生理或肺功能综合评价。

表 27-1 慢性阻塞性肺疾病稳定期严重程度的肺功能分级

级 别	数 据
Ⅰ级(轻度)	$FEV_1/FVC<70\%$,$FEV_1\%pred\geqslant80\%$
Ⅱ级(中度)	$FEV_1/FVC<70\%$,$50\%\leqslant FEV_1\%pred<80\%$
Ⅲ级(重度)	$FEV_1/FVC<70\%$,$30\%\leqslant FEV_1\%pred<50\%$
Ⅳ(极重度)	$FEV_1/FVC<70\%$,$FEV_1\%pred<30\%$

2. 肺功能的综合评价 虽然 $FEV_1\%pred$ 对反映 COPD 患者的严重程度、健康状况及病死率有价值,但 FEV_1 并不能有效反映 COPD 病情的严重情况,甚至单纯肺功能损害的严重程度,这是 GOLD 的严重缺陷之一。事实上上述分级缺乏反映呼气末肺过度充气的参数,也无与肺换气功能(特别是气体分布不均匀、$\dot{V}/\dot{Q}$ 失调导致的 VD 增加)有关的参数,三方面综合评价才能真实反映 COPD 的肺功能状态。当然除肺功能外,患者的整体情况更重要,如体质指数(BMI)、呼吸困难分级、精神状态在预测 COPD 生存率等方面皆有意义。BMI 等于体重(kg)除以身高(m)的平方,BMI<21 kg/m^2 的 COPD 患者死亡率增加;肥胖同样不利。

3. 呼吸困难分级 有多种方法,也可用下述简单的量表评价。

0级:除非剧烈活动,无明显呼吸困难;1级:当快走或上缓坡时有气短;2级:由于呼吸困难比同龄人步行速度慢,或以自己的速度在平地上行走时需要停下呼吸;3级:在平地上步行 100 m 或数分钟后需要停下呼吸;4级:明显的呼吸困难而不能离开房屋或当穿脱衣服时气短。

4. 肺通气功能不能准确评价运动能力的主要原因 运动能力是呼吸系统、心血管系统、运动系统的综合反应,在健康人心血管系统发挥核心作用,心功能变化可较好反映心脏病患者的运动能力,但肺通气功能则不能有效反映呼吸系统疾病患者的运动能力,这与心、肺不同的储备状态有关。健康人在极量运动时心功能可动用 100%,但通气功能仅动用 60%~70%,加之 VD/VT 明显降低,实际动用通气功能更低,因此肺通气功能与运动能力的相关性较差,不能将运动试验作为 COPD 的早期诊断手段。详见第三十四章。

5. 生活质量评估 广泛用于评价 COPD 患者的病情严重程度、药物治疗效果、非药物治疗效果(如肺康复治疗、手术)和急性发作的影响等。生活质量评估还可用于预测死亡风险。常用的生活质量评估方法有圣乔治呼吸问卷(SGRQ)等。

6. 临床评价 COPD 急性加重次数也是评价 COPD 严重程度的一项指标;患者的合并症、并发症也有重要影响。目前的 COPD 分级较常用,并分为 A、B、C、D 4 级。该分类方法与呼吸生理和肺功能基本无关系,与定性诊断不一致,有较多问题。

7. 分期 根据病程可分为急性加重期和稳定期,前者是指患者出现超越日常状况的持续恶化,并需改变基础常规治疗者,通常在疾病过程中,患者短期内咳嗽、咳痰、气短和(或)喘息加重,痰量增多,呈脓性或黏脓性,可伴发热等全身表现;后者指患者咳嗽、咳痰、气短等症状稳定或症状轻微。

8. 其他 主要是诊断、鉴别诊断、治疗方面的内容,不赘述,见后述。

第二节 慢性阻塞性肺疾病现代认识的缺陷与合理评价

多年来对 COPD 本质的认识并没有明显进展,但如前述,COPD 的概念及诊治指南 10 余年来不断变化,且多有反复,说明现代认识有巨大误区。

一、慢性支气管炎、肺气肿与气流受限

慢性支气管炎的病理学改变是支气管及其周围的慢性炎症;临床上根据临床表现诊断,可能仅有气管、支气管黏膜的轻微炎症,对气流量几乎无影响,故可无气流受限;反复发作出现气道结构重塑将出现气流受限。肺气肿是指终末细支气管远端气腔有异常持久的扩张,以及肺泡壁破坏,部分患者肺的弹力纤维破坏不明显,可无明显气道陷闭和气流受限;但大部分将出现周围气道在呼气期的陷闭和气流阻力增加,达到通气功能障碍标准即可诊断 COPD。

二、慢性支气管炎与反复发作的急性支气管炎

如上述,慢性支气管炎的临床诊断是症状学诊断,即在除外慢性咳嗽的其他已知原因后,患者每年咳嗽、咳痰3个月以上,并连续2年即可诊断,这可能存在两种情况。

1. **慢性支气管炎** 真正的慢性支气管炎是气道及周围炎症的反复发作,可以有缓解期,但不能完全恢复正常,其后反复发作或加重,导致气道结构破坏,肺功能表现为逐渐加重的阻塞性通气功能障碍,达标准即可诊断COPD,缓解期的气道炎症和阻塞性通气功能障碍不能恢复正常;单纯慢性支气管炎可无结构破坏,肺通气功能正常。

2. **反复发作的急性支气管炎** 虽反复咳嗽发作,但每次症状缓解后气道炎症恢复,其后在诱发因素刺激下反复发作,故尽管符合慢性支气管炎的临床标准,但实质上每次缓解后气道完全恢复正常,没有气道结构破坏,长期随访肺功能也并不出现减退,故实质是急性支气管炎反复发作。

三、慢性支气管哮喘与COPD

COPD多于中年后起病,支气管哮喘则多在儿童或青少年期起病(部分高年龄起病或中老年起病);COPD患者的症状缓慢进展,逐渐加重,支气管哮喘患者的症状起伏大,常呈发作性;COPD多有长期吸烟史和(或)有害气体、颗粒接触史,支气管哮喘则常伴过敏体质、过敏性鼻炎和(或)湿疹等,部分患者有支气管哮喘家族史或其他过敏性疾病家族史;COPD患者的气流受限基本为不可逆性,支气管哮喘时则多为可逆性,总体上两者的鉴别并不困难。然而部分病程长的支气管哮喘患者已发生气道重塑,气流受限不能完全逆转(常诊断为支气管哮喘并发COPD);同样少数COPD患者伴有气道高反应性,气流受限部分可逆(常诊断为COPD合并支气管哮喘)。上述情况即使根据临床及实验室检查全面分析,结合支气管激发试验、支气管扩张试验和(或)PEF昼夜变异率也不能有效鉴别。尽管有上述不同情况,目前认为慢性支气管哮喘的气道重塑(事实上和COPD有明显不同,如常出现平滑肌的明显增厚,气道热成形术有较好的治疗效果)仍是支气管哮喘,与COPD是两类不同疾病;同时认为支气管哮喘是COPD的高危因素;在部分患者两种疾病重叠存在。这种划分在理论上似乎可以理解,但在发病机制、病理本质和临床上并无价值。

四、可防、可治的理解

因为强调了COPD的核心是炎症,炎症在理论上可以用药物治疗,故提出了可治的概念。事实上COPD的炎症早期即被认识,且多年来也应用糖皮质激素等抗炎药物并未取得理想效果。另外COPD的常用药,如祛痰药、β受体兴奋剂、茶碱类药物、M受体阻断剂已应用多年,近年来也都发现有一定抗炎作用,且新一代药物不断出现,但也未取得理想效果,其作用仍然以对症治疗为主。故所谓的可治更多是一种理想和理论上的描述,实质上COPD仍是逐渐进展的、以不可逆气流阻塞为主的疾病。可防则是考虑到吸烟是发病的主要因素,而这一点也早被认识,且戒烟曾被认为是唯一有效的防治手段,但因社会、经济、文化、习惯等方面的原因,戒烟仍然是严重的社会问题。随着大气污染等因素的持续存在和对COPD影响的增加,预防难度更大。这也是预测COPD仍将继续增加,致死率、致残率继续升高,到2020年成为第4位死亡原因的主要依据之一。

研究显示戒烟后尽管肺功能减退的速度减缓,但炎症并未消退,这也说明COPD发病机制的复杂性,其炎症特性被夸大。从支气管哮喘的炎症特性和支气管哮喘的可控特性也间接说明COPD的炎症被夸大。所以COPD的早期诊断、早期预防仍是最主要手段,而目前的诊断标准则忽略了大量较早期患者。

五、气流阻塞与气道阻塞

既往COPD称为气道阻塞性疾病,目前称为气流阻塞性肺疾病,是重要进步。

1. **气道阻塞与气流阻塞** 气道阻塞(airway obstruction)是解剖概念,气道内、气道壁病变或气道外压迫皆为气道解剖病变;气道阻塞必然导致气流阻塞,因此也是功能概念。气流阻塞(airflow obstruction)是单纯的功能概念,无气道解剖病变(如单纯气道陷闭)也可发生气流阻塞(图6-9)。

2. **气流受限与气流阻塞**(airflow limitation)两者是相同的功能概念,只是欧美国家不同的习惯称呼。两者的概念皆为气道管径在呼吸运动中同肺实质失去协调,出现开放不足和(或)提前关闭,气流进出流动受限。

气流阻塞(或气流受限)可发生于外周或中央气

道,胸外或胸内气道;可以是慢性或急性病变,也可以是可逆性、不可逆性或不完全可逆性改变。通常用 FEV_1/FVC 下降判断,早期或轻度周围气道功能障碍用小气道参数(如 FEF_{50}、FEF_{75})判断。

六、COPD 肺功能诊断标准的缺陷

1. 诊断和肺功能分级 主要采用 FEV_1/FVC 和 FEV_1,其中前者随年龄增长而下降,达 70 岁左右下降幅度明显减缓。吸烟和大气污染是导致 COPD 的主要因素。在我国,近 40 年国民经济的快速发展也导致环境污染持续加重;近几年虽然加强了治理的力度,但成效尚不明显。我国是世界烟草生产和消费大国,我国青少年吸烟人数还在不断增长,且开始吸烟的年龄提前。吸烟和大气污染加重导致 COPD 的低龄化,采用 $FEV_1/FVC<70\%$ 的固定值必然导致严重漏诊;有学者曾经考虑在 COPD 肺功能诊断标准中引入"年龄"和"吸烟"等因素,对于不同的人群使用不同的参考标准,但实际上不可行。目前我们已经计算出 FEV_1/FVC 占预计值的正常标准($\geqslant 92\%$),较好地排除了个体因素的影响,有更高的价值,已在国内推广,将来可能获得更广泛的应用(因为人种差异,该标准并不适合欧美人群)。

FEV_1/FVC 和 FEV_1 的变化并不完全一致,分别进行定位和严重程度评价有一定问题,需进行合理的生理学分析,详见后述。

2. 诊断和评估标准的衍变 为了加强社会及临床医生对 COPD 这一疾病的关注,多年来各国不断制订 COPD 诊治指南,发挥了一定作用。但因指南较多,也造成了较大混乱,2001 年版 GOLD 应运而生,其后根据临床药物试验的结果不断更新,国内也随之改变;但改动幅度较大,缺乏合理的病理和病理生理学分析,导致更严重的混乱。

肺通气功能参数是 COPD 的基本诊断条件,也是区分 COPD 患者轻、中、重、极重度气流阻塞的参数,主要参数为 $FEV_1\%pred$ 和 $FEV_1/FVC(FEV_1\%)$。1997 年的《中国慢性阻塞性肺疾病诊疗规范(草案)》强调两者对诊断"气道阻塞"有类似价值,故同时用于 COPD 的诊断;而 2005 年版 GOLD 标准及相应的中华医学会呼吸病学分会制订的标准也强调两者皆重要,但价值不同,该标准认为 FEV_1/FVC 是诊断 COPD 的一项灵敏的指标,用于检出"气流阻塞"的存在,包括轻度气流阻塞的存在,具体标准为吸入支气管舒张剂后 $FEV_1 pred<80\%$、且 $FEV_1/FVC<70\%$;其后的标准则去掉 $FEV_1 pred<80\%$,只要 $FEV_1/FVC<70\%$ 即可确定为存在不完全可逆性的气流受限,而 $FEV_1\%pred$ 是区分轻、中、重、极重度气流受限的基本参数,并沿用至今。该分级标准与传统分级标准相比有以下优点:① FEV_1/FVC 是反映阻塞存在的灵敏参数。在阻塞性肺疾病,FEV_1 或最大自主通气量(MMV)$\geqslant$预计值 80% 的情况下,FEV_1/FVC 多已明显下降,即使后者已降低至阻塞的诊断标准,但前者可能仍$\geqslant$80%,这在早期或轻症患者比较常见。② FEV_1/FVC 仅能反映阻塞的存在,不能反映阻塞的严重程度,事实上在严重阻塞的患者,由于呼气时间缩短,FVC 明显下降,FEV_1/FVC 反而常有所增大;当然在轻中度或部分重度患者两者有较好的一致性。③ 用 $FEV_1\%pred$ 取代 $MMV\%pred$ 反映阻塞的严重程度,具有操作简便、重复性好的优点,适合各种患者,特别是重症阻塞或配合程度较差的患者,当然也降低了其准确度。

3. FEV_1、FEV_1/FVC 关系的进一步分析 $FEV_1/FVC<70\%$ 对于有明显气流阻塞的高龄 COPD 患者不失为一个灵敏、方便的指标,但对真正早期、病情较轻的低龄患者,其灵敏度则不高,常见于下述两种情况。

(1) 单纯 FEV_1 明显下降:早期或轻症患者,尽管 FEV_1/FVC 下降,但可能仍>70%;而 $FEV_1\%pred<80\%$。其主要原因是:① $FEV_1\%pred>80\%$ 即判断为正常,部分健康人的正常预计值偏低,可能仅介于 80%~85% 之间,一旦出现轻度气流阻塞,FEV_1/FVC 下降,但仍>70%,而 $FEV_1\%pred<80\%$。② 近年来,由于国内吸烟患者显著增加,大气污染显著加重,我国 COPD 的发病年龄明显降低,其中低龄健康人的 FEV_1/FVC 预计值较高,多在 80% 或 85% 以上,患者即使出现 COPD 的病理学改变和明显气流阻塞,$FEV_1\%pred<80\%$,但 FEV_1/FVC 也多>70%,这与欧美国家有一定不同。③ 部分健康人身材较矮,FVC 较低,其正常预计值可能仅为 2 000 mL,正常 FEV_1/FVC 可在 95% 以上,此时即使出现明显的 COPD 病理学改变和气流阻塞,但 FEV_1/FVC 仍非常高,甚至在严重气流阻塞的患者,其 FEV_1/FVC 也常>70%,由于国人身高明显低于欧美白种人,该种情况并不少见。在上述患者,采用目前 GOLD 标准则会有大量 COPD 被漏诊。

(2) 单纯 FEV_1/FVC 明显下降:即 $FEV_1/FVC<70\%$,$FEV_1\%pred>80\%$。其主要原因是部

分健康人的 FVC 较大,特别是运动员或经常参加体力锻炼的人,这些人出现 COPD 的病理学改变和不可逆的气流阻塞后,$FEV_1/FVC<70\%$,但其 FEV_1 仍在正常值范围内,甚至接近 100%。如果按照旧的 COPD 诊断标准,这部分患者则可能被漏诊,按照新的标准则符合轻度 COPD 的诊断。这符合呼吸生理的变化特点,对早期干预也有重要指导价值。

4. 单纯肺通气功能诊断、评价的局限性及对策 由于单纯 FEV_1/FVC 和 FEV_1 的局限性,加入反映呼气末容积的参数(FRC、RV 或 IC)、反映换气效率的参数(D_LCO 或 VD)才可能较好地评价 COPD 患者的肺功能状态,故目前所谓指南有严重缺陷。

第三节 慢性阻塞性肺疾病患者呼吸生理的变化规律

COPD 患者的呼吸生理变化主要包括基本肺功能、运动肺功能和呼吸调节等方面,其中基本肺功能主要包括气流受限、呼气末肺容积增大和换气功能减退,气流受限是核心病理生理学变化。呼吸气流的大小和形态取决于以下因素:气道的通畅程度,肺弹性,胸廓弹性,以及呼吸肌力量。

一、健康人的呼吸特点

1. 胸廓、肺弹性的作用 健康人在不同的肺容积和不同呼吸用力程度时,呼气流量不同。在 FRC,胸廓弹性扩张力和肺弹性回缩力相等,呼吸肌完全处于松弛状态,气流量为 0。平静吸气时吸气肌收缩,胸廓扩张,胸腔负压增大,肺泡内压<0,产生吸气气流和吸气容积(吸气潮气量),其后吸气肌收缩力减弱,并逐渐降为 0,胸廓弹性扩张力和胸腔负压变小,肺弹性回缩力增加。开始呼气时,吸气肌完全处于松弛状态,肺弹性回缩力大于胸廓弹性扩张力,肺回缩,肺泡内压>0,产生呼气气流和呼气容积(呼气潮气量),直至 FRC,此时胸廓弹性扩张力和肺弹性回缩力又恢复平衡,流量也相应降至 0,因此吸气是主动的,呼气是被动的。吸气程度越大,肺弹性回缩力越大,呼气流量和呼气容积也越大。深吸气至肺容积占 TLC 的 67% 时胸廓处于弹性零位;其后继续扩张,不仅肺弹性回缩力增加,胸廓也产生弹性回缩力,理论上呼气流量和呼气容积都将进一步增加。静息呼吸时,由于呼吸缓慢,VT 不大,在整个呼吸过程中气流量变化有限。在 FRC 呼气时需呼气肌主动收缩,但若呼气缓慢,流量也不大,但若用力、快速呼气,尽管肺容积不大,但在呼气肌收缩的驱动作用下,呼气流量也会明显增大。在高容积用力呼气时,呼吸肌收缩更强,呼气流量增加更显著。在 TLC 位置用力呼气产生典型最大呼气流量-容积(MEFV)曲线和用力肺活量曲线,此时流量大小主要取决于呼气驱动压和气道的通畅情况。详见第六章第二节。

2. 等压点与气道阻力 气道内压从肺泡端开始向气道口逐渐下降,以至于从肺泡到口、鼻腔的气道内也形成压力梯度,其间必有一点,气道内外的压力相等,称为等压点。以等压点为界气道分为两部分:等压点至肺泡端为上游气道。上游气道内,气道内压大于气道外压,气道倾向于扩张。等压点至口腔端为下游气道。下游气道内,气道内压小于气道外压,气道倾向于回缩。对于健康人而言,等压点位置主要决定于肺容积以及用力呼气的程度和速度。但在测定 MEFV 曲线时,用力呼气的程度和速度恒定,且处于最大水平,故等压点的位置主要决定于肺容积,但在整个呼气过程中,随着肺容积减少,等压点位置逐渐移动。在肺容积位于 70%~80%VC 水平时等压点位于肺叶支气管,至 VC 的 40% 时,等压点逐渐向外周缓慢移动;小于 VC 的 40% 后等压点迅速向上游移动;小于 VC25% 后等压点移至细支气管。若有周围气道阻塞或肺弹力纤维破坏,则必然出现气流受限。详见第六章第二节。

3. 吸呼气时相与气道阻力 正常情况下,肺容积增大,气道主要是周围气道扩张,气道阻力下降;呼气时,气道回缩,但由于气道-肺实质结构的完整,其中主要是大气道软骨环的完整、肺弹力纤维对小气道的牵拉,气道仍充分开放,内径仅略有缩小,阻力有所增加,故呼气相阻力仅略大于吸气相阻力。

二、COPD 肺功能的发展演变

COPD 在没有达到诊断标准时即已存在等压点位置的改变和周围气道的气流受限,称为小气道功能障碍。

1. 小气道功能障碍 主要为周围气道的轻微

病变或肺弹性功能轻微减退所致。COPD 的病理改变主要出现在周围气道(主要是小气道,以慢性支气管炎最多见)或肺实质的弹力纤维(以 α_1-AT 缺乏为代表)。在高容积位置时,由于肺弹力纤维的牵拉作用,小气道处于扩张状态,流量正常;在低容积时,由于等压点外移,在气道外压作用下,小气道内径缩小,呼气阻力增加,流量下降,在 MEFV 曲线上表现为在低容积部位凹形下降,在数值上表现为呼气峰流量(PEF)和用力呼出 25% 肺活量的呼气流量(FEF_{25})正常、用力呼出 50% 肺活量的呼气流量(FEF_{50})和用力呼出 75% 肺活量的呼气流量(FEF_{75})下降。由于小气道横截面积巨大,阻力非常小,对患者的常规肺通气功能、肺容积和肺换气功能基本无影响,即 FVC、FEV_1、FEV_1%、MMV 和 RV、FRC、TLC、RV/TLC、FRC/TLC、D_LCO 等正常(详见第六章)。此期是 COPD 的高危因素阶段,戒烟、改善环境,小气道可完全恢复正常或至少不进展,故不能称为 COPD 的早期阶段。

2. COPD 的早期或轻度阶段 为小气道轻度阻塞或肺弹性功能轻度减退所致。随着病变进展,小气道阻塞加重,等压点进一步外移。在高容积位置,气道处于扩张状态,流量正常;随着肺容积下降,气道结构或肺弹性已不能维持小气道的充分扩张,气流阻力逐渐增加;肺容积越小,气道阻力增加越大,因此 MEFV 曲线在形态上表现为高容积时呼气流量正常,在较高容积时出现凹形下降,在低容积时下降更显著;在数值上表现为 PEF 正常,FEF_{25} 轻度下降,FEF_{50}、FEF_{75} 明显下降;此时多伴随部分通气功能参数,如 FEV_1% 下降(幅度有限,其绝对值多数仍≥70%)和 FEV_1、MMV 下降(多数仍≥预计值的 80%);由于能在较长呼气时间内能充分呼出气体,FVC 基本正常。通过深慢呼吸代偿,肺容积参数 VC、RV、FRC、TLC 皆在正常水平。由于不同肺区气道阻塞程度不同,部分肺区(阻塞最重部分)通气量下降,部分不变,部分代偿性增加(阻塞最轻部分),导致气体分布不均匀;而相应血流量变化不大,出现 $\dot{V}/\dot{Q}$ 离散度增大、CV 和 CC 增加。尽管 $\dot{V}/\dot{Q}$ 离散度增大,但气体交换仍能充分完成,D_LCO 基本正常,动脉血气也保持正常。此为 COPD 早期或轻症阶段,预防效果较好,但常被忽视。

3. 典型 COPD 为阐述方便,本处肺功能障碍的分度是相对的。

(1) 轻度肺功能减退:主要是周围气道的轻、中度阻塞和(或)肺弹性的轻、中度减退所致,可有中央气道炎症,故有咳嗽、咳痰。在最大肺容积时气道阻力尚接近正常;随着肺容积下降,气道阻力明显增加,但气体仍能完全呼出,等压点显著外移,因此 MEFV 曲线在形态上表现为尖峰正常,其余肺容积流量皆下降,在较高肺容积位置出现明显的凹形下降;在数值上表现为 PEF 基本正常、FEF_{25} 下降,FEF_{50}、FEF_{75} 显著下降;多伴随常规通气功能参数的明显下降,FEV_1% 多数<70%。FEV_1、MVV 占预计值的百分比明显下降,但是否低于预计值的 80% 取决于基础肺功能和阻塞的相对程度。FEV_3% 和 FVC 接近正常。深慢呼吸可明显降低气流阻力,维持正常的肺容积水平,故 RV、FRC、TLC 和 RV/TLC、FRC/TLC、VC 等容积参数多基本正常。不同肺区的气流阻塞程度不同,气体分布不均和 $\dot{V}/\dot{Q}$ 离散度增大,有效气体交换面积减少,D_LCO 和 D_LCO/V_A 有所降低,VD 增大,但气体交换仍可充分完成,动脉血气继续保持正常。多符合目前轻度或中度 COPD 的标准。由于 MMV 占预计值百分比(MVV%pred)多降低至 60% 左右,重体力劳动时可出现呼吸困难。

(2) 中度肺功能减退:主要是周围气道的中度阻塞和(或)肺弹性功能的中度减退,常有中央气道的明显变化,故咳嗽、咳痰常持续存在。在 TLC 位置时,周围气道即处于一定程度的阻塞状态;随着肺容积下降,气道阻力显著增加,因此 MEFV 曲线在形态上表现为尖峰下降,并迅速变为明显凹陷的曲线;在数值上表现为 PEF 轻度下降,FEF_{25} 明显下降,FEF_{50}、FEF_{75} 显著下降;多伴随 FEV_1%、FEV_1、MMV 的等通气功能参数的中度下降,FEV_3% 和 FVC 下降。单纯深慢呼吸不足以充分降低气流阻力,需增加平静呼吸时的呼气末肺容积,进一步降低气流阻力,故出现 RV、FRC 等容积参数的升高,TLC 可以升高(肺弹力纤维严重破坏者)或基本正常(以气道阻塞为主者),相应 RV/TLC、FRC/TLC 显著升高。VC 基本正常或轻度下降。不同肺区的气体分布不均及血流分布不均进一步增大,$\dot{V}/\dot{Q}$ 的离散度也进一步增大,D_LCO 和 D_LCO/V_A 降低,VD 增大,但气体交换仍可充分完成,动脉血气基本正常。中等体力劳动时常出现呼吸困难。

(3) 重度肺功能减退:主要是周围气道重度阻塞和(或)肺弹性功能重度减退所致,常有中央气道的明显变化,故咳嗽、咳痰常持续存在。在 TLC 多数气道即处于显著的阻塞状态;随着肺容积下降,将迅速出现大量气道陷闭,因此 MEFV 曲线在形态上表现为尖峰显著下降,并迅速变为较平坦的曲线;在数值上表现为较小 PEF,FEF_{25}、FEF_{50}、FEF_{75} 极度下降,甚至接近 0。FEV_1、MMV 等肺通气功能参数重度下降,$FEV_3\%$、FVC 明显下降,FEV_1 可能有所回升。RV、FRC、RV/TLC 等容积参数明显升高,TLC 多升高,IC、VC 轻度下降(图 27-1);FRC/TLC 升高,但<67%。肺弹性阻力增大,胸廓仍向外扩张,患者继续采取深慢呼吸形式,活动后呼吸困难明显。不同肺区的气体分布不均、血流分布不均较明显,导致 $\dot{V}/\dot{Q}$ 失调(图 27-2,图 7-16),D_LCO、D_LCO/V_A 降低,VD 增大,气体交换明显受限,PaO_2 降低。

通过代偿性呼吸增强,上述不同情况均可保持适当 $\dot{V}_A$,$PaCO_2$ 正常;急性加重时本体感受器等兴奋,$\dot{V}_A$ 代偿性过度增加,$PaCO_2$ 反而可能下降(详见下述)。

(4) 极重度肺功能减退:主要是小气道极重度阻塞和(或)肺弹性功能的极重度减退所致,几乎皆有中央气道的明显损伤,患者咳嗽、咳痰明显。在 TLC 气道即处于非常显著的阻塞状态;随着肺容积下降,将迅速出现大量气道陷闭,因此 MEFV 曲线在形态上表现为短促的上升曲线,并迅速变为较平坦的曲线;在数值上表现为极小的 PEF、FEF_{25}、FEF_{50}、FEF_{75} 皆接近 0。FEV_1、MVV 极度下降,FVC 显著下降,$FEV_1\%$ 可能进一步回升,与 $FEV_2\%$、$FEV_3\%$ 接近。RV、FRC 和 RV/TLC 皆显著升高。FRC/TLC 超过 67%,肺弹性阻力显著增加;胸廓超过弹性零位,对吸气也表现为弹性阻力,故总弹性阻力显著增加;不能有效呼出气体,平静呼气末肺泡内压不能降至 0,出现内源性 PEEP(PEEPi)。由于平静呼吸时即存在气道的阻塞和(或)陷闭,故多出现 IC、VC 明显下降。患者的呼吸力量常不能有效克服气流阻力、PEEPi 和弹性阻力,静息时即存在呼吸困难、通气不足和高碳酸血症。在不同肺区,由于存在显著气体分布不均和血流分布不均,$\dot{V}/\dot{Q}$ 失调进一步加重,D_LCO、D_LCO/V_A 显著降低,VD 明显增大,气体交换功能严重下降,PaO_2 降低幅度超过 $PaCO_2$ 的上升幅度。

三、运动肺功能的变化

主要是通气功能变化,表现为通气需要与通气能力的关系出现明显变化。通气能力用 MVV 表示,通气需要用最大运动通气量(VE_{max})表示,呼吸困难指数($DI=VE_{max}/MVV$)升高,运动反应主要表现为通气限制,详见第三十四章第二节。

四、呼吸调节和通气应答

1. **通气应答的检测** PCO_2 和 PO_2 的化学性呼吸调节有重要作用。通气应答主要是指低氧通气应答和高 CO_2 通气应答。研究显示 COPD 高碳酸血症患者的高 CO_2 通气应答减弱;存在慢性低氧血症时,低氧通气应答也相应地减弱,但不同患者的差异较大。详见第十章第六节。

2. **客观评价化学性调节的作用** 健康人 $PaCO_2$ 升高、pH 降低或 PaO_2 降低,呼吸中枢兴奋,呼吸加深、加快,CO_2 排出量增多;反之,血液中 $PaCO_2$ 降低、pH 升高或 PaO_2 升高,呼吸变浅、变慢,减少 CO_2 的排出,增加血液中碳酸含量。但临床患者常有明显不同,因为不同化学性刺激或相同化学刺激在不同条件下对呼吸中枢的影响不同。多数情况下,机械性刺激(COPD 患者主要是肌梭的本体感受器)可能发挥更大作用。COPD 急性发作导致 $\dot{V}/\dot{Q}$ 失调(低 $\dot{V}/\dot{Q}$)和低氧血症,后者可兴奋呼吸中枢,但作用有限,因为充分吸氧后呼吸增强和过度通气继续存在;而过度通气所致低碳酸血症对呼吸中枢有抑制作用,但呼吸增强也持续存在。当然慢性高碳酸血症患者,随着机体的逐渐适应,CO_2 对呼吸中枢的兴奋作用明显减弱,甚至产生抑制作用(CO_2 麻醉);而低氧血症的刺激性作用继续存在,但仍弱于机械性刺激作用。在慢性高碳酸血症患者,临床上强调低流量吸氧以维持低氧血症对呼吸中枢的兴奋性,同时又强调 PaO_2 在 60 mmHg 以上以维持适当 SaO_2,这不仅是矛盾的,也是错误的。一般情况下,当 PaO_2 超过 60 mmHg 后,继续提高氧浓度,PaO_2 对呼吸中枢的作用基本不变,此时气道-肺的机械变化才是兴奋呼吸中枢的主要因素。只要导致疾病加重的诱发因素缓解,呼吸运动才能逐渐恢复至基础水平。

3. **呼吸性碱中毒的发生机制** 尽管 COPD 主要表现为阻塞性通气功能障碍,但除非是严重气流阻塞,多数情况下不会导致通气不足和高碳酸血症;相反在 COPD 急性加重时反而容易发生过度通气和呼吸性碱中毒。因为 COPD 急性加重时,支气管黏膜水肿、平滑肌痉挛,气道阻力增高,导致呼吸肌负荷增加,肌梭受牵拉,本体感受器兴奋,传入的冲动也随之增加,其结果是使呼吸运动增强,VT 和 VE 增加,出现呼吸性碱中毒,同时呼吸困难明显加重。由于不同肺区的气流阻塞程度不同,存在明显气体分布不均、V̇/Q̇失调及其离散度增大；急性加重时进一步加重，故 PaO_2 降低。

4. **呼吸调节的合理评价** 延髓呼吸中枢的自律性是规律呼吸的基础，脑干的中枢性调节和周围反射性调节发挥重要作用，大脑皮质为中心的行为性调节也有一定作用。在健康人，除呼吸中枢本身的调节外，O_2 和 CO_2 的化学性调节发挥主要作用；在呼吸器官疾病患者，机械性感受器的反射活动则发挥主要调节作用，化学性调节的作用明显减弱。根据生理学特点，COPD 患者的呼吸阻力（主要是气道阻力和 PEEPi）增大，呼吸肌本体感受器兴奋，呼吸中枢驱动增强，以维持动脉血气的相对稳定；但高驱动时间过长，将导致呼吸氧耗量增加，呼吸肌疲劳，容易发生呼吸窘迫。随着病程延长，部分患者发生不同变化，特别是 $PaCO_2$ 升高后，呼吸驱动逐渐减弱，一旦病情加重，容易发生严重高碳酸血症；但平时呼吸窘迫较轻，生活质量较高。故对这两种基本情况应合理分析、客观评价，临床治疗也应采用不同的措施。总之，COPD 患者呼吸衰竭的发展不仅与气道阻塞程度、气体分布及 V̇/Q̇ 有关，而且与呼吸驱动、呼吸力学、呼吸肌功能、呼吸功及伴随的呼吸方式改变密切相关。

第四节 慢性阻塞性肺疾病患者病理生理学变化与临床诊治关系的客观评价

COPD 的病理、病理生理与临床症状之间有密切关系，也直接影响临床治疗，本节简述如下。

一、病理、病理生理学改变与临床特点

COPD 主要累及周围气道和肺实质，也累及中央气道，特别是急性发作期整个气道的炎症变化更明显，并进一步影响病理生理学特点和临床表现。

(一) 周围气道和肺实质病变

1. **外周气道** 外周气道的主要结构为单层立方上皮，黏膜下有平滑肌；与中央气道的交接区有软骨片和杯状细胞。主要病理改变为纤维母细胞增生、纤维组织增生，气道壁增厚，平滑肌增生、肥大，气道腔炎性渗出，气道狭窄和阻塞（图 6-9）。从正常状态的以层流为主变为以湍流为主。除非特殊情况，气道长度恒定，气道阻力主要受气道内径和气流形态的影响。在层流状态下，气道阻力（R）与流量（F）无关，与半径（R）的 4 次方成反比，假若半径为 2（在此不设置单位），则 $R \approx 2^4 \approx 16$；变为湍流后，阻力与半径的 5 次方成反比，即 $R \approx 2^5 \approx 32$；假如流量增加 1 倍（实际常远高于 1 倍），则 $R \approx 2^5 \times 2^2 \approx 64$，即同样气道长度条件下，湍流阻力较层流阻力指数式升高，产生通气需要的驱动压显著升高（图 5-6 至图 5-11），呼吸肌的氧耗量显著增大。在呼吸肌本体感受器等兴奋下将出现反射性深慢呼吸，流量减慢，使气流以湍流为主转为以层流为主，呼吸阻力显著降低；否则将出现辅助呼吸肌活动，三凹征阳性；严重者出现呼吸肌疲劳、胸腹矛盾运动。

2. **肺实质** 主要表现为肺弹力纤维破坏，肺气肿形成。吸气期在胸腔负压和肺间质负压作用下，周围气道开放，吸气气流产生；但呼气中晚期胸腔负压和肺间质负压显著减小，甚至转为正压，在等压点发生气道陷闭（图 6-9），气流终止，患者除代偿性深慢呼吸减轻气道陷闭外，更主要是通过声门缩窄，发出"哼哼"声或缩唇呼气，以对抗气道陷闭，降低吸气阻力；否则将进一步诱发辅助呼吸肌活动和呼吸肌疲劳。

上述两种情况相互影响，主要表现为阻塞性通气功能障碍，且以呼气障碍为主，如上述出现代偿性深慢呼吸和缩唇呼气；病情逐渐加重，呼气相肺容积（RV、FRC）增大，TLC 也有所增大，RV/TLC、FRC/TLC 升高；这有助于扩张气道，降低气道阻力。呼气末肺容积不断增大将导致横膈低平，曲率半径缩小，膈肌处于不利的力学状态，通气功能下降，加重呼吸困难；部分患者出现"弓腰"走路，使横膈上抬，膈肌曲率半径增大，以改善呼吸困难。病情进一步发展，呼气不能有效完成，呼气末容积明显增大，且出现 PEEPi；PEEPi 导致吸气阻力明显增大，患者在呼气性呼吸困难的基础上逐渐出现吸气困难，三凹征更明显，也更容易发生呼吸肌疲劳。

气道阻塞、陷闭和肺气肿形成导致气体分布不均匀、V̇/Q̇ 失调及其离散度增大、有效弥散膜面积减小，气相弥散距离延长，D_LCO 和 D_LCO/V_A 下降，VD 增大；上述深慢呼吸、"哼哼"呼气等也可改善气体分布，降低 VD，使呼吸效率提高，即前述改善肺通气功能的措施也是改善肺换气的主要手段。

(1) 可逆因素

1) 气道平滑肌的增生、收缩：理论上吸入气道扩张剂有较好的治疗作用。但事实上由于气道阻力明显增大，药物进入远端周围气道的剂量小；气道黏膜明显增厚，气道破坏，药物通过黏膜进入平滑肌的量非常有限；平滑肌明显增生，也限制药物的作用，故吸入 β_2 受体兴奋剂和 M 受体阻断剂的扩张作用皆非常有限；若全身用大剂量药物，则不良反应显著增大，实际临床效果也确实如此。

2) 支气管炎症细胞聚集、黏液分泌和血浆渗出：理论上吸入糖皮质激素有较好效果，但与支气管哮喘以嗜酸性粒细胞炎症为主不同，COPD 以中性粒细胞炎症为主，吸入糖皮质激素的治疗效果并不明显；而大剂量吸入或全身长时间应用（急性发作期短时间应用除外）不良反应大，实际临床效果也不佳。

3) 运动时肺动态过度充气：对增大的肺容积而言，任何药物本身皆无治疗作用，但上述深慢呼吸、缩唇呼气可改善过度充气，也改善气体分布和 $\dot{V}/\dot{Q}$ 失调；上述药物治疗改善气道阻塞也可能间接减轻肺动态过度充气。

(2) 不可逆因素：主要是气道纤维化性狭窄、肺泡破坏和肺弹性回缩力减弱、小气道陷闭，药物无治疗作用，但上述深慢呼吸和缩唇呼气可改善气流形态、对抗 PEEPi，降低气道阻力和呼吸阻力，也有助于改善气体分布和 $\dot{V}/\dot{Q}$ 失调。

上述情况说明可逆性变化不一定需药物治疗，而不可逆变化不一定无治疗手段，这在国内外指南皆存在严重缺陷。

3. 中央气道　基本结构为软骨环，有假复层柱状纤毛上皮，其中有大量的杯状细胞；黏膜下有丰富的黏液腺和浆液腺；黏膜有丰富的咳嗽感受器，尤其是气管隆凸部位。基本病理改变为多种炎症细胞浸润，以中性粒细胞和淋巴细胞为主，杯状细胞、黏液腺增生，鳞状上皮化生。主要表现以咳嗽、咳痰为主，稳定期以白色泡沫痰或白色黏痰为主；急性加重期则以白黏痰或黄脓痰为主。故中央气道的阻力基本正常，适当应用祛痰剂和吸入糖皮质激素可能有一定作用；气道扩张剂无治疗作用。

(二) 肺功能受损程度与临床表现

1. 轻度　极量运动时不超过肺的代偿限度，无劳累性呼吸困难；若出现明显呼吸困难，应积极查找其他可能的原因。

2. 中度　可能超过肺功能的代偿限度，出现劳累性呼气困难；进一步加重，患者将出现呼气困难，并逐渐出现以呼气困难为主的混合性呼吸困难。患者也将出现代偿性深慢呼吸，静息状态、轻中度体力活动无不适；反之若出现严重呼吸困难，需进一步查找其他原因。

3. 重度和极重度　呼吸阻力明显增大，轻中度体力劳动，甚至静息呼吸就出现呼吸困难，呼气和吸气均明显困难，三凹征阳性。部分患者出现代偿性深慢呼吸、呼气"哼哼"声、前倾体位，生活质量相对较高，不容易发生呼吸衰竭；反之，缺乏代偿则容易发生呼吸衰竭或呼吸衰竭加重。

无论何种情况，疾病进一步加重，FRC 明显增大，胸肺弹性阻力显著增大，与气道阻力增大、PEEPi 作用叠加，机体将丧失通气代偿能力，出现浅快呼吸和高碳酸血症型呼吸衰竭。

(三) 肺功能受损程度与临床治疗

1. 轻度和中度　气流受限程度轻，无临床症状或无明显临床症状，以预防为主，并与其他慢性呼吸疾病鉴别，不限制患者运动，M 受体阻断剂可能有一定作用。

2. 重度和极重度　主要涉及以下几个方面。

(1) 气流阻塞的治疗

1) 气道陷闭的治疗：首选是缩唇呼气，依从性差或合并 OSAS 或需要 MV 的患者则选择简易 CPAP 装置或呼吸机的 CPAP/PEEP 装置治疗。

2) 气道阻塞的治疗：首选深慢呼吸；在此基础上适当选择药物治疗（主要是吸入性气道扩张剂＋吸入糖皮质激素）。

3) 横膈低平的治疗：加强腹式呼吸，并注意与胸式呼吸的协调。

(2) 肺换气功能障碍的治疗：如上述，以物理治疗为基础的肺通气功能改善，必然伴随气体分布不均匀的改善和 $\dot{V}/\dot{Q}$ 失调的改善，D_LCO 提高。

(3) 全身问题的治疗：主要针对缓解期患者，重点是改善呼吸肌力量和耐力、全身运动能力，以及全身状况的综合改善。

(4) 我国的某些特殊情况：在我国喘息型慢性支气管炎发病率远较白种人高，α_1-AT 缺乏所致 COPD 极其罕见，欧美白种人则有明显不同，故我国居民应用吸入糖皮质激素＋β_2 受体激动剂的概率高。

二、肺功能与呼吸困难、运动能力关系的合理评价

目前各种指南普遍认为 COPD 的肺功能与呼

吸困难程度或运动能力无明显关系,但临床治疗、药物临床试验的改善目标主要是肺功能参数,这无疑是矛盾的。其主要原因是对呼吸生理知识的严重缺乏、错误应用。详见第三十四章第三节。

第五节　慢性阻塞性肺疾病的肺血管病变和肺动脉高压

肺动脉高压是 COPD 的常见问题,也是发展至肺源性心脏病(肺心病)的关键环节。阐明肺动脉高压的形成机制,并寻求理想的治疗方法,一直是防治 COPD、肺心病的重要研究内容。

一、肺循环阻力(PVR)增加的基础因素

COPD 的炎症不仅累及气道、肺实质,也累及肺血管,从而导致 PVR 增加,久而久之发生肺动脉高压,但总体而言,该因素影响有限。

二、肺血管阻力增加的功能性因素

主要是缺氧性肺血管收缩及其影响因素。低氧、高碳酸血症使肺血管收缩、痉挛,PVR 增加,其中低氧尤其是肺泡氧分压(P_AO_2)降低是肺动脉高压形成的最重要因素。引起缺氧性肺血管收缩的因素众多,包括神经和体液因子,其中体液因素占重要地位,特别是花生四烯酸环氧化酶产物前列腺素和脂氧化酶产物白三烯。缺氧性肺血管收缩并非完全取决于某种血管收缩物质的绝对量,在很大程度上取决于局部缩血管物质和扩血管物质的比例。缺氧还可通过平滑肌细胞膜对 Ca^{2+} 的通透性增加,细胞内 Ca^{2+} 浓度升高,肌肉兴奋-收缩偶联效应增强而直接使肺血管平滑肌收缩。

高碳酸血症时,由于 H^+ 产生过多,使血管对缺氧的收缩敏感性增强,更容易发生肺动脉压升高。

三、肺血管阻力增加的解剖学因素

解剖学因素是指肺血管解剖结构的变化,主要有下列变化。

1. **肺小动脉狭窄**　长期反复发作的肺动脉炎,引起管壁增厚、管腔狭窄或纤维化,甚至完全闭塞,使 PVR 增加。COPD 的肺血管改变以血管壁增厚为特征,且发生于疾病早期,说明气道-肺泡损伤和血管损伤部分同步。内膜增厚是最早的结构改变,接着出现平滑肌增加和血管壁的炎症细胞浸润。

2. **肺毛细血管狭窄**　随着肺气肿的加重,肺泡内压增高,压迫肺泡毛细血管,造成毛细血管管腔狭窄或闭塞。

3. **肺毛细血管床减少**　肺泡壁破裂造成毛细血管网毁损,单纯肺泡毛细血管床减损超过 70% 时即可出现 PVR 增大。

4. **肺血管重塑**　慢性缺氧使肺血管收缩,管壁张力增高可直接刺激管壁增生;缺氧时肺内还产生多种生长因子间接刺激管壁增生。COPD 加重时,平滑肌、蛋白多糖和胶原增多,进一步使血管壁增厚。肺细小动脉和肌型微动脉的平滑肌细胞肥大,细胞间质增多,内膜弹力纤维及胶原纤维增生,非肌型微动脉肌化,使血管壁增厚硬化,管腔狭窄,血流阻力增大。缺氧可使无肌型微动脉的内皮细胞向平滑肌细胞转化,使动脉管腔狭窄。

5. **微血栓形成**　尸体解剖发现,部分慢性肺心病急性发作期患者存在多发性肺微小动脉原位血栓形成,可引起 PVR 增大。

在慢性 PVR 增加、肺动脉高压发生和发展过程中,功能性因素较解剖学因素更重要。COPD 急性加重期的患者经过治疗,低氧和高碳酸血症明显改善或纠正后,肺动脉压可明显降低,甚至恢复至正常值范围。

四、血容量增多和血黏度增加

慢性缺氧产生继发性红细胞增多,血黏度增加。血细胞比容达 0.55~0.60 时血黏度明显增加,血流阻力随之增高。缺氧可使醛固酮增加,导致钠、水潴留;缺氧使肾小动脉收缩,肾血流量减少,也加重钠、水潴留,血容量增多。血黏度增加和血容量增多加重肺动脉压升高。

COPD 所致慢性肺动脉高压多为轻、中度肺动脉高压,可表现为急性加重期和缓解期的持续性高压(急性加重期更高),也可表现为急性加重期的间歇性高压。这两种现象可能是慢性肺心病发展的不同阶段,也可能是两种不同类型。

PVR 增加时,右心发挥代偿作用,发生右心室肥厚、扩张,右心室功能尚能代偿,舒张期末压仍正常,称为代偿期;进一步加重将出现右心衰竭的表现,称为失代偿期。

第六节　慢性阻塞性肺疾病呼吸衰竭患者的病理生理学特点与治疗的关系

COPD发展至一定程度,呼吸功能不能有效代偿时将发生呼吸衰竭;COPD患者合并OSAS或中枢性低通气等的概率较大(皆容易忽视或误诊),即使阻塞程度没有达到非常严重的程度也将发生呼吸衰竭,当然治疗要求与前者有较大差别。更多患者是因诱发因素导致急性呼吸衰竭或慢性呼吸衰竭急性加重,常因感染(主要是感冒)诱发,也可因其他理化因素或生物学因素刺激而诱发气道黏膜水肿,平滑肌痉挛,杯状细胞、腺体分泌增加,或脓性分泌物增加,部分有痰栓阻塞。需强调:① 感染或刺激的部位主要在中、小气道,故支气管镜检查时大气道炎症多不严重,但管腔内可见到分泌物。② 在残存肺功能有限的情况下,轻微的气道炎症可导致通气负荷的显著增加、$\dot{V}_A$显著下降。③ 周围气道有明显炎症或黏液栓时常伴有肺微不张和一定程度的分流,氧气疗法(以下简称氧疗)的效果差,若处理不到位多预后不佳;若小气道炎症不明显,则氧疗效果好,预后佳。④ 感染早期的病原微生物常为病毒、细菌或非典型病原体,但后期多并发细菌感染,故在合理应用抗生素的基础上,应及早给予全身糖皮质激素治疗。

一、氧疗的呼吸生理学基础与策略

COPD患者的氧疗原则:持续低浓度或低流量,主要目的是维持适当氧合,同时避免$PaCO_2$上升。详见第六章。

1. 改善严重低氧血症是首要目标　在此基础上强调持续低流量(低浓度)吸氧;若效果不佳,则给予中浓度或高浓度氧疗,此时普通氧疗常不能满足,需给予经鼻高流量氧疗或机械通气。

需要高浓度氧疗是病情严重的表现,宜尽早建立人工气道或给予无创正压通气,并积极查找原因。常见原因有周围气道严重阻塞、重症感染、气胸、肺栓塞等,肺栓塞是容易忽视的常见原因。

2. 强调PaO_2上升至稍高于55~60 mmHg为原则　以避免$PaCO_2$明显上升,具体机制第二十章第一节。

二、与机械通气有关的病理生理

1. 呼吸肌负荷显著增加　主要来自3个方面:① 气道阻力(包括人工气道阻力)显著增加。② 呼气末肺泡内气体滞留和PEEPi形成,PEEPi使患者吸气开始后必须首先克服PEEPi才能产生通气,故显著增加吸气肌负荷和氧耗量,主要表现为呼吸窘迫、辅助呼吸肌活动、胸腹矛盾运动、三凹征;在MV不当的患者则表现为明显的呼吸窘迫和人机对抗。③ 过度充气使胸肺总顺应性显著下降,因为FRC超过TLC的67%,胸廓对吸气运动不再是动力,而是阻力;FRC+VT超过TLC的85%~90%,即超过P-V曲线的高位拐点(UIP),总顺应性显著下降,弹性阻力显著增加。即气道阻力、胸肺弹性阻力、PEEPi是呼吸肌,主要是膈肌负荷增加的主要因素;而呼吸肌负荷增加、疲劳是呼吸衰竭发生、发展的重要因素,MV不仅要直接缓解呼吸肌疲劳,还应减轻上述负荷,从而直接、间接促进呼吸衰竭的改善。

2. 胸廓和横膈顺应性显著下降　将导致:① 呼吸肌疲劳,膈肌供血不足,② 呼吸肌,特别是膈肌的曲率半径缩小,处于不利的收缩位置;③ 呼吸肌收缩力下降和收缩效率显著降低,容易出现腹式呼吸减弱、胸腹矛盾运动,氧耗量增加,VE下降。

3. 呼气严重受限　气道陷闭、气道阻力显著限制呼气过程的完成,PEEPi产生、增大,并进一步导致吸气负荷增加。

4. 循环功能和重要脏器功能相对稳定　多为慢性呼吸衰竭,机体有一定程度的代偿和适应,容易安全地适应氧疗和MV等呼吸支持技术。

三、机械通气的原则

1. MV的基本原则　① 在尽量避免机械通气相关性肺损伤和抑制循环功能的基础上,改善气体交换,维持生命。② 为原发病和诱发因素的治疗提供时间。③ 进一步避免传统"理论"错误,发挥MV改善肺泡-支气管引流、防治VAP的作用;并发挥改善循环功能的作用。

2. 符合COPD的特殊要求　① 使疲劳的呼吸肌得到充分休息。② 维持适当的通气量,避免过度通气,使动脉血pH维持在正常值范围或略高的水平;并避免肺过度充气加重。③ 尽可能选择自主性通气以取得良好的人机配合;随着过度充气的减轻,使 VT 和 RR 逐渐符合深慢呼吸的特点。④ 适当控制 FiO_2,避免因 $PaCO_2$ 升高导致的通气负荷增加,使通气压力或 VT 需求进一步加大。⑤ COPD 患者比较容易接受 MV,一旦发生人机对抗应积极查找原因,避免过度应用镇静剂。机械通气的具体实施方法详见朱蕾主编《机械通气》第五版。

(朱 蕾 计海婴)

第二十八章
支气管哮喘的病理生理学特点与临床诊治

提　要

1. 支气管哮喘的基本病理改变是气道炎症，主要是嗜酸性粒细胞炎症，部分以中性粒细胞炎症为主；进而影响气道高反应性和临床表现。气道重塑在部分患者有重要价值，并影响临床治疗和治疗效果。成人和小儿哮喘常有较大差异。

2. 气道高反应性（AHR）是支气管哮喘的主要病理生理学特征和诊断依据。AHR的发生机制主要为慢性气道炎症，气道神经受体、气道平滑肌力学改变和气道重构等也有重要作用。气道反应性与症状的昼夜变化有密切关系。除典型患者外，气道反应性通过支气管激发试验（BPT）测定，常用的非特异性吸入激发物有乙酰甲胆碱、组胺、高渗盐水、冷空气。

3. 支气管哮喘主要通过临床表现诊断，不典型者主要结合BPT等诊断。根据临床表现分为三期：急性发作期、慢性持续期和临床缓解期；根据控制水平分为完全控制、部分控制和未控制三种情况。

4. 支气管哮喘的基本呼吸生理变化是发作性、可逆性气道阻塞，且随哮喘的严重程度和控制水平而变化，偶发支气管哮喘或完全控制患者的肺通气功能和换气功能正常，随着病情加重逐渐出现阻塞性通气功能障碍、呼气末肺容积增大、PEEPi，严重气体分布不均匀、$\dot{V}/\dot{Q}$失调、有效弥散膜面积减少和一氧化碳弥散量（D_LCO）下降。轻症发作患者的动脉血气以呼吸性碱中毒为主，重症患者出现低氧血症，直至出现高碳酸血症。

5. 非发作期支气管哮喘患者的呼吸中枢驱动正常，低氧通气应答、高CO_2通气应答与健康人无差别，发作时明显增高，与气道阻力增加等呼吸生理变化一致；危重症患者完全缓解后低氧通气应答和高CO_2通气应答减弱。支气管哮喘发作时，气道阻力明显升高，肌梭本体感受器兴奋是呼吸驱动增强的主要机制，而不是化学性调节。

6. 肺过度充气是危重支气管哮喘的重要特征，是导致肺泡通气量（$\dot{V}_A$）显著降低、诱发肺气压伤、循环功能抑制的基础原因和决定机械通气（MV）策略的重要依据。评价肺过度充气有多种方法，窒息试验的价值最高，并有助于与气胸、其他原因的低血压进行鉴别。控制肺过度充气的措施主要有减慢呼吸频率（RR）、增大吸呼气时间比（I∶E）、延长呼气时间（Te）和降低潮气量（VT），与MV的策略一致。

7. 危重症支气管哮喘患者的呼吸生理特点决定人工气道MV和无创正压通气（NPPV）的策略和具体方法。

支气管哮喘（哮喘）是由多种细胞包括气道的炎症细胞和结构细胞（如嗜酸性粒细胞、肥大细胞、T淋巴细胞、中性粒细胞、平滑肌细胞、气道上皮细胞等）和细胞组分（cellular element）参与的气道慢性炎症性疾病。这种慢性炎症导致气道高反应性，通常出现广泛多变的可逆性气流受限，并引起反复发作性的喘息、气急、胸闷或咳嗽等症状，常在夜间和（或）清晨发作、加剧，多数患者可自行缓解或经治疗缓解。

第一节 支气管哮喘的基本病理、病理生理学特点与临床评价

支气管哮喘的基本病理改变是气道炎症,且主要是嗜酸性粒细胞炎症;随着研究的不断深入,发现气道炎症类型有较大差异,部分以中性粒细胞炎症为主,两者的特点,如对糖皮质激素的反应有明显不同。部分患者还出现细胞增殖、组织增生和气道重塑。

一、气道炎症(airway inflammation)

气道慢性炎症被认为是支气管哮喘的本质,且多数表现为嗜酸性粒细胞炎症。

1. 气道炎症的启动机制 主要包括以下几个方面。① 活化的辅助性 T 细胞(Th2)分泌的细胞因子,直接激活嗜酸性粒细胞、肥大细胞、肺巨噬细胞等多种炎症细胞,使之在气道浸润和聚集。这些细胞相互作用可以分泌多种炎性介质和细胞因子,构成了一个与炎症细胞相互作用的复杂网络,使气道反应性增高,血管渗出增多,黏液和浆液分泌增加,气道平滑肌痉挛。根据炎性介质产生的先后顺序可分为快速释放性介质,如组胺;继发释放性介质,如前列腺素(PG)、白三烯(LT)、血小板活化因子(PAF)等。肥大细胞激活后可释放组胺、嗜酸性粒细胞趋化因子(ECF-A)、中性粒细胞趋化因子(NCF-A)、LT 等;肺巨噬细胞激发后可释放血栓素(TX)、PG、PAF 等,加重气道炎症。② 各种细胞因子及环境刺激因素可作用于气道上皮细胞,后者分泌内皮素-1 及基质金属蛋白酶(MMP),并活化多种生长因子,特别是转化生长因子 β(TGF-β)。以上因子共同作用于上皮下成纤维细胞和平滑肌细胞,使之增殖而引起气道重塑;③ 由血管内皮及气道上皮细胞产生的黏附分子可介导白细胞与血管内皮细胞的黏附,白细胞由血管内转移至炎症部位,加重气道炎症过程。总之,支气管哮喘的炎症反应是由多种炎症细胞、炎性介质和细胞因子参与,并相互作用的结果,关系十分复杂,至今尚有许多方面不明确。

2. 气道炎症与气道高反应性 气道炎症是气道高反应性的基础,见后述。

3. 气道炎症、平滑肌痉挛对气道阻塞的影响 在不同部位,两者的影响可能有较大差异。在中央气道,由于气管软骨环的支撑作用,炎症反应、平滑肌痉挛对气道阻力无明显影响;但咳嗽感受器丰富、敏感,故表现为咳嗽,部分患者表现为咳嗽变异性哮喘(cough variant asthma,CVA)。但严重患者,气管黏膜显著充血、水肿,也可引起气管-支气管的阻塞,甚至严重阻塞(图 28-1);气管-支气管平滑肌收缩效应的影响有限。在周围气道,气道平滑肌收缩和气道炎症皆有重要作用,其中前者的作用更重要,尤其是在速发型哮喘反应(IAR),对两者的治疗同样重要。平滑肌收缩可以加重炎症反应,而炎症反应又可以刺激平滑肌收缩。

4. 成人、小儿的差异 由于小儿各级支气管的管径较成人相对狭窄,而且小儿的支气管软骨环柔软,支架作用较差,黏膜组织疏松,容易发生渗出和水肿,因此小儿气道常较成人更敏感,更容易发生气道高反应性,哮喘的发病率往往高于成年人。

5. 气道炎症与哮喘反应 根据吸入过敏原后哮喘的发生时间可分为 IAR、迟发型哮喘反应(LAR)和双相型哮喘反应(DAR)。IAR 几乎在吸入过敏原的同时立即发生,15~30 mim 达高峰,2 h 后逐渐恢复正常,主要是 IgE 介导的 I 型过敏反应,是哮喘患者猝死的主要原因之一,及早应用肾上腺素是主要治疗措施。LAR 在吸入过敏原后 6 h 左右发病,持续时间长,可达数天;临床症状重,常呈持续哮喘表现,肺功能损害严重而持久;LAR 发病机制复杂,主要是气道慢性炎症反应的结果。DAR 则是先出现 IAR 的表现,若未适当处理,则缓解一段时间后哮喘再次发作,分别是 IgE 介导的肥大细胞脱颗粒和气道慢性炎症反应综合作用的结果。

二、气道高反应性(airway hyperresponsiveness,AHR)

气道反应性(airway responsiveness)是气管和支气管对各种物理、化学、药物以及变应原等刺激引起的气道阻力变化。在刺激物或变应原浓度较低的情况下,健康气道并不发生收缩反应或仅有微弱反应。若气道发生过度收缩反应,引起气道管腔狭窄和气道阻力明显增高,称为 AHR。AHR 是哮喘的主要病理生理学特征和诊断依据。在哮喘发作期患者,过敏原

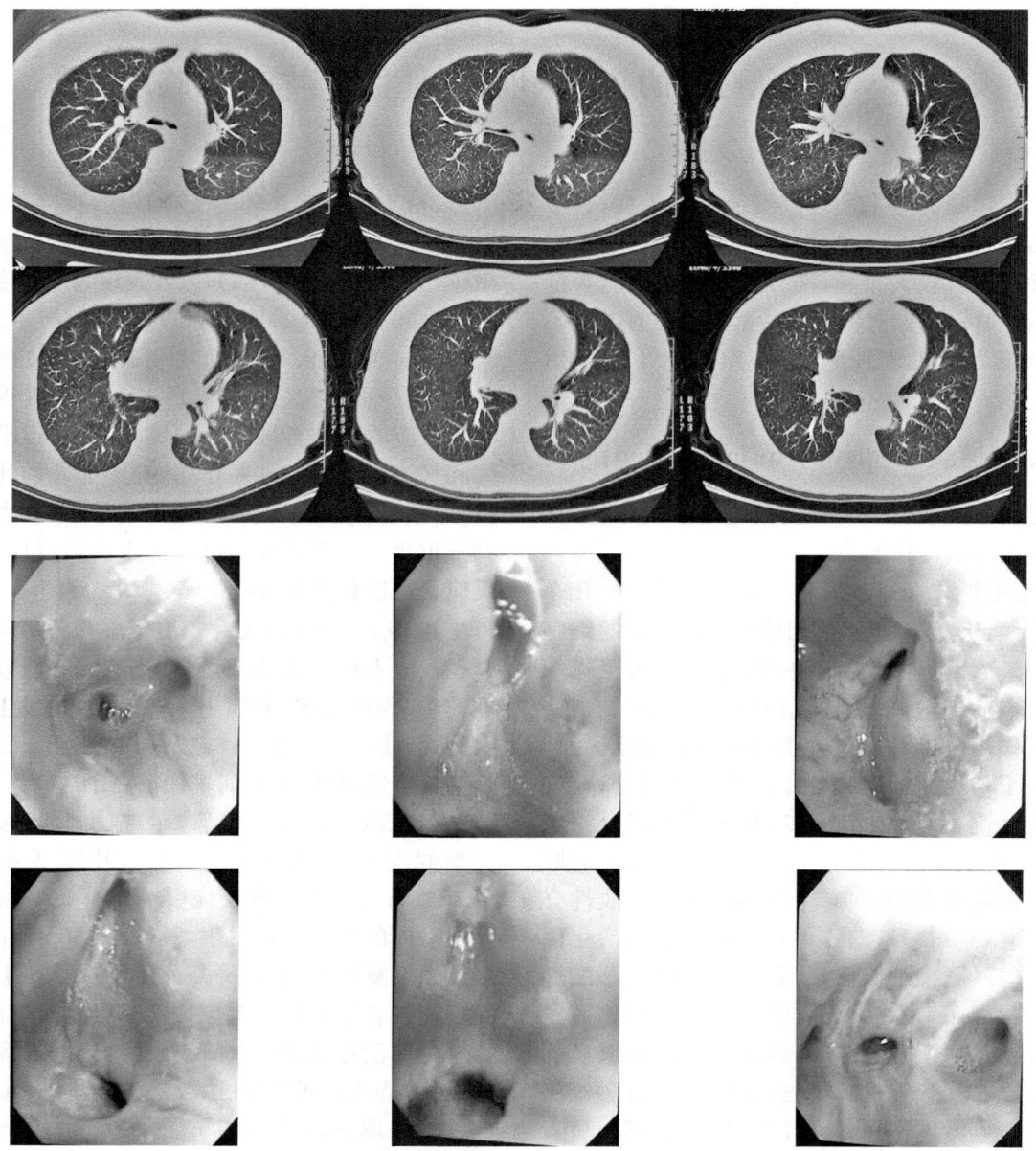

图 28-1 危重症支气管哮喘患者出现严重的中心气道狭窄
CT 显示气管分叉处及主支气管明显狭窄,气管镜显示气管隆突及各分支明显充血、水肿,管腔狭窄

或刺激物导致的哮喘发作即是 AHR 表现;而在肺功能正常期的哮喘患者或 CVA 患者,临床上主要通过支气管激发试验(bronchial provocation test,BPT)评价 AHR。

1. AHR 的机制 吸入某些刺激物或过敏原可通过刺激气道平滑肌细胞上的受体或感受器直接引起气道平滑肌痉挛或通过激活炎症细胞释放炎性介质间接引起气道平滑肌收缩;也可刺激黏膜上的血管,引起血管扩张,通透性增加,黏膜水肿和增厚。某些外界刺激因素还可作用于感觉神经引起局部轴索反应和迷走神经反射,使支气管平滑肌进一步收

缩。哮喘患者的 AHR 受 IgE 遗传模式和遗传基因的控制。人类的某些遗传基因控制着哮喘患者气道对外界环境刺激的反应性,特应性素质患者在未发生哮喘前即可出现 AHR;在有哮喘家族史的无症状正常儿童中也证实了儿童气道对乙酰甲胆碱和组胺的反应性有不同程度的增高。

(1) 气道慢性炎症:是哮喘的基本病理改变,是产生 AHR 的主要机制。

(2) 气道神经受体的影响:迷走神经反应性增高,释放乙酰胆碱使气道平滑肌收缩和产生 AHR。在哮喘患者,长期炎症刺激和长期应用短效 β_2 受体

激动剂,气道内 β_2 肾上腺能受体数量和功能低下,可导致 AHR。非肾上腺素能非胆碱能(NANC)神经对气道反应性亦有影响,其活性增高,释放神经肽类递质,引起气道平滑肌收缩,黏膜充血水肿,诱发或加重 AHR。

(3) 气道平滑肌力学改变和气道重构:慢性哮喘患者的气道平滑肌细胞肥大、增生,管壁变厚、管腔狭窄,使 AHR 增高。哮喘患者的气道平滑肌对多种非特异性刺激均呈高反应性,故多种引起支气管收缩的因素都对 AHR 的产生有一定影响。

气道重构导致 AHR 的主要机制为:①气道壁增厚,使肺弹性回缩力与平滑肌脱偶联,导致平滑肌过度收缩;②平滑肌肥厚、增殖使平滑肌缩短的力量增加;③内膜厚度增加影响了黏膜皱褶,使平滑肌缩短时气道腔内阻力明显增加。但气道重构是否一定导致 AHR 尚有争议。动物实验提示随着与抗原接触时间延长,AHR 表现出从递增到递减的动态变化。气道重构在部分情况下可能对气道过度狭窄起"保护"作用,其机制可为:①内膜层胶原的沉积增加了平滑肌收缩的前负荷;②平滑肌附近胶原沉积干扰了平滑肌的收缩;③胶原沉积于平滑肌层产生束带作用,可防止平滑肌细胞收缩时增厚,阻止平滑肌的最大缩短。

(4) 药物影响:任何改变支气管平滑肌舒缩反应和气道炎症反应的药物均对气道反应性产生影响,或使气道反应性增高,或使气道反应性降低。糖皮质激素、抗胆碱药、抗变态反应药物等都可不同程度地降低 AHR;而 β_2 受体阻断剂则增高 AVR,故 BPT 前须停用该类药物 12~48 h(取决于药物的作用时间)。

(5) 其他因素:气道表面液体渗透压的改变能影响气道反应性,哮喘患者吸入高渗或低渗液体会发生支气管收缩;运动、过度通气亦可引起气道表面渗透压改变,使气道反应性增高。

气道反应性的昼夜变化较大,清晨 4 时明显高于下午 4 时,这种昼夜变化可能与体内肾上腺素、肾上腺皮质激素浓度变化及迷走神经张力变化有关。

2. 气道反应性的测定

气道反应性通过 BPT 测定,采用某种刺激物诱发气道平滑肌收缩及气道炎症反应,然后借助肺功能参数判断支气管收缩及气道炎症反应的程度,从而判断有无 AHR;通过对刺激物的量化及相应的反应程度的量化,判断 AHR 的程度。临床上的气道反应性测定方法较多,分类也较复杂,大体上有以下几种几类。

(1) 根据刺激物分类:分特异性激发试验和非特异性激发试验。非特异性激发试验有吸入激发试验、运动激发试验和等 CO_2 过度通气激发试验。根据吸入物不同,吸入激发试验又分为乙酰甲胆碱激发试验、组胺激发试验、高渗盐水激发试验、蒸馏水激发试验等。

1) 非特异性激发试验:临床应用最多是吸入激发试验,其测定原理是药物作用于气道的不同受体,或通过物理因素刺激气道内感受器,或导致气道表面液体渗透压变化。运动激发试验还可诱发肥大细胞脱颗粒、释放炎性介质,发生炎症反应。目前临床应用最多的激发物是组胺、乙酰甲胆碱和干冷空气。

2) 特异性激发试验:吸入已知过敏原进行的 BPT,测定气道对过敏原的特异性反应,实质是抗原抗体反应。测定前应详细询问病史,进行过敏原试验,以选择激发用的特异性过敏原,常用的有尘螨、花粉、真菌等。吸入方法同非特异性吸入激发试验。详见朱蕾主编《临床肺功能》。

(2) 根据吸入方法分类:分为 5 次深吸气法、潮气呼吸法、简易手捏式雾化吸入法、APS 气雾给药法和连续呼吸 Astograph 法。

(3) 根据应用仪器分类:分肺功能仪测定法和 Astograph 测定法。

三、气道重塑(airway remodeling)

在急性发作期,平滑肌收缩、黏液分泌增加、气道壁水肿是主要的病理学异常。这些改变是可逆的,当急性发作控制后,肺功能应恢复正常。然而有些患者无论病情轻重,是否治疗,是否有症状,气流阻塞持续存在。另有资料显示成人哮喘患者的 FEV_1 平均每年下降 24 mL,且在哮喘诊断后的最初几年更明显;而非哮喘患者下降仅 6.3 mL,这些皆提示气道重塑导致的不可逆阻塞存在。近 10 年来气道重塑受到高度重视。

(一) 气道的结构细胞与气道重塑 上皮损伤是哮喘气道的典型特征。气道上皮细胞与免疫炎症细胞之间的信息交流可能在局部黏膜免疫系统调节中发挥重要作用。气道结构细胞的重塑,特别是损伤的上皮细胞修复过程中的重塑,有可能产生新的信号转导通路,屏蔽了变应原诱导的正常 T 淋巴细胞免疫耐受机制,进而促进局部黏膜免疫炎症的发生、发展。损伤的气道上皮细胞产生多种介质,如血小板衍化生长因子(PDGF)、TGF-β1、碱性成纤维细胞生长因子(bFGF)、胰岛素样生长因子(IGF)等,可以诱导上皮下的成纤维细胞活化,转分化为表达α平滑肌肌动蛋白(α-SMA)的成肌纤维细胞(MFB),后者合成细胞外基质(ECM)的能力显著增强。与成纤维细胞相比,成肌纤维细胞的显著特点是具有收缩能力、合成分泌更多的 ECM 及多种细胞因子,因而在哮喘气道 AHR 的形成过程中有重要地位,是气道重塑形成的关键步骤和核心环节。

(二) 气道重建的组织学特点

(1) 气道壁平滑肌层增厚:形态学研究显示,哮喘患者的气道壁平滑肌层增厚有两种形式:① 当平滑肌层增厚仅限于中央气道时,表现为平滑肌细胞增殖;② 当平滑肌层增厚累及整个气道时,除中央气道可见少许平滑肌细胞增殖外,整个支气管树主要表现为平滑肌细胞肥大,且周围小气道尤为严重。可见在不同支气管水平及不同病因,促平滑肌细胞生长的机制和特点不同。

(2) 基底膜增厚及玻璃样变:ECM 中纤维蛋白堆积引起基底膜增厚,电子显微镜下显示主要是网状层增厚,而致密层和疏松层的组织结构未见明显变化。免疫组织化学技术显示增厚的网状层主要成分是Ⅲ型和Ⅴ型胶原,小部分为Ⅰ型胶原和纤维连接蛋白。超微结构研究显示,基底膜胶原增厚的程度与上皮下成肌纤维细胞数量有关,故可认为成肌纤维细胞是基底膜网状层增厚的组织来源。基底膜中胶原(特别是Ⅲ型和Ⅴ型胶原)和纤维连接蛋白的沉积及成肌纤维细胞增殖还可能是支气管壁基底膜玻璃样变的原因,因此气道壁中成肌纤维细胞的出现和Ⅲ型、Ⅴ型胶原的增多也可以作为气道重建的标志。

(三) 气道重塑与肺功能的关系

虽然气道重塑的病理学特征已经基本明确,但其与肺功能之间的关系则仍未完全明确。James 应用数学方法显示气道内膜层厚度的增加可以改变气道的机械性质,在某一给定的平滑肌收缩水平,内膜厚度增加可使气道阻力增加。Machlem 用计算机模拟支气管模型评价用力呼气情况下的气流受限与肺间质的关系,显示肺间质作为弹性负荷施加于平滑肌上。在肺功能正常的健康人,肺间质的正常弹性回缩力是维持适当的平滑肌张力和收缩力,继而维持气道的正常开放和正常阻力的基本因素,称为肺弹性回缩力与平滑肌耦联。外膜增厚减弱了间质与气道的联系,导致肺弹性回缩力与平滑肌脱偶联,使施加于平滑肌上的弹性回缩力减弱,导致气道过度收缩。

这两个模型虽然初步探讨了气道重构与气道功能的关系,但均未阐明基础状态下,即不考虑平滑肌收缩的情况下,气道重构对气流阻塞的影响。Lambert 应用计算机模拟的支气管模型分析显示,哮喘患者全层气道壁厚度的增加导致基础气道阻力增加;当平滑肌收缩时气道狭窄进一步加重。

假如气道壁瘢痕形成是肺功能逐渐减退的原因,就应该发现上皮下纤维化与病程的相关性;但事实并非如此。Chu 研究了不同程度哮喘患者的支气管镜活组织资料,发现上皮下纤维化与 FEV_1 及病程无明显相关性;Boulet 等的研究也得出相似的结果。气道重构与肺功能之间未能建立明确的相关性,可能有以下原因:① 病理取材的局限性,因为支气管镜仅能取到第 2~5 级支气管且仅限于气道壁内层,不能纵观整个气道及全层支气管的全貌,所以要建立肺功能异常与整个气道的全面联系几乎不可能的;② 儿童哮喘患者肺的生长发育受损,有报道哮喘患儿的肺生长减慢,并与哮喘的严重程度正相关,青春期时 FEV_1 最大值是其成年期 FEV_1 变化的决定因素,因此儿童期发育对肺功能的影响削弱成年患者气道重构与 FEV_1 的关系。再次哮喘患者之间个体差异较大,FEV_1 有很大程度的不均一性;最后,不同治疗情况对哮喘患者结果的分析也有影响。

总体而言,与可逆性气道阻塞相比,气道重塑是次要的,且有明显的个体差异;大部分患者没有气道重塑或明显气道重塑。

四、支气管哮喘的诊断和分期

(一) 诊断标准

(1) 反复发作喘息、气急、胸闷或咳嗽,多与接触过敏原、冷空气、物理性、化学性、手术刺激及上呼吸道感染、运动等有关。

(2) 发作时双肺可闻及散在或弥漫性哮鸣音,以呼气相为主,呼气时间延长。

(3) 上述症状和体征可经治疗缓解或自行缓解。

(4) 除外其他疾病引起的喘息、气急、胸闷和咳嗽。

(5) 临床表现不典型者(如无明显喘息或哮鸣音),应至少具备下列一项试验阳性。

1) 支气管激发试验或运动激发试验阳性。

2) 支气管舒张试验阳性：FEV_1 增加≥12%且 FEV_1 增加绝对值≥200 mL。

3) 最大呼气流量(PEF)的日内变异率≥20%。

符合 1～4 条或 4、5 条者可诊断为支气管哮喘。

（二）分期 根据临床表现可分为三期：急性发作期、慢性持续期和临床缓解期。

1. **急性发作期** 喘息、气促、咳嗽、胸闷等症状突然发生或原有症状急剧加重，以急性呼气流量降低为特征。常因接触过敏原、刺激物或因呼吸道感染诱发。轻重程度表现不一，可在数小时或数天内逐渐出现，偶尔在数分钟内危及生命。

2. **慢性持续期** 每周均出现不同频度和(或)不同程度的症状，如喘息、气急、胸闷、咳嗽等。

3. **临床缓解期** 经过治疗或未经治疗，患者的症状、体征消失，肺功能恢复至正常或急性发作前水平，并维持 3 个月以上。

（三）控制水平分级 根据哮喘治疗后的控制水平分为完全控制、部分控制和未控制 3 级。

1. **完全控制** 满足以下所有条件：无白天症状或≤2 次/周；无活动受限和夜间症状；不需要使用缓解药，或使用次数≤2 次/周；肺功能(PEF 或 FEV_1)正常或≥正常预计值(或受试者最佳值)的 80%。病情无恶化。

2. **部分控制** 任何 1 周内出现以下 1～2 项特征：白天症状＞2 次/周；有活动受限或夜间症状；需使用缓解药的次数＞2 次/周；肺功能(PEF 或 FEV_1)＜正常预计值(或本人最佳值)的 80%。病情恶化≥1 次/年。

3. **未控制** 任何 1 周内出现≥3 项部分控制特征，或任意 1 周内的一次恶化。

第二节　支气管哮喘患者的呼吸生理学变化

哮喘的基本病理学改变是气道炎症导致的充血、水肿，平滑肌痉挛，且呈发作性加重和缓解，肺实质结构正常，因此其基本肺功能改变是阻塞性通气功能障碍，且有较大可逆性，除急性发作期的气体分布不均、通气血流比例($\dot{V}/\dot{Q}$)失调外，肺换气功能相对完善。若出现气道重塑则可逆程度降低。急性发作时，呼吸中枢兴奋性则在刺激因素作用下明显增强，每分通气量(VE)增加，相应的肺血流量也代偿性增加，导致 $\dot{V}/\dot{Q}$ 失调、有效弥散膜面积减小和 CO 弥散量(D_LCO)下降，伴 PaO_2 下降和呼吸性碱中毒；部分患者有黏液栓阻塞气道；病情进一步加重，将出现严重肺过度充气和呼吸衰竭。

一、基本呼吸生理和肺功能的变化

哮喘的基本病理学变化是慢性气道炎症和 AHR，表现为阵发性、可逆性的气道阻塞。本节根据气道阻塞程度变化阐述呼吸生理的变化特点。

1. **偶发支气管哮喘或支气管哮喘完全控制** 其病理学改变为气道(主要是周围气道)的轻度炎症，平滑肌基本处于舒张状态，气道阻力正常，故常规肺通气功能参数和肺容积参数：用力肺活量(FVC)、一秒率(FEV_1/FVC)、最大自主通气量(MMV)和残气容积(RV)、功能残气量(FRC)、肺总量(TLC)、残总百分比(RV/TLC)、功能残气量占肺总量百分比(FRC/TLC)等皆正常或基本正常，肺换气功能也相应正常。可有小气道功能障碍，主要表现为最大呼气流量-容积(MEFV)曲线低容积凹形下降，呼气峰流量(PEF)、用力呼出 25% 肺活量的呼气流量(FEF_{25})正常，用力呼出 50% 肺活量的呼气流量(FEF_{50})和用力呼出 75% 肺活量的呼气流量(FEF_{75})下降。在偶发支气管哮喘患者，BPT 阳性；在完全控制患者，由于药物作用，BPT 不一定阳性；若阳性，说明气道炎症还处于一定程度的活动状态，需继续治疗；若阴性，说明气道炎症处于显著抑制状态，可考虑逐渐停药；此时小气道功能多正常，因此 BPT 是评价该类患者的主要生理学检查。若存在气道重塑，则出现一定程度的阻塞性通气功能障碍，甚至肺换气功能异常，其特点与 COPD 相似。

2. **轻度支气管哮喘** 其病理改变为气道黏膜轻度炎症，但处于较明显的高反应状态，容易出现哮喘发作。尽管气道炎症可累及中央和周围气道的各个部位，但不同类型的分布特点并不相同，以中央气道为主者主要表现为咳嗽，肺功能正常；以周围气道为主者则主要表现为发作性气喘，伴哮鸣音，出现小气道功能障碍或阻塞性通气功能障碍，主要是 FEV_1/FVC 下降，其占预计值的比例＜92%，但多不低于 70%；而 FEV_1 基本正常(占预计值的百分比≥80%)或略降低；不发作时肺功能可完全正常，动态随访FEV_1、PEF有较大的波动度,PEF的变异率≥20%。但无论何种情况,BPT阳性;当然若出现阻塞性通气功能障碍,即使$FEV_1\%pred≥70\%$也不宜进行BPT,宜进行支气管舒张试验(bronchial dilation test,BDT)。因为哮喘主要病理变化为周围气道充血、水肿、平滑肌痉挛,故无论高、低肺容积,气道皆处于一定程度的阻塞状态,其中高容积对气道有一定的扩张作用,故阻塞相对较轻,MEFV曲线在形态上表现为呈尖峰降低、斜型下降的曲线,在数值上表现为PEP和FEF_{25}下降,FEF_{50}和FEF_{75}下降幅度较大,与COPD明显不同(图6-10和图6-11);若有气道陷闭(危重症患者更容易出现),也会出现凹陷性下降,但不如COPD明显。因气道阻塞轻,慢呼吸时气体能充分呼出和吸入,肺容积参数在正常值范围。气道阻塞急性加重时,肋间肌的本体感受器兴奋,呼吸加深、变慢,从而降低生理无效腔(VD)与潮气量(VT)的比值(VD/VT),提高通气效率;降低呼吸气流的湍流强度或湍流为主改变为层流为主,降低气道阻力,VE增大,动脉血气正常。

3. 轻中度支气管哮喘　主要病理改变为气道的弥漫性炎症,以周围气道为主,黏膜增厚,腺体分泌增加;常有间歇性加重。MEFV曲线与上述相似,但呼气支的下降幅度更明显;相应各容积流量明显下降,常规通气功参数多明显下降,FEV_1/FVC占预计值的百分比<92%,其绝对值也多<70%。FEV_1、MVV占预计值的百分比明显下降,但是否低于预计值的80%取决于基础肺功能和阻塞的相对程度;$FEV_3\%$和FVC多基本正常。患者采取深慢呼吸降低气流阻力,维持正常的肺容积水平。急性加重时,气道阻力明显增加,肋间肌本体感受器的兴奋性增强,呼吸进一步加深,VE代偿性过度增大,可出现呼吸性碱中毒,PaO_2基本正常或轻度下降,肺容积参数仍基本正常。因VE增大,血流量也代偿性增加;但气体分布严重不均,$\dot{V}/\dot{Q}$失调,有效弥散膜面积减小,D_LCO下降。在很多教材、工具书或专著中常错误地描述为D_LCO增加,并将增加的原因错误地解释为肺血流量增加。上述通气功能参数随气道炎症和平滑肌痉挛的程度而变化,PEF的变异率常>30%。若有气道重塑和破坏也会出现类似COPD的变化。

4. 中度支气管哮喘　与轻中度相似,但肺通气功能参数进一步下降,MEFV曲线呈扁平状,可有轻度凹陷性变化,气体不能充分呼出;在数值上表现为PEF和FEF_{25}明显下降,FEF_{50}和FEF_{75}下降幅度更大,FEV_1/FVC、FEV_1和MVV中度下降,$FEV_3\%$和FVC轻度下降。单纯深慢呼吸不能有效降低气流阻力,需通过增加平静呼气末的肺容积降低气流阻力,故RV、FRC和RV/TLC等肺容积参数升高。因肺实质正常,TLC正常。慢呼气时气体仍能充分呼出,故VC基本正常。PEF的变异率常>30%。急性加重时气道阻力显著增加,呼吸肌本体感受器兴奋性显著增强,呼吸明显加深,VE进一步增大,出现呼吸性碱中毒,但呼吸困难加重。因气道阻塞不均,而血流量代偿性增加,故有明显$\dot{V}/\dot{Q}$失调,且以低$\dot{V}/\dot{Q}$为主,D_LCO明显下降,PaO_2下降。

5. 中重度支气管哮喘　肺通气功能变化与中度相似,但下降更显著。急性加重时,气道阻力显著增加,阻塞性通气功能障碍进一步加重,呼吸做功显著增大;本体感受器持续兴奋,继续保持呼吸加深和VE增大;RV、FRC和RV/TLC明显升高,TLC正常;慢呼吸时不能充分呼气,VC轻度下降,FRC/TLC升高,PEEPi形成;肺弹性阻力明显增大,限制深呼吸,VT降低,RR增快;FRC/TLC<67%,吸气时胸廓仍向外扩张,仍能维持相对的深慢呼吸形式,但呼吸困难明显加重;$PaCO_2$较中度患者有所恢复,并逐渐上升至正常值范围,呼吸困难加重。与COPD不同,$PaCO_2$恢复正常,特别是处于高限时是病情危重的信号,必须积极处理,并做好建立人工气道的准备。$\dot{V}/\dot{Q}$失调进一步加重,D_LCO明显下降,PaO_2显著下降。

6. 重度或危重支气管哮喘　存在严重气道阻塞和严重肺过度充气。气道内可能有黏液栓形成,FRC/TLC超过67%,肺弹性阻力显著增加,胸廓超过弹性零位,对吸气也表现为弹性阻力,故总弹性阻力显著增加。平静呼气末气体不能充分呼出、且呼出气进一步减少,出现高水平PEEPi。患者的呼吸力量常不能有效克服气道阻力、PEEPi和弹性阻力,呼吸变浅、变快,RR常在30/min以上,出现通气不足和高碳酸血症。$\dot{V}/\dot{Q}$失调明显加重,D_LCO和PaO_2皆显著降低,需尽早建立人工气道,给予合适呼吸支持。

需强调上述严重程度主要根据急性发作的特点划分,也符合呼吸生理学特点,便于指导临床治疗。与全球哮喘防治倡议(GINA)实用性不强的主观性分类明显不同,如后者的重度(Ⅳ级)、极重度(Ⅴ级)患者在较强的治疗下可以获得哮喘控制或接近良好控制,严格讲应称之为对糖皮质激素和气道扩张剂敏感性差的支气管哮喘,但不能称为重症支气管哮喘。

二、支气管哮喘患者的呼吸调节和通气应答

1. 呼吸中枢兴奋性和通气应答的基本变化 在非发作期时,呼吸中枢的兴奋性正常,故低氧通气应答、高 CO_2 通气应答与正常人无差别,发作时明显增高,但危重症患者有所不同,即使经人工气道 MV 使病情完全缓解后,低氧通气应答也明显减低。故认为哮喘急性发作期的气道阻力增高、PEEPi 是引起低氧通气应答、高 CO_2 通气应答增高的基本原因;而危重症患者的 CO_2 麻醉和严重低氧损伤,以及 MV 时应用过多抑制药物的后续效应是通气应答下降的主要原因。详见第十章第六节。

2. 通气应答变化的意义 哮喘急性发作时呼吸中枢兴奋性增强,低氧及高 CO_2 通气应答增强是克服气道阻力、维持适当 VE 的一种代偿反应;若通气应答减弱,则更容易出现低 VE 和危重症患者死亡。若危重哮喘患者呼吸中枢驱动增强,需应用大剂量镇静-肌松剂抑制过强的自主呼吸,以配合 MV;若呼吸中枢驱动不是过强,则需要的药物剂量少;一旦危重症哮喘患者的病情缓解,将从发作期的应激状态转为缓解期的抑制状态,呼吸中枢的兴奋性下降,低氧和高 CO_2 通气应答降低,持续一段时间后,呼吸中枢驱动才可能完全恢复,这对指导 MV 患者镇静-肌松剂的应用有重要意义。

3. 呼吸驱动变化的本质 低氧和高 CO_2 通气应答实质是检测的化学感受器的反应,与患者的实际情况常有较大差异。哮喘急性发作时,患者呼吸增强,VT 和 VE 增大,并出现呼吸性碱中毒,这时低氧血症多不严重,鼻导管吸氧即可缓解;即使是严重低氧血症患者,氧疗后 PaO_2 也容易升高至 100 mmHg 以上,而呼吸性碱中毒持续存在,这和传统认识上的低碳酸血症、高氧血症抑制呼吸的说法不一致,说明非化学感受器刺激发挥主要作用,事实上也确实如此。气道阻力增大,将刺激呼吸肌的肌梭的本体感受器,反射性地引起呼吸运动增强。人膈肌中的肌梭极其贫乏,但肋间肌存在,其数量依次为肋间外肌外侧部＞肋间内肌肋间部＞肋间内肌胸骨部,上部肋间肌＞下部肋间肌。哮喘发作时,气道阻力明显升高,可出现 PEEPi,导致呼吸肌负荷增加,肌梭受牵拉,本体感受器兴奋,传入冲动也随之增加,使呼吸运动增强,VT 和 VE 增加,出现呼吸性碱中毒。与本体感受器的强大作用相比,呼吸性碱中毒的抑制作用有限,故只要哮喘发作不缓解,VE 增加和呼吸性碱中毒就持续存在;而一旦气道阻塞缓解,肌梭的牵拉作用消失,呼吸驱动增强自然下降,并逐渐恢复正常。

第三节 危重支气管哮喘患者肺过度充气的判断、鉴别与处理

肺过度充气(pulmonary hyperinflation,PH)是 $\dot{V}_A$ 降低、发生呼吸衰竭,诱发气压伤,导致循环功能抑制的基础原因,也是决定 MV 策略的主要因素之一;肺过度充气还容易与气胸、血容量不足和心功能不全混淆,但处理方法差别巨大,因此正常识别、评价 PH 有重要意义。

一、肺过度充气的形成

详见本章第一节,本节简述如下。

1. 轻度和中度气流阻塞 自然呼吸时,气流阻塞必然伴随呼气不足。为维持适当 VE、且不明显增加呼吸功,患者将采取深慢呼吸形式,从而维持 FRC 在正常水平和动脉血气的稳定。若气流阻塞加重,单纯深慢呼吸不能有效代偿时,将出现 FRC 增大,习惯上被称为静态肺过度充气;FRC 增大使气道扩张,阻力减小,并增加呼气的驱动力,与深慢呼吸共同作用维持呼气的充分完成和动脉血气的相对稳定。

2. 重度气流阻塞 上述代偿机制将不能使呼气充分完成,必然导致肺过度充气加重和 PEEPi 的形成,简言之,此时 FRC 并非完全由肺弹性回缩力和胸廓弹性扩张力决定,而是肺弹性回缩力、胸廓弹性扩张力、PEEPi 共同作用的结果,习惯上被称为肺动态过度充气;若给予充足呼气时间(Te),气体能充分呼出,PEEPi 降至 0,即恢复至静态肺过度充气。

二、肺过度充气的意义

1. PH 对呼吸系统的影响和对机械通气的指导作用 PH 一方面导致肺循环阻力(PVR)显著增

大;另一方面也可维持较大的呼气动力,并动员辅助吸气肌和呼气肌活动,使吸气和呼气加快。若通气增强(如达正常 VE 的1倍以上)足以克服通气阻力的增加,仍可维持 $PaCO_2$ 的相对稳定。事实上由于膈肌和肋间肌处于不利的收缩位置,很难持续保障足够 $\dot{V}_A$ 以及 $PaCO_2$ 的稳定。随着气道阻塞的进一步加重,呼气 VT 逐渐降低,FRC 逐渐升高(图 4-17A),甚至接近呼吸系统压力-容积(P-V)曲线的高位拐点(UIP),FRC 和 PEEPi 显著升高,VE 和 $\dot{V}_A$ 显著下降;充分延长 Te 可使 FRC 和 PEEPi 下降,但下降程度有限。因此在重症或危重症哮喘患者,初始 MV 即使设置常规 VT 也不能维持正常动脉血气,反而使 PH 加重;若维持正常的动脉血气水平,需要设置较高 VT,则吸气末的压力和容积将超过 UIP,导致致死性 PH,因此必须采取低通气量通气和允许性高碳酸血症(PHC)。

2. PH 对循环系统的影响 PH 导致肺脏对胸腔内静脉的压迫和对心脏的挤压(类似心脏压塞),将诱发回心血流量下降和心排血量(CO)下降,但正常状态下,通过代偿呼吸增强,使胸腔和肺间质负压增大,减轻或对抗 PH 的负效应,维持循环功能的相对稳定;一旦进行 MV,使用较大剂量的镇静-肌松剂,机体代偿作用显著被抑制,将出现 CO 和血压的下降。

三、肺过度充气程度的判断和鉴别诊断

(一)肺过度充气的判断

1. 动态观察胸廓饱满度和听诊呼吸音 是最简单的判断方法。如果胸廓日趋饱满,胸廓的活动度逐渐减小,呼吸音逐渐减弱,提示有严重 PH。

2. 吸气末正压(平台压) 控制通气时,可较准确地反映吸气末肺容积。由于平台压受自主呼吸能力、VT、吸气时间(Ti)、Te 和吸呼气时间比(I:E)的综合影响,故吸气末正压的个体差异较大,判断 PH 的误差较大。若用于动态随访,则有较高的准确度;若通气模式和参数相同,平台压超过 35 cmH_2O 则意味着存在过度充气;压力越高,PH 越严重。

3. PEEPi 是反映肺过度充气较可靠的参数,但 PEEPi 与呼吸形式有明显关系,故仅为参考指标。若控制通气时完全抑制患者的自主呼吸,VT、I:E、RR 稳定,且符合克服严重气流阻塞的呼吸生理要求,则可充分排除呼吸形式对 PEEPi 的影响,故动态随访能较准确地反映呼气末的 PH 程度。

PEEPi 不能反映吸气末肺容积,后者与气压伤和低血压的关系更密切,对指导 MV 也更有价值。

4. 窒息试验(asphyxia test) 重症或危重症支气管患者,在控制通气、使用镇静-肌松剂完全抑制自主呼吸的情况下,吸纯氧 3~4 min,在吸气末停止呼吸机供气,使患者开始呼气,Te 延长至 30~60 s(图 4-17B、图 28-2),称为窒息试验。呼气结束的肺容积多意味着气体充分呼出,称为动态平衡容积,而呼气前的肺容积称为吸气末肺容积(V_{ei}),包括潮气量(VT)和陷闭气体容积(V_{trap})。V_{ei} = 20 mL/kg 时,肺容积约相当于 P-V 曲线的 UIP 水平。试验证实 V_{ei} = 20 mL/kg 时,约 80% 的患者的吸气末肺容积处于 UIP 以下。窒息试验是临床上判断 PH、气体陷闭容积较可靠的方法,而 V_{ei} 是判断 PH 最精确的参数。

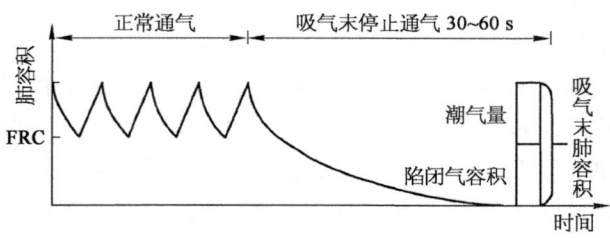

图 28-2 窒息试验模式图

(二)与肺过度充气容易混淆问题的鉴别诊断

1. 低血压原因的识别

(1)肺过度充气:是危重症哮喘患者发生低血压的主要原因,因此一旦出现血压的明显下降或低血压,要首先判断是否是 PH 所致,比较科学的方法是根据窒息试验判断,若停止通气 1~2 min 出现 CVP 明显下降、心率减慢、血压明显回升,则说明低血压是 PH 所致,需调整通气参数、减少镇静-肌松剂的使用剂量,使自主吸气触发逐渐恢复;在难以通过上述措施改善前,可适当增加补液量和应用血管活性药物。若通气后仅有轻度改善或无改善,则为其他因素所致。

(2)其他原因:① 镇静-肌松剂使用剂量过大:是第 2 位的常见原因,应减少用药剂量,适当加用升压药。② 气胸:也是常见原因,应积极检查和处理。③ 心功能不全或低血容量:是较少见的原因,在排除上述因素后应积极评估,给予相应处理。需强调非 PH 诱发的低血压,PH 也有一定的加重作用,故适当调整通气参数也是必要的。

2. 气胸的识别 单纯从症状和体征上很难鉴别气胸与严重 PH,一旦怀疑有气胸,特别是合并纵

隔及皮下气肿时应及早行胸部 X 线片或 CT 检查,并立刻调整通气参数。确诊后及早穿刺或切开引流。由于存在 PH,强调钝性分离和使用钝头引流管。

(三) 肺过度充气的控制措施

1. 减轻呼气末 PH 的方法

(1) 延长 Te:减慢 RR,延长 I:E,使 Te 延长,有助于气体的呼出,降低湍流强度或使湍流为主改为层流为主,显著降低气道阻力和 PEEPi。

(2) 降低 VT:较大 VT 需较长 Te 呼出,较小 VT 则需要较短 Te 呼出。

因此在危重症患者,小 VT、慢 RR、低 VE 通气和 PHC 是常用的策略。

(3) 其他措施:严格控制 PEEP 为 $3 \sim 5\, cmH_2O$ 或更低;降低人工气道和连接管路阻力,如用内径较粗的气管插管和连接管,选择呼气阀性能良好的呼吸机;避免持续气流过大;充分镇静-肌松,避免人机对抗。

2. 减轻吸气末 PH 的方法 控制呼气末 PH 是基础,然后进一步降低 VT 和保障人机同步,避免 V_{ei} 超过 20 mL/kg 或平台压超过 UIP 的压力。

3. 减轻局部 PH 的方法 理论上可在上述基础上通过降低吸气流量实现。但事实上并非如此,为维持适当 VT,流量的下降必将导致 Ti 延长和 Te 缩短,后果更严重,故降低吸气流量不可行。上述减轻呼气末和吸气末 PH 的方法不仅减轻弥漫性 PH,也能改善气体分布、减轻局限性 PH,即减轻弥漫性或局限性 PH 方法应该一致。

4. 避免或显著减轻人机对抗 在 PH 的基础上,一旦发生人机配合不良,不仅导致 PH 加重;也将产生高跨肺压和高切变力,肺泡破裂的机会显著增加。

总之,控制呼气末 PH 是根本,采取小 VT、慢 RR、长 I:E 和适当应用镇静-肌松剂适当抑制过强自主呼吸(避免过度抑制)和降低气道高反应(意味着人机对抗减少)是重要手段。

第四节 危重支气管哮喘患者的病理生理学特点与机械通气策略

危重症哮喘患者死亡率极高,MV 是主要救治措施,应用得当可使死亡率几乎降至 0;但应用不当也会出现较多问题。上述控制 PH 的措施是 MV 的主要依据,进一步阐述如下。

一、病理生理学特点与机械通气策略

1. 主要病理生理学特点 ① 严重气流阻塞:气道黏膜充血、水肿,气道平滑肌痉挛,部分有黏液栓形成,导致气道阻塞;在上述基础上,用力呼气压迫致小气道陷闭。其特点是吸气期严重气流阻塞,呼气期阻塞更严重。② 高水平 PEEPi:是严重气道阻塞、陷闭的必然结果,我们测定的最高 PEEPi 是 $22\, cmH_2O$。③ PH:FRC 超过 TLC 的 67%,接近 P-V 曲线的 UIP,即 FRC 与 UIP 的肺容积的差异非常小,常仅有 $200 \sim 300\, mL$ 或更小。④ 换气功能:相对完善,以 $\dot{V}/\dot{Q}$ 失调为主,氧疗容易改善低氧血症。⑤ 气道高反应性:整个气道,包括咽喉部的敏感性显著增高,外来刺激,如气管插管和 MV 气流容易导致严重的喉痉挛和气道痉挛。⑥ 气道阻塞进展迅速:特别是频繁咳嗽或人机对抗时,可迅速发生严重低通气,导致致死性低氧血症和严重呼吸性酸中毒;也容易产生瞬间的高跨肺压和高切变力,导致肺气压伤。⑦ 循环功能相对稳定:PH 可导致 PVR 显著增加,胸腔负压下降、回心血流量减少,心脏活动受限;代偿性呼吸增强则显著增加胸腔负压和肺间质负压,从而维持体循环和肺循环的相对稳定。

2. MV 与病理生理的关系 原则上采用低通气量通气(低 VT、慢 RR、长 I:E)和 PHC。具体措施和主要改善机制:① 在进展迅速的患者,为缓解致死性低氧血症和严重酸中毒,应迅速给予高浓度氧疗和适当应用碱性药物。② 因换气功能相对完善,适当通气和氧疗容易维持合适的氧合。③ 因严重 PH、气道阻塞和高 PEEPi,宜采取低 VT($6 \sim 8\, mL/kg$)、慢 RR($8 \sim 12$ 次/min)、长 I:E[$1:(2.5 \sim 3)$]通气。上述措施必然导致 PHC,这是主要通气方式。④ 理论上 PEEP 可扩张陷闭气道和扩大气道内径,减小呼吸肌做功,改善人机同步;但危重症哮喘患者 PEEPi 形成的主要因素是气道阻塞,PEEP 扩张阻塞气道的作用有限;应用不当反而加重 PH,因此 PEEP 不宜过高,一般为 $3 \sim 5\, cmH_2O$ 或更低;若需增大 PEEP,需严格限制峰压(P_{peak})、

平台压（P_{plat}）或 V_{ei}。⑤ 因高 PEEPi 和高气道阻力，呼吸肌收缩力产生的吸气驱动压不容易传导至人工气道、触发呼吸机送气；气体进入或呼出肺内的速度严重受限；气道高反应性，上述情况皆容易导致人机对抗，故需常规应用镇静-肌松剂抑制过强的自主呼吸，进行控制通气。⑥ 控制通气将抑制自主呼吸的代偿作用，容易导致血压下降，需注意适当补充血容量和应用升压药。详见朱蕾主编《机械通气》第五版。

二、病理生理学特点与无创正压通气（NPPV）的应用

1. **基本病理生理学特点和治疗现状** 危重哮喘患者主要表现为 $\dot{V}_A$ 显著降低和 $\dot{V}/\dot{Q}$ 失调，发生严重低氧血症和呼吸性酸中毒，气管插管 MV 是主要治疗手段；但病情迅速恶化，气管插管滞后或插管困难、时间过长是导致院前、急诊或住院患者死亡的主要原因；气管插管困难主要与气道高反应状态有关。

根据我们的经验，发病后和转运过程中，除及早应用糖皮质激素和反复给予支气管扩张剂吸入外，还需强调充分吸氧和人工呼吸，特别是 NPPV。急诊急救的主要手段是合理使用简易呼吸器进行 NPPV，并根据病情变化及时建立人工气道。

2. **NPPV 的理论基础和措施** 首选简易呼吸器进行 NPPV，主要依据是：① 操作迅速、简便；② 严重酸中毒可在适度通气的基础上通过静脉应用碱性药物迅速改善；③ 可迅速提供高浓度氧，甚至纯氧，迅速纠正致死性低氧血症；④ 可同时应用镇静剂或麻醉剂降低氧耗量，改善患者的精神状态，降低气道高反应性和改善气道痉挛；⑤ 可同时雾化应用气道扩张剂、皮下注射肾上腺素；⑥ 通气方法，首先随患者呼吸运动按压简易呼吸囊与患者自主呼吸同步，用浅而略快的呼吸形式配合患者的呼吸状态，而后逐渐增大 VT，减慢 RR，以符合阻塞性通气的病理生理学特点。患者一般情况一旦好转，应迅速进行经口气管插管，合理应用 MV。

尽管哮喘的病理和病理生理基础相似，但不同个体差异较大，部分患者表现为速发型哮喘反应，发病迅速，适当治疗也能迅速缓解病情，用 NPPV 配合应用气道扩张剂，可迅速改善气道阻塞，避免气管插管；部分患者病情进展相对缓慢，气流阻塞短时间内也不能获得良好控制，气道炎症可能起主要作用，应用镇静剂或麻醉剂配合 NPPV 可迅速降低氧耗量，改善患者的躁动不安状态，降低气道高反应性，为气管插管提供时间和时机。

（朱　蕾　胡莉娟）

第二十九章
急性呼吸窘迫综合征的病理生理学特点与临床诊治

提 要

1. 急性呼吸窘迫综合征(ARDS)本质是病理诊断,但无论是1994年美国胸科医师学会(ACCP)和欧洲危重病医学会(ESICM)联席会议推荐的诊断标准,还是2012年的柏林标准,都根据单纯临床表现和氧合指数(OI)诊断。病理诊断或合理的生理学分析是必要的。

2. ARDS原因众多,感染最常见,其次是创伤和手术,发病的共同基础是肺泡毛细血管膜(ACM)弥漫性或广泛性损伤,包括直接和间接损伤。吸入性损伤、氧中毒、急性间质性肺炎是常见的直接损伤原因;其他肺内或肺外因素多通过间接损伤发挥作用。无论何种情况,肺表面活性物质(PS)的缺乏和功能异常皆在ARDS的发生和发展过程中有重要作用。无论自然呼吸还是机械通气(MV),自主呼吸过强、过快导致的切变力和跨肺压持续、过度增大及其诱发的炎症反应都发挥重要作用,但被严重忽视。

3. ARDS的病理变化大体分渗出期、增生期和纤维化期三个密切关联且部分重叠的阶段。急性期的典型病变分布有一定重力依赖性。

4. ARDS急性期的病理变化主要为ACM广泛损伤和高通透性肺水肿,陷闭肺泡或陷闭肺区、实变肺泡或实变肺区的形成是决定肺通气功能、换气功能、呼吸力学变化和MV策略的基础。

5. 肺外型ARDS主要由肺外感染、创伤引起,部分由肺内局限性炎症或感染引起。肺内型ARDS主要由吸入气体、液体引起;病毒、耶氏肺孢子菌、非典型病原体感染多直接或间接通过免疫或炎症损伤引起肺内型ARDS。MV不当诱发的急性弥漫性肺损伤也是肺内型ARDS。

6. ARDS的基本呼吸生理学变化是限制性通气功能障碍和换气功能障碍,后者主要表现为静动脉血分流率($\dot{Q}s/\dot{Q}t$)显著升高,通气血流比例($\dot{V}/\dot{Q}$)失调和弥散功能障碍也普遍存在。呼吸力学变化是最特征的病理生理变化,主要是肺弹性阻力显著增大,黏性阻力和惯性阻力也明显增大,表现为肺或呼吸系统压力-容积(P-V)曲线异常,其特征性变化为P-V曲线呈S形,出现低位平坦段和低位拐点(LIP),功能残气量(FRC)、高位拐点(UIP)的容积、肺总量(TLC)皆明显降低,UIP的压力基本不变,中间陡直段的肺容积显著减小,并决定MV的实施策略和方法。

7. LIP为一段区间,LIP与UIP皆有较大可变性,导致一般理论描述和实际情况有较大差异。

8. 常规测定的ARDS吸气相和呼气相P-V曲线有3个拐点,除UIP和LIP外,还有呼气相拐点(EIP),对EIP的解释有明显错误,呼气相低位拐点(LIP,e)的测定有特殊要求。

9. ARDS患者的呼吸中枢驱动显著增强,但主要不是低氧血症刺激所致,而可能是肺内急性病变和肺容积缩小等导致的机械感受器兴奋性显著增强的结果。

10. ARDS患者存在氧耗、氧供的病理性依赖,对指导综合治疗有重要意义。

ARDS是指心源性以外的各种肺内外致病因素导致的急性、进行性低氧性呼吸衰竭。发病原因可以是感染性或非感染性,部分直接致病,大多数情况下通过一系列炎性介质和炎症细胞的作用间接致病。ARDS的主要病理改变为ACM的弥漫性或广泛性通透性增大、肺间质和肺泡水肿、肺泡陷闭和透明膜形成。主要病理生理学改变为肺内静动脉分流(包括实变区的持续性分流和陷闭区的间歇性分流），一定程度的$\dot{V}/\dot{Q}$失调和弥散功能减退。临床主要表现为进行性呼吸窘迫和顽固性低氧血症。目前比较公认的诊断标准有两个，一是 1994 年 ACCP 和 ESICM 联席会议推荐的标准：① 急性发病；② 胸部 X 线片表现为双肺弥漫性渗出性改变；③ OI(PaO_2/FiO_2)＜300 mmHg（无论是否使用 PEEP）；④ 肺动脉楔压(PAWP)≤18 mmHg 或无左心房高压的证据，满足上述标准为急性肺损伤(ALI)，若 OI＜200 mmHg 则为 ARDS。另一个是 2012 年的 ARDS 柏林标准，主要特点是未包含 ALI 的定义，OI＜300 mmHg 即为 ARDS，以 200 mmHg、100 mmHg 为界分为轻度、中度、重度。两个标准在本质上有很大的相似性，本章采用柏林标准的概念，统一用 ARDS，不再使用 ALI 的概念。

第一节 急性呼吸窘迫综合征诊断的缺陷

ARDS 本质上是病理诊断，即弥漫性 ACM 损伤或弥漫性肺泡损伤(DAD)伴高通透性肺水肿。无论是 ACCP 和 ESICM 联席会议推荐的标准，还是柏林标准皆为临床诊断，与病理诊断可能有较大差别。来自中国台湾长庚医院的一项研究也说明了这点，该研究纳入了 15 年收集的 101 例 ARDS 患者，皆有开胸肺活组织检查的病理结果，显示 57 例(56.4%)的患者存在 DAD，作者认为这是不同的 ARDS 亚型，但实际上很大一部分患者并非真正 ARDS，而是其他疾病，如单纯大叶性肺炎，这意味着临床治疗应该有明显不同，采用相同治疗策略是错误的。该研究结果也显示，有、无 DAD 的患者的死亡率分别为 71.9%、45.5%($P=0.007$)，因此参考 ARDS 的临床诊断标准，进行合理的生理学分析更有价值。

第二节 急性呼吸窘迫综合征的病因及发病机制

ARDS 的病因多种多样，其发病机制有明显的共性，也有明显的个体差异，这些皆会影响临床治疗与患者预后。

一、病 因

ARDS 的可能原因众多，感染是最常见的原因。有文献报道，ARDS 患者中 40% 直接与感染有关，30% 与胃内容物误吸继发感染有关，也有部分患者与肠道屏障功能障碍导致的肠源性感染或内毒素(LPS)吸收有关。多发性创伤和手术是发生 ARDS 的另一主要原因。尽管 ARDS 的发病原因有较大差别，但发病机制类似，其共同基础是 ACM 的弥漫性损伤，可归纳为直接和间接致病途径。

二、发 病 机 制

（一）肺泡毛细血管膜的直接损伤

1. **吸入性损伤** 胃内容物误吸或反流入呼吸道，刺激性气体或烟雾吸入气道，都可直接损伤肺泡上皮细胞和血管内皮细胞，使 ACM 的通透性增强，肺泡萎陷，血浆渗漏入间质和肺泡腔。吸入胃液 pH＜2.5，可使肺泡I型上皮细胞坏死、脱落，并累及肺毛细血管内皮细胞(PCEC)。理化物质及渗漏至肺泡的血浆成分等也可直接灭活肺泡表面活性物质(PS)，增加肺泡表面张力，加重肺水肿和肺泡萎陷。

2. **氧中毒** 长期吸入高浓度氧诱发 ARDS 并不少见。氧主要是通过氧自由基(oxygen radical, OR)和过氧化氢(H_2O_2)介导肺损伤。OR 是氧的一类代谢产物，PO_2 愈高，OR 浓度愈高。一般中低浓度的氧吸入，机体可借过氧化歧化酶等使 OR 代谢，保护肺实质免于损伤。动物实验研究显示，吸入气氧浓度(FiO_2)＞50%，时间超过 14 h，肺超微结构可出现改变，2~6 d 后出现肺水肿，伴I型肺泡上皮细胞脱落和肺泡内透明膜形成，超过 10 d 可见肺间质纤维化。一般认为机械通气(MV)患者的 FiO_2＜60% 是安全的。

3. **急性间质性肺炎** 非典型病原体或病毒感染是导致急性间质性肺炎的主要病原体，病原体以肺泡内致病为主，主要通过病原体直接损伤或间接通过免疫紊乱诱发炎症反应。轻症患者可自愈或适当治疗后好转;重症患者表现为双肺弥漫性或广泛性损伤,此时不仅有病原体致病,更主要是出现失控的炎症反应,故可以称为急性重症间质性肺炎或间质性肺炎伴ARDS,是一种典型的肺内型ARDS。

4. **机械力的直接和间接损伤** 可见于自然呼吸和MV,更常见于后者。呼吸加强加快、人机对抗导致跨肺压、切变力显著增大,直接和间接通过炎症反应导致肺损伤。

肺炎症、水肿、损伤、感染等因素刺激呼吸加强、加快,使肺泡运动产生的切变力(或剪切力)显著增大;陷闭肺泡的周期性开放产生高切变力;陷闭肺区与正常肺区或实变肺区之间的顺应性不同,扩张或回缩的幅度不同,也产生高切变力。高切变力及其导致的炎症反应是ARDS发展的重要因素,是疾病加重、患者死亡的常见原因,但理论及实践上皆容易忽视。

(二)**肺泡毛细血管膜的间接损伤** 是多数ARDS的主要发病机制,主要涉及以下方面。

1. 参与反应的细胞

(1) 多形核粒细胞(PMN):正常情况下,PMN仅占肺泡灌洗液细胞总数的1.6%,在ARDS发病早期,LPS、肿瘤坏死因子(TNF-α)、活化的补体C5a等均能激活PMN,使其在肺毛细血管内被"扣押"、聚集。PMN包括中性粒细胞、嗜酸性粒细胞和嗜碱性粒细胞,其中中性粒细胞起主要作用。PMN被激活后可直接损伤组织,但更主要是通过释放OR、蛋白溶解酶(PE)、花生四烯酸代谢产物(AAM)等损伤PCEC。PMN还可通过诱导释放炎性介质激活补体、凝血和纤溶系统,诱导其他炎性介质释放,产生瀑布级联反应,出现恶性循环。在ARDS发生、发展的过程中,PMN发挥核心作用。

(2) 肺巨噬细胞(PM):包括肺泡巨噬细胞(AM)、肺间质和肺血管内巨噬细胞(PIM)。各部位的巨噬细胞被激活后也可产生多种炎性介质,直接参与ARDS的发病过程;但主要是释放白细胞介素(IL)、TNF-α等炎性因子,强烈趋化PMN在肺内聚集,刺激PMN和PCEC产生炎性介质。在ARDS的后期,巨噬细胞参与肺组织修复。

(3) 上皮细胞和内皮细胞:有害气体、液体、颗粒物吸入后,首先损伤肺泡上皮细胞;创伤或感染等产生的有害物质进入血液循环后,首先损伤内皮细胞。内皮细胞和上皮细胞自身也可产生炎性介质。

2. **参与反应的炎性介质和细胞因子** 主要有OR、PE、AAM、IL、TNF-α、补体系统、凝血和纤溶系统、血小板活化因子(PAF)等。这些物质可直接或间接通过吸引、活化炎症细胞损伤肺实质。

3. **肺泡表面活性物质(PS)** PS的主要作用是降低肺泡气液界面的表面张力,防止肺泡萎陷;保持适当肺顺应性;防止肺微血管内液体渗入间质和肺泡。在原发或继发性肺疾病患者,肺泡Ⅱ型上皮细胞损伤和缺氧,PS合成减少;炎症细胞和炎性介质、血浆渗出物的存在使PS消耗过多、活性降低。PS缺乏和功能异常可导致大量肺泡萎陷;加速血浆渗入肺间质,并继续进入肺泡,出现肺泡水肿和透明膜形成。PS异常是ARDS加重的主要因素之一。

4. **一氧化氮(NO)** 内毒素血症时,NO对减轻内毒素导致的肺动脉高压和肺实质损伤有一定作用;NO吸入疗法也是治疗ARDS的一种手段。

5. **神经因素** 创伤、休克都可能通过兴奋自主神经而使肺静脉收缩,导致肺毛细血管充血、通透性增强。临床上颅脑外伤伴发高通透性肺水肿并不少见;动物实验研究显示,使用α肾上腺素能阻断剂可防止或减轻颅外伤导致的肺水肿,提示交感神经兴奋参与了ARDS的发病。

总之,各种诱发因素通过一系列传导途径,特别是单核-巨噬细胞导致中性粒细胞的聚集、活化和释放OR、蛋白水解酶和各种炎性介质,损伤ACM,使其通透性增加,发生肺水肿。诱发因素还可直接损伤内皮细胞和上皮细胞,激活血小板、嗜酸性粒细胞、嗜碱性粒细胞等多种细胞,并激活补体系统,直接参与肺损伤,但更主要是通过各种细胞因子和激活的补体促进中性粒细胞的黏附、聚集、活化和释放,间接促进肺损伤。在此过程中,凝血-抗凝血系统等也发挥了重要作用。上述反应是相互影响、相互促进的瀑布级联反应,具有放大效应。原发性理化因素、生物因素和炎症细胞、炎性介质也可直接损伤肺泡Ⅱ型上皮细胞,使PS合成减少;肺泡水分、炎性介质增多又可改变PS的组成,降低其生理效应,导致肺泡水肿、陷闭和透明膜形成。自主呼吸过强、过快导致的切变力和跨肺压持续增大及其诱发的炎症反应加重ARDS的发展。

三、病理学改变

1. **病理分期** 各种原因所致的ARDS病理学变化基本相似,大体分渗出期、增生期和纤维化期三个密切关联且部分重叠的阶段。

(1) 渗出期:一般而言在发病后第1周。约24 h内出现肺微血管充血、出血、微血栓形成,肺间质和肺泡内炎症细胞浸润,肺泡充满富含蛋白的水肿液,出现灶性或大片性肺泡萎陷,肺泡Ⅰ型上皮细胞变性、坏死。约72 h后,纤维素网络血浆蛋白、细胞碎片可形成透明膜。

病变呈双肺弥漫性或广泛性改变,典型病变分布有一定的重力依赖性,即下肺区和背侧肺区病变重,上肺区和前侧肺区病变轻,中间部分介于两者之间。

(2) 增生期:一般为发病后1～3周。肺泡Ⅱ型上皮细胞增生,并覆盖脱落的基底膜,肺泡囊和肺泡管可见纤维化,肌性小动脉内出现纤维细胞内膜增生,导致管腔狭窄。

(3) 纤维化期:若病变迁延不愈超过3～4周,将出现肺泡隔增厚、胶原纤维增生,发生弥漫性、不规则性纤维化,肺血管床管壁广泛增厚,肺动脉扭曲、变形,肺毛细血管扩张。肺容积明显缩小。即使是非感染因素导致的ARDS,在后期也常发生肺感染,故常见肺组织坏死和微小脓肿。

上述3期的界限并不明显,若病因迅速撤出或治疗得当,病变迅速好转,则不出现纤维化期,甚至也无增生期改变;也有部分患者,增生迅速,在1周内出现,常提示预后不良。

2. 急性期的病理学变化特点　正常情况下,肺泡上皮和毛细血管内皮的基底膜紧密融合,ACM菲薄、完整,PS作用正常,肺泡处于正常开放状态,有利于实现肺通气和换气。

(1) ACM损伤和陷闭肺泡:原发因素和炎症反应首先损伤ACM,血管内皮和肺泡上皮基底膜分开,通透性增加,血浆成分渗入肺泡外。此时肺泡上皮损伤相对较轻(吸入性损伤除外),液体不能迅速、大量进入肺泡,而是在肺泡周围逐渐积聚,静水压逐渐增大,最终导致肺泡陷闭(图29-1A)。

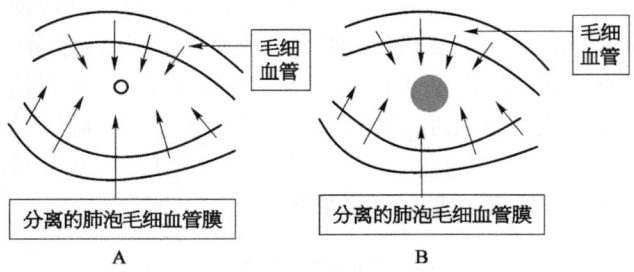

图29-1　ARDS陷闭肺泡和实变肺泡模式图

A. 陷闭肺泡,主要表现为肺泡外水肿;B. 实变肺泡,表现为肺泡外和肺泡内水肿,以肺泡外为主

(2) 病变进展和实变肺泡:随着疾病进展,PS的作用显著下降,肺泡上皮损伤进一步加重,液体成分逐渐进入肺泡,形成实变肺泡。但与大叶性肺炎的实变肺泡容积增大不同,肺损伤的实变肺泡容积明显缩小,肺泡外水肿为主,肺泡含水量明显减少,因此所谓的"实变肺泡"或"实变肺区"可理解为病变较严重的"陷闭肺泡"或"陷闭肺区"(图29-2B)。上述特点对理解ARDS的呼吸力学变化、呼气末气道正压(PEEP)的应用和通气策略有重要价值。

因ARDS患者表现为呼吸加强、加快,吸气期胸腔和肺间质负压显著增大,跨肺泡压也相应明显增大,故吸气期陷闭肺泡可充分开放;若呼气期给予足够肺泡内正压(如PEEP)或肺泡外负压,可使陷闭肺泡持续开放,实现有效通气和换气。由于实变肺泡内的水分含量非常少,若给予足够高的跨肺压(如肺开放通气),也可使其开放、并维持开放,同样也可完成有效通气和换气。

3. 肺外型和肺内型ARDS　肺外型主要由肺外感染、创伤引起,部分由肺内局限性炎症或感染引起。肺外疾病或肺内局部疾病激活的大量炎症细胞、炎性介质等进入肺循环,导致弥漫性ACM损伤,首先是毛细血管内皮的损伤。由于肺内血液分布呈重力依赖性,后下肺血液循环丰富,损伤较重;前上肺损伤较轻,故影像学表现为典型的重力依赖性(图29-2A)。肺内型主要由吸入气体、液体等引起,首先引起肺泡上皮损伤,然后是ACM的广泛性损伤,影像学呈双肺弥漫性改变(图29-2B)。病毒、耶氏肺孢子菌、非典型病原体感染直接或间接通过免疫或炎症反应异常导致ACM损伤,也表现为肺内型ARDS。

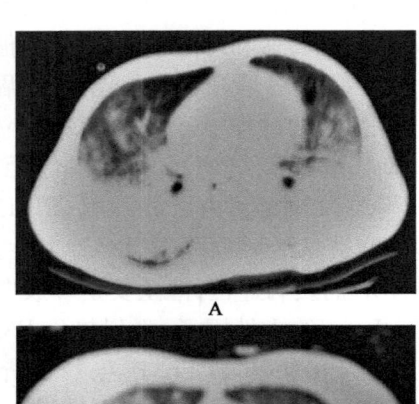

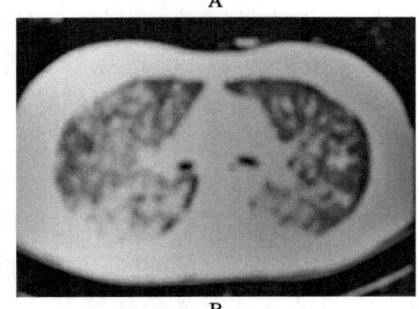

图29-2　肺外型(A)和肺内型(B)ARDS的影像学变化

第三节　急性呼吸窘迫综合征的呼吸生理学特点

ARDS 的病理生理学改变主要是肺换气功能障碍和呼吸力学异常,也有一定的呼吸驱动增强和机体利用氧的能力下降。

一、基本呼吸生理学变化

无论是陷闭肺组织还是实变肺组织都导致肺换气功能障碍,主要表现为 $\dot{Q}s/\dot{Q}t$ 明显升高,一定程度的 $\dot{V}/\dot{Q}$ 失调和弥散功能障碍,也必然导致限制性通气功能障碍,但主要表现为呼吸力学变化。

二、呼吸力学变化

是 ARDS 最典型的病理生理学变化,主要表现为肺压力-容积(P-V)曲线异常;由于跨肺压测定较烦琐,而呼吸系统顺应性可较好地反映肺顺应性,故常用呼吸系统 P-V 曲线反映肺 P-V 曲线,常规选择以功能残气量(FRC)为基点,肺泡内压(实质是肺泡内压与大气压之差)变化为横坐标、肺容积变化为纵坐标的吸气相曲线。

(一)正常 P-V 曲线　呈反抛物线形,分为 2 段 1 点,2 段即陡直段和高位平坦段,1 点为 2 段交点(高位拐点)。在陡直段,压力和容积的变化呈线性关系,较小压力差即能引起较大 VT 变化,是自主呼吸和 MV 的适宜部位。呼气末在正常 FRC 位置可保障最佳的力学关系、最低肺循环阻力(PVR)、最小呼吸做功和正常动脉血气水平。在高位平坦段,较小 VT 变化即可导致压力的显著升高,增加机械通气相关性肺损伤(VALI)的发生风险,并加重 MV 对循环功能的抑制。故 MV 时强调高压低于高位拐点、低压维持正常在 FRC 水平,称为定压通气(PTV),是保护性肺通气策略的核心。一般情况下,高位拐点为肺容积占肺总量(TLC)的 85%～90% 和跨肺压为 35～50 cmH_2O 的位置,大体相当于容积控制通气 35 cmH_2O 的平台压(P_{plat})、稳定辅助通气 30 cmH_2O 的 P_{plat} 或吸气末肺容积(V_{ei})20 mL/kg 的水平。

(二)ARDS 的病理学改变与 P-V 曲线　P-V 曲线呈 S 形,出现低位平坦段和低位拐点,FRC、高位拐点的容积、TLC 皆明显降低,但高位拐点压力基本不变,中间陡直段的肺容积显著减小(图 4-10),这与 ARDS 的病理学改变一致。如上述,典型 ARDS 的病变具有重力依赖性,大体分为高位相对正常肺区 30%、中间陷闭肺区 20%～30%、低位实变肺区 40%～50%,是典型肺外型 ARDS 的表现;弥漫性"均匀"ARDS 是肺内型 ARDS 的表现,也可大体分为相对正常肺组织 30%、陷闭肺组织 20%～30%、实变肺组织 40%～50%。在肺泡内压较低的情况下,肺容积增大仅能导致相对正常肺泡的进一步扩张,故肺顺应性(C_L)较低,出现低位平坦段;随着肺容积的进一步增大或压力进一步升高,陷闭肺泡开放,C_L 增加,LIP 出现;其后正常肺组织和开放的陷闭肺组织的容积增加,出现陡直段;超过一定限度,也将出现 UIP 和高位平坦段,因此 ARDS 患者 P-V 曲线的低位平坦段为相对正常肺组织容积变化的结果,LIP 为陷闭肺泡开放点。由于胸腔负压存在和肺泡损伤程度的不均一等原因,LIP 为一段,理论上最低位置为"大部分陷闭肺泡"的开放点,而最高位置为全部陷闭肺泡的开放点。P-V 曲线的不同部分反映不同肺组织的病理特点,具有不同的病理生理学效应。

1. 相对正常肺区或肺组织　肺泡内径和 $\dot{V}/\dot{Q}$ 处于比较理想的状态,能充分完成气体交换,给予较高通气压力将增大肺泡内径,引起局限性肺过度充气,增加局部肺血管阻力;正常肺区或肺组织的过度充气可压迫部分病变较轻的肺组织,使其发生肺泡陷闭。

2. 陷闭肺区或肺组织　表现为肺泡吸气期开放、呼气期闭合的状态,可导致多种不良后果。

(1) 呼气相间歇性分流:吸气期,在显著增大的胸腔负压作用下肺泡开放,进行气体交换,肺泡毛细血管 PO_2 明显升高;呼气期,胸腔负压下降,肺泡萎陷,不能通气,但血流存在,导致呼气期分流,发生严重低氧血症,吸氧不能有效升高 PaO_2。

(2) 切变力损伤:肺泡的周期性开放导致高切变力(或剪切力);陷闭肺区与正常肺区或实变肺区之间顺应性不一致也产生高切变力。显著增强、增快的呼吸使切变力和跨肺压也显著增大,导

ARDS 不断发展和加重。

（3）PVR 增大：肺泡陷闭，肺泡 PO_2（P_AO_2）显著下降，引起周围肺血管反射性收缩，PVR 增大。

若 PEEP 或呼气末胸腔外负压（NEEP）足够大，可使陷闭肺泡在呼气期开放，恢复正常 FRC 水平，消除或减轻上述不良效应，最大限度地提高 PaO_2，改善肺顺应性，减轻肺损伤，降低 PVR。进一步提高 PEEP，肺泡扩张，FRC 继续增加，PaO_2 仍可轻度提高，但同时明显压迫肺泡毛细血管，使 PVR 增大，传导至胸腔的压力增大，影响体循环；较低水平的 PEEP 则不能使陷闭肺泡扩张，改善氧合的作用有限，也不能消除切变力损伤和改善肺循环，故使肺泡呼气期维持适当开放的 PEEP 称为"最佳 PEEP"。

3. 实变肺区 自主呼吸负压或 MV 正压（如 PEEP）不能使实变肺泡扩张（肺开放通气除外），故表现为持续性分流和顽固性低氧血症，PVR 升高。随着炎症好转，实变肺泡内的渗出物逐渐吸收变为陷闭肺泡后，PEEP 才能发挥治疗作用。由于该部分肺泡严重损伤，好转过程中反而容易发生气压伤，因此一旦符合停机指征应尽早停用呼吸机。

（三）高位拐点和低位拐点的合理评价与 MV 参数的调节

1. 高位拐点的可变性 由于肺损伤的不均一性，P-V 曲线上也可无明显的 UIP。Hickling 的数学模型提示：依据 P-V 曲线的 UIP 不能准确判断肺的过度扩张。P_{plat}＞UIP 的压力（P_{UIP}）时，部分肺区的复张仍继续发生；部分肺区已出现明显的过度扩张，两部分综合作用的结果是后者被前者掩盖，P-V 曲线上不出现明显 UIP。在分别测定高位肺区和低位肺区的 P-V 曲线时，发现高位肺区较早出现 UIP，低位肺区则没有观察到 UIP，则总 P-V 曲线上没有观察到明显 UIP，这符合重力依赖性的特点。因此可认为 UIP 主要反映肺高位肺区或相对正常肺组织的过度扩张，且可能被低位肺区或病变较重肺区的继续复张所掩盖或部分掩盖，不出现 UIP 或典型 UIP；而 UIP 出现则反映肺过度扩张状态已经形成。

2. 通气高压或容积的确定 根据上述结果，若 P-V 曲线上出现 UIP，应使 P_{plat}＜P_{UIP}，大约相当于控制通气时 P_{plat} 为 35 cmH_2O 或平稳辅助通气时为 30 cmH_2O 的水平。超过此值，多数肺泡将可能出现明显过度充气，因此若 UIP 被掩盖，则应使控制通气的 P_{plat}＜35 cmH_2O，有平稳自主吸气触发时则应低于 30 cmH_2O。若出现过强的自主呼吸，胸腔负压和跨肺压将明显增大，并伴随切变力的明显增大，需调节呼吸机或用镇静-肌松剂抑制过强的自主呼吸。

3. 低位拐点为一段 理论上 LIP 为陷闭肺泡的同时开放点，即呼气末压超过 LIP，大量陷闭肺泡开放；若低于该点且持续一定时间，则肺泡重新陷闭而再次变为陷闭肺区。一般情况下，开放正常肺泡需要的跨肺压（不是 P_{plat}）约为 20 cmH_2O；由于胸腔负压梯度的存在，不同位置的肺泡开放需要的肺泡内压不同，故 LIP 应表现为一个区间。

在 ARDS 患者，由于肺泡病变程度不一，需要的跨肺压也不同，病变越严重，需要的跨肺压越大，可显著超过 20 cmH_2O，故在相同胸腔负压条件下，LIP 的变化范围更大，这也是 ARDS 患者可以实施 PTV（PEEP 较低，约 10 cmH_2O）、也可以实施开放性肺通气（PEEP 较高，为 20~30 cmH_2O）的理论基础之一。

4. ARDS 的低位拐点可以不出现 这与正常或基本正常的肺泡在低容积时出现过度扩张有关，与 UIP 不出现的机制相似，不赘述。

5. PEEP 选择的多变性 根据最佳 PEEP 扩张 ARDS 陷闭肺泡的作用机制，在适当 PEEP 范围内（8~12 cmH_2O 或 10~15 cmH_2O），扩张陷闭肺泡似乎是全或无式的；但实际上并非如此，PEEP 选择从最佳水平到肺开放水平（超过 20 cmH_2O）之间也会有一定的陷闭肺泡开放，只是数量较少，这也是部分患者随着 PEEP 增加，P-V 曲线斜率或 C_L 逐渐改善、PaO_2 继续升高的主要原因之一。当陷闭肺泡开放引起的顺应性增加与原来扩张肺泡过度膨胀引起的顺应性下降之间达到最佳比例状态时，C_L 最大，称为最大静态肺顺应性，因此从病理生理角度讲，选择达到最大静态肺顺应性的 PEEP 作为最佳 PEEP 也是一种比较理想的选择。由于该点的位置具有显著的时间依赖性，需反复测定，应用不当容易导致显著的肺泡高压，临床上难以推广。

（四）ARDS 的呼气相 P-V 曲线

从理论上讲，LIP 是陷闭肺泡的开放点，应该用于指导吸气压；呼气相 LIP（LIP, e）反映呼气期的肺泡陷闭压，对指导 PEEP 更有价值，但常规 MV 条件下，两者差别不大，我们的试验结果显示两者相差约 2 cmH_2O，进一步区分的实际临床价值有限，但对理解 ARDS 的理论价值较大。详见第四章第三节。

三、呼吸中枢的兴奋性显著增强

急性肺泡陷闭和实变使肺容积缩小,刺激肺的牵张感受器;肺实质炎症、水肿刺激毛细血管旁感受器(J感受器);低氧血症刺激化学感受器使呼吸驱动显著增强(意味着用常规剂量的镇静剂或麻醉剂不能有效抑制呼吸中枢的兴奋性;更大剂量才能抑制过强的自主呼吸),呼吸加快、加强,出现顽固性呼吸窘迫和呼吸性碱中毒。尽管低氧血症是刺激呼吸加快的因素,但一般在 $PaO_2<60$ mmHg 时发挥兴奋作用,并且低氧血症纠正后呼吸窘迫持续存在,因此低氧血症不是导致呼吸中枢兴奋性增强和呼吸窘迫的主要因素。

四、氧耗氧供的病理性依赖

ARDS 和多脏器功能衰竭患者皆存在氧耗、氧供的关系异常。健康人的供氧量可以有变化,但在一定范围内(即超过氧输送临界域时),氧耗量保持相对稳定,即在供氧量减少的情况下,由于局部代偿机制发挥作用,组织器官对氧的摄取和消耗保持相对稳定。在 ARDS 患者,这种代偿机制显著减退或耗竭,在所有氧供水平上都存在氧耗对氧供的绝对性或病理性依赖(图 8-8)。这种现象在肺组织表现为 $\dot{V}/\dot{Q}$ 失调和低氧血症,在肺外器官则表现为毛细血管与组织之间发生氧交换障碍和组织缺氧。导致组织氧耗-氧供失衡的主要机制是局部代偿机制的耗竭,主要有两种学说:一种是血流的重新分布,即血流由氧耗量较高的重要脏器向氧耗量较少的骨骼肌等组织分布;一种是重要脏器的毛细血管内皮细胞损伤,组织水肿,毛细血管横截面积减少,氧的弥散距离增大、弥散面积减小,导致重要脏器缺氧。总体倾向于后一种学说,认为是 ARDS 和多脏器功能障碍的共同发病机制,该学说对指导改善组织供氧和综合治疗有重要价值(详见第十九章第七节)。

第四节 急性呼吸窘迫综合征患者机械通气治疗的基本原则

基本原则是符合呼吸生理学的特点,采取保护性肺通气策略;还要注意综合治疗,改善组织供氧。

(一)改善组织供氧 不能单纯以改善 PaO_2 或 SaO_2 为目的,而应以改善组织供氧为原则。详见第十九章第七节。

(二)保护性肺通气 机械通气以减轻或至少不加重肺损伤为原则,故强调最佳 PEEP、低平台压、适当 VT 或小 VT,称为保护性肺通气,主要为定压通气(PTV)和允许性高碳酸血症(PHC)。在维持适当氧合的基础上控制氧浓度。

需控制过强的自主呼吸和过快的 RR、避免人机对抗,有效地控制跨肺压和切变力的明显增大。详见朱蕾主编《机械通气》第五版。

(三)肺开放通气 小 VT 和适当 PEEP 通气时较传统机械通气的气压伤风险低,患者病死率下降;但也容易导致肺泡萎陷和肺不张的发生,因此 1992 年 Lauchmann、Sjostrand 提出肺开放策略,即用足够高的吸气压及适当较高 PEEP(可通过传统正压通气或高频通气等方式实现)打开肺并使其保持开放。具体包括 2 个阶段,首先在短时间内用较高吸气压和 PEEP 使肺泡充分开放;然后用较低吸气压和 PEEP(即 PTV)维持肺泡的开放,因为肺泡一旦充分开放,将维持一定时间,重新陷闭相对比较困难,故用较低水平 PEEP 和高压即可。若病情再次加重,则可以实施多次肺开放。

至于是首选 PVT、PHC 还是肺开放策略,建议应首选前者,在效果不好的情况下应尽早选择后者,并及早加用体外膜氧合(ECMO)辅助。

(四)治疗原发病和诱发因素 ARDS 发展迅速,容易发展为多脏器功能衰竭,死亡率高,故应在上述治疗基础上及早控制原发病和诱发因素,如寻找感染灶、改善病灶的引流、选择可能有效的抗感染药物,处理创伤等。

(五)综合治疗 ARDS 患者死于呼吸衰竭的比例并不高,更多死于多脏器功能衰竭,因此避免单纯追求氧合改善,而是对病情综合评价,通过综合治疗、改善组织供氧更为重要,详见本书第十九章第七节和朱蕾主编《机械通气》第五版。

(朱 蕾 吴 旭)

第三十章
弥漫性实质性肺疾病的病理生理学特点与临床诊治

> **提　要**
>
> 1. 间质性肺疾病(ILD)的通气功能特点是限制性通气功能障碍；随肺扩张受限和回缩受限的程度不同，残气容积与肺总量百分比(RV/TLC)可增加、正常、降低；由于肺容积降低，气道阻力和呼吸肌力量相对正常，呼气常提前完成。
>
> 2. 部分ILD患者可因肺纤维化、炎症渗出而出现小气道功能障碍，表现为最大呼气流量-容积(MEFV)曲线低容积部分出现凹陷性变化；部分患者可因肺弹性回缩力增加使小气道更加"开放"，MEFV曲线低容积部分出现凸形变化，伴一秒率(FEV_1/FVC)明显升高。
>
> 3. 一氧化碳弥散量(D_LCO)、每升肺泡容积的一氧化碳弥散量(D_LCO/V_A)下降是ILD的早期指征。气体分布不均、血流分布不均和通气血流比例($\dot{V}/\dot{Q}$)失调导致有效弥散膜面积减少是D_LCO、D_LCO/V_A下降的主要机制；肺泡毛细血管床破坏、肺泡毛细血管移位、肺容积减少导致的弥散膜面积绝对减少、厚度增加等也是重要的影响因素。
>
> 4. ILD患者的肺弹性回缩力增加，静态压力-容积(P-V)曲线向右下移位，形态扁平。
>
> 5. 呼吸中枢驱动增强可能主要是肺牵张反射等的机械感受器过度兴奋的结果，化学感受器调节的作用有限，以浅快呼吸为基本特点。
>
> 6. ILD患者容易出现肺动脉高压，且运动时加重，其发生与疾病本身和低氧血症皆有关系。
>
> 7. ILD患者较早出现运动性低氧血症，肺泡-动脉血氧分压差[$P_{(A-a)}O_2$]增大。
>
> 8. ILD患者常因肺通气功能受限而终止运动，极量运动时最大氧耗量($\dot{V}O_{2max}$)和无氧域(AT)减低，通气效率和做功效率皆下降。

弥漫性实质性肺疾病(diffuse parenchymal lung disease, DPLD)，习惯上称间质性肺疾病(interstitial lung disease, ILD)，是一组主要累及肺间质、肺泡和(或)细支气管的肺部弥漫性疾病。具有一些共同的临床、呼吸病理生理学和胸部影像学改变，即渐进性劳力性呼吸困难、双肺弥漫性病变、限制性通气功能障碍伴弥散功能降低、低氧血症。病程多缓慢进展，逐渐丧失肺泡毛细血管功能单位，部分最终发展为弥漫性肺纤维化和蜂窝肺，导致呼吸功能衰竭而死亡。此组疾病种类众多，有200余种，明确病因者约占1/3，大多与粉尘吸入有关，以无机粉尘居多，如硅沉着病、石棉肺；有害气体、病毒、细菌、寄生虫所致感染及某些药物性损害也是常见原因。大多数病因未明，以特发性肺间质纤维化(IPF)最多见；其次为结缔组织病，如类风湿关节炎、干燥综合征、系统性红斑狼疮；还有结节病、外源性肺泡炎、肺泡蛋白沉着症、特发性肺含铁血黄素沉着症等。IPF多见于中、老年人，发病率随年龄增长而升高，且预后不良，5年存活率低于50%。

第一节　弥漫性实质性肺疾病患者的呼吸生理学变化

肺实质渗出增多、细胞和结缔组织增生是主要病理学改变，并导致一系列病理生理学变化，主要有：① 肺弹性回缩力增加，顺应性下降；气道阻力基本正常，故表现为限制性通气障碍。② 肺泡与毛细血管床的厚度增加、面积减少；$\dot{V}/\dot{Q}$失调。由于肺泡破坏常超过肺血管床的破坏，故以低$\dot{V}/\dot{Q}$为主，导致有效弥散膜减少，D_LCO和D_LCO/V_A降低，发生低氧血症和$P_{(A-a)}O_2$增大。

一、肺容积及通气功能

1. 肺容积和通气功能的典型变化　由于ILD患者肺的含气组织减少、实质成分增多，弹性回缩力增加，故肺总量（TLC）、功能残气量（FRC）、残气容积（RV）、肺活量（VC）、深吸气量（IC）、补呼气容积（RV）等均减少。多数情况下，肺扩张受限较回缩受限更显著，故TLC、VC减少相对更明显，RV/TLC多在正常值上限或轻度增加；若RV、TLC降低程度相似，则RV/TLC正常；少部分患者RV降低幅度大，RV/TLC降低。一般认为TLC减少对ILD诊断和严重程度评估具有较大作用，而与肺泡炎及肺纤维化之间的相关性较低，对判断预后也有争议。VC或用力肺活量（FVC）降低与肺动脉高压严重程度及2年存活率有较密切相关性。

由于肺容积降低，气道阻力和呼吸肌力量相对正常，呼气所需时间明显缩短，呼气常提前完成，故FVC、第1秒用力呼气容积（FEV_1）下降，一秒率（FEV_1/FVC）升高；加之肺容积降低，故表现为典型限制性通气功能障碍，最大自主通气量（MVV）下降。

2. 肺通气功能的非典型变化　虽然ILD主要累及肺泡及间质，但部分也会累及气道，引起气道形态改变及相应的功能变化。IPF、肺结节病、胶原血管病、石棉肺、过敏性肺泡炎及组织细胞增多症X，其小气道可因肺纤维化和炎性渗出出现狭窄，但远比肺实质病变轻；且周围小气道面积巨大，轻度改变不至于明显影响呼气流量，故虽然大多数ILD患者会出现小气道的病理学变化，但仍表现为限制性通气障碍，FEV_1/FVC基本正常，但有小气道功能障碍，典型变化是MEFV曲线低容积部分出现凹陷性变化。部分患者MEFV曲线低容积部分出现凸形改变，提示肺弹性回缩力增加使小气道较正常肺处于更加"开放"的状态，伴FEV_1/FVC明显升高，有作者认为当$FEV_1/FVC>91\%$时，即出现所谓的超常流量（supernormal flow）时提示ILD患者预后不良。一些胶原血管病也可出现细支气管闭塞；支气管阻塞也可发生于肺结节病和坏死性肉芽肿性血管炎（又称Wegener肉芽肿）患者，表现为以限制为主的混合性通气障碍。过敏性血管炎、肉芽肿性疾病、有超敏反应的硅沉着病急性加重期、慢性嗜酸性粒细胞肺浸润等患者的气道阻塞是可逆的，随治疗和自然病程变化出现阻塞性通气障碍的加重或减轻。部分肺结节病或硅沉着病的患者的乙酰甲胆碱激发试验阳性，提示存在气道高反应性。

3. MEFV曲线的变化　如上所述，MEFV曲线有一定特殊性，总结如下。MEFV曲线是反映肺通气功能的重要测定项目，包括图形和数值两部分，可反映各种通气功能障碍，特别是小气道功能。在ILD患者，由于TLC和FVC均减少，MEFV曲线图形缩小，各容积流量普遍降低（图6-10C）；但因呼气多提前完成，故与PEF、FEF_{25}相比，FEF_{50}、FEF_{75}降低幅度相对较小，或者说其绝对值相对增加，导致曲线下降支陡直，曲线左移。ILD患者MEFV曲线的变化间接反映VC或FVC、FEV_1、FEV_1/FVC的变化状况。由于现代肺功能仪通过计算MEFV曲线间接计算出FVC曲线及其各秒的比值，因此两者变化一致是必然的。当然部分患者出现小气道功能障碍，部分患者小气道更加开放，其变化有相应特点（图6-27C）。

二、肺的换气功能

肺的换气功能包括弥散功能、$\dot{V}/\dot{Q}$和静动脉分流等方面，而ILD患者主要表现为$\dot{V}/\dot{Q}$失调和弥散功能减退。

（一）影响换气功能的环节

1. 影响弥散的基本因素　正常肺弥散过程包括气相弥散、膜相弥散和血相弥散3个独立又密切联系的部分（见第七章第二节）。弥散能力是弥散阻力的倒数。肺气体弥散阻力（1/DL）包括肺泡内阻力(气相阻力)、肺泡毛细管膜阻力(膜相阻力,1/Dm)、肺泡毛细血管中血浆和红细胞内阻力[血相阻力,1/(Q×Vc)]。在正常肺、限制性通气障碍、轻中度阻塞性肺通气功能患者,气相阻力可忽略不计,它们之间的关系可表示为:1/DL=1/Dm+1/(Q×Vc),式中Q为弥散气体与血红蛋白(Hb)的结合速率,Vc为肺毛细血管血容量。在ILD患者,一般情况下心排血量、Hb浓度、Q正常;若肺血管病变不严重,Vc降低不明显,血相弥散对弥散量的影响可忽略不计,但大部分患者血管病变明显,将导致Q×Vc下降。ILD患者的基本病理学改变是肺泡损伤,必然出现膜弥散下降。两者共同作用将导致肺弥散能力下降,出现D_LCO和D_LCO/V_A下降。

2. $\dot{V}/\dot{Q}$失调及其效应 尽管各种类型的ILD皆可不同限度地累及肺泡和血管,但程度多不相同,故容易出现$\dot{V}/\dot{Q}$失调,其中$\dot{V}/\dot{Q}$增大导致肺泡无效腔和生理无效腔(VD)增加,使每分通气量(VE)增加和呼吸功增大,并可能出现呼吸性碱中毒;而$\dot{V}/\dot{Q}$降低则导致低氧血症。$\dot{V}/\dot{Q}$失调必然导致有效弥散膜的面积减小,是D_LCO和D_LCO/V_A下降的主要因素。

(二) 对肺弥散功能认识的演变 ILD表现为限制性通气障碍、PaO_2下降,且D_LCO下降远较多数肺部疾病严重。关于D_LCO下降的机制,最初根据光学显微镜检查结果,认为是正常肺间质组织被纤维组织替代,肺泡毛细血管膜增厚、面积减小所致。但电子显微镜检查及呼吸生理学的研究成果显示了并不完全一致的结果。

(1) 正常肺结构:在电子显微镜下,肺泡毛细血管的厚度并不一致。在部分区域,肺泡上皮与毛细血管内膜紧密相接,基底膜融合在一起,无间质组织存在,很薄,称为肺泡毛细血管膜(ACM),适合气体交换;在其他区域,肺泡上皮与毛细血管内皮之间存在较多间质组织,称为间质部(详见第二章)。

(2) ILD的基本变化:在ILD患者,肺间质纤维组织增生的分布情况有较大变异,部分主要存在于毛细血管不与肺泡气体交换的间质部分,而进行气体交换的部分并无明显增厚,该部分患者影像学的改变非常明显,肺功能常表现为限制性通气功能障碍,而D_LCO下降和低氧血症相对较轻;有部分患者,肺间质部分的改变不明显,但ACM的改变明显,肺功能表现为严重D_LCO下降和低氧血症,限制性通气功能障碍较轻,影像学改变也不明显;在部分患者两者累及程度接近,则D_LCO下降、低氧血症与限制性通气功能障碍、影像学变化比较一致。

(3) 弥散功能下降的病理生理学机制:从生理学角度而言,D_LCO下降是肺泡与肺泡毛细血管之间弥散量的下降,不仅与弥散膜的面积、厚度有关,也显著受气体分布、血流分布及两者之间比例($\dot{V}/\dot{Q}$)的影响。在ILD或其他气道-肺实质疾病不仅存在弥散膜的异常,更主要表现为$\dot{V}/\dot{Q}$失调;甚至在无弥散膜异常的情况下也存在$\dot{V}/\dot{Q}$失调,因此D_LCO下降常提示严重$\dot{V}/\dot{Q}$失调存在,一般$\dot{V}/\dot{Q}$失调越明显,D_LCO下降越显著。用6种惰性气体分析方法检测$\dot{V}/\dot{Q}$证实大部分ILD患者存在$\dot{V}/\dot{Q}$失调。

(三) 小结 D_LCO下降是ILD的早期指征,可以出现影像学、限制性通气功能障碍和低氧血症之前。气体分布不均、血流分布不均和$\dot{V}/\dot{Q}$失调导致有效弥散膜面积减少,是D_LCO和D_LCO/V_A下降的主要原因。肺泡毛细血管床的破坏,引起肺泡ACM的面积减少、厚度增加;肺间质纤维组织增生使剩余肺泡毛细血管被推向一侧,气体交换面积进一步减少等,也是D_LCO和D_LCO/V_A下降的重要因素。当然晚期患者,特别是出现蜂窝肺改变时,肺容积减少、弥散面积减少和厚度增加可能发挥更多作用。

三、静态肺顺应性

ILD主要的力学变化是肺容积减少、变硬导致的肺弹性回缩力增加和肺顺应性下降,故静态压力-容积(P-V)曲线较正常向右下移位,形态扁平(图30-1);另一特点是在TLC位置最大跨肺压或最大吸气食管内压(Pes_{max})明显升高。Pes_{max}与TLC呈负相关;肺容积越小Pes_{max}越大。

四、呼吸功与呼吸调节

1. 呼吸功及呼吸形式 ILD患者肺弹性阻力增加,P-V曲线右下移位(图5-24B,图30-1),Pes_{max}增加,呼吸功相应地增加。为克服弹性阻力增加,患者浅快呼吸,表现为VT降低、呼吸频率(RR)增快,每分通气量(VE)增大(图5-25B),维持$PaCO_2$不升高。这种浅快呼吸在正常人或动物实验时给予外部弹性负荷也可出现,且与动脉血气变化无关,是由肺内迷走神经介导的向心性神经纤维活动增强所致。浅快呼吸可以被肺内局部麻醉阻断,并且阻断迷走神经也可抑制浅快呼吸或使浅快呼吸消失。胸廓的神经反射可能也参与浅快呼吸的形成,若将胸廓用绷带束缚或固定即可引出浅快呼吸。正常人给予外部弹力负荷时同样也可出现浅快呼吸。ILD患者清醒时呈浅快呼吸,睡眠时浅快呼吸减弱或消失,提示行为性呼吸调节也参与了浅快呼吸的形成。

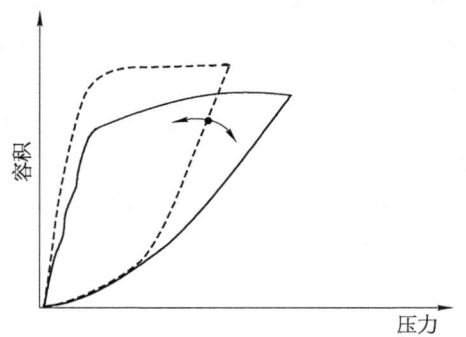

图30-1 ILD患者的肺压力-容积曲线
与正常相比(虚线),间质性肺疾病肺弹性阻力增大,向右下移位(实线)

2. 呼吸驱动变化　ILD患者的吸气时间(Ti)缩短,呼气时间(Te)和呼吸周期时间(Ttot)也相应缩短,但Ti缩短幅度更大,故Ti/Ttot减小。平均吸气流量增加,提示呼吸驱动增强。有关ILD患者的低氧通气应答的研究较少,Stockley等研究显示,给予ILD患者纯氧吸入30 min出现一过性通气抑制,且PaO₂越低抑制效应越强。从性质上讲,这种效应与正常人无本质区别,因此认为低氧通气应答正常或基本正常。ILD患者的高CO_2通气应答呈增强趋势。与其他气道-肺实质疾病相似,ILD患者的呼吸驱动增强主要由机械性呼吸调节完成,其中牵张反射可能发挥主要作用。

五、肺血流动力学变化

ILD患者容易出现肺动脉高压,且在运动时明显加重。有些以血管炎为主要特征的疾病,肺血管病变本身即可导致肺动脉压升高,甚至部分患者以单纯肺动脉高压为主要表现。大多数ILD患者,如IPF患者的肺血管病变即为肺部病变的一部分。ILD患者肺动脉高压的发生、发展机制一般涉及以下几个方面:肺血管床减少、肺血管弹性减退、肺血管壁中层或内膜增生导致的肺血管狭窄或闭塞,还有低氧血症所致的肺血管收缩、增生。持续肺动脉高压可增加右心室后负荷,出现肺源性心脏病。有些ILD患者可因肺动脉高压的急剧加重而出现右心衰竭失代偿表现。

六、气体交换的变化

肺换气功能障碍,特别是$\dot{V}/\dot{Q}$失调(低$\dot{V}/\dot{Q}$)导致ILD患者较早出现低氧血症,肺泡-动脉血氧分压差[$P_{(A-a)}O_2$]增大。有研究显示40%的ILD患者混合静脉血氧分压($P\bar{v}O_2$)<34 mmHg,明显低于正常值,提示$P\bar{v}O_2$下降也是导致低氧血症和$P_{(A-a)}O_2$增大的原因之一。ILD早期,随着肺组织炎性因子的释放、炎症细胞浸润、毛细血管渗出和间质水肿、肺实质相对僵硬等原因刺激,呼吸中枢兴奋性增强,VE增大,低氧血症的程度多较轻,对化学性感受器的刺激作用和呼吸中枢的兴奋作用有限或不存在。肺过度通气使$PaCO_2$下降,低氧血症可得到部分代偿而有所改善,但$P_{(A-a)}O_2$仍增大。故与PaO_2相比,$P_{(A-a)}O_2$增大是反映ILD气体交换障碍的更灵敏参数。随着病情逐渐发展,PaO_2进一步降低,$P_{(A-a)}O_2$不断增大,严重者发生明显低氧血症。由于上述刺激因素持续存在,加之低氧血症的刺激,呼吸性碱中毒持续存在。晚期或严重患者,由于残存肺泡容积显著减少,也可出现高碳酸血症。部分患者合并气道阻塞,也可加重高碳酸血症。

第二节　弥漫性实质性肺疾病患者运动时心肺功能的变化

与其他类型的气道-肺实质疾病相比,ILD患者运动时的心肺变化更明显,主要表现为以下两个方面。

一、基本运动变化

1. 运动性低氧血症　运动时毛细血管血流速度加快,肺毛细血管与肺泡气接触时间缩短;通气功能减退,运动VE增加幅度较小,病变越严重,增加幅度越小;$\dot{V}/\dot{Q}$失调(特别是低$\dot{V}/\dot{Q}$)进一步加重。因此与静息时相比,运动时低氧血症更显著,$P_{(A-a)}O_2$也相应明显增大。在早期ILD,运动性低氧血症可能是唯一改变。

2. 低氧血症与运动能力和肺动脉高压　限制ILD患者运动能力的因素主要是弹性做功增加及伴随的呼吸困难。ILD患者的最大氧耗量($\dot{V}O_{2max}$)降低,但与运动性低氧血症之间多无平行关系,提示多数 ILD 患者即使存在 PaO_2 下降但仍能耐受一定程度的运动。吸纯氧进行运动负荷试验时,ILD 患者仍可出现 PaO_2 下降。随着 PaO_2 下降,肺动脉压也相应升高;PaO_2 与肺动脉压之间呈显著负相关($r=-0.51$),故可认为低氧血症是肺动脉高压形成的重要因素之一。$P\bar{v}O_2$ 降低在运动时更明显,也是 ILD 患者低氧血症及肺动脉高压形成的因素之一。

二、心肺运动试验的变化特点

变化特点如下:① 运动开始后 $\dot{V}O_2$ 上升缓慢,$\dot{V}O_{2max}$ 和无氧域(AT)降低,出现 AT 时的氧脉搏、$\dot{V}O_{2max}/kg$ 均降低。② HR 增长缓慢,未达最大预计值前即可因呼吸困难而终止运动。实际最快心率和达到 AT 时的心率均降低。③ VE/MVV 增高,VE_{max} 常达 MVV。④ 呼吸形式表现为高 RR(>50 次/min)、低 VT。VT/IC 增高接近 1。Ti、Te、Ttot 均缩短,Ti/Ttot 减小。⑤ 氧通气当量(EQO_2)增高。提示换气效率下降。⑥ 运动性低氧血症。⑦ 做功量(W)降低,做功效率($\Delta \dot{V}O_2/\Delta W$)明显下降。详见第三十四章第二节。

(朱 蕾)

第三十一章
肺血管病的病理生理学特点与临床诊治

提 要

1. 肺动脉高压（PH）可以是独立疾病或多种疾病的并发症或一种病理生理综合征。除原发阻塞性或限制性肺疾病的表现外，PH的主要呼吸生理学变化是肺血流绝对或相对减少，通气血流比例（$\dot{V}/\dot{Q}$）失调（高$\dot{V}/\dot{Q}$），生理无效腔（VD）增大、CO弥散量（D_LCO）降低，不同疾病有不完全相同的变化特点。

2. 持续PH可导致右心室肥大、扩张，继发肺源性心脏病，急性加重或晚期常出现心功能失代偿的表现；少部分患者出现左心衰竭。

3. PH可使正常处于关闭状态的肺循环与支气管循环吻合支开放，形成肺内分流；部分患者的卵圆孔开放，形成心内分流。静动脉血分流率（$\dot{Q}s/\dot{Q}t$）升高是导致低氧血症、肺泡-动脉血氧分压差$[P_{(A-a)}O_2]$增大的主要机制。

4. PH患者的心肺功能运动试验（CPET）主要表现为心源性限制、运动性低氧血症、通气效率降低、换气效率降低、做功效率降低。

5. 肺血栓栓塞（PTE）部位有通气、无血流灌注（完全栓塞）或灌注显著减少（部分栓塞），$\dot{V}/\dot{Q}$无穷大或显著增大，肺泡无效腔和VD明显增大；有效弥散面积显著减少，D_LCO明显降低。代偿性每分通气量（VE）增大，出现呼吸性碱中毒，也容易出现呼吸困难。

6. 单纯PTE患者的肺通气功能正常；少数情况下通过释放炎性介质等导致哮喘样发作和阻塞性通气功能障碍。

7. 肺血栓的机械性阻塞及继发性神经-体液介质的作用导致肺循环阻力（PVR）增大和PH；少部分重症患者发生左心功能不全。

8. 弥漫性肺毛细血管扩张症主要见于肝肺综合征（HPS）和遗传性出血性肺毛细血管扩张症，部分原因不明；主要确诊手段是心脏声学造影检查和核素扫描。肺毛细血管内径明显增大导致的血相弥散障碍是D_LCO明显下降和低氧血症的主要原因，吸纯氧后的PaO_2变化与健康人相似。

肺血管病种类繁多，本章简述有代表性的几类。

第一节 肺动脉高压

肺循环是一个高容量、高灌注、低阻力、低压力系统，正常人于静息、平卧位、海平面呼吸空气时，PVR仅为体循环阻力的1/10，平均肺动脉压（mPAP）为（14±3）mmHg，也远较体循环血压低得多，这些皆与肺的主要功能一致，非常适合气体交换。肺动脉高压（pulmonary hypertension，PH）是指肺动脉压升高超过一定水平的一种血流动力学变化，可导致右心衰竭，可以是一种独立的疾病，也可以是多种疾病的并发症，还可以是一种综合征。血流动力学诊断标准为海平面静息状态下，右心导管检测 mPAP≥25 mmHg。同样静息状态下,根据 mPAP 水平可分为轻度 PH(26~35 mmHg)、中度 PH(36~45 mmHg)和重度 PH(>45 mmHg)。轻度 PH 不引起任何代谢和功能障碍;严重 PH 可累及心肺,间接影响全身。

支气管-肺实质疾病及肺血管-心脏疾病是发生 PH 的常见原因,其基本呼吸生理学特点是肺血流绝对或相对减少,VD 增加、D_LCO 降低,但不同疾病有不同的变化特点。

一、呼吸生理学变化

导致 PH 的肺疾病主要有慢性阻塞性肺疾病(COPD)、慢性肺间质纤维化、风湿病、肺血管病等,肺功能改变多为原发病表现,可以是阻塞性、限制性或混合性通气功能障碍,伴低氧血症(部分原发性肺血管病除外)。根据是否单纯为肺血管病,PH 分为原发性 PH 和继发性 PH。

(一) 继发性肺疾病的 PH 根据肺疾病特点分两种基本情况。

1. 阻塞性通气功能障碍 主要表现:① 通气功能参数:一秒率(FEV_1/FVC)、第 1 秒用力呼气容积(FEV_1)、最大自主通气量(MVV)降低,最大呼气流量-容积(MEFV)曲线低容积段流量显著下降;② 肺容积参数:残气容积(RV)、功能残气量(FRC)升高,可有肺总量(TLC)增大和 VC 下降,RV/TLC、FRC/TLC 增大;③ 换气功能参数 D_LCO 下降,$\dot{V}/\dot{Q}$ 失调。

2. 限制性通气功能障碍 主要表现为:① 肺容积参数 VC、TLC、FRC、RV 下降;② 通气功能参数 FEV_1、MVV 下降或基本正常,FEV_1/FVC 正常或增高;③ 换气功能参数 D_LCO 下降,$\dot{V}/\dot{Q}$ 失调。

(二) 原发性肺血管病所致 PH 若无原发性气道-肺实质病变,则单纯 PH 的呼吸生理学特点为肺血管床面积减少或厚度增加,$\dot{V}/\dot{Q}$ 失调,且表现为高 $\dot{V}/\dot{Q}$,VD 增大,D_LCO 降低;而肺容积和肺通气功能正常或仅轻度异常。临床表现为活动后气急,心率(HR)和呼吸频率(RR)加快,每分通气量(VE)增大,常出现呼吸性碱中毒。多数情况下低氧血症和 D_LCO 下降可能是仅有的常规肺功能变化。

二、心血管系统的病理生理学变化

1. PH、肺源性心脏病的表现 PH 主要引起右心肥大、扩张和右心衰竭。

右心室肥大、扩张和右心衰竭主要是由于 PH 增加了右心室后负荷所致。右心肥大也是对后负荷增加的生理性代偿反应,有利于克服射血阻力以维持必需的心排血量。肺动脉压持续升高可以使生理性心肌肥大发展为病理性心肌肥大,并逐渐出现心腔扩大,心排血量降低,出现肺源性心脏病失代偿的表现。

2. 低氧血症的发生机制 大多数先天性心脏病的早期表现为左向右分流,肺动脉压升高,当肺动脉压升高超过体动脉压,使右心房压超过左心压,分流转变为右向左;或者中-重度 PH 使通常处于关闭状态的肺循环与体循环的吻合支开放,形成肺内分流;当肺动脉压继续升高,可使部分患者的房间隔卵圆孔开放,形成心内分流。右向左分流导致低氧血症,低氧又加重 PH,形成恶性循环。

若静动脉血分流率($\dot{Q}s/\dot{Q}t$)过大,将增加左心前负荷;而冠状动脉供血不足、低氧血症、心房和心室内压升高导致心肌缺血,发生左心衰竭。

三、心肺运动试验(CPET)的变化

1. 基本变化特点和机制 CPET 是判断肺动脉高压(非气道-肺实质疾病所致者)灵敏、可靠的检查项目,其主要表现为右心后负荷增加,心排血量下降,其代偿反应是心率加快和动脉-混合静脉血氧含量差[$C_{(a-\bar{v})}O_2$]增大,机体通常对低功率即不能适应,即在低功率水平运动时出现血乳酸堆积。因为运动时骨骼肌需氧量增加,心排血量降低的患者只能依靠增加骨骼肌血流量和促进氧的利用满足;一旦骨骼肌供氧量不足,有氧氧化必然被无氧酵解替代,丙酮酸转变为乳酸,乳酸堆积,较早出现无氧阈(AT)。

2. 运动反应 进行递增运动负荷试验时,如果氧耗量($\dot{V}O_2$)不再继续上升,则说明 $C_{(a-\bar{v})}O_2$ 和心排血量(后者主要通过 HR 增快实现)已达最大值。$\dot{V}O_2$ 上升减缓和过早出现 AT、$\Delta\dot{V}O_2/\Delta W$ 降低是心脏病(包括 PH)的特征。HR-$\dot{V}O_2$ 关系呈现为低 $\dot{V}O_2$ 高 HR,具体表现为 HR 在较低功率时即达最大预计值,氧脉搏(每搏输出量的间接指标)下降且早期表现为平台,一般不出现通气受限。次极量运动时 $\dot{V}O_{2max}$ 降低、AT 下降;CO_2 排出量($\dot{V}CO_2$)将继续上升,并且比 $\dot{V}O_2$ 上升的斜率陡直,这是因为乳酸产生量增加,被 HCO_3^- 迅速缓冲并排出更多 CO_2。

较少运动的健康人或肺部疾病患者,虽然 $\dot{V}O_2$ 也降低,但随着递增运动负荷增加,$\dot{V}O_2$ 呈线性

增长。

其他常用参数还有氧通气当量（EQO_2）和CO_2通气当量（$EQCO_2$），$EQO_2=VE/\dot{V}O_2$，$EQCO_2=VE/\dot{V}CO_2$。由于VD增大导致需要的VE增大，EQO_2和$EQCO_2$皆升高。两者的正常值应介于20～30，数值越高说明VD增大或$\dot{V}/\dot{Q}$失调越明显。

3. 运动反应的基本特点　① 运动开始后$\dot{V}O_2$上升缓慢，$\dot{V}O_{2max}$和AT降低，$AT/\dot{V}O_{2max}$升高；出现AT时的氧脉搏减低。② HR迅速上升达最大预计值，氧脉搏明显降低。提示心源性限制是影响运动能力的主要因素。③ 运动性低氧血症，$P_{(A-a)}O_2$明显升高。④ EQO_2升高，提示换气效率降低。⑤ 静息VD/VT升高，运动期间不下降，提示通气效率降低。⑥ 做功效率降低，即$\Delta\dot{V}O_2/\Delta W$或$\Delta\dot{V}O_{2max}/\Delta W_{max}$降低。详见第三十四章第二节。

第二节　肺血栓栓塞

肺栓塞（pulmonary embolism，PE）是内源性或外源性栓子堵塞肺动脉或其分支，引起肺循环功能障碍的临床和病理生理综合征，包括肺血栓栓塞（pulmonary thromboembolism，PTE）、脂肪栓塞综合征、羊水栓塞、空气栓塞、癌栓栓塞等。

PE的病理生理学变化复杂多变，主要是影响呼吸、血流动力学及血管内皮功能，从而产生一系列心肺功能异常及血管内皮功能改变，影响程度主要取决于既往是否有基础心、肺、血管疾病，以及肺动脉堵塞的范围及速度。

PTE是PE最常见的类型，占PE的绝大多数，通常所说的PE即指PTE。肺动脉发生栓塞后，若其支配区的肺组织因血流受阻或中断而发生坏死，称为肺梗死（PI）。引起PTE的血栓主要来源于深静脉血栓（DVT）。PTE为DVT最常见的并发症。PTE与DVT共属于静脉血栓栓塞症（VTE）的范畴。本节以PTE为代表阐述PE的呼吸生理和肺功能变化。

一、呼吸生理学变化

1. 肺泡无效腔增大和$\dot{V}/\dot{Q}$失调　PE部位有通气、无血流灌注（完全栓塞）或灌注显著减少（部分栓塞），$\dot{V}/\dot{Q}$无穷大或显著增大；局部血流量减少导致实际弥散面积（或有效弥散面积）显著减少和D_LCO明显降低，该部分肺泡不能有效进行气体交换，使VD和VD/VT增大。通过代偿性呼吸增快、增强，VE增大，出现呼吸性碱中毒和呼吸困难；更多血流进入未阻塞的肺血管，同时该部分肺区的通气量也有所增大，$\dot{V}/\dot{Q}$略有降低，肺泡毛细血管膜（ACM）的结构和功能良好，仍能保持良好的气体交换功能，D_LCO略升高，故总体效应为D_LCO明显下降。

2. 静动脉血分流率增加　PE后常有VE增大和呼吸性碱中毒，但PaO_2并不能维持正常，而是明显下降，因此传统解释PE的病理生理理论并不正确。发生PE后，PVR增大，出现急性肺动脉压升高。肺动脉主干或其左右分支阻塞时，常有肺动脉压的迅速、显著升高，导致正常情况下处于闭合状态的侧支循环开放，主要是支气管循环、肺循环之间的吻合支开放，此时肺微循环的压力高于支气管微循环压力，肺动脉中未经氧合的静脉血直接进入体循环，导致肺内分流增加；肺动脉高压导致右心室和右心房压升高，右房压超过左房压，部分患者的卵圆孔开放，右心房未经过氧合的静脉血进入左心房，造成心内右向左分流。慢性肺动脉高压患者多有适应和代偿，低氧血症较轻。肺内和心内分流增加是发生低氧血症或运动性低氧血症最主要的机制。低氧血症必然伴$P_{(A-a)}O_2$增大；低氧血症进一步刺激呼吸中枢兴奋，导致VE进一步增大、呼吸性碱中毒、呼吸困难加重。

多数情况下低氧血症和D_LCO下降可能是PE患者仅有的常规肺功能改变。上述吻合支的开放有时可导致气管、支气管内毛细血管或小静脉迂曲扩张，甚至破裂、出血。与典型PI的暗红色血块不同，该类患者的咯血多为鲜血。

3. 肺通气功能正常　多数情况下，由于不影响气道和肺实质，故肺容积和通气功能正常，有基础肺疾病的患者除外。

4. 通气功能障碍和肺损伤的发生机制及特点　在少部分患者发生，其主要机制为以下3个方面。

（1）支气管阻塞：肺栓塞可引起反射性支气管收缩，特别是血小板释放大量的血管活性物质，如5-羟色胺、组胺、血小板激活因子等，诱发哮喘样发作,增加气道阻力,加重呼吸困难。

（2）毛细血管通透性增加和肺泡表面活性物质（PS）减少：血栓表面激活的血小板释放大量血管活性物质,使血管通透性增加。当肺毛细血管血流严重减少或终止24 h后,PS减少,肺泡萎缩,出现肺不张；同时肺泡上皮通透性增加,大量炎性介质释放,引起局部或弥漫性肺水肿、肺出血。肺泡细胞损伤又引起PS合成减少、丢失增多,引起肺顺应性下降,肺通气及换气功能进一步降低。

（3）肺梗死：局部严重缺血,肺组织严重损伤、坏死,肺泡内大量渗出,局部通气量显著下降,临床上常出现咯血、胸痛、呼吸困难等典型PI的表现。

随着血栓自溶或治疗后的逐渐溶解,局部血液循环改善,但肺泡损伤和肺通气功能的改善较慢,常仍有$\dot{V}/\dot{Q}$失调和低氧血症。

上述变化将加重低氧血症和呼吸性碱中毒。

二、血流动力学变化及对血管内皮功能影响

1. 血流动力学变化　主要取决于血管阻塞的程度和患者的基础心、肺功能。

（1）肺血栓的机械性阻塞：由于肺血管床面积巨大,肺血管扩张度大,PVR低,故肺栓塞对血流动力学影响较轻。当发生急性较多或较大肺栓塞时,造成机械性肺毛细血管前动脉高压,肺血管床显著减少；加之低氧、化学因素刺激可导致PVR增大,肺动脉压进一步升高,右心室负荷增加,心排血量下降。由于肺存在两套血供；并且栓塞发生后远端肺动脉压力降低,局部吻合支大量开放,同时富含氧的肺静脉血（PO_2达100 mmHg以上）逆行回流,滋养肺组织；加之肺组织含氧量巨大,故即使发生较严重栓塞,也很少出现梗死。当右心室后负荷严重增加时可引起右心衰竭,回流至左心的血流量显著下降,左心心排血量下降,血压也相应下降,发生心源性休克。肺动脉压升高幅度与血管阻塞的严重程度、速度有关。由于肺血管床具有强大的储备能力,对于无基础心、肺功能异常的患者,肺血管横截面积堵塞30%~50%才出现肺动脉压升高,其中肺血管阻塞30%肺动脉压略有增加,阻塞50%可出现明显升高,右心室后负荷升高。血管阻塞面积达85%以上出现"断流"现象,回流至左心房的血流显著减少,心

排血量明显下降,体循环动脉压急剧下降,可致休克、猝死。有基础心肺疾病的患者容易发生血流动力学变化。

若血栓溶解不完全或反复发生栓塞,则容易形成慢性肺动脉高压和慢性肺源性心脏病。

（2）神经-体液介质的作用：神经-体液因素和循环内分泌激素在部分情况下发挥重要作用,甚至是核心作用,其基本特点是影像学栓塞较轻或无明显栓塞表现,但有明显肺动脉高压表现,临床容易忽视,并可能延误治疗。发生PE后肺血管内皮受损,释放大量收缩性物质,如内皮素、血管紧张素Ⅱ,使肺血管收缩。血栓形成时新鲜血栓含有大量血小板及凝血酶；栓子在肺血管内移动时,血小板活化脱颗粒释放大量血管活性物质,包括二磷酸腺苷、血栓素A_2、组胺、5-羟色胺、前列腺素等,这些物质均可导致广泛的肺小动脉收缩；并反射性引起交感神经兴奋,儿茶酚胺释放,发挥收缩效应,加重PVR增大和肺动脉压升高。这些介质不仅具有血管活性,还可促进中性粒细胞的趋化和活化,产生花生四烯酸代谢产物和氧自由基等,加重肺血管内皮损伤,促进或加重肺动脉高压。因此部分患者尽管栓子不大和（或）不多,但通过神经-体液作用也可发生严重肺动脉高压。

2. 心肌血供的影响　大面积或严重PE时肺动脉压显著上升,右心室心肌做功和氧耗增加,右心室压升高,主动脉与右心室压力差缩小,冠状动脉灌注压下降。严重肺动脉高压导致右心室射血量下降,右心室舒张期末容量增大、压力升高,容易发生右心室内膜下缺血；并导致室间隔向左侧移位,从而影响左心室功能。急性PE时,血液内皮素浓度显著升高,冠状动脉局部转化为内皮素的量也明显增多,导致冠状动脉痉挛和冠状动脉灌注不足,心肌缺血。严重低氧血症加重心肌损伤,因此部分PE患者出现心电图心肌缺血表现。多因素共同作用容易导致左心衰竭、心源性休克。

总之,PE特别是急性大块性PE或弥漫性细小栓塞或弥漫性肺血管收缩将导致肺动脉压升高、$\dot{V}/\dot{Q}$失调（高$\dot{V}/\dot{Q}$）、VD增大,体、肺循环吻合支开放,发生低氧血症和呼吸性碱中毒,引起机体发生一系列病理生理学变化,产生多种临床表现,严重时可危及患者生命；轻症PE多无明显变化。

第三节 肺毛细血管扩张症

肺毛细血管扩张症(pulmonary telangiectasia)属少见病,部分见于遗传性或先天性,更多见于后天性,以肝肺综合征(HPS)最常见,临床表现为低氧血症、进行性劳力性呼吸困难。目前对该病的认识多建立在 HPS 和遗传性出血性肺毛细血管扩张症等固定模式上,极易被误诊或漏诊,故临床诊断困难。

(一)基本肺功能和临床特点 除原发病的表现外,肺通气功能正常,D_LCO 下降,低氧血症,且呈进行性加重,伴进行性加重的呼吸困难。

(二)临床诊断 简述如下,详见第七章第六节。

1. **心脏声学造影检查** 原本无法通过的造影剂如 CO_2 形成的气泡可通过扩张的肺毛细血管网,外周静脉注射后 3~6 次心脏内气体即可在左心房显影,并排除心房水平的分流,属于定性诊断。

2. **核素扫描** 用锝标记的巨凝白蛋白(^{99m}Tc-MAA)肺扫描也有较高的特异度,原理与心脏声学造影检查类似,但灵敏度与病变严重程度有关,且变化范围大,属于定量诊断。

3. **肺动脉造影** 属创伤性检查,总体阳性率低,鉴别诊断的价值更高;严重低氧血症多提示肺毛细血管显著扩张,则肺动脉造影的阳性率极高(图 31-1)。

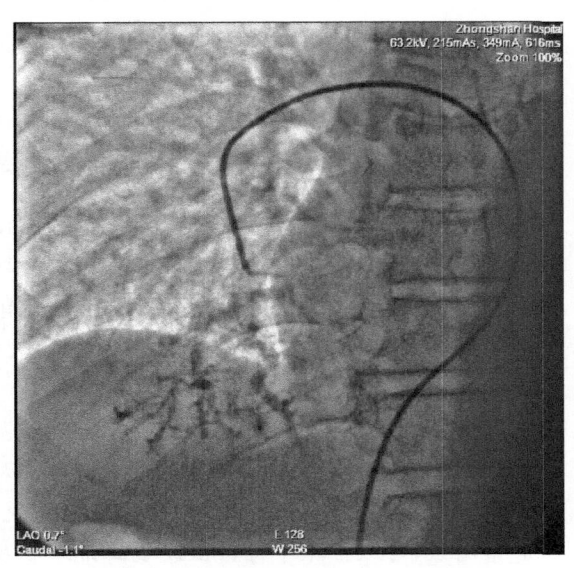

图 31-1 选择性右肺动脉末端造影
肺毛细血管呈弥漫性蜘蛛样扩张

(三)低氧血症的发生机制 肺毛细血管扩张导致的血相弥散障碍,是 D_LCO 明显下降和低氧血症的主要原因,详见第七章第六节。

(四)防治措施 无明确有效的治疗手段,早期或轻症患者以氧气疗法为主;对晚期或重症患者而言,肺移植可能是唯一有效的治疗手段。部分后天性病因明确的患者,对因治疗可能会不同限度地改善弥散功能障碍和低氧血症。

(朱 蕾 龚琳婧)

第三十二章
心力衰竭的病理生理学特点与临床诊治

> **提 要**
>
> 1. 心力衰竭发生后，机体发生一系列变化，主要包括心脏结构和功能变化、体液代谢变化和呼吸功能变化（包括代偿性和失代偿性变化），呼吸功能变化容易忽视或错误解读。
>
> 2. 心力衰竭患者的代偿或适应机制主要有 Frank-Starling 机制、神经-内分泌变化、体液代谢变化和呼吸功能变化；但超过一定限度，将发生失代偿，主要表现为肺瘀血（左心衰竭）或全身水肿（右心衰竭）。
>
> 3. 急性心源性肺水肿（ACPE）的发生和发展主要与毛细血管静水压、毛细血管胶体渗透压、肺间质静水压、肺间质胶体渗透压的平衡失调有关，其中肺间质负压与呼吸运动的强弱密切相关，并影响患者的临床特点。肺间质水肿患者的主要表现是呼吸困难，呼吸加快、加深，干咳，血压异常升高，心率异常增快，呼吸性碱中毒，PaO_2 多正常或轻度下降。胸腔负压和肺间质负压增大诱发或加重肺水肿，并出现一系列临床症状变化。
>
> 4. 呼吸过度增强引起的胸腔负压和肺间质负压增大导致左心室跨壁压和后负荷增大；左心室前负荷基本不变或维持在适当水平（限流效应），是心功能恶化继而发生呼吸衰竭的重要因素。
>
> 5. 肺水肿刺激肺牵张感受器、肺淤血刺激毛细血管J感受器，肺动脉压力感受器兴奋等机械因素是肺水肿患者呼吸驱动增强的主要机制，低氧血症的呼吸兴奋作用有限。
>
> 6. 合适机械通气（MV）通过改善肺泡和肺间质水肿、提高吸入气氧浓度（FiO_2），直接改善 PaO_2；也可通过降低呼吸肌氧耗量间接提高 PaO_2；还可通过选择性降低左心室后负荷，改善心功能。
>
> 7. MV 过度或不足通过不同作用机制抑制心功能，但容易忽视或错误解读。
>
> 8. 慢性心力衰竭（CHF）的代偿因素复杂，呼吸代偿较 ACPE 患者弱，呼吸变化对心功能的影响小，MV 的治疗作用受限；但 CHF 患者容易发生睡眠呼吸紊乱，合理 MV 也有较高治疗价值。
>
> 9. CHF 患者的心肺运动试验表现为典型心源性限制，最大氧耗量（$\dot{V}O_{2max}$）明显下降，无氧阈（AT）提前出现，心率迅速上升至预计值，做功效率降低。

心力衰竭（heart failure，HF）是一种病理生理综合征，是指心肌由于本身疾病（炎症、缺血、代谢紊乱、中毒等）或前、后负荷过重不能有效泵出足够血量以满足正常生理活动的需求；或者生理需要增大，心排血量不能满足机体需求的病理生理状态。HF 的常见原因有急性心肌梗死、风湿性心脏病、急性瓣膜损伤和血液反流、高血压性心脏病、严重心律失常、瓣膜置换术后或冠状动脉旁路移植术（心脏搭桥术）后，在此基础上输液过多、过快容易加重 HF 和肺水肿；若心功能正常或基本正常，输液量过多或速度过快，左心前负荷突然加重，也容易发生急性左心衰竭、肺水肿；急性大面积肺栓塞则容易发生右心衰竭。随社会城市化和人口老龄化的进一步发展，心血管疾病、老年人手术及危重症患者的不断增加，急性心力衰竭（acute heart failure，AHF）和 CHF 的发生率皆逐渐增高，其中重症 AHF 是发生呼吸衰竭和临床死亡的常见病因。

第一节 心力衰竭的基本病理生理学改变

心力衰竭发生后的基本病理生理学变化是心脏结构和功能变化,体液代谢的变化,包括代偿性变化和失代偿性变化;呼吸功能变化发挥重要影响,但容易被忽视或解读错误,本节简述前者,后者见本章第二节。

一、心血管功能的基本变化

心力衰竭发生后,机体发生一系列代偿性变化提高心排血量,称为适应机制,主要有:① Frank-Starling 机制,即在一定限度内心肌纤维初长度与心肌收缩力成正比。心脏泵血功能下降使机体发生多种变化提高心室舒张期的充盈血量,使心室舒张期容积扩大,心肌纤维拉长,心肌收缩力增强,提高心脏的射血量。② 交感神经兴奋性增高,使心肌内在"收缩性"增强。③ 肾素-血管紧张素-醛固酮系统(RASS)活性增强,改善血液分布,增加细胞外液容量。④ 许多具有血管活性的细胞因子,如心房钠尿肽、血管升压素、内皮素等活性增强。⑤ 呼吸功能变化(见本章第二节)。在上述机制的共同作用下,心脏泵血功能提高以适应机体的生理需求,达到新的平衡。然而,心力衰竭的过程并非静止的,在原有病因未被消除的情况下,"平衡"状态不断被破坏,而"适应"机制也显示出其不利的一面,如心脏重塑使心脏供血减少,全身小血管收缩使循环阻力过度增高,加重心脏后负荷;心肌能量储备减少,不能适应机体在应激状态下的变化。HF 最为突出的变化是钠、水过度潴留,临床表现为肺瘀血(左心衰竭)或全身水肿(右心衰竭),故习惯上被称为充血性心力衰竭。

二、体液代谢变化

心力衰竭患者的总体液量,细胞内、外液量均有增加,以细胞外液量增加更为明显。在细胞外液中,血浆容量、组织间液量均增加,以后者增加更明显。血容量增加使回心血流量增加,心室舒张期末容积增大,心肌收缩力增强,心排血量上升;但组织间液增加却影响呼吸和其他脏器功能。组织间液增加的主要原因有:① 钠、水潴留使总体液量增加;② 心力衰竭导致静脉压和毛细血管静水压升高,液体渗入组织间隙。

1. **毛细血管静水压升高导致组织间液增多** 左心衰竭时,肺循环阻力(PVR)增大,肺毛细血管压力升高,肺组织间液增多,表现为间质性肺水肿;严重者水分进入肺泡,则同时发生肺间质和肺泡水肿,可以不同限度地影响气体交换功能,使肺顺应性降低,这也是左心衰竭患者发生呼吸困难的主要原因。右心衰竭时体循环淤血,组织间液多聚集于疏松组织、低压(或负压)和低垂部位,如聚集于下肢、面部的皮肤则形成水肿;渗入胸腔则形成胸腔积液。

2. **继发性醛固酮增多症导致肾脏对钠、水的重吸收增加** 由于心排血量降低,血液重新分布,重点保持心、脑的血液供应;肾血流量相应减少,同时肾动脉压降低,刺激肾入球小动脉的球旁细胞,使肾素分泌增加,RASS 活性增强,醛固酮分泌增多;右心衰竭时肝脏淤血,肝功能减退,醛固酮在肝内灭活减少,半衰期延长,形成继发性醛固酮增多症。醛固酮可以增强远曲肾小管对氯、钠的重吸收,伴水的重吸收增加,从而导致钠、水潴留。

RASS 不仅存在于血液,也广泛地存在于心肌、血管、肾组织,在局部发挥重要作用,可以促进心肌肥厚、血管平滑肌增生和管壁纤维化。心肌的血管紧张素Ⅱ水平增高部分通过血管紧张素转换酶的作用,大部分通过胃促胰酶(chymase)对血管紧张素Ⅰ的作用实现。但对钠、水的作用而言,循环 RASS 仍占主要地位。

3. **抗利尿激素(ADH)分泌增加加重水潴留** 心脏射血量不足刺激位于主动脉弓、颈动脉窦及左心房的压力感受器,反射性地引起下丘脑-垂体系统的 ADH 分泌增加;而继发性醛固酮增多使钠潴留,血浆晶体渗透压增高,也促使 ADH 分泌增多。ADH 直接作用于肾脏远曲小管和集合管,增加对水的通透性,使水的重吸收增加。

4. **心房钠尿肽(ANP)减轻钠、水潴留** 已知人体有 3 种钠尿肽,即 ANP、脑钠尿肽和 C 钠尿肽。ANP 主要产生于右心房及其邻近的肺静脉而储存于右心房。脑钠尿肽则主要储存于心室,而 C 钠尿肽则主要存在于血管壁。ANP 和脑钠尿肽的作用相似,都能利尿和排钠,而 C 钠尿肽则可能对调控

RASS 发挥作用。

一般认为在急性心力衰竭和慢性心力衰竭发生的时间不是太久时,血清 ANP 浓度增高,但某些慢性、顽固性心功能不全的患者,可能由于长期分泌过多,心房内的 ANP 储存耗竭,血清 ANP 浓度反而降低。

在调节钠、水重吸收和排泄的各种因素中,RASS 和 ADH 较 ANP 发挥更主要的作用,故心力衰竭患者发生钠、水潴留。由于 RASS 导致钠、水同步重吸收增加,而 ADH 仅导致水重吸收增加,故水潴留程度大于钠。

5. 肾脏对钠、水的调节异常　所有对钠、水起作用的因素最终皆主要通过肾脏实现,因此肾脏是钠、水调节的总开关,心力衰竭患者通过肾脏重吸收钠、水增多使体液容量增加。

(1) 通过激素分泌异常影响钠、水重吸收:醛固酮增多促进肾远曲小管回收更多的钠和水;ADH 增多促进肾远曲小管和集合管吸收更多的水。

(2) 通过物理因素影响肾脏对钠、水的吸收:钠、水吸收是在肾小管与其周围的毛细血管之间进行的,毛细血管内静水压和渗透压改变是影响钠、水重吸收的重要因素。心力衰竭发生后,肾小管周围毛细血管主要发生以下改变。

1) 肾血流量减少:心排血量减少和血液重新分布使肾血流量减少;同时交感神经兴奋和 RASS 活性增强使肾小动脉的紧张性增高,肾周围毛细血管的静水压减小,有利于钠、水的重吸收。

2) 肾小球滤过率的改变:心力衰竭患者的肾血流量减少,肾小球滤过率下降,但是两者并不平行。在轻度心力衰竭患者,肾血流量虽然减少,但通过代偿机制,出球小动脉收缩,提高了肾小球毛细血管压,使肾小球滤过率提高,导致肾小球滤过分数(肾小球滤过率/肾血流量)增大。心力衰竭加重时,全身血流量重新分布,肾血管高度收缩,肾血流量显著下降,肾小球滤过率降低,肾小管重吸收增加。

第二节　心源性肺水肿的基本病理生理学特点

各种原因导致的左心衰竭或左心房压力升高使肺静脉和肺毛细血管淤血,静水压升高,水分进入间质和肺泡,称为肺水肿,轻者或慢性患者多发生单纯间质水肿,急性重症患者同时发生肺间质和肺泡水肿。本节主要讨论急性心源性肺水肿(acute cardiogenic pulmonary edema, ACPE)。

一、心源性肺水肿的发生和发展

在肺毛细血管的液体转运中,主要影响因素有毛细血管静水压(Ps)、血浆胶体渗透压(Pp)、肺间质静水压(Pis)和肺间质胶体渗透压(Pip)。其中 Ps、Pip 是促进毛细血管水分进入间质、间质水分进入肺泡的主要因素;Pp、Pis 则是对抗毛细血管液体漏出,促进肺泡液进入间质、间质液流入血管的主要因素。液体滤过压相当于$[(Ps+Pip)-(Pp+Pis)]$,滤过压>0 水分进入间质;反之则进入毛细血管。在毛细血管动脉端,血管静水压和滤过压较高,部分水分进入间质;在毛细血管静脉端,血管静水压较低,间质水分回流入血管,少部分进入淋巴管回流,总体肺毛细血管压非常低,液体转运功能完善,淋巴管回流充分,进出的体液量相同,肺间质液体维持动态平衡,肺泡则维持相对干燥状态。

1. 肺间质水肿的发生机制和临床特点　ACPE 发生的主要病理生理学基础是毛细血管静水压升高,也与肺间质压有一定关系。而间质压依测定部位有所不同,可分为两种基本情况,在肺泡周围,肺泡上皮和毛细血管内皮基底膜融合形成肺泡毛细血管膜(ACM),周围压力受肺泡内压影响较大,平均滤过压<0,水分不能滤出,即肺泡周围相对干燥,从而保障气体交换顺利进行;肺间质的毛细血管称为肺泡外毛细血管,其周围压力受胸腔负压(Pt)影响较大,其平均滤过压>0,水分进入间质,最终经淋巴管回流,从而保障液体交换的动态平衡。各种原因导致的肺静脉和肺毛细血管压升高,滤过压显著增大,最终超过淋巴管的回吸收能力时则形成间质水肿。肺血容量增加和肺间质水肿通过刺激容量感受器和毛细血管 J 感受器等机制兴奋呼吸中枢,使患者呼吸加快、加深,潮气量(VT)增大,呼吸频率(RR)增快,每分通气量(VE)增大,出现呼吸性碱中毒;常有干咳;多不影响 ACM,PaO_2 多正常或仅轻度下降,其中在间质水肿早期,PaO_2 正常,在典型间质水肿期轻度下降。在交感神经-儿茶酚胺系统作用下,患者血压(BP)升高,心率(HR)异常增快。

2. 肺泡水肿的发生机制和临床特点　肺血容量增加和间质水肿导致呼吸加快、加深,Pt和肺间质负压增大。随着肺毛细血管静水压进一步升高和肺间质负压增大,ACM的滤过压也将明显>0,水分进入肺泡,形成肺泡水肿。气体与液体混合,表面张力迅速增大,而水肿液也显著削弱肺表面活性物质(PS)的作用和促进其代谢,液体加速进入肺泡,形成恶性循环,导致严重低氧血症。因此心源性肺水肿是肺间质和肺泡水肿渐进发展的过程,肺泡水肿必然和间质水肿同时存在。由于气体和液体在肺泡混合,将咳出白色泡沫样痰;严重者红细胞漏出,为粉红色泡沫样痰,肺底部满布湿啰音,这与ARDS的肺泡陷闭和少痰形成鲜明对比。气体和液体在肺泡混合也将导致通气血流比例($\dot{V}/\dot{Q}$)失调;重者气体不能进入肺泡,形成分流;持续时间较长者,气体吸收也可发生肺泡萎陷,因此患者在过度通气和呼吸性碱中毒的基础上出现严重低氧血症。低氧血症和肺容积下降进一步兴奋呼吸中枢,呼吸进一步加快、加深,形成恶性循环。由于受重力影响,下肺区或背侧肺区水肿更严重。心血管系统的代偿作用减弱,血压降低,心率进一步增快,并逐渐出现低血压、休克;随着有效肺容积的显著下降,呼吸代偿作用逐渐减弱,呼吸性碱中毒逐渐缓解,甚至出现呼吸性酸中毒。

若原发因素或诱发因素改善,滤过压逐渐下降至0,渗出和回收也可逐渐达到动态平衡,则低氧血症可不严重。

二、胸腔内压与左心功能的相互影响

心源性肺水肿导致的代偿性胸腔负压增大也影响心功能。

1. 左心室后负荷增大　左心室后负荷是左心射血时遇到的阻力,舒张期不射血,故常规指收缩期阻力。一般常用血压(外周动脉血压,即血液对血管壁的压强与大气压的差值)描述心脏后负荷,事实上胸腔内动脉受Pt影响,实际压力比胸腔外高,因此用主动脉跨壁压(血液对血管壁的压强与胸腔内压的差值)表示左心室后负荷更准确;简言之,血管内压对血流起正压阻止作用;而胸腔负压对血流起回拉作用,故能更准确反映后负荷。由于心室射血还受心室流出道和心脏瓣膜的影响,因此用左心室内压与心室周围压(Pt)之差,即用左心室跨壁压表示后负荷较胸腔内主动脉跨壁压或外周血压更准确,当然该压力也高于血压。健康人Pt约为−5 mmHg,且相对恒定;左心室流出道、主动脉瓣结构、功能正常,前述各因素对左心室跨壁压的影响可忽略不计,即血压与左心室跨壁压直接相关,且非常接近,故血压可较好地表示后负荷。在呼吸显著增强的情况下,左心室跨壁压显著高于血压,后负荷明显升高,心排血量下降。

2. 左心室前负荷基本不变或维持在适当水平　自主呼吸导致Pt的周期性增大是前负荷增加的主要动力,但Pt增加前负荷的作用有一定的限度。由于静脉壁菲薄,且缺乏弹性支持,Pt显著增大会使中心静脉压(CVP)下降,甚至变为负压,并在胸腔(高负压)与腹腔(高正压)交界部位(横膈)引起静脉塌陷,回流阻力升高;Pt越大静脉塌陷越明显,静脉回流阻力越高,静脉回心血流量不再增加,出现限流效应(图7-9),前负荷也相对稳定。根据Frank-Starling定律,随着前负荷增大,心排血量增加;若前负荷过高,左心室舒张期末压超过15~18 mmHg,心肌收缩力不再增加,心排血量将不再增大。因此,对于ACPE患者而言,前负荷处于过高水平;出现明显呼吸代偿,Pt显著增大,容易发生限流效应,心排血量不再增加。

因此代偿性Pt显著增大时,前负荷不变或维持在固定水平,后负荷显著增大(选择性升高后负荷),心排血量下降;如此恶性循环将产生致命性呼吸衰竭和心力衰竭,特别是急性心肌梗死患者,一旦发生泵衰竭,病死率将高达80%以上。

3. 机械通气正压的治疗作用　给予适度持续气道正压/呼气末正压(CPAP/PEEP),可适度降低Pt,降低左心室后负荷,前负荷仅轻度下降或维持在适当水平,同时避免了限流效应,心排血量增加。

三、呼吸中枢的兴奋性增强

肺组织水肿和实变刺激肺的牵张感受器,肺循环血容量增加刺激肺C纤维(J感受器),使呼吸中枢兴奋性增强。在肺动脉中亦有压力感受器,对孤立灌流的肺动脉内加压时能使呼吸加强,但其传入纤维的种类不完全清楚。低氧血症刺激外周化学感受器。呼吸中枢兴奋性增强,呼吸加快、增强,VE增大,发生呼吸性碱中毒。尽管低氧血症是刺激呼吸的因素,但一般仅在PaO_2低于60 mmHg时才发挥兴奋作用;低氧血症明显改善后呼吸窘迫仍持续存在,因此低氧血症不是导致呼吸中枢兴奋性增强和呼吸窘迫的主要因素。

第三节 机械通气的治疗作用

大部分 AHF 患者经过吸氧、镇静、强心、利尿、扩血管等治疗可迅速缓解病情,但对于部分严重患者而言,目前药物治疗不能很好地协调血压、心肌收缩力和肾血流量之间的关系,疗效差,病死率较高。心、肺功能之间关系明显,从呼吸生理学角度研究 AHF 的病理生理和治疗方法是国际上的研究重点之一。

MV 是治疗呼吸衰竭最有效、最合理的方法,也常用于 HF 伴严重低氧血症患者的治疗。传统观念认为,虽然 MV 能改善患者的气体交换,减少呼吸肌做功,但同时减少回心血量,抑制心功能,降低心排血量。该观念限制了 MV 在心力衰竭患者,尤其是重症患者中的应用。国内目前仍经常将急性心肌梗死、低血压等作为 MV 的禁忌证,除非患者出现严重低氧血症,常规氧气疗法难以纠正时才被动应用,但患者多已出现严重循环功能障碍和多脏器损伤,尽管低氧血症可一过性改善,也常不能改善预后。实际上 MV 与心肺功能之间的关系极为复杂,简述如下。

一、改善气体交换和呼吸困难

通过 MV 直接和间接作用的多个环节实现。

(一) 直接作用

1. **改善肺泡和肺间质水肿** MV 增加肺泡内压和肺间质静水压,有利于肺泡液和间质液回流入血管腔。

2. **促进水分由肺泡区向间质区分布** MV 压力使肺泡毛细血管周围压力升高,而对肺泡外毛细血管和毛细淋巴管影响较小,故水分将更多向间质区分布。

3. **扩张陷闭肺泡** 是 MV 高压导致跨肺压增大的必然结果。肺泡的开放必然导致水分的回吸收增多。

4. **促进肺泡功能恢复** 加压气流可使肺泡内泡沫破碎,有利于改善通气和促进 PS 功能的恢复。

5. **增加 FRC 和肺顺应性** 是肺水肿改善和陷闭肺泡开放的必然结果。

6. **提供高浓度氧** 可迅速纠正低氧血症。

7. **总体上减少肺血容量** 使 $\dot{V}/\dot{Q}$ 失调改善。

上述作用是 MV 改善气体交换,纠正呼吸困难、提高 PaO_2 的主要机制。

(二) 间接作用

1. **降低氧耗量** MV 也可通过取代或部分取代自主呼吸,降低呼吸肌做功和呼吸肌氧耗量,间接提高 PaO_2。健康人静息呼吸的氧耗量不超过总氧耗量的 5%,急性肺水肿患者可达 30% 以上;随着呼吸功增加,到达呼吸肌的血流量也相应增加,而体循环则处于限流状态,最终导致其他器官、组织供氧不足,并进一步加重呼吸衰竭。适当 MV 可明显降低呼吸氧耗量,保持适当的氧供需关系。

2. **改善心功能** 健康人自主呼吸时,吸气期左心室后负荷随胸腔负压增大而轻微增加,不影响正常的血流动力学;但 ACPE 患者呼吸增强将导致左心室后负荷显著升高和右心室前负荷升高,急性肺水肿加重,适当 MV 可改善过高的胸腔负压,降低左心室后负荷和右心室前负荷,改善肺水肿。低氧血症和肺水肿改善以及 MV 正压的抑制作用可降低呼吸中枢兴奋性,减慢 RR、缓解过度通气,提高 PaO_2。

二、改善左心功能

1. **增加心排血量** 适当 MV 使过高的胸腔负压下降至适当水平,如由 −28 mmHg 降低至 −8 mmHg(接近正常),则左心室跨壁压下降 20 mmHg,后负荷也相应下降约 20 mmHg;而回心血量和前负荷基本不变或维持在适当水平,即选择性降低后负荷,后负荷下降,心排血量增加,血压改善。在心力衰竭患者,前负荷多在过高水平,心排血量对前负荷的变化不敏感,而与后负荷关系比较密切,即使前负荷有所下降,心排血量仍将增加。

适当 MV 改善换气功能和左心功能的作用皆非常显著,但压力过大也会显著减少回心血量,降低前负荷;导致肺过度充气、限制心脏活动,从而使心排血量下降。压力不足则不能降低过高的胸腔负压,甚至进一步升高,不能增加心排血量,甚至恶化,因此有必要维持适当通气压力和稳定的自主呼吸。

2. **改善心肌供血** 心排血量增加使心室舒张期末容积减少,心肌张力下降,冠状动脉供血改善,尤其是心内膜下供血改善更显著,因此 MV,包括无创正压通气(NPPV)可用于一般左心衰竭患者,也可用于心肌梗死伴血压下降的患者,应用得当,较药物治疗更有优势。

3. 间接改善心功能　　主要通过改善低氧血症和减少呼吸肌做功间接改善心功能。

上述是 MV 改善心功能和呼吸衰竭的最理想情况,但实际情况更复杂,国际上对 MV 与心排血量的关系也有争议,需结合患者的实际情况合理应用 MV。

第四节　机械通气相关性肺水肿

实际 MV 时,一般比较注意避免通气压力和 VT 过大,而通气不足产生的不良影响容易被忽视。

（一）发生机制　　人工气道、呼吸机应用不当或病情危重导致通气阻力过大,或人机配合不良时,呼吸肌本体感受器兴奋,呼吸肌收缩力增强,呼吸加深、加快,胸腔负压和间质负压也会显著增大,发生负压性肺水肿;左心室后负荷增大,诱发或加重左心衰竭,并进一步加重肺水肿,形成恶性循环。患有冠心病、原发性高血压、急性呼吸窘迫综合征（ARDS）、间质性肺炎等基础心肺疾病的患者,心肺的防护功能下降,更容易发生心力衰竭和肺水肿。

（二）常见原因　　① 人工气道、连接接头过细或不完全阻塞（常为呼吸道分泌物阻塞或管路积水）,气道阻力显著增大；② 通气压力或 VT 不足,包括通气压力、VT 设置不足或不当；③ 漏气；④ 初始吸气流量不足,包括设置流量不足、吸气压力坡度或流量上升速度设置不当；⑤ 其他参数如 RR、吸气时间（Ti）等设置不当,将导致呼吸机输送的气流形式不符合患者的实际需求；⑥ 呼吸机性能下降或滤网阻塞；⑦ 其他不适当操作,如气管镜检查、吸痰时间过长,胸腔穿刺放气、放液速度过快。因此,对危重症患者行 MV 时应特别注意避免上述情况,在原因不明或 MV 难以抑制自主呼吸的情况下需适当应用镇静剂或麻醉剂以抑制过强的自主呼吸。

第五节　慢性左心衰竭患者的生理学变化和处理对策

CHF 是各种心脏病的严重或终末阶段,已成为严重影响居民健康的社会问题。大规模临床试验研究显示,血管紧张素转换酶抑制剂（ACEI）和 β 受体阻滞剂治疗 CHF 有较好的短期疗效,被认为是 CHF 治疗手段的重要进展。NPPV 作为 CHF 的辅助治疗方法也逐渐受到重视。

一、慢性左心衰竭患者的呼吸生理学变化

患者左心房压升高,肺静脉回流障碍,肺瘀血,甚至肺水肿。由于肺间质水肿和肺泡水肿,肺顺应性降低,通气阻力增加；$\dot{V}/\dot{Q}$ 失调,加之 ACM 增厚,引起气体交换障碍而发生低氧血症。正压通气有利于克服呼吸阻力；适当 PEEP 可扩张呼吸道和肺泡,增加 FRC,改善低氧血症,进一步降低肺弹性阻力；肺泡内正压对肺间质有挤压作用,可减少肺毛细血管渗出,有利于肺间质水肿消退；加压气流可使肺泡内泡沫破碎,有利于改善 PS 的作用和肺通气。这与 MV 对 ACPE 的作用相似。

与健康人相比,慢性左心衰竭患者的吸气肌力、呼气肌力均有不同程度降低,且与心功能下降限度呈显著正相关,而 CPAP/PEEP 可使吸气时胸内压负向摆幅减小,进一步降低呼吸功耗,改善呼吸肌功能。

二、慢性左心衰竭患者的血流动力学变化

1. 胸腔负压与血流动力学　　在慢性左心衰竭患者,左心脏的前后负荷均有明显变化。与 ACPE 相似,CHF 患者的左心室跨壁压增加,但胸腔负压的增加幅度较小,故后负荷的增加不如急性心力衰竭患者显著；适当 CPAP/PEEP 可使胸腔负压下降,左心室跨壁压相应下降,但作用也不如急性患者明显。CHF 的前负荷明显增加,MV 可降低回心血量,减少左心室舒张期末容积,使前负荷下降；在心功能正常者,由于 Frank-Starling 定律作用,前负

荷减少导致左心室射血分数减少,因此心排血量对前负荷的依赖性较强;但 CHF 患者的前负荷保持在过高水平,且左心室顺应性下降,心排血量对前负荷的变化不敏感,而对后负荷的依赖性较强,MV 正压只要使胸腔负压降至接近 $-5\ \mathrm{mmHg}$ 的水平,即可维持适当前负荷,而后负荷下降,心排血量增加,从而减少功能性二尖瓣反流,进一步改善心功能;心功能改善必然伴随心肌张力下降,冠状动脉供血改善,但该作用也不如急性患者明显;若无明显胸腔负压增大,可能加重血流动力学异常。

2. 心律失常与血流动力学　Kiely 等研究发现,应用 NPPV 后,觉醒时 CHF 合并心房颤动(AF)患者的心排血量降低。在单纯 CHF 患者,心房收缩使心室血流充盈明显增加,而发生 AF 后该作用消失;合并 AF 的 CHF 患者,心室血流充盈及排空也会受不规则心率的影响,应用 CPAP/PEEP 后容易导致前负荷减少;AF 患者的血浆心房钠尿肽水平较高,钠、水潴留相对减轻,更易受 CPAP/PEEP 的影响,导致前负荷减少和心排血量降低。AF 是 CHF 患者常见的心律失常,因此该类患者应用 NPPV 需谨慎。

3. 神经调节异常与血流动力学　在 CHF 患者,由于原发病对心脏自主神经的损害,使自主神经对心脏的支配出现异常,交感神经与迷走神经之间的相互协调失去平衡,导致心率变异率下降,CHF 患者心率变异率明显低于心功能分级Ⅰ级的健康人,提示心力衰竭患者的迷走神经受损,同时也累及交感神经。心率变异性与心功能分级呈明显负相关,心力衰竭越严重,心率变异率下降越明显,Takase 等发现 R-R 间期标准差<30 ms 的心力衰竭患者的死亡率显著增高,特异度>90%,灵敏度为 75%,因此心率变异率可作为 CHF 患者预后分析的独立指标,心率变异率越低预后越差。而 CPAP 可提高 CHF 患者的心率变异率,改善患者预后。

三、慢性心力衰竭与睡眠呼吸障碍 (sleep-related breathing disorder, SBD)

CHF 患者发生 SBD 的比例较高,睡眠呼吸暂停低通气综合征(SAHS)是 SBD 的主要类型,临床上分为阻塞性(OSAS)、中枢性(CSAS)和混合性,其中以阻塞性最多见。

1. CHF 患者睡眠时的呼吸变化　CHF 患者睡眠时容易发生呼吸节律异常,呼吸深快、呼吸暂停或呼吸浅慢周期性地交替出现,称之为陈氏呼吸(Cheyne-Stokes respiration, CSR),是 CSAS 的常见类型。在左心室射血分数<45%的慢性左心衰竭患者,呼吸紊乱的发生率在 50% 以上,CSR 是 CHF 患者死亡率升高和需要心脏移植的危险因素。反复发作 SBD 引起低氧血症、高碳酸血症,周围交感神经兴奋,心率增快,血压升高,导致心力衰竭加重,因此心力衰竭可能是夜间 SBD 诱发;反之,在 CHF 患者,由于心腔内压升高使上气道静脉充血,软组织水肿,气道管径缩小,影响气流通过,诱发或加重 OSAS,该作用睡眠时增强。此外,心力衰竭患者的心排血量降低,心肌张力增加,神经内分泌和代谢紊乱也影响中枢性心肺调控机制,而出现中枢性紊乱,两者可互为因果,形成恶性循环。

2. MV 的治疗作用　经鼻罩 CPAP 是 CHF 合并 OSAS 患者的首选治疗,通过增加咽腔正压对抗吸气负压的作用,防止气道塌陷,消除呼吸暂停、低通气和打鼾,从而改善睡眠质量,降低夜间血压和交感神经张力,减少尿和血浆的儿茶酚胺浓度,改善左心室射血分数及心力衰竭症状,有助于提高患者的远期生存率。对于合并 CSAS 的 CHF 患者,经鼻罩 CPAP 增加呼气末负荷,容易造成轻度 CO_2 潴留,有助于使 $PaCO_2$ 高于窒息阈值,减少 CSAS 的发生率。

第六节　慢性左心衰竭患者的运动心肺功能变化

心肺运动试验(CPET)是评价心功能变化的常用检查方法。CPET 与一般心脏负荷试验不同,它强调运动时心肺功能的相互作用和气体交换作用,综合反映心、肺在一定负荷下通气量、摄氧量和 CO_2 排出量等代谢、通气参数及心电图的变化,反映细胞呼吸功能的变化,强调外呼吸和细胞内呼吸偶联,即肺-心活动的联系,特别强调心肺功能的联合测定。慢性左心衰竭出现典型有氧代谢功能减退和心源性限制的变化。详见第三十四章第一节、第二节。

(朱　蕾)

第三十三章
肺移植患者的生理学变化与临床评估

提 要

1. 肺移植的适应证包括严重通气功能障碍疾病、肺血管疾病,且常有动脉血气的明显变化,在国内主要是肺间质纤维化、慢性阻塞性肺疾病(COPD)和原发性肺动脉高压。禁忌证也有比较明确的要求。供体选择和免疫抑制剂的应用也有严格要求。

2. 影响肺移植成功的主要问题是急性排斥反应,感染和细支气管阻塞综合征(BOS)。高移植成本和低效益的巨大落差、低生活质量等也是重要的影响因素。

3. 移植肺的植入将干扰自主神经活动、淋巴回流和支气管的血液循环;长期应用免疫抑制剂,抑制患者的免疫功能。

4. 移植肺持续对外界环境开放,不断地吸入病原微生物、过敏原、刺激物,容易发生支气管-肺实质感染和损伤。肺接受两套血供,容易发生缺血再灌注损伤。

5. 移植肺自主神经的传入和传出纤维被切断,容易出现气道高反应性、咳嗽反射减弱和黏液清除功能异常;自主呼吸节律基本无变化。

6. 移植肺的通气血流比例($\dot{V}/\dot{Q}$)与正常肺相同,但在单肺移植患者,总体 $\dot{V}/\dot{Q}$ 与疾病的特点及严重程度有关。

7. 肺移植手术后短期内容易出现大量胸腔积液,处理适当也迅速好转。

与肾、肝等大脏器移植相比,肺移植是相对较新的临床领域。1981年临床上成功地完成心肺联合移植,1983年完成第1例单肺移植,随后在1986年首例整体双肺移植成功,1989年完成非体外循环下序贯式双肺移植,1990年第1例活体肺叶移植成功,随后肺移植进入了一个比较活跃的发展期,成为临床上各种晚期肺部疾病,如COPD、肺间质纤维化、肺囊性纤维化及肺动脉高压的有效治疗手段。

第一节 肺移植的现状

总体而言,肺移植问题比较多,效果较差,5年生存率较低。

一、受体的选择

不同肺移植中心和不同疾病的选择标准大体相同,主要涉及通气功能、肺血管严重异常,且常有动脉血气的明显变化,具体表现肺通气功能明显下降,第1秒用力呼气容积(FEV_1)占预计值的百分比<30%;肺动脉高压,明显影响患者生活质量;静息时低氧血症和高碳酸血症。绝对禁忌证:年龄>65岁、存在重要内科疾病、精神异常或不能耐受肺移植手术者。4种常见肺部疾病的终末期为肺移植手术的主要适应证。

1. **慢性肺间质纤维化** 典型表现为肺组织结构的破坏和纤维化,肺功能迅速恶化,患者等待肺移植过程中的病死率高。若肺活量(VC)、肺总量(TLC)占预计值的百分比<60%,并出现静息低氧血症的患者,应及时申请肺移植评估。由于受体肺

的通气和血流灌注阻力较高,移植供体后即可迅速改善,单肺移植的术后生存率较高;双肺移植提供了较多的正常肺储备,近期并发症的发生率和病死率也较低。

2. **慢性阻塞性肺疾病** 是肺移植的最常见疾病。适应证:应用支气管扩张剂后 FEV_1 占预计值的百分比<25%,静息 PaO_2<55 mmHg 伴高碳酸血症,继发性肺动脉高压,临床进程恶化。报道显示单、双肺移植的院内生存率相似,双肺移植有较好的肺功能和相对较高的 5 年生存率;肺减容术后的肺移植技术也是可行的,并取得了与双肺移植相似的效果。

3. **原发性肺动脉高压** 无明显有效的药物治疗,若临床、影像或组织学上进展恶化,纽约心脏协会心功能分级Ⅲ或Ⅳ级,平均右房压>10 mmHg,平均肺动脉压>50 mmHg,心脏指数<2.5 L/(min·m²)。单肺移植即可获得长期理想的肺动脉压下降和右心功能恢复。

4. **肺囊性纤维化** 是一种侵犯多脏器的遗传学疾病,主要病理学改变为外分泌腺功能紊乱,以呼吸系统损伤最突出,主要表现为反复气道阻塞和支气管感染,最终发生呼吸衰竭和肺源性心脏病。应用支气管扩张剂后,若 FEV_1 占预计值的百分比<30%;静息 PaO_2<55 mmHg 伴高碳酸血症;临床进程恶化,应考虑肺移植。该病欧美白种人多见,国内罕见,实际价值不大。

二、供体选择

理想肺供体是无吸烟史,胸部 X 线片清晰,呼吸道清洁,肺功能正常者。由于供体短缺,国内外的实际标准皆已放宽,边缘性供体、活体肺叶供体、劈开全肺分成上下肺叶供体和心脏停搏供体肺均已用于临床。

三、免疫抑制

是任何大移植患者都必须采用的措施,目前可选择的药物较多,且不良反应减少,总体选择余地较大。

四、影响肺移植成功的主要问题

肺移植的发展存在多个方面的巨大挑战,包括供体的严重短缺、等待中的高死亡率、急性排斥反应、感染和细支气管阻塞综合征、高成本与低效益的巨大落差、生活质量低等。

1. **急性排斥反应** 发生率较高。尽管在肺移植患者,免疫抑制的剂量和血浆药物浓度均超过了其他实体器官移植的水平,但经活组织检查证实移植后的 1 年发生率仍高达 80%,近年来虽有下降,但总体仍较高。急性排斥反应诊断的金标准是经支气管检查,并需多处取材进行活组织学检查。急性排斥反应的病理学特征主要是血管周围淋巴细胞浸润。

2. **感染** 成人肺移植中感染约占死亡原因的 25%,而活体肺叶移植感染约占死亡原因的 53%。在移植后早期,细菌感染是最常见,也是导致此期死亡的主要原因。巨细胞病毒(CMV)肺炎是常见的术后感染性并发症,发生率约为 13%~15%,以术后早期发生率最高,受体 CMV 阴性、供体 CMV 阳性的肺移植发生严重感染的风险最高,而受体和供体均为阴性的移植通常无 CMV 感染。真菌感染也是肺移植后的重要问题,可发生于移植后的早期和晚期。

3. **BOS** BOS 是以细支气管阻塞为特征的临床和病理综合征。急性排斥反应的发生率与 CMV 肺炎正相关,也与 BOS 的进展正相关。供体年龄增长和缺血时间的延长均与 BOS 的进展正相关。BOS 是成人肺移植死亡的主要原因。较多患者不能从肺感染恢复的主要原因即为严重气道阻塞导致的引流不畅,或与治疗 BOS 相关的免疫抑制效应。BOS 是免疫介导过程的积累,由慢性排斥反应引起。已证实 HLA-Ⅰ抗体的存在预示 BOS 的进展,且早于 BOS 的进展,所以有目的地进行早期干预、提高免疫耐受是减轻慢性排斥反应的有效方法。

第二节 肺移植的生理学变化

移植肺的植入将干扰自主神经活动、淋巴回流和支气管的血液循环。因为长期应用免疫抑制剂,也将抑制患者的免疫功能。

一、移植肺的基本特点

相对于其他大脏器移植,肺移植需特别重视以下几方面因素：移植肺持续对外界环境开放，不断地吸入病原微生物、过敏原和其他刺激物，容易发生支气管-肺实质的感染和损伤。肺接受两套血供，来自体循环的支气管动脉主要供给气管和支气管，来自肺循环的肺动脉主要供给肺实质，所以肺移植手术一结束，缺血再灌注损伤的发生率即增加，肺泡Ⅱ型上皮细胞常被破坏，表面活性物质（PS）的产生明显减少或功能降低。不仅增加肺泡表面张力，也使PS的免疫调节功能减退。在肺移植术后的数周至数月内，供体肺内在的免疫系统，主要是肺泡巨噬细胞将逐渐被受体自身骨髓产生的单核细胞取代，此时容易发生排异反应。在肺组织，慢性排异反应或慢性同种异体移植物功能障碍，主要影响细支气管上皮的形成，这与其他实体脏器不同，后者主要影响血管内皮形成。

二、无神经肺

移植肺自主神经的传入和传出纤维皆被切断，且尚无证据显示神经再生。在动物实验中，发现犬的肺重新植入3～6个月后，迷走神经反射重新出现，并引起支气管收缩反应，45个月后出现交感神经反应，因此应注意动物实验和临床的区别。

三、呼吸节律

在健康人，肺牵张反射的作用较弱，因此在移植肺，尽管迷走神经被切断，对呼吸节律的影响也微乎其微。这与犬及其他实验动物差别非常大，后者的迷走神经切断将引起深慢呼吸反应，因此应注意人类和动物之间的差异。试验结果已证实人类双侧迷走神经切断几乎不影响呼吸节律，因此双侧肺移植后，即使是早期也几乎不影响患者的呼吸节律和频率；在睡眠状态下呼吸节律也基本不受影响。因为人类呼吸节律的形成主要取决于脑干呼吸中枢和中枢化学感受器的调节，而中枢呼吸调节和中枢化学感受器调节皆不依赖于肺内自主传入神经和传出神经，也没有试验证据显示移植肺活动的明显异常。

四、气道高反应性

肺移植患者吸入乙酰甲胆碱或组胺后容易出现明显的支气管收缩反应，其原因可能是迷走神经切断后，处于抑制状态的自动节律性神经活动被解除，气道平滑肌受体的敏感性相应升高，当然该结论也存在争议。尽管如此，多数情况下气道反应性升高对移植肺的影响可以忽略。当然若患者症状明显，可适当应用抗过敏药物或吸入糖皮质激素治疗。

五、咳嗽反射

咳嗽反射主要是气管和主支气管近端的功能。如上所述，在气管或主支气管水平以下，移植肺自主神经的反射活动永久性消失。在单肺移植患者，由于病肺气管-肺结构及相应神经的完整性存在，咳嗽反射依然完善，从而使移植肺有清除分泌物的能力和适当的气道防御功能。在维持防御功能方面，双侧肺分别移植将比双肺移植更优越，因为前者自主神经结构完整，咳嗽反射的反射弧存在；而后者丧失。咳嗽反射异常是支气管分泌物排出异常和肺感染发生的重要影响因素。

六、黏液清除

黏液清除主要是各级支气管的功能。移植肺的黏液清除能力下降，与咳嗽反射减弱共同作用，使患者清除呼吸道分泌物的能力下降；加之免疫抑制剂的应用，使移植肺发生感染的概率显著上升。

七、通气血流比例（$\dot{V}/\dot{Q}$）

$\dot{V}/\dot{Q}$失调与肺移植的方式有关，双肺移植或心肺联合移植可以使$\dot{V}/\dot{Q}$完全恢复正常，但单肺移植更复杂。多数情况下，包括COPD患者，移植肺承担肺泡通气量（$\dot{V}_A$）的大部分（60%～80%）和相应比例的血流量，因此$\dot{V}/\dot{Q}$基本适宜。在原发性肺动脉高压患者，单肺移植后双侧肺的通气量基本相似，但移植肺容纳血流量的绝大部分（超过80%），导致明显$\dot{V}/\dot{Q}$失调。静息状态下，由于有充足的时间进行气体交换，$\dot{V}/\dot{Q}$失调对氧合和肺泡无效腔的影响不明显；运动时，理论上移植肺的血流量将进一步增加，导致$\dot{V}/\dot{Q}$失调加重，但监测结果并未显示血流量比通气量出现更大幅度的增加，也未出现肺尖部血管的重新开放，这对患者非常有益。局部调节机制，主要是缺氧性肺血管收缩对维持适当$\dot{V}/\dot{Q}$发挥主要作用。

八、胸膜渗出

肺移植手术导致患者的肺和胸膜损伤，肺实质和胸膜上的丰富淋巴管也相应出现横断性损伤，形成残端，该部分淋巴管与供体肺的淋巴管不容易愈合，并连接在一起。动物实验中，损伤肺的淋巴管会在数周内出现自发性修复；但人体未发现该现象。

肺移植后,来自供体肺残端的淋巴液进入受体的胸膜腔可形成大量的胸腔积液,常需要放置导管引流。另外移植后的最初数天内,手术、供体缺血及再灌注损伤的作用也会导致毛细血管通透性增加,胸腔积液增加。一般移植数天后,胸腔积液的产生量会迅速下降,引流量也相应减少。

(朱 蕾)

第四篇

呼吸生理的临床评价

第三十四章
运动能力与呼吸困难的评价

提 要

1. 运动能力或呼吸困难是呼吸生理领域经常涉及又非常混乱的问题,《慢性阻塞性肺疾病(COPD)全球倡议》(GOLD)是导致混乱的典型代表。

2. 健康人的运动能力是呼吸系统、循环系统、运动系统相互作用的结果,是机体有氧代谢和无氧代谢相互平衡的过程,正常情况下循环系统发挥核心作用,是影响运动能力的主要因素,肺功能的影响作用有限,极量运动时通气功能仅动用60%~70%,称为气急域。

3. 心肺运动试验(CPET)主要是通过无创气体分析方法评价呼吸、心血管、运动系统功能的方法。着重强调运动时心肺功能的相互作用和气体交换作用,具有重要的诊断和评估价值。运动负荷、极量运动、有氧代谢、无氧代谢、最大氧耗量($\dot{V}O_{2max}$)、最大每千克体重氧耗量($\dot{V}O_{2max}/kg$)、氧脉搏(O_2-pulse)、无氧阈(AT)、最大运动通气量(VE_{max})、呼吸储备(BR)、二氧化碳产生量、二氧化碳排出量($\dot{V}CO_2$)、呼吸商(RQ)、呼吸气体交换率(R)、氧通气当量(EQO_2)、二氧化碳通气当量($EQCO_2$)、呼吸困难指数(DI)、通气限制、动态呼吸环、最大心率储备、心源性限制、通气限制皆为CPET的重要概念。

4. 递增运动负荷试验中,随着无氧代谢增强,血乳酸浓度升高,主要引起两种变化,一是[H^+]升高,刺激呼吸调节机制,产生与运动强度不成比例的更强的通气反应;二是体液缓冲,CO_2排出量明显增大,且与运动强度的增加不成比例,这是无创气体交换法确定AT的基础。

5. AT反映最大有氧代谢功能和心肺综合功能,在AT以下的负荷运动,机体可长时间耐受而不会损害心肺功能。

6. 肺源性限制一般指肺通气功能限制,少数情况下为肺换气功能限制。成年健康人静息状态下,呼吸频率(RR)约为16次/min,潮气量(VT)约为500 mL,每分通气量(VE)约为8 L/min;极量运动时,通过RR增快和VT增大,VE_{max}约达180 L/min,是静息VE的22.5倍。由于VT增大的幅度远大于RR增快的幅度,生理无效腔与潮气量比值(VD/VT)从静息时的0.3降低至约0.15,实际通气储备更大,故呼吸功能不是限制健康人运动能力的因素。

7. 健康人静息时,心率为70次/min,每搏输出量(SV)为70 mL,心排血量(CO)为5 L/min;极量运动时,心率达180次/min,SV达110 mL,CO_{max}为20 L/min,是决定氧运输能力的主要因素;通过改变动脉-混合静脉血氧含量差[$C_{(a-\bar{v})}O_2$]也提高氧输送能力,静息$C_{(a-\bar{v})}O_2$为50 mL,最大为150 mL,故循环系统对氧的输送能力可从静息时的250 mL/min增至最大时的3 000 mL/min,变化范围达12倍,远低于通气储备,是限制健康人运动能力的主要因素。

8. 与健康人相比,肥胖、周围循环障碍、心血管疾病患者皆表现为心源性限制,但有巨大差异。阻塞性肺疾病(OAD)患者、心脏病患者的运动反应也有巨大差异。

9. COPD、肺实质疾病、肺外疾病的运动反应有较大差异,与患者的病理和病理生理学特点一致。

10. 体循环疾病和肺循环疾病的运动反应有较大差异,与患者的病理和病理生理学特点一致。

11. 呼吸困难是主观感受,也可有客观表现;主观和客观表现可以一致,也常有较大差异。三四征是呼吸困难的常见征象,是胸腔负压显著增大、气体不能迅速进入肺泡的标志,更常见于周围气道阻塞;将其定义为大气道阻塞是错误的。描述呼吸困难的指标有DI和多种半定量指标,其中博格量

> 表（Borg scale）评分的临床应用较多。
>
> 12. COPD 患者轻度肺功能下降不应该有运动能力下降和呼吸困难，通气功能下降至一定阈值（理论上达气急域）时，两者才可能有明显的相关性。
>
> 13. 阻塞性通气功能障碍，呼气末肺容积（FRC、FV）增大，气体分布不均、通气血流比例（$\dot{V}/\dot{Q}$）失调、VD 增大和 CO 弥散量（D_LCO）下降是 COPD 的基本肺功能改变，是评价患者呼吸困难和运动能力的基础，采用第 1 秒用力呼气容积（FEV_1）评价并不合适，结合精神状态和全身情况评价可能更有价值。

在有关呼吸生理的研究或应用中，运动能力或呼吸困难是一个经常被涉及的问题，也是非常混乱的问题，如 GOLD 的早期版本非常重视肺功能的减退程度，但在 2017 年版、2018 年版、2019 年版中，仅将一秒率（FEV_1/FVC）下降作为 COPD 定性诊断标准，而患者的病情评价则删除了肺功能，完全根据临床表现评价，其中重要理由之一是肺功能减退（实际仅仅是 FEV_1 下降）与呼吸困难或运动能力无明显关系。但目前针对 COPD 药物治疗研究中几乎无一例外地将肺功能变化作为重要的评价指标，这无疑是矛盾且不合理的。从理论上讲，COPD 作为一类以气流受限为核心的肺疾病，GOLD 将肺功能剔除疾病评估也是不合适的，这也反映了目前呼吸生理知识严重缺乏，仅能对概念、药物进行过度炒作的实际状况。

第一节 影响健康人运动能力的因素

健康人的运动能力是呼吸系统、循环系统（包括血液）、运动系统（包括神经调节）相互作用的结果。机体运动需要能量，能量主要来自细胞线粒体内的氧化反应，即食物底料（脂肪、蛋白质和碳水化合物）在线粒体内"燃烧"，这个过程需要氧的参与，如果氧供应充足，则"燃烧"充分，称之为有氧代谢（aerobic metabolism）；如果氧供应不足，则"燃烧"不充分，这时部分能量来自有氧代谢，部分能量通过酵解产生，同时产生中间代谢产物乳酸，称为无氧代谢（anaerobic metabolism）。整个过程需要的氧全部来源于外界，即通过肺的通气功能将新鲜空气送至肺泡，然后通过气体交换到达血液，与血红蛋白（Hb）结合形成氧合血红蛋白（HbO_2），再通过心血管系统泵至全身（包括做功的肌肉中）；而代谢的终产物 CO_2 也通过反相回路排出体外。氧的运输过程在中枢神经系统调节下，由呼吸、心血管、运动系统协调完成，称为运动、心、肺"偶联"。正常情况下，三者密切配合，保障有效的代谢和正常运动，其中循环系统发挥核心作用，是影响运动能力的主要因素。

一、基本概念

1. 心肺运动试验（cardiopulmonary exercise test，CPET） 又称运动心肺功能测试。是在运动条件下无创性测定呼吸气体，通过微电脑技术自动计算出在不同负荷下的通气量、摄氧量和 CO_2 排出量等通气、代谢参数以及心电图的变化，从而综合反映呼吸、心血管、运动系统功能的方法。与一般心脏负荷试验不同，CPET 强调运动时心肺功能的相互作用和气体交换作用。

2. 极量运动（maximal exercise） 逐级增加运动负荷至受检者不能耐受的运动形式。主要用于判断最大氧耗量和心、肺、运动系统的最大代偿能力。

3. 次极量运动（submaximal exercise） 运动量相当于极量运动负荷 85% 的运动形式。若以氧耗量为标准相当于最大氧耗量的 85%；若以心率为准，则达到最大心率的 85%。主要用于判断无氧阈和冠心病的诊断。

4. 运动负荷（exercise load） 运动试验设定的阻力大小，常用功率表示，即单位时间内的做功量（单位 kpm/min 或 W/min）。1 W=6.2 kpm。

5. 有氧代谢（aerobic metabolism） 在有氧条件下，通过三羧酸循环进行氧化作用生成三磷酸腺苷（ATP）的过程。有氧代谢的效率高，消耗 1 mmol 的葡萄糖产生 36 mmol 或 38 mmol ATP。

6. 无氧代谢（anaerobic metabolism） 机体利用糖的无氧酵解生成乳酸，释放出能量，再合成

ATP 的过程。一般情况下，机体主要利用有氧代谢供给能量；但在心肺疾病、代谢疾病或剧烈运动时，有氧代谢不能满足需要，无氧代谢供能显著增加。无氧代谢的效率不高，消耗 1 mmol 的葡萄糖仅产生 2 mmol ATP。

7. 动脉血(arterial blood)　是经肺微循环进行气体交换、充分氧合的血液。从肺毛细血管静脉端开始，经肺静脉、左心房、左心室到体循环动脉的血液皆为动脉血。理论上健康人上述各部位动脉血的 PO_2 相等，但由于代谢作用和极少量的解剖分流等原因，实际数值逐渐降低。健康人心脏解剖分流较大，主动脉和肺静脉的氧分压差最大；随着年龄增长，该差值逐渐增大。

8. 混合静脉血(mixed vein blood)　不同部位体循环回流的静脉血充分混合后的状态。上、下腔静脉血进入右心房，通过右心室的充分搅拌进入肺动脉的血液，一般认为该部位静脉血已充分混合，故常通过肺动脉导管进入主肺动脉取血作为混合静脉血。

9. 动脉-混合静脉血氧含量差[arterio-mixed venous oxygen content difference, $Ca-C\bar{v}O_2$ 或 $C_{(a-\bar{v})}O_2$]　动脉血氧含量减去混合静脉血氧含量所得的差值，常用毫升数或毫摩尔数表示，可较好反映组织的循环功能和有氧代谢能力。

10. 摄氧量(oxygen uptake)　机体单位时间内利用氧的能力。一般用每分钟摄取氧的毫升数或摩尔数表示。氧耗量(oxygen consumption)是指机体单位时间内通过有氧代谢消耗氧的能力。因为机体摄取的氧绝大部分用于消耗，因此测定的摄氧量和氧耗量很难区分，故常规作为一个概念对待。

11. 最大氧耗量(maximal oxygen consumption, $\dot{V}O_{2max}$)　又称最大摄氧量(maximal oxygen uptake)。极量运动时，机体在单位时间内利用氧能力的上限，或机体在单位时间内消耗氧的最大能力。健康人的 $\dot{V}O_{2max}$ 由心脏泵血能力和运动组织对氧的摄取能力决定。$\dot{V}O_{2max}$ 是反映极量负荷时心肺功能的一个主要参数。

12. 每千克体重氧耗量(oxygen consumption per kg body weight, $\dot{V}O_2/kg$)　又称每千克体重摄氧量(oxygen uptake per kg body weight)，是在单位时间内单位体重(kg)的氧耗量或摄氧量。是衡量个体运动能力的参数。

13. 最大每千克体重氧耗量(maximal oxygen consumption per kg body weight, $\dot{V}O_{2max}/kg$)　又称最大每千克体重摄氧量(maximal oxygen uptake per kg body weight)。在单位时间内每千克体重的最大氧耗量或最大摄氧量。与 $\dot{V}O_{2max}$ 相比，在一定程度上排除了个体差异，更具有可比性，是衡量个体的运动能力和进行手术前风险度评估的客观参数。

14. 氧脉搏(oxygen pulse)　全称每搏氧耗量。心脏每搏动一次，周围组织摄取的氧容积或进入肺血液的氧容积。两者分别反映体循环和肺循环的功能，且大小基本相等。临床多测定体循环，故氧脉搏等于心搏出量与动脉-混合静脉血氧含量差的乘积，是反映心功能的良好参数。氧脉搏降低也见于贫血、CO 中毒和低氧血症等疾病。

15. 无氧阈(anaerobic threshold, AT)　人体递增负荷运动时，由有氧代谢开始向无氧代谢转变的临界点。正常情况下，随着运动负荷增加，肌肉消耗更多氧，也产生更多 CO_2，摄氧量、运动负荷、通气量、CO_2 产生量之间呈线性关系。但达一定水平(即 AT)，无氧代谢迅速增强，通气量和 CO_2 产生量迅速增大，并超出摄氧量与运动负荷的增加幅度。AT 是判断有氧代谢能力的主要参数。

16. 最大运动通气量(maximal expiratory ventilation, VE_{max})　极量运动时每分钟呼出的气体容积。健康人 VE_{max} 占最大自主通气量(MVV)的 60%～70%。

17. 呼吸储备(breathing reserve, BR)　MVV 与 VE_{max} 之差与 MMV 的比值或 VE_{max} 占 MMV 的百分比，反映极量运动时的呼吸储备。($MVV-VE_{max}$)/MVV 的正常值为 20%～30%，因此肺功能不是限制健康人运动能力的主要因素。BR 降低是原发性肺部疾病患者通气限制的主要特点。

18. 二氧化碳产生量(CO_2 output)　单位时间内，机体组织产生 CO_2 的多少。常用每分钟产生 CO_2 的毫升数或毫摩尔数表示，是反映机体代谢功能的常用参数。

19. 二氧化碳排出量(CO_2 discharge, $\dot{V}CO_2$)　机体单位时间内经肺呼出 CO_2 的多少。常用每分钟呼出 CO_2 的毫升数或毫摩尔数表示。稳定状态下与 CO_2 产生量一致，但在剧烈运动前后、呼吸功能短时间内恶化或改善等情况下，两者常有较大差异。

20. 呼吸商(respiratory quotient, RQ)　每分钟 CO_2 产生量与每分钟氧耗量的比值。常用于反映进食类型和机体代谢情况。健康人普通饮食条件下 RQ 约为 0.85，其中糖的 RQ 为 1，体内蛋白质的 RQ 为 0.8，脂肪的 RQ 为 0.71。

21. 呼吸气体交换率(respiratory exchange ratio, R)　每分钟 CO_2 排出量与每分钟氧耗量的比值。一般情况下,RQ 和 R 相等,故 RQ 常用 R 表示。在通气量短时间内迅速增大或无氧代谢明显增强等情况下,两者常有很大差异。

22. **氧通气当量**(ventilatory equivalent for O_2, EQO_2) 相同时间内每分通气量与每分钟氧耗量的比值,即 $EQO_2 = VE/\dot{V}CO_2$,是确定无氧阈的最敏感指标。

23. **二氧化碳通气当量**(ventilatory equivalent for CO_2, $EQCO_2$) 相同时间内每分通气量与每分钟 CO_2 排出量的比值,即 $EQCO_2 = VE/\dot{V}CO_2$,主要用于 AT 的确定。

24. **呼吸困难**(dyspnea) 患者主观上感觉空气不足、呼吸费力的现象。客观表现为呼吸运动用力,重者鼻翼扇动、张口耸肩,辅助呼吸肌也参与活动,或伴有呼吸频率、深度与节律的异常。

25. **三凹征**(three depressions sign) 吸气时锁骨上窝、胸骨上窝、肋间隙同时发生凹陷的征象。是胸腔负压显著增大、气体不能迅速进入肺泡的标志。若伴干咳与高调吸气性喘鸣,提示喉、气管与大支气管狭窄;若伴哮鸣音或呼气时间明显延长,则提示存在周围气道阻塞或陷闭;若呼吸频率明显增快,则提示急性肺实质病变。因此将三凹征定义为大气道阻塞是错误的。

26. **呼吸困难指数**(dyspnea index, DI) 是 VE/MVV 的比值,反映呼吸困难程度的客观指标。

27. **通气限制**(ventilation limit) 运动终末时,VE_{max} 接近、达到或超过 MVV 的状态。

28. **动态呼吸环**(dynamic respiratory loop, intrabreath loop) 运动前受检者先完成一次最大用力流量-容积(F-V)环,然后在运动过程中的任何时刻监测 F-V 环的变化。可形象、直观、准确地反映是否肺通气限制的信息。

29. **最大心率储备**(maximal heart rate reserve, HRR_{max}) 健康人极量运动时,最大心率实测值与预计值的差值,反映心脏的储备能力。健康人极量运动时,最大实测心率达预计值,心功能充分发挥。

30. **心源性限制**(cardiogenic limitation) 极量运动时,心率达最大预计值,氧脉搏不能进一步升高的生理或病理生理状态。临床比较常见,这是与心脏本身的储备较低有关。

二、最大氧耗量和无氧阈

$\dot{V}O_{2max}$ 是直接反映心肺综合功能的参数,但不同个体的差异较大,$\dot{V}O_{2max}$/kg 能更好地衡量个体运动能力,临床应用更多。AT 测定不仅运用于运动医学,预测运动员的运动耐力、运动能力,并且被广泛地应用于临床医学。

(一) 确定 AT 的生理学基础 递增负荷运动,初始有氧代谢发挥作用,血乳酸(La)浓度低且稳定;运动负荷达一定程度,无氧代谢增强,血乳酸浓度增加。乳酸释放入血主要引起两种变化,一种是 $[H^+]$ 升高,刺激呼吸调节机制,产生与运动强度不成比例的更强的通气反应;二是体液缓冲发挥作用,CO_2 产生量和排出量明显增大,且与运动强度增加不成比例,这是无创气体交换法确定 AT 的基础。

1. **有氧代谢、无氧代谢与血乳酸** 在递增运动负荷过程中,血乳酸浓度的变化大体分三个阶段。第一阶段处在较低强度的运动中,基本是有氧代谢供能,血乳酸浓度极低;随着运动强度增加,VE、$\dot{V}O_2$、$\dot{V}CO_2$、HR 均呈线性增加,血乳酸浓度稳定或仅稍增加。第二阶段有氧代谢继续增强,无氧代谢也开始发挥作用,血乳酸浓度有所升高,结果是 $\dot{V}O_2$ 和 HR 继续直线上升;VE、$\dot{V}CO_2$ 增加幅度变大。因为无氧代谢增强,局部乳酸浓度有所升高,后者使血 $[H^+]$ 增加,刺激化学感受器,兴奋呼吸中枢,VE 增大;体液缓冲 H^+,使 $\dot{V}CO_2$ 增加(图 34-1)。第三阶段是血乳酸浓度开始急剧升高,$[H^+]$ 也随之明显升高,VE 和 $\dot{V}CO_2$ 皆显著最大。在该阶段,有氧代谢达高峰并基本处于稳定状态,无氧代谢发挥

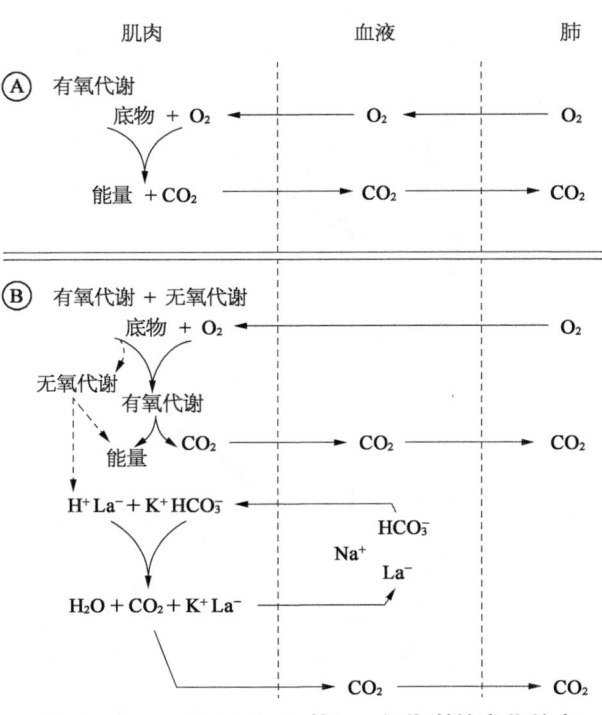

图 34-1 运动时有氧代谢和无氧代谢的变化特点

更显著的作用,该转折点即为AT。

2. AT的判断方法 如前述,可通过血乳酸浓度的动态监测确定AT,但血乳酸测定、判断不方便,也缺乏非常合适的标准,临床应用困难。国内外学者对气体交换法的研究显示,AT出现时,气体代谢变化曲线的非线性"转折点"与血乳酸浓度"偏离点"高度正相关,故用气体交换法确定AT成为自然的选择。

(二) 无创气体交换法确定AT

1. 确定AT的标准 根据前述AT出现的基础,结合研究结果,确定AT的参考标准如下(图34-2)。① 递增运动负荷达一定水平后VE突然升高的拐点。② 递增运动负荷达一定水平后VE/$\dot{V}O_2$呈锐利升高的拐点;同时VE/$\dot{V}CO_2$未见降低。③ 递增运动负荷达一定水平后混合呼出气氧浓度($F_{\bar{E}}O_2$)明显变化的拐点。④ 递增运动负荷达一定水平后$\dot{V}CO_2$突然升高的拐点。⑤ 递增运动负荷达一定水平后$\dot{V}CO_2$与$\dot{V}O_2$的交点。⑥ 递增运动负荷达到一定水平后R锐利升高的拐点。

上述标准的核心是达AT后,由于有氧代谢受限,$\dot{V}O_2$不再明显升高;而[H^+]明显升高,刺激呼吸中枢,VE明显增大,同时机体缓冲,$\dot{V}CO_2$明显升高,VE、$\dot{V}CO_2$变化幅度超过$\dot{V}O_2$变化幅度的必然结果。当然,根据上述变化特点,也可根据两个参数的相关性变化合理推测AT,如有氧代谢时,$\dot{V}CO_2$和$\dot{V}O_2$的变化一致,呈线性关系;但达AT后,$\dot{V}CO_2$的变化明显超过$\dot{V}O_2$,两者呈非线性关系,两者切线的交点即为AT,其他参数的变化也可如此推理AT;多个参数变化相互验证可提高确定AT的准确性。

2. 对AT判断标准的进一步阐述

(1) R与AT的关系:有氧代谢时,完全"燃烧"脂类,每消耗1 000 mL氧产生700 mL CO_2,也就是说脂肪的RQ为0.7;而蛋白质为0.8,碳水化合物(糖)为1。所以有氧代谢时RQ或R皆不可能超过1;如果R>1,肯定超过AT,并且是判断AT的最迟界值。真正的AT应在R=1前,具体大小取决于当时参与代谢的底物,绝大多数情况下是混合饮食,RQ约为0.85,即RQ或R达0.85即达到AT,但这也是粗略评价。

(2) $\dot{V}CO_2$和$\dot{V}O_2$的交点与AT的关系:有氧代谢时,随着运动强度增加,$\dot{V}O_2$、$\dot{V}CO_2$皆增加,两者之比(R)是一致的;但超过AT后,CO_2不仅来源于有氧代谢,也来源于无氧代谢时产生乳酸的缓冲,故$\dot{V}CO_2$增加更为明显,所以可将$\dot{V}CO_2$与$\dot{V}O_2$的交点作为AT的位置。显然如此测得的AT比R=1时出现的早且更准确。

(3) EQO_2与AT的关系:有氧代谢时,VE与

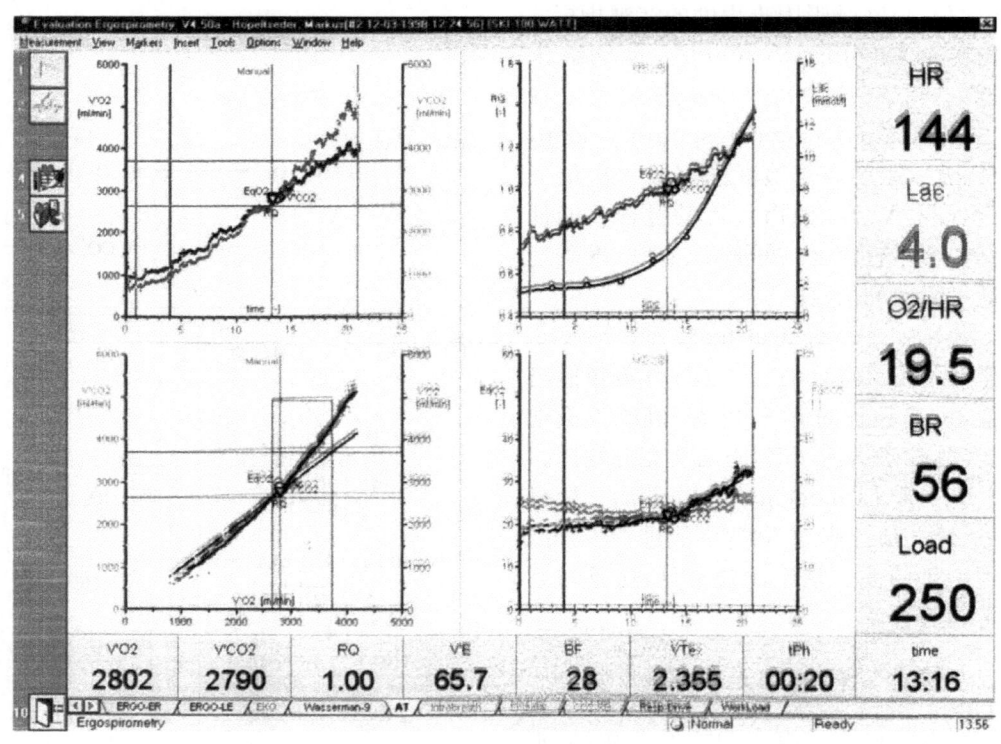

图34-2 无氧阈的综合判断

$\dot{V}O_2$ 的比值（EQO_2）保持恒定；但达 AT 后必然出现代谢性酸中毒，刺激颈动脉体和主动脉体的化学感受器，呼吸中枢兴奋，VT 增大，RR 加快，VE 也明显增大；但 $\dot{V}O_2$ 增大不明显，VE 必然明显超过 $\dot{V}O_2$ 的增大幅度，EQO_2 增大，出现拐点；由于 $\dot{V}CO_2$ 也明显增大，且与 VE 增大幅度一张，故 $EQCO_2$ 变化不大，EQO_2 和 $EQCO_2$ 出现不同的变化趋势，所以 EQO_2 的拐点即为 AT。

（三）**AT 的价值** AT 是反映最大有氧代谢功能和心肺综合功能的客观参数，与运动能力、耐力皆密切相关。在运动负荷低于 AT 时运动，机体可长时间耐受而不损伤心肺功能，故 AT 也可以指导康复训练方法的制定。深入研究 AT 的变化特点必然会更广泛地应用于各个领域，在评价心肺疾病方面更有优势。

三、6 分钟步行试验

由于 CPET 的复杂性，临床上常用 6 分钟步行试验（6-minute walk test，6MWT）对患者的心肺功能进行简易检测。

1. **目的** 6MWT 是一种对患者运动耐力的检测，有助于评价肺及心血管功能、神经-肌肉的运动耐力，为临床治疗提供依据。

2. **进行方式** 受试者在平坦道路上以自然行走方式作短距离往返步行，如果测试过程中感觉气喘可以调整走路的速度、自行中断或继续行走，监护人员记录患者的步行距离并进行评估。

6MWT 也监测受检者心脏搏动及 SaO_2 的变化，并于测试后记录受检者的 Borg 量表评分，评估患者测试过程中的呼吸困难、疲劳程度和实际运动能力。

第二节 心肺运动试验的特征性反应

心肺功能皆有较大的储备能力，在静息状态下其功能的轻度下降不易表现。运动可增加气体交换、气体运输和骨骼肌的代谢能力，故可检测出静息时所不能发现的病理生理学改变，从运动受限的因素、运动时出现的症状、运动过程中气体代谢参数的特征性和非特征性变化发现疾病的规律。

一、健康人和不同疾病患者的运动反应

理论上健康人的运动能力主要受心肺功能的限制，但实际上主要受心功能限制，肺功能并不是限制运动能力的因素（见前述）。本节重点从机体代谢的角度简述肺源性限制和心源性限制对健康人运动能力的影响。

（一）**肺源性限制和心源性限制**

1. **健康人运动时的呼吸变化** 健康人呼吸储备巨大，不表现为肺源性限制，包括通气限制（ventilation limit）和换气限制。

（1）通气变化：静息状态下，RR 约为 16 次/min，VT 约为 500 mL，VE 约为 8 L/min；达最大运动负荷时，RR 可达 60 次/min，VT 可达 3 000 mL，VE_{max} 为 180 L/min，所以运动时最大 VE 是静息 VE 的 22.5 倍。判断运动过程是否存在着通气限制可用通气储备或呼吸储备（BR）衡量，BR=（VE_{max}−VE）/VE，即 BR 超过静息 VE 21.5 倍，通气储备巨大。由于运动过程中需不断测量 VE、用力流量-容积（F－V）环，受检者配合有一定难度，所以一般用通气功率函数的正常值评估通气储备或通气限制，最简单是呼吸困难指数（DI＝VE/MVV），健康人极量运动时为 0.6～0.7（或 60%～70%），该界值称为气急域，故通气功能不是健康人运动的限制因素。

实际上通气储备远比上述情况复杂和强大，因为无效腔的存在，通气量并非全部用于气体交换。健康人 RR 16 次/min，VT 500 mL，VD 为 150 mL，VD/VT 为 0.3（正常<0.35）。随着运动负荷增大，VT 增大，RR 加快，但 VT 增大幅度超过 RR。以上述最大 VT 为 3 000 mL 计算，若 VD 不变，VD/VT 约为 0.05；实际用力呼吸时 VD 有所增大，假如增大 2 倍，VD/VT 约为 0.15（正常<0.18），肺泡通气量（$\dot{V}_A$）将进一步增大，因此实际通气储备远较 BR 更大。故即使通气功能中度减退，部分患者也常无呼吸困难。

（2）换气变化：健康人换气功能也有巨大储备，与通气储备共同作用完成各种形式的运动，简述如下（详见第七章第三节）。

健康人静息状态下血液流经肺泡毛细血管的时间约为 0.75 s，O_2 从肺泡扩散至毛细血管与 Hb 结合并达到平衡的时间为 0.25～0.3 s，CO_2 扩散达到平衡时间约为 0.4 s，分别占血流时间的 40% 与

53%,皆有较大的扩散储备能力,但似乎较通气储备低得多,有可能在剧烈运动时发生低氧血症和高碳酸血症,成为限制运动能力的主要因素,但事实上并非如此,各种剧烈运动时,健康人 PaO_2 皆正常或有所升高,而 $PaCO_2$ 皆有所下降。

极量运动时,红细胞流经肺泡毛细血管的时间缩短至 0.25 s,理论上影响弥散完成。但由于通气量显著增大,肺泡氧分压(P_AO_2),可达 125 mmHg;代谢率显著升高,混合静脉血氧分压($P\bar{v}O_2$)明显下降,可降至 30 mmHg 以下,远较静息时肺泡-肺毛细血管氧分压差(104 mmHg − 40 mmHg = 64 mmHg)高得多,故氧扩散速率显著加快,PaO_2 维持正常或有所升高。同样肺泡 CO_2 分压(P_ACO_2)下降,混合静脉血 CO_2 分压($P\bar{v}CO_2$)升高,CO_2 扩散速率也明显加快;加之 CO_2 溶解度高,代偿性过度通气排出更多 CO_2,故 $PaCO_2$ 有所下降,因此换气功能不是影响健康人运动能力的因素。

2. 心源性限制 是最常见的极量运动限制类型,这与心脏储备功能较低有关。静息时,HR 为 70 次/min,每搏输出量(SV)为 70 mL,则心排血量(CO)为 5 L/min;达极量负荷时,HR 为 180 次/min,SV 可达 110 mL,最大心排血量(CO_{max})为 20 L/min,故心脏储备约为(CO_{max}−CO)/CO = 3,由此可见,运动时最大心排血量仅为静息心排血量的 4 倍,与 VE 可增加至 22.5 倍的变化幅度相差甚远,即心脏储备远低于呼吸储备。实际上,心脏还可通过改变 $C_{(a-\bar{v})}O_2$,即组织利用氧的能力增加心血管系统对氧的运输能力。静息状态下 $C_{(a-\bar{v})}O_2$ 为 50 mL,最大为 150 mL,即能变化 3 倍,所以心脏对氧的运输能力可以从静息时的 250 mL/min 增加至最大时的 3 000 mL/min,变化范围达 12 倍,综合储备为 11 倍。

用公式表示为:$\dot{V}O_2 = HR \times SV \times [C_{(a-\bar{v})}O_2]$

尽管如此,心功能储备也远低于肺功能储备,故心源性限制是健康人运动能力的主要限制因素,这也是选择运动试验评价心脏功能、诊断冠心病的主要理论基础;反之用运动试验评价早期肺功能减退是伪命题。

(二)不同心源性限制的特点 评价心功能应主要侧重于氧耗量和心率的变化。氧耗量与功率呈一定的函数关系,在一定范围内(小于 AT)健康人群保持线性关系;肥胖人群也呈线性关系,与健康人群相似,但由于基础代谢率高,摄氧量的基点升高(图 34-3A)。在周围循环供氧障碍患者,氧利用效率降低,仍呈线性关系,但斜率降低(图 34-3B);如果是心血管疾病,则低功率时仍呈正常的线性关系;高功率时,线性关系丧失,逐渐接近平坦的曲线(34-3C)。当然若不控制做功负荷,任何情况皆会超过 AT 而丧失线性关系,出现平坦曲线。

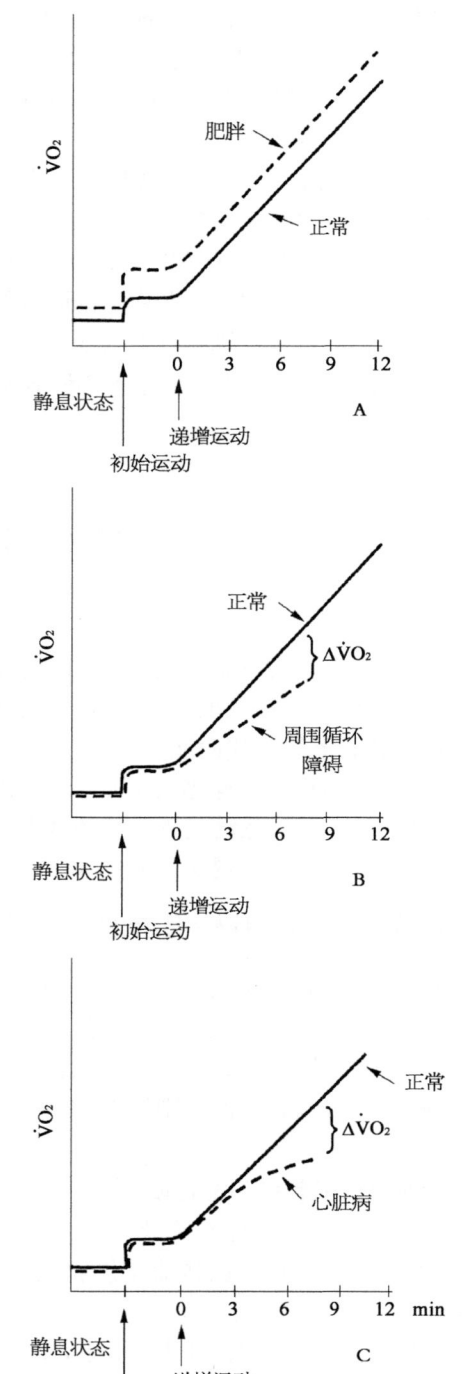

图 34-3 不同状态下氧耗量与做功量的关系

(三)氧耗量和心率的关系

1. 氧耗量与心率的基本关系 随着功率增加,氧耗量增加,心率增快,心率与氧耗量的函数关系可反映心脏输送氧的能力和特点。在健康人,功率与心率呈线性关系,体能越好心率增加越缓慢;反之体能差心率增加越快,但心率与氧耗量总能保持一定的线性关系,即每搏氧耗量恒定(图34-4)。在阻塞性肺疾病(OPD)患者,心率与摄氧量也呈线性关系,不过由于肺代偿能力下降,心率代偿性增快,高于正常值,最后常因呼吸困难而过早终止运动。在心脏病患者,由于心射血量下降,心率呈非线性的快速增加(图34-5),用公式表示为:

$$HR = \dot{V}O_2 / [SV \times C_{(a-\bar{v})}O_2]$$

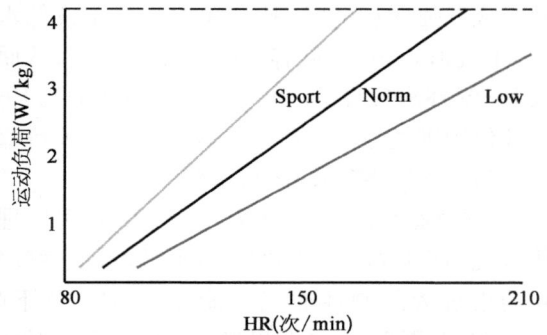

图34-4 不同运动能力健康人心率变化特点

自下而上依次为缺乏运动(Low)、一般运动(Norm)、运动员(Sport)的心率随运动负荷的变化特点,皆呈线性关系,但斜率不同

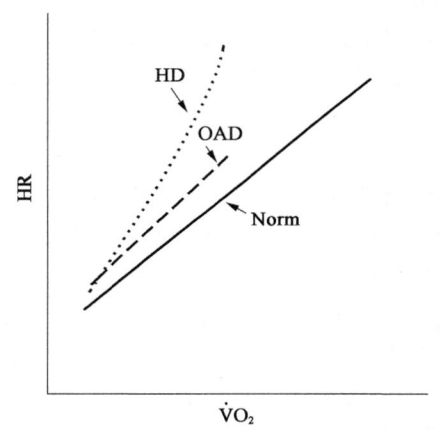

图34-5 不同疾病患者心率与氧耗量的关系

自下而上依次为健康人(Norm)、阻塞性肺疾病(OAD)患者、心脏病(HD)患者,后两者皆与健康人明显不同,HD异常尤为显著

2. **每搏氧耗量** 摄氧量除以心率即为每搏氧耗量,故实际上是每次心脏搏动射出的氧容积,也是摄氧量与心率关系的另一种表现形式,简称氧脉搏,是反映心脏射血功能的重要参数。在阻塞性肺疾病患者,由于代偿性心率增快,故氧脉搏比正常值降低。在心脏病患者,不仅氧脉搏降低,由于心率很快达峰值,故即使氧耗量增加,也会出现氧脉搏不再增加,甚至下降的现象(图34-6)。

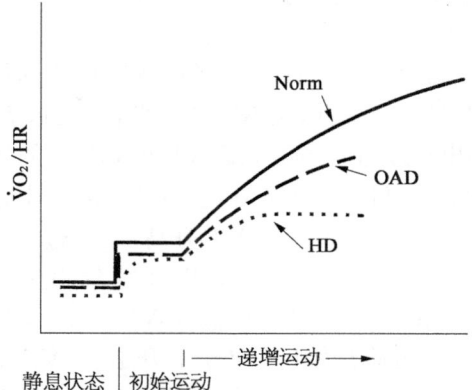

图34-6 不同疾病患者运动负荷与氧脉搏的关系曲线

自上而下依次为健康人(Norm)、阻塞性肺疾病(OAD)患者、心脏病(HD)患者,后两者与健康人明显不同,HD的变化更为显著

二、呼吸器官疾病的运动反应

轻症患者不表现肺源性限制,中重度表现为通气限制,少数情况下表现为换气限制或两者皆存在。

健康人肺功能有较大的储备能力,极量运动时仅动用MVV的60%～70%,加之VD/VT下降,通气储备更大,因此肺功能减退只有达相当程度时才能出现气体代谢的异常变化,即CPET不是判断呼吸系统异常的灵敏检查手段。根据肺功能特点大体可将肺疾病分为阻塞性和限制性两种类型。阻塞性肺疾病主要是周围气道阻塞,其中支气管哮喘和慢性阻塞性肺疾病(COPD)最常见,运动时前者容易出现较大变异,如发生运动型哮喘;后者相对稳定,故本节简述COPD的变化。限制性疾病大体可分为肺实质疾病和肺外疾病,后者主要是胸廓疾病。

(一)慢性阻塞性肺疾病

1. **肺功能特点与运动能力** 1981年Brown和Wasserman报道了通气需要与通气能力的关系。通气能力用MVV表示,通气需要用VE表示,DI为VE_{max}/MVV。COPD的主要病理学改变是肺弹性回缩力减退和气道阻塞,结果导致气流受限、通气阻力增加,通气需要和呼吸功相应增加;肺过度充气,FRC增大,呼吸肌,主要是膈肌处于不利的力学状态,通气能力下降;气体分布不均,$\dot{V}/\dot{Q}$失调,VD、VD/VT增大,通气效率下降。故COPD患者的肺功能特点是通气需要增加、通气能力和通气效率下降,并最终导致运动受限和呼吸困难。上述因素导致COPD患者必须增加VE以保障适当$\dot{V}_A$和维持正常$PaCO_2$水平,因此$EQCO_2$明显增大,容易产生呼吸困难;在重症患者,进行低负荷运动时即可能出现呼吸困难,并因此终止运动。

2. 运动反应特点　①常因呼吸困难而终止运动。②$\dot{V}O_{2max}$降低,且不能形成平台;氧脉搏降低;AT不出现或难以确定,或AT与$\dot{V}O_{2max}$的比值明显升高。③HR逐渐上升,实际HRmax常达不到预计值。④静息时VD/VT升高,运动过程中通常不下降;$EQCO_2$升高,皆提示通气效率下降。⑤MVV和VE_{max}下降,$VE_{max}/MVV>0.75$,提示DI上升。⑥运动开始后,$\dot{V}O_2$上升迅速、VE上升较快,EQO_2上升不明显。⑦运动时PaO_2可以不变、降低或升高。$PaCO_2$可以明显下降,也可能升高,肺泡-呼气末CO_2分压差$[P_{(A-et)}CO_2]$为正值。⑧在同等做功条件下(如50 W或75 W),与其他类型的疾病相比,COPD患者在各级做功水平上的$\dot{V}O_2$皆升高,即$\Delta\dot{V}O_2/\Delta W$降低,提示呼吸做功所需的消耗量增加,做功效率下降。⑨运动过程中,动态F-V环与最大F-V出现交叉(图34-7B),是衡量通气受限更灵敏和特异的方法。其中②、③提示不存在心源性限制。

3. 动态呼吸环　受检者运动前做最大用力F-V环(图34-7);在运动过程观察动态F-V环随功率的变化。该测定过程既不影响气体代谢的测试,也不需要受检者的特殊配合,而所得结果可形象、直观、准确地反映通气限制的信息。在健康人或限制性肺疾病患者,气道通畅,运动过程中的呼吸流量始终小于最大呼吸流量,故动态F-V环始终在最大F-V环内(图34-7A)。在阻塞性肺疾病患者,最大用力呼气产生的高水平肺间质内正压必然导致大量小气道陷闭,故低容积流量明显下降;在平静呼吸或低强度运动时,肺内间质为负压或低水平正压,小气道陷闭轻,低容积呼气流量较大,从而与最大F-V环出现交叉(图34-7B),因此动态F-V环对评价周围气道疾病所致气流受限有重要价值。

(二)肺实质疾病的运动反应

1. 肺功能特点与运动能力　主要病理生理学变化是气体交换异常和肺容积降低,肺顺应性降低,肺功能表现为限制性通气功能障碍,D_LCO下降,$\dot{V}/\dot{Q}$失调,低氧血症;重症患者出现肺内静动脉血分流和严重低氧血症。Comroe等发现D_LCO降低至预计值的50%~75%时,静息PaO_2仍可正常,但运动后多明显降低。1984年Risk等比较了168例肺间质疾病患者,显示D_LCO与运动后的肺-泡动脉血氧分压差$[P_{(A-a)}O_2]$呈负相关,作者认为当临床表现与静态肺功能检测结果有出入时,尤其是当$D_LCO>70\%$,应选择运动后$P_{(A-a)}O_2$作为评价标准。

2. 运动反应特点　①运动开始后$\dot{V}O_2$上升缓慢,$\dot{V}O_{2max}$和AT降低,出现AT时的氧脉搏、$\dot{V}O_{2max}$/kg均降低。AT降低主要与气体交换异常和肺血管异常有关。②HR增长缓慢,HR_{max}未达预计值之前,患者就因呼吸困难而终止运动。③VE_{max}/MVV增高,提示DI上升。④呼吸形式表现为高RR(>50次/min)、低VT特点;潮气量/深吸气量(VT/IC)增大,接近1。吸气时间(Ti)、呼吸周期时间(Ttot)和Ti/Ttot均缩短。动态F-V环始终在最大F-V环内。⑤EQO_2升高,提示换气效率降低。⑥运动性低氧血症。中、重症患者可有静息低氧血症,轻症患者PaO_2多正常,但无论何种情况,极量运动时PaO_2皆明显下降,甚至在次极量运动或更低运动负荷时即出现PaO_2下降。$P_{(A-a)}O_2$明显升高。⑦做功量降低,做功效率($\Delta\dot{V}O_2/\Delta W$)下降。其中②提示不存在心源性限制。

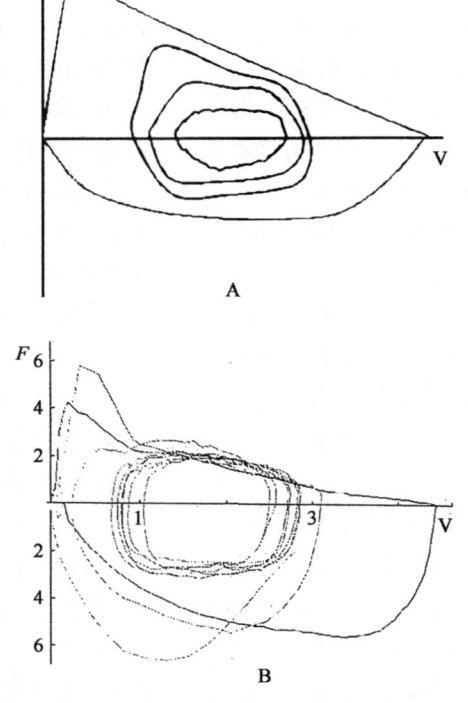

图34-7　不同情况下流量-容积环的变化特点

周边分别是MEFV曲线和MIFV曲线,构成最大F-V环;中间其他曲线是运动过程中的F-V环。A. 健康人F-V环;B. COPD患者的F-V环

(三)肺外限制性疾病的运动反应 氧耗量和通气反应与肺实质疾病大体相似,不赘述;主要区别是一般不出现低氧血症和运动性低氧血症,即 PaO_2 正常,不随功率增加而降低,当然部分患者可出现轻度低氧血症。

三、心血管疾病

大体分为体循环疾病和肺循环疾病,两类疾病的 CPET 反应有较大不同。

(一)体循环疾病的运动反应 心血管功能是限制健康人运动能力的主要因素,冠心病、瓣膜性心脏病、先天性心脏病、心肌病和慢性心功能不全患者均出现 $\dot{V}O_{2max}$ 和 AT 降低,所以 CPET 是判断心功能异常的灵敏、可靠的检查手段。

1. *功能特点与运动反应* 心脏病的主要病理生理学变化是心排血量降低,运动反应主要是心率异常加快和 $C_{(a-\bar{v})}O_2$ 增大,严重者不能适应低功率的运动负荷,即在低功率水平运动时出现乳酸堆积。运动时骨骼肌需氧量增加,由于心排血量降低,需氧量增加主要通过增加骨骼肌的血流量和促进氧的利用满足;一旦骨骼肌供氧量不足,有氧氧化必然被无氧氧化替代,丙酮酸转变为乳酸,导致乳酸堆积;增加的乳酸进入血液后,被 HCO_3^- 等缓冲,故能排出更多的 CO_2,因此 $\dot{V}O_2$ 上升减缓、AT 提前出现、$\dot{V}CO_2$ 增大是心脏病的特征。随着运动负荷增加,$\dot{V}CO_2$ 将继续上升,且比 $\dot{V}O_2$ 的上升斜率更陡直;若递增运动负荷过程中,$\dot{V}O_2$ 不再继续上升,则提示 $C_{(a-\bar{v})}O_2$ 和心排血量(主要通过增加 HR 实现)已达极限。

做功效率($\Delta\dot{V}O_2/\Delta W$)降低也是心血管疾病的特征,特别是心功能严重减退的患者。心脏病患者 HR 与 $\dot{V}O_2$ 的关系表现为低 $\dot{V}O_2$-高 HR 的特点,具体表现为在较低功率时 HR 即达预计值,氧脉搏下降且早期表现为平台。

2. *运动反应特点* ① 运动开始后 $\dot{V}O_2$ 上升缓慢,$\dot{V}O_{2max}$ 下降,达 $\dot{V}O_{2max}$ 时出现平坦段。② AT 提前出现,$AT/\dot{V}O_{2max}$ 升高。③ HR 迅速上升至最大预计值。④ 氧脉搏明显降低,早期即表现为平台。⑤ VD/VT 通常降低,VE_{max} 达不到预计值即终止运动。⑥ PaO_2 无变化或伴随运动负荷增加而上升,$PaCO_2$ 降低。较严重的先天性心脏病例外。⑦ 做功效率($\Delta\dot{V}O_{2max}/\Delta W_{max}$)降低。其中⑤、⑥提示不存在肺源性限制。

(二)肺循环和右心室疾病的运动反应

1. *基本病理生理学特点* 该类患者主要出现氧合异常和 VD 增大,以及心血管功能的下降。以肺动脉高压为例简述如下。

(1)气体交换效率下降和低氧血症:肺动脉高压的主要病理生理学改变是肺泡通气良好,肺血流量下降,VD 和 VD/VT 增大;$\dot{V}/\dot{Q}$ 失调,且以高 $\dot{V}/\dot{Q}$ 为主,故气体交换效率下降;支气管循环和肺循环吻合支开放,$\dot{Q}s/\dot{Q}t$ 增大,出现低氧血症,运动时更易发生或加重。

(2)心功能下降:主要表现为右心室后负荷增加,运动后心排血量增加受限,故出现代偿性 HR 加快和 $C_{(a-\bar{v})}O_2$ 增大,患者不能适应低功率运动水平,即在低功率水平运动即出现无氧代谢增强和血乳酸堆积,故运动时不仅 $\dot{V}O_2$ 上升减缓,$\Delta\dot{V}O_{2max}$ 降低,且较早出现 AT,$\Delta\dot{V}O_2/\Delta W$ 降低,但通过体液对乳酸的缓冲作用,$\dot{V}CO_2$ 继续明显上升。递增运动负荷过程中,如果 $\dot{V}O_2$ 不再继续上升,则说明 $C_{(a-\bar{v})}O_2$ 和 CO 已达极限。HR 与 $\dot{V}O_2$ 的关系表现为低 $\dot{V}O_2$ 高 HR,具体表现为 HR 在较低功率时即达预计值,氧脉搏下降。这些变化与左心疾病的变化有很大的相似性。

2. *运动反应特点* ① 运动开始后 $\dot{V}O_2$ 上升缓慢,$\dot{V}O_{2max}$ 和 AT 降低,$AT/\dot{V}O_{2max}$ 升高;出现 AT 时的氧脉搏降低。② HR 迅速上升达预计值,氧脉搏明显降低。提示心源性限制发挥主要作用。③ 运动性低氧血症,中、重症患者可有静息低氧血症,$P_{(A-a)}O_2$ 明显增大。④ 静息时 VD/VT 升高,运动期间通常不下降,提示通气效率降低。⑤ EQO_2 升高,提示换气效率降低。⑥ 做功效率($\Delta\dot{V}O_{2max}/\Delta W_{max}$)降低。总之患者以心源性限制为主,同时换气效率和通气效率下降。

第三节 呼吸困难与慢性阻塞性肺疾病患者的肺功能

目前习惯认为 COPD 患者的呼吸困难程度、运动能力与肺功能(实际上仅仅是单一 FEV_1)不一致,2017 年版、2018 年版、2019 年版 GOLD 用肺功能参数诊断 COPD,但严重程度评估用临床表现,完全忽视肺功能,不仅前后矛盾,也不符合疾病的呼吸生理学特点。如上述,用 CPET 评价 COPD 是合适的,但实际操作、分析有较多问题,与常规肺功能也存在较大差异,实际可行性较差。

一、呼吸困难的鉴别诊断和定量分析

心脏病、COPD、慢性肺间质疾病、肺血管疾病、肥胖、线粒体肌病、营养不良、心理因素等均可引起不同程度的呼吸困难。典型病例通过常规检查即可诊断,但不典型患者需结合运动反应特点诊断,因为不同疾病有不同的运动反应,详见上述。

1. **呼吸困难的特点**　呼吸困难很难准确描述,更难以准确定量。呼吸困难主观上表现为呼吸不畅或气短,且常与患者的运动能力不相称,常导致患者忧虑不安;客观上表现为呼吸运动增强、胸腹式呼吸运动不协调、辅助呼吸肌活动或呼吸节律紊乱等。主观和客观的表现可以一致,也可以有较大差异。一般意义上的呼吸困难是指患者的主观感觉,可使用的客观定义是通气量需要超过通气储备。

2. **不同疾病的呼吸困难表现**　正常情况下,当通气量需要接近或超过通气储备时将出现呼吸困难。若患者出现气流阻塞,则呼吸做功增加,运动时增加更明显,递增运动负荷过程中的呼吸困难类型绝大多数是呼气气流受限,呼气运动变为主动运动,并在呼吸肌上传递"负荷感觉",此种感觉与呼吸肌做功或疲倦感一致。心血管疾病或神经肌肉疾病的表现与气流阻塞不同,呼吸困难感觉与呼吸肌做功或疲倦感无关。当然鉴别呼吸困难原因的更主要手段是上述运动反应的特点。

在呼吸器官疾病,患者常有明显的呼吸窘迫感觉和临床征象,后者表现为呼吸幅度增强、辅助呼吸肌活动。重症患者常有三凹征,即吸气时锁骨上窝、胸骨上窝、肋间隙同时发生凹陷的征象。三凹征是胸腔负压显著增大、气体不能迅速进入肺泡的标志。若伴干咳与高调吸气性喘鸣,提示喉、气管与大支气管狭窄;若伴哮鸣音或呼气时间明显延长,则提示存在周围气道阻塞或陷闭;若 RR 明显增快,则提示急性肺实质疾病。

在周围神经-呼吸肌疾病或功能障碍,患者呼吸驱动明显增强,但呼吸运动严重受限,主要表现为呼吸窘迫和浅快呼吸。

在中枢神经疾病常表现为呼吸节律异常,而无明显呼吸窘迫。

3. **呼吸困难的定量或半定量评价**　一般描呼吸困难的指标有 DI 和其他半定量指标,前者能客观评价通气能力和通气需求之间的关系,是 CPET 的常用参数,但与呼吸困难感觉的一致性较差;后者如博格量表评分等,临床应用较多。

(1) 呼吸困难分级评分(英国医学研究委员会):0 级:除非剧烈活动,无明显呼吸困难;1 级:当快走或上缓坡时有气短;2 级:由于呼吸困难而比同龄人步行慢,或者以自己的速度在平地上行走时需要停步呼吸;3 级:在平地上步行 100 m 或数分钟后需要停步呼吸;4 级:明显的呼吸困难而不能离开房屋或穿、脱衣服时气短。

(2) 博格量表评分:较常用的评分方法,是根据标准绘图纸的颜色分为 10 级,由患者根据自己的感受评分。

二、客观评价常规肺功能与 COPD 患者的呼吸困难或运动能力

COPD 患者常因呼吸困难而终止运动,而呼吸困难的评分也常用活动能力评价,故呼吸困难评价是核心。既往研究肺功能,评价其与运动能力或呼吸困难的关系采用 MVV 或 FEV_1(两者之间有密切的线性关系,前者常用后者换算),但实际上有较大缺陷。

(一)健康人限制运动能力主要因素　限制健康人运动能力的是心血管功能,而不是呼吸功能。正常情况下,极量运动时 VE_{max} 占 MVV 的 60%～70%;换言之,MVV 下降至预计值的 60%～70% 才可能出现呼吸困难(图 34-8),该数值称为气急域,故轻度通气功能下降的患者一般不会出现呼吸困难;反之一旦出现呼吸困难,应积极查找其他原因。其后随着通气功能下降,患者呼吸困难程度也相应加重。

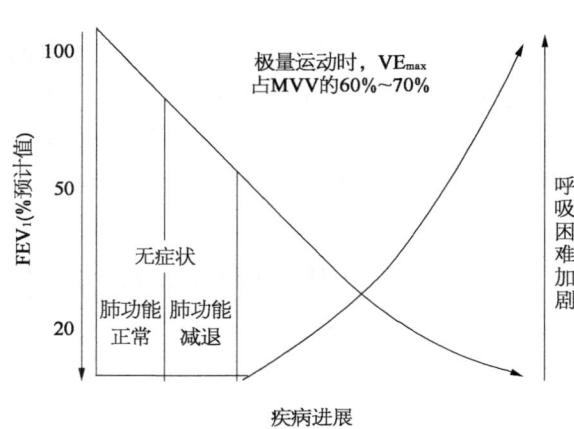

图 34-8　通气功能与呼吸困难关系模式图

(二) COPD 患者的运动能力和呼吸困难

1. **基本评价** 轻度 COPD 肺功能下降可以有运动时呼吸特点的变化,但对运动能力无明显影响;只有通气功能明显下降,才可能出现运动能力下降和呼吸困难,因此 FEV_1 与运动能力或呼吸困难相关性不强有充分的理论依据。合理情况是肺通气功能下降至一定限度(理论上达气急阈)时两者将有明显的相关性。

2. **肺功能的特殊性** 除通气功能阈值外,气体分布不均、VD 增大和换气效率下降、FRC 增大(后者导致膈肌低平、膈肌收缩效率下降)共同作用导致运动能力下降;换言之,通气功能下降、呼气相过度充气、肺换气效率减退的综合评估才能反映 COPD 患者的肺功能状态。

(1) 通气功能下降:气流受限以 FEV_1/FVC 降低确定,FEV_1 占预计值的百分比可较好地反映气流受限的程度。两者同步测定,变异度小,易于操作,是 COPD 肺功能检查的最基本项目。

(2) 呼气末肺容积增大:气流受限(包括阻塞和陷闭)导致肺过度充气,使 FRC 和 RV 逐渐增高,VC 逐渐下降;横膈低平,膈肌收缩功能下降。FRC 需使用气体分析法或体容积描记法测定,无法用简易肺功能仪完成,临床应用比较烦琐。深吸气量(IC)=TLC-FRC。尽管 CPOD 患者有 TLC 增大,但幅度有限,故 IC 可间接反映 FRC。由于 IC 可通过简易肺功能仪测定,测定简单、方便,重复性好,故可更好地与 FEV_1 联合评价 COPD 患者的肺通气功能状态。

(3) 气体交换效率:由于气道阻塞、气道陷闭、血管床破坏以及病变的不均一性,导致气体分布不均、$\dot{V}/\dot{Q}$ 失调,此为 COPD 患者肺换气功能的主要变化,前者表现为闭合容积曲线Ⅲ相斜率增大、闭合气容积(CV)增大;后者表现为 $\dot{V}/\dot{Q}$ 的离散度增大且两者的匹配度差。两者共同作用使气体交换效率降低,VD 增大,更容易出现呼吸困难和运动能力下降。气体交换效率降低也使有效气体交换面积(有效弥散膜)显著减少,导致 D_LCO 下降;肺泡隔破坏及肺毛细血管床丧失使弥散膜绝对减少,D_LCO 进一步降低。因此 D_LCO 较 VD 能更好地反映气体交换效率。

3. **简单通气功能参数评价 COPD 的局限性与 COPD 的合理评价** 由于单纯 FEV_1/FVC 和 FEV_1 的局限性,联合呼气末容积参数(FRC、RV 或 IC)、换气效率参数(D_LCO 或 VD)可较好地反映 COPD 的肺功能。因此判断 COPD 的肺功能变化不应仅局限于简单通气功能参数,而应涉及上述不同方面的多个参数,实际上近期的 COPD 药物试验评价都或多或少地涉及上述参数,但由于缺乏呼吸生理知识,不能合理评价,仅将一系列参数堆积。同样,完整肺功能,即上述参数的综合应用才能有效评价 COPD 的运动能力或呼吸困难的程度。

4. **肺功能的代偿** 针对通气阻力增大、气道陷闭、气体分布不均、膈肌低平,不同患者表现出不同的反应,有的明显代偿,有的无代偿或有明显的紊乱,这主要针对重症患者。代偿反应表现为患者发出"哼哼"声或缩唇呼气(对抗气道陷闭)、深慢呼吸(使湍流为主为层流为主,降低气道阻力、改善气体分布)、弓背呼吸或腹式呼吸(改善膈肌低平,提高膈肌收缩力)、间断张口呼吸(减少解剖无效腔)。部分患者在肺通气功能尚可的情况下,出现静息 $PaCO_2$ 升高以降低通气需求,改善呼吸困难。无代偿或呼吸紊乱者则表现为持续用力呼吸、胸腹运动不协调或胸腹矛盾运动等。

5. **肺功能以外的因素** COPD 患者常为老年人,合并症较多,如心脏病、营养不良(COPD 本身也可出现),都可影响患者的运动能力及呼吸困难程度。COPD 患者也可出现焦虑、抑郁等精神改变,从而影响患者对呼吸困难的主观感受及运动能力。

总之,采用单一 FEV_1 评价 COPD 患者的肺功能并不合适,评价患者的呼吸困难程度或运动能力更有严重缺陷;而肺功能的综合评价是基本要求,结合营养、精神状态评分可能更有价值,是将来 COPD 的研究方向。理论上心肺运动试验更有价值,但对该方面知识的要求高,综合分析更困难,实际操作也有较多问题,难以推广应用。

(朱 蕾)

第三十五章
肺功能的定量、定位和定性诊断

提　要

1. 理论上健康人群肺功能参数的下限和上限是最科学的评价标准,但实际误差较大,临床上多采用实测值占预计值的百分比表示。GOLD 用一秒率（FEV_1/FVC、$FEV_1\%$）固定值 70% 诊断慢性阻塞性肺疾病（COPD）有明显不足。

2. 1988 年我国分六大地区建立的肺功能正常预计值公式仍是最权威的公式,但 CO 弥散量（D_LCO）和比弥散量（D_LCO/V_A）需采用修正公式。

3. 在肺功能绝对值参数中,残气容积（RV）、功能残气量（FRC）、肺总量（TLC）取其实测值占预计值的 80%～120% 为正常值范围;其他参数,包括肺活量（VC）、通气功能参数、D_LCO、D_LCO/V_A 取 ≥80% 为正常;相对值参数：$FEV_1\%$≥92% 为正常;RV/TLC、FRC/TLC 主要用于阻塞性通气功能障碍的辅助诊断,可无严格标准。

4. 常规肺功能诊断有肺功能正常和肺功能障碍,后者的基本类型有通气功能障碍和换气功能障碍,通气功能障碍包括阻塞性、限制性、混合性三种类型。小气道功能障碍是独立于阻塞性通气功能障碍以外的一种特殊类型。

5. 阻塞性通气功能障碍是指气流吸入和(或)呼出受限引起的肺通气功能障碍。以 FEV_1/FVC 降低、TLC 升高或不降低为诊断原则。具体诊断标准涉及 4 种情况：① FEV_1/FVC 占预计值的百分比<92%,TLC 不降低;② FEV_1/FVC 降低（不考虑幅度）伴 FEV_1 占预计值的百分比<80%,TLC 不降低;③ FEV_1/FVC 在界限值附近,FEV_1 正常,反映小气道功能的参数明显下降,TLC 不降低;④ FEV_1/FVC 正常,用力肺活量（FVC）或 VC、第 1 秒用力呼气容积（FEV_1）下降,TLC 正常。轻度、典型患者可单纯根据肺通气功能检查简化诊断;但较多情况下需结合肺容积检查和病史综合诊断。区别气道阻塞的可逆性,以及识别大气道阻塞的存在和特点有重要价值。

6. 限制性通气功能障碍是指肺扩张受限和(或)回缩受限引起的通气功能障碍。其诊断标准是 FVC(VC)<80%,FEV_1/FVC 不下降（正常或升高）。TLC、RV、FRC 下降有重要的辅助诊断价值。

7. 在典型患者,混合性通气功能障碍容易诊断,但较多情况下常需结合病史,并进行合理生理学分析后诊断。

8. 肺换气功能障碍常规指 D_LCO 下降,综合评估 D_LCO 和 D_LCO/V_A 有重要价值。

9. 推荐采用三级分类法评价通气功能障碍、换气功能障碍的严重程度。

10. 低氧血症和高碳酸血症是肺功能报告的重要内容。

11. 肺功能异常涉及呼吸器官的各个部位和呼吸调节的各个环节,对临床诊治有更重要的价值,但在理论阐述及临床实践方面均有较多不足,需积极纠正。

12. 呼吸器官的定位和定性涉及肺血管病（包括大血管疾病和肺毛细血管扩张症）,以通气功能正常、弥散功能障碍和低氧血症为基本特点;肺扩张和(或)回缩受限为特点的肺疾病（包括肺实质疾病、肺内孤立性病灶、胸廓疾病、呼吸神经疾病）以限制性通气功能障碍为基本特点,但其他肺功能检查和临床表现有明显不同;周围气道阻塞性肺疾病(包括气道阻塞和气道陷闭)以阻塞性通气功能障碍为基本特点,但通气功能检查的图形和临床表现有明显不同;大气道疾病(包括固定性大气道阻塞、胸廓内非固定性大气道阻塞、胸廓外非固定性大气道阻塞、一侧主支气管的不完全阻塞)皆表现为阻塞性通气功能障碍,但不同病理状态有不同的特征性变化;上气道疾病的肺功能变化缺乏明确特点,但结合病史有重要的提示作用。

13. 呼吸调节系统疾病主要表现为呼吸中枢驱动减弱,单纯肺功能变化缺乏特异性,结合临床表现有重要的提示作用。

肺功能诊断是临床呼吸生理应用的一个主要方面,详见朱蕾主编《临床肺功能》,但应该有更广泛的应用,包括对呼吸系统疾病的定位和定性诊断,并有合适的生理学分析,这在不同章节都有所涉猎,本章总结如下。

第一节 肺功能诊断与严重程度评估

肺功能的基本诊断主要涉及肺功能参数正常值的判断,肺通气功能和换气功能的评价,目前常参考2005年版的ATS/ERS的标准,以及中华医学会呼吸病学分会主要参考该标准制定的系列指南。GOLD的标准也常用于通气功能障碍的诊断和评价,但这些标准皆有明显的局限性,尤其是后者,容易导致临床评估混乱。本文主要参考复旦大学附属中山医院朱蕾教授制定的应用标准,以临床呼吸生理学为核心,结合临床特点和可操作性提出诊断建议。

一、肺功能参数正常值的判断

1. **肺功能参数的正常值范围** 由于种族等因素影响,世界各地肺功能参数的正常预计值公式不同,健康人群正常值下限(lower limit of normal, LLN)和正常值上限(upper limit of normal, ULN)分别是最低和最高临界值,理论上是最科学的评价标准,目前被ATS/ERS和美国医学会等采用。但由于误差较大,并未获得临床医生认可,如广泛应用的GOLD标准未采纳,其气流阻塞的定性诊断采用一秒率(FEV_1/FVC)的固定值(70%),分级则采用其占预计值的百分比;对绝大部分参数而言,我国采用实测值占预计值的百分比,少部分没有标准,特别是FEV_1%作为通气功能诊断的必备参数,长期没有正常值标准,从而造成了一系列混乱。

2. **医学参考值范围的缺陷** 建立正常预计值公式需选择无高危因素、无症状的健康人,但这在肺功能测定中有较多不足。流行病学调查显示,无高危因素、无呼吸系统症状的气流阻塞患者的比例较高。若按照传统方法调查,较高比例的异常人群也被纳入,导致标准差大,LLN明显下降,ULN明显增大,如英国学者于1995年开展的一项研究纳入6 503名不吸烟、无呼吸系统症状、无支气管哮喘诊断的高加索人,其中FEV_1/FVC LLN<70%的男性年龄为48岁、女性为61岁,与健康人70岁以上才可能低于70%的实际情况有巨大差异,该纳入人群中可能包括了较大比例的无症状气流阻塞患者。故尽管理论上LLN和ULN的科学性最高,但实际临床应用时问题更多,容易导致误诊或漏诊。

3. **我国肺功能参数的正常预计值公式** 1988年我国分六大地区建立了肺功能正常预计值公式;过去30年国内多次开展流行病学调查,但均失败,未能制定新公式或仅制定了部分通气功能参数的公式,无法有效地应用于临床,国外亦如此,这与目前的呼吸病学发展极不一致。我国大气污染严重,吸烟量仍呈持续上升和年轻化趋势,使真正无高危因素、无症状的正常人比例明显降低,高年龄人群更明显;而大气污染、二手烟等又是不可忽视且难以准确评估的"隐形"高危因素;无高危因素的健康人群中气流阻塞的比例较高,这些因素共同作用导致我国正常人群的选择更困难,加之测定和质控原因,测定的LLN和ULN可能更不可靠。经验证,1988年版的预计值公式仍是目前最权威的公式,临床实践和临床研究均显示,除CO弥散量(D_LCO)外,绝大部分公式仍适用于现阶段人群,而前者不适用的主要原因是测定方法改变所致,在目前测定方法下需应用修正公式。

4. 肺功能参数正常值的具体判断标准　肺功能参数大体分两类:绝对值和相对值参数,前者包括绝大部分肺容积、通气功能和换气功能参数。在绝对值参数中,RV、FRC、TLC过高、过低皆不合适,取实测值占预计值的±20%为正常值范围;其他参数,包括VC、通气功能参数、D_LCO、D_LCO/V_A取≥80%为正常,降低为异常。

理论上,TLC下降是诊断限制性通气功能障碍最灵敏、最合理的参数,但测定烦琐,影响因素多。在正常或限制性肺疾病患者,VC与TLC有较好的一致性,而FVC与VC相等,两者的测定皆简单、方便,稳定性、重复性好,故在FEV_1/FVC不下降的情况下常选择VC(FVC)<80%作为单纯限制性通气功能障碍的诊断标准。

一秒率(FEV_1/FVC)是判断通气功能的必备条件,不能采用实测值占预计值80%的标准,也没有公认的国际标准;由于种族差异,也不可能有公认的统一标准。一秒率70%的固定值标准仅用于以老年人为主的COPD的诊断,有一定科学性且应用方便,但即使如此,GOLD也认为在高龄患者存在过度诊断,在低年龄患者中存在漏诊。由于一秒率随年龄增长而降低,故不能作为常规肺通气功能的诊断标准,也不合适用于其他阻塞性肺疾病的辅助诊断,例如在以小儿或青年人为主的支气管哮喘患者中有非常高的漏诊率。复旦大学附属中山医院计算出FEV_1/FVC LLN,并换算为≥92%为正常,由于排除了年龄影响,也符合汉族人群(蒙古人种)的特点,被国内指南采用,并广泛推广用于肺通气功能的诊断。

5. 注意事项

(1) 肺功能参数正常或异常是统计学意义上的正常或异常。一般情况下,只有95%的健康人群在正常值范围;同样也大约只有95%的异常者的参数异常。因此统计学意义上的正常或异常与个体之间有一定差异,具体评估需结合总体肺功能结果和病史。

(2) 由于肺功能的个体差异较大,统一用80%的正常值下限评价可能有较大误差,如运动员的通气功能常更好,即使出现明显气道阻塞,FEV_1也

常>80%,因此肺功能参数的综合评价更重要。TLC、VC、FVC、FEV_1常有很高的一致性,健康人实测值占正常预计值的百分比相似,若TLC、VC为105%,而FEV_1为85%,则提示可能存在阻塞性通气功能障碍,因此尽管需要明确标准用于诊断,但若结果在临界值附近或不同参数的一致性较差时,需结合FEV_1/FVC、最大呼气流量-容积(MEFV)曲线、病史等综合评价。

(3) 一秒率分母的选择:在严重气流阻塞性肺疾病,患者完成FVC的时间明显延长,可达10 s以上;但呼气用力和呼气时间过长导致胸腔内压和跨肺压增大,并可能引起脑缺血、缺氧,患者不仅难以忍受,也容易出现头昏、视物模糊,甚至晕厥等危险情况。为避免这些问题,推荐用FEV_1/FEV_7反映气流阻塞存在;尽管$FEV_1/FEV_7 \geq FEV_1/FVC$,但不影响阻塞性通气功能障碍的诊断。

除严重气流阻塞患者,大部分情况下FEV_1/FEV_7(或FEV_1/FEV_6)和FEV_1/FVC基本相同,直接用FEV_1/FVC反映一秒率即可。在轻度阻塞性通气功能障碍患者,完成FVC可能需要7~10 s,此时FEV_1/FVC低于正常值,但FEV_1/FEV_7可能正常,选择其诊断将导致漏诊(我们的研究结果显示该情况极少,明显优于FEV_1/FEV_6),亦应选择FEV_1/FVC反映呼气的速度。在中、重度限制性通气功能障碍患者或小儿,完成FVC显著短于6 s或7 s,多在3 s内完成,不容易完成6 s或7 s的用力呼气,否则也容易出现脑缺氧等风险,不宜用FEV_7替代FVC,仅能用FEV_1/FVC反映一秒率。

总之,为保障诊断的准确度和测定的安全性,推荐在气流阻塞患者,用FEV_1/FEV_7替代FEV_1/FVC诊断;在其他情况下需常规应用FEV_1/FVC(详见第六章第三节)。

6. 肺功能参数在肺功能诊断中的客观评价　由于肺功能测定的主观性强;而评价的理论性强,要求医务人员有丰富的呼吸生理知识和临床经验,故除典型结果外,实际肺功能报告需参考总体肺功能结果、图形和病史等综合判断,如TLC、VC正常(提示无限制)、FEV_1/FVC正常(提示无阻塞)、FEV_1占预计值的百分比也将≥80%,通气功能正常;TLC和VC正常(提示无限制)、FEV_1占预计值的百分比<80%(提示通气功能下降),若FEV_1/FVC也下降(不考虑下降幅度),则存在阻塞性通气功能障碍;若VC和FEV_1占预计值的百分比皆轻度下降(提示可能限制)、FEV_1/FVC轻度下降(提示阻塞),则存

在混合性通气功能障碍,因为在单纯轻度阻塞患者,慢呼吸时可充分呼出气体,VC 不应该下降,下降则提示合并限制性通气功能障碍;反之亦如此,因为在限制性通气功能障碍患者,肺容积下降,呼气时间缩短,FEV_1/FVC 应升高,下降则提示合并阻塞性通气功能障碍。RV/TLC 主要用于阻塞性通气功能障碍的辅助诊断,可无严格的评价标准。

D_LCO 和 D_LCO/V_A<80% 是诊断肺换气功能障碍的标准,两者的意义不完全相同。除弥散膜增厚、面积减少外,肺容积降低、气体分布不均、血流分布不均、通气血流比例($\dot{V}/\dot{Q}$)失调、动静脉血分流率($\dot{Q}s/\dot{Q}t$)增大等均可导致 CO 的实际交换面积(有效弥散膜)减少和 D_LCO 下降,故与其说 D_LCO 是反映弥散功能的参数,不如说是反映换气功能的参数。在肺实质或周围气道疾病,常同时存在 D_LCO 和 D_LCO/V_A 下降;在肺实质疾病,D_LCO/V_A 下降常更明显,甚至在肺容积改变,抑或是 PaO_2 下降前即可出现。在单纯肺外结构病变、肺内孤立性病变、肺部分切除术后可出现肺容积减少和 D_LCO 下降,但由于通气肺组织结构正常,D_LCO/V_A 正常。在单纯肺血管病变,肺泡无效腔增加,有效弥散膜显著减少;或血相弥散距离延长,D_LCO 和 D_LCO/V_A 将明显下降;因不影响气道、肺实质,通气功能基本正常,甚至胸部 X 线片检查亦无改变,换言之,单纯 D_LCO 下降常是肺血管病的标志。

二、肺功能诊断

(一) 基本诊断

1. **肺功能正常** 肺容积、通气功能的核心参数和 D_LCO 皆在正常值范围。部分核心参数稍微超出正常值范围在习惯上也被称为肺功能基本正常。若仅测定通气功能参数,且结果正常,则诊断通气功能正常。

2. **肺功能障碍** 基本类型是通气功能障碍和换气功能障碍,前者分阻塞性、限制性、混合性通气功能障碍 3 种类型。小气道功能障碍是独立于阻塞性通气功能障碍以外的一种特殊类型。

(二) 通气功能障碍

1. **阻塞性通气功能障碍** 气流吸入和(或)呼出受限引起的通气功能障碍。以 FEV_1/FVC 降低、TLC 升高或不降低为诊断原则。结合病史(如长期吸烟、有慢性咳嗽病史、活动后气急、发作性气喘、影像学改变提示肺无异常或有肺气肿改变或有气管-支气管异常等)有助于阻塞性通气功能障碍的诊断。具体诊断标准涉及以下四种情况。

(1) FEV_1/FVC 占预计值的百分比<92%,TLC 不下降。常有 RV、FRC、RV/TLC、FRC/TLC 升高或不下降。即使 FEV_1 占预计值的百分比>80% 也诊断阻塞性通气功能障碍,后者常见于基础肺功能较好的患者。

(2) FEV_1/FVC 降低(不考虑幅度)伴 FEV_1 占预计值的百分比<80%,TLC 不下降。常有 RV、FRC、RV/TLC、FRC/TLC 升高或不下降。常见于基础肺功能相对较差的患者。

(3) FEV_1/FVC 在界限值附近(如 91% 或 93%),FEV_1 正常,MEFV 曲线低容积部分明显凹陷,反映小气道功能的参数 $FEF_{25\%\sim75\%}$、FEF_{50}、FEF_{75} 明显下降,TLC、RV、FRC、RV/TLC、FRC/TLC 正常。这常是早期或轻症阻塞患者的表现,尤其是青中年患者;老年患者可能是退行性改变的结果。

(4) FEV_1/FVC 正常,FVC(VC)、FEV_1 下降,TLC 正常。MEFV 曲线有明显凹形改变和低容积流量下降。主要见于部分小气道陷闭为主的患者,常见于支气管哮喘,习惯上称为非特异性通气功能障碍。

在轻中度阻塞患者,由于缓慢呼气能充分呼出肺内气体,VC 多正常;在中重度患者,即使长时间缓慢呼气也不能充分呼出,VC 下降。也常因气体分布不均和 $\dot{V}/\dot{Q}$ 失调而出现 D_LCO 和 D_LCO/V_A 下降。

2. **阻塞性通气功能障碍的其他情况**

(1) 简化诊断:上述(1)、(2)、(3)的核心是 FEV_1/FVC 下降(有阻塞),TLC 不下降(无限制)。若仅测定 VC 和通气功能(即简易测定)且 VC(FVC)正常(无限制),即可诊断阻塞性通气功能障碍,无须测定 TLC 或 FRC,这主要见于轻、中度阻塞患者;但中、重度阻塞患者常不能充分呼出气体(即 FVC 下降,甚至 VC 下降),需用重复呼吸法或体容积描记法测定 FRC 以协助诊断。上述(4)在单纯肺通气功能测定时表现为限制性通气功能障碍;若高度怀疑阻塞存在,亦需用重复呼吸法或体容积描记法测定 FRC 以协助诊断。

(2) 必要说明

1) 阻塞性通气功能障碍一般指呼气障碍,因为常规测定的是呼气参数,但有部分患者以吸气障碍为主要或唯一表现,如部分上气道阻塞或胸腔外大气道非固定性阻塞,故常规肺功能基本正常不能排除吸气障碍。有呼吸困难病史,而常规肺功能、心功能皆基本正常者或不能解释临床症状者需注意吸气参数及其相关曲线,主要是最大吸气流量-容积(MIFV)曲线的检测,以及颈部气道、声门的一般检查、影像学检查和内镜检查。

2) 理论上阻塞性通气障碍患者皆应常规行支气管舒张试验,但实际上主要用于以下情况:① 初次诊断,② 已证实的可逆性气道阻塞,治疗后仍有阻塞性通气功能障碍,随访其可逆性变化,为调整治疗方案提供依据。单纯随访肺功能变化,可不做支气管舒张试验。

3. 限制性通气功能障碍 肺扩张受限和(或)回缩受限引起的通气功能障碍。其诊断标准是FVC(VC)＜80％、FEV_1/FVC 不下降(正常或升高)。TLC、RV、FRC 下降是重要的辅助诊断依据。常有 D_LCO 下降,D_LCO/V_A 下降或正常(具体差别见上述);RV/TLC 可正常、下降或升高,这主要取决于肺扩张或回缩受限的程度。

4. 混合性通气功能障碍

(1) 常用诊断标准:FEV_1/FVC 下降,同时伴随 TLC、VC 下降。符合该标准的诊断没有异议,不符合该标准也可能是混合性通气功能障碍(见下述)。

(2) 诊断原则和要点:先明确阻塞诊断,即FEV_1/FVC 下降,TLC 应正常,VC、RV、FRC 也基本正常(轻度或轻中度阻塞,不影响肺容积);或 TLC 正常或升高(后者主要见于肺气肿或 COPD,下同);VC 降低,RV、FRC 升高(中重度阻塞必然导致呼气末容积增大)。对前者而言,TLC、VC 降低(常伴随 FRC、RV 降低),应诊断混合性通气功能障碍;对后者而言,TLC、RV、FRC 在正常值下限水平,即应诊断混合性通气功能障碍。也常有 D_LCO 下降。

(三)换气功能障碍 临床测定项目有限,常规指 D_LCO 下降;事实上 D_LCO 下降也确实能反映换气功能下降(详见第七章)。

1. D_LCO 下降伴通气功能障碍 换气功能障碍常是通气功能障碍的必然结果。

2. 单纯 D_LCO 下降 通气功能正常,仅有 D_LCO 下降常是肺血管病的标志,肺功能诊断为通气功能正常或基本正常、换气功能障碍或 CO 弥散量下降,建议结合病史进行肺血管检查。

3. D_LCO 下降与 D_LCO/V_A 的变化 结合 D_LCO/V_A 有一定的鉴别诊断价值,具体见上述。若 D_LCO 和 D_LCO/V_A 变化不一致且伴通气功能障碍,应给出完整的肺功能报告,如中度限制性通气功能障碍、中度换气功能障碍(或 CO 弥散量中度下降)、比弥散量正常。

三、小气道功能障碍

反映小气道功能参数,如 FEF_{50}、FEF_{75}、$FEF_{25\%\sim75\%}$ 下降至占预计值的百分比＜80％而常规通气功能参数(主要是 FEV_1/FVC、FEV_1)正常的病理生理状态,是小气道轻微病变或肺弹性轻微下降的标志,常见于老年人和长期吸烟者,其他 COPD 高危患者,支气管哮喘缓解期患者。若同时有 FEV_1/FVC 下降等改变,则必须诊断为阻塞性通气功能障碍。在限制性通气功能障碍患者,若 MEFV 曲线的低容积部分流量的下降幅度比高容积部分更显著,也可诊断为限制性通气功能障碍合并小气道功能障碍,但实际临床价值可能有限。

四、气流阻塞的可逆性

1. 可逆性气流受限 FEV_1/FVC 降低提示气流阻塞,可根据吸入气道扩张剂后 FEV_1 的改善率、PEF 昼夜波动率或日变异度等判断气流阻塞的可逆程度。一般采用 FEV_1 改善率≥12％同时伴绝对值增加≥200 mL 为阳性,表示阻塞有可逆性。需注意鉴别假阳性和假阴性,尤其是前者(详见第六章第四节)。

大气道主要由气管软骨环支撑,不可能被气道扩张剂舒张;小气道无软骨结构,若有气道平滑肌痉挛,可被有效舒张;交接区气道(中等气道)尽管有软骨片,但缺乏支撑作用,也能被气道扩张剂舒张,故阳性结果是周围气道阻力下降的结果,表现为舒张后低容积流量升高;呼出气容积增多,FVC 增大,伴随流量全面升高。若仅 FEV_1 改善,低容积流量无改善,则为假阳性,这是吸入支气管扩张剂后患者操作熟练的结果。

2. 不完全可逆性气流受限 经过正规治疗后,FEV_1 改善率等达不到阳性标准则称为不完全可逆性气流受限,是诊断 COPD 的常用检查。

临床上假阳性、假阴性的情况多见,结合 MEFV 曲线价值更大。因为药物仅能扩张周围气道收缩的平滑肌或改善周围气道的充血、水肿,故低容积流量增大伴容积(FVC)增大应该作为支气管舒张试验阳性的必备条件。

五、肺功能障碍的分级

1. **现状** 最大自主通气量(MMV)和 D_LCO 分别是反映通气、换气功能的最合理的参数,前者既往多用于反映通气功能障碍的程度,但因测定较困难,且与 FEV_1 呈极好的正线性关系,故常用后者换算,这在实际应用时并无多大价值,目前直接用 FEV_1 的实测值评价通气功能,而不再进行换算。不同国家或学术部门的分级标准不完全相同,简述如下。

2000 年美国医学会的分级标准:轻度为 60%≤FEV_1 占预计值的百分比<LLN,中度为 41%≤FEV_1 占预计值的百分比≤59%,重度为 FEV_1 占预计值的百分比≤40%。2005 年版 ATS/ERS 的标准:轻度为 70%≤FEV_1 占预计值的百分比,中度为 60%≤FEV_1 占预计值的百分比≤69%,中重度为 50%≤FEV_1 占预计值的百分比≤59%,重度为 35%≤FEV_1 占预计值的百分比≤49%,极重度为 FEV_1 占预计值的百分比<35%。相比较而言,美国医学会的三级分类方法比较合理,和 D_LCO 的分级标准一致,可操作性强。复旦大学附属中山医院和国内部分单位也长期采用三级分类方法,即轻度为 60%≤FEV_1 占预计值的百分比<80%,中度为 40%≤FEV_1 占预计值的百分比<60%,重度为 FEV_1 占预计值的百分比<40%。由于缺乏公认的 LLN,国外实际也采用<80%作为轻度的标准,与我们一致。

2. **换气功能障碍的分级** 国际、国内一致,分 3 级。

轻度为 60%≤D_LCO 占预计值的百分比<80%(或 LLN),中度为 40%≤D_LCO 占预计值的百分比<60%,重度为 D_LCO 占预计值的百分比<40%。D_LCO/V_A 的分级标准与 D_LCO 相同。

3. **推荐** 由于肺通气和换气是密切联系、高度统一的过程,两者采用不同的分级方法并不合适;通气功能下降与运动能力下降的相关性较低(详见第三十四章),过细分级并无必要,故推荐通气功能的分级与换气功能一致,即轻度为 60%≤FEV_1 占预计值的百分比<80%,中度为 40%≤FEV_1 占预计值的百分比<60%,重度为 FEV_1 占预计值的百分比<40%。

4. **客观评价分级标准** 通气功能障碍的判断标准和分级标准选择的参数不一致,故部分情况下也会出现定性诊断和定量诊断不一致。

(1) 阻塞性通气功能障碍:FEV_1/FVC 已明显下降,如其占预计值的百分比<92%,但 FEV_1 占预计值的百分比仍>80%,也应诊断为轻度阻塞性通气功能障碍,这常见于基础 VC、FVC 较大(如占预计值 115%)的患者;轻度阻塞导致 FEV_1 明显下降(如下降至占预计值的 85%),但尚未达到<80%的程度。随着阻塞程度的加重,即符合典型的分级标准。

(2) 限制性通气功能障碍:VC(FVC)<80%(伴 TLC 下降),FEV_1≥80%,FEV_1/FVC 正常,也应诊断为轻度限制性通气功能障碍,因为肺容积下降的情况下呼气完成加快,FEV_1 相对增大。随着肺扩张、回缩受限的加重,也将符合典型的分级标准。

(3) 必要说明:采用 FEV_1 取代 MVV 进行定量评价使可操作性增强,但准确度降低,故需参考上述情况、结合呼吸生理特点综合评价。

六、动脉血气异常的诊断

完整肺功能报告应该有动脉血气的评价,特别是外科手术评估时。

(一) 是否有高碳酸血症

1. **通气代偿** 指通气功能障碍患者通过代偿性呼吸增强、加快,肺泡通气量($\dot{V}_A$)增大,使 $PaCO_2$ 不超过正常值上限的生理状态。该诊断无须写出。

2. **通气失代偿** 指严重通气功能障碍患者,通气受抑制或 $\dot{V}_A$ 增大不足以克服通气阻力增加,出现呼吸性酸中毒的病理生理状态。该诊断需要写出,如重度阻塞性通气功能障碍、通气失代偿。

(二) 是否有低氧血症

1. **正常值** 健康年轻人的 PaO_2 为 80~100 mmHg;其后随年龄增长逐渐下降,其预计公式为:PaO_2=103.5－0.42×年龄(卧位),或 PaO_2=104.2－0.27×年龄(坐位);70 岁以上老年人不低于 70 mmHg。

2. **低氧血症** 一般认为 PaO_2 低于预计值 10 mmHg 或高龄老年人(一般指≥70 岁)低于 70 mmHg 为低氧血症。低氧血症的分级标准不统一,根据氧离曲线的特点和可操作性可分为轻度(正常值下限>PaO_2≥60 mmHg)、中度(40 mmHg≤PaO_2<60 mmHg)、重度(PaO_2<40 mmHg)。与通气、换气功能障碍的分级标准一致。

第二节 肺功能障碍的定位和定性诊断

肺功能正常、异常及异常程度的判断是肺功能的基本判断,而肺功能异常涉及呼吸器官的各个部位和呼吸调节的各个环节,对临床诊治有更重要的价值,但该方面知识普遍缺乏,是临床医生及研究人员需加强的环节。

一、呼吸器官疾病

呼吸器官通过呼吸调节实现规律的呼吸肌收缩、舒张,完成通气,并最终与循环系统的血液流动实现肺泡与肺毛细血管之间的气体交换,本节按该过程的相反顺序阐述如下。

(一)肺血管疾病 常见肺栓塞、多种情况的肺动脉高压等大血管疾病,肺毛细血管扩张症是少见且容易被忽视的疾病。

1. 大血管疾病

(1)基本解剖特点和呼吸生理变化:总体上基本不影响气道、肺实质或影响程度有限,故肺容积和通气功能正常或仅轻度异常;但肺血流绝对或相对减少,故出现$\dot{V}/\dot{Q}$失调(高$\dot{V}/\dot{Q}$),生理无效腔(VD)增大,有效弥散膜面积下降,D_LCO 和 D_LCO/V_A 下降。长时间发展或急性加重将出现肺动脉压升高,体循环(支气管循环)、肺循环吻合支开放,部分患者卵圆孔开放,$\dot{Q}s/\dot{Q}t$ 增大,出现低氧血症。若有基础通气功能障碍疾病,但不能解释 D_LCO 下降和低氧血症的程度,也需考虑合并肺血管疾病。

(2)呼吸生理学变化与临床表现:由于通气效率降低,VD 最大,故主要表现为活动后气急、呼吸加快和每分通气量(VE)增大,双肺呼吸音清晰;肺部影像学基本正常或出现乏血管、肺动脉高压的表现;部分肺栓塞患者出现周围部位肺实变,临床有咯血、胸痛等表现。

换言之,常规肺功能检查示通气功能正常或基本正常,D_LCO 下降或低氧血症应高度怀疑肺血管疾病。若短时间内出现活动后气急和相应肺功能变化,应考虑肺栓塞;若出现逐渐加重的气急和相应肺功能变化,应考虑慢性肺血管疾病,并给予相应处理和针对性检查。详见第三十一章。

2. 肺毛细血管扩张症

(1)基本解剖特点和呼吸生理学变化:肺毛细血管明显扩张,但基本不影响气道和肺实质,故肺容积和通气功能正常或基本正常,而血相弥散距离明显延长,D_LCO 和 D_LCO/V_A 显著下降,出现低氧血症。

(2)呼吸生理学变化与临床特点:运动后毛细血管血流量明显增大,弥散功能进一步下降,低氧血症加重,故表现为活动后气急和运动性低氧血症;肺部影像学基本正常,常规心脏超声检查基本正常。可有肝脏疾病或遗传学肺毛细血管扩张症的表现。

换言之,常规肺功能检查示通气功能正常或基本正常,胸部 X 线片或心脏超声检查结果基本正常(这是常规检查中与大血管疾病的主要区别),仅有 D_LCO 下降或低氧血症时应高度怀疑肺毛细血管扩张症,并给予相应处理和针对性检查。详见第三十一章第三节。

(二)限制性肺疾病

1. 肺实质与胸廓疾病 基本解剖特点为肺实质或胸廓的病理性变化,导致胸廓、肺的扩张和(或)回缩受限,部分为肺内孤立性病灶,不参与气体交换。上述情况必然导致有效肺容积减少和限制性通气功能障碍,肺容积的减少必然伴随 D_LCO 下降,D_LCO/V_A 是否下降取决于肺结构及通气分布、血流分布的变化,简而言之取决于是否存在气道、肺实质的损伤或功能异常。

(1)肺实质疾病:由于肺实质损伤,必然出现有效弥散膜减少和 D_LCO/V_A 下降,以及低氧血症;有$\dot{V}/\dot{Q}$失调,少部分有$\dot{Q}s/\dot{Q}t$升高。由于肺弹性阻力显著增大,牵张感受器、毛细血管 J 感受器等兴奋,出现呼吸中枢驱动增强,VE 增大和呼吸困难,急性者以深快呼吸为主,常有呼吸性碱中毒;慢性者以浅快呼吸为主,$PaCO_2$ 和 pH 正常。有明显影像学异常。急性者一般无须通气功能检查,且容易诊断;慢性者需常规通气功能和换气功能检查,并需结合影像学变化综合评估。在上述基础上进一步分析疾病的性质和治疗。

(2)肺内孤立性病灶:如巨大肺大疱、囊肿,不参与通气和换气,故表现为有效肺容积下降和限制性通气功能障碍,肺容积缩小必然伴随 D_LCO 下降。肺部分切除术后也表现为肺容积缩小、限制性通气

功能障碍和 D_LCO 下降。但由于通气肺组织的结构和功能正常，D_LCO/V_A 正常，动脉血气正常。若病变不严重，肺通气和换气功能基本正常；患者也多无临床症状。

(3) 胸膜、胸廓疾病：胸廓畸形、损伤或胸腔积液或横膈抬高常导致胸廓扩张受限或伴随胸廓回缩受限，故主要表现为限制性通气功能障碍；肺容积缩小必然伴随 D_LCO 下降。由于肺扩张受限，常伴较轻的 $\dot{V}/\dot{Q}$ 失调（低 $\dot{V}/\dot{Q}$ 为主）、D_LCO/V_A 轻度下降，无或有轻度低氧血症，$PaCO_2$ 正常。患者呼吸困难不明显。

2. 神经-肌肉疾病

(1) 脊髓运动神经元或运动神经疾病

1) 基本病理特点和呼吸生理学变化：主要见于膈神经及相应运动神经元疾病。呼吸中枢兴奋性正常或增强，但神经冲动传导严重障碍，神经营养功能下降，呼吸肌收缩力下降，胸廓扩张受限，故表现为限制性通气功能障碍和 D_LCO 下降，MEFV 曲线呈圆钝性改变，不能出现尖峰（图 6-4、图 6-13）；在轻症或早期患者，D_LCO/V_A 正常。随着膈肌肌力和肌张力的逐渐下降，将出现低位肺泡容积缩小或萎陷，$\dot{V}/\dot{Q}$ 失调，以低 $\dot{V}/\dot{Q}$ 为主，出现 D_LCO/V_A 下降和低氧血症。在重症或晚期患者将出现 $\dot{V}_A$ 下降和高碳酸血症。

2) 呼吸生理学变化与临床表现：呼吸中枢兴奋性正常或增强，但神经冲动传导严重障碍，呼吸肌收缩力下降将出现浅快呼吸和呼吸困难，严重者出现胸腹矛盾运动；也常有四肢肌力下降，慢性患者常出现严重肌肉萎缩，特别是鱼际肌萎缩。胸部 X 线片、CT 检查基本正常或有肺底部瘀血改变。重症患者常需无创或有创通气治疗。进一步针对性检查有助于确定病因和病变部位。

(2) 呼吸肌肉疾病：与运动神经疾病的呼吸生理学变化和临床表现相似，但鱼际肌萎缩不明显，常有肌酶的改变。可通过神经检测、肌电图等进一步鉴别。

(三) 周围气流阻塞性肺疾病

1. 基本病理特点和呼吸生理学变化　主要见于 COPD 和支气管哮喘，以阻塞性通气功能障碍为特点，且 MEFV 曲线低容积流量降低更明显；伴 $\dot{V}/\dot{Q}$ 失调，D_LCO 和 D_LCO/V_A 下降，低氧血症；严重患者出现 $\dot{V}_A$ 下降和高碳酸血症。两者除气道阻塞的可逆性不同外；COPD 以气道陷闭为主，支气管哮喘以气道阻塞为主，前者出现 MEFV 曲线低容积明显凹陷，后者不明显，接近斜性下降（图 6-9、图 6-10、图 6-11），详见第六章第二节。

2. 呼吸生理学变化与临床特点　由于气流阻力显著增大，内源性 PEEP（PEEPi），呼吸肌本体感受器等兴奋，导致患者呼吸增强；重症患者可出现呼吸窘迫、三凹征、胸腹矛盾运动、腹式呼吸运动减弱、辅助呼吸肌活动增强、胸部饱满或呈桶状胸、双肺哮鸣音或呼吸音明显减弱。影像学检查主要表现为肺纹理增多、双肺过度充气或肺气肿改变。

(四) 中央气道或大气道疾病　肺功能诊断所指的大气道一般是气管和主支气管，是比较特殊且相对少见的情况。由于大气道横断面积非常小，轻微阻塞即可出现呼吸气流的显著下降，MEFV、MIFV 曲线常有明显特征，与常见的周围气道阻塞差别巨大，故肺功能报告也应尽可能给出诊断，如轻度阻塞性通气功能障碍，大气道固定阻塞可能性大。大气道横断面积小，轻度狭窄即出现明显的临床症状；加之气道阻力增大导致反射性呼吸增强等原因，患者主要表现为呼吸窘迫，以深慢呼吸为主，伴颈部、上胸部有吸气相和（或）呼气相喘鸣，三凹征阳性。

大气道阻塞主要分固定性大气道阻塞、胸廓内非固定性大气道阻塞、胸廓外非固定性大气道阻塞、一侧主支气管不完全阻塞四种情况，有明显特征性变化，简述如下，详见第六章第三节。

1. 固定性大气道阻塞　指大气道狭窄，气道阻力不随吸呼气时相变化，最大呼气流量（PEF）和最大吸气流量（PIF）恒定，故 MEFV 和 MIFV 曲线呈基本对称的梯形，用力呼出 50% 肺活量的呼气流量（FEF_{50}）和用力吸入 50% 肺活量的吸气流量（FIF_{50}）的比值接近或等于1。以颈部或上胸部吸气相和呼气相喘鸣为主要表现。

2. 胸廓内非固定性大气道阻塞　胸廓内气道阻塞，且阻塞程度随吸、呼气时相变化。吸气时胸腔负压显著增大，气道扩张，气道阻力明显降低；呼气时胸腔负压明显降低，气道回缩，气道阻力显著增大，因此在 MEFV 曲线表现为不是很陡直的平台，PEF 显著下降；MIFV 曲线变化较轻或基本正常，PIF 下降幅度很小。FEF_{50}/FIF_{50} 明显 <1。上胸部呼气相喘鸣为主要表现。

3. 胸廓外非固定性大气道阻塞　胸廓外气道阻塞且阻塞程度随吸、呼气时相变化。吸气时胸腔负压增大，伴阻塞部位上游气道的负压显著增大，从而导致阻塞部位气道回缩，阻力明显增大；而呼气时胸腔负压显著降低，继而出现较高正压，阻塞部位上游气道正压显著增加，导致阻塞气道扩张，阻力显著降低，因此 MIFV 曲线表现为不是很陡直的平台，PIF 显著下降；MEFV 曲线变化较轻或基本正常，PEF 的下降幅度很小。FEF_{50}/FIF_{50} 明显 >1。以颈部吸气相喘鸣为主要表现。

由于气道的可扩张性，第一种情况非常罕见，且为严重阻塞，后两者情况较常见。

4. 一侧主支气管不完全阻塞 因健侧主支气管阻力正常，呼气时流量迅速上升至较高的峰值，并迅速完成呼气，故初始部分表现为流量较大、时间较短的曲线；患侧气道阻力显著增大，气体呼出显著减慢，故终末部分表现为流量显著降低、时间较长的曲线。吸气相变化类似，即初始部分流量大、时间较短，终末部分流量缓慢、时间较长，呈"双蝶形"改变。但常规肺功能检查仅测定呼气，与周围气道阻塞的图形相似，故高度怀疑该病时应注明加做 MIFV 曲线。

（五）上气道阻塞性肺疾病

1. 基本病理和呼吸生理学特点 可以是上气道的器质性或功能性变化，或两种情况同时存在。以阻塞性睡眠呼吸暂停低通气综合征（OSAS）为代表，由于解剖结构异常和咽部肌张力下降，睡眠时发生间歇性低通气和呼吸暂停，出现低氧血症和 $PaCO_2$ 升高；咽部压力感受器和骨骼肌（主要是呼吸肌）本体感受器、化学性感受器等兴奋性增强，呼吸驱动明显增强，出现睡眠时（包括夜间或白天睡眠时）打鼾、呼吸暂停、白天嗜睡；由于气道阻塞时张口呼吸，故也常有口干、咽干、咳嗽等症状；患者觉醒，代偿性 VE 增大，由于氧、CO_2 的特点不同，$PaCO_2$ 降至正常或低于正常，但低氧血症不能恢复正常（详见第二十二章第二节）。但患者极少因打鼾而就诊，应根据临床特点和肺功能变化推测，高度怀疑时进一步询问打鼾等病史，并进行针对性检查。

2. 常规肺功能变化 若无明显合并症，早期或轻症患者的气道、肺实质、肺血管的结构和功能皆基本正常，通气功能和换气功能皆正常，但常有 MEFV 曲线的锯齿状变化；随着疾病加重，患者活动减少，坐位或卧位时间延长，横膈抬高；加之肥胖，患者将出现限制性通气功能障碍，肺底部或背部淤血，$\dot{V}/\dot{Q}$ 失调，D_LCO 和 D_LCO/V_A 下降，白天清醒时也出现低氧血症。

3. 呼吸生理特点与临床表现 患者常自诉活动后气急、乏力、胸闷、口干、咳嗽等表现。但由于清醒时呼吸功能基本正常或下降不明显，故坐位时呼吸平稳、说话无气急；夜间 CO_2 潴留，常有眼睑浮肿；睡眠时气道阻塞表现为打鼾、呼吸暂停、嗜睡等。

4. 动态变化 如上述，早期或轻症患者，白天通气和换气功能检查基本正常；随着病情加重，打鼾和嗜睡加重，睡眠时低氧血症明显加重，并出现白天低氧血症，轻度限制性通气功能障碍，换气功能障碍；胸部 CT 检查表现为肺底部淤血（患者活动少，重力依赖性所致）。若未采取相应的治疗手段，呼吸中枢驱动较前减弱，使通气功能下降，打鼾反而减轻，嗜睡加重；因睡眠时存在高碳酸血症，患者常出现眼睑水肿或结膜充血，并逐渐出现清醒时高碳酸血症；但坐位时呼吸仍平稳，出现中、重度限制性通气功能障碍和肺底部淤血加重。由于患者很少将打鼾、嗜睡作为主诉，故上述肺功能变化和临床表现常有重要的提示作用。

二、呼吸调节系统疾病

该类疾病差异较大，主要特点是呼吸中枢驱动减弱，呼吸运动相应减弱，故患者常表现为限制性通气功能障碍和换气功能障碍；重症或晚期患者表现为 Ⅱ 型呼吸衰竭。急性呼吸中枢疾病常有明显的病史和典型临床表现，一般不需要肺功能检查。慢性患者，如特发性中枢性低通气、中枢性睡眠呼吸暂停低通气综合征常需行肺功能检查。

1. 基本病理特点和病理生理学变化 慢性患者常无明显解剖结构异常，但呼吸中枢兴奋性下降，轻症或早期患者通气和换气功能正常；随着病情进展，胸廓活动度逐渐减弱，表现为限制性通气功能障碍，逐渐出现高碳酸血症；$\dot{V}/\dot{Q}$ 失调，D_LCO 和 D_LCO/V_A 下降；运动（行为性呼吸调节）对呼吸中枢有明显调节作用，可明显改善呼吸功能。需进一步进行呼吸中枢功能检查，主要表现为 0.1 秒口腔闭合压（$P_{0.1}$）、低氧呼吸应答、高 CO_2 通气应答下降或减弱。

2. 呼吸生理学变化与临床表现 由于呼吸中枢兴奋性下降，患者静息时呼吸平稳、说话无气急、胸腹运动协调、腹式运动良好；但运动时 VE 不能有效增加，故出现活动后呼吸困难。肺部影像学检查正常或有肺底部淤血表现。

（朱　蕾）

参 考 文 献

[1] 张兆顺,崔桂香.流体力学[M].3版.北京:清华大学出版社,2015.
[2] 武宏,章新友.物理学[M].7版.北京:人民卫生出版社,2016.
[3] 王磊,冀敏.医学物理学[M].9版.北京:人民卫生出版社,2018.
[4] 姚泰,赵志奇,朱大年,等.人体生理学[M].4版.北京:人民卫生出版社,2015.
[5] 成令忠,钟翠平,蔡文琴.现代组织学[M].上海:上海科学技术文献出版社,2003.
[6] 丁文龙,刘学政.系统解剖学[M].9版.北京:人民卫生出版社,2018.
[7] 吴绍青,李华德,萨藤三.肺功能测验在临床上的应用[M].上海:上海科学技术出版社,1961.
[8] 穆魁津,林友华.肺功能测定原理与临床应用[M].北京:北京医科大学中国协和医科大学联合出版社,1992.
[9] 朱蕾.机械通气[M].4版.上海:上海科学技术出版社,2017.
[10] 朱蕾.临床肺功能[M].2版.北京:人民卫生出版社,2014.
[11] 朱蕾,樊嘉.围术期重症监测与治疗[M].北京:人民卫生出版社,2014.
[12] 朱蕾.体液代谢的平衡与紊乱[M].北京:人民卫生出版社,2011.
[13] 刘又宁,朱蕾.呼吸病学名词[M].北京:科学出版社,2018.
[14] 钟南山,刘又宁.呼吸病学[M].2版.北京:人民卫生出版社,2012.
[15] 王庭槐.生理学[M].9版.北京:人民卫生出版社,2018.
[16] 殷善开,易红良,曹振宇.阻塞性睡眠呼吸暂停低通气综合征[M].北京:科学技术文献出版社,2006.
[17] 侯显明,于润江.间质性肺病学[M].北京:人民卫生出版社,2003.
[18] 王建枝,钱睿哲.病理生理学[M].9版.北京:人民卫生出版社,2018.
[19] Lumb AB. Nunn's Applied Respiratory Physiology[M]. 8th ed. Elsevier, 2017.
[20] West JB, Luks AM. West's Respiratory Physiology: The Essentials[M]. 10th ed. Lippincott Williams & Wilkins, 2015.
[21] Tobin MJ. Principles and Practice of Mechanical Ventilation[M]. 3rd ed. McGraw-Hill Education, 2012.
[22] 李长健,赵连云.脉冲振荡法的临床应用[J].中华结核和呼吸杂志,1999,22(5):296.
[23] 何晓琳,刘志,刘刚,等.慢性阻塞性肺疾病患者运动能力与其呼吸驱动及呼吸肌功能关系的研究[J].中华结核和呼吸杂志,2001,24(8):490-493.
[24] 杨鹤,刘志,于润江.慢性阻塞性肺疾病合并呼吸衰竭患者呼吸驱动与呼吸方式的分析[J].中华结核和呼吸杂志,2002,25(2):117-118.
[25] 刘志,于润江.慢性阻塞性肺疾病患者吸氧时通气量变化的研究[J].中华结核和呼吸杂志,1998,(2):97.
[26] 郑则广,陈荣昌,李寅环,等.膈神经传导时间的测定及其影响因素[J].广州医学院学报,2001,29(4):5-7,13.
[27] 林江涛,林友华,孔繁亮,等.慢性阻塞性肺疾病患者呼吸肌肌力和耐力的测定[J].中华结核和呼吸杂志,1995,(5):293-296.
[28] 中华医学会呼吸病学分会慢性阻塞性肺疾病学组.慢性阻塞性肺疾病诊治指南(2013年修订版)[J].中国医学前沿杂志(电子版),2014,(2):67-79.
[29] 黄绍光.睡眠呼吸暂停综合征发病机制的认识[J].内科理论与实践,2006,1(1):54-56.
[30] 侯宇虹,罗远明,陈荣昌.阻塞性睡眠呼吸暂停低通气综合征与呼吸中枢驱动的研究进展[J].国际呼吸杂志,2006,26(12):895-897.
[31] 朱蕾,樊嘉.围手术期的呼吸生理变化和肺部常见并发症[J].中国呼吸与危重监护杂志,2005,4(6):410-412.
[32] 朱蕾,李燕芹,张志风,等.急性肺损伤犬的压力-容积曲线[J].复旦学报(医学版),2001,28(6):537-539.
[33] 朱蕾,钮善福,李善群.经鼻(面)罩通气治疗急性呼吸窘迫综合征[J].中华结核和呼吸杂志,2000,23(4):225.
[34] 钮善福,朱蕾.危重支气管哮喘治疗体会[J].中华结核和呼吸杂志,1998,(6):372.
[35] 温迪,杨建平.高频振荡通气在成年人急性呼吸窘迫综合征的临床应用[J].国际麻醉学与复苏杂志,2016,37(9):847-851.
[36] 朱蕾.许可性高碳酸血症通气[J].国外医学(呼吸系统分册),1998,(4):214-217.
[37] 张波,刘又宁.气管内吹气对急性高碳酸血症家兔血气及呼吸力学的影响[J].中华结核和呼吸杂志,1999,22(9):523.
[38] 马迎民,刘又宁,朴哲龙,等.外源性一氧化氮及氦-氧混合气对支气管哮喘患者通气功能的影响[J].中华内科杂志,

1999,(4):7-10.

[39] 邱海波,陈德昌.呼吸功的评价及临床意义[J].中国危重病急救医学,1996,(4):55-58.

[40] 连宁芳,朱蕾,王齐兵,等.持续气道正压通气对急性心源性肺水肿犬呼吸及循环功能的影响[J].中华结核和呼吸杂志, 2005,28(6):382-384.

[41] 黎毅敏,何国清,陈荣昌.慢性阻塞性肺疾病患者长期人工通气撤机指标的临床研究[J].中华结核和呼吸杂志,2000,23 (4):217.

[42] 徐凤平,蔡映云,钮善福,等.跨膈压测定及其影响因素的观察[J].中国应用生理学杂志,1993,(1):62-66.

[43] 王燕英,朱蕾.压力-容积曲线与急性呼吸窘迫综合征[J].国外医学(呼吸系统分册),2002,22(3):144-145.

[44] 李国,施举红,陆慰萱.肝肺综合征22例临床表现及CT特征分析[J].中华结核和呼吸杂志,2009,12:919-922.

[45] 朱蕾,董利民.肺功能诊断[J].中华结核和呼吸杂志,2012,35:235-237.

[46] 中华医学会呼吸病学分会慢性阻塞性肺疾病学组.慢性阻塞性肺疾病诊治指南[J].中华结核和呼吸杂志,2013,36(4): 255-264.

[47] 赵蓉雅,朱蕾,李丽,等.1988年上海地区成人肺功能正常预计值公式的适用性检验[J].中华结核和呼吸杂志,2011,34 (8):586-589.

[48] 任卫英,朱蕾,赵蓉雅,等.上海市成人肺功能医学参考值范围的初步研究[J].中国呼吸与危重监护杂志,2012,11(3): 252-255.

[49] 连宁芳,朱蕾,李丽,等.中国各地区肺功能参数预计值的比较[J].中国呼吸与危重监护杂志,2013,12(5):489-493.

[50] 朱蕾.肺功能诊断的争议与对策[J].中华结核和呼吸杂志,2015,38(6):405-407.

[51] 朱蕾,胡丽娟,李丽,等.关于肺功能诊断的建议[J].中华结核和呼吸杂志,2018,41(4):308-311.

[52] 连宁芳,李丽,杨敬平,等.成人用力肺活量测定的结束标准研究[J].中华结核和呼吸杂志,2020,43(6):520-524.

[53] Baydur A. Pulmonary physiology in interstitial lung disease: recent developments in diagnostic and prognostic implications.[J]. Curr Opin Pulm Med, 1996, 2(5):370-375.

[54] Russi EW. Physiological outcomes of lung volume reduction surgery[J]. Monaldi Arch Chest Dis, 1997, 52(2):155-158.

[55] Cogo A, Legnani D, Allegra L. Respiratory function at different altitudes[J]. Respiration, 1997, 64(6):416-421.

[56] Vilke GM, Chan TC, Neuman T, et al. Spirometry in normal subjects in sitting, prone, and supine positions[J]. Respir Care, 2000, 45(4):407-410.

[57] Koenig SM. Pulmonary complications of obesity[J]. Am J Med Sci, 2001, 321(4):249-279.

[58] Yang SC, Yang SP. Effects of inspiratory flow waveforms on lung mechanics, gas exchange and respiratory metabolism in copd patients during mechanical ventilation[J]. Chest, 2002, 122(6):2096-2104.

[59] Isabey D, Piquet J. The ventilatory effect of external oscillation[J]. Acta Anaesthesiol Scand Suppl, 1989, 90(s90):87-92.

[60] Marotta A, Klinnert MD, Price MR, et al. Impulse oscillometry provides an effective measure of lung dysfunction in 4-year-old children at risk for persistent asthma[J]. J Allergy Clin Immunol, 2003, 112(2):317-322.

[61] Vink GR, Arets HG, van der Laag J, et al. Impulse oscillometry: A measure for airway obstruction[J]. Pediatr Pulmonol, 2003, 35(3):214-219.

[62] Littleton SW, Tulaimat A. The effects of obesity on lung volumes and oxygenation[J]. Respir Med, 2017, 124:15-20.

[63] Laghi F, Tobin MJ. Disorders of the respiratory muscles[J]. Am J Respir Crit Care Med, 2012, 168(1):10-48.

[64] Walterspacher S, Schlager D, Walker DJ, et al. Respiratory muscle function in interstitial lung disease[J]. Eur Respir J, 2013, 42(1):211-219.

[65] Keller CA, Ruppel G, Hibbett A, et al. Thoracoscopic lung volume reduction surgery reduces dyspnea and improves exercise capacity in patients with emphysema[J]. Am J Respir Crit Care Med, 1997, 156(1):60-67.

[66] Corsico A, Milanese M, Baraldo S, et al. Small airway morphology and lung function in the transition from normality to chronic airway obstruction[J]. J Appl Physiol, 2003, 95(1):441-447.

[67] Gennari FJ. Pathophysiology of metabolic alkalosis: a new classification based on the centrality of stimulated collecting duct ion transport[J]. Am J Kidney Dis, 2011, 58(4):626-636.

[68] Palmer BF. Evaluation and treatment of respiratory alkalosis[J]. Am J Kidney Dis, 2012, 60(5):834-838.

[69] Rice M, Ismail B, Pillow MT. Approach to metabolic acidosis in the emergency department[J]. Emerg Med Clin N Am, 2014, 32:4403-4420.

[70] Rogovik A, Goldman R. Permissive hypercapnia[J]. Emerg Med Clin N Am, 2008, 26:941-952.

[71] Soifer JT, Kim HT. Approach to metabolic alkalosis[J]. Emerg Med Clin N Am, 2014, 32:453-463.

[72] Gonzalez RF, Dobbs LG. Isolation and culture of alveolar epithelial type I and type II cells from rat lungs[J]. Methods Mol Biol, 2013, 945: 145-159.
[73] Puri S, Dutka DP, Baker BL, et al. Acute saline infusion reduces alveolar-capillary membrane conductance and increases airflow obstruction in patients with left ventricular dysfunction[J]. Circulation, 1999, 99(9): 1190-1196.
[74] Von Groote-Bidlingmaier F, Koegelenberg CF, Bolliger CT. Functional evaluation before lung resection[J]. Clin Chest Med, 2011, 32(4): 773-782.
[75] Klineberg PL, Bagshaw RJ. Hypoxemia and general anesthesia: an analysis of distribution of ventilation and perfusion [J]. Int Anesthesiol Clin, 1981, 19(3): 123-167.
[76] Kawakami Y, Yamamoto H, Yoshikawa T, et al. Respiratory chemosensitivity in smokers. Studies on monozygotic twins.[J]. Am Rev Respir Dis, 1982, 126(6): 986-990.
[77] Kobayashi S, Nishimura M, Yamamoto M, et al. Dyspnea sensation and chemical control of breathing in adult twins[J]. Am Rev Respir Dis, 1993, 147(5): 1192-1198.
[78] Mitchell RA, Sinha AK, Mcdonald DM. Chemoreceptive properties of regenerated endings of the carotid sinus nerve[J]. Brain Res, 1972, 43(2): 681-685.
[79] Fitzgerald RS, Parks DC. Effect of hypoxia on carotid chemoreceptor response to carbon dioxide in cats[J]. Respir Physiol, 1971, 12(2): 218-229.
[80] Lahiri S, Delaney RG. Stimulus interaction in the responses of carotid body chemoreceptor single afferent fibers[J]. Respir Physiol, 1975, 24(3): 249-266.
[81] Mountain R, Zwillich C, Weil J. Hypoventilation in obstructive lung disease. The role of familial factors[J]. N Engl J Med, 1978, 298(10): 521-525.
[82] Ingram RH, Bishop JB. Ventilatory response to carbon dioxide after removal of chronic upper airway obstruction[J]. Am Rev Respir Dis, 1970, 102(4): 645-647.
[83] Engel LA, Ritchie B. Ventilatory response to inhaled carbon dioxide in hyperthyroidism[J]. J Appl Physiol, 1971, 30 (2): 173-177.
[84] Igarashi T, Nishimura M, Kobayashi S, et al. Dependency on the rate of change in PaO_2 of the ventilatory response to progressive hypoxia[J]. Am J Respir Crit Care Med, 1995, 151(6): 1815-1820.
[85] Light RW, Mahutte CK, Stansbury DW, et al. Relationship between Improvement in exercise performance with supplemental oxygen and hypoxic ventilatory drive in patients with chronic airflow obstruction[J]. Chest, 1989, 95(4): 751-756.
[86] Sasson CS, Hasselt KT, Mahutte CK, et al. Hyperoxic-induced hypercapnia in stable chronic obstructive pulmonary disease[J]. Am Rev Respir Dis, 1987, 135(4): 907-911.
[87] Laghi F, Tobin MJ. Disorders of the respiratory muscles[J]. Am J Respir Crit Care Med, 2003, 168(1): 10-48.
[88] Hogg JC, Chu F, Utokaparch S, et al. The nature of small-airway obstruction in chronic obstructive pulmonary disease [J]. N Engl J Med, 2004, 350: 2645.
[89] Hogg JC. Pathophysiology of airflow limitation in chronic obstructive pulmonary disease[J]. Lancet, 2004, 364: 709.
[90] White DP. The pathogenesis of obstructive sleep apnea: advances in the past 100 years[J]. Am J Respir Cell Mol Biol, 2006, 34(1): 1-6.
[91] Kallet RH. Pressure-volume curves in the management of acute respiratory distress syndrome[J]. Respir Care Clin N Am, 2003, 9(3): 321-341.
[92] Grasso S, Mascia L, Del Turco M, et al. Effects of recruiting maneuvers in patients with acute respiratory distress syndrome ventilated with protective ventilatory strategy[J]. Anesthesiology, 2002, 96(4): 795-802.
[93] Brower RG, Morris A, MacIntyre N, et al. Effects of recruitment maneuvers in patients with acute lung injury and acute respiratory distress syndrome ventilated with high positive end-expiratory pressure[J]. Crit Care Med, 2003, 31(11): 2592-2597.
[94] Debacker J, Hart N, Fan E. Neuromuscular blockade in the 21st century management of the critically ill patient[J]. Chest, 2017, 151(3): 697-706.
[95] Mcgrane S, Pandharipande PP. Sedation in the intensive care unit[J]. Minerva Anestesiol, 2012, 78(3): 369.
[96] Dreyfuss D, Saumon G. Role of tidal volume, FRC, and end-inspiratory volume in the development of pulmonary edema following mechanical ventilation[J]. Am Rev Respir Dis, 1993, 148(5): 1194-1203.
[97] Arnold JH. High frequency oscillatory ventilation: theory and practice in paediatric patients[J]. Paediatr Anaesth, 2010,

6(6): 437-441.

[98] Kinnear W, Petch M, Taylor G, et al. Assisted ventilation using cuirass respirators[J]. Eur Respir J, 1988, 1(3): 198-203.

[99] Celli BR, Rassulo J, Corral R. Ventilatory Muscle Dysfunction in Patients with Bilateral Idiopathic Diaphragmatic Paralysis: Reversal by Intermittent External Negative Pressure Ventilation[J]. Am Rev Respir Dis, 1987, 136(5): 1276-1278.

[100] Lachmann B. Open up the lung and keep the lung open[J]. Intensive Care Med, 1992, 18(6): 319-321.

[101] Constantin JM, Jaber S, Futier E, et al. Respiratory effects of different recruitment maneuvers in acute respiratory distress syndrome[J]. Crit Care, 2008, 12(2): R50.

[102] Vieira SR, Puybasset L, Richecoeur J, et al. A lung computed tomographic assessment of positive end-expiratory pressure-induced lung overdistension[J]. Am J Respir Crit Care Med, 1998, 158(5 Pt 1): 1571-1577.

[103] MacIntyre K, Capewell S, Stewart S, et al. Evidence of improving prognosis in heart failure: trends in case fatality in 66 547 patients hospitalized between 1986 and 1995[J]. Circulation, 2000, 102(10): 1126-1131.

[104] Chermont S, Quintão MM, Mesquita ET, et al. Noninvasive ventilation with continuous positive airway pressure acutely improves 6-minute walk distance in chronic heart failure[J]. J Cardiopulm Rehabil Prev, 2009, 29(1): 44-48.

[105] Martins S, de Perrot M, Imai Y, et al. Transbronchial administration of adenoviral-mediated interleukin-10 gene to the donor improves function in a pig lung transplant model[J]. Gene Ther, 2004, 11(24): 1786-1796.

[106] Pierog J, Gazdhar A, Stammberger U, et al. Synergistic effect of low dose Cyclosporine A and human interleukin 10 overexpression on acute rejection in rat lung allotransplantation[J]. Eur J Cardiothorac Surg, 2005, 27(6): 1030-1035.

[107] Naidu B, Krishnadasan B, Whyte RI, et al. Regulatory role of IL-10 in experimental obliterative bronchiolitis in rats [J]. Exp Mol Pathol, 2002, 73(3): 164-170.

[108] Shoji F, Yonemitsu Y, Okano S, et al. Airway-directed gene transfer of interleukin-10 using recombinant Sendai virus effectively prevents post-transplant fibrous airway obliteration in mice[J]. Gene Ther, 2003, 10(3): 213-218.

[109] Corley A, Caruana LR, Barnett AG, et al. Oxygen delivery through high-flow nasal cannulae increase end-expiratory lung volume and reduce respiratory rate in post-cardiac surgical patients[J]. Br J Anaesth, 2011, 107: 998-1004.

[110] Pillow JJ, Hillman NH, Polglase GR, et al. Oxygen, temperature and humidity of inspired gases and their influences on airway and lung tissue in near-term lambs[J]. Intensive Care Med, 2009, 35: 2157-2163.

[111] Monro-Somerville T, Sim M, Ruddy J, et al. The Effect of High-Flow Nasal Cannula Oxygen Therapy on Mortality and Intubation Rate in Acute Respiratory Failure: A Systematic Review and Meta-Analysis[J]. Crit Care Med, 2017, 45: e449-e456.

[112] Corley A, Rickard CM, Aitken LM, et al. High-flow nasal cannulae for respiratory support in adult intensive care patients[J]. Cochrane Database Syst Rev, 2017, 5: Cd010172.